AF873272

Alle nostre famiglie

Francesco Capasso • Giuliano Grandolini • Angelo A. Izzo

Fitoterapia

Impiego razionale delle droghe vegetali

Aggiornamento della II ed. di
Fitofarmacia (*F. Capasso, G. Grandolini*)

Springer

Francesco Capasso
Professore ordinario
Docente di Farmacognosia
Università degli Studi
di Napoli Federico II

Giuliano Grandolini
Professore ordinario
Docente di Tecnologia,
Socio-Econonomia e
Legislazione Farmaceutiche
Università degli Studi di Perugia

Angelo A. Izzo
Professore associato
Docente di Fitoterapia
Università degli Studi
di Napoli Federico II

ISBN 978-88-470-0302-6
ISBN- 978-88-470-0505-1 (eBook)

I ed: Fitofarmacia, ISBN 978-3-540-75017-8, 1996
II ed: Fitofarmacia, ISBN 978-88-470-0035-3, 1999

Copertina: Simona Colombo, Milano
Impaginazione: C & G di Cerri e Galassi, Cremona
Stampa: Grafiche Porpora, Segrate (Mi)

Springer-Verlag Italia S.r.l., Via Decembrio 28, 20137 Milano

Springer fa parte di Springer Science+Business Media (www.springer.com)

Presentazione

Questo manuale di Fitoterapia, diverso dai due precedenti testi di Fitofarmacia, è il risultato della collaborazione degli amici Capasso, Grandolini ed Izzo, che hanno voluto mettere a disposizione di farmacisti, medici, biologi e laureati in erboristeria un moderno strumento per utilizzare in modo razionale, su base scientifica, le risorse che la natura ci offre per mantenere o ristabilire un ottimale stato di salute.

Gli Autori hanno trasferito nel testo, con entusiasmo e chiarezza, esperienze e conoscenze nel settore delle piante medicinali, riuscendo così a creare un'opera che tocca tutti gli aspetti della fitoterapia e che pertanto potrà essere una guida, un sicuro riferimento per tutti coloro che preparano, prescrivono e consigliano farmaci (o prodotti) vegetali la cui utilità in diversi disturbi e patologie (soprattutto minori) è indiscussa, poiché presentano, rispetto ai farmaci di sintesi, numerosi vantaggi, tra i quali la sicurezza d'impiego (rapporto rischio-beneficio).

Esistono oggi, a dimostrazione del rinnovato interesse per questo settore, molte pubblicazioni sull'impiego delle piante medicinali in terapia, ma è mia impressione che quest'opera sia diversa dalle altre per il taglio decisamente rigoroso che gli Autori hanno voluto dare ad essa, prendendo in considerazione soltanto quelle droghe la cui validità terapeutica è stata scientificamente accertata o ampiamente riportata da testi qualificati.

In pratica, un ausilio importante per il farmacista che può e deve svolgere oggi una funzione professionale determinante nel settore delle piante medicinali, peraltro di prevalente competenza della farmacia.

In conclusione in questo manuale il farmacista troverà molte utili indicazioni e tutte le informazioni e le linee guida per poter svolgere in modo completo la sua professione, anche come preparatore e dispensatore di farmaci di origine vegetale.

On. Giacomo Leopardi
Presidente Federazione
degli Ordini dei Farmacisti Italiani

Roma, Gennaio 2006

Prefazione alla prima edizione di Fitofarmacia (1996)

Questo testo è stato scritto con l'intento di colmare un vuoto che attualmente esiste in campo farmaceutico e medico fornendo informazioni essenziali sul corretto impiego delle droghe di origine vegetale come rimedi terapeutici. Esso non tratta la provenienza né dà una descrizione delle droghe, nozioni queste riportate ed approfondite nei testi di farmacognosia; così pure non riporta usi arbitrari ed empirici delle droghe, retaggio della medicina popolare (tradizionale) a cui spesso fanno cenno i testi di fitoterapia attualmente in circolazione. Questo testo mette piuttosto in evidenza l'importanza dell'impostazione terapeutica, strettamente correlata a quella diagnostica, nel settore delle droghe vegetali di uso medicinale.

Le virtù terapeutiche delle droghe vegetali sono state forse esaltate oltre ogni limite ragionevole in questi ultimi anni; così pure la sicurezza d'impiego è considerata eccellente dai mezzi d'informazione e da gran parte dei fitoterapeuti per i quali l'aggettivo "naturale" implica di per sé una garanzia di sicurezza. Questo, ed il fatto che le droghe vegetali non sempre vengono utilizzate come si dovrebbe, ci hanno spinto a riportare informazioni il più possibile attendibili e scientificamente provate ed a considerare i rischi connessi con l'uso incongruo delle droghe vegetali.

Non è comunque un testo di medicina quello da noi scritto, quanto piuttosto una guida per l'uso ragionato delle droghe vegetali nel trattamento di disturbi lievi e passeggeri.

Esso è anche una guida per l'allestimento di forme farmaceutiche semplici da preparare e da usare. Sarà pertanto di aiuto al medico ed al farmacista nel prescrivere e nel consigliare farmaci naturali per la cura di comuni disturbi; sarà di aiuto anche al consumatore che troverà nelle droghe vegetali dei rimedi terapeutici poco costosi ed utili in affezioni di lieve entità. Questi obiettivi sono particolarmente importanti, specie in un momento come quello attuale in cui si cerca di contenere la spesa farmaceutica.

Questo testo sarà di aiuto anche agli studenti dei corsi di laurea in Farmacia ed in CTF, impegnati nello studio della Fitofarmacia, Fitoterapia e Farmacognosia.

Probabilmente qualcuno giudicherà inesatte alcune delle informazioni riportate; così pure qualcuno troverà questo testo molto vicino a quelli scritti dagli erboristi ed eccessivamente permissivo, promuovendo l'automedicazione con l'autoprescrizione di rimedi erboristici. Questo è completamente errato poiché non è nostra intenzione promuovere l'automedicazione.

Il libro si compone di una parte generale e di una speciale. La parte generale si sviluppa in dieci capitoli, rivolti a chiarire il significato di alcuni termini, le droghe da utilizzare, i controlli di qualità, le modalità di acquisto e conservazione, i principi attivi, gli usi e le forme galeniche ed a considerare alcuni particolari stati fisiologici correlati anche all'età del paziente. Leggi e norme che regolano l'impiego delle droghe vegetali in farmacia ed in erboristeria concludono la parte generale.

La parte speciale è costituita da nove capitoli che riportano l'uso razionale delle droghe nel trattamento di disturbi sia a carico dei diversi sistemi, da quello digerente al cutaneo, che conseguenti a malattie metaboliche ed a reazione da stress. A conclusione di ogni capitolo si riportano delle voci bibliografiche che costituiscono un punto di riferimento per chi volesse approfondire gli argomenti trattati. L'esame della letteratura va comunque fatto con attenzione perchè in alcuni casi è scientificamente valida mentre in altri è acritica. Un'appendice, una tabella riassuntiva ed una parte iconografica concludono questo manuale.

Non abbiamo la pretesa di considerare gli argomenti trattati in modo completo. Possiamo però dire che questo testo è ben documentato da un punto di vista scientifico. L'omissione di alcune droghe "ufficiali", cioè riportate nella FU, sta ad indicare che la loro applicazione terapeutica è relativamente scarsa e/o di limitata importanza pratica. Il riportare soprattutto droghe considerate utili in terapia è un altro motivo che rende questo testo diverso da tutti gli altri.

Un particolare ringraziamento va alle dott.sse *Francesca Borrelli*, *Luana Perioli* e *Cristina Tiralti* per la preparazione e l'attenta revisione di alcune parti del presente volume.

Francesco Capasso
Giuliano Grandolini

Prefazione alla seconda edizione di Fitofarmacia (1999)

Il successo della prima edizione ha reso necessaria una ristampa del testo nel 1997 e, a distanza di due anni, questa seconda edizione.

Questa nuova edizione si presenta notevolmente ampliata (oltre 500 pagine) sia per l'inserimento nel testo di due nuovi capitoli quali quello del sistema cardiaco e quello delle malattie reumatiche, che per il rifacimento di alcuni capitoli preesistenti, ma che hanno richiesto un ampliamento ed un aggiornamento. Inoltre sono state inserite 5 nuove appendici di cui alcune sviluppano in modo organico argomenti appena accennati nella precedente edizione mentre altre affrontano argomenti completamente nuovi come alimentazione e carcinogenesi, rischi di tossicità connessi con l'uso di alimenti vegetali, incompatibilità in una prescrizione erboristica.

Questa nuova edizione riporta anche numerose figure che sintetizzano in forma schematica i meccanismi d'azione di droghe vegetali o nuovi concetti di fitoterapia. Nuovo materiale di interesse farmacognostico è stato poi aggiunto in diverse tabelle sia nella parte generale che speciale.

Ci auguriamo che medici e farmacisti e quant'altri operano nel settore delle piante medicinali trovino in questa nuova edizione quanto mancava, o era appena accennato, nella precedente, che pure ha avuto un'ampia divulgazione a conferma della necessità di un testo del genere. Ci auguriamo anche che studenti di Farmacia e di CTF (Chimica e Tecnologia Farmaceutiche) e del DU (Diploma Universitario) in erboristeria trovino in questo testo un valido strumento per la preparazione all'esame di Farmacognosia e di Fitofarmacia o Fitoterapia.

Francesco Capasso
Giuliano Grandolini

Prefazione alla nuova edizione: Fitoterapia, 2006

In questi ultimi anni sono stati numerosi in Occidente, e anche nel nostro Paese, gli studi sperimentali e clinici che hanno accreditato l'uso di estratti vegetali standardizzati per il trattamento di vari disturbi o patologie. Di conseguenza la fitoterapia si è arricchita di un certo numero di prodotti vegetali che in commercio possono trovarsi come specialità medicinali, soprattutto farmaci da banco, come prodotti galenici o semplicemente come prodotti erboristici. Pertanto il medico, il farmacista e l'erborista possono decidere, con scienza e coscienza, quale prodotto di una stessa classe terapeutica prescrivere o consigliare perché più sicuro e, nello stesso tempo, capace di dare il migliore risultato terapeutico o di mantenere (o ristabilire) uno stato di salute ottimale.

Per questo abbiamo sentito la necessità di aggiornare la seconda edizione di Fitofarmacia, pubblicata nel 1999; la prima edizione fu pubblicata nel 1996. L'intento è stato quello di mettere a disposizione di medici, farmacisti ed erboristi uno strumento moderno, ma anche semplice, che possa fornire informazioni essenziali e scientificamente provate sul corretto impiego dei prodotti fitoterapici.

Questa nuova edizione risulta notevolmente ampliata in tutte le sue parti, sia per la stesura di nuovi capitoli e appendici, sia per il rifacimento di alcuni capitoli che richiedevano un ampliamento ed un aggiornamento, per una più moderna impostazione data alla parte speciale. Per tutti questi motivi abbiamo ritenuto più appropriato per quest'opera il termine Fitoterapia, in luogo di Fitofarmacia delle prime due edizioni.

Nella parte generale (20 capitoli) si affrontano nuove argomentazioni, dibattute di frequente in ambito scientifico e giornalistico. Si chiarisce tra l'altro la posizione della fitoterapia nel contesto della medicina ufficiale o convenzionale, si precisano il significato ed il ruolo delle medicine tradizionali, dei sistemi terapeutici alternativi e dell'omeopatia, si enfatizza l'importanza degli studi clinici randomizzati, si inquadra l'effetto placebo nell'ambito della fitoterapia e si danno precise indicazioni su come aggiornarsi in fitoterapia. In un capitolo poi si affronta il problema delle possibili interazioni farmacologiche tra fitoterapici e farmaci convenzionali. Nell'ultimo capitolo della parte generale si riportano le normative attualmente vigenti nel settore delle piante officinali.

Nella parte speciale (13 capitoli), ogni capitolo inizia con una descrizione anatomo-fisiologica del sistema considerato; quindi si descrivono le principali patologie che possono essere alleviate o curate con i fitoterapici. Infine vengono descritte le droghe vegetali più studiate, soprattutto da un punto di vista clinico. Per ogni droga si riportano la botanica, la fitochimica, la farmacologia sperimentale, la farmacologia clinica, inclusi gli effetti collaterali, le controindicazioni, il dosaggio e le forme farmaceutiche adottate. I riferimenti bibliografici relativi all'efficacia clinica delle droghe vegetali sono riportati nel testo. Inoltre, al termine di ogni capitolo, si riportano delle voci bibliografiche che costituiscono un punto di riferimento per chi volesse approfondire gli argomenti trattati.

Nella terza parte (Appendici) si riportano degli argomenti che trattano in modo organico problematiche completamente nuove o appena accennate in precedenza. Tre tabelle riassuntive, una che elenca tutte le droghe trattate, un'altra che traduce il termine inglese della droga in quello corrispondente italiano, ed un'altra ancora che riporta le droghe vegetali impiegabili come ingredienti di integratori alimentari, concludono questo testo di circa 1000 pagine.

È ovvio che non abbiamo la pretesa di considerare gli argomenti trattati in modo completo. Possiamo però affermare che questo nuovo testo di fitoterapia, a differenza di tanti altri, è ben documentato da un punto di vista scientifico.

Questa nuova edizione riporta anche diversi schemi che sintetizzano in modo semplice, ma nel contempo esauriente, i meccanismi d'azione di numerose droghe vegetali, riassumendo così in chiave moderna, alla luce dei progressi realizzati nel campo della farmacologia, antichi concetti di fitoterapia.

Ci auguriamo che medici, farmacisti, erboristi e quanti altri operano nel settore delle piante medicinali trovino in questa nuova edizione quanto mancava, o era appena accennato, nella precedente, che pure ha avuto un'ampia divulgazione a conferma della necessità di un testo del genere. Ci auguriamo anche che laboratori galenici ed industrie erboristiche e farmaceutiche possano trovare in questa nuova edizione spunti ed idee per la messa a punto di nuovi prodotti fitoterapici, anche in considerazione dell'ormai prossimo recepimento della direttiva comunitaria 2004/24/CE sui medicinali vegetali tradizionali. Ci auguriamo infine che studenti di Farmacia, di CTF (Chimica e Tecnologia Farmaceutiche) e di Erboristeria trovino in questa nuova edizione un valido strumento per la preparazione all'esame di Farmacognosia e di Fitoterapia e per esercitare poi la professione di farmacista o di erborista. Siamo convinti che anche il medico potrà trovare in questo testo una valida guida per l'uso razionale dei prodotti fitoterapici.

Un particolare ringraziamento va alle dott.sse Gabriella Aviello e Valeria Ascione per la collaborazione prestata nella revisione di alcune parti del presente volume.

Ringraziamo, infine, Springer Italia per aver aderito all'idea di aggiornare e divulgare questo volume.

Francesco Capasso
Giuliano Grandolini
Angelo A. Izzo

Indice

PARTE GENERALE

PARTE SPECIALE

Parte generale

Capitolo 1 **Introduzione**

La fitoterapia è la scienza che tratta la cura e la prevenzione delle malattie umane per mezzo delle piante medicinali (o delle droghe vegetali) e dei prodotti fitoterapici. Essa studia le capacità curative delle piante o delle droghe vegetali, le indicazioni di massima, le controindicazioni relative, la posologia e le opportune vie di somministrazione.

Queste conoscenze devono essere ben chiare a chi, medico, farmacista ed erborista, ricorre alle piante medicinali per ottenere un beneficio terapeutico o più semplicemente per migliorare lo stato di salute. Quanto più si approfondiscono i quadri sintomatici legati alla somministrazione di droghe vegetali e se ne conoscono evoluzione e frequenza, tanto più si possono evitare complicazioni, dalle più banali (mal di testa, nausea) alle più serie (irritazioni cutanee, vomito) o addirittura gravi (disturbi cardiocircolatori, danni epatici e renali). Compito della fitoterapia è anche quello di studiare le interazioni che si possono stabilire tra un farmaco naturale (droga vegetale) ed un farmaco convenzionale o un alimento.

Ma cosa s'intende per pianta medicinale e cosa per droga vegetale? Per l'OMS (Organizzazione Mondiale della Sanità) le piante medicinali "sono quelle che comunque introdotte o messe a contatto con un organismo umano o animale, svolgono in esso un'attività farmacologica anche blanda".

Tale definizione esclude le piante utilizzate per estrarre sostanze impiegate in campo clinico [per es. *Gossypium herbaceum*, che fornisce il cotone (ottenuto dai peli dei semi), utilizzato anche per la preparazione di bende e garze o *Hevea brasiliensis*, pianta dalla quale si ottiene il caucciù (latice) che trova impiego, per es. nella preparazione di lacci emostatici e guanti per uso ospedaliero], oppure utilizzate nella emisintesi di composti aventi attività farmacologica; [per es. la diosgenina, presente in alcune *Dioscoraceae* (*Dioscorea mexicana*, ecc.) ed utilizzata per la emisintesi del cortisone]. Sono escluse anche quelle piante impiegate al fine di tenere lontano, o rendere inoffensivi, parassiti o agenti nocivi per l'uomo (per esempio

Derris elliptica, Chrysanthemum cinerariifolium, ecc.). Una definizione più appropriata potrebbe, pertanto, essere la seguente: «è pianta medicinale ogni vegetale che contiene, in una o più dei suoi organi, sostanze che possono essere utilizzate a fini terapeutici o che sono precursori di emisintesi chemiofarmaceutiche».

Le piante medicinali sono in genere iscritte nella Farmacopea di ogni Paese, testo ufficiale questo che elenca tutti i medicamenti e le caratteristiche che questi devono possedere per essere posti in commercio.

Le piante medicinali possono essere adoperate direttamente, dopo essere state polverizzate (bustine per tisane, compresse, paste per uso locale), oppure utilizzate per la preparazione di estratti (grezzi, purificati o concentrati) o per l'estrazione e la purificazione di componenti attivi, da adoperarsi tali e quali (alcaloidi, flavonoidi, ecc.) o da servire come precursori per successive emisintesi (steroidi naturali per l'ottenimento di corticosteroidi). In molti casi la stessa pianta medicinale può essere utilizzata tal quale oppure sottoforma di estratto.

Più ampio invece è il significato del termine pianta officinale perché comprende piante utilizzate sia nel settore farmaceutico che in altri settori industriali quali liquoristico, cosmetico, alimentare, ecc. Ad esempio piante come *Arnica montana, Juniperus communis, Rheum raponticum, Gentiana lutea* o *Aloe ferox* vengono sfruttate anche per la preparazione di bevande del tipo aperitivi e digestivi (Rabarbaro Zucca, Fernet Branca, ecc.). Piante ricche di amido (*Solanum tuberosum, Oryza sativa*), mucillagini (*Althaea officinalis, Plantago arenaria*) o di essenze (*Citrus aurantium, Asperula odorata*) trovano impiego anche nella preparazione di polveri aspersorie, saponi, profumi, deodoranti e di altri prodotti igienici. Piante contenenti vitamine ed altri nutrienti (*Rosa canina, Theobroma cacao, Triticum vulgare*) vengono utilizzate anche per preparare prodotti dietetici.

Diverse piante vengono poi impiegate in tintoria (*Castanea sativa, Hydrastis canadensis*), per trattare tessuti delicati (*Quillaja saponaria*) o per fabbricare corde e tessuti (*Agave sisalana, Cannabis sativa*). Le piante officinali non medicinali non sono necessariamente iscritte nella Farmacopea.

Per quanto riguarda il termine droga, nel linguaggio corrente esso indica una sostanza capace di modificare temporaneamente lo stato psichico dell'individuo che le assume; drogato si dice di chi è sotto l'effetto di queste sostanze (stupefacenti o allucinogene) e droghe sono considerate tutte le sostanze di sintesi (eroina, LSD, barbiturico, amfetamina, ecc.) e naturali (coca, oppio, marijuana, hashish, mescal, ecc.) utilizzate per drogarsi.

Nel linguaggio corrente il termine droga è adoperato anche per indicare prodotti che per lo più provengono da paesi orientali e che si usano a scopo alimentare (noce moscata, pepe, chiodi di garofano, cannella, curcuma, ecc.), come aromatizzanti e stimolanti l'appetito e la digestione.

In fitoterapia, invece, per droga s'intende quella parte della pianta medicinale (radice, foglia, seme, corteccia, ecc.) che viene utilizzata a fini terapeutici perché contiene, assieme a sostanze inerti e/o di scarso interesse farmacologico, composti chimici capaci di esplicare un'azione farmacologica (principi attivi). Naturalmente questa definizione non esclude che la droga possa essere costituita dalla pianta intera.

Droga è quindi sinonimo di medicamento semplice (*medicamentum simplex*) o medicamento primo. Nel Medio Evo le droghe venivano appunto chiamate semplici (*simplicia*) e simplicista era colui che vendeva droghe vegetali ed erbe medicinali. L'origine del termine droga non è molto chiara: compare per la prima volta in inglese nel XIV secolo ed in Italia è di uso comune nel XV secolo.

Dei testi di medicina scritti in latino il *Dispensatorium aromatoriorum* di Pseudo-Nicolaus è il primo a riportare questa parola definendola "medicina di gran pregio proveniente da lontani paesi". Alcuni vorrebbero far derivare questo termine dal tedesco *troken* (= asciutto, secco), altri dall'olandese *droog* (= corpo arido, asciutto), dall'illirico *drug* (= pregiato), dal persiano *drogue* (= baratto), dall'irlandese *droch*, dal bretone *droug* o *drouk* oppure dal celtico *droch*, tutti termini dalla pronuncia alquanto simile, impiegati per indicare prodotti vegetali e di sapore particolare.

Le droghe possono trovarsi in commercio (i) come tali, cioè come le fornisce la natura, dopo mondatura ed appropriato essiccamento, (ii) snaturate, cioè decorticate, raschiate, sbucciate, spezzettate, polverizzate, oppure (iii) sotto forma di estratti (grezzi, purificati o concentrati).

Le forme estrattive delle droghe vegetali si indicano con termini che ricordano la provenienza vegetale del prodotto naturale: prodotto fitofarmaceutico, fitomedicina, rimedio erboristico, ecc. (Tab. 1.1).

Di recente acquisizione sono poi i termini prodotto naturale organico e nutraceutico. Con il primo si intende che il materiale vegetale proviene da una pianta coltivata con mezzi biologici o con rifiuti organici, senza ricorrere all'impiego di fitofarmaci (pesticidi, ecc.). Con il secondo si intende che il materiale vegetale contiene sostanze che conferiscono al prodotto finito proprietà nutritive, ma anche preventive nei riguardi di alcune malattie.

Tabella 1.1 Definizioni dei più comuni termini adoperati in fitoterapia e corrispondenti termini inglesi

TERMINE		DEFINIZIONE
Italiano	*Inglese*	
Droga vegetale	Herbal drug Crude drug	Rappresenta la parte della pianta (fresca o essiccata) che contiene la maggiore quantità di principi attivi
Fitomedicina	Phytomedicine	È analogo al prodotto fitofarmaceutico. È preferibile non utilizzarlo in quanto facilmente confondibile con il termine fitofarmaco, usato per indicare una sostanza impiegata per curare le piante
Nutraceutico (vitamina, minerale, flavonoide, ecc.)	Nutraceutical	È una sostanza nutriente presente negli alimenti, che a determinati dosaggi può manifestare effetti farmacologici sull'organismo
Pianta medicinale	Medicinal plant Herbal medicine Botanical medicine Herb	È quella pianta che possiede proprietà medicinali
Prodotto fitoterapico (fitofarmaceutico)	Phytotherapic (phytopharmaceutic) product	È quel prodotto che si ottiene della droga con un procedimento estrattivo. L'estratto può essere grezzo, cioè preparato in modo semplice, oppure subire una parziale purificazione e/o concentrazione
Rimedio erboristico	Herbal remedy	Prodotto naturale di uso terapeutico (normalizza le funzioni fisiologiche e/o aiuta a stare bene). Non è sinonimo di rimedio omeopatico

La fitoterapia è una scienza autonoma nelle sue finalità; pur tuttavia si avvale di conoscenze farmacognostiche per riconoscere la genuinità delle droghe, provarne la bontà ed eventualmente scoprirne le sofisticazioni, sia di natura dolosa che causate da errori o dalla ignoranza (Fig. 1.1).

Le droghe vegetali non sono tutte sicure: alcune hanno una ristretta zona di maneggevolezza e possono provocare effetti collaterali di una certa gravità se somministrate a dosi terapeutiche, ma per un certo periodo di tempo (digitale, gialappa, ecc.); altre sono più sicu-

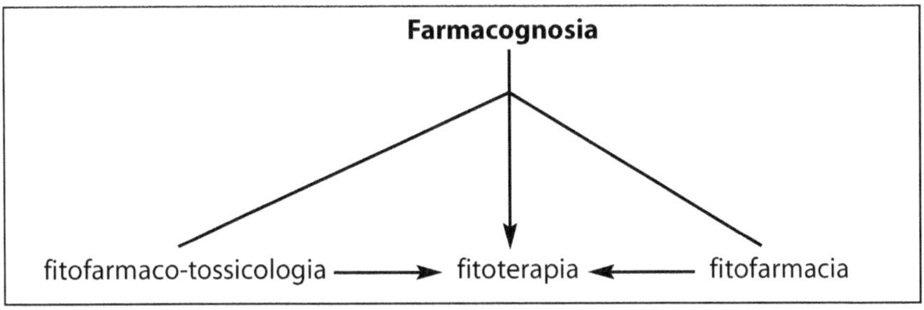

Fig. 1.1 Le branche della farmacognosia utili in campo terapeutico

re perché ad azione più blanda. Le conoscenze sulla sicurezza ed efficacia di una droga sono essenziali per la fitoterapia (fitofarmacotossicologia), come del resto sono indispensabili le conoscenze farmacocinetiche e farmacodinamiche dei componenti attivi delle droghe vegetali, il modo come questi agiscono e la loro tossicità.

La fitofarmacia è un'altra branca della farmacognosia che applica le conoscenze farmacognostiche alla pratica della farmacia. In particolare si occupa delle preparazioni fitofarmaceutiche di più largo uso e più idonee (la forma migliore, che meglio mette in evidenza le proprietà terapeutiche del prodotto, e più stabile) per la somministrazione di droghe vegetali anche in associazione.

La maggior parte delle droghe vegetali sono sottoposte a manipolazione allo scopo di adattarle meglio alla via di somministrazione. Le droghe che non subiscono sostanziali manipolazioni (ad esempio le droghe antrachinoniche) sono quelle che possono perdere parte della loro attività farmacologica.

Capitolo 2 Storia della fitoterapia

Il termine "Fitoterapia" compare per la prima volta in un breve trattato di Henry Leclerc (1870-1955), *Precis de Phytotherapie*. Esso incontrerà notevole fortuna: verrà utilizzato più tardi da Rudolf Fritz Weiss (1895-1992) nel suo *Lehrbuch der Phytotherapie* ed oggi è di uso comune.

La fitoterapia come scienza ha comunque origini molto più remote; anzi tra le discipline mediche e farmaceutiche è la più antica. I primi indizi dell'impiego di piante come medicamenti si trovano infatti presso egizi, ebrei e fenici intorno al 3000-2000 a.C. e presso i popoli asiatici (i cinesi, in particolare) 8000-4000 anni prima della venuta di Cristo. Più tardi la conoscenza delle piante medicinali si diffonderà presso i greci e quindi nel mondo occidentale antico.

2.1 Una sapienza empirica

Non è difficile immaginare come l'uomo primitivo, spinto dal bisogno di alleviare le sofferenze causate dalle malattie e dalle insidie dell'ambiente nel quale viveva (belve, insetti, clima), abbia imparato ben presto a riconoscere l'azione curativa di alcune piante. Una foglia raccolta a caso per ricoprire una ferita, esplicando un'azione cicatrizzante, gli avrà fatto intuire che quella foglia, e non altre, possedeva virtù misteriose; così pure la morte di un suo simile causata dall'ingestione di un seme (o di un frutto) gli avrà insegnato che in quel seme (o frutto) era presente una potenza pericolosa. Il prato ed il bosco furono dunque le prime farmacie dell'uomo primitivo che ben presto imparò a distinguere le piante velenose da quelle curative. Queste primitive conoscenze terapeutiche furono tramandate di padre in figlio.

In seguito l'uomo, riflettendo sui fenomeni naturali di cui era testimone, fu portato ad interpretarli come manifestazioni di esseri sovrannaturali. Le malattie e le proprietà terapeutiche delle piante medicinali apparvero, rispettivamente, come espressioni di divinità malefiche e benefiche; nacque così una medicina sacerdotale, ritenuta d'origine misteriosa e divina. In questo lungo periodo della preistoria e della protostoria che possiamo collocare tra il 4000-3000 a.C. ed il 500 a.C. circa, l'uomo, guidato da un inconsapevole empirismo, e grazie all'osservazione ripetuta (introspezione) degli effetti ottenuti su certe malattie, sviluppa le conoscenze delle virtù terapeutiche di numerose piante medicinali. Dall'empirismo e dalla tradizione nasce dunque la fitoterapia.

Di questo periodo sono i primi documenti (erbari, papiri, ecc.) che trattano sia delle malattie che delle piante medicamentose, illustrandone gli usi e le nozioni generali che si possedevano al riguardo.

Importanti per la storia della fitoterapia sono l'erbario cinese di *Pen ts'ao*, i papiri medici dell'antico Egitto ed i libri di medicina indiana.

Il *Pen ts'ao* (o materia medica), dell'imperatore Shen Nung (vissuto nel 2800 a.C.), riporta circa 360 piante ed è composto di tre parti: la prima elenca le piante che conservano la salute, la seconda tratta le piante che aiutano la natura mentre la terza comprende quelle che curano le malattie e che sono tutte velenose.

I papiri medici, scoperti e tradotti a partire dalla metà del secolo XIX, sono poco più di mezza dozzina. I più importanti sono noti col nome di Smith, Ebers, Brugsch, Gardiner, Westcar. Il più antico è il papiro di Smith, redatto nell'anno 3000 a.C. Il papiro di Ebers (1550 a.C.) contiene prescrizioni per numerose malattie, medicamenti di origine vegetale e sostanze utilizzate per mummificare i cadaveri (mirra, storace, colofonia, incenso, ecc.). Delle medicine di origine vegetale ricordiamo il papavero, la senape, il ricino, l'aloe, la menta, il ginepro, la mandragora, il rabarbaro, la senna, il melograno ecc. Il papiro di Brugsch (1500 a.C.) riporta 1700 prescrizioni; i papiri di Gardiner e di Westcar trattano di ginecologia. Numerosi testi di medicina si debbono poi agli antichi abitatori dell'India, Paese che per la sua posizione geografica vanta una vegetazione tropicale, mediterranea e montuosa. Gli antichi indiani conoscevano tra l'altro abortivi ed afrodisiaci e nella scelta delle piante medicinali forse si lasciavano guidare dalla "signatura".

Il più importante trattato di medicina va sotto il nome di Sushrutasamhitâ (1300 a.C.): in questo testo sono riportate 798 piante medicinali, tra cui quelle dell'oppio, ricino, crotontiglio, cassia, aconito, canapa, acacia.

Non è facile precisare quando l'arte del guarire, uscendo dai templi, cominciò a svilupparsi ed a progredire liberamente e quando in tale evoluzione l'uomo abbia compreso che una stessa pianta, o una sua parte, poteva riuscire ora dannosa, ora utile in senso terapeutico, a seconda della dose o delle condizioni individuali del paziente. Sta di fatto però che i Greci del periodo omerico (1000 a.C.), con il nome φάρμἄκον (farmacon) indicavano sia un veleno che un medicamento.

Comunque, le prime notizie organiche sulle piante medicinali le troviamo in Erodoto (V secolo a.C.), il quale nella sua Storia illustra la coltivazione del ricino e la tecnica di estrazione dell'olio, ed in Ippocrate e Teofrasto. Nell'opera di Ippocrate (460-370 a.C.), considerato il padre della medicina, le piante medicinali, circa 250, rappresentano un'appendice terapeutica all'opera sostanzialmente clinica. Teofrasto (371-286 a.C.) nel *De Historia Plantarum*, in 15 volumi, descrive centinaia di piante (quella da oppio, belladonna, aloe, scilla, felce maschio, ecc.), molte delle quali ignote ad altri Autori del tempo. La sua descrizione è però incompleta, tale da rendere difficile l'identificazione di molte piante medicinali.

Al contrario, Dioscoride (I secolo d.C.) nel trattato *De Materia Medica* descrive circa 600 piante medicinali secondo un ordine sistematico; la descrizione sistematica, ma ordinata e precisa dei medicamenti vegetali (animali o minerali) ed i commenti sulle applicazioni terapeutiche hanno fatto sì che quest'opera venisse adottata come testo di Materia Medica in tutto il Medio Evo fino al Rinascimento.

Dioscoride è oggi considerato il padre della botanica farmaceutica, come Galeno il padre della farmacia. Galeno (138-201 d.C.), medico dei gladiatori a Pergamo, nel suo *Methodus Medendi* prende in esame i medicamenti vegetali soltanto dal punto di vista della loro capacità curativa, classificandoli in ordine alfabetico per cui, pur dando nozioni specifiche, resta sempre un'opera di fitoterapia. Comunque Galeno è considerato a ragione il padre della farmacia in quanto nella sua scuola insegnò a redigere la ricetta medica seguendo dei formalismi, alcuni dei quali ancora oggi di uso comune. Inoltre nella sua opera *De Simplicium Medicamentorum Temperamentis et Fecultatibus*, che elenca 473 medicamenti vegetali, ha esposto concetti fondamentali quali quello di medicamento semplice e di medicamento composto ed il modo di trasformare i primi nei secondi, cioè in preparazioni farmaceutiche adatte alla somministrazione. Ancora oggi una preparazione fitofarmaceutica codificata da un testo ufficiale come il Formulario Nazionale s'indica con il termine di "galenica".

Con il passare dei secoli s'intuisce l'importanza della coltivazione delle piante medicinali e si sviluppano, grazie al diffondersi delle scuole monastiche, gli orti dei semplici. Lo stesso Carlo Magno, nel *Capitolare* dell'812, traccia un modello di giardino e consiglia le piante medicinali da coltivare; inoltre con l'editto dell'854 impone ai popoli del nord Europa di coltivare piante medicinali. La presenza dei codici erbari figurati aiutarono in quell'epoca ad identificare le specie vegetali di interesse medicinale e crearono le premesse per lo studio dei semplici e della loro applicazione in campo medico.

Un ruolo fondamentale nel trasmettere le acquisizioni sulle proprietà medicamentose e tossiche delle piante fu quello svolto da un lato dai padri della chiesa, che nei monasteri ricopiano, traducono e commentano i manoscritti antichi e coltivano nei loro chiostri piante medicinali e dall'altro dalla scuola medica araba e salernitana.

Gli arabi diffusero in Europa nuovi medicamenti vegetali (cannella, noce d'areca, noce moscata, noce vomica, tamarindo, manna, ecc.) e soprattutto nuove forme farmaceutiche (sciroppi, tinture) e preparazioni complesse (distillati) che richiedevano, per essere realizzate, locali specificamente attrezzati. Queste nozioni furono tramandate in opere sempre più complesse e dinamiche quali il Libro degli Alchimisti. La scuola medica salernitana ebbe, a sua volta, il grande merito di non lasciarsi sopraffare dal mistico e dall'empirico della medicina antica e dall'eccessivo alchimismo della medicina araba. Da sottolineare la lungimiranza dei provvedimenti presi in quel periodo da Federico II che nel 1231 fondò l'Università per medici a Napoli e nel 1242, con un apposito editto, vietò al medico di preparare i medicamenti ed istituì la figura del preparatore del farmaco.

2.2 Verso i farmaci di sintesi

Spetta al medico svizzero Paracelso (1493-1541) il merito di aver dimostrato che i medicamenti vegetali non sono entità terapeutiche inscindibili e che agiscono mediante una "quinta essenza" che può essere estratta ed usata come e meglio dei medicamenti vegetali stessi. Spargirici furono detti i principi chimici estratti e preparazioni spargiriche quelle da cui si ottenevano i detti.

Paracelso preferì ai medicamenti vegetali tal quali gli estratti (tinture, decotti, essenze) ed introdusse nuove tecniche di distillazione ed estrazione. Le intuizioni di Paracelso troveranno una validazione scientifica solo agli inizi dell'Ottocento, quando si scoprono e si isolano i costituenti attivi delle piante medicinali: la morfina nel 1803, la stricnina nel 1817, la chinina e la caffeina nel 1820, l'atropina nel 1833 e così via.

Nel 1889 accade un fatto importante: si ottiene per sintesi il primo alcaloide, la coniina, dopo averne determinata la struttura (Fig. 2.1).

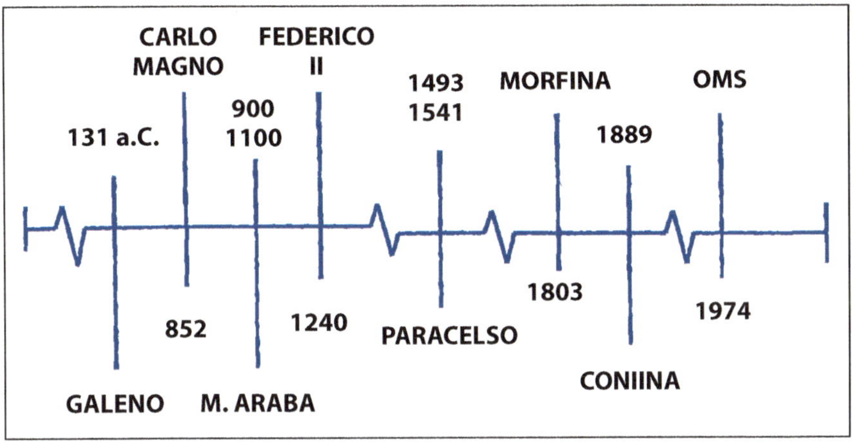

Fig. 2.1 Storia delle piante medicinali: alcune pietre miliari

Ben presto cominciano a susseguirsi i tentativi di ottenere farmaci di sintesi; da qui trae origine lo sviluppo dell'industria farmaceutica i cui prodotti sempre più numerosi vanno a sostituire le droghe vegetali in farmacia.

Per le piante medicinali inizia un periodo che da un lato è di declino, ma dall'altro è anche di verifica e di approfondimento della loro valenza terapeutica. Si studia infatti la funzione farmacologica, il meccanismo d'azione e la tossicità degli estratti vegetali standardizzati (cioè definiti da un punto di vista chimico) e dei principi attivi più importanti.

2.3 Il declino della fitoterapia

Il declino della fitoterapia coincide sostanzialmente con lo sviluppo dell'industria farmaceutica che, soprattutto a partire dalla seconda metà del XX secolo, produce su scala industriale una quantità enorme di specialità medicinali [medicine vendute con un nome di fantasia (ad esempio Tagamet®) che si accompagna al nome comune (ad esempio cimetidina)] che vanno a sostituire velocemente i "semplici" nelle farmacie.

L'industria farmaceutica ha saputo sfruttare a suo beneficio il fatto che i principi attivi delle piante, una volta ottenuti allo stato puro e preparati sotto forma stabile, presentano il grosso vantaggio, rispetto ai farmaci naturali (droghe), di avere una maggiore costanza di azione e di offrire la possibilità di stabilire un più esatto rapporto tra dose ed attività desiderata. Inoltre sono immediatamente disponibili e questo costituisce un innegabile vantaggio.

L'industria farmaceutica dà anche una maggiore affidabilità rispetto alle farmacie per quanto riguarda la conservazione, la preparazione e la confezione del prodotto commerciale (farmaco ufficiale). Ma l'industria farmaceutica non si è limitata a trasformare le droghe vegetali in prodotti stabili e di facile somministrazione o ad isolare e riutilizzare i principi attivi. Sviluppandosi, la sintesi chimica ha in modo esponenziale ampliato le possibilità di avere a disposizione nuove e sempre più attive molecole di interesse terapeutico. In pratica l'industria farmaceutica dapprima si è limitata a riprodurre i principi attivi presenti nelle piante medicinali, poi, avendo accertate alcune correlazioni esistenti tra struttura chimica ed attività farmacologica, si è avventurata nella sintesi di molecole analoghe o omologhe ed infine, specializzandosi in tale indagine strutturistica, si è cimentata nella sintesi di molecole nuove, ma anche diverse da quelle che si possono ritrovare in natura.

Ma il declino della fitoterapia è dovuto anche al medico ed alla sua cultura che, dagli anni Cinquanta in poi, non gli consente di stilare una prescrizione medicinale galenica più o meno elaborata, con precise istruzioni al farmacista, preparatore del farmaco, e delucidazioni al paziente. Il medico impara a prescrivere molto presto le specialità farmaceutiche che riportano in modo accurato tutte le notizie utili per il paziente e per il farmacista che deve dispensarle.

Non soltanto il medico non ha più la capacità di ricettare i "semplici", ma anche il farmacista non è più in grado di approntare le preparazioni magistrali.

Anche il paziente, con l'ansia di recuperare immediatamente lo stato di salute, ha preferito ed ha ottenuto dal medico e dal farmacista il farmaco di sintesi, molto più attivo e dall'effetto immediato rispetto al farmaco naturale (droga vegetale).

Una volta abbandonate le droghe vegetali per le specialità medicinali, la fitoterapia viene lasciata scivolare verso il più banale empirismo, ma per poco. Infatti l'aspetto terapeutico delle droghe vegetali sarà ben presto preso in consegna dagli erboristi, il cui pregio è stato quello di aver salvato dal più deleterio empirismo la fitoterapia, potenziandola di nuove acquisizioni, anche scientifiche, e sviluppandola in modo da creare un utile ponte tra la medicina popolare e quella ufficiale (Fig. 2.2).

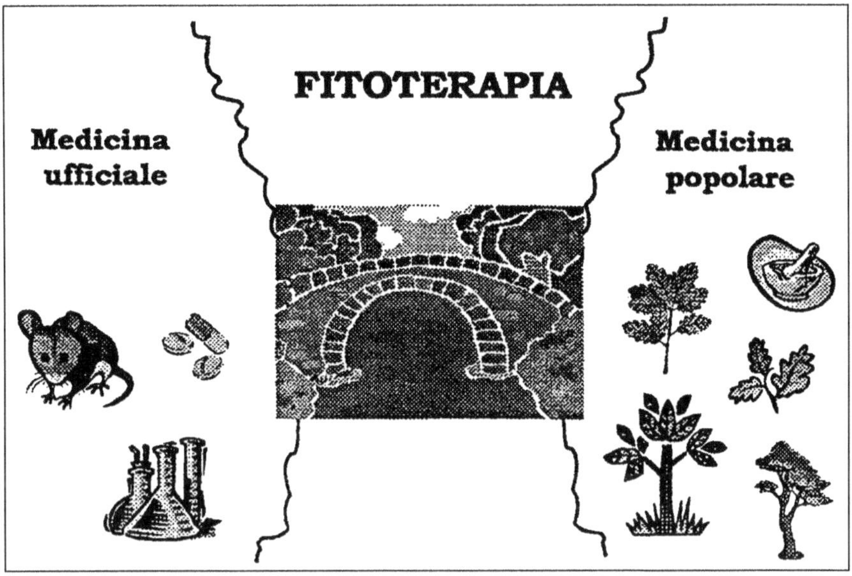

Fig. 2.2 La fitoterapia, un ponte tra la medicina popolare e quella ufficiale

2.4 Il ritorno della fitoterapia

Con l'avvento delle specialità medicinali si è creduto che qualsiasi malattia potesse essere debellata e che l'uomo avesse finalmente trovato un rimedio per ogni male. La verità è che non è stato tutto "oro colato", né si può asserire che ai benefici non si siano associati dei danni, anche seri. Tutto ciò ha ben presto creato un certo discredito verso i farmaci di sintesi ed una tendenza a riconsiderare le droghe vegetali e le loro preparazioni.

Comunque le cause del crescente impiego delle piante medicinali sono diverse. Innanzitutto il bisogno di realizzare una terapia che dia un beneficio terapeutico il più possibile privo di effetti indesiderati e tossici.

Uno degli aspetti più affascinanti della farmacologia è l'enorme varietà di effetti che è possibile conseguire con i farmaci. Ma la sempre maggiore disponibilità dei farmaci convenzionali (in prevalenza di sintesi), capaci di realizzare una terapia sintomatica e/o causale, se da una parte ha consentito di modificare profondamente il decorso di numerose malattie, dall'altro ha creato un numero di problemi sempre crescenti in quanto si è visto che qualsiasi farmaco (sintomatico o causale che sia) provoca, specie se somministrato a dosi pienamente efficaci, reazioni sfavorevoli che nella maggior parte dei casi sono direttamente proporzionali alla diffusione del farmaco, alla sua efficacia ed anche alla durata del trattamento. Queste reazioni secondarie, definite anche malattie del progresso medico e meglio conosciute come malattie iatrogene, sono ormai oggetto di interessamento da parte di organismi internazionali.

Lo scopo è quello di indurre il medico a riflettere sull'impiego del farmaco, dal quale bisogna attendersi non solo la soppressione di un sintomo bensì un effetto che possa giovare al paziente senza lasciare conseguenze indesiderate. D'altra parte il paziente oggi se da un lato ha appreso che i farmaci, specie quelli di sintesi, danno una risposta immediata e costante, dall'altra ha imparato a temerli, denunciando per la verità una esagerata quanto deplorevole farmacofobia, ed a rivolgere la propria attenzione verso farmaci naturali, forse meno costanti nei loro effetti medicamentosi, ma certamente meglio tollerati e comunque potenzialmente utili.

Questa crescita progressiva delle malattie iatrogene è da attribuire all'uso, spesso irrazionale, di farmaci sempre più diversi dai composti naturali presenti nelle piante medicinali e alla loro disponibilità in farmacia anche come SOP (senza obbligo di prescrizione), sia come OTC (*over the counter*) che come SP (senza prescrizione).

Indagini farmacologiche accurate e l'esperienza clinica hanno poi messo in evidenza che l'azione farmacologica del principio attivo è diversa o per lo meno non si identifica con quella della pianta di partenza. Questa distinzione tra l'estratto vegetale, che comprende tutti i componenti attivi e meno attivi della pianta, ed il principio attivo isolato e purificato veniva per la verità fatta da Ponche già nel 1897: "Gli effetti ottenuti con le preparazioni galeniche che contengono tutti gli umori delle piante intere sono diversi da quelli ottenuti con i suoi principi attivi antecedentemente isolati". Per questo da alcuni anni c'è la tendenza a preferire gli estratti vegetali grezzi piuttosto che i singoli principi attivi, purificati o di sintesi.

Questo ritorno alla fitoterapia è facilitato, d'altra parte, dalla possibilità di conservare meglio le piante medicinali ed i loro prodotti di estrazione (essiccamento sotto vuoto ed a bassa temperatura) e di utilizzare un prodotto vegetale (droga) con un contenuto costante in principi attivi.

Inoltre la sfiducia che si nutre oggi verso il progresso, causa di degrado dell'ambiente (inquinamenti, contaminazioni), ha accresciuto quello che era l'interesse di pochi verso le piante medicinali ed ha fatto riscoprire virtù terapeutiche non del tutto note o dimenticate.

Queste ed altre ragioni ancora, elencate nella Tabella 2.1, hanno rivalutato la fitoterapia a partire dagli ultimi anni del ventesimo secolo.

Tabella 2.1 Perché questo ritorno alle piante medicinali
Desiderio istintivo di cercare i rimedi nelle cose semplici e nel contempo più sicure
Movimenti di ecologisti sempre più numerosi
Convinzione che tutto ciò che è naturale può essere solo buono (N)
Convinzione che le piante medicinali sono completamente innocue, a differenza dei farmaci convenzionali (N)
Convinzione che le piante medicinali curano qualsiasi malanno (N)
Malattie iatrogene sempre più diffuse
Diffusione di nuove malattie, con complicazioni serie, per le quali non esiste ancora una terapia farmacologica adeguata
Alcune patologie (in particolare quelle croniche) non sono state debellate da farmaci convenzionali
Reperibilità in Farmacia (o Erboristeria) di prodotti erboristici stabili e facili da conservare
Il concetto di salute è cambiato
Automedicazione (N)

(N) aspetti questi del tutto negativi

Capitolo 3 **La fitoterapia nel mondo**

L'impiego delle piante medicinali nella pratica terapeutica viene da alcuni anni riproposto con sempre maggiore insistenza, nonostante i progressi raggiunti nel campo della farmacologia ed in particolare della chimica, dove l'eccezionale e prodigioso sviluppo della sintesi chimica ha consentito al medico di avvalersi di farmaci sempre più efficaci nella cura delle malattie.

Questo "nuovo" e "sorprendente" orientamento in campo terapeutico è stato in un certo senso promosso dall'OMS che nel maggio del 1977 ha avuto mandato dall'Assemblea delle Nazioni Unite di "promuovere le ricerche sulla utilizzazione delle piante medicinali e di collaborare alla migliore utilizzazione di queste attraverso lo scambio di informazioni e la valutazione del potenziale di risorse per la raccolta e la coltura di queste piante". L'OMS è stato anche incaricato di "servire da centro per lo scambio di informazioni sull'efficacia e sulla utilizzazione dei medicamenti di origine naturale, e particolarmente delle piante medicinali...".

Le piante che oggi vengono utilizzate in campo terapeutico in tutto il mondo sono circa 13.000; quelle utilizzate nei paesi industrializzati, ivi compreso il Giappone, sono invece circa 1.200 mentre quelle utilizzate nei paesi europei e negli USA sono molto di meno.

Questo lascia intendere che l'impiego delle piante medicinali ha una importanza diversa nel mondo (Fig. 3.1).

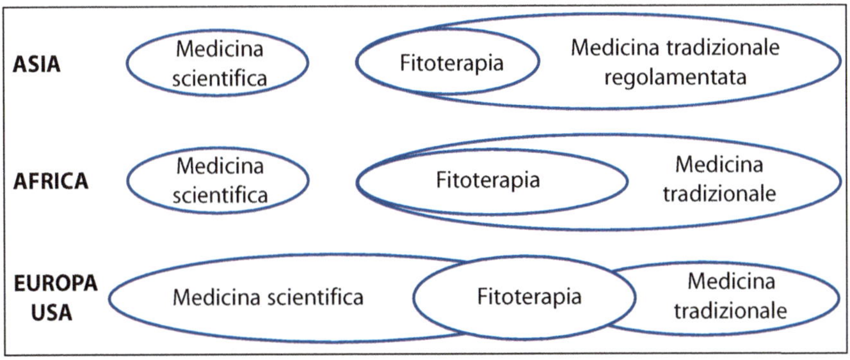

Fig. 3.1 Importanza della fitoterapia nei diversi continenti

Nei Paesi in cui si pratica prevalentemente la medicina tradizionale (Africa, Sud America, Asia) le piante medicinali costituiscono la base di ogni terapia (il 96% del bagaglio terapeutico della medicina africana, l'80% circa della medicina indiana, il 90% circa di quella cinese, praticata in tutto l'estremo oriente).

Nei Paesi in cui si pratica la medicina scientifica (Europa, USA, Canada, Giappone, Australia) l'impiego delle piante medicinali è invece limitato soprattutto alle "piccole" terapie (nei casi di disturbi lievi e passeggeri) ed a iniziative personali (automedicazione).

Esistono comunque Paesi nei quali si pratica una medicina tradizionale regolamentata (India, Cina, Giappone) e Paesi nei quali si pratica una medicina tradizionale non regolamentata (Africa).

Nel primo caso la medicina popolare non è completamente empirica perché si basa su conoscenze mediche che provengono da osservazioni secolari e da studi sperimentali e clinici. I medici "tradizionalisti" frequentano scuole, anche superiori ed universitarie, di medicina ayurvedica, cinese, kampo. Le piante utilizzate in questi Paesi sono tutte riportate nelle rispettive Farmacopee, dove oltre alla descrizione delle piante è riportato l'uso terapeutico, il dosaggio e la formulazione galenica, con consigli pratici su come formulare meglio la preparazione. La medicina orientale utilizza in genere miscugli di piante medicinali piuttosto che singole piante. Inoltre le piante vengono diversamente miscelate a seconda dei sintomi che si vogliono combattere: lo scopo è di ottenere un'azione "antisintomatica polivalente".

Nel secondo caso (Africa) la medicina popolare è quasi completamente empirica perché si basa su conoscenze che si tramandano di padre in figlio. Questa medicina viene praticata dai guaritori. Costoro non hanno frequentato nessuna scuola di medicina tradizionale e sono gli unici depositari di virtù terapeutiche delle piante e di tecniche di preparazioni estrattive. Inoltre le piante utilizzate non sono riportate in un testo ufficiale quale può essere la Farmacopea.

Al contrario, nei Paesi europei le piante medicinali che risultano, da studi sperimentali e soprattutto clinici, terapeuticamente valide, sono riportate nelle rispettive Farmacopee e si utilizzano per la preparazione di specialità medicinali, [Bellergil® (belladonna); Amaro medicinale Giuliani® (boldo, cascara, ecc.); Hederix Planc® (edera); Reumilene® (arpagofito); Tussamag® (castagno e timo serpillo, ecc.)], ma anche di prodotti erboristici, commercializzati come integratori alimentari naturali, alimenti o integratori dietetici. Le piante che invece non hanno alcuna validazione scientifica, non sono più riportate nelle Farmacopee anche se continuano ad essere impiegate

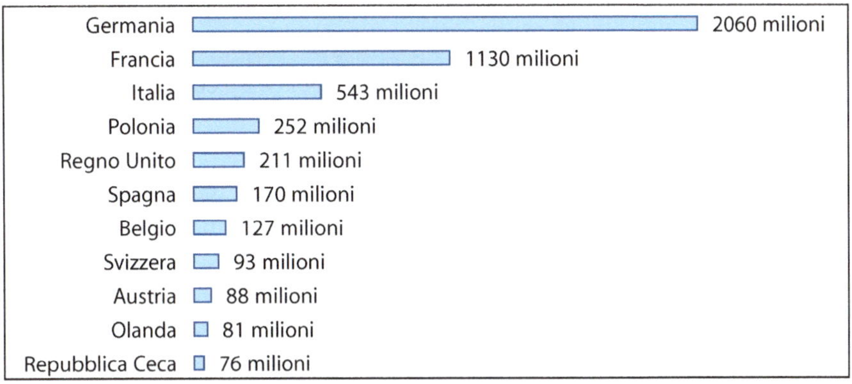

Fig. 3.2 Vendita dei rimedi erboristici (in dollari USA) in alcuni paesi europei [Da: De Smet (2005) N Eng J Med 352:1176-1178]

"secondo tradizione", ed utilizzate unicamente per preparare prodotti erboristici (integratori alimentari).

Nel primo caso, i farmaci a base di piante medicinali (fitoterapici) sono occasionalmente prescritti perché poco noti e non rimborsati dal SSN. Nel secondo caso, gli integratori o alimenti a base di piante vengono ampiamente autoprescritti.

Comunque non tutti i Paesi europei utilizzano le piante medicinali in egual misura (Fig. 3.2). Germania e Francia sono indubbiamente i Paesi nei quali il consumo di fitoterapici è di gran lunga superiore a quello di altri paesi, ivi compresa l'Italia. Inoltre in Germania e Francia alcuni fitoterapici (a base di ginkgo, iperico, vischio, serenoa, pruno africano, biancospino, edera, ortica), presenti sul mercato come OTC, sono anche rimborsati, totalmente o parzialmente, dal sistema sanitario assicurativo.

Capitolo 4 La complessità del farmaco naturale

La bontà di una droga vegetale è direttamente correlata al suo contenuto in principi attivi. Nella droga però sono presenti numerose altre sostanze che le conferiscono una particolare fisionomia terapeutica, difficilmente riproducibile in laboratorio con una semplice mescolanza dei singoli componenti attivi.

Si tratta in genere di sostanze inattive o di minimo interesse farmacologico come per esempio le sostanze amare o aromatiche che, esaltando le secrezioni del tratto gastrointestinale, facilitano la dissoluzione e l'assorbimento dei principi attivi: le sostanze tanniche ed i sali di acidi organici che facilitano l'assorbimento dei principi attivi attraverso una inibizione della peristalsi intestinale ed una modificazione delle secrezioni biliari; le saponine che, grazie al loro potere tensioattivo, modificano i processi di assorbimento dei principi attivi; le vitamine, ma anche le mucillagini e le sostanze peptiche, che possono modificare le funzioni delle mucose gastrointestinali e conseguentemente l'assorbimento.

In molti casi poi si è accertato che più del principio attivo di una droga è efficace il "pool" di sostanze farmacologicamente attive presenti nella droga in quanto tra esso e gli altri componenti si stabiliscono sinergismi utili verso gli effetti medicamentosi e/o antagonismi verso gli effetti collaterali, sia essi dannosi (tossici) o semplicemente indesiderati.

Per fatti del genere ebbe successo la "cura bulgara" nel parkinsonismo postencefalitico mentre fallirono tutti i tentativi fatti con gli alcaloidi puri ed isolati della belladonna, perché con essi si raggiungevano le dosi tossiche prima di arrivare ad una evidente e sufficiente efficacia terapeutica.

Nella maggior parte dei casi dunque la droga vegetale rappresenta un complesso sinergico di principi attivi al quale competono azioni ed applicazioni particolari, difficilmente sostituibili e riproducibili. Pertanto la droga vegetale deve essere vista come una complessa preparazione farmaceutica, da utilizzare come tale (ridotta in polvere) o sotto forma di estratto grezzo: in questo modo l'estratto potrà mantenere la stessa quantità di principi attivi che è presente nella droga.

È ovvio che qualunque tentativo di purificazione dell'estratto grezzo modificherà il comportamento terapeutico del prodotto finito; così pure gli estratti concentrati risulteranno senz'altro più attivi di quelli grezzi, ma anche più tossici.

È chiaro che può essere più vantaggioso dare il principio attivo isolato e purificato quando è difficile standardizzare l'estratto grezzo o quando il pool di sostanze attive della droga è scarsamente assorbito, presenta una ristretta zona di maneggevolezza o contiene sostanze tossiche.

Volendo effettuare un confronto tra la droga vegetale (farmaco naturale) ed il principio attivo purificato, isolato e riprodotto per sintesi (farmaco di sintesi) dobbiamo convenire che esistono delle differenze significative tra questi due tipi di farmaci (Fig. 4.1).

Il farmaco di sintesi (prodotto estrattivo purificato o direttamente sintetizzato) contiene un solo principio attivo, molto concentrato, ed uno o più eccipienti (o solvente) che consentono di ottenere la forma (solida o liquida) desiderata. Questo farmaco è una specialità medicinale semplice e come tale viene in genere utilizzato per curare un solo disturbo o patologia.

Il farmaco naturale (droga, estratto grezzo o altra forma estrattiva) contiene più principi attivi, in una forma più diluita; inoltre contiene numerose altre sostanze che modificano la biodisponibilità dei prin-

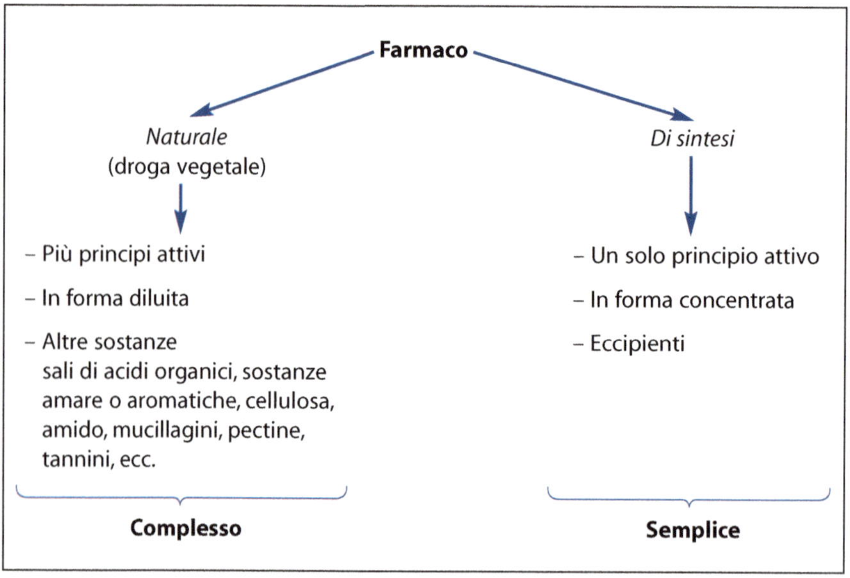

Fig. 4.1 Differenza tra il farmaco naturale e quello di sintesi

cipi attivi. Questo farmaco è, rispetto al precedente, una complessa specialità medicinale e come tale può essere utilizzato per curare o prevenire più disturbi e/o più patologie.

Questo aspetto è di fondamentale importanza in fitoterapia: comprenderlo significa conoscere i limiti, ma anche i pregi di una terapia fatta con un prodotto fitoterapico.

Capitolo 5 Quali droghe usare anche in erboristeria

È ben noto a tutti che la farmacia è la "bottega" del farmacista, nella quale si provvede alla preparazione ed alla dispensazione dei medicinali; è inoltre impresa commerciale destinata all'acquisto dei prodotti farmaceutici dalle industrie produttrici ed alla loro rivendita ai consumatori.

La farmacia è anche officina, autorizzata all'acquisto, alla preparazione, alla confezione ed alla vendita di qualsiasi preparazione medicamentosa.

Il farmacista è colui che acquista, prepara, conserva, confeziona e vende preparati medicinali ottenuti con droghe vegetali e specialità medicinali.

L'erboristeria è invece la "bottega" dell'erborista, nella quale si provvede alla vendita di "erbe" officinali spontanee e coltivate.

L'erborista è colui che acquista o raccoglie, prepara e conserva le droghe "minori", poco o affatto dannose, e provvede al loro commercio all'ingrosso, ma non all'uso medicamentoso.

È chiaro dunque che qualsiasi tipo di droga può essere venduta in farmacia, mentre in erboristeria, nonostante la nuova figura di erborista (laureato), esistono ancora delle limitazioni che si riferiscono alla circolare Aniasi del 1981 (vedi Cap. 20).

Comunque, non essendo stati ancora chiariti i compiti dell'erborista e non essendo stati riconsiderati i limiti professionali del farmacista il tutto è rimasto immodificato (Tab. 5.1).

Tabella 5.1 Limiti professionali del farmacista e dell'erborista

Farmacista: non può preparare
medicinali non contemplati nel FN e nella FU o non prescritti dal medico
prodotti fitoterapici preconfezionati (specialità medicinali e galenici officinali)
Erborista: non può vendere o preparare
prodotti erboristici presentati come aventi proprietà curative o profilattiche
prodotti erboristici a dose e forma di medicamento
preparazioni erboristiche estemporanee
prodotti fitoterapici

Tutto ciò alimenta una diatriba tra farmacisti ed erboristi sulla "gestione" dei prodotti erboristici sia per quanto riguarda la preparazione che la distribuzione.

Le droghe vegetali, a seconda delle sostanze che contengono e per le quali vengono utilizzate, si possono classificare nelle seguenti categorie:

(a) droghe che contengono sostanze attive sul SNC come oppio (latice ricavato dalle capsule di *Papaver somniferum* var. *album*), coca (foglie di *Erythroxylon coca*), canapa indiana (parti aeree di *Cannabis sativa*), khat (foglie di *Catha edulis*), mescal (frammenti del fusto del cactus *Lophophora williamsii*). L'uso di queste droghe è nella maggior parte dei casi voluttuario piuttosto che terapeutico e costituisce oggi un problema sociale di difficile soluzione.
Sostanze come oppio, hashish, marijuana, khat, coca, mescal, sono in grado di modificare temporaneamente lo stato psichico dell'individuo che è alla ricerca di una condizione "patologica" del piacere. Tali sostanze, oltre ad alterare il comportamento dell'individuo, causano anche assuefazione, crisi di astinenza (oppio e derivati) ed in alcuni casi morte, sia per un'azione diretta sul centro del respiro, paralizzandolo, che indirettamente, debilitando l'organismo ed esponendolo a delle infezioni (setticemia, epatite, ecc.);

(b) droghe di uso quotidiano come caffè (semi di *Coffea arabica*), tè (foglie di *Thea sinensis*), matè (foglie di *Ilex paraguariensis*), cola (semi di *Cola acuminata*), cacao (semi di *Theobroma cacao*), guaranà (semi di *Paullinia cupana*). Queste droghe contengono sostanze farmacologicamente attive come caffeina (caffè, tè, cola, cacao, guaranà e matè; vedi Tab. 5.2), teobromina (cacao, cola, tè, guaranà, caffè) e teofillina (tè, guaranà, caffè); queste sono basi xantiniche attive sul SNC (eccitano) e su altri distretti dell'organismo umano (cardiovascolare, respiratorio ed urinario). Vengono utilizzate in tutto il mondo sotto forma di tisane o di bevande stimolanti (matè, guaranà, caffè), ma la loro assunzione solo in rarissimi casi ha finalità terapeutiche[(1)]; piuttosto rappre-

---

[(1)] In terapia si usano gli alcaloidi puri: la teofillina nel trattamento dell'asma e la caffeina nel trattamento delle cefalee in associazione con antinfiammatori non steroidei o con alcaloidi della segale cornuta (la caffeina assunta contemporaneamente all'aspirina o all'ergotamina aumenta la biodisponibilità di questi farmaci). Teofillina e caffeina aumentano, inoltre, l'azione dell'efedrina: questa interazione viene sfruttata per migliorare l'azione dimagrante dell'efedrina. La caffeina non è priva di effetti collaterali. Provoca nervosismo, insonnia, tachicardia, bruciore di stomaco; aumenta inoltre l'acidità gastrica ed i livelli ematici di glucosio e colesterolo.

Tabella 5.2 Quantità di caffeina presente in alcune bevande

Droga	*Contenuto % di caffeina nella droga*	*Quantità di caffeina nella bevanda*	*(mg)*
Caffè	1 - 2	tazza di caffè espresso	65
		tazza di caffè bollito	100
Tè	1 - 4	tazza di tè	10-50
Cola	2 - 3	lattina di cola	50
Cacao	0,07 - 0,36	tazza di latte e cioccolato	6
Matè	0,5 - 2	tazza di matè	25-50
Guaranà	2,5 - 5	tavoletta di guaranà	30

La quantità di caffeina presente nella bevanda dipende soprattutto dal modo come questa viene preparata. Il tè contiene fino al 4% di caffeina nelle foglie, ma l'infuso che si prepara non ne contiene più di 50 mg per tazza. Al contrario, il caffè non contiene più del 2% di caffeina nei semi, ma il decotto che si prepara può contenere fino a 100 mg di caffeina

senta un momento di socializzazione o di riflessione nel corso della giornata. Queste droghe vengono anche assunte a scopo voluttuario.
A questa categoria appartengono anche il tabacco (foglie di *Nicotiana tabacum*) ed il betel (foglie di *Piper betel*), droghe che vengono fumate o masticate [in diversi paesi orientali ed africani si usa avvolgere in una foglia fresca di *Piper betel* semi di areca (*Areca catechu*), calce e sostanze aromatiche (noce moscata, canfora, ecc.); questa miscela euforizzante può essere masticata]. Comunque, alcune di queste droghe non sono meno pericolose di quelle ad azione stupefacente ed allucinogena. Infatti il fumo è oggi considerato come la principale causa di tumori polmonari; così pure bevande ricche di metilxantine possono causare problemi urinari e gastrointestinali. Si ritiene infine che l'uso frequente di betel sia causa di cancro esofageo: il cancro esofageo sembra che sia provocato anche dalla catechina presente nel tè. All'abitudine di masticare betel insieme con tabacco è stata infine imputata l'insorgenza di un carcinoma squamoso delle guance (in genere si localizza dove il soggetto ripone di solito il bolo durante le pause della masticazione);

(c) droghe che contengono sostanze molto attive, ma anche molto tossiche o capaci di provocare effetti collaterali di una certa gravità. È questo il caso delle droghe digitaliche (digitale, foglie di *Digitalis purpurea* o *lanata*; strofanto, semi di *Strophantus hispi-*

dus o *kombé*; scilla, bulbi di *Urginea maritima*), di quelle glucoresinose (gialappa, radici di *Ipomoea purga*; scammonea, radici di *Convolvulus scammonia*; podofillo, radici e rizomi di *Podophyllum peltatum*; ecc.) e di altre come la noce vomica (semi di *Strycnos nux vomica*), l'aconito (tuberi di *Aconitum napellus*), la segale cornuta (sclerozi di *Claviceps purpurea*). Alcune di queste droghe (digitale, gialappa, scammonea) sono anche difficili da standardizzare (perché la quantità dei principi attivi è molto variabile) e da somministrare ad una ben determinata dose (per una diversa sensibilità individuale alla droga stessa); pertanto vengono utilizzate di rado e comunque sotto il diretto controllo del medico[(2)];

(d) droghe utilizzate per le loro specifiche proprietà farmacologiche come l'agnocasto (frutto di *Vitex agnus castus*), l'aglio (bulbo di *Allium sativum*), il cardo mariano (frutto di *Silybum marianum*), la senna (foglie e frutti di *Cassia angustifolia*), la genziana (radici di *Gentiana lutea*), il biancospino (fiori, foglie e sommità fiorite di *Crataegus laevigata*), la valeriana (rizomi e radici di *Valeriana officinalis*), il rabarbaro (rizomi di *Rheum palamatum*), l'iperico (sommità fiorite di *Hypericum perforatum*), il ginkgo (foglie di *Ginkgo biloba*), ed altre ancora. L'azione di queste droghe e dei loro preparati (estratto, tintura, polvere, infuso, ecc.) differisce, entro certi limiti, da quella dei principi attivi puri, per la presenza sia di sostanze ad azione sinergica o antagonista, sia di sostanze capaci di modificare l'assorbimento degli stessi principi attivi. Queste droghe, pertanto, presentano qualità terapeutiche utili per l'ottenimento di determinati effetti;

(e) droghe utilizzate per la loro attività coadiuvante, come la poligala (radici di *Polygala senega*) nel trattamento di disturbi respiratori, l'altea (radici di *Althaea officinalis*) nel trattamento di disturbi a carico della mucosa del cavo orale e del tratto gastrointestinale, l'amamelide (foglie di *Hamamelis virginiana*) ed il meliloto (parti aeree di *Melilotus officinalis*) nel trattamento di emorroidi, la rosa canina (frutti di *Rosa canina*) nel trattamento di disturbi dovuti a carenza di vitamina C, il senecione (parti aeree di *Senecio vulgaris*) nel trattamento del diabete, la viola

[(2)] Di alcune di queste droghe sono ampiamente utilizzati in terapia i principi attivi in forma pura come i glicosidi digitalici (digossina), impiegati nella terapia della insufficienza cardiaca e gli alcaloidi indolici, impiegati nella cura e profilassi dell'emicrania (ergotamina), negli stati confuzionali dell'anziano (ergotossina), come antiemorragici uterini (ergometrina).

(parti aeree di *Viola tricolor*) nel trattamento della stipsi e disturbi uro-genitali, l'elicriso (pianta fiorita di *Helichrysum italicum*) nel trattamento degli spasmi bronchiali, il coriandolo (frutti di *Coriandrum sativum*) ed il finocchio (frutti di *Foeniculum vulgare*) nel trattamento della stipsi;

(f) droghe utilizzate per correggere il gusto di preparazioni farmaceutiche e/o per preparare soluzioni ad attività disinfettante del cavo orofaringeo (mucosa), delle vie respiratorie, delle vie genitourinarie nonché della cute.
Droghe antisettiche e correttive del sapore sono le droghe contenenti oli essenziali come l'eucalipto (foglie di *Eucaliptus globulus*), il timo (foglie di *Tymus vulgaris*), il pino (gemme di *Pinus sylvestris*), il sambuco (fiori e frutti di *Sambucus nigra*). L'arancia amara (buccia del frutto di *Citrus aurantium var. amara*), il limone (buccia del frutto di *Citrus limon*) ed il mandarino (buccia del frutto di *Citrus nobilis*) si usano invece per aromatizzare le diverse preparazioni liquide per uso orale.

(g) droghe utilizzate per "abbellire", con il loro colore, le preparazioni estrattive (tisane, decotti, ecc.). Droghe di abbellimento sono la calendula (fiori di *Calendula officinalis*), il mirtillo (frutti di *Vaccinium myrtillus*), il sandalo rosso (legno di *Santalum album*), l'elicriso (sommità fiorite di *Helichrysum italicum*), il carcadè (calici fiorali di *Hibiscus sabdariffa*), ecc.

Delle droghe riportate nella categoria (a) soltanto l'oppio viene utilizzato in alcune particolari circostanze. Ad esempio in caso di interventi a carico dell'ultimo tratto intestinale (ragadi anali) c'è ancora chi consiglia l'oppio crocato per impedire qualunque tipo di evacuazione nei giorni successivi all'intervento operatorio.

Oggi si discute molto sull'impiego della canapa indiana e delle sue preparazioni come rimedi analgesici, antiemetici, antireumatici o da utilizzare nel trattamento della sclerosi multipla. Alcuni Paesi europei (Olanda) hanno intenzione di regolamentare l'uso terapeutico di questa droga.

È ovvio, comunque, che le preparazioni di oppio e di canapa indiana devono essere prescritte dal medico specialistico e preparate esclusivamente in farmacia su presentazione di ricetta medica.

Delle droghe appartenenti alla categoria (b) soltanto il tè, il matè ed il guaranà sono presenti sia in farmacia che in erboristeria.

Di queste il tè è quella più utilizzata in Europa per le sue proprietà antidiarroiche.

Le droghe digitaliche, glucoresinose ed altre riportate nella categoria (c) sono recuperabili solo in farmacia; queste droghe non possono essere distribuite dall'erborista in quanto soggette a prescrizione medica, e la ricetta potrà essere spedita soltanto in farmacia.

D'altra parte il famacista può tenere in farmacia ma non può consigliare droghe appartenenti alla categoria (c) perché queste presentano una ristretta zona di maneggevolezza e/o contengono sostanze tossiche responsabili di effetti indesiderati di una certa gravità.

Le droghe appartenenti alle altre categorie (d, e, f, g) possono essere utilizzate in farmacia per la preparazione di rimedi erboristici; alcune si trovano anche confezionate come specialità medicinali (OTC) (senna, cardo mariano, agnocasto, iperico, serenoa, ecc.).

Comunque queste droghe, come tali o come farmaci, raramente vengono prescritte dal medico; al contrario il farmacista le consiglia nei casi di "disturbi lievi e passeggeri" (stipsi, ansia, insonnia, iperplasia prostatica, tosse, ecc.), dopo che il medico abbia escluso la presenza di una malattia di base.

Queste droghe vengono diffusamente commercializzate ed utilizzate in Italia come in altri Paesi industrializzati.

Purtroppo molte di queste droghe vegetali, anche se di uso comune, non sono riportate in Farmacopea, sia perché questa viene aggiornata a distanza di anni, sia perché manca una commissione di esperti, fatta soprattutto di farmacognosti, che adegui in tempi reali questo testo ufficiale, sia perché la nostra Farmacopea più che al farmacista ed al consumatore è rivolta al "produttore di farmaci" e quindi riporta le caratteristiche chimico-fisiche ed i saggi di identificazione dei principi attivi.

Molte delle droghe che rientrano nelle ultime 3 categorie (e, f, g) sono a ragione presenti anche in erboristeria e consigliate dall'erborista per risolvere problemi di natura estetica (prodotti per uso topico), alimentare (integratori alimentari contenenti droghe vegetali ricche in vitamine, elementi, ecc.) ed in alcuni casi salutistica (prodotti utili in caso di affaticamento, stomatite, dispepsia, ecc.). Le conoscenze botaniche, fitochimiche, di farmacognosia e di fitofarmacologia acquisite dal moderno erborista gli consentono, comunque, di poter dispensare anche le droghe vegetali descritte nella categoria (d).

Comunque va tenuto presente che le droghe vegetali appartenenti ad una stessa categoria terapeutica non sono necessariamente paragonabili da un punto di vista chimico e soprattutto da un punto di vista della efficacia (Fig. 5.1). Ad esempio, nei casi di insufficienza cardiaca le droghe da utilizzare possono essere diverse: la digitale, lo strofanto, la scilla, l'adonide, la convallaria, il mughetto e soprattutto il biancospino. Queste droghe non possono essere messe sullo stesso piano per quanto riguarda la loro azione: la digitale (lo strofanto o

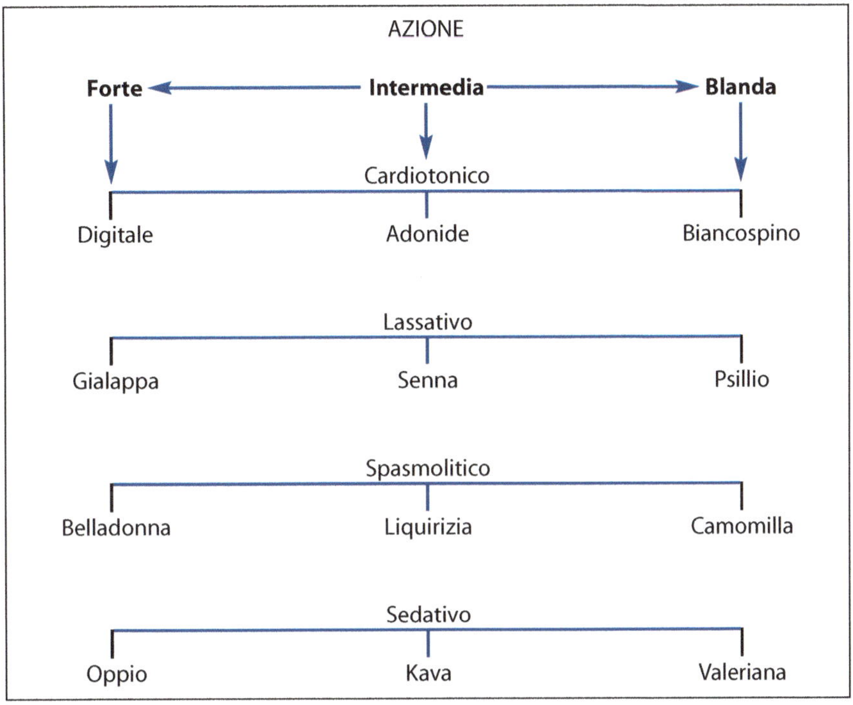

Fig. 5.1 Azione di alcune droghe vegetali

scilla) è considerata una droga cardiaca "forte" o "maggiore". L'adonine (la convallaria o il mughetto) è una droga cardiaca "meno forte" o "intermedia" mentre il biancospino è una droga cardiaca ad azione "blanda" o "minore".

Lo stesso dicasi per le droghe ad attività lassativa. Nel primo caso la gialappa è una droga forte (ad azione energica), la senna ha un'attività lassativa intermedia tra la gialappa e lo psillio che è una droga lassativa ad azione blanda.

Così pure la belladonna è una droga spasmolitica forte, la liquirizia possiede un'azione intermedia mentre la camomilla è uno spasmolitico ad azione blanda (o mite).

Un altro esempio ci viene offerto dalle droghe ad azione sedativa: la valeriana ha una blanda azione sedativa mentre l'oppio possiede un'azione sedativa più energica e tra le due si collocano droghe ad azione intermedia come la kava.

Le droghe ad azione energica (forte o maggiore) sono indubbiamente pericolose perché possono facilmente causare effetti indesiderati e tossici anche se date a dosi terapeutiche.

Anche le droghe ad azione meno energica (intermedia) devono essere utilizzate con cautela perché comunque contengono principi attivi che agiscono in modo se non selettivo comunque prevalente su di un determinato tessuto o organo.

Le droghe ad azione energica devono essere dispensate in farmacia e solo su prescrizione medica.

Le droghe ad azione intermedia e quelle ad azione blanda, che sono state dimostrate sicure in studi clinici ed in studi osservazionali, potrebbero essere distribuite oltre che in farmacia anche in erboristeria.

Questo potrebbe essere un ulteriore criterio da adottare per definire i confini entro i quali può operare un laureato in erboristeria.

Ci sarebbe comunque un altro criterio da prendere in considerazione.

La nostra esperienza decennale ci porta a dividere le piante medicinali in due gruppi:
(i) il primo comprende piante medicinali usate dalla medicina occidentale: ciò significa che di queste piante si conoscono i componenti attivi, le azioni terapeutiche e gli effetti indesiderati e tossici;
(ii) il secondo comprende piante medicinali di cui non sono noti né i componenti attivi né le azioni terapeutiche, ma sono considerate sicure perché utilizzate da secoli (gramigna, cicoria, coriandolo, malva, melograno, ecc.).

Il problema di collocare nel luogo più indicato (farmacia o erboristeria) le piante medicinali è importante per la tutela stessa della salute del paziente. Comunque è ancora più importante liberare la fitoterapia, sia in farmacia che in erboristeria, dalle sue ombre e dalle sue leggende.

Secondo Leclerc è in questo modo che la terapia con prodotti fitoterapici potrà ritrovare l'interesse dei medici e la simpatia delle persone malate come di quelle sane per le quali è più utile prevenire che attendere il malanno.

Capitolo 6 Il controllo di qualità della droga vegetale

L'identificazione di una droga richiede la valutazione di alcuni suoi caratteri quali l'aspetto micro- e macroscopico e le proprietà organolettiche.

Comunque, anche se essenziale, l'identificazione della droga non ci autorizza in nessun caso a pronunciarci relativamente alla sua attività in campo terapeutico. Per questo si rende necessario valutare la sua qualità, cioè accertare se la droga è nelle condizioni richieste per essere impiegata e quindi sfruttata con efficacia a scopo terapeutico. La valutazione della qualità di una droga consiste nell'accertare se questa proviene da piante spontanee o coltivate, se è stata raccolta nel suo periodo balsamico, se è stata ben preparata e conservata, se ha subìto danneggiamenti o deterioramenti per umidità, luce, temperatura, fermentazione, parassiti (muffe, insetti), se è troppo invecchiata o troppo giovane, se è stata adulterata con l'aggiunta di sostanze inattive già presenti nella droga o di sostanze inerti del tutto estranee alla sua composizione, se è stata privata dei suoi componenti (principi attivi) e quindi rimessa in commercio (droga esaurita). La valutazione della qualità di una droga è basata sull'accertamento di particolari caratteri, quali la quantità di sostanze che vengono estratte con determinati solventi, ed inoltre sulla valutazione della quantità percentuale di ceneri, la frazione idrosolubile e la alcalinità di tale frazione, ecc.

Poiché i principi attivi si trovano nella droga mescolati ad altre sostanze e strutture biologicamente inattive o poco attive, le quali di solito sono in quantità preponderante rispetto ai primi, non si deve stabilire alcun parallelismo tra sostanze inerti o secondarie e principi attivi anche se le prime influenzano l'azione farmacologica dei principi attivi. Questo perché il contenuto in principi attivi di una droga può variare sensibilmente e può anche mancare del tutto per varie ragioni (habitat, periodo della raccolta, età della pianta, invecchiamento della droga, conservazione) senza che l'aspetto e gli altri componenti della droga siano parallelamente variati (Tab. 6.1).

Tabella 6.1 Variabilità nel contenuto in principi attivi e sostanze secondarie presenti in alcune droghe

Droga	*Principio attivo*	*Sostanze secondarie*
Anice	Olio volatile	Carboidrati
	2 - 6%	40 - 45%
Assa fetida	Olio volatile	Resine
	3 - 17%	40 - 64%
Calamo	Olio volatile	Amido
	0,5 - 3%	24 - 30%
Fieno greco	Trigonellina	Mucillagini
	0 - 0,13%	45 - 50%
Galega	Galegina	Grassi
	0,1 - 0,5%	3,5 - 4,6%
Liquirizia	Glicirrizina	Zuccheri
	2,2 - 16%	8 - 10%
Mandorla amara	Amigdalina	Amido
	0,5 - 1,5%	13 - 16%
Rabarbaro	Sennosidi	Amido
	0,5 - 2,5%	13 - 15%

Per questo si rende necessario accertare la presenza e la quantità dei principi attivi (standardizzazione) cui è riferita l'azione terapeutica. Quando questo non è possibile si ovvia ricorrendo all'analisi quantitativa di un marker, cioè di una sostanza tipica di quella determinata pianta o droga [il marker può essere farmacologico (cioè è responsabile, anche se in parte, dell'azione terapeutica della droga) oppure analitico (cioè è tipico di quella determinata droga)]. Questa valutazione però, anche se rappresenta un aiuto "informativo", dice poco o niente circa l'efficacia terapeutica della droga.

La valutazione della qualità di una droga implica anche la determinazione dei contaminanti (Tab. 6.2).

La contaminazione botanica può originare da cause accidentali, come la raccolta di piante diverse da quelle medicinali da parte di persone non specializzate o la sostituzione, nei magazzini, con altre specie botaniche quando la conservazione non è appropriata. Anche ragioni economiche possono influenzare questo tipo di contamina-

Tabella 6.2 Tipi di contaminanti

Contaminanti	*Esempi*
Specie vegetali	*Atropa belladonna*, *Centranthus ruber*, *Cichorium intybus*, *Parthenium integrifolium*, *Polygonum bistorta*, ecc.
Microrganismi	Stafilococchi, salmonelle, shighelle, ecc.
Tossine	Aflatossine, ecc.
Anticrittogamici	Cloroderivati, ecc.
Gas	Ossido di etilene
Radiazioni	Raggi γ
Metalli	Piombo, cadmio, mercurio, ecc.
Radionuclidi	Sr-90, Cs-134, Cs-137, ecc.

zione (sofisticazione); può ad esempio risultare più conveniente sostituire una droga con un'altra di minor costo o più facile da reperire.

Comunque è il degrado ambientale che può contaminare seriamente le piante medicinali al punto da compromettere la qualità delle droghe che da queste si ottengono.

In primo luogo i pesticidi ed i metalli pesanti, ma anche i microrganismi (batteri, funghi) possono contaminare una droga e quindi peggiorarne la qualità. Questi contaminanti, anche se in parte, rimangono presenti durante il periodo di essiccamento della droga e quindi devono essere oggetto di particolare attenzione per motivi sia igienici che tossicologici.

In realtà gli antiparassitari o pesticidi di sintesi (lindano, esaclorobenzene, aldrina, eptacloro, ecc.) durante i processi di essiccamento si decompongono spontaneamente; al contrario, non cambia la quantità dei metalli pesanti mentre i microrganismi si moltiplicano in alcune circostanze [ad esempio un essiccamento lento di organi contenenti sostanze nutritive (questo avviene per radici, tuberi, rizomi, bulbi), specie se effettuato in un ambiente umido].

Il rischio della contaminazione batterica (carica batterica) è un elemento da non sottovalutare mai in quanto funghi e batteri possono produrre sostanze estremamente tossiche per il fegato e cancerogene come le aflatossine. Le aflatossine sono epatotossine prodotte da certe muffe, tra cui *Aspergillus flavus*. Possono trovarsi anche in molti prodotti di uso alimentare (cereali, legumi, arachidi) soprattutto quando questi sono conservati in ambienti umidi. Una volta prodotte restano nel materiale anche dopo distruzione delle muffe di origine tramite sterilizzazione. Causano infiltrazione grassa del fegato, lesioni delle cellule epatiche e carcinoma. La DL_{50} negli animali è di 1-10 mg/kg. La tossicità delle aflatossine fu scoperta nel 1960, in seguito ad una morìa di polli nutriti con farina di arachidi ammuffite. Strutturalmente le aflatossine sono viste come derivati della cumarina. Comunque, sono intensamente fluorescenti e questo permette una facile identificazione e quantificazione anche a concentrazioni estremamente basse.

Un altro aspetto riguarda la carica batterica e la necessità di assicurare l'assenza di microrganismi patogeni o indesiderati e di contenere il numero degli enterobatteri sia nei prodotti naturali (droghe) che in quelli ottenuti per estrazione (estratti, tinture, ecc.)

È ovvio che le contaminazioni più importanti vengono evidenziate nei prodotti naturali (foglie, cortecce, radici, ecc.); poiché questi organi vegetali sono correntemente utilizzati per le preparazioni galeniche acquose(3), risultano evidenti i rischi per il consumatore (paziente). È pertanto opportuno che le operazioni di raccolta e conservazione di questi prodotti seguano le più elementari norme di igiene. Soddisfacenti condizioni igieniche delle droghe vegetali permettono l'ottenimento di prodotti estrattivi (soluzioni acquose) idonei da un punto di vista igienico (molto meno inquinati) e farmacologicamente attivi (una carica batterica elevata può indurre degradazione dei prodotti farmacologicamente attivi e conseguentemente ridurre l'attività del preparato).

Tuttavia anche i preparati estrattivi risultano talvolta contaminati in grado non trascurabile, specie gli estratti secchi, che sono talora addizionati di sostanze non prive di carica batteria (glucosio, amido, lattosio). L'ideale sarebbe quello di sterilizzare il prodotto da utilizzare; è noto però che la sterilizzazione con radiazioni ionizzanti o con ossido di etilene abbatte la carica microbica, ma nel contempo riduce il contenuto in principi attivi della droga e porta alla formazione di prodotti tossici, quali ad esempio glicol etilenico (sterilizzazione con ossido di etilene); questo rende la sterilizzazione una pratica poco utilizzata nel settore delle droghe vegetali. In pratica è sufficiente che sia i prodotti estrattivi che soprattutto le droghe presentino una carica microbica

(3) Durante la preparazione di un infuso, e soprattutto di un decotto, si ha una drastica riduzione della carica microbica; nel caso di un macerato la carica microbica può invece raggiungere livelli preoccupanti. Per questa ragione si consiglia un'ebollizione di 1-2 minuti del macerato; questa operazione è in grado di ridurre di circa 10 volte la carica batterica presente.

Microrganismo	*Limiti*[(a)]
Batteri aerobici	$< 10^3$-10^4
Lieviti e muffe	$< 10^2$
Enterobatteri	$< 10^2$
Escherichia coli	n.r.
Salmonella	n.r.
Pseudomonas aeruginosa	n.r.
Staphylococcus aureus	n.r.

[(a)] Valori (u.f.c.) riferiti ad 1 g di droga
n.r. = non rilevabile

accettabile. I valori limite tollerati dalle organizzazioni internazionali per le droghe vegetali sono quelli riassunti sopra.

Per i metalli pesanti c'è da sottolineare che in questi ultimi anni sono state ripetutamente accertate contaminazioni da piombo, cadmio, mercurio. La FU XI edizione fissa i seguenti limiti accettabili: piombo 3 ppm, cadmio 0,5 ppm, mercurio 0,3 ppm.

Per quanto riguarda poi i pesticidi, questo tipo di contaminazione esiste ed è piuttosto evidente per quelle droghe provenienti da piante medicinali coltivate, ma esiste anche, sebbene in maniera limitata, per quelle droghe provenienti da piante spontanee. Poiché l'uso di pesticidi non è regolato in modo uniforme in tutti i Paesi europei e d'oltreoceano, è possibile imbattersi in droghe che contengano pesticidi da noi vietati da decenni. Recente è la notizia che il ginseng presente sul mercato europeo contiene tracce di DDT. Così pure è diventato difficile oggi preparare la tintura di laudano per la difficoltà di trovare in commercio oppio puro, privo di pesticidi. Per queste ragioni si consiglia oggi di sostituire la tintura di laudano con lo sciroppo di morfina all'1% (Tab. 6.3).

Tabella 6.3 Sostanze necessarie per preparare lo sciroppo di morfina all'1%

Morfina cloridrato	3,2 g
Alcol a 95°	60 ml
Sciroppo semplice (saccarosio 88 g, acqua 44 g)	100 ml
Tintura di zafferano	30 gtt
Acqua	q.b. a 320 ml

1 ml di sciroppo = 10 mg di morfina

Comunque, anche nel caso dei pesticidi, bisogna parlare di limiti consentiti, che possono essere facilmente rispettati se si lascia trascorrere il tempo prescritto tra la data dell'ultimo trattamento ed il momento della raccolta. Va inoltre detto che solo una minima parte di pesticida (il 10 % circa) passa in un infuso durante la sua preparazione.

Il problema dei pesticidi è comunque più vasto e non riguarda solo quelli di sintesi, bensì tutti i composti tossici naturali, presenti nelle piante con funzioni di proteggere queste contro animali predatori, insetti, microbi. Questi pesticidi naturali costituiscono dal 5 al 10 % del peso secco della pianta; quando le piante vengono danneggiate o stressate, ad esempio da condizioni climatiche (gelo), da colpi inferti dall'uomo o durante un'aggressione da parte di parassiti, il livello di pesticidi naturali incrementa significativamente fino a valori tossici per l'uomo. Questi pesticidi vegetali sono stati poco studiati sebbene sia noto da anni che l'uomo assume con la dieta almeno 10.000 volte più pesticidi naturali che residui di pesticidi di sintesi. Questi pesticidi sono risultati presenti in parte per migliaia o per milione in alcune droghe di uso alimentare (anice, cannella, chiodi di garofano, cacao, caffè, senape, noce moscata) e soprattutto in alcuni prodotti vegetali di uso quotidiano (mele, banane, basilico, broccoli, cavoletti di Bruxelles, cavolo, melone, carote, cavolfiore, sedano, finocchio, barbabietola, funghi, prezzemolo, succo di pompelmo ed arancia, ananas, rape, lamponi, dragoncello, ecc.). Le prime ricerche effettuate hanno sottolineato la pericolosità di queste sostanze in quanto cancerogene e mutagene. Pertanto devono far riflettere, e non poco, gli sforzi che si stanno facendo per aumentare nelle piante i livelli di pesticidi naturali (mediante colture selezionate) in modo da rendere queste più resistenti ai parassiti, senza necessariamente ricorrere all'uso di pesticidi di sintesi. Alcuni segnali allarmanti sono già stati evidenziati; negli USA una nuova varietà di sedano, resistente agli insetti, ha causato numerosi casi di dermatite per un'elevata concentrazione della sostanza cancerogena 8-metossi-psoralene (9.000 ppb) rispetto ai livelli normali (900 ppb). Un altro esempio, anch'esso negativo, è dato da una nuova varietà di patata, resistente agli insetti, ritirata dal commercio perché tossica per l'uomo. Questa patata conteneva elevati livelli di solanina e laconina, due pesticidi naturali noti come agenti teratogeni; queste sostanze sono presenti normalmente nelle patate in quantità pari a 15.000 µg per ogni 200 g di patate, con un margine di sicurezza solo di 10 volte superiore al livello tossico per l'uomo. Un altro esempio ancora è costituito dalla tomatina, alcaloide cancerogeno presente nei pomodori in concentrazione pari a

36.000 µg per ogni 100 g di pomodoro, valori molto vicini a quelli tossici per l'uomo. S'intuisce facilmente che in tutto ciò c'è un controsenso: i pesticidi naturali, pericolosi per l'uomo, devono essere ridotti nel vegetale a livelli accettabili; questo però richiede l'uso di pesticidi di sintesi.

Poco si sa invece sulla qualità e la quantità dei pesticidi naturali contenuti nelle piante medicinali. Quello che tranquilizza, comunque, è l'uso limitato delle piante medicinali rispetto a quelle alimentari ed il fatto poi che il nostro organismo è in grado di proteggerci, entro certi limiti, da sostanze tossiche, sia naturali che di sintesi. Infatti, molti meccanismi di difesa dell'organismo umano si sono evoluti nel tempo ed accanto agli enzimi detossicanti classici (superossido dismutasi, catalasi, glutatione perossidasi) hanno assunto analoga attività sostanze endogene quali acido urico (principale antiossidante nella saliva e presente nel sangue a concentrazioni pari a 300 µM), biliverdina (prodotto di degradazione dell'eme), bilirubina (sostanza che ossida gli xenobiotici e distrugge gli idroperossidi), carnosina (sostanza presente nel muscolo e nel cervello, in grado di inibire reazioni ossidative).

Va infine detto che dopo l'incidente nel 1986 al reattore nucleare di Chernobyl, anche la contaminazione da sostanze radioattive è oggi oggetto di regolari indagini, specie per droghe provenienti dall'Est Europa. Comunque, per i consumatori di infusi non esistono reali pericoli in quanto è stato accertato che solo una minima quantità di radionuclidi passa nell'infuso.

Questi controlli però non spettano a chi si occupa di fitoterapia, rientrando essi nei compiti dell'azienda fornitrice di droghe vegetali che dovrebbe , non per propria iniziativa bensì per una precisa direttiva governativa, rispettare i limiti di accettabilità per un impiego privo di rischi delle droghe vegetali.

Capitolo 7 Sicurezza delle droghe vegetali

I pazienti che preferiscono curarsi con prodotti fitoterapici piuttosto che con farmaci convenzionali sono cresciuti di numero in quest'ultimo ventennio e parallelamente si è registrata una continua espansione del mercato delle piante medicinali.

Per soddisfare le richieste dei consumatori le industrie erboristiche e/o farmaceutiche hanno introdotto in commercio in questi anni una grande varietà di prodotti fitoterapici, sia semplici che complessi (associazione di più droghe o estratti di queste), confezionati il più delle volte proprio come i farmaci convenzionali.

Comunque, aumentando l'uso dei prodotti fitoterapici, sono aumentate anche le segnalazioni di effetti indesiderati e tossici che mettono in discussione la reputazione di sicurezza che la fitoterapia vanta da secoli.

Particolari rischi di tossicità sono ad esempio associati all'uso contemporaneo di prodotti fitoterapici e farmaci convenzionali (vedi Cap. 19); ma i rischi di tossicità sembrano particolarmente alti quando il prodotto fitoterapico è complesso, autoprescritto ed inoltre impiegato in modo diverso da quello tradizionale (Tab. 7.1). La regola "*botanicals widely used for a considerable period of time lack acute toxicity when they are used in the traditional manner*", ben nota a

Tabella 7.1 Fitoterapici: rischio di tossicità
Uso contemporaneo di fitoterapici e farmaci convenzionali
Fitoterapici complessi (preparati miscelando più droghe vegetali)
Fitoterapici purificati, concentrati o addirittura addizionati di componenti allo stato puro
Uso di fitoterapici diverso da quello tradizionale
Fitoterapici presentati come integratori alimentari
Automedicazione

medici e farmacisti di un tempo, oggi viene regolarmente disattesa. C'è poi da sottolineare il fatto che dalla raccolta delle piante medicinali (o delle parti attive di queste) al loro consumo si possono commettere errori tali da compromettere la sicurezza del prodotto fitoterapico (Tab. 7.2).

Comunque i fattori che determinano la tossicità dei prodotti fitoterapici possono essere diversi. Alcuni riguardano unicamente la pianta ed i suoi costituenti chimici (fattori intrinseci); altri riguardano le sostanze estranee che possono contaminare il prodotto fitoterapico (fattori estrinseci), mentre altri sono relativi al paziente ed al tipo di intervento terapeutico.

7.1 Fattori intrinseci

Le piante medicinali utilizzate nei paesi industrializzati sono un migliaio ma non tutte possono essere considerate "sicure". Le più a rischio per la salute dell'uomo sono quelle introdotte di recente in campo terapeutico: queste dovrebbero essere utilizzate con cautela visto che non esistono informazioni tali da garantirne la sicurezza. Ma anche quelle ben note, utilizzate da secoli dall'uomo, possono provocare effetti indesiderati e tossici (reazioni avverse) se non sono state sufficientemente studiate per definirne la reale "sicurezza" ed "efficacia".

I prodotti fitoterapici possono contenere estratti di piante tossiche o non sufficientemente studiate, ma anche estratti vegetali purificati, concentrati ed arricchiti di composti puri o composti che modificano la biodisponsibilità e la farmacocinetica dei principi attivi.

L'impiego di piante tossiche è senz'altro pericoloso perché può causare reazioni indesiderate e tossiche di una certa gravità. Piante tossiche sono considerate *Aconitum napellus*, *Rubia tinctoria*, *Digitalis*

Tabella 7.2 Fattori di rischio che contribuiscono alla tossicità del prodotto fitoterapico
Errore nella scelta della pianta
Impiego di una parte sbagliata della pianta
Preparazione e conservazione inadeguata del materiale vegetale (droga)
Presenza di contaminanti
Errori durante la fase di allestimento del prodotto finito
Preparazione di prodotti fitoterapici complessi (contenenti più droghe)

purpurea e *lanata*, *Croton tiglium*, *Ricinus communis*, *Strophantus kombe* (*gratus*, *hispidus*, ecc.) e tante altre (Tab. 7.3).

L'uso di queste piante è obsoleto e non deve essere incoraggiato al giorno d'oggi. Gli effetti indesiderati immediati, cioè che si manifestano dopo 1-2 ore dalla somministrazione, sono nausea e vomito ed in rari casi perdita di coscienza e disturbi circolatori. Ma molti altri sintomi, più gravi e riguardanti organi quali fegato e reni, sono spesso sottovalutati perché insorgono dopo giorni e quindi non facilmente attribuibili all'uso del prodotto fitoterapico. Per questa ragione solo poche piante sono oggi considerate tossiche e quindi trattate come tali. Molte altre, anche se ritenute sicure, possono comunque essere pericolose, soprattutto se mancano a loro carico studi di tossicità acuta e cronica, compresi studi di teratogenicità e carcinogenicità.

Tabella 7.3 Alcune delle piante considerate potenzialmente tossiche

Aconitum napellus	*Lycium europaeum*
Aristolochia fanghi	*Mandragora officinalis*
Artemisia spp.	*Mentha pulegium*
Arum maculatum	*Nerium oleander*
Atropa belladonna	*Oenanthe crocata*
Borago officinalis	*Petasites hybridus*
Colchicum autumnale	*Phytolacca americana*
Conium maculatum	*Psoralea spp.*
Convolvulus scammonia	*Ranunculus acris*
Crotalaria spp.	*Ricinus communis*
Croton tiglium	*Rubia tinctoria*
Daphne laureola	*Senecio aureus*
Datura stramonium	*Solanum nigrum*
Digitalis spp.	*Strophantus spp.*
Eupatorium cannabinum	*Strychnos nux-vomica*
Ephedra spp.	*Symphytum officinale*
Hyoscyamus niger	*Teucrium chamaedrys*
Ipomea purga	*Tussilago farfara*
Juniperus sabina	*Veratrum album*
Lobelia inflata	*Yohimbe spp.*

Comunque la tossicità delle piante medicinali può essere, entro certi limiti, ridimensionata. Questo vale per quelle piante i cui componenti, non contribuendo all'azione terapeutica del prodotto erboristico finito, possono essere allontanati mediante procedure estrattive che non comportano una riduzione dell'attività farmacologica delle piante. Così pure la presenza nelle piante medicinali di componenti attivi responsabili di effetti spiacevoli può essere ridotta mediante selezione di specie vegetali povere di principi attivi tossici, sfruttando condizioni climatiche che inibiscono la biosintesi di questi componenti ed avendo cura di utilizzare piante il cui titolo in principi attivi non superi quello riportato in Farmacopea. D'altra parte gli effetti tossici possono essere ridotti se alla via sistemica si preferisce la via cutanea per somministrare il prodotto erboristico oppure se lo si utilizza di rado (quando è veramente necessario).

Un altro problema è la presenza in commercio di prodotti fitoterapici contenenti estratti vegetali concentrati, purificati o addirittura arricchiti in principi attivi puri. Il profilo dei costituenti presenti in questi prodotti, preparati in modo arbitrario e non secondo procedure convenzionali, può essere completamente diverso da quello "predisposto" dalla natura nel corso dei millenni e presente in un corrispondente estratto grezzo. Scriveva Farnsworth "*the development of new drugs from plants does not involve increasing the potency of the lead natural product because this has been optimized by millions of years of coevolution*". Come era prevedibile, sono state riscontrate differenze significative tra prodotti erboristici preparati con estratti concentrati e purificati di ginkgo, iperico, aglio e ginseng rispetto a quelli preparati con estratti grezzi di ginkgo, iperico, aglio e ginseng. È stato tra l'altro osservato che la tossicità di un estratto grezzo è diversa da quella di un estratto purificato e concentrato; quest'ultimo si è mostrato più tossico ogni qualvolta è stato sottoposto ad uno studio tossicologico. È chiaro dunque che quando si parla di tossicità di una pianta medicinale bisogna capire a quale tipo di estratto questa viene riferita. Gli effetti indesiderati e tossici di un estratto purificato e concentrato possono dunque essere evitati ricorrendo all'uso di estratti grezzi.

Si fa infine presente che alcune piante ed i loro costituenti possono modificare la biodisponibilità e la farmacocinetica di farmaci convenzionali assunti contemporaneamente e provocare effetti spiacevoli (vedi Cap. 19). La piperina, ad esempio, principale componente di *Piper nigrum* e di *P. longum* (piante presenti nelle preparazioni ajurvediche), aumenta la concentrazione ematica della teofillina (broncodilatatore), della fenitoina (antiepilettico), del propranololo (un β-bloccante) e della curcumina (principio attivo di *Curcuma longa*) sia nell'uomo che nell'animale da laboratorio. Questo effetto della piperina è da correlare alla inibizione della glucuronidazione nel fegato e nell'intestino dei farmaci convenzionali. Anche il succo di pompelmo aumenta la biodisponibilità di alcuni calcioantagonisti e potrebbe interagire in modo simile con altri farmaci; le saponine incrementano la solubilità in acqua di composti apolari; gli oli essenziali migliorano l'assorbimento percutaneo; i tannini possono ridurre l'assorbimento di alcaloidi e di farmaci neurolettici; gli antranoidi possono modificare la peristalsi intestinale e ridurre l'assorbimento di altri farmaci. Pertanto i prodotti fitoterapici contenenti questi ed altri composti possono modificare il profilo tossicologico di un farmaco assunto contemporaneamente. Una trattazione esauriente dell'argomento è riportata nel Cap. 19.

Anche i farmaci convenzionali possono a loro volta influenzare il metabolismo di principi attivi di piante medicinali. Ad esempio il metabolismo epatico della caffeina (e di preparati di droghe xantiniche) viene inibito da sostanze antibatteriche come acido pipemidico, ciprofloxacina ed enoxacina con conseguenti effetti indesiderati quali tremori o tachicardia. Il metabolismo della sparteina, alcaloide presente nel *Cytisus scoparius*, viene inibito dalla chinidina, farmaco antiaritmico; un effetto simile viene prodotto anche dall'aloperidolo e maclobamide. L'estratto di *C. scoparius* è stato recentmente messo in commercio come rimedio erboristico dimagrante. Il lento metabolismo della sparteina può provocare reazioni tossiche come collasso cardiocircolatorio.

7.2 Fattori estrinseci

In alcuni casi i prodotti fitoterapici possono causare effetti indesiderati e tossici per la presenza di contaminanti quali metalli pesanti (piombo, mercurio, cadmio), pesticidi o erbicidi, microrganismi, tossine microbiche (aflatossine) ed isotopi radioattivi (vedi Cap. 6). La presenza di questi contaminanti non può essere completamente esclusa per il semplice motivo che oggi è difficile trovare un'area geografica incontaminata sul nostro pianeta. Comunque la contaminazione può essere sensibilmente ridotta se si seguono le norme di "buona coltivazione" dettate dalla *European Organization of Medicinal Plant Producers*. Ciò nonostante il rischio di contaminazione impone un controllo accurato del prodotto fitoterapico finito prima che questo venga autorizzato alla vendita.

I prodotti fitoterapici possono anche contenere farmaci convenzionali e sostanze ormonali (Tab. 7.4) e per queste adulterazioni pos-

Tabella 7.4 Adulterazione di prodotti fitoterapici con farmaci convenzionali*

Classe farmacologica	*Farmaci*
Analgesici e Antinfiammatori	Aminofenazone (aminopirina), indometacina, acido mefenamico, paracetamolo (acetominofene), fenacetina, fenazone (antipirina), fenilbutazone, propifenazone (isopropilantipirina)
Antistaminici	Clorfeniramina
Corticosteroidi	Betametasone, desametasone, prednisolone, prednisone
Diuretici	Idroclorotiazide
Farmaci per la disfunzione erettile	Sildenafil
Mucolitici e bechici	Bromexina
Ormoni sessuali	Metiltestosterone
Rilassanti muscolari	Clorzossazone
Stimolanti	Caffeina, teofillina
Tranquillanti	Clordiazepossido, diazepam
Vitamine	Tiamina (vitamina B1)

* Preparati soprattutto nei paesi asiatici e sudamericani

sono risultare tossici. Se l'aggiunta di questi farmaci è regolarmente dichiarata e riportata in etichetta il paziente sa di correre un rischio aggiuntivo nell'assumere un prodotto erboristico che contiene anche farmaci convenzionali. Alcuni prodotti fitoterapici però, soprattutto se provenienti dall'estremo oriente e dal sudamerica, non riportano tali adulterazioni ed il loro impiego può causare reazioni indesiderate e tossiche. Casi di tireotossicosi si sono per esempio osservati in pazienti che assumevano prodotti dimagranti adulterati con ormoni tiroidei, dietilpropione ed idroclorotiazide. Un effetto cuschingoide (iperadrenocorticismo prodotto da neoplasie della corteccia surrenale o del lobo anteriore dell'ipofisi) è stato osservato in seguito ad abuso di prodotti fitoterapici contenenti corticosteroidi. Agranulocitosi fatale è stata anche osservata per l'incorporazione di fenilbutazone ed aminofenazone in prodotti fitoterapici.

Il prodotto fitoterapico risulta adulterato anche quando la pianta medicinale da utilizzare viene sostituita da un'altra, meno attiva o addirittura tossica: in questi casi si parla di sofisticazione (Tab. 7.5). In genere la sostituzione viene fatta per ignoranza o per incompetenza più che per dolo. L'errore di utilizzare una pianta al posto di un'altra è frequente quando, anziché con il nome scientifico latino, s'indica la pianta con il nome dialettale del luogo di raccolta. Per evi-

Tabella 7.5 Possibili sofisticazioni botaniche

Droga	*Sofisticazione*
Angelica	Radici di altre specie di *Apiaceae* riconoscibili con saggi chimici
Anice stellato	Frutti di *Illicium religiosum* (badiana del Giappone), più piccoli, tendenti al giallo e tossici per la presenza in essi di sikimina e sikimitossina
Arnica	Fiori di *Heterotheca inuloides* (arnica messicana), privi di lattoni sesquiterpeni
Assenzio	Foglie di *Artemisia vulgaris* (artemisia o assenzio selvatico), pelose solo nella pagina inferiore e di sapore meno amaro
Bardana	Radici di *Atropa belladonna* (belladonna) contenenti amido e cellule sabbiose
Biancospino	Fiori di *Prunus spinosa* (prugnolo) che con cloralio idrato non si colorano in rosso
Boldo	Foglie di *Cryptocarya peumus*, più grandi, con margini incurvati verso il basso e prive di tubercoli. *Foglie di Viburnum tinus* (lentaggine), acute, oblunghe, senza punti sporgenti più chiari e ruvidi
Bucco	Foglie di altre specie di *Barosma* (*B. crenulata*, *B. serratifolia*, ecc.), più allungate (quelle del bucco sono rotonde ed a margine finemente seghettato) e contenenti solo minime tracce di diosfenolo
Camomilla	Infiorescenze di altre *Compositae* (*Anthemis cotula*). Parti diverse della pianta (stelo) che, comunque, non devono superare il 10%
Carcadé	Cortecce di alcune specie di *Cinchona*, colorate sulla superficie interna di un bruno-giallognolo (la china è di colore bruno-rossiccio). Cortecce di china già sfruttate, prive di alcaloidi, e cortecce di false chine (*Ramijia pedunculata*, *R. purdicana*, ecc.) contenenti cellule sclerose
Echinacea	Radici di *Parthenium integrifolium*, prive di acido cicoresico
Farfara	*Petasites vulgaris* è un contaminante tossico nei prodotti contenenti farfara
Frangola	Cortecce di specie di *Rhamnus* (*R. alpina*, *R. carniolica*, *R. rupestris*, ecc.), più spesse, con cellule sclerose, con lenticelle in minor numero; rappresentano più dei surrogati che vere sofisticazioni (attività uguale ma minore). Cortecce di *R. cathartica* (o spincervino), senza cellule mucillaginose
Fuco	Talli di *Fucus serratus*, dal margine dentato
Genziana	Radici di altre specie di *Gentiana* (*G. purpurea*, *G. asclepiadea*, ecc.) riconoscibili all'esame microscopico. Rizomi di *Rumex alpinus*, di odore differente e contenenti amido (la genziana non contiene amido). Rizomi di *Veratrum album* (veratro o elleboro bianco), di colore nero o bruno-nerastro

→ *segue*

→ *segue*

Droga	*Sofisticazione*
Liquirizia	Radici di altre specie di *Glycyrrhiza* [*G. uralensis* (liquirizia cinese e turca) e *G. glandulifera* (liquirizia russa), meno dolci della *G. glabra*]. Radici di *Abrus precatorius* (odore sgradevole, amarognolo, cellule sclerose sul parenchima corticale), *Ononis spinosa* (sughero nerastro, amarognole), *Polypodium vulgare* (amarognole)
Mais	Altre parti della pianta che, comunque, non devono superare l'1%
Marrubio	Foglie di *Marrubium incanum*, ricoperte di fitta lanugine bianca
Melissa	Foglie di *Nepeta cataria*, ricoperte di lanugine superiormente e con intenso odore di limone
Menta	La *M. piperita* è meno aromatica della *M. arvensis* (menta giapponese) e della *M. spicata*. Comunque delle 3 la più aromatica è la menta giapponese
Passiflora	Parti aeree di *Passiflora caerulea* riconoscibili per l'assenza di peli, per i petali azzurri ed inoltre perché liberano acido cianidrico se triturate con acqua
Poligala	Radici di altre specie di *Polygala* (*P. alba*, *P. amara*, *P. vulgaris*, *P. chinensis*, ecc.) riconoscibili perché mancano della cresta; inoltre presentano amido, cristalli di ossalato e scleridi. Radici di *Ruscus aculeatus* (pungitopo) riconoscibili perché hanno la struttura anatomica delle Monocotiledoni
Psillio	Semi di altre specie di *Plantago* (*P. major*, *P. media*, ecc.) che in acqua si rigonfiano poco
Rabarbaro	Rizomi di altre specie di *Rheum* (*R. raponticum*, ecc.), più poveri in antrachinoni e di sapore amaro; masticati non scricchiolano e colorano appena o affatto la saliva. Rabarbari officinali già esauriti e quindi privi di derivati antrachinonici
Ratania	Radici di altre specie di *Krameria* (*K. tomentosa*, *K. argentea*, *K. secundiflora*, *K. cistroides*, ecc.), diverse per colore, grandezza e struttura; inoltre, se polverate, estratte con alcol e trattate con acetato di piombo danno precipitato grigio-violetto invece che rosso ed il filtrato è incolore invece che rosso
Salsapariglia	Radici di *Smilax aspera*, riconoscibili per la colorazione rosso-scura che assumono in presenza di sali ferrosi
Senna	Foglie di specie vegetali (*Colutea arborescens*, *Coriaria myrtifolia*, *Ailanthus glandulosa*, *Solenostemma argel*, *Tephrosia apollinea*, ecc.), prive di derivati antrachinonici. È facile vedere arricchita la senna indiana con foglioline di *acutifolia* e la senna alessandrina con foglioline di altre specie di *Cassia* [*C. auricolata* (piccole foglioline obovate, con cospicuo mucrone, con una fitta peluria sulla pagina inferiore), *C. montana* (più scure, apice arrotondato, reticolo venoso più marcato), *C. holosericea* (più piccole, pelose)], aventi un'attività eguale ma meno intensa, rispetto alle foglie di *C. angustifolia* e di *C. acutifolia*

→ *segue*

→ *segue*

Droga	*Sofisticazione*
Spirea	Fiori di *Sambucus nigra* (sambuco), recanti 5 petali saldati alla base (nella spirea non sono saldati) e muniti di sabbia cristallina
Tarassaco	Radici di *Cichorium intybus* (cicoria) che in sezione trasversa mostrano un corpo legnoso attraversato da ampi raggi midollari
Tormentilla	Rizomi di *Polygonum bistorta* (bistorta), incurvati ad S e leggermente più chiari
Uva ursina	Foglie di *Vaccinium myrtillus* (mirtillo), prive di nervatura finemente reticolata
Valeriana	Radici di altre valeriane [*Centranthus ruber* (valeriana rossa)], non officinali, sempre attive ma di minor pregio

Per le droghe meno pregiate la frode è rilevata dall'esame dei caratteri anatomici o con saggi chimici, mentre per le droghe esaurite la frode si rileva procedendo al dosaggio (chimico) dei componenti attivi

tare questi errori si possono identificare i componenti più significativi delle piante da utilizzare mediante tecniche cromatografiche e/o mediante HPLC (*High Performance Liquid Chromatography*).

7.3 Fattori relativi al paziente ed all'intervento terapeutico

Un altro fattore importante riguarda la scelta del fitoterapico più appropriato per un determinato disturbo o stato patologico e nella regolazione dei suoi effetti in maniera che questi si adattino non solo alla malattia, ma anche al malato, riuscendo così sicuro ed efficace.

La scelta riguarda innanzitutto la categoria di piante medicinali che può risultare utile per il disturbo (o affezione morbosa) diagnosticato. Ad esempio in caso di tosse si sceglieranno piante antitussive, in caso di asma piante broncodilatatrici, in caso di infezioni urinarie piante antibatterico-diuretiche, in caso di stress piante adattogene, ecc. Quindi si procede alla scelta della pianta più adatta per quel disturbo, cioè la cui intensità d'azione sia proporzionale all'importanza dei sintomi della malattia in modo che possa dominarli senza tuttavia recar danno al paziente. In alcuni casi si usano prodotti fitoterapici complessi che sfruttano contemporaneamente piante appartenenti a categorie terapeutiche diverse (broncodilatatori, bechici, antibatterici, emollienti ed espettoranti), sia per completarne che per potenziarne gli effetti curativi, sia anche per ridurne gli effetti collaterali.

È ovvio che la composizione del prodotto fitoterapico complesso deve avere una base scientifica integrata con studi che ne provino la sicurezza oltre che l'efficacia. Ma la sicurezza del trattamento dipende anche dalla dose e dalla frequenza della somministrazione; diceva Paracelso "*sola dosis facit venenum*" indicando nella dose una delle maggiori cause di tossicità.

Anche la forma farmaceutica può essere causa di inconvenienti: ad esempio l'infuso di senna può provocare crampi addominali e flatulenza mentre il macerato, privo di sostanze resinose, non provoca disturbi addominali. Inoltre vi sono pazienti i quali per l'età, il peso, il sesso, la costituzione, lo stato neuro-endocrino, le particolari condizioni fisiologiche (gravidanza, allattamento, mestruazioni), i pregressi stati morbosi ed altro richiedono ora una terapia più intensa e più duratura, ora meno intensa e meno duratura. Un paziente defedato o anziano è ovvio che abbisogna di una cura molto più blanda che non un paziente giovane. Ad esempio gli oli essenziali, espettoranti ed antisettici, largamente impiegati anche in preparazioni aperitive e digestive, possono diventare a dosi eccessive ed in pazienti di una certa età (troppo giovani o in età avanzata), irritanti per le mucose del tratto digerente o addirittura convulsivanti. Lo stesso dicasi per le piante contenenti saponine; queste si prestano a diverse applicazioni terapeutiche, ma il dosaggio, la durata del trattamento, la variabilità nel contenuto in saponine, in funzione anche della specie vegetale scelta, sono fattori che possono condizionare la comparsa di effetti spiacevoli (vomito e gravi irritazioni a carico del tratto gastrointestinale) in luogo dell'effetto espettorante in pazienti anziani. Anche le droghe tanniche, astringenti a piccole dosi, possono congestionare le mucose del tratto digerente se date per lungo tempo e/o ad un dosaggio elevato in adolescenti ed in anziani.

Pertanto gli effetti indesiderati e tossici si riducono fino a rendere sicuro l'intervento terapeutico se la scelta del prodotto fitoterapico viene fatta in base alla natura del disturbo o malattia, se si regola e si adatta l'intensità e la durata dell'azione in base all'imponenza dei sintomi ed al decorso della malattia stessa ed infine in base all'individuo.

7.4 Farmacovigilanza dei fitoterapici (fitofarmacovigilanza)

I fitoterapici interagiscono con organi e tessuti e ne alterano la funzione fisiologica, ma i loro effetti, come più volte ribadito, non sono sempre piacevoli (utili o di giovamento). Qualsiasi fitoterapico come qualsivoglia farmaco, può essere, per diverse ragioni, potenzialmente dannoso.

La probabilità che un fitoterapico causi qualche danno specifico in determinate circostanze rappresenta un rischio. Questa probabilità può essere accertata solo con l'indagine clinica. È bene però chiarire che gli studi clinici, ideati sostanzialmente per valutare l'efficacia di un farmaco su pazienti selezionati ed in numero limitato, per un breve periodo ed in strutture che garantiscano la massima assistenza al paziente (ospedali), non sono in grado di valutare la sicurezza del fitoterapico messo in commercio. I limiti maggiori della sperimentazione clinica sono rappresentati dal ristretto numero di pazienti (alcune centinaia o qualche migliaia) e dal modo come vengono reclutati (sono esclusi, per ragioni di sicurezza, i bambini, gli anziani, le donne gravide o che allattano e pazienti con varie patologie).

Tutto ciò fa sì che le reazioni avverse individuate nel corso degli studi sono quelle relativamente frequenti (1/100 o 1/1000), correlate al meccanismo d'azione del fitoterapico ed alla dose utilizzata (tipo A). È tuttavia difficile che si possano individuare reazioni avverse di tipo A a bassa incidenza o dovute ad interazioni fitoterapico/farmaco convenzionale (Tab. 7.6) mentre è estremamente difficile che gli studi clinici possano individuare reazioni avverse di tipo B – E, a bassissima incidenza e non riproducibili sperimentalmente nell'animale da laboratorio.

Ulteriori difficoltà sono infine legate all' enorme varietà di forme e preparazioni fitoterapiche del commercio, o prescritte dal medico, il più delle volte complesse e non standardizzate, al loro stato di conservazione ed al fatto che i fitoterapici sono in massima parte autoprescritti.

Tabella 7.6 Rischi conseguenti alla somministrazione di fitoterapici

Indiretti	Uso di piante medicinali la cui attività non è stata provata Incrementata tossicità di farmaci convenzionali dati in associazione con fitoterapici
Diretti	Reazioni indesiderate e tossiche di: tipo A (prevedibili e dose dipendenti). Reazioni avverse derivanti dalla farmacologia del prodotto fitoterapico, correlate alla dose, raramente fatali e relativamente comuni tipo B (idiosincrasiche, allergiche). Reazioni avverse imprevedibili, non correlate alla dose, alto tasso di morbosità e mortalità, non comuni tipo C (trattamenti cronici). Reazioni avverse che si hanno per trattamenti prolungati tipo D (effetti ritardati: carcinogenicità, teratogenicità). Reazioni avverse gravi che si manifestano a distanza di anni dalla cura tipo E (effetti di fine trattamento). Reazioni avverse che si presentano quando si sospende all'improvviso la cura

La fitofarmaceuticovigilanza (la farmacovigilanza dei fitoterapici), disciplina che valuta il rischio connesso all'assunzione del fitoterapico e monitora l'incidenza delle reazioni avverse potenzialmente associate al trattamento fitoterapico, può senz'altro aiutare a definire la sicurezza dei prodotti fitoterapici. I suoi principali obiettivi sono:

- individuare nuove reazioni avverse da fitoterapici, non escluse quelle rare, ma gravi, che potrebbero passare inosservate in ragione della loro gravità o della loro scarsa specificità;
- individuare reazioni indesiderate che possono manifestarsi in occasione di associazioni farmacologiche non abituali o per l'influenza di fattori relativi al medicamento e/o al paziente (età, stato fisiopatologico, caratteristiche genetiche). I cinesi, per esempio, sono più sensibili dei bianchi (ed i bianchi più dei neri) agli effetti dell'atropina sulla frequenza cardiaca;
- migliorare le informazioni sulle reazioni avverse sospette o già note;
- valutare i vantaggi di un fitoterapico rispetto ad una terapia farmacologica ben nota;
- facilitare la diffusione delle informazioni acquisite per rendere più corretta e sicura la pratica terapeutica.

Gli strumenti adoperati per individuare le reazioni avverse sono diversi: segnalazione spontanea, monitoraggio intensivo, studi di coorte, studi caso controllo, banche dati di morbilità/mortalità. Tra questi, la segnalazione spontanea svolge un ruolo preponderante nel rilevare gli effetti indesiderati e tossici ed ha il pregio di estendere l'osservazione sull'intera popolazione che utilizza un dato fitoterapico nelle condizioni più diverse. È chiaro che la segnalazione non deve essere approssimativa e deve riguardare unicamente quegli effetti indesiderati che con ogni probabilità sono causati dal fitoterapico, come nel caso di: (i) associazione temporanea (c'è un tempo plausibile fra l'assunzione del fitoterapico ed il manifestarsi dell'evento avverso); (ii) dose/risposta (il variare della dose provoca la scomparsa, la riduzione o l'aumento della gravità dell'evento avverso); (iii) meccanismo d'azione (il modo come agisce il fitoterapico può rendere ragione della comparsa dell'evento avverso); (iv) effetto classe (l'evento avverso imputabile al fitoterapico è ben noto per fitoterapici della stessa classe terapeutica); (v) assenza alternativa (l'evento avverso non è spiegabile in base allo stato fisiopatologico del paziente od in base ad altri farmaci assunti contemporaneamente al fitoterapico o nel passato).

È chiaro che nessuno degli strumenti poc'anzi citati può assicurare l'esistenza di un reale rapporto di causa (fitoterapico assunto) ed effetto (reazione avversa), ma più se ne verificano più aumenta la probabilità dell'esistenza di un rapporto causa/effetto.

Purtroppo allo stato attuale le segnalazioni sono del tutto deludenti sia da un punto di vista quantitativo che qualitativo, nonostante alcuni provvedimenti presi dal Ministero della Salute e dall'Istituto Superiore di Sanità, tra cui la stesura di una scheda per la segnalazione ed un elenco di siti consultabili *on line* nei quali viene dato spazio alle tematiche di farmacovigilanza (Tab. 7.7). I motivi possono essere diversi: limitate conoscenze di medico e farmacista sul prodotto fitoterapico; ignoranza sulle procedure di segnalazione; timore di trovarsi coinvolti in questioni legali; erronea convinzione che i fitoterapici commercializzati sono sicuri.

In genere i fitoterapici (come i farmaci convenzionali) sono considerati poco sicuri, cioè pericolosi, quando sulla base di studi epidemiologici e sorveglianza post-marketing, siano state evidenziate reazioni avver-

Tabella 7.7 Siti particolarmente rilevanti per affidabilità ed esperienza nel settore della farmacovigilanza

Unione Europea			
ITALIA		Direzione Generale della Valutazionedei Medicinali e della Farmacovigilanza	www.ministerosalute.it/medicinali/
EMEA		European Agency for the Evaluation of Medicinal Products	www.emea.eu.int/index/indexh1.htm
AFSSAPS	Francia	Agence française de sécurité sanitaire des produits de santé	www.afssaps.sante.fr
Istituzioni internazionali			
MCA	UK	Medicines Control Agency	www.mca.gov.uk
WHO		EDM: Drug Safety, Drug Utilization UMC: Uppsala Monitoring Center	www.who.int/medicines/organization/qsm/activities/drugsafety/orgdrugsafety.shtml
ICH		International Conference on Harmonisation	www.ich.org/ich5e.html#Safety
Paesi terzi			
Health	Canada	Direction des produits thérapeutiques	www.hc-sc.gc.ca/hpb-dgps/therapeut/htmleng/index.html www.hc-sc.gc.ca/hpb-dgps/therapeut/htmlfrn/adr.html
FDA	USA	Food & Drug Administration CDER: MedWatch	www.fda.gov/medwatch/index.html
TGA	Australia	Adverse Drug Reactions Unit	www.health.gov.au/tga/adr/index.htm

(Da: Bollettino d'informazione sui farmaci, Anno IX, n. 5, 2002, Ministero della Salute)

se che superano un livello accettabile. I possibili rischi devono poi essere messi in rapporto con l'efficacia, la gravità del sintomo o della malattia e lo scopo del trattamento (valutazione del rapporto rischio/beneficio). Medico e farmacista devono sempre chiedersi (i) perché si dovrebbe curare il paziente e con quale fitoterapico e (ii) quali sono i costi ed i benefici attesi dalla cura. Diceva Ippocrate "*primum non nocēre*".

Scheda unica di segnalazione di sospetta reazione avversa

(da compilarsi a cura dei medici o degli altri operatori sanitari e da inviare al Responsabile di farmacovigilanza della struttura sanitaria di appartenenza)

1 INIZIALI DEL PAZIENTE	2 DATA DI NASCITA	3 SESSO	4 DATA D'INSORGENZA DELLA REAZIONE	5 ORIGINE ETNICA	CODICE SEGNALAZIONE

6 DESCRIZIONE DELLA REAZIONE ED EVENTUALE DIAGNOSI*

* se il segnalatore è un medico

7 GRAVITÀ DELLA REAZIONE:
◊ GRAVE
☐ DECESSO
☐ OSPEDALIZZAZIONE O PROLUNGAMENTO OSPED.
☐ INVALIDITÀ GRAVE O PERMANENTE
☐ HA MESSO IN PERICOLO DI VITA
☐ ANOMALIE CONGENITE/ DEFICIT NEL NEONATO
◊ NON GRAVE

8 EVENTUALI ESAMI DI LABORATORIO RILEVANTI PER ADR:
riportare risultati e date in cui gli accertamenti sono stati eseguiti

9 ESITO:
◊ RISOLUZIONE COMPLETA ADR IL __/__/__
◊ RISOLUZIONE CON POSTUMI
◊ MIGLIORAMENTO
◊ REAZIONE INVARIATA O PEGGIORATA
◊ DECESSO IL __/__/__
☐ dovuto alla reazione avversa
☐ il farmaco può avere contribuito
☐ non dovuto al farmaco
☐ causa sconosciuta
◊ NON DISPONIBILE

10 AZIONI INTRAPRESE (specificare):

In caso di sospensione compilare i campi da 16 a 19

INFORMAZIONI SUL FARMACO

11 FARMACO (I) SOSPETTO (I) nome della specialità medicinale*

A) ______ 12. LOTTO ______ 13. DOSAGGIO/DIE ______
14. VIA DI SOMMINISTRAZIONE ______ 15. DURATA DELL'USO: DAL ______ AL ______
B) ______ 12. LOTTO ______ 13. DOSAGGIO/DIE ______
14. VIA DI SOMMINISTRAZIONE ______ 15. DURATA DELL'USO: DAL ______ AL ______
C) ______ 12. LOTTO ______ 13. DOSAGGIO/DIE ______
14. VIA DI SOMMINISTRAZIONE ______ 15. DURATA DELL'USO: DAL ______ AL ______

* Nel caso di vaccini specificare anche il numero di dosi e/o di richiamo e l'ora della somministrazione

16. IL FARMACO È STATO SOSPESO?	A: ☐ sì ☐ no	B: ☐ sì ☐ no	C: ☐ sì ☐ no
17. LA REAZIONE È MIGLIORATA DOPO LA SOSPENSIONE?	A: ☐ sì ☐ no	B: ☐ sì ☐ no	C: ☐ sì ☐ no
18. IL FARMACO È STATO RIPRESO?	A: ☐ sì ☐ no	B: ☐ sì ☐ no	C: ☐ sì ☐ no
19. SONO RICOMPARSI I SINTOMI DOPO LA RISOMMINISTRAZIONE?	A: ☐ sì ☐ no	B: ☐ sì ☐ no	C: ☐ sì ☐ no

20 INDICAZIONI O ALTRO MOTIVO PER CUI IL FARMACO È STATO USATO:
A:
B:
C:

21 FARMACO(I) CONCOMITANTE(I), DOSAGGIO, VIA DI SOMMINISTRAZIONE, DURATA DEL TRATTAMENTO

22 USO CONCOMITANTE DI ALTRI PRODOTTI A BASE DI PIANTE OFFICINALI, OMEOPATICI, INTEGRATORI ALIMENTARI, ECC. (specificare):

23 CONDIZIONI CONCOMITANTI PREDISPONENTI (se il farmaco sospetto è un vaccino riportare l'anamnesi od eventuali vaccini somministrati nelle 4 settimane precedenti alla somministrazione)

INFORMAZIONI SULLA SEGNALAZIONE

24 QUALIFICA DEL SEGNALATORE
☐ MEDICO DI MEDICINA GENERALE ☐ PEDIATRA DI LIBERA SCELTA
☐ MEDICO OSPEDALIERO ☐ FARMACISTA
☐ SPECIALISTA ☐ ALTRO

25 DATI DEL SEGNALATORE
☐ NOME E COGNOME
☐ INDIRIZZO
☐ TEL E FAX ☐ E-MAIL

26 DATA DI COMPILAZIONE

27 FIRMA DEL SEGNALATORE

28 CODICE ASL

29 FIRMA DEL RESPONSABILE DI FARMACOVIGILANZA

(Da: Bollettino d'informazione sui farmaci, anno XI, N. 2, 2004, Ministero della Salute)

Capitolo 8 Efficacia delle droghe vegetali

L'altro requisito da considerare è l'efficacia del prodotto vegetale e quindi la sua applicazione terapeutica.

La determinazione dell'efficacia di una droga prevede l'impiego di animali di laboratorio sui quali si riproducono dei test biologici specifici per ogni azione farmacologica. In pratica si studiano gli effetti della droga su tessuti ed organi in cui si sono artificialmente indotti stati patologici più o meno simili a quelli che si vogliono curare. Comunque la valutazione sperimentale sull'animale è tutt'altro che semplice: la realizzazione del test biologico e l'interpretazione dei dati richiede esperienze e conoscenze specifiche nei più diversi settori della ricerca. A parte queste difficoltà, lo studio dell'efficacia (o la semplice verifica) di una droga è sempre più complesso di quello di un farmaco di sintesi. Quest'ultimo è ben noto da un punto di vista chimico e si può facilmente somministrare ad una ben definita dose (o concentrazione). Al contrario la droga non sempre si conosce da un punto di vista chimico; inoltre l'incostanza della sua composizione e l'estrema diluizione dei principi attivi rendono difficile la definizione della dose da impiegare e di conseguenza il raggiungimento di una risposta positiva sul test biologico prescelto, specie se questo prevede un unico trattamento.

Un risultato sperimentale significativo, ottenuto con rigore scientifico, non è sempre indice dell'efficacia della droga sull'uomo. Per averne la certezza è necessaria l'indagine clinica, con studi terapeutici eseguiti sull'uomo (Tab. 8.1). Quest'ultima indagine conferma in maniera definitiva i risultati sperimentali e consente un utile confronto con altri farmaci già impiegati in terapia.

In questo modo si precisa come può essere utilizzata la droga in terapia; inoltre si definisce la dose, la principale indicazione terapeutica e come somministrarla, cioè la preparazione più adatta (più stabile e meglio conservabile, più rispondente alle esigenze terapeutiche) per la via di somministrazione consigliata.

Tutto ciò a volte non consente di definire in modo soddisfacente l'attività farmacologica della droga presa in esame e non permette di

Tabella 8.1 Droghe maggiormente studiate in campo umano

Droga *Nome comune*	*Pianta* *Nome latino*	*Patologia*
Aglio	*Allium sativum*	Ipercolesterolemia, ipertensione
Agnocasto	*Vitex agnus castus*	Sindrome premestruale
Aloe vera	*Aloe barbadensis*	Ulcere del cavo orale, eritemi solari, piaghe, ferite, psoriasi
Biancospino	*Crataegus oxyacantha*	Insufficienza cardiaca
Calendula	*Calendula officinalis*	Infiammazione della cute
Camomilla	*Matricaria recutita*	Infiammazione della cute
Carciofo	*Cynara scolymus*	Ipercolesterolemia
Centella	*Centella asiatica*	Ferite, insufficienza venosa cronica
Echinacea	*Echinacea spp.*	Influenza
Eleuterococco	*Eleutherococcus senticosus*	Stati di stress, infezioni, ipercolesterolemia
Fieno greco	*Trigonella foenum-graecum*	Diabete, ipercolesterolemia
Ginkgo	*Ginkgo biloba*	Arteriopatie periferiche, demenza
Ginseng	*Panax ginseng*	Iperlipidemia, diabete, stati di stress
Iperico	*Hypericum perforatum*	Depressione
Ippocastano	*Aesculus hippocastanum*	Insufficienza venosa cronica
Liquirizia	*Glycyrrhiza glabra*	Ulcera peptica
Ortica	*Urtica dioica*	Iperplasia prostatica benigna, infiammazione
Senna	*Cassia spp.*	Costipazione
Serenoa	*Serenoa repens*	Iperplasia prostatica benigna
Tanaceto	*Tanacetum parthenium*	Emicrania
Valeriana	*Valeriana officinalis*	Ansia, insonnia
Vischio	*Viscum album*	Cancro
Zenzero	*Zingiber officinale*	Nausea e vomito

esprimere fino in fondo un giudizio sulla sua efficacia. È da tener presente poi il fatto che, nell'uomo, può aversi un effetto placebo; inoltre può verificarsi che una risposta terapeutica insorga nell'uomo solo dopo prolungati trattamenti. Comunque deve essere tenuto presente che l'efficacia terapeutica è qualcosa di più complesso di un semplice effetto; è l'utilità di un medicamento, nel nostro caso di un fitoterapico, rispetto allo scopo per il quale si assume (miglioramento di un sintomo, prevenzione di uno stato morboso o di una complicanza di una malattia, grado di guarigione).

8.1 Valutazione clinica delle droghe vegetali

A differenza dei farmaci convenzionali, le droghe vegetali possono essere commercializzate anche in assenza di evidenze cliniche circa la loro reale efficacia terapeutica. La valutazione clinica sottintende un confronto che può essere rappresentato dalla comparazione della malattia prima e dopo il trattamento, oppure tra i risultati ottenuti nel passato con un trattamento ed i risultati che si ottengono con una nuova terapia. Confronti di questo genere sono però molto rischiosi perché possono facilmente portare a conclusioni errate. Nello studio clinico il confronto deve essere simultaneo, deve cioè avere luogo all'interno dello stesso studio. Solo un confronto e l'adozione di adeguate condizioni sperimentali possono mettere lo sperimentatore in condizione di arrivare, entro limiti di ragionevole probabilità, a stabilire l'efficacia di una nuova terapia. Il termine *studio clinico controllato* (dall'inglese *controlled clinical trial*) è sinonimo di studio clinico comparativo. Negli studi clinici controllati i soggetti coinvolti nello studio sono suddivisi generalmente in due gruppi: il gruppo sperimentale ed il gruppo di controllo. Il primo riceve il prodotto da valutare (ad esempio un estratto vegetale), il secondo riceve, invece, una terapia standard (ad esempio un farmaco di sicura efficacia per quella determinata patologia) oppure un placebo, cioè una preparazione apparentemente identica a quella che si vuole valutare, ma che non contiene nessun principio attivo. Il placebo permette di non condizionare il paziente o il medico nella valutazione dello studio in esame. L'efficacia della pianta medicinale viene così confrontata con quella della terapia standard o del placebo.

Gli studi clinici nei quali l'assegnazione del trattamento (gruppo sperimentale o gruppo di controllo) avviene in modo casuale vengono definiti randomizzati ed il processo di assegnazione viene definito randomizzazione. Per *randomizzazione* (dall'inglese *random* che significa "a caso") si intende che l'assegnazione dei pazienti ai diversi gruppi sperimentali viene fatta a caso; in questo modo ogni soggetto ha uguale probabilità di ricevere ognuno dei trattamenti in studio e l'assegnazione è indipendente da qualunque fattore che possa di per sé influire sul risultato. La randomizzazione aumenta la probabilità che altre variabili non considerate nel disegno dello studio si distribuiscano in maniera uniforme nel gruppo sperimentale ed in quello di controllo. Solo in questo modo le differenze eventualmente osservate tra i due gruppi (quello di controllo e quello trattato con il farmaco da valutare) possono essere attribuite al trattamento. È preferibile, per quanto possibile, che né il paziente, né il ricercatore conoscano il trattamento assegnato (disegno sperimentale in *doppio cieco*, dall'inglese *double blind*). In questo caso il paziente tuttavia viene informato ed acconsente di partecipare allo studio e quindi alla eventualità di ricevere il farmaco in esame. Nel caso in cui il medico, ma non il paziente, è a conoscenza del particolare trattamento si parla di studio in singolo cieco (o in cecità singola, dall'inglese *single blind*). In sintesi si può affermare che gli studi clinici qualitativamente più affidabili sono quelli controllati, randomizzati ed in doppio cieco.

Tuttavia, anche gli studi clinici così eseguiti possono fornire risultati contradditori o non definitivi; a volte le evidenze scientifiche risultano poco credibili a causa delle limitazioni del campo studiato, oppure la valutazione degli effetti di un intervento terapeutico è poco preciso. Proprio in risposta a queste richieste è andato progressivamente diffondendosi uno strumento in grado di risolvere alcuni problemi legati all'interpretazione delle evidenze disponibili, ovvero la compilazione di revisioni sistematiche e metanalisi. Una *revisione sistematica* è una raccolta di più studi clinici eseguiti utilizzando gli stessi criteri; i risultati della revisione sistematica sono più affidabili dei singoli studi clinici proprio perché le informazioni raccolte provengono da più fonti. Una revisione sistematica riporta la totalità delle informazioni disponibili relative all'efficacia clinica. La *metanalisi* rappresenta una forma quantitativa della revisione sistematica; infatti, nella metanalisi, grazie a dei programmi di statistica, vengono combinati i dati di più studi condotti su di uno stesso argomento, generando un unico dato conclusivo che risponde ad uno specifico requisito clinico. Le revisioni sistematiche e le metanalisi rivestono un ruolo sempre crescente per la fitoterapia, nonché per la pratica clinica in generale. Risultati clinici positivi ottenuti attraverso l'attuazione di una revisione sistematica o di una metanalisi rappresentano il grado di evidenza più alto.

Un discorso a parte merita la fitoterapia praticata in Germania. In questo Paese esiste una solida tradizione nel campo fitoterapico e le prescrizioni mediche a base di prodotti fitoterapici sono frequenti; conseguentemente, i controlli da parte delle Autorità sanitarie sono più rigorosi. La *Commissione E tedesca* è uno speciale strumento consultivo adottato dal Dipartimento Federale della Salute (*Bundesgesundheitsamt*); esso è simile alla FDA (*Food and Drug Administration* degli Stati Uniti), con la differenza però che gli esperti della FDA valutano i farmaci in modo passivo, ovvero sulla base dei dati forniti dai produttori, mentre gli esperti della Commissione E sono attivamente impegnati nella ricerca indipendente dei dati disponibili sull'efficacia e la sicurezza. La Commissione E tedesca riporta le monografie delle piante medicinali che vengono preparate sulla base di informazioni di tipo storico, chimico, farmacologico e soprattutto di tipo clinico e clinico-tossicologico; nei casi nei quali non sono disponibili dati clinici, vengono considerati gli studi sperimentali relativi all'uso tradizionale e vengono consultati anche i medici che si occupano di fitoterapia. Attraverso l'attuazione di questi criteri, viene stabilita con "una ragionevole certezza" l'efficacia e la sicurezza di una determinata pianta medicinale. Uno dei limiti della Commissione E tedesca è che le monografie, una volta preparate, non vengono aggiornate con una certa frequenza.

Capitolo 9 Importanza della ricerca scientifica

La ricerca scientifica è essenziale in fitoterapia perché consente di migliorare l'impiego terapeutico di droghe già note, di caratterizzare attività terapeutiche nuove, di scoprire proprietà farmacologiche in piante mai utilizzate in medicina e di stabilirne la tossicità, di definire nuove metodologie d'uso e nuovi schemi terapeutici.

Uno degli obiettivi della ricerca è quello di studiare la droga nella sua interezza in quanto tra le sostanze in essa presenti si stabiliscono sinergismi utili agli effetti terapeutici(4).

Per questo, per esempio, la tintura di belladonna risultò più utile dell'atropina nel Parkinsonismo postencefalitico (vedi Cap. 4). Per una ragione analoga il seme santo (*Artemisia cina*) risulta più attivo della santonina (principio attivo) come antielmintico. In questo caso un ruolo importante è svolto dall'olio essenziale presente nella droga; questo da una parte facilita la penetrazione della santonina nel verme e dall'altra esercita direttamente un'azione antielmintica.

In una droga possono anche essere presenti sostanze con azioni opposte a quella del componente principale (nel rabarbaro ad esempio sono presenti sennosidi ad azione lassativa e tannini ad azione astringente) o sostanze che agiscono su tessuti e organi diversi da quelli sui quali va ad agire il principio attivo [è questo il caso ad esempio della china (*Cinchona spp.*) che contiene la chinina, un alcaloide che conferisce alla droga proprietà antimalariche, ma anche l'alcaloide chinidina che si comporta da deprimente cardiaco e l'acido cincotannico che provoca stipsi]. La presenza di sostanze ad azione sinergica o antagonista e l'intervento di fattori che modificano l'assorbimento del principio attivo, conferiscono alla droga qualità terapeutiche di un certo interesse; è questo il caso della belladonna (la cui azione è più blanda di quella degli alcaloidi tropanici puri), del rabar-

---

(4) Tra il principio attivo e gli altri componenti di una droga si possono anche stabilire antagonismi verso gli effetti collaterali dannosi o semplicemente indesiderati con conseguente miglioramento del rapporto rischio/beneficio.

baro (che grazie alla presenza dei tannini causa un'azione lassativa più blanda e priva di effetti spiacevoli tipici di alcune droghe antrachinoniche), dell'eucalipto (attivo come ipoglicemizzante mentre non lo sono i principi attivi purificati), dell'ipecacuana (la presenza di tannini riduce l'assorbimento degli alcaloidi emetina e cefelina con conseguente diminuita attività e tossicità della droga) e di molte altre droghe.

Comunque la presenza di più sostanze in una droga può anche essere causa di effetti collaterali[(5)] come avviene ad esempio con la china (la cura della malaria con la china provoca stipsi e disturbi cardiaci) o addirittura tossici, come avviene con il tasso, droga data dalla corteccia e dalle foglie di *Taxus brevifolia* (il tasso contiene tassolo, sostanza impiegata nel carcinoma ovarico e mammario, assieme a numerosi alcaloidi tossici, quali tossina A e tossina B, che possono causare morte).

Un altro obiettivo della ricerca è poi quello di isolare e purificare i principi attivi delle droghe, con l'intento di avere, in un primo tempo, mezzi medicamentosi più attivi, più selettivi, meglio conservabili e quanto più sprovvisti di effetti collaterali indesiderati, e, in un secondo tempo, con la definizione delle strutture chimiche relative, idee per riprodurre sinteticamente i principi attivi medesimi o preparare loro analoghi e derivati, con lo scopo di potenziarne l'attività e correggerne i difetti (Fig. 9.1). Le sostanze naturali possono anche essere impiegate in campo sperimentale per approfondire dei meccanismi biologici. La tapsigargina, ad esempio, estratta dalla pianta *Thapsia garganica*, viene utilizzata per studiare le funzioni del calcio intracellulare.

Attualmente si ricorre sia alle droghe (estratti standardizzati o titolati) che ai principi attivi, estrattivi o riprodotti per sintesi (Tab. 9.1), come pure a derivati ed analoghi ottenuti per sintesi (Tab. 9.2). È questo il caso dell'irinotecano, un derivato semisintetico della camptotecina (un alcaloide estratto dall'albero "della felicità" *Camptotheca acuminata*), indicato per il trattamento del carcinoma metastatico del colon-retto; del nabilone, un cannabinoide di sintesi circa 10 volte più potente del tetraidrocannabinolo come antiemetico; del cromoglicato, un composto scoperto durante gli studi su analoghi della kellina (un composto naturale isolato dai frutti di una pianta egiziana,

---

(5) Il termine "effetti collaterali" indica gli effetti terapeuticamente indesiderati, ma inevitabili perché fanno parte delle normali azioni farmacologiche svolte dalla droga (o farmaco). Gli "effetti secondari" sono invece una conseguenza indiretta dell'azione principale del farmaco.

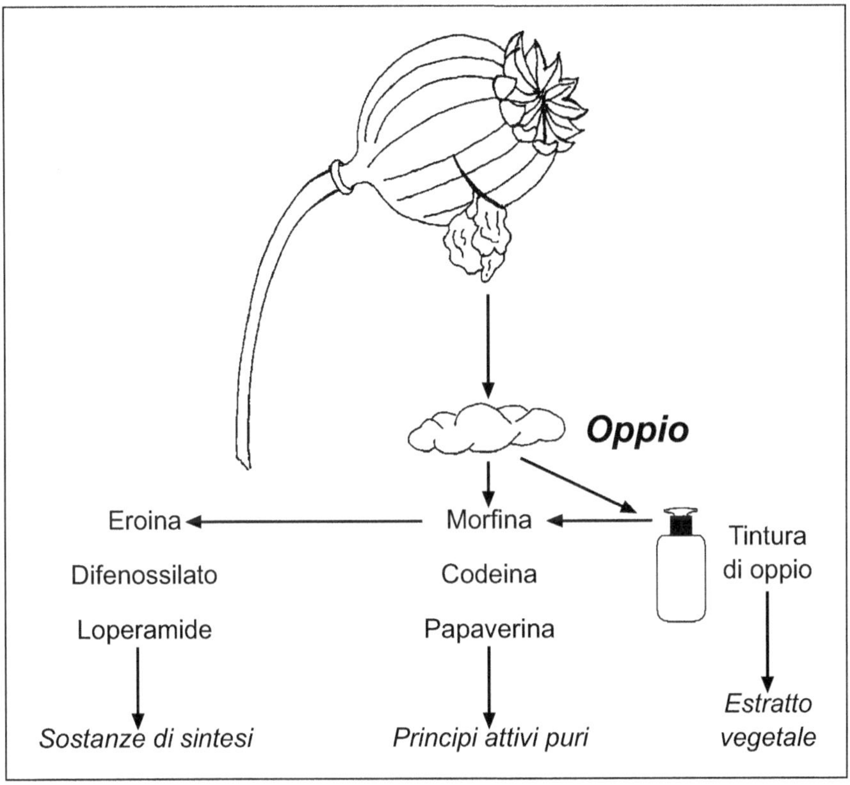

Fig. 9.1 Esempio di droga (oppio), di estratto vegetale, di principi attivi puri e di derivati di sintesi

l'*Ammi visnaga*) ed utilizzato nel trattamento delle allergie; dell'antralina, un derivato della crisarobina (un antrone naturale estratto da una pianta originaria dell'India e del Brasile, *Andira araroba*) utilizzato nel trattamento topico della psoriasi. Altri esempi sono riportati nella Tabella 9.2.

9.1 Approccio sperimentale

In tutto il mondo, anche perché promosso e coordinato dall'OMS, vi è un moderno approccio scientifico allo studio dei mezzi terapeutici naturali tradizionali.

Questa ricerca, condotta su base scientifica, in effetti ebbe inizio verso l'inizio del secolo XIX, grazie anche a quella esigenza critica dello spirito moderno che volle "ripulire" la medicina popolare di credenze, tradizioni e pratiche, magari accreditate da millenni. Alla

Tabella 9.1 Principi attivi estrattivi o riprodotti per sintesi

Principio attivo	*Pianta*	*Azione farmacologica*
Ajmalicina	*Catharantus roseus*	Vasodilatatore
Atropina	*Duboisia* spp	Parasimpaticolitico
Berberina	*Berberis* spp	Antidiarroico
Caffeina	*Camellia sinensis*	Stimolante SNC
Codeina	*Papaver somniferum*	Antitussivo
Chinina	*Cinchona* spp	Antimalarico
Chinidina		Antiaritmico
Digossina	*Digitalis lanata*	Cardiotonico
Efedrina	*Ephedra* spp	Simpaticomimetico
Emetina	*Cephaelis ipecacuanha*	Emetico
Ergometrina	*Claviceps purpurea*	Ossitocico
Ergotamina		Vasocostrittore
Ergotossina		Vasodilatatore
Morfina	*Papaver somniferum*	Analgesico
Papaverina		Rilassante muscolare
Pilocarpina	*Pilocarpus jaborandi*	Parasimpaticomimetico
Psillio mucillagine	*Plantago ovata*	Lassativo
Sennoside	*Cassia* spp	Lassativo
	Rheum spp	
Tassolo	*Taxus brevifolia*	Antitumorale
Vincamina	*Vinca minor*	Vasodilatatore
Vincristina	*Catharanthus roseus*	Antitumorale
Vinblastina		Antitumorale

Tabella 9.2 Derivati sintetici di principi attivi

Principio attivo	*Derivato*	*Azione farmacologica*
Camptotecina	Irinotecano	Antitumorale
Crisarobina	Antralina	Antipsoriasico
Digossina	Metildigossina	Cardiotonico
Diosgenina	Ormoni steroidei	Diverse azioni
Ergotamina	Diidroergotamina	Vasocostrittore
Ergotossina	Diidroergotossina	Vasodilatatore
Ergonovina	Metilergonovina	Emostatico uterino
Ecogenina	Ormoni steroidei	Diverse azioni
Kellina	Cromoglicato	Antiasmatico
Limonene	Prostanoidi	Diverse azioni
Psoralene	8-metossipsoralene	Antipsoriasico
Δ^9-Tetraidrocannabinolo	Nabilone	Antiemetico

superstizione ed alla tradizione subentrò il desiderio di verificare sperimentalmente l'efficacia di quelle droghe vegetali note e diffuse in quel periodo e si fece strada l'esigenza della riproducibilità di queste ricerche. Si comprese anche che era necessario l'impiego di animali di laboratorio per la verifica e lo studio degli effetti di queste droghe vegetali. Si creavano così le premesse per una fitofarmacologia sperimentale che più tardi, avvalendosi di tecniche di fisiologia, sarà in grado di precisare anche il meccanismo d'azione delle droghe, o ancor meglio dei componenti attivi di queste, sui diversi organi.

Bisogna comunque ricordare che lo studio sistematico delle piante per la ricerca di nuovi mezzi terapeutici ha sempre presentato difficoltà enormi e questo perché prevede conoscenze profonde in discipline molto diverse tra di loro come la etnobotanica, la chimica e la farmacologia.

Il primo problema che bisogna risolvere, quando s'inizia uno screening fitofarmacologico, è la scelta del materiale vegetale da esaminare. Al riguardo non esistono regole o schemi da seguire. Un criterio può essere quello di esaminare specie vegetali botanicamente già note e presenti in una data regione. Si può anche limitare lo studio ad una sola famiglia, cercando di esaminare prima tutte le specie che si hanno a disposizione e poi completare l'indagine con l'esame di altre specie della stessa famiglia raccolte in altre regioni o addirittura in altri continenti.

Naturalmente una dettagliata classificazione della flora del Paese interessato è una esigenza primaria che deve tener conto anche delle diverse condizioni geologiche, climatiche ed ecologiche di tale Paese. Poiché la scelta della famiglia e delle specie da studiare non è mai casuale, in quanto questa viene fatta in base a notizie empiriche o più semplicemente lasciandosi guidare dalla medicina popolare, appare anche evidente la convenienza di completare la classificazione botanica con il corredo delle attribuzioni terapeutiche conferite a quelle piante e le preparazioni più in uso. Una volta definito il vegetale da esaminare sarà naturalmente compito del botanico eseguire uno studio della droga attraverso un esame morfologico della stessa e definendone i caratteri micro o macroscopici utili per la sua identificazione. Ma per garantire la fornitura di materiale omogeneo lungo tutto il corso della ricerca sarà necessario annotare anche la provenienza della droga ed il periodo di raccolta. Anche la conservazione del materiale biologicamente attivo (droga) è un altro punto molto importante da tener presente. Il raccoglitore infine deve essere una persona qualificata, capace cioè di fornire al tassonomista tutte le possibili indicazioni sull'ambiente e sul vegetale raccolto.

Un secondo problema da affrontare riguarda poi la trasformazione del materiale vegetale in estratti facili da somministrare, contenenti non tanto i principi biologicamente attivi, ma la gran parte delle sostanze presenti nel vegetale. Infatti sulla droga come tale non potrà mai essere eseguito uno screening farmacologico e, tranne alcuni casi, dove è possibile identificare direttamente la droga, nemmeno un controllo chimico sarà possibile. Naturalmente i metodi di estrazione, applicati sempre sulle droghe secche e ridotte in polvere, verranno opportunamente scelti dal chimico di volta in volta in funzione delle caratteristiche chimiche e fisiche dei costituenti attivi. Nel caso di piante a contenuto alcaloideo si utilizza per esempio l'alcol come solvente perché quasi tutti gli alcaloidi sono solubili in questo solvente. Soluzioni idroalcoliche vanno invece utilizzate per l'estrazione di tannini o di saponine; anche le resine e le essenze sono solubili in alcol mentre i grassi risultano solubili in solventi organici non polari. Più complessa è invece l'estrazione degli eterosidi che mostrano un diverso grado di solubilità a seconda del solvente considerato.

Naturalmente la scelta del solvente dipende anche dagli scopi della ricerca in corso. Infatti nei casi in cui interessa evidenziare una qualsiasi delle attività del vegetale in esame verranno scelti solventi capaci di estrarre il maggior numero possibile di sostanze in esso presenti.

Se invece gli scopi della ricerca sono quelli di caratterizzare l'attività biologica di una sostanza o di un gruppo di principi attivi, nella scelta del solvente bisognerà tener conto delle caratteristiche di solubilità di tali sostanze.

In un modo molto generico possiamo dire che in una indagine fitofarmacologica la procedura da seguire è la seguente: estrazione della droga con acqua e successiva liofilizzazione dell'estratto acquoso oppure estrazione della droga con alcol (in genere si usa una soluzione idroalcolica) e successiva concentrazione dell'estratto fino a secchezza.

Una volta preparato l'estratto vegetale si saggia l'attività biologica di questo seguendo in genere due direttive, o ricercando l'attività biologica principale della pianta o ricercando una determinata attività.

Nel secondo caso, cioè nel caso in cui interessa selezionare droghe che ad esempio abbiano un'attività antinfiammatoria, dei vari test che lo sperimentatore ha a disposizione per caratterizzare questa attività è preferibile utilizzare quello più significativo (nel nostro esempio l'edema da carragenina) e provare su questo i vari estratti.

Nel primo caso invece lo screening è più complesso e richiede operatori esperti in varie branche della farmacologia sperimentale.

Infatti per ogni attività farmacologica esistono test specifici e selettivi che bisogna non solo conoscere, ma anche saper mettere in pratica al momento opportuno, se si vuole meglio caratterizzare l'attività biologica di un estratto.

A questo punto si rendono necessarie alcune considerazioni. Innanzitutto il saggio biologico viene eseguito, tranne particolari indicazioni, sul ratto o sul topo, animali questi facilmente reperibili presso i più comuni fornitori di animali da laboratorio, di basso costo, piuttosto maneggevoli e di semplice stabulazione.

È regola generale mantenere l'animale a digiuno per 12-24 ore prima dell'inizio dell'esperimento come pure è d'uso somministrare l'estratto in esame per via orale o parenterale, prima a dosi minime e poi a dosi sempre più alte (in genere la quantità che inizialmente viene saggiata è di 0,1-0,3 g di residuo estrattivo per kg di peso corporeo).

Naturalmente è molto più corretto iniziare la ricerca dopo aver stabilito: (i) la tossicità acuta dell'estratto che si esegue determinando la quantità di estratto che per unica somministrazione e per una determinata via porterà a morte il 50% degli animali trattati (DL_{50}). Oggi si preferisce determinare il livello di dose a cui non si osservano effetti tossici (NOAEL, dall'inglese *no observed adverse effect level*); (ii) la tossicità prolungata, cioè quella che insorge per somministrazioni quotidiane, ripetute nel tempo (3-10 giorni, tossicità subacuta; 15-30 giorni, tossicità subcronica; 1 mese-2 anni, tossicità cronica).

La tossicità prolungata viene determinata in base ai dati forniti dalla osservazione (giornaliera o periodica) di alcuni parametri: andamento della curva ponderale, consumo quotidiano del cibo, stato generale dell'animale (aspetto, stato del pelo, comportamento, tono muscolare, diametro pupillare, quantità ed aspetto delle urine, quantità e consistenza delle feci, ecc.), costanti metaboliche (formula leucocitaria, trombociti, ematocrito, Hb, ecc.) ed ematochimiche (azotemia, glicemia, colesterolemia, bilirubinemia, ecc.), esame macro e microscopico dei principali organi al termine del trattamento, mortalità.

Le indagini di tossicità riguardano anche prove di teratogenesi (per controllare se un prodotto, innocuo per la madre, è capace di provocare malformazioni a carico del feto), carcinogenesi (per evidenziare un eventuale potere cancerogeno del prodotto, se somministrato per un periodo superiore ai 4 mesi) e di tollerabilità locale. Talora i prodotti vegetali possono interferire sulle funzioni sessuali causando impotenza o comunque assenza di concepimento; per questo si richiedono anche prove sulla funzione riproduttiva.

La valutazione dei risultati deve essere responsabile e rigorosa, soprattutto se il prodotto vegetale è poco citato in letteratura ed il suo uso è nuovo.

C'è poi da aggiungere che gli animali che si utilizzano come reattivo biologico devono essere omogenei e scelti nel modo più casuale possibile, in modo da poter trasferire i risultati del campione in esame all'intera popolazione. Inoltre i gruppi di animali devono essere piuttosto numerosi, per migliorare l'attendibilità della risposta, ed essere identici sia per il controllo che per il trattato.

Il bilanciamento non è l'unico principio che regola il saggio biologico; la centratura e la omoschedasticità sono altri due elementi di enorme importanza che devono essere tenuti presenti se si vuole realizzare un saggio biologico il più possibile corretto.

Va aggiunto ancora che quando bisogna apprezzare con una valutazione personale piuttosto che con uno strumento calibrato la risposta dell'estratto, vedi ad esempio i test di psicofarmacologia, i test per l'attività analgesica ed anticonvulsivante, i test per la valutazione dell'attività antiulcera, ecc., è necessario che la valutazione sia il più possibile obiettiva. In tale caso è necessario che gli sperimentatori siano almeno due: l'uno che prepara la prova e l'altro che stima l'effetto dell'estratto senza conoscere il gruppo degli animali trattati e quello di controllo.

Una volta scoperta un'azione di un certo interesse, lo stesso estratto verrà dai chimici analizzato per la identificazione dei principi attivi e standardizzato; inoltre verrà intensivamente studiato da un punto di vista farmacologico, ricercando sugli animali da laboratorio, sia l'effetto caratteristico che qualche altra attività. L'analisi chimica di una droga non è però così semplice come una volta in quanto si è visto che la ricerca del principio attivo, sia esso un alcaloide o un glucoside, non è più sufficiente a fornirci la chiave degli effetti farmacologici di una droga. Flavonoidi, acidi organici, vitamine, saponine, sali minerali, tannini, ecc. possono svolgere un'azione autonoma o complementare. L'ideale sarebbe l'identificazione dell'intero patrimonio chimico, anche di quei componenti giudicati per il passato inattivi o di minimo interesse. Poiché questo è impossibile, sarà sufficiente standardizzare i componenti più rappresentativi di differenti classi chimiche presenti in quantità significative nel prodotto naturale.

L'indagine farmacologica a sua volta non può limitarsi ad una semplice osservazione degli effetti esibiti da un estratto a carico della pressione sanguigna, del ritmo cardiaco o delle funzioni gastrica ed intestinale. Oggi l'indagine farmacologica è più esigente sia perché possiede mezzi che le consentono di indagare a livello cellulare e recettoriale, sia perché avvalendosi di modelli sperimentali può valutare la efficacia di un estratto su eventi patologici che rispecchiano, anche se in parte, quelli umani.

Se l'estratto supera queste prove, si considerano gli usi potenziali di questo e si eseguono gli studi clinici.

Quest'ultima indagine conferma in maniera definitiva i risultati sperimentali e consente un utile confronto con altri farmaci già impiegati in terapia.

A conclusione, studi di fitofarmacovigilanza consentiranno al prodotto di essere usato con tranquillità in terapia (vedi Cap. 8).

Capitolo 10 Parti della pianta da utilizzare, nomenclatura, acquisto e conservazione delle droghe

Le droghe vegetali si possono ottenere sia da piante spontanee (selvatiche) che coltivate; la loro scelta viene di volta in volta determinata soprattutto da fattori economici.

Può essere infatti più conveniente raccogliere la droga da piante spontanee se queste sono particolarmente diffuse ed i costi per la raccolta contenuti; viceversa costi elevati ed una scarsa diffusione della pianta spontanea rendono la coltivazione una valida alternativa. Così, in Messico e negli USA, la dioscorea e la cascara si ottengono quasi esclusivamente da piante spontanee, mentre in Europa la digitale proviene da piante coltivate. L'altea si ottiene invece sia da piante coltivate che da piante spontanee.

La coltivazione offre indubbiamente dei vantaggi: uno sviluppo ottimale della pianta, per la facilità con la quale si controlla la crescita della pianta stessa e cioè terreno, clima, malattie; una raccolta più semplice (facilitata) e meno costosa della parte della pianta che interessa (droga), per la possibilità di avere le piante ad uno stesso stadio di sviluppo ed in una ristretta area di coltivazione; una più semplice lavorazione e trasformazione della droga dopo la raccolta, per la possibilità di avviare in prossimità delle aree di coltivazione alcuni processi di lavorazione quali, ad esempio, essiccamento e conservazione; una più semplice selezione della pianta che permette di arricchire di principi attivi la droga. Questi ed altri aspetti ancora, elencati nella Tabella 10.1 vengono di volta in volta valutati dalle aziende erboristiche piuttosto che dal farmacista.

Comunque è sempre bene che il farmacista sappia riconoscere le droghe e le sofisticazioni, adotti il nome scientifico della pianta al posto di quello comune e verifichi le informazioni che sono indispensabili per un uso corretto delle droghe.

10.1 Parti della pianta utilizzate a fini terapeutici

Qui di seguito riportiamo i vari organi di una pianta che possono essere utilizzati per scopi terapeutici e come si presentano una volta

Tabella 10.1 Vantaggi e svantaggi nell'utilizzo di droghe spontanee e coltivate

	Pianta	
Aspetti considerati	*Spontanea*	*Coltivata*
Disponibilità	In diminuzione	In aumento
Controllo di qualità	Scarso	Accurato
Identificazione	Non sempre attendibile	Attendibile
Rifornimento	Instabile	Stabile
Miglioramento genetico	Non possibile	Possibile
Manipolazione agronomica	Non possibile	Possibile
Manipolazione post-raccolta	Non accurata e non immediata	Accurata e immediata
Resistenza ai parassiti	Maggiore	Minore
Raccolta	Più costosa	Meno costosa
Sofisticazione	Possibile	Impossibile

essiccati. Queste conoscenze possono essere sempre utili anche se oggi, per ridurre i costi di trasporto, si tende a commercializzare la droga in polvere o tagliata in piccoli pezzi piuttosto che intera.

Le *radici* costituiscono la parte sotterrranea della pianta e servono per fissare questa al terreno. Mancano di gemme, foglie, nodi ed internodi. Allo stato secco si presentano di forma cilindrica o conica, grinzose, senza nodi e senza tracce di licheni alla loro superficie.

I *rizomi* sono fusti sotterranei cilindrici, più o meno rigonfi, carnosi, recanti piccole squame che danno impianto a foglie, radici e gemme. Allo stato secco si presentano come corpi cilindrici allungati che mostrano impronte e cicatrici di foglie, germogli e radici.

I *tuberi* sono organi sotterranei (fusti, rizomi, radici, foglie) fusiformi o sferoidali. Allo stato secco si presentano come corpi sferoidali che mostrano impronte di germogli e radici.

I *bulbi* sono corpi sferoidali sotterranei costituiti al centro da un breve fusto (stipite) il quale è ricoperto da numerose foglie (squame) più o meno carnose. Si possono utilizzare le squame isolate (che si presentano in forma di lamelle) o tutto il bulbo che allora porta radici o residui di queste.

La *corteccia* è la parte esterna del fusto, dei rami e delle radici. Secca si presenta rugosa, in pezzi piatti, cilindrici o cannellati.

Il *legno* è la parte del fusto compresa tra il cambio ed il midollo. Secco si presenta come un corpo duro, recante una struttura stratificata.

Le *erbe* sono costituite dalla pianta erbacea tutta intera. Secche presentano parti di caule, foglie e fiori.

Le *sommità fiorite* sono rappresentate dai rami terminali fioriti. Secche presentano parti di foglie ed a volte di frutti.

Le *foglie* sono appendici ed espansioni dei fusti ed hanno funzione respiratoria. Sono costituite da una gambo (picciolo) e da un lembo (lamina). Sessili sono dette quelle senza picciolo. Le foglie secche si distinguono le une dalle altre per la forma del lembo (ovale, lanceolata, ecc.), per la forma del margine del lembo (dentata, crenata, ecc.), per la forma delle nervature (uninervia, parallelinervia, ecc.), per la presenza o meno del picciolo.

I *fiori* sono organi deputati alla riproduzione. Possono essere muniti di un peduncolo (picciolo) o esserne privi (sessili); inoltre possono essere solitari (fiore isolato) o riuniti in infiorescenze (racemo, pannocchia, corimbo, ecc.); questi ultimi allo stato secco si possono distinguere dai primi perchè si frantumano facilmente.

I *frutti* sono trasformazione degli ovari dopo l'avvenuta fecondazione e conseguente maturazione. Hanno la funzione di propagare la specie. Allo stato secco si possono utilizzare alcune parti (buccia o epicarpo; parte carnosa o mesocarpo; peduncolo o picciolo) o i frutti nella loro interezza.

I *semi* sono ovuli trasformati dopo la fecondazione. Ogni seme consta di un guscio e di una mandorla. Allo stato secco si presentano come corpi duri, di diversa forma, colorati, rivestiti di peluria (in alcuni casi). Si possono utilizzare come tali o sgusciati (seme di ricino).

I *talli* sono corpi dei vegetali inferiori (tallofite) non differenziati, come le cormofiti, in radici, fusto, foglie, ecc. Il tessuto cellulare che li compone è sempre morfologicamente omogeneo. I talli, una volta essiccati, si presentano sotto forma di espansioni filiformi o membranose ramificate (alghe, licheni), o come corpi spugnosi diversi per volume ed aspetto (fungo).

Le *galle* (cecidi) si hanno quando un parassita s'insedia su di un organo vegetale, il quale, sotto lo stimolo del parassita, si sviluppa in maniera abnorme. Queste formazioni patologiche hanno forma costante che ne permette la descrizione. Secche si presentano come corpi globosi, duri, pesanti, muniti di un piccolo peduncolo basale, recanti o meno delle proiezioni rotondeggianti in superficie.

10.2 Nomenclatura da seguire

Quando si fa riferimento ad una droga, questa deve essere indicata con il nome botanico della specie vegetale fornitrice, seguito dal nome latino della parte della pianta da utilizzare.

Pertanto, quando si usano le parti aeree si fa seguire, al nome botanico della pianta, il nome latino *herba* (*Malva sylvestris herba*). Quando si indica la radice, il rizoma, il bulbo, il tubero, il caule, il legno, la corteccia o la foglia, al nome della pianta si farà seguire l'indicazione *radix* (*Glycirrhiza glabra radix*), *rhizoma* (*Rheum palmatum rhizoma*), *bulbus* (*Urginea maritima bulbus*), *tuber* (*Colchicum autumnale tuber*), *caulis* (*Equisetum arvense caulis*), *lignum* (*Quassia amara lignum*), *cortex* (*Cinchona succirubra cortex*) o *folium* (*Digitalis purpurea folium*). Quando ci si riferisce al frutto si userà il termine *fructus* (*Vaccinium vitis idaea fructus*), *epicarpum* (*Citrus aurantium epicarpum*) o *pulpa* (*Tamarindus indica pulpa*) a seconda che s'intenda l'intero frutto, la buccia o la polpa. Per i semi si usa il termine *semen* (*Linum usitatissimum semen*) e per i talli il termine *thallus* (*Cetraria islandica thallus*).

10.3 Acquisto di droghe vegetali

Le droghe vegetali vendute in Italia sono in gran parte (90%) importate dai Paesi dell'Est Europa e da Paesi in via di sviluppo. In questi Paesi, come si può facilmente immaginare, il personale addetto alla raccolta delle piante ed alla separazione della droga dal resto del vegetale non possiede una specifica preparazione. Questo ed il fatto che in questi Paesi si usa ricorrere al nome locale piuttosto che a quello scientifico della pianta crea tra gli stessi raccoglitori confusione; c'è quindi il rischio di trovare in commercio una droga piuttosto che un'altra: questo è avvenuto per l'echinacea, scambiata per partenio (radici di *Parthenium integrifolium*), ma anche per l'uva ursina (foglie di *Arctostaphylos uva-ursi*) scambiata per mirtillo nero (foglie di *Vaccinium myrtillus*), per la bardana (foglie di *Arctium lappa*), scambiata per belladonna (foglie di *Atropa belladonna*) e per tante altre droghe. Per questa ragione e per il fatto che oggi le droghe vengono messe in vendita in pezzi più o meno grossolani o addirittura ridotte in polveri[(6)], si rende necessario garantire la bontà e la qualità della droga attraverso un esame ed una descrizione della stessa.

Una droga data in esame deve essere in primo luogo attentamente osservata e valutata con i nostri sensi, quindi studiata con opportuni (particolari) strumenti di indagine (microscopio, lampada a raggi ultravioletti, ecc.) e con opportuni reattivi (Tab. 10.2) e ciò allo scopo di raccogliere tutti quegli elementi indispensabili alla sua identificazione.

Successivamente si passa al rilievo delle condizioni attuali del campione in esame, mettendo a confronto le caratteristiche di questo con

Tabella 10.2 Esempi di analisi eseguita direttamente sulla droga

Droga	*Commento*
Aloe	Con borace sviluppa una fluorescenza verde-giallastra
Cascara	Con alcol ed ammoniaca sviluppa una colorazione rosso-scura
China	Riscaldata in provetta sviluppa vapori violacei che si condensano sulla parete come goccioline oleose di colore rosso-sangue
Curcuma	Con acido solforico sviluppa una colorazione violetta
Digitale	Con acido fosforico sviluppa una colorazione gialla
Liquirizia	Con acido solforico sviluppa una colorazione giallo-arancione
Noce vomica	Con acido nitrico sviluppa una colorazione rossa
Oppio	Con cloruro ferrico sviluppa una colorazione rosso-sangue
Poligala	Con acido solforico sviluppa una colorazione verde
Rabarbaro	Con idrossido di sodio sviluppa una colorazione rosso-bruna

[(6)] Droghe ridotte in polvere e vendute sotto forma di capsule spesso contengono sostanze estranee (di 54 prodotti confezionati di *Panax ginseng* esaminati il 60 % erano privi di attività ed il 25 % non contenevano soltanto ginseng) o presentano un bassissimo contenuto di principi attivi (prodotti confezionati con *Tanacetum parthenium* non contenevano quel minimo quantitativo di partenolide (0.2%) richiesto per avere un effetto terapeutico).

quelle già riferite come normali e ciò per accertare se la droga è rispondente o manchevole, nel qual caso si evidenziano quelle eventuali alterazioni che documentano uno stato di non soddisfacente condizione della droga (per eccessivo invecchiamento, per parassitosi, per raccolta in un periodo non adatto, per confezionamento, trasporto e conservazione non idonei, per mescolanza con altre sostanze o droghe inerti o meno attive, ecc.). Solo un esame del genere, accurato e soprattutto eseguito da personale esperto in campo farmacognostico, consente, tra l'altro, un'esposizione ordinata delle più importanti notizie generali che si conoscono sulla droga in esame. Tali notizie dovrebbero essere fornite al farmacista (e all'erborista abilitato alla vendita di droghe vegetali) attraverso il rilascio delle seguenti informazioni:

(i) luogo d'origine della pianta che fornisce la droga (fattori ecologici o ambientali condizionano il contenuto in principi attivi della droga);

(ii) natura stessa della pianta, spontanea o coltivata (fattori esogeni, endogeni e biotici modificano significativamente il contenuto in principi attivi della droga) e nome botanico del genere, della specie e della famiglia a cui la pianta appartiene;

(iii) data di raccolta della pianta e preparazione della droga (per molte droghe l'attività decade dopo 8-12 mesi, per poche altre l'attività diviene interessante dopo 8-12 mesi di conservazione (ad esempio le droghe antrachinoniche);

(iv) assenza di contaminanti (muffe, microrganismi, pesticidi, metalli pesanti, radionuclidi, conservanti, sostanze vegetali estranee) o loro presenza espressa in termini percentuali;

(v) metodo di preparazione impiegato (disidratazione, stabilizzazione);

(vi) titolo dei principi attivi. Meglio se la droga è standardizzata;

(vii) denominazione botanica della pianta, indicazioni terapeutiche della droga ed eventuali inconvenienti (effetti collaterali, controindicazioni);

(viii) indicazione su come conservare la droga;

(ix) indicazione del produttore che mette in commercio la droga.

10.4 Conservazione delle droghe

Affinché le droghe siano utilizzabili è indispensabile che vengano ben conservate mettendole al riparo da agenti esterni ed inattivando quelli interni che possono alterarle. Tra i primi che agiscono in senso deleterio sulle droghe ricordiamo: (i) quelli fisici, la luce ed il calore; (ii) quelli chimici, l'ossigeno atmosferico e l'umidità; (iii) quelli biologici, le muffe e gli insetti. Tra gli agenti interni sono invece da ricordare gli enzimi (in alcuni casi l'attività enzimatica è utile perché può favorire la formazione di sostanze terapeuticamente utili).

Pertanto si provvederà a conservare le droghe sensibili alla luce in contenitori che non permettono il passaggio dei raggi luminosi (vasi di terracotta, creta, legno, ecc.). Così pure droghe sensibili all'umidità saranno poste in recipienti ben chiusi (ermeticamente chiusi). Questo vale ad esempio per l'altea (radici, foglie e fiori di *Althaea officinalis*), il verbasco (fiori di *Verbascum thapsus*), il rosolaccio (fiori di *Papaver rhoseas*) ecc. Le droghe sensibili all'ossigeno atmosferico saranno poste in contenitori ermeticamente chiusi in modo da rendere impossibile il ricambio dell'aria. Le droghe sensibili al calore, potendo sviluppare con estrema facilità muffe e batteri, saranno conservate lontano da fonti di calore (termosifoni, stufe, ecc.). I locali devono necessariamente essere freschi, asciutti e ben aerati. Inoltre, sia nei locali che nei contenitori si provvederà a sistemare sostanze insetticide (strisce di carta impregnata di insetticida) ed igroscopiche (calce sodata).

Queste regole, se rispettate, evitano il rischio di alterazioni cui può andare incontro una droga, cioè cambiamento di colore, sapore, odore, consistenza ed inoltre tarlatura ed ammuffimento. Il colore cambia per l'esposizione della droga alla luce (diretta o diffusa) ed all'umidità. La luce, diretta o diffusa, altera soprattutto le foglie e le sommità che decolorano rapidamente ed ingialliscono in modo più o meno intenso dando alla droga un aspetto decisamente scadente. La luce altera anche altri tipi di droghe come gli stimmi di *Crocus sativus* (zafferano) o la corteccia di *Cinnamomum zeylanicum* (cannella); quest'ultima se alterata presenta delle macchioline rossastre. L'odore, a causa dell'umidità e del calore, può diventare sgradevole, come nel caso di *Althaea officinalis* (altea), ammoniacale, come nel caso di *Claviceps purpurea* (segale cornuta) o sapere di muffa (presenza di miceti).

Anche i miceti ed altri microrganismi sono responsabili del cambiamento di sapore delle droghe.

La consistenza viene alterata dall'umidità: radici, legni, tuberi, rizomi, cortecce, semi e bulbi rammolliscono facilmente se conservati in un ambiente non completamente secco.

La tarlatura viene provocata dagli insetti presenti all'interno del contenitore utilizzato per conservare la droga. Radici, foglie, tuberi, ed altri organi vegetali appariranno forati ed in parte erosi. Inoltre sul fondo del contenitore apparirà un deposito costituito dalla droga polverizzata e dai rifiuti organici degli insetti. Si rende quindi indispensabile, da parte del farmacista e dell'erborista, un controllo periodico delle droghe, per constatarne lo stato di conservazione e per eliminare immediatamente quelle che risultassero alterate.

Questo controllo riduce il rischio di scartare partite intere di droghe vegetali e soprattutto di utilizzare per le preparazioni droghe alterate che potrebbero nuocere al paziente.

Una droga, anche se conservata in maniera opportuna, va progressivamente perdendo la propria attività col passar del tempo. A questo riguardo è necessario che si tenga presente che la droga, all'atto della raccolta, contiene, oltre le sostanze farmacologicamente attive, una notevole quantità di acqua, moltissimi enzimi e sostanze chimiche le più disparate. Orbene, nonostante la disidratazione, gli enzimi ed i componenti chimici seguitano, anche se in minima parte, a svolgere le loro specifiche attività. Tra queste sono predominanti quelle cataboliche, cioè quelle che inducono fenomeni autolitici e degradazione dei componenti attivi. Ciò porta ad una progressiva alterazione "biologica" della droga e ad un depauperamento dei componenti attivi. Una buona conservazione quindi non evita, ma ritarda solamente, questo ineluttabile invecchiamento con progressiva inattivazione della droga. Per tale ragione le droghe devono essere rinnovate periodicamente.

Capitolo 11 I principi attivi delle droghe vegetali

Per principio attivo di una droga s'intende la sostanza chimica che facendone parte ne promuove l'attività farmacologica.

Gli organismi vegetali, anche se tra loro diversi per forma, organizzazione ed adattabilità all'ambiente, utilizzano un numero piuttosto limitato di sostanze per i loro processi biochimici (carboidrati, lipidi, proteine, acidi nucleici, coenzimi, vitamine). La biosintesi e la degradazione di questi composti costituiscono il metabolismo primario (o essenziale). I vegetali però sono spesso capaci di sintetizzare una grande varietà di composti organici il cui significato è chiaro solo in alcuni casi (oli essenziali delle conifere risultano utili quali solventi di resine protettive di ferite). La biosintesi di questi composti avviene attraverso vie metaboliche che utilizzano prodotti intermedi del metabolismo primario che, per una imperfezione biochimica o per motivi ancora non del tutto chiari, si accumulano nelle cellule vegetali. Questo metabolismo, detto secondario, può variare da specie a specie vegetale, è condizionato da alcuni fattori e può dar luogo a differenti metaboliti secondari (o anomali). Questi metaboliti si formano prevalentemente durante il periodo di accrescimento del vegetale, cioè quando le trasformazioni metaboliche raggiungono la massima attività.

I principi attivi delle droghe possono così essere rappresentati da costituenti cellulari (o metaboliti) primari (proteine, lipidi, polisaccaridi), da metaboliti intermedi (acidi organici) o da costituenti cellulari (o metaboliti) secondari (alcaloidi, glicosidi, flavonoidi, saponine, tannini, essenze, ecc.). È quest'ultimo gruppo che comprende i principi attivi più interessanti da un punto di vista farmacologico.

Nella Tabella 11.1 sono elencati i più importanti principi attivi mentre nella Figura 11.1 sono riportate in forma schematica le principali vie biosintetiche che portano alla loro formazione.

Lo studio della formazione dei principi attivi nelle piante è molto importante perché consente di chiarire: (a) i meccanismi che portano alla formazione dei principi attivi; (b) i rapporti che intercorrono tra la formazione dei principi attivi e quella di normali metaboliti cellulari; (c) il significato fisiologico dei principi attivi.

Tabella 11.1 Principi attivi

Classe	*Caratteristiche*	*Commento*
Alcaloidi	Amine basiche	Sono circa 12.000. Sono molto attivi ed anche molto tossici; alcuni sono narcotici
Essenze	Contengono terpeni e/o fenoli	Noti anche come oli essenziali o volatili sono usati in profumeria ed in medicina come antibatterici e mucolitici
Flavonoidi	Pigmenti delle piante	Sono circa 4.000 ma solo per pochi l'attività biologica è ben documentata
Glicosidi	Contengono zuccheri	Sono circa 3.000 e si comportano da profarmaci
Resine	Prodotti di ossidazione dei terpeni	Possono contenere oli essenziali (oleoresine)
Saponine	Glicosidi di natura steroidea o terpenica	Sono tensioattivi e causano emolisi
Tannini	Polifenoli, molti contenenti l'acido gallico	Legano le proteine. Riducono la diarrea ed agiscono da emostatici
Gomme e mucillagini	Polisaccaridi eterogenei; derivanti dall'acido uronico	Agenti igroscopici usati come eccipienti, protettivi delle mucose e come blandi lassativi

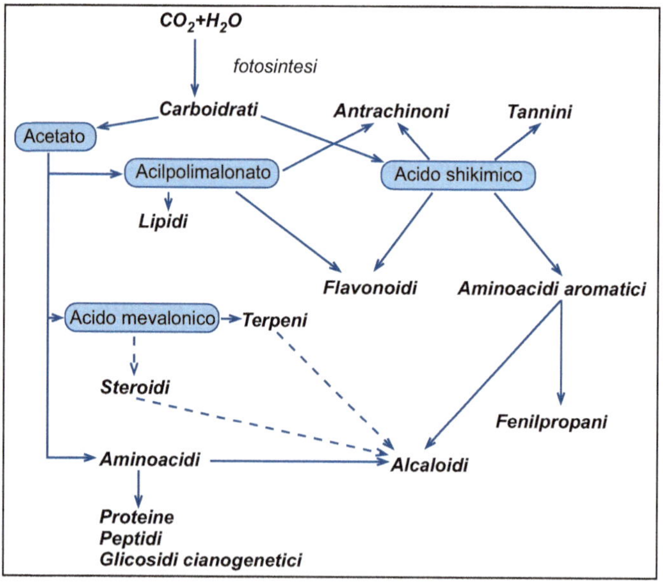

Fig. 11.1. Schema biosintetico dei principali metaboliti secondari.

I **carboidrati**, comunemente chiamati "zuccheri", sono tra i primi prodotti che derivano dalla fotosintesi a partire dall'anidride carbonica e dall'acqua. I **flavonoidi** sono sintetizzati attraverso una combinazione di due vie biosintetiche: acilpolimalonato ed acido shikimico. Gli **antrachinoni** possono essere sintetizzati sia dall'acilpolimalonato (*Polygonaceae*, *Ramnaceae*) che dall'acido shikimico (*Rubiaceae*, *Gesneriaceae*). Gli **alcaloidi** si formano a partire dagli aminoacidi; comunque terpeni o steroidi spesso vengono inglobati nello scheletro terminale di un alcaloide

11.1 Fattori che influenzano il contenuto in principi attivi di una droga

Il contenuto in principi attivi in una droga non è affatto costante, ma soggetto a variazioni anche significative (vedi Tab. 6.1). I fattori che influenzano il contenuto in principi attivi di una droga sono numerosi: alcuni dipendono dalla pianta che fornisce la droga (fattori endogeni o genetici), altri dall'ambiente nel quale la pianta si sviluppa (fattori esogeni o ecologici), altri dalla convivenza di specie vegetali diverse nello stesso ambiente (fattori biotici), altri ancora riguardano la raccolta, la preparazione e la conservazione della droga stessa. Per anni si è ritenuto che le piante appartenenti alla stessa specie botanica contenessero gli stessi principi attivi e si è creduto che i caratteri morfologici fossero l'espressione di determinate sostanze chimiche. I progressi nel campo della chimica estrattiva hanno poi evidenziato che diverse piante, nonostante abbiano gli stessi caratteri morfologici, producono principi attivi completamente differenti. Ad esempio, le piante che producono l'essenza di eucalipto (*Eucalyptus globulus*, *E. polybractea*, *E. smithii*, ecc.) sono morfologicamente identiche: ciò nonostante i caratteri organolettici dell'essenza risultano diversi da pianta a pianta; così pure la canapa indiana (*Cannabis sativa*) non si distingue da quella europea che per la sua enorme produzione di resina. Ciò avviene anche per molte altre piante medicinali.

Queste differenze fisiologiche e biochimiche vengono oggi sfruttate per migliorare le piante medicinali, attraverso la selezione di varietà che producono una quantità significativa e soprattutto costante di principi attivi. Selezionando individui geneticamente puri è stato possibile aumentare, ad esempio, il contenuto in morfina nel papavero da oppio (*Papaverum somnifer* var. *album*). Il contenuto in principi attivi di una pianta può anche essere aumentato modificando il numero di cromosomi (poliplodia). La poliplodia consente di aumentare le dimensioni della pianta, dei suoi organi e quindi anche il loro contenuto in principi attivi. Anche l'ibridazione, cioè l'incrocio di individui geneticamente differenti, consente di migliorare la qualità di una droga. Così ibridi ottenuti da *Cinchona pubescens* e *C. ledgeriana* forniscono cortecce di china con tenore più elevato e più stabile in alcaloidi. Sono tutti concordi oggi nel ritenere che queste tecniche di coltivazione aiutano a migliorare alcune caratteristiche morfologiche e biochimiche delle piante medicinali, con il vantaggio di trovare in commercio droghe di ottima qualità, con un contenuto in principi attivi più elevato e soprattutto più costante.

Nella raccolta delle piante medicinali occorre tenere conto anche dei fattori ecologici, quali clima, latitudine, altitudine e natura del terreno. Il clima (temperatura, luce, secchezza, umidità) può condizionare lo sviluppo di un vegetale e di conseguenza l'accumularsi in esso di determinate sostanze chimiche. Così l'aconito (radici di *Aconitum napellus*), velenoso in India, diventa innocuo in Polonia; la cicuta (frutto di *Cicuta virosa*), tossica nei paesi caldi, perde parte della sua tossicità nei paesi freddi. Sostanziali differenze possono essere poi determinate dalla latitudine e dall'altitudine. In alta montagna aumentano le sostanze amare nella genziana (rizoma e radici di *Genziana lutea*) e gli antrachinoni nel rabarbaro (rizoma di *Rheum palmatum*) mentre diminuiscono gli azuleni nell'artemisia (foglie e sommità fiorite di *Artemisia absinthium*), gli alcaloidi nell'aconito (radici di *Aconitum napellus*) e nella lobelia (parti aeree di *Lobelia inflata*) e gli oli essenziali nel timo (foglie di *Thymus vulgaris*) e nella menta (*Mentha piperita*). Così pure le piante tropicali contengono quasi esclusivamente acidi grassi saturi (burro di cacao) mentre quelle subtropicali contengono una maggiore percentuale di acidi grassi insaturi (olio di mandorle). Inoltre, nelle regioni settentrionali, le piante contengono una maggiore quantità di alcaloidi rispetto a quelle che vegetano in ambienti meridionali. Anche la tessitura ed il pH del terreno influenzano la produzione di principi attivi: la saponaria (rizoma e radici di *Saponaria officinalis*), ad esempio, è più attiva se la pianta fornitrice vegeta su terreni argilloso-calcarei, la valeriana (radici di *Valeriana officinalis*) è meno attiva se la pianta cresce in terreni paludosi e l'altea contiene più mucillagini se la pianta cresce in terreni sabbiosi. Anche le piante che producono oli essenziali trovano nel terreno sabbioso il substrato ideale. Per quanto riguarda il pH si sa ad esempio che la pianta che fornisce la camomilla (*Matricaria camomilla*), al contrario di quella che fornisce la lavanda (*Lavandula angustifolia*), sopporta bene terreni a pH alcalino.

Anche gli elementi nutritivi del terreno influenzano lo sviluppo della pianta ed il suo biochimismo: l'eccesso di azoto depaupera in principi attivi la liquirizia (*Glycirrhizza glabra*), il fosforo giova alla digitale (foglie di *Digitalis purpurea*) mentre un eccesso di sodio danneggia la qualità dell'essenza di lavanda.

È facile dunque immaginare che una pianta, al di fuori del proprio habitat, possa perdere completamente o in parte la capacità di sintetizzare determinati principi attivi. Anche la vicinanza di altre piante può influenzare il contenuto in principi attivi: lo stramonio (*Datura stramonium*), ad esempio, è più povero in alcaloidi se proviene da piante che vegetano in prossimità di piante di menta (*Mentha piperita*); la belladonna invece risulta più ricca in principi attivi se la pianta fornitrice (*Atropa belladonna*) è coltivata in presenza di piante di assenzio (*Artemisia absinthium*).

Il contenuto in principi attivi di una droga dipende anche dall'epoca di raccolta della pianta (tempo balsamico). Quest'epoca dipende dal tipo di pianta (erbacea o legnosa, annuale o perenne), dalle parti della pianta da raccogliere (fiori, radici, ecc.), dalle condizioni climatiche, ma anche dall'età e dal ciclo vitale della pianta. Le piante giovani, ad esempio, sono mucillaginose e povere in principi attivi; così pure nel periodo di quiescenza (autunno, inverno) i principi attivi possono subire una significativa riduzione nelle piante erbacee. Nella Tabella 11.2 sono riportate le epoche più opportune per la raccolta delle singole parti della pianta. Comunque gli accorgimenti da tener presente sono numerosi: ad esempio le radici di piante annuali devono essere raccolte prima della fioritura, mentre quelle di piante perenni nel periodo autunno-inverno successivo al secondo anno di vita; le foglie devono essere raccolte quando i fiori si sono appena formati ed inoltre questi quando sono completamente sbocciati; i frutti si raccolgono all'epoca della loro completa maturità e le piante erbacee quando sono fiorite, liberandole dei fusti, dei rami troppo grossi o delle foglie ingiallite o attaccate da insetti.

Una volta raccolte, le piante o parti di esse devono essere rapidamente mondate, cioè private di residui e di parti guaste o estranee, ed

Tabella 11.2 Tempo balsamico per la raccolta delle diverse parti (organi) della pianta

Organo	*Periodo*
Radice, tubero, rizoma, bulbo	Dall'autunno (prima della caduta delle foglie) alla primavera (prima della germinazione)
Fusto (legno)	Inverno (prima dello sviluppo delle gemme)
Corteccia	Dall'autunno alla primavera
Gemma	Primavera
Fiore	Primavera-estate
Foglia	Primavera
Frutto	Estate-autunno
Seme	Estate-autunno

utilizzate come tali (allo stato fresco) o essiccate ed opportunamente conservate. Appena raccolto il vegetale contiene un'elevata quantità di acqua (Tab. 11.3); questa, essenziale per l'attività delle cellule viventi, risulta dannosa quando le cellule cessano di vivere. Infatti negli organi divelti, grazie alla presenza di acqua, permangono per lungo tempo delle attività enzimatiche che concorrono alle alterazioni morfologiche e chimiche degli organi stessi (fenomeni autolitici). L'essiccamento è il sistema più idoneo per impedire (o ridurre) che tali processi enzimatici alterino le droghe durante la loro conservazione (circa un anno) e riducano drasticamente il contenuto in principi attivi.

Comunque dal tipo di essiccamento può dipendere il contenuto in principi attivi della droga (esposizione diretta ai raggi solari, temperatura elevata, ecc.) e quindi la sua attività. I principi attivi della digitale sono ad esempio sensibili al calore ed ai raggi solari; di conseguenza la digitale può risultare poco attiva se non è stata essiccata correttamente (Tab. 11.4).

Le droghe per non alterarsi e perdere parte dei loro principi attivi, devono essere infine conservate in luogo ben asciutto ed al riparo da agenti esterni fisici (luce e calore), chimici (ossigeno atmosferico ed umidità) e biologici (muffe, insetti). È importante quindi che la qualità della droga messa in commercio sia adeguatamente garantita, soprattutto per quanto riguarda il suo contenuto in principi attivi.

Tabella 11.3 Contenuto in acqua di alcune parti della pianta

Organo	*Contenuto % in acqua*
Frutto	90
Radice	60-70
Foglia	60-70
Parti aeree	60-70
Legno	45
Corteccia	40
Seme	5-10

Tabella 11.4 Essiccamento della digitale in essiccatoi a diverse temperature o all'aria libera e perdita di attività

Modalità di essiccamento	*Attività cardiaca*
In essiccatoi	
A 30-35°C	1
A 50°C	0,6
A 70°C	0,5
A 100°C	0,1
All'aria libera	
Al sole	0,3
All'ombra	0,8

11.2 Alcaloidi

Gli alcaloidi costituiscono una numerosissima famiglia di sostanze azotate presenti nel regno vegetale e risultano molto eterogenei sia dal punto di vista chimico che per l'attività farmacologica che possiedono. Tranne qualche eccezione si può generalmente dire che queste molecole basiche, oltre all'azoto, contengono idrogeno, carbonio ed ossigeno. Gli alcaloidi ossigenati sono solidi, cristallizzabili e difficilmente volatili, mentre quelli privi di ossigeno possono essere liquidi oleosi limpidi o solidi cristallizzabili.

La maggior parte di essi sono incolori, poco solubili in acqua ed abbastanza solubili nei solventi organici. Naturalmente i sali sono più solubili delle corrispondenti basi nell'alcol e nell'acqua. Gli alcaloidi naturali sono levogiri, ma operazioni come la salificazione o il riscaldamento prolungato possono provocare variazioni del senso di deviazione della luce polarizzata fino a renderli otticamente inattivi (racemizzazione).

Generalmente nella pianta è presente più di un tipo di alcaloide (libero o salificato con acidi organici o inorganici) e la percentuale di ciascuno di questi è in genere bassa; quindi occorre estrarre questi alcaloidi con opportune metodiche e poi separarli con tecniche particolari che sfruttano le diverse caratteristiche chimico-fisiche.

Vengono sintetizzati a partire da aminoacidi (Fig. 11.1) ed in passato si pensava che la loro sintesi fosse finalizzata alla produzione di sostanze utili per la pianta (come sostanze di difesa, di riserva o ormoni vegetali) oppure che costituissero dei prodotti di rifiuto. Recenti ricerche hanno invece dimostrato che queste ipotesi non sono vere e che probabilmente gli alcaloidi sono degli intermedi della sintesi di altri prodotti.

Considerata l'eterogeneità di questa grande famiglia di sostanze, è possibile adottare molteplici criteri di classificazione:

a. **botanico**, a seconda della pianta di derivazione;
b. **farmacologico**, basato sull'attività terapeutica e/o tossicologica della sostanza;
c. **chemiotassonomico**, basato su criteri sia botanico-morfologici che chimici;
d. **chimico**, a seconda del nucleo, eterociclico azotato o carbociclico, che è alla base della struttura. In alcuni di essi però l'azoto è esociclico e dunque esiste anche una classe di alcaloidi, detti aminici, che non presentano il classico anello azotato (efedrina, capsaicina, mescalina, ecc.).

È possibile, in base al criterio chimico, individuare le seguenti classi di alcaloidi:

1. alcaloidi a nucleo isochinolinico (papaverina, noscapina, alcaloidi del curaro),

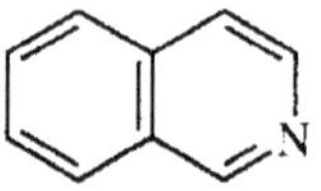

isochinolina

2. alcaloidi a nucleo fenantrenico (morfina, codeina, ecc.),

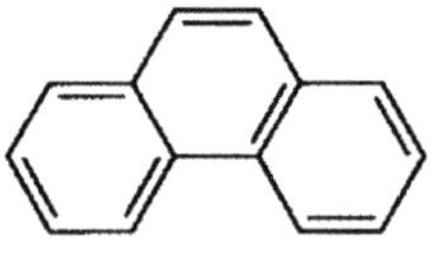

fenantrene

3. alcaloidi a nucleo indolico (ioimbina, reserpina, ergotamina, stricnina, ecc.),

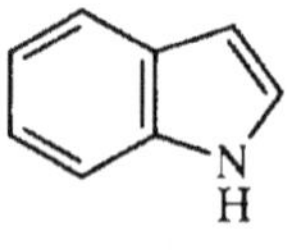

indolo

4. alcaloidi a nucleo steroideo (solasodina, tomatidina, conessina, veratridina, protoveratrina, ecc.),

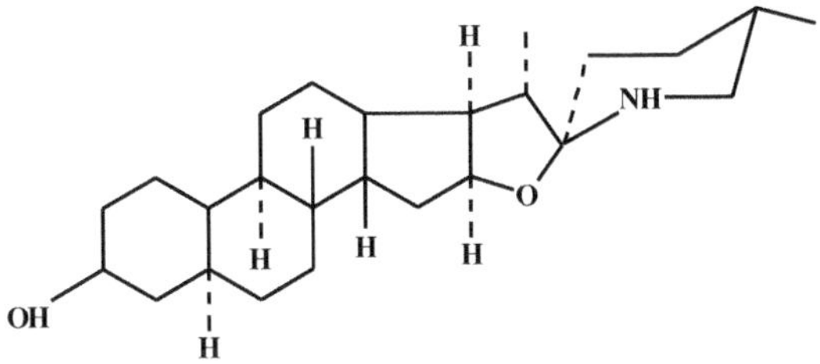

tomatidina

5. alcaloidi a nucleo tropanico (scopolamina, iosciamina, atropina, cocaina, ecc.),

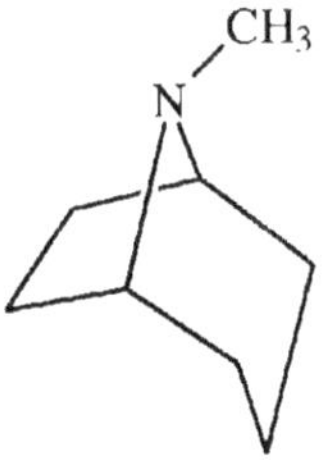

tropano

6. alcaloidi a nucleo imidazolico (pilocarpina, ecc.)

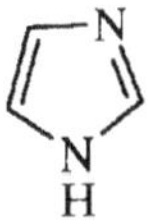

imidazolo

7. alcaloidi a nucleo chinolinico (chinina, chinidina, cinconina, ecc.)

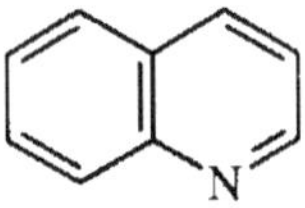

chinolina

8. alcaloidi a nucleo piridinico o piperidinico (nicotina, arecolina, coniina, lobelina, ecc.)

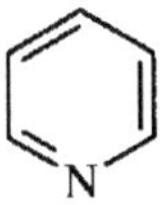

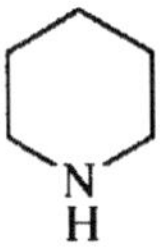

piridina piperidina

9. alcaloidi a nucleo lupinanico (sparteina, ecc.)

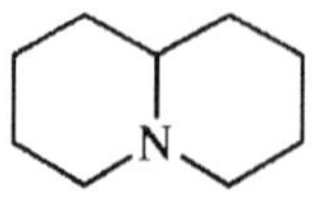

chinolizidina (lupinano)

10. alcaloidi a nucleo purinico (teofillina, teobromina, caffeina)

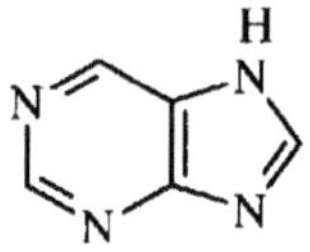

purina

11. alcaloidi a nucleo tropolonico (colchicina, ecc.)

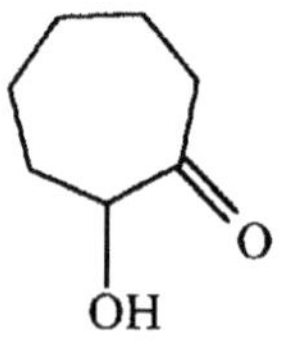

tropolone

12. alcaloidi aminici (non eterociclici: efedrina, mescalina, capsaicina, ecc.).

Osservando i vari tipi di eterocicli è possibile ripercorrere o ipotizzare la via biosintetica dell'alcaloide (per es. quelli a nucleo tropanico derivano probabilmente dall'acido glutammico, gli indolici ed i chinolinici dal triptofano, i piridinici dall'acido nicotinico, gli isochinolinici dalla fenilalanina, gli imidazolici dall'istidina, ecc.) o individuare come la fusione di alcuni anelli dia luogo alla formazione di alcaloidi più complessi (per es. pirrolidina e piperidina generano il nucleo tropanico, pirimidina e imidazolo generano il nucleo purinico ecc.).

Queste strutture contengono uno o più atomi di carbonio asimmetrico e quindi, come precedentemente detto, gli alcaloidi sono otticamente attivi; le forme destro- o levogire presentano gradi di attività farmacologica diversi.

Non si può individuare un rapporto attività-struttura tra gli alcaloidi appartenenti ad una classe chimica. All'interno di uno stesso gruppo chimico infatti ci sono alcaloidi con attività diverse tra di loro; nel gruppo degli alcaloidi a nucleo indolico, ad esempio, si trovano antineoplastici, allucinogeni, neurolettici, simpaticolitici, parasimpaticomimetici, analettici, ecc.

Risulta quindi piuttosto difficile fare una classificazione sistematica degli alcaloidi ed il metodo più razionale accettato fino ad ora è quello di raggruppare le droghe alcaloidee in base all'uso terapeutico degli alcaloidi che esse contengono.

1. Alcaloidi che agiscono sulle trasmissioni colinergiche
   a. Giunzioni neuromuscolari: curaro
   b. Terminazioni postgangliari
      - parasimpaticomimetici: jaborandi, fava del Calabar
      - parasimpaticolitici: belladonna, giusquiamo, stramonio
2. Alcaloidi che agiscono sulle trasmissioni adrenergiche
   - simpaticomimetici: coca, efedra
   - simpaticolitici: segale cornuta, rauwolfia, idraste
3. Alcaloidi che stimolano il SNC
   - analettici: noce vomica, fava di S. Ignazio, jaborandi
   - psicostimolanti: caffé, cacao, guaranà, té, maté, noci di betel
   - psicodislettici: peyote (mescal), *Amanita muscaria*
4. Alcaloidi che agiscono su gangli autonomi: tabacco, lobelia, cicuta
5. Alcaloidi analgesico-narcotici: oppio
6. Alcaloidi antipiretico-antinevralgici: china
7. Alcaloidi steroidei con azione antipertensiva o antinevralgica: veratro bianco e verde, aconito, sabadilla
8. Alcaloidi con attività chemioterapica
   Questa classe di alcaloidi merita un particolare cenno in quanto alcune droghe di origine vegetale contengono principi attivi basici con attività antineoplastica.
   Anche se il loro impiego non costituisce una terapia risolutiva, questi alcaloidi formano però un gruppo di composti di notevole interesse farmacologico ed il regno vegetale continua ad essere la loro fonte di produzione. Ne ricordiamo qui alcuni tra i più importanti.

La vinblastina e la vincristina sono alcaloidi a nucleo indolico presenti nella *Vinca rosea* (o *Catharanthus roseus*); sono in grado di inibire la leucopoiesi e pertanto sono impiegati nella terapia della leucemia linfatica, del linfosarcoma e del tumore del testicolo.

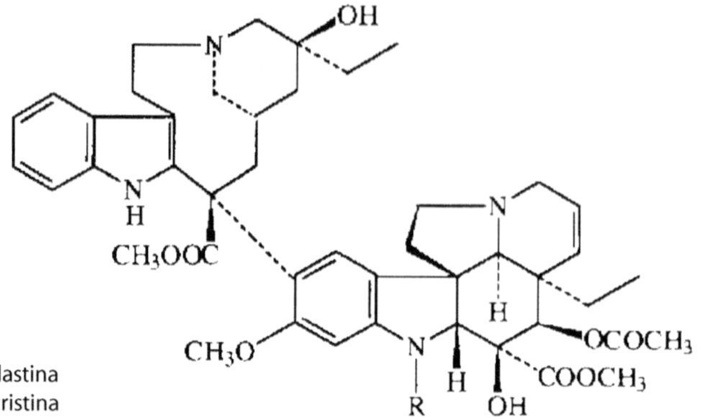

R=CH_3 vinblastina
CHO vincristina

La colchicina è un alcaloide a nucleo tropolonico contenuto nei semi di *Colchicum autumnale*; è in grado di inibire la mitosi cellulare nello stadio di metafase. Più che come antineoplastico viene però impiegato nella terapia antigottosa.

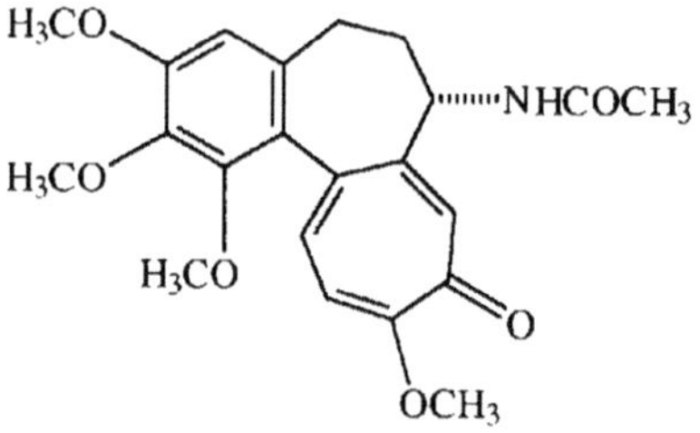

colchicina

L'ellipticina e l'olivacina sono altri due alcaloidi, contenenti il nucleo indolico. Isolati da varie specie di piante della famiglia delle *Apocynaceae* essi hanno aperto nuove prospettive nella terapia delle malattie neoplastiche poiché mostrano spiccata attività antiproliferativa in test condotti su tumori animali.

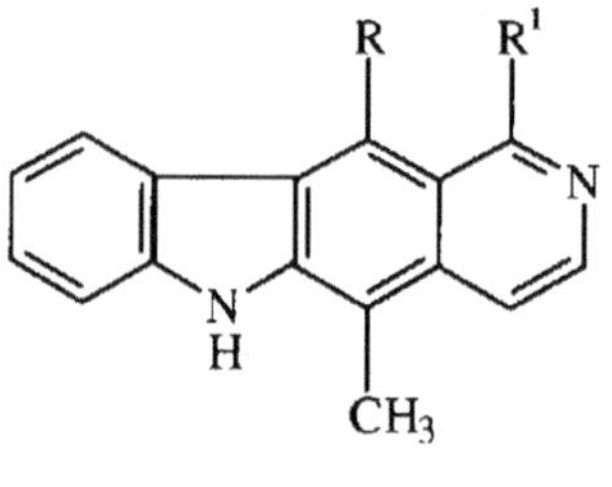

R=CH_3 R^1=H ellipticina
R=H R^1=CH_3 olivacina

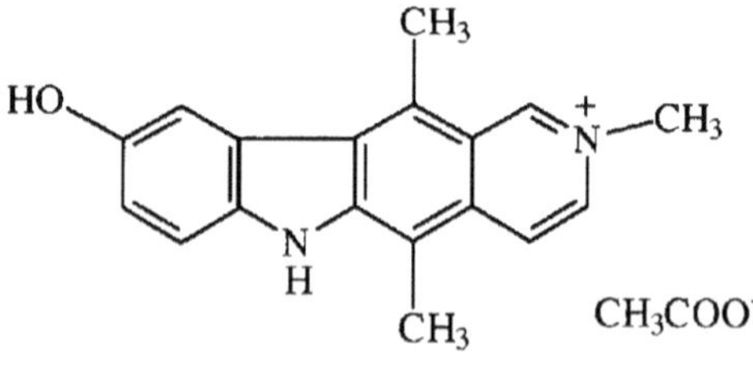

2-metil-9-idrossiellipticina acetato

Particolarmente interessante è poi un derivato della 9-idrossiellipticina (il 2-metil-9-idrossiellipticina acetato), efficace nel trattamento della leucemia mieloblastica umana, nel cancro della mammella ed in altri tumori.

Altro alcaloide mostratosi efficace come antitumorale è l'harringtonina, prodotto da *Cephalotaxus harringtonia*. Esso, assieme alla pseudolicorina, ricavata da *Narcissus tazetta*, ha mostrato una potente attività antileucemica.

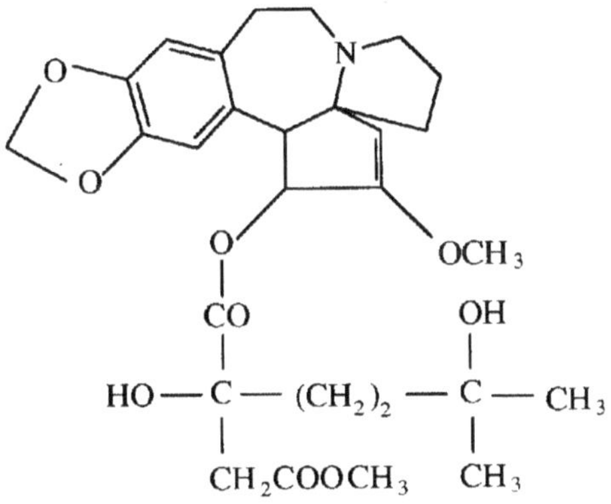

harringtonina

Da ricordare in ultimo il tassolo, prodotto da *Taxus brevifolia*; con la sua struttura terpenoide

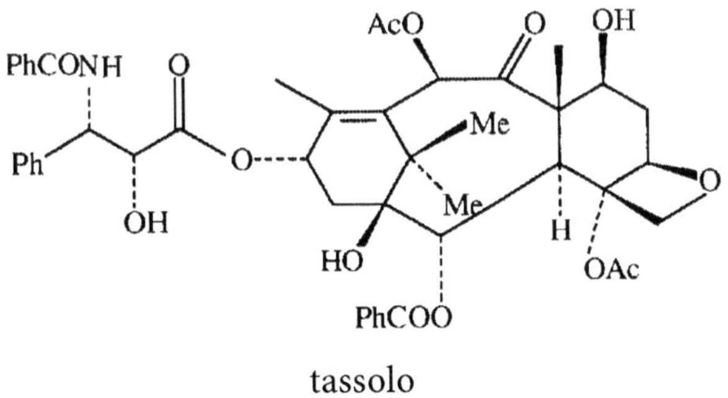

tassolo

è risultato un promettente antitumorale che, in questi ultimi tempi, ha risvegliato l'interesse dell'industria farmaceutica. Il tassolo oggi viene ottenuto per emisintesi dalla baccatina, intermedio che viene estratto dalle foglie di piante del genere *Taxus*.

Nella terapia del carcinoma mammario in stadio avanzato ottimi risultati si sono ottenuti con nuovi tassoidi [docetaxel (Taxotere®), paclitaxel (Taxol®)]. Così pure nella terapia del carcinoma metastatico del colon-retto buoni risultati si sono ottenuti con l'irinotecano (Campto®), un derivato idrosolubile, semisintetico della camptotecina, un alcaloide vegetale estratto da *Camptotheca acuminata*, un alberto che cresce in Cina e nel Tibet dove è conosciuto come *xi-shu* (= albero felice). Questo fa oggi sperare in un reale progresso terapeutico in campo oncologico.

ALCALOIDI (esempi)

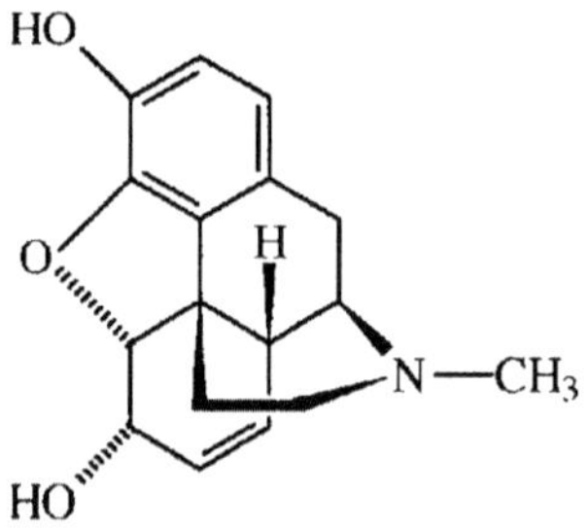 **morfina** *Papaver somniferum* (oppio)	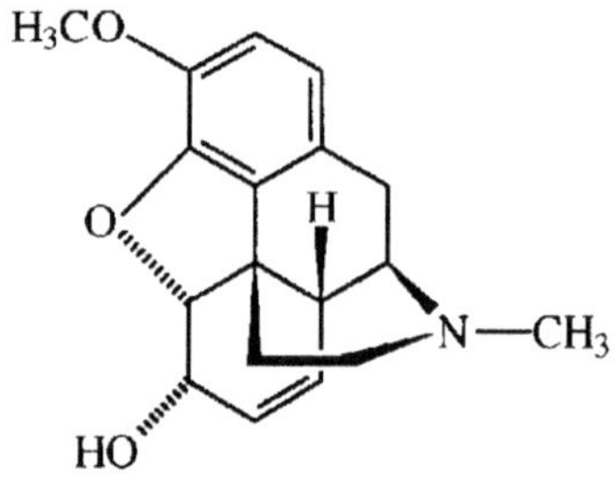 **codeina** *Papaver somniferum* (oppio)
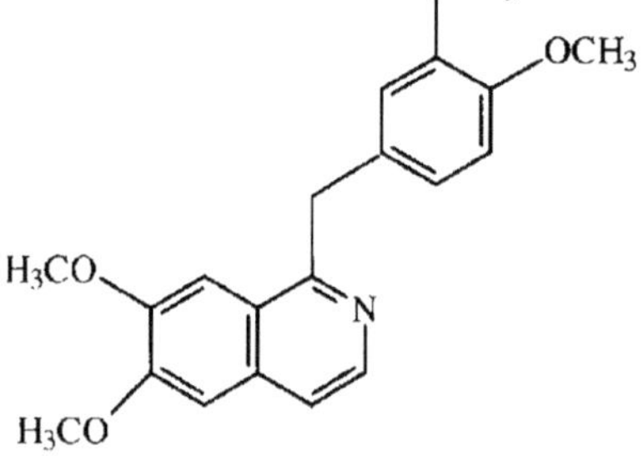 **papaverina** *Papaver somniferum* (oppio)	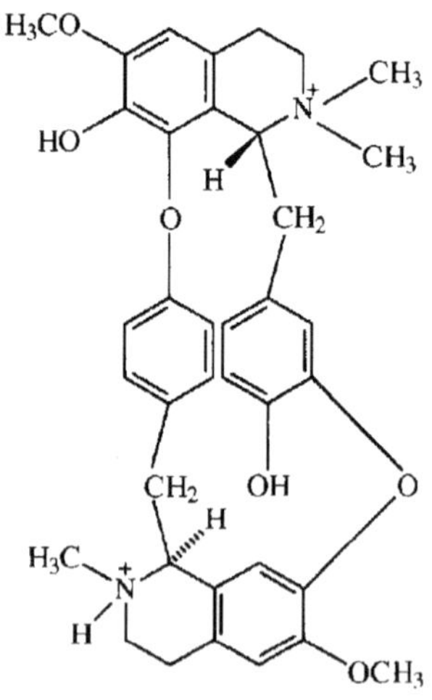 **tubocurarina** *Chondrodendron tomentosum*

ALCALOIDI (esempi)

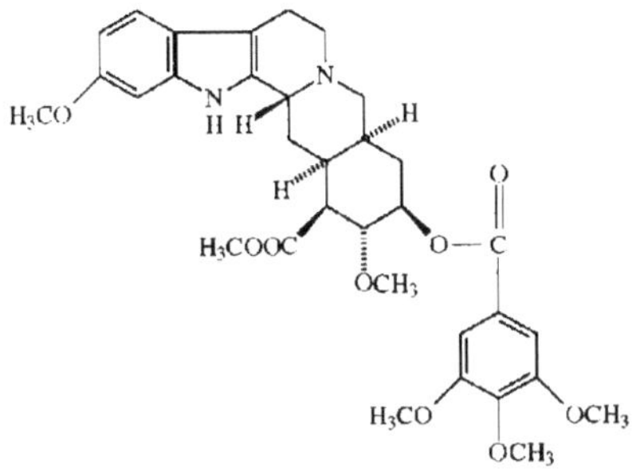

reserpina
Rauvolfia serpentina

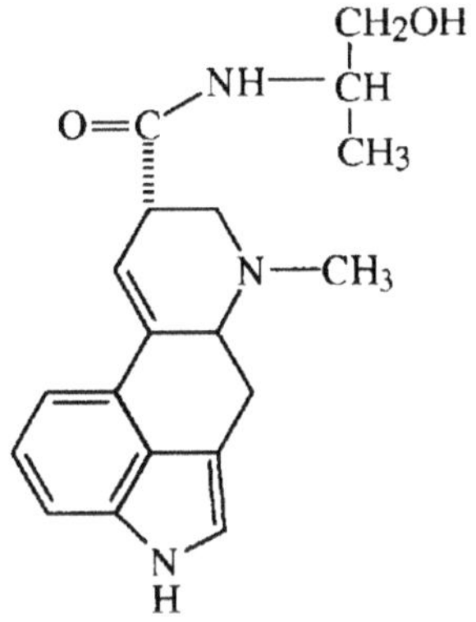

ergometrina
Segale cornuta

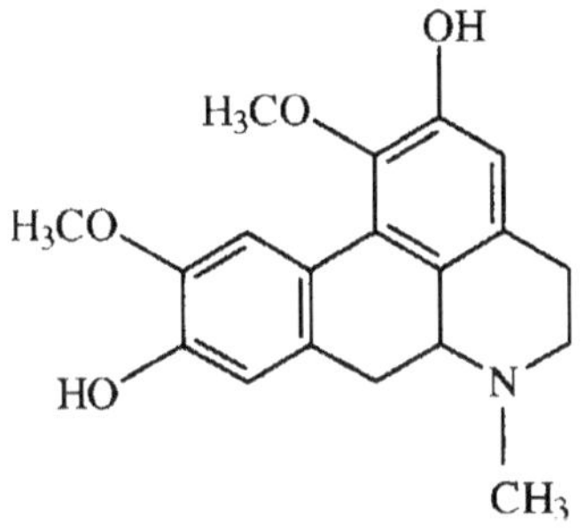

boldina
Peumus boldus

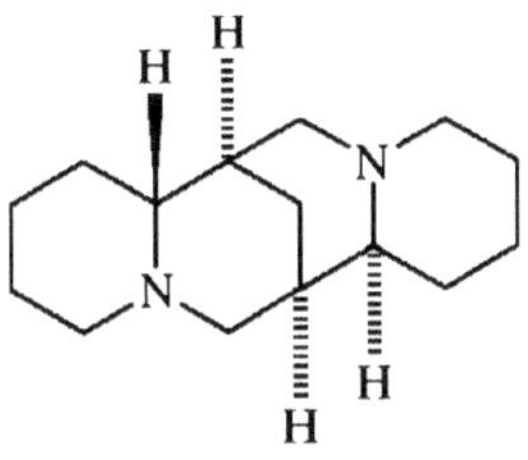

sparteina
Cytisus scoparius

ALCALOIDI (esempi)

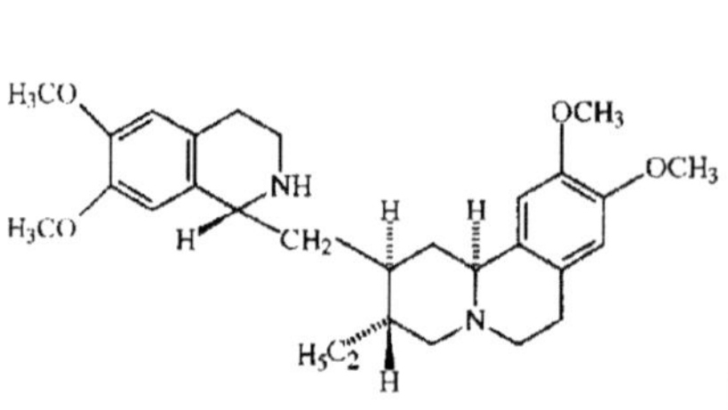

emetina
Cephaelis ipecacuanha

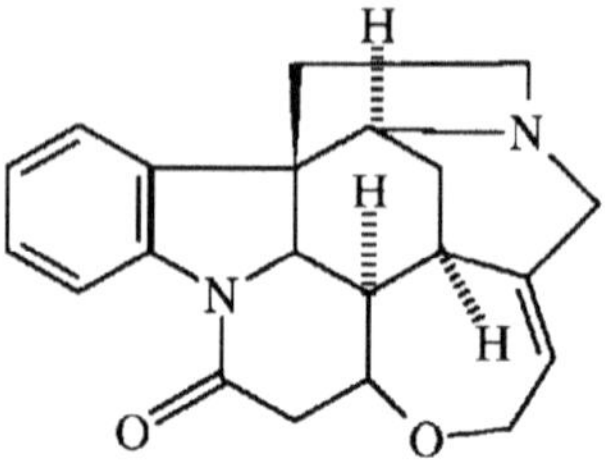

stricnina
Strychnos nux vomica

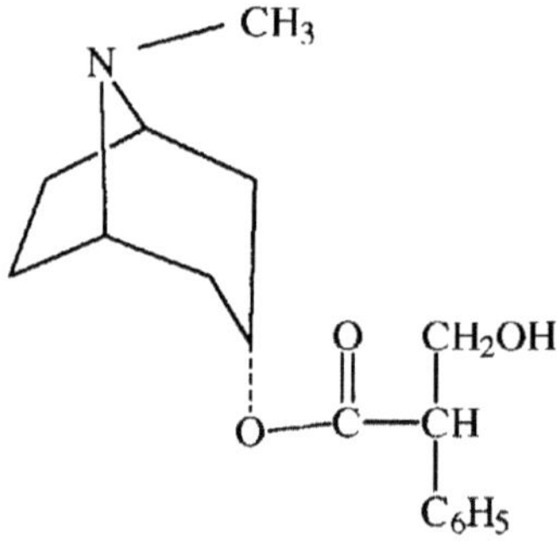

atropina
Atropa belladonna

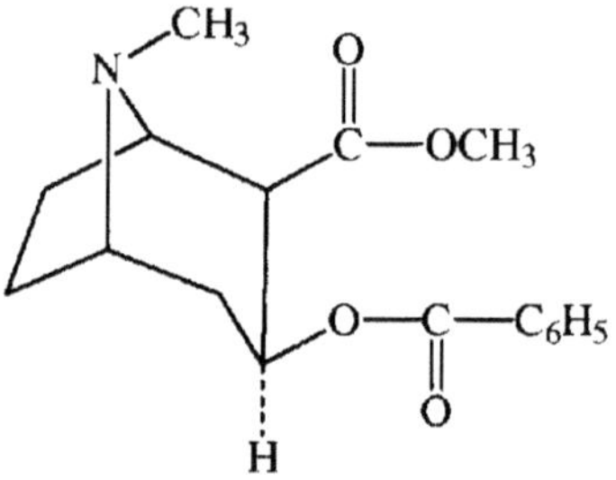

cocaina
Erythroxylon coca

ALCALOIDI (esempi)

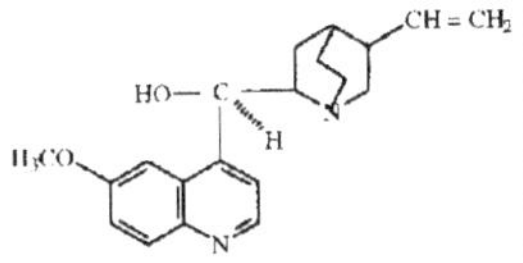 **chinina** *Cinchona calisaya*	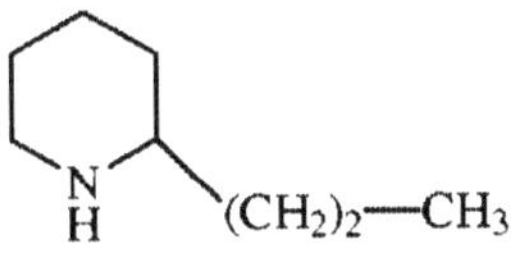 **coniina** *Conium maculatum*	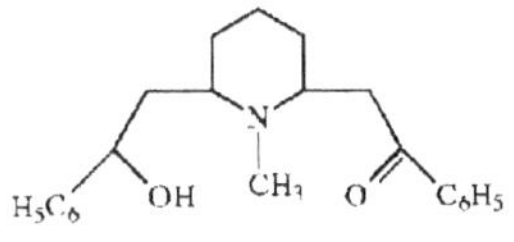 **lobelina** *Lobelia inflata*
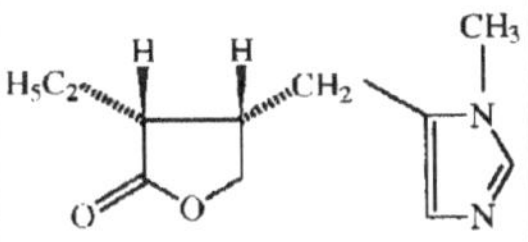 **pilocarpina** *Pilocarpus jaborandi*	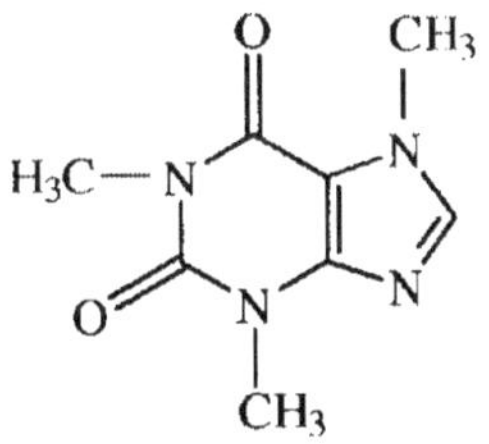 **caffeina** *Coffea arabica*	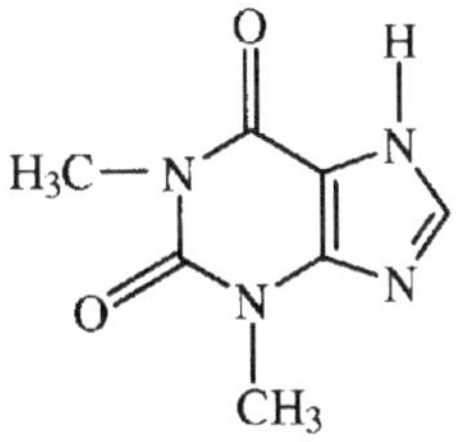 **teofillina** *Thea sinensis*
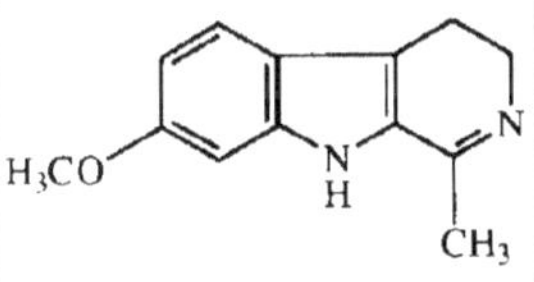 **armina** *Peganum harmala*	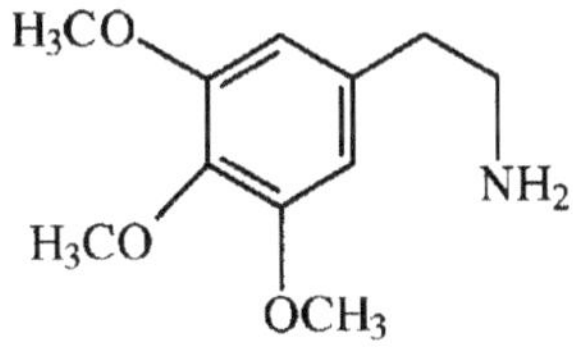 **mescalina** *Lophophora williamsii*	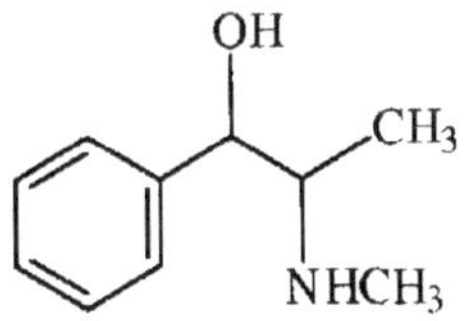 **efedrina** *Ephedra sinica*

11.3 Glicosidi

I glicosidi sono sostanze organiche complesse largamente presenti nel regno vegetale. Sono costituiti da due parti di cui una zuccherina (una o più molecole di zucchero) ed una non zuccherina (detta aglicone o genina) legate tra di loro da un atomo di ossigeno (O-glicosidi) o di carbonio (C-glicosidi). Se lo zucchero è glucosio si parla di glucosidi.

Dal punto di vista chimico possono essere classificati come degli eteri che per idrolisi liberano la genina dalla parte zuccherina; sono generalmente solidi, abbastanza solubili in acqua ed alcol, poco solubili in etere. In genere hanno un sapore amaro, ma alcuni sono dolci (ad esempio la glicirrizina). Il legame glicosidico è resistente agli enzimi digestivi e i glicosidi sono poco assorbiti nel primo tratto del digerente (stomaco, intestino tenue). Comunque la flora intestinale dell'intestino crasso scinde il legame glicosidico e la genina liberata viene assorbita.

Dal punto di vista farmacologico i glicosidi sono una famiglia molto eterogenea; generalmente la genina è responsabile dell'azione farmacologica, mentre la parte zuccherina è in grado di modulare la farmacocinetica della molecola poiché, grazie alla presenza di numerosi gruppi ossidrilici idrofili, influenza la solubilità e l'assorbimento della molecola e quindi la biodisponibilità del principio attivo (genina).

Vista la eterogeneità sia chimica che farmacologica di questa grande famiglia di composti, per una razionale classificazione occorre tenere conto di entrambi i criteri (Tab. 11.5).

Tabella 11.5 Classificazione dei principali glicosidi

Glicoside	*Genina*	*Esempio*	*Provenienza*	*Effetto*
Digitalico	Steroide	Digitossina	Digitale	Cardiotonico
Antrachinonico	Antracene	Sennoside	Senna	Lassativo
Flavonico	Flavonoide	Rutina	Ruta	Vasoprotettivo
Saponinico	Steroide triterpenoide	Glicirrizina Ginsenosidi	Liquirizia Ginseng	Antiulcera Adattogeno
Cianogenetico	Mandelonitrile	Amigdalina	Mandorla amara	Antitumorale
Salicilico	Alcol salicilico	Salicina	Salice	Analgesico
Glucosinolato	Acido tioidrossimico	Sinigrina Alliina	Senape Aglio	Antinevralgico Ipocolesterolemizzante
Fenolico	Fenolo	Arbutina Gastrodina	Uva ursina Gastrodia	Antisettico urinario Nootropo

11.3.1 Glicosidi digitalici

Sono costituiti da una genina steroidea in cui il ciclopentanoperidrofenantrene presenta un legame ossigenato in posizione 3 con la parte zuccherina (glucosio, digitossosio, ramnosio, cimarosio) e reca un anello lattonico (cardenolide o bufadienolide) in posizione 17. Nelle altre posizioni di tale tetraciclo sono presenti gruppi ossidrilici, in numero diverso a seconda della droga di provenienza, che sono responsabili dell'idrofilia della molecola. Questi glicosidi sono in grado di bloccare selettivamente un'ATPasi di membrana e di aumentare la disponibilità di calcio intracellulare nel miocardio che si traduce in un aumento della forza di contrazione muscolare (effetto inotropo positivo) senza conseguente aumento del consumo di ossigeno. In pratica dunque migliorano l'efficienza meccanica cardiaca con aumento dell'irrorazione sanguigna arteriosa e scomparsa dei sintomi da stasi venosa. Sono i farmaci di elezione nella terapia dello scompenso cardiaco congestizio.

Tali glicosidi sono contenuti in molte piante di famiglie botaniche spesso lontane tra loro; le specie più ricche di glicosidi cardiotonici sono: *Digitalis purpurea* e *lanata*, *Adonis vernalis*, *Convallaria majalis*, *Strophantus gratus* (*hispidus* e *kombé*), *Urginea maritima*, *Nerium oleander*, *Thevetia neriifolia*, *Erythrophleum guineense*, *Antiaris toxicaria*, *Acokanthera ouabaio*, *Helleborus niger*.

Struttura del ciclopentanoperidrofenantrene

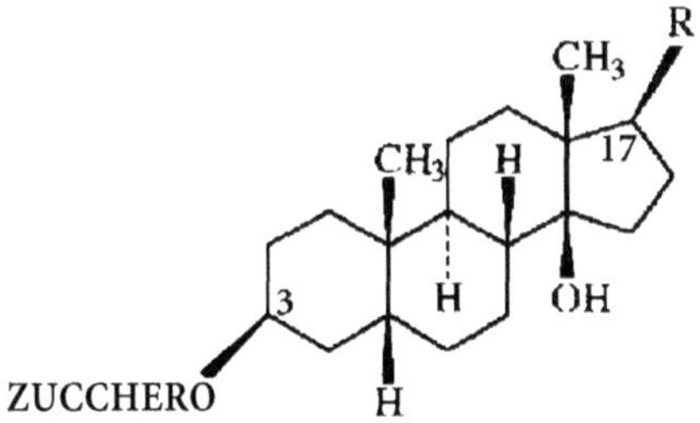

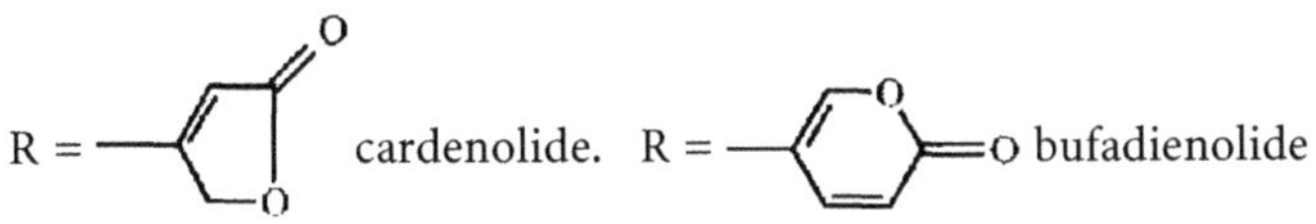

ZUCCHERO = glucosio, digitossosio, ramnosio, cimarosio

GLICOSIDI DIGITALICI (AGLICONI, esempi)

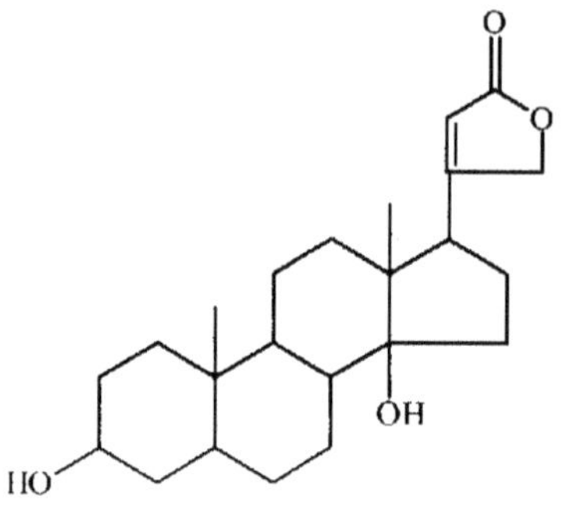

digitossigenina
Digitalis purpurea, D. lanata

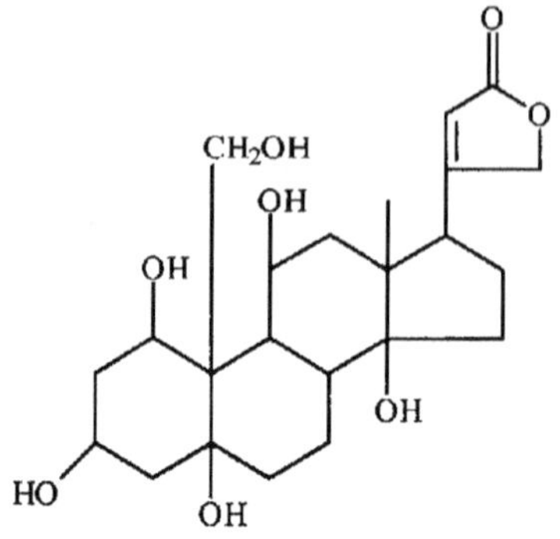

ouabagenina
Strophantus gratus

11.3.2 Glicosidi antrachinonici

I glicosidi antrachinonici sono presenti in molte piante ad azione lassativa, quali *Aloe ferox* e *vera*, *Cassia acutifolia* e *angustifolia*, *Rhamnus cathartica*, *frangula* e *purshiana*, *Rheum officinale* e *palmatum* ed altre specie degli stessi generi. La genina di tali glicosidi contiene il nucleo dell'antracene in forma più o meno ossigenata. Generalmente si ritrova in forma ridotta (antranolo) nella droga fresca e si ossida spontaneamente (antrachinone) durante la conservazione e l'essiccamento. Gli antranoli sono più attivi degli antrachinoni.

I glicosidi antrachinonici aumentano il tono della muscolatura liscia longitudinale del colon con conseguente miglioramento dell'attività peristaltica (effetto procinetico). Possono anche favorire, a dosi più alte, la secrezione di liquido intraluminale ed agire da catartici piuttosto che da lassativi. Comunque sono considerati dei profarmaci perché per agire devono essere trasformati dalla flora batterica residente in composti farmacologicamente attivi. Un uso cronico di lassativi causa un aumento dei livelli di aldosterone, in risposta alla perdita di elettroliti, che riduce l'effetto lassativo. A parte l'azione lassativa, gli antrachinoni (reina, alizarina, emodina, aloe-emodina) sono molto attivi contro virus e batteri Gram negativi, come *Shigella*, *Salmonella*, *Vibrio* e *Pseudomonas*. Il più attivo come antibatterico è l'aloe-emodina, che sembra inibisca la sintesi proteica ed il DNA. Gli antrachinoni sono attivi anche contro funghi, quali *Trichophyton*, *Microsporum*, *Epidermaphyton*. Gli antrachinoni riducono il livello di *Bacteroides fragilis*, un batterio che converte gli acidi biliari coniugati in acidi biliari liberi, irritanti. Questi composti presentano anche attività antitumorale; reina ed emodina sono ad esempio attivi contro alcuni tumori indotti sperimentalmente nei roditori. Possiedono infine proprietà antiflogistiche ed analgesiche [la diacereina (Artrodar®) migliora i sintomi nei pazienti con osteoartrosi] e sembrano utili nella psoriasi (la crisarobina, presente nella cavità del tronco di *Andira araroba*, è un agente efficace nella psoriasi come d'altronde l'antralina, un analogo di sintesi).

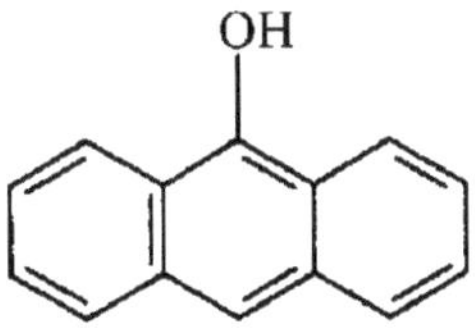

antranolo

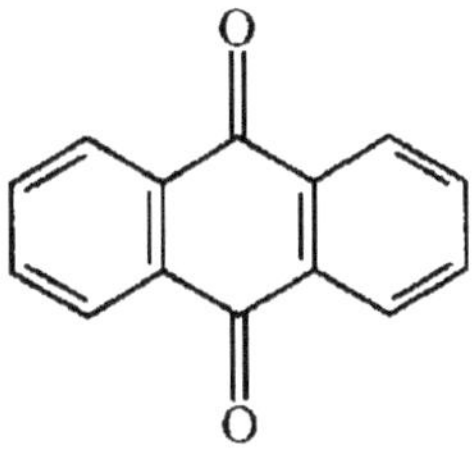

antrachinone

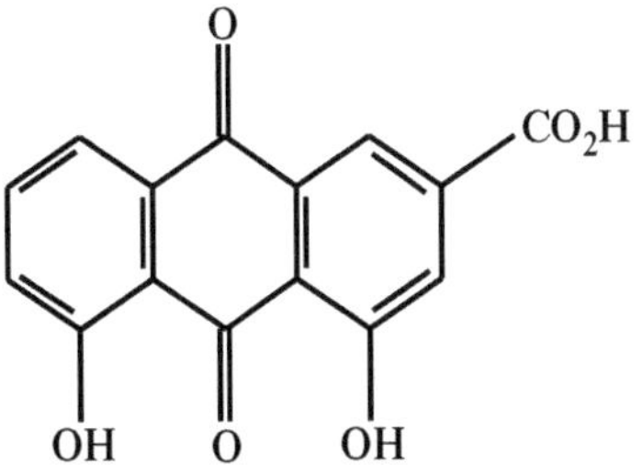

reina

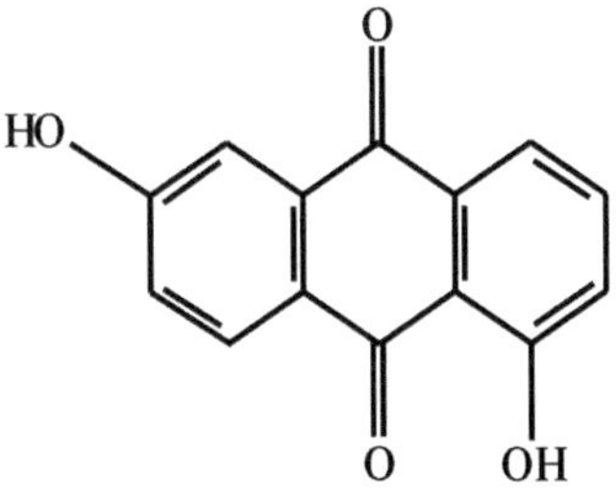

emodina

GLICOSIDI ANTRACHINONICI (AGLICONI, esempi)

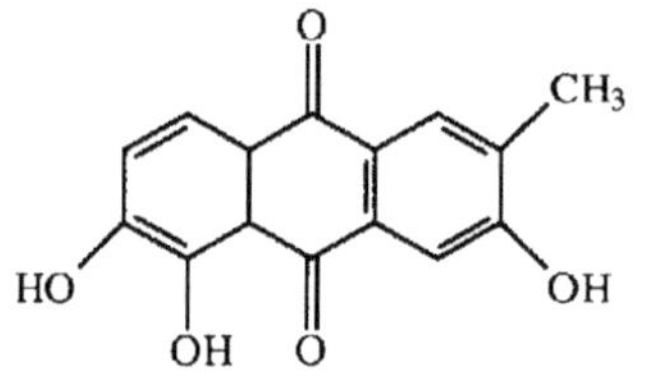 **crisarone** *Rheum rhaponticum*	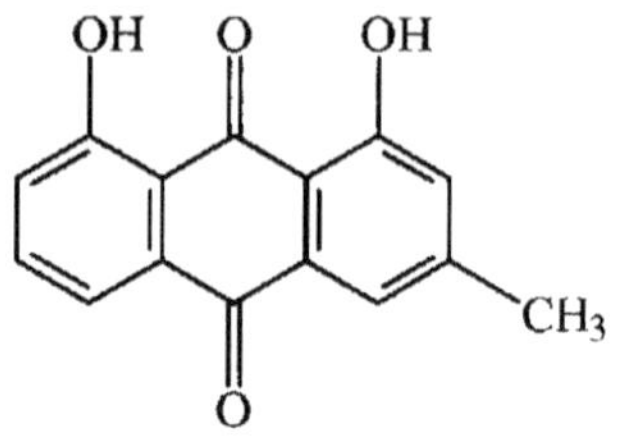 **acido crisofanico** *Aloe vera, A. ferox, A. barbadensis, ecc.*
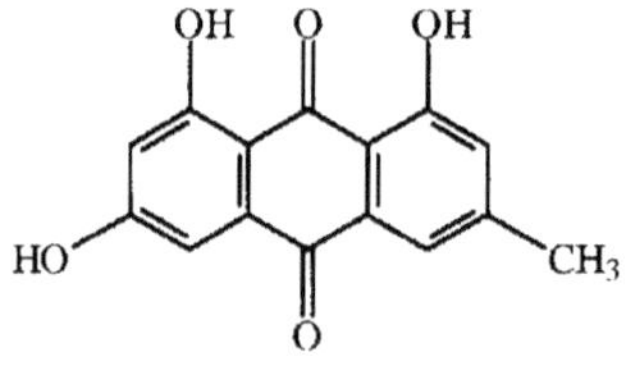 **frangula-emodina** *Rhamnus frangula*	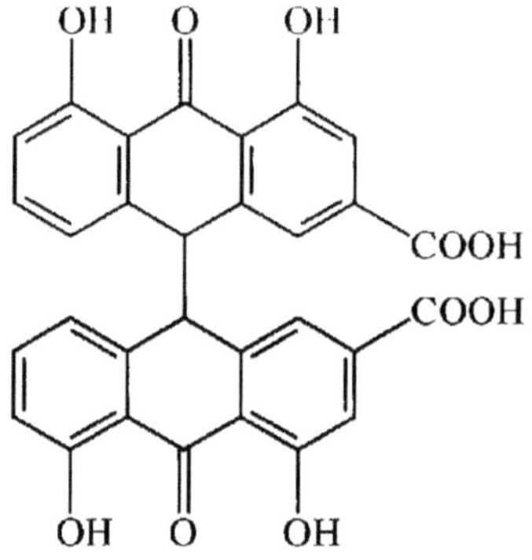 **sennidina** *Cassia acutifolia, C. angustifolia*

11.3.3 Glicosidi flavonici (vedi **flavonoidi**)

Sono composti intensamente colorati in giallo (*flavus* = giallo) e largamente diffusi in natura; rappresentano la maggior parte dei coloranti vegetali gialli di fiori, frutti e legni.

Sono poco solubili o insolubili in acqua, solubili in alcol, etere ed acido solforico; dalla loro idrolisi si liberano uno o più zuccheri ed un aglicone, appartenente alla classe dei flavonoidi (vedi flavonoidi), responsabile dell'attività farmacologica.

Diversi studi hanno mostrato che: (i) gli agliconi flavonici, dati per *os*, sono meno biodisponibili dei loro glicosidi; (ii) i livelli ematici degli agliconi variano in funzione delle forme somministrate (aglicone e glicoside) e dalla flora batterica residente nel lume intestinale; (iii) soltanto il 20% o meno del glicoside somministrato viene assorbito come aglicone.

GLICOSIDI FLAVONICI (esempi)

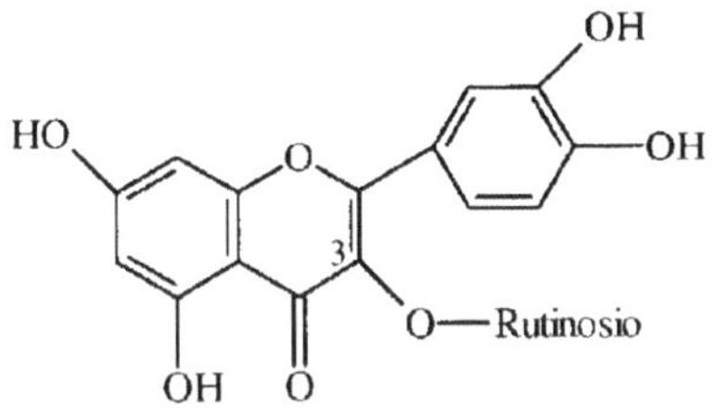

rutina (quercetina)
Ruta graveolens

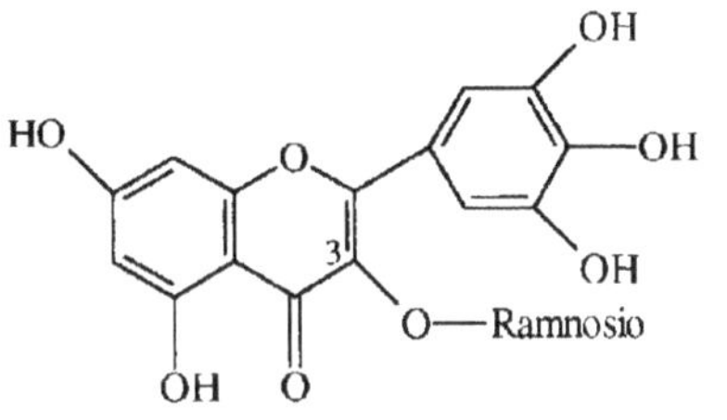

miricitrina (miricetina)
Myrica nagi

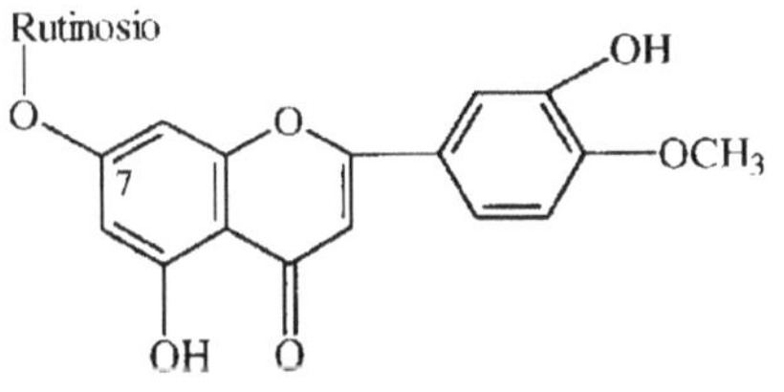

diosmina (diosmetina)
Hyssopus officinalis

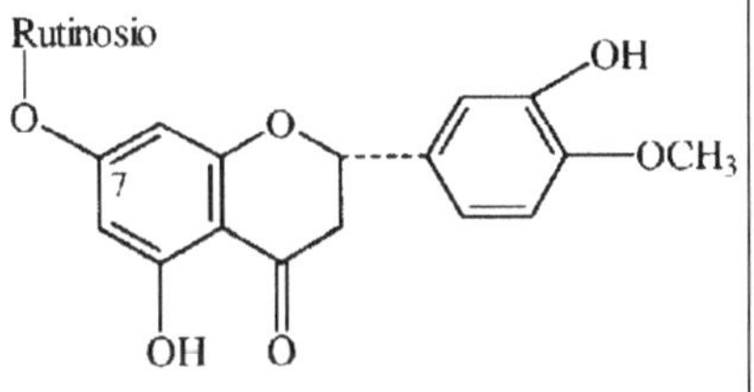

esperidina (esperetina)
Citrus spp.

Tra parentesi è riportato il nome dell'aglicone

11.3.4 Glicosidi saponinici (vedi **saponine**)

Hanno proprietà simili ai saponi. Alcuni sono tossici ed irritanti per il tratto gastrointestinale; altri sono utili in campo terapeutico.

11.3.5 Glicosidi cianogenetici (o **cianogenici**)

Sono così denominati perché per idrolisi liberano glucosio, un aglicone di varia struttura chimica ed acido cianidrico. Nonostante la tossicità dell'acido cianidrico, la somministrazione orale di glicosidi cianogenetici (con il cibo) non causa tossicità. L'idrolisi dei glicosidi nel tratto intestinale, o da parte del fegato, porta ad un lento *release* di acido cianidrico che può essere rapidamente inattivato dall'organismo. I glicosidi cianogenetici si ritrovano nel *Prunus amygdalus* var. *amara*, *P. armeniaca*, *P. laurocerasus* e *Sambucus nigra*. Il più noto glicoside di questa classe è l'amigdalina. La somministrazione orale di amigdalina (500 mg tre volte al giorno) non produce effetti tossici nell'uomo. L'acido cianidrico possiede proprietà antitussive ed antiasmatiche per la sua azione sul centro bulbare del respiro. L'amigdalina è stata proposta, per le sue proprietà citotossiche, come agente antitumorale.

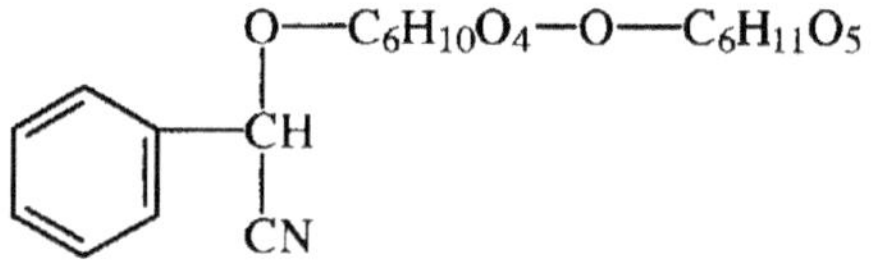

amigdalina

11.3.6 Glicosidi salicilici

Devono il loro nome al fatto che si trovano soprattutto nel salice (corteccia di *Salix alba* e *S. purpurea*); sono reperibili anche nella betulla (corteccia di *Betula alba*); nella spirea (fiori di *Filipendula* o *Spiraea ulmaria*); nel pioppo (corteccia e foglie di *Populus alba* e *P. tremula*) e nell'olio di gaulteria (*Gaultheria procumbens*). Dall'idrolisi del glucoside (salicina) si libera l'aglicone che è costituito dall'alcol salicilico (o suoi esteri) che nell'organismo è ossidato ad acido salicilico a cui è legata l'attività farmacologica. I salicilati possiedono attività antinfiammatoria, antipiretica ed antireumatica, ma sono anche tossici per la mucosa gastrointestinale. Questo portò alla sintesi, nel 1897, dell'acido acetilsalicilico (Aspirina®), farmaco molto più attivo dei salicilati naturali, ma ancora tossico per la mucosa gastrica e duodenale (Fig. 11.2). I salicilati sono anche presenti, sebbene in piccola quantità, nel biancospino, nella corteccia di faggio, nella liquirizia, nell'olivo, nel ciliegio, nell'uva, nella fragola, nel lampone, nell'arancio, nel melo e nel tè, la cui flagranza è influenzata proprio dalla presenza di salicilato di metile.

Numerosi batteri producono poi acido salicilico, che è coinvolto nel trasporto del ferro e nel controllo della crescita. Derivati salicilici, oltre che nei vegetali, sono presenti anche negli animali, in particola-

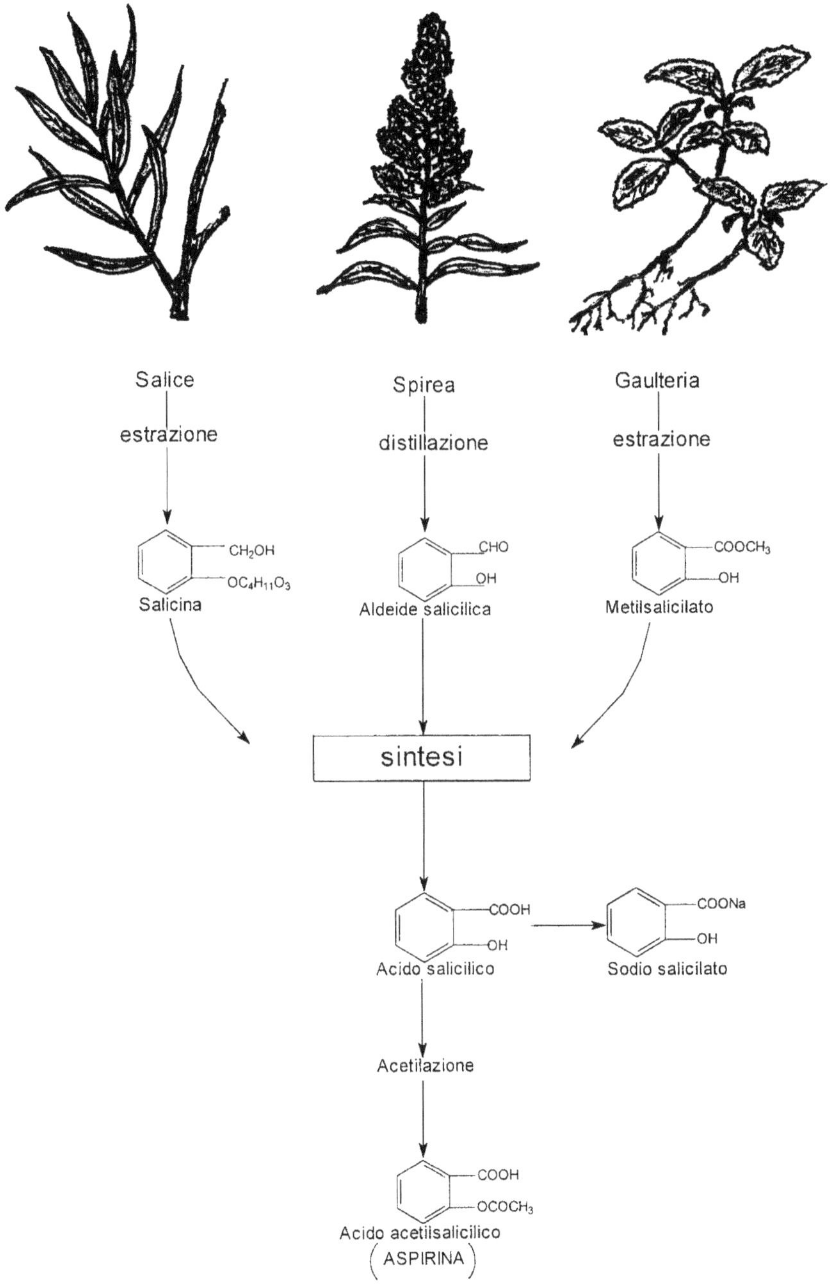

Fig. 11.2 Le origini dell'aspirina: precursori presenti nelle piante

re nella secrezione oleosa elaborata dalle ghiandole odorifere di castoro e nel secreto elaborato dalle formiche (*Leptogenys peuqueti*) per autodifendersi.

11.3.7 Glucosinolati

I glucosinolati sono glucosidi contenenti zolfo e/o azoto; questi, per azione enzimatica (mirosinasi) o per distillazione in corrente di vapore liberano gli isotiocianati, sostanze ad azione rubefacente, revulsiva, lacrimatoria e vescicante.

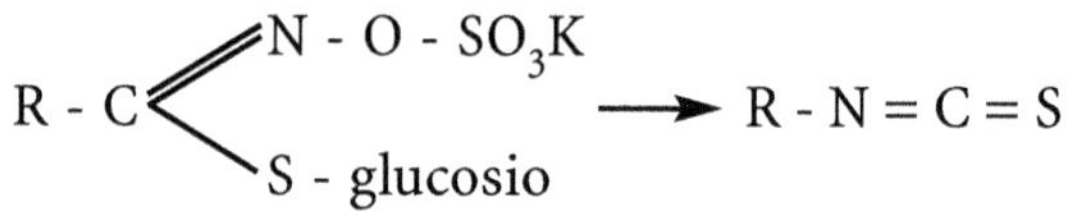

glucosinolato isotiocianato

I glucosinolati si trovano in alcuni vegetali come *Brassica nigra* (senape nera) e *Sinapis alba* (senape bianca) ed in alcuni ortaggi di uso comune come rapa (*Brassica rapa*), barbaforte (*Cochlearia armoracia*), rafano (*Raphanus sativus*), cavolo (*Brassica oleracea*), broccoli e cavoletti di Brussels (*Brassica oleracea gemmifera*).

Il più noto dei glucosinolati è la sinigrina: questa si trova soprattutto nei semi di senape. Sottoposta ad idrolisi enzimatica (mirosina) fornisce glucosio, solfato acido di potassio ed isosolfocianato di allile.

Le droghe contenenti glucosinolati sono state utilizzate sottoforma di cataplasmi, unguenti e creme contro nevralgie e mialgie. Gli isotiocianati possiedono anche proprietà espettoranti ed antitumorali; inoltre riducono i livelli di colesterolo ematico ed interferiscono con la funzione della ghiandola tiroidea inibendo l'incorporazione di iodio e la formazione di tirosina.

11.3.8 Glicosidi fenolici (o idrochinonici)

I glucosidi fenolici sono presenti in diverse piante. I più noti sono l'arbutina e la metilarbutina, presenti nelle foglioline di *Arctostaphylos uva-ursi* (uva ursina), nelle sommità fiorite di *Calluna vulgaris* (calluna o brendolo) e nelle foglie di *Pyrola rotundifolia* (pirola).

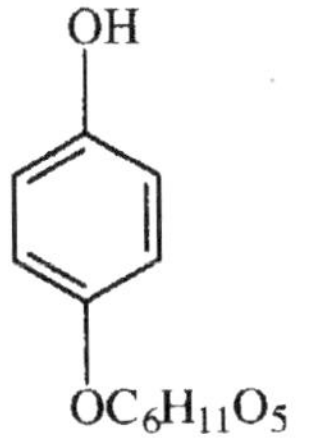

arbutina

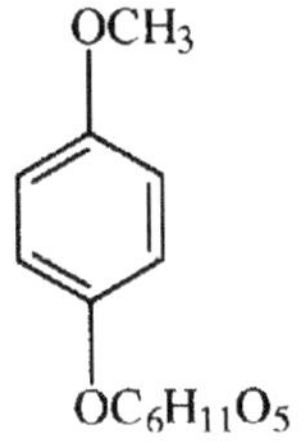

metilarbutina

Dalla loro idrolisi si liberano glucosio ed un aglicone a carattere fenolico (idrochinone o metilidrochinone).

L'arbutina possiede proprietà antisettiche sulle vie urinarie; viene assorbita dall'apparato digerente ed eliminata per via renale dove il glucoside viene scisso e libera l'idrochinone che è il responsabile dell'attività.

Altri esempi di glicosidi fenolici sono rappresentati dalla iridina, presente nei rizomi di alcune specie di *Iris* (*I. pallida*, ecc.), dalla baptisina, presente nelle radici di diverse specie di *Baptisia* (*B. tinctora*), dalla floridizina, presente nella corteccia di radici di diverse *Rosaceae.*

11.3.9 Glicosidi antocianici

I glicosidi antocianici (antocianine, antociani o antocianosidi) sono pigmenti colorati (vedi anche pag. 111) presenti in diversi fiori e frutti comuni (mirtillo, lampone, malva, ibisco).

Dal punto di vista chimico gli antociani sono simili ai flavonoidi, essendo il nucleo γ-pironico di questi sostituito dallo ione pirossonio.

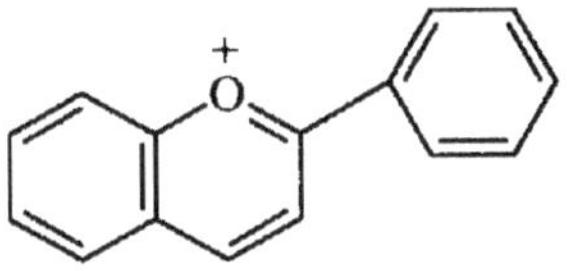

nucleo antocianico

Possiedono proprietà endotelioprotettive ed antiaggreganti piastriniche e possono essere utilizzati nelle microangiopatie.

11.4 Flavonoidi

I flavonoidi sono composti molto diffusi in natura e si presentano generalmente di colore giallo.

Ne sono molto ricchi gli agrumi, specie il *Citrus limon* (limone), il *Citrus aurantium* (arancio) nelle sue varietà *amara* e *dulcis* ed alcuni frutti selvatici, come quelli di *Rosa canina*.

Dal punto di vista chimico sono dei derivati del flavone (2-fenil-benzo-γ-pirone) ed alcuni dell'isoflavone; sono generalmente solubili in acqua ed in alcol bollente.

Molti flavonoidi costituiscono l'aglicone di glicosidi naturali che si formano dal legame di uno o più zuccheri nella posizione 7 del flavone (o 3 del flavonolo).

I più diffusi in natura sono i flavonoidi (circa 4.000 composti), distinti in flavoni (prodotti di ossidazione dei flavononi), flavonoli (che sono spesso glicosidi), flavanoni e flavani (Tab. 11.6). Gli isofla-

Tabella 11.6 Flavonoidi

Classe	*Esempio*	*Provenienza vegetale*	*Effetto, uso*
Flavonoidi			
Flavoni	Apigenina	Camomilla	Antiflogistico
	Luteolina	Timo	Antiflogistico
Flavonoli	Quercetina	Cipolla	Antiallergico
	Kaempferolo	Sambuco	Antiflogistico
	Rutina	Agrumi	Vasoprotettivo
Flavanoni e diidroflavanoni	Esperidina	Agrumi	Vasoprotettivo
	Eriodictiolo	Artemisia	Antimalarico
	Liquiritina	Liquirizia	Antitussivo
	Naringenina	Pompelmo	Antimicrobico
Flavani (catechina)	Epigallocatechina 3-gallato	Tè	Antiossidante e vasoprotettivo
Isoflavonoidi			
Isoflavoni	Daidzeina	Soia	Estrogenico
	Genisteina	Trifoglio	Estrogenico
Isoflavononi	Ciclochievitone	Fagiolo	Antifungino
Isoflavani	Licoricidina	Liquirizia	Antifungino
Rotenoidi	Rotenone	Derris	Insetticida
	Puerarina	Pueraria	Per l'alcolismo
Calconi	Isoliquiritigenina	Liquirizia	MAO-inibitore
Auroni	Ispidolo	Soia	Colorante
Cumestani	Cumestrolo	Alfa alfa	Estrogenico
Flavonolignani	Silimarina	Cardo mariano	Epatoprotettivo

vonoidi sono circa 700, sono diffusi tra le *Leguminosae*. Da ricordare gli isoflavoni, che hanno una particolare affinità per i recettori degli estrogeni, e pertanto chiamati *fitoestrogeni*.

Anche i calconi e gli auroni sono isoflavonoidi.

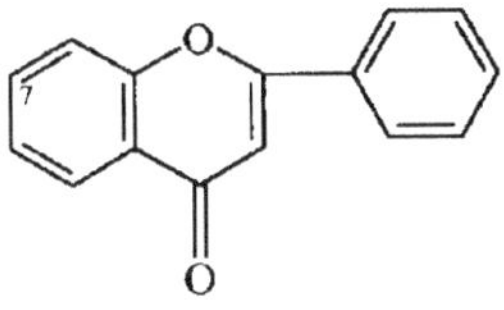

flavone

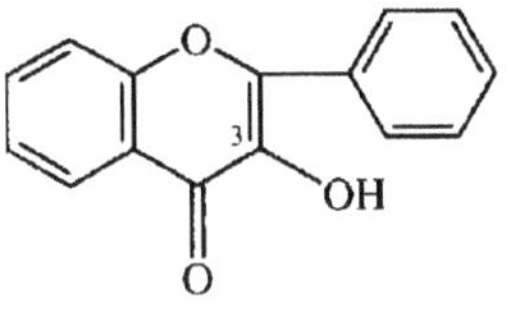

flavonolo

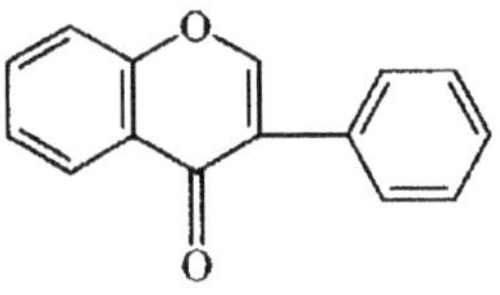

isoflavone

I flavonoidi più noti e presenti in alcune specialità medicinali sono la rutina, la diosmina, l'esperidina e gli antocianosidi (Tab. 11.7). Questi si sono dimostrati efficaci nel favorire l'elasticità della parete venosa ed il riassorbimento degli edemi, nell'attenuare la fragilità capillare e nel diminuire la permeabilità della parete venosa. Dotati anche di attività antiflogistica, sembrano particolarmente indicati per ostacolare l'evoluzione delle flebopatie ed alleviare i sintomi della sofferenza venosa fin dal loro primo manifestarsi. Possiedono inoltre proprietà antiaggregante piastrinica (rutina) ed antiepatotossica (silibina). La rutina è contenuta in molte specie di *Citrus* ed inoltre in *Sophora japonica* (specie nelle gemme), *Eucalyptus macrorhyncha* (foglie), *Fagopyrum esculentum* e *Ruta graveolens*; la silibina, che è un flavolignano, è stata isolata dal frutto di *Silybum marianum* (cardo mariano).

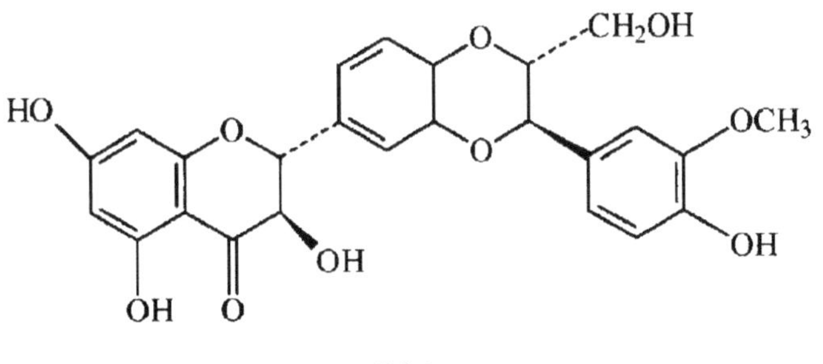

silibina
Silybum marianum (cardo mariano)

Ai flavonoidi si attribuiscono anche proprietà antipertensive, antiallergiche, antibatteriche, antivirali, antitumorali, immunomodulanti, ipolipemizzanti, spasmolitiche ed antiossidanti.

Diverse di queste azioni non sono state però completamente ed inequivocabilmente dimostrate nell'uomo, anche perché i flavonoidi non

Tabella 11.7 Specialità medicinali contenenti flavonoidi

Flavonoide	*Specialità medicinale*	*Indicazioni terapeutiche*
Diosmina	Alven® Diosven® Doven® Venosmine®	Coadiuvante nel trattamento delle varici e delle complicazioni flebitiche, delle emorroidi (interne ed esterne) e negli stati di fragilità capillare e nelle loro manifestazioni (ecchimosi, ematomi, porpore)
O-β-idrossietilrutoside (derivato della rutina)	Dermoangiopan®	Dermatiti flebopatiche, distrofia cutanea da varici venose
	Fleboside®	Aumentata fragilità capillare, ulcere varicose, emorroidi
	Traumal®	Contusioni, ematomi, ecchimosi
	Venolen®	Aumentata fragilità capillare, ulcere varicose, emorroidi
	Venoruton®	Aumentata fragilità capillare, ulcere varicose, emorroidi
Esperidina	Edeven®	Edemi cerebrali da trombosi, emorragie cerebrali, stasi venose, varici, emorroidi, tromboflebiti
	Reparil®	Terapia degli edemi negli interventi chirurgici in generale, stasi venose, varici, emorroidi, tromboflebiti
Frazione flavonoica purificata e micronizzata	Arvenum® Daflon®	Varici e complicanze flebitiche, stati di fragilità capillare, emorroidi
Complesso antocianosidico del mirtillo al 36% di antocianosidi	Angiorex®	Stati di fragilità ed alterata permeabilità dei capillari sanguigni
	Tegens®	Coadiuvante nel trattamento sintomatico dei disturbi da varici da alterata permeabilità capillare
	Ultravisin®	Retinopatie vascolari, turbe della visione notturna e crepuscolare, miopia elevata e degenerativa

sono totalmente assorbiti a livello intestinale. Oggi si sta cercando di superare l'ostacolo dello scarso assorbimento intestinale dei flavonoidi grazie alle nuove tecniche di micronizzazione che consentono un assorbimento di 4-5 volte superiore rispetto alla formulazione tradizionale.

Queste molteplici attività dei flavonoidi hanno comunque fatto sì che gli alimenti contenenti flavonoidi vengano oggi visti con grande interesse per un loro effetto chemopreventivo in individui ad alto rischio per il carcinoma della mammella e della prostata e per disturbi cardiaci.

Va infine ricordato che i derivati isoflavonici (derivati del 3-fenil-benzo-γ-pirone, isomero del flavone) presentano attività estrogenica legata alla struttura stilbenica (apertura dell'anello isoflavonico). Di recente i flavonoidi sono stati al centro di discussioni riguardanti una eventuale pericolosità legata all'aumento del rischio di insorgenza di leucemie infantili acute a seguito della loro assunzione in gravidanza. Il tutto si basa su dei risultati ottenuti *in vitro* i quali dimostrano che alcuni flavonoidi provocano alterazioni cromosomiche a livello del gene MLL per via di un'azione inibitoria della topoisomeri II. Questo tipo di alterazione si riscontra in un gran numero di leucemie infantili acute. Ciò ed il fatto che i flavonoidi attraversano la barriera placentare ha indotto a far ritenere che i flavonoidi possano giocare un ruolo determinante nell'incidenza di tale malattia.

La verità è che molti farmaci utilizzati di routine attraversano la barriera placentare; così pure molti farmaci (antibiotici chinolonici, lassativi antrachinonici) e sostanze presenti negli alimenti (la catechina del tè e del cioccolato, la caffeina, ecc.) inibiscono *in vitro* la topoisomerasi, ma non è stata attribuita loro la stessa pericolosità paventata per i flavonoidi. D'altra parte studi condotti con diosmina su donne gravide con insufficienza venosa o patologia emorroidaria non hanno evidenziato effetti tossici sul feto, né sul bambino nato né sulla gestante. Comunque è opportuno non assumere flavonoidi durante la gravidanza, visto che la sicurezza di questi composti in gravidanza non è stata chiaramente documentata.

I flavonolignani, le antocianine e le proantocianidine sono chimicamente simili ai flavonoidi. I **flavonolignani** sono lignani ibridi derivanti dal flavonoide taxifolina (2,3-diidroquercetina) e alcol coniferilico. La silibina (dai frutti di *Sylibum marianum*), ad attività epatoprotettiva, è un tipico esempio appartenente a questa categoria. Le **antocianine** (o antociani) sono dei pigmenti idrosolubili responsabili della colorazione arancione, rossa, rosa, porpora, viola e blu di molti fiori e frutti. Dal punto di vista chimico sono dei glicosidi (vedi pag. 107), il cui aglicone (chiamato antocianidina) è un derivato del catione 2-fenilbenzopirilio (catione flavilio); questi composti sono presenti nelle piante come sali ed hanno generalmente come anione un acido organico. Le antocianine diminuiscono la permeabilità e la fragilità capillare, agiscono da *scavenger* dei radicali liberi ed esercitano attività antiedemigene. Grazie a queste proprietà, le piante medicinali contenenti antocianine (*Vitis vinifera*, *Vaccinium myrtillus*) vengono adoperate nel trattamento dell'insufficienza venosa cronica. Le **proantocianidine** (dette anche tannini condensati) sono invece polimeri complessi, la cui struttura chimica è nota solo in parte. Il loro scheletro è costituito da catenine e flavonoidi; tra le piante contenenti proantocianidine ricordiamo *Hamamelis virgininana*, *Pinus maritima*, e le piante appartenenti al genere *Quercus*. Le **proantocianidine** hanno molte delle proprietà tipiche dei tannini (per es. attività antiossidante ed astringente). L'idrolisi delle proantocianidine dà luogo alla **procianidine** (chiamate anche proantocianidine dimeriche, ovvero proantocianidine formate da due unità).

11.5 Saponine

Sono un gruppo di glicosidi di origine naturale in grado di formare con l'acqua soluzioni colloidali che schiumeggiano se agitate (da ciò il loro nome).

Dall'idrolisi acida di questi glicosidi si liberano zuccheri ed agliconi detti sapogenine che, a seconda della struttura chimica, si distinguono in steroidee(7), triterpeniche e glicoalcaloidee (Tab. 11.8).

Dal punto di vista chimico sono sostanze prive di azoto, generalmente inodori, di sapore amaro (esclusa la glicirrizina), fortemente irritanti se inalate; inoltre abbassano la tensione superficiale (sono tensioattive).

Tabella 11.8 Saponine

Classe	*Esempi*	*Provenienza*	*Effetto, uso*
Steroidee	Digitossina	Digitale	Cardiotonico
	Diosgenina	Dioscorea	Precursore di steroidi
	Sarsasapogenina	Iucca	Antiflogistico
	Yamogenina	Fieno greco	Ipocolesterolemizzante
Triterpeniche	Escina	Ippocastano	Insufficienza venosa
	Astragalosidi	Astragalo	Immunostimolante
	Cicloartani	Cimicifuga	Disturbi della menopausa
	Ederosaponine	Edera	Espettorante
	Ginsenosidi	Ginseng	Adattogeno
	Glicirrizina	Liquirizia	Antiulcera
	Acido quillaico	Quillaja	Espettorante
	Ginsenosidi (o panaxosidi)	Ginseng	Adattogeno
Glicoalcaloidee	Solasodina	*Solanum* spp	Precursore steroidi

(7) Le saponine steroidee sono di notevole interesse, considerata la loro somiglianza con corticosteroidi, ormoni sessuali e glicosidi cardioattivi. Alcune di queste (diosgenina) sono utilizzate come materia prima per la sintesi di steroidi.

Dal punto di vista farmacologico possiedono soprattutto attività espettorante ed antitussiva. Somministrate in piccole quantità le saponine stimolano la secrezione di muco bronchiale fluido ed in questo modo facilitano l'espettorazione e prevengono la tosse. L'effetto è dovuto ad una irritazione della mucosa gastrica che, per azione riflessa, determina un aumento della secrezione bronchiale. Inoltre le saponine, una volta somministrate, vengono a contatto con il muco e, per la loro capacità di abbassare la tensione superficiale, rendono questo più fluido e facilmente eliminabile.

L'effetto irritante sulle mucose è in alcuni casi sfruttato per favorire l'assorbimento di altri farmaci (effetto sinergico) o, a dosaggi più alti, per provocare effetti purgativi (a tale scopo sono stati usati l'elleboro nero, l'edera, la graziola) ed emetici. Le droghe contenenti saponine possono pertanto essere aggiunte in piccole quantità nelle preparazioni fitoterapiche per favorire l'assorbimento intestinale dei principi attivi (per migliorare la biodisponibilità). Alle saponine si attribuiscono anche proprietà antiflogistiche (liquirizia, primula), cicatrizzanti (liquirizia), antitumorali (calendula), diaforetiche e diuretiche (dulcamara, ononide), ipocolesterolemizzanti (alfalfa, yucca), antiossidanti (caulofillo).

La glicirrizina, una saponina presente nella liquirizia, possiede anche proprietà epatoprotettive ed antivirali. Inoltre alcune saponine migliorano la flora intestinale normalizzando le funzioni intestinali (yucca) mentre altre interferiscono con la utilizzazione della vitamina K e pertanto sono causa di emorragie nei ruminanti.

Come emulsionanti sono impiegate nell'industria cosmetica per preparare schiume.

Le saponine possiedono un forte potere emolitico e quindi risultano tossiche se somministrate per via parenterale. Date per *os* sono scarsamente assorbite e pertanto non provocano effetti tossici.

A. Saponine steroidee

Queste sono meno diffuse di quelle triterpeniche; si trovano in alcune specie, tra cui *Digitalis purpurea* e *lanata*, *Ruscus aculeatus*, *Smilax officinalis*, *S. medica* e *S. febrifuga*, *Dioscorea mexicana*, *Agave sisalana*, ecc.

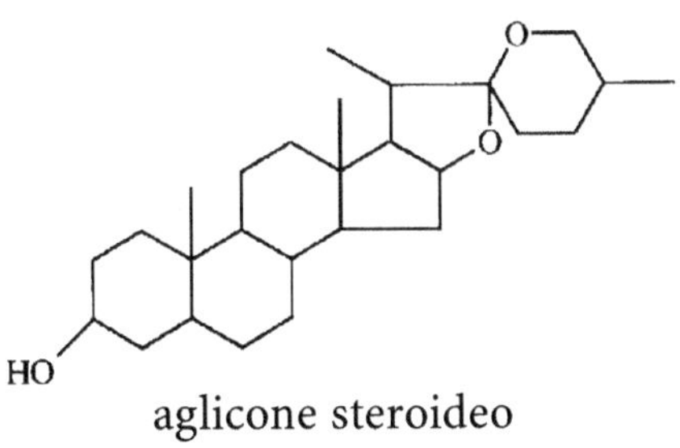

aglicone steroideo

B. Saponine triterpeniche

Sono largamente diffuse nel regno vegetale. Piante medicinali che contengono saponine triterpeniche sono: *Polygala senega*, *Glycyrrhiza glabra*, *Aesculus hippocastanum*, *Quillaja saponaria*, *Hedera helix*, *Panax ginseng*.

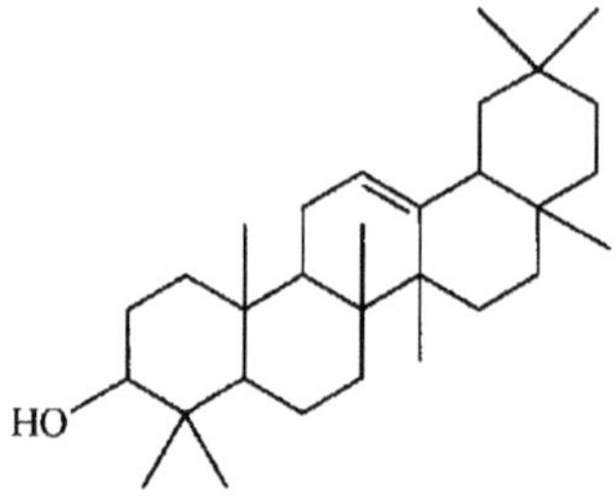

aglicone triterpenico
(β-amirina)

SAPONINE STEROIDEE (AGLICONI, esempi)

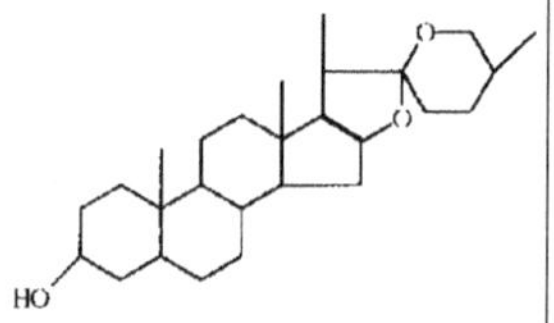	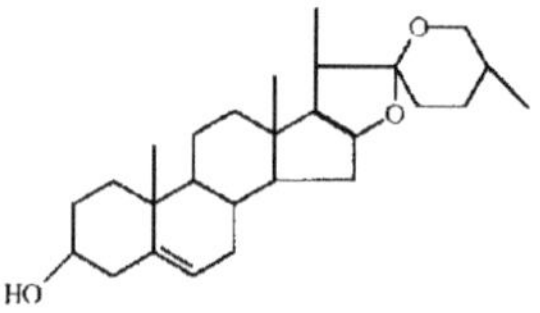	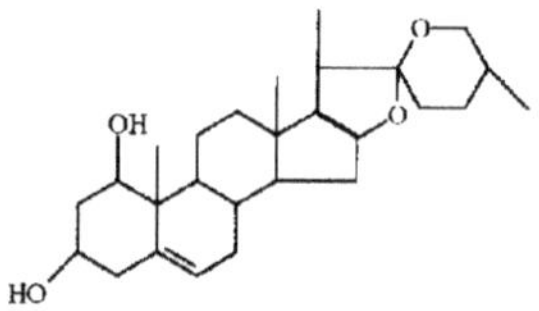
sarsasapogenina *Smilax spp.*	**diosgenina** *Dioscorea mexicana*	**ruscogenina** *Ruscus aculeatus*

SAPONINE TRITERPENICHE (AGLICONI, esempi)

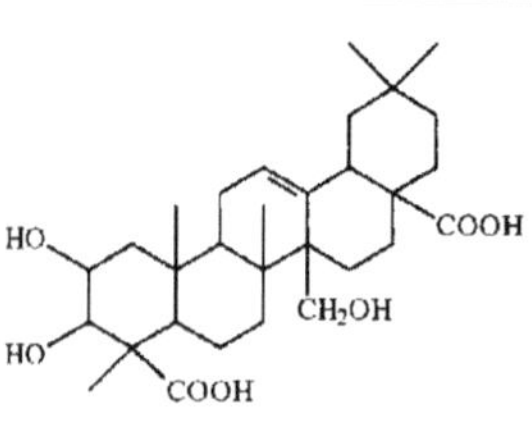	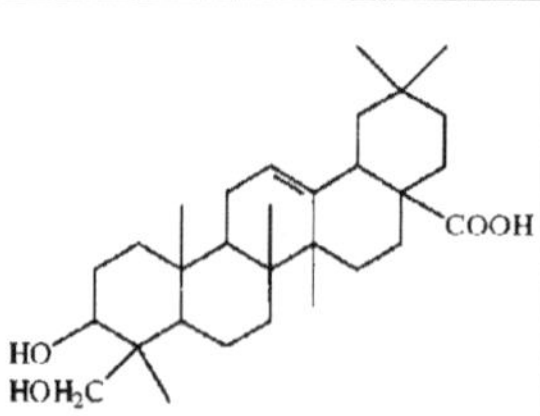	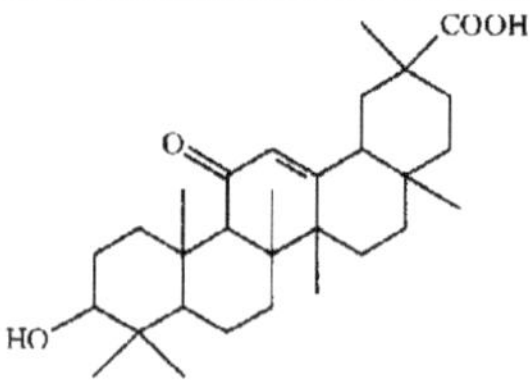
presenegenina *Polygala senega*	**acido glicirretico** *Glycyrrhiza glabra*	**ederagenina** *Hedera helix*

11.6 Tannini

I tannini sono sostanze vegetali, non azotate, di sapore fortemente amaro, dotate di attività tannante; sono cioè in grado di trasformare le pelli in cuoio. Come i flavonoidi, i tannini sono composti polifenolici con una elevata affinità per le proteine (digestive, enzimatiche, di funghi o di virus). L'elevato numero di gruppi fenolici ed una più grande massa molecolare rendono i tannini capaci di legarsi tenacemente alle proteine nelle cellule epiteliali sia del muco che delle mucose e di formare con esse dei composti insolubili.

Nonostante sia stata rivista di recente sia la classificazione che la nomenclatura dei tannini, tre sono i gruppi più significativi: i tannini idrolizzabili, i tannini condensati (procianidine e proantocianidine) ed i tannoidi. I primi constano di una molecola di glucosio, centrale, legata a molecole di acido gallico (gallotannini) o di acido ellagico (ellagitannini). Questi tannini sono idrolizzati da acidi (diluiti) e da enzimi (tannasi) nei loro componenti molecolari e si decompongono lentamente in soluzioni acquose. Sono presenti ad esempio nelle parti aeree di *Spiraea ulmaria* (spirea), nella corteccia di *Quercus robur* (rovere) e nel *Geranium robertianum* (erba cimicina).

Il rovere contiene anche tannini condensati. I tannini condensati sono polimeri del flavano; constano di molecole di catechina e di epicatechina, unite da legami carbonio-carbonio. La catechina e l'epicatechina sono monomeri mentre le procianidine oligomeriche (OPC) sono sostanze contenenti 2-4 monomeri. Poiché la capacità di legare le proteine aumenta con il grado di polimerizzazione, gli esameri risultano più astringenti dei dimeri.

I tannini condensati, comunque, non idrolizzano, sono poco solubili in acqua e si ossidano con il tempo assumendo una colorazione rossa. I tannini ossidati (flobafeni o flobatannini) sono responsabili del colore rosso di molte cortecce e radici. I tannini condensati si trovano soprattutto nelle radici di *Krameria triandra*, nel rizoma di *Potentilla erecta* e di *Polypgonum bistorta*, nelle parti aeree di *Alchemilla glabra* e nelle infiorescenze di *Agrimonia eupatoria*.

I tannoidi, chiamati anche tannini del caffè, sono dei derivati dell'acido clorogenico (estere dell'acido caffeico con l'acido chinico); sono molto diffusi nei semi di *Coffea arabica* (caffè) e *Strychnos nux-vomica* (noce vomica) e nelle foglie di *Nicotiana tabacum* (tabacco), *Ilex paraguariensis* (matè) e *Thea sinensis* (tè).

La spiccata affinità dei tannini per le proteine e la loro ridotta liposolubilità rendono questi composti poco biodisponibili. Pertanto l'attività biologica dei tannini, e delle piante contenenti tannini, è sostanzialmente di tipo locale e non di tipo sistemico.

Questo è importante perché la scarsa biodisponibilità impedisce ai tannini di raggiungere il letto vascolare e di esercitare effetti epatotossici; molte piante potrebbero essere velenose se i tannini avessero una buona biodisponibilità.

Somministrati per via orale i tannini raggiungono immodificati il lume intestinale dove vengono trasformati, ad opera della flora batterica ivi residente, in composti più semplici (i tannini idrolizzabili possono anche decomporsi spontaneamente nel lume intestinale).

Comunque i tannini, come tali o come prodotti di degradazione più semplici, espletano effetti astringenti, antinfiammatori, antidiarroici, antibatterici, emostatici ed antiossidanti. A parte quest'ultimo effetto (antiossidante), che è sistemico perché dovuto all'assorbimento dei prodotti di trasformazione dei tannini, tutti gli altri sono localizzati alla mucosa del digerente oppure al lume gastrointestinale (Tab. 11.9).

I tannini una volta a contatto con le proteine della mucosa del digerente rendono quest'ultima poco permeabile e creano un effetto astringente[(8)].

Quest'effetto protegge gli strati sottostanti della mucosa da parassiti e da sostanze irritanti (azione antibatterica ed antiflogistica) e riduce la secrezione (azione antisecretiva).

Comunque l'effetto più importante dei tannini è quello antidiarroico. Si ritiene che i tannini formino, anche se temporaneamente, uno strato protettivo, di proteine coagulate, sulla mucosa intestinale

Tabella 11.9 Comportamento dei tannini nel tratto gastrointestinale

Tratto del digerente	*Composti chimici*	*Effetti*
Cavità orale	Tannini liberi	Astringente, antinfiammatorio, antibatterico
Stomaco	Tannini liberi, complessati con proteine	Astringente, antinfiammatorio, antimicrobico, emostatico
Intestino tenue	Tannini liberi, complessati con proteine Prodotti di decomposizione dei tannini	Astringente, antinfiammatorio, antimicrobico, antiossidante, ipocolesterolemizzante
Intestino crasso	Tannini liberi, tannini complessati con proteine, prodotti di decomposizione dei tannini	Astringente, antinfiammatorio, antimicrobico, antidiarroico, antiossidante

(8) Una sensazione astringente si avverte in bocca quando si masticano frutti poco maturi e ricchi di tannini.

Tabella 11.10 Inibizione dell'attività della ialuronidasi da parte di alcuni tannini

Composto	CI_{50}, *mM*
(+) Catechina	0,85
(-) Epicatechina	0,62
3-Gallail (-) epicatechina	0,44
Procianidina β-2	0,34

che (i) ottunde le terminazioni sensoriali nervose, (ii) riduce gli stimoli che promuovono e sostengono la peristalsi intestinale, (iii) impedisce il passaggio di microrganismi patogeni e (iv) neutralizza le proteine flogistiche che si concentrano nel focolaio infiammatorio.

Questa barriera, protettiva ed antisecretiva, risulta utile nei casi di diarree infettive o di natura flogistica: i tannini sono, ad esempio, in grado di inibire l'attività secretagoga della tossina colerica.

I tannini possono anche espletare, per le stesse ragioni, effetti antiulcera; d'altra parte il sulcrafato, un derivato dell'alluminio utilizzato nell'ulcera peptica, agisce con un meccanismo analogo in quanto si lega alle proteine presenti alla base dell'ulcera e forma una barriera che impedisce al contenuto gastrico di venire a contatto con il tessuto ulceroso.

Sembra inoltre che i tannini riducano la secrezione acida gastrica (questo è stato dimostrato per l'acido ellagico) ed inibiscano l'attività della ialuronidasi, enzima che partecipa al processo flogistico liberando istamina (Tab. 11.10).

Applicati localmente i tannini producono un effetto emostatico, dovuto a vasocostrizione localizzata ed aumentata coagulazione.

Probabilmente la reazione tannini-proteine porta alla formazione di un coagulo "artificiale" che funge da tampone, arrestando il sanguinamento dei piccoli vasi.

Per la loro azione vasocostrittrice ed emostatica, i tannini trovano impiego come antiemorroidari, stomatici ed in caso di piccoli sanguinamenti che interessano il digerente.

Gli effetti emostatici ed astringenti dei tannini non si osservano però sul tessuto broncopolmonare e nei casi di sanguinamento uterino.

I tannini sotto forma di spray sono stati applicati per anni sulle ferite, scottature ed eczemi. La formazione di una membrana semipermeabile (escara) facilita la guarigione delle ferite, ma non impedisce l'assorbimento di tannini ed il rischio di effetti indesiderati a carico del fegato.

I tannini possiedono numerose altre proprietà, molte delle quali osservate *in vitro* (Tab. 11.11).

Tabella 11.11 Proprietà biologiche dei tannini
Inibiscono la 5-α-riduttasi
Inibiscono la promozione di tumori
Inibiscono la perossidazione lipica
Inibiscono il *release* di istamina e di eicosanoidi
Inibiscono la lipolisi indotta da adrenalina
Migliorano il metabolismo dell'azoto
Possiedono attività antipertensiva
Possiedono attività antivirale (HIV e HSV)
Possiedono attività antiossidante

Comunque alcune di queste proprietà non sono state ancora sfruttate in campo umano per la "proverbiale" tossicità di questi composti. D'altra parte la scarsa biodisponibilità dei tannini fa si che queste proprietà non abbiano una rilevanza clinica.

La preparazione di forme estrattive di piante contenenti tannini richiede una certa attenzione. Ad esempio i tannini condensati precipitano se gli estratti liquidi e le tinture di piante tanniche sono conservate a lungo; l'aggiunta di glicerolo alle preparazioni estrattive ritarda la precipitazione dei flobafeni. Inoltre bisogna evitare di associare tannini ed alcaloidi o ioni metallici perché si formano complessi insolubili (il complesso ferro-tannini provoca emocromatosi nell'uomo).

I tannini possono anche reagire con la tiamina riducendone l'assorbimento. Oltre che nei prodotti farmaceutici (antidiarroici, stomatici, antiemorroidari) i tannini trovano impiego nelle lozioni cosmetiche antiseborroiche ed antiforfora. I tannini difficilmente provocano effetti indesiderati se somministrati per brevi periodi ed a basse dosi. I tannini condensati si trovano in diversi cibi che vengono comunemente consumati. I tannini idrolizzabili, al contrario, sono rari nei cibi e questo suggerisce che un uso prolungato di questi tannini deve essere evitato.

Dosi elevate di tannini causano effetti irritanti sulle mucose del digerente ed epatotossicità; pertanto un dosaggio elevato (e ripetuto per giorni) di tannini dovrebbe essere evitato in pazienti con colite ulcerosa e nei casi di disturbi epatici. L'impiego cronico di tannini inibisce gli enzimi digestivi con conseguenti disturbi della digestione e riduce l'effetto lubrificante della saliva.

L'acido tannico è stato usato nel passato in associazione con il solfato di bario per migliorare l'esame radiografico della mucosa intestinale; questa pratica è stata abbandonata in seguito alla morte di pazienti per epatotossicità acuta.

I tannini sono carcinogeni se somministrati sottocute e lo sviluppo di cancro esofageo è stato in alcuni casi associato all'uso di tisane contenenti tannini. Questi eventi, anche se rari, suggeriscono cautela nell'uso di piante contenenti tannini.

11.7 Essenze

Le essenze (o oli essenziali) sono costituite da miscele complesse di sostanze organiche, per lo più volatili, con una densità relativa minore di quella dell'acqua, di costituzione chimica varia, contenute in diverse piante dove sono localizzate in particolari tessuti.

Si ottengono ordinariamente mediante distillazione in corrente di vapore, per estrazione con solventi (esano o CO_2 liquido o supercritico) o per mezzo di procedimenti meccanici idonei (enfleurage, ecc.).

Le essenze sono liquidi oleosi colorati, poco solubili in acqua e solubili nei solventi organici; rifrangono la luce e sono otticamente attive. Alcune presentano alla luce UV un colore ed un grado di fluorescenza caratteristici.

Non sono chimicamente correlate agli oli grassi (o fissi) come l'olio di oliva o l'olio di mais o di arachidi.

Evaporano lentamente se lasciate in un contenitore aperto e contrariamente agli oli fissi non lasciano tracce sulla carta assorbente sulla quale sono state applicate alcune gocce.

Questa tecnica consente, in modo molto semplice, di smascherare la presenza di un olio fisso in una essenza e quindi di segnalare una adulterazione. La FU XI riporta le essenze di arancia amara, arancia dolce, bergamotto, finocchio dolce, mandarino, niaouli e pino silvestre. I saggi riportati dalla FU XI per le essenze sono nei metodi generali di Farmacognosia (pag. 245); viene riportata anche la determinazione delle essenze nelle droghe vegetali (pag. 247).

Da un punto di vista chimico i costituenti delle essenze sono molto eterogenei (Tab. 11.12) e possono variare nell'ambito della stessa specie dando luogo ad essenze diverse per chimica, farmacologia e tossicologia.

Infatti i gruppi funzionali (chetonico, alcolico, fenolico, ecc.) determinano le proprietà farmacologiche e tossicologiche degli oli essenziali: ad esempio i chetoni sono molto più attivi e tossici degli alcoli; i fenoli e gli alcoli sono molto più attivi come antibatterici ed i fenoli sono molto più irritanti.

Le essenze possono essere suddivise in:

(i) essenze preformate: sono le più numerose e sono localizzate in parti diverse della pianta (per es. nelle cellule epidermiche della faccia superiore delle foglie, dei sepali e dei petali: rosa, gelsomi-

Tabella 11.12 Costituenti delle essenze

Classe chimica	*Esempi*	*Provenienza botanica*
Alcoli	Canfora Citronellolo Mentolo Tujone Zingiberolo Linalolo	Canfora Rosa Menta Artemisia Zenzero Lavanda
Aldeidi	Benzaldeide Aldeide cinnamica Citronellale	Mandorla Cannella (della Cina) Melissa
Esteri (alcoli terpenici combinati con acido organico)	Esteri allilici Esteri metilici	Mostarda Gaulteria (tè del Canada)
Eteri (inclusi ossidi e perossidi)	Anetolo Cineolo Miristicina	Anice Eucalipto Noce moscata
Furani	Mentofurano	Menta
Idrocarburi (spesso sono terpeni)	Limonene Fellandrene Pinene	Agrumi (frutti) Prezzemolo Pino
Chetoni	Carvone Mentone Pulegone	Cumino Menta Mentuccia
Fenoli	Capsaicina Eugenolo Timolo	Peperoncino Garofano (chiodi) Timo
Sesquiterpenoidi	Cariofillina 4-idrossi-cumarina	Garofano (chiodi) Trifoglio
Tiosulfinati	Metildisolfuro Diallildisolfuro	Cipolla Aglio

no o tuberosa; nei peli secretori: geranio, menta; nelle ghiandole secretrici interne: arancia, ecc.)

(ii) essenze non preformate: hanno origine da sostanze più complesse che, al momento della distillazione o della macerazione, si scindono per idrolisi. Ad esempio, nelle foglie di lauroceraso, durante la macerazione in acqua, l'enzima emulsina idrolizza il glucoside amigdalina liberando, oltre a glucosio, aldeide benzoica ed acido cianidrico che sono i principi volatili della droga.

Generalmente hanno l'odore delle piante da cui si ottengono e, dopo la loro estrazione, spesso devono essere purificate. Le essenze utilizzate in profumeria vengono deterpenate per aumentare il loro potere "odoroso".

L'eliminazione degli idrocarburi terpenici, poco profumati, permette infatti di ottenere un'essenza 30-70 volte più profumata di quella ordinaria, più solubile in alcol, con maggior potere antisettico e di più lunga conservazione (non ispessisce).

Gli oli essenziali sono presenti, sebbene in quantità molto diverse, in quasi tutte le piante. Le famiglie botaniche più ricche di essenze sono le *Asteraceae*, *Lauraceae*, *Apiaceae*, *Rutaceae*, *Liliaceae*, *Magnoliaceae*, *Cupressaceae* e *Pinaceae*.

Le essenze possiedono numerose attività farmacologiche anche se quelle più comunemente riportate sono le attività antibatterica e spasmolitica. L'attività antibatterica è stata studiata soprattutto *in vitro* e su di un numero piuttosto ristretto di organismi. Delle essenze studiate soltanto poche esibiscono una spiccata attività antibatterica [per esempio le essenze fenoliche di *Thymus vulgaris* (timo) e di *Origanum vulgare* (origano) e quella di *Melaleuca alternifolia* (melaleuca)] nei riguardi di organismi quali *Candida albicans*, *Staphylococcus aureus* e *Pseudomonas aeruginosa*.

I componenti delle essenze agiscono sulla membrana batterica e l'effetto è di tipo citotossico. L'aldeide cinnamica sembra il componente più attivo seguito da citrale, geraniolo, eugenolo e mentolo; anche il linalolo sembra molto attivo come pure citrale e geraniolo mostrano un'intensa attività antifungina. Le essenze contenenti livelli significativi di idrocarburi monoterpenici si sono poi mostrate molto attive contro i batteri e poco attive contro i funghi, fatta eccezione per quella di *Anethum graveolens* (aneto).

Nel caso infine dell'olio di melaleuca, il terpinen-4-olo è risultato il componente più importante come antibatterico.

Le essenze, una volta ingerite, vengono eliminate per via renale o polmonare: questo costituisce la base dell'impiego di molte droghe "essenziere" come antibatteriche nelle infezioni urinarie (ginepro, ecc.) e polmonari (timo, ecc.). Comunque i componenti attivi delle essenze si ritrovano nelle urine metabolizzati in composti poco attivi (solfati, glucuronide).

L'attività spasmolitica è stata studiata *in vitro* sulla muscolatura liscia intestinale e tracheale e confermata *in vivo*.

Le essenze più attive nell'inibire le contrazioni sono risultate quelle di angelica, di chiodi di garofano e di enula campana, timo e melissa.

L'olio di anice e di finocchio sembrano invece incrementare le contrazioni fasiche.

L'attività spasmolitica e correlata a quella carminativa, caratterizzata da un rilascio degli sfinteri e dalla fuoriuscita di gas intestinale. Per questo diverse essenze (menta, melissa, finocchio, cumino, anice, ecc.) sono utilizzate come carminative; comunque le essenze possono anche causare un reflusso esofageo.

Costituenti delle ESSENZE (esempi)

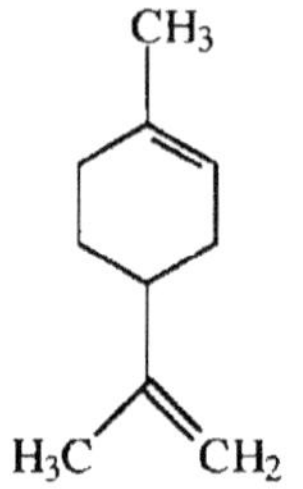 **limonene**	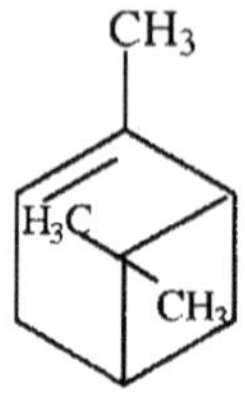 **α-pinene**
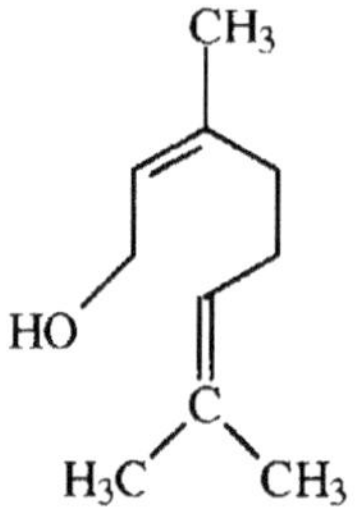 **geraniolo**	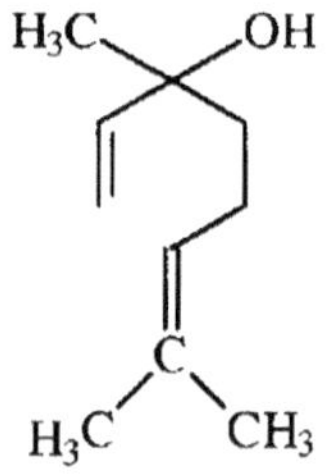 **linalolo**
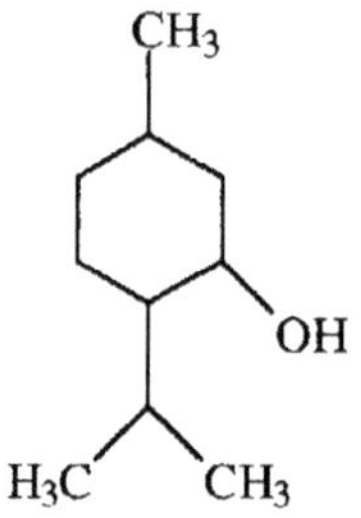 **mentolo**	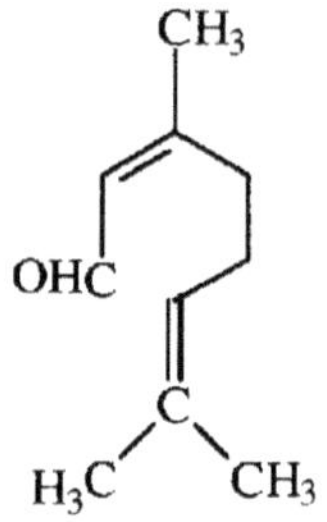 **citrale**

Alcune essenze (o droghe contenenti essenze) possiedono poi proprietà espettorante e mucolitica come ad esempio l'essenza di anice e soprattutto quella di mirto (*Myrtus communis*).

L'essenza di mirto contiene, tra l'altro, mirtenolo, limonene, cineolo ed α-pinene ed entra nella composizione di un prodotto commericale, il "Gelomyrtol", prescritto nei casi di sinusite e bronchite, sia acuta che cronica.

Costituenti delle ESSENZE (esempi)

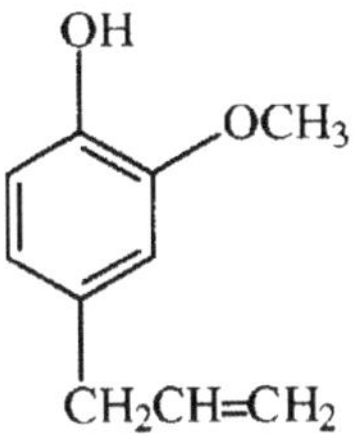 **eugenolo**	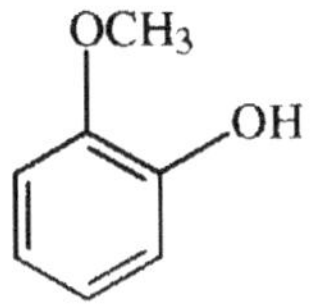 **guaiacolo**
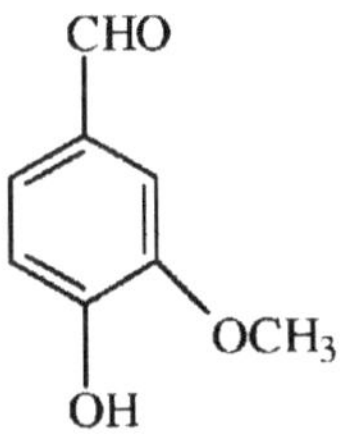 **vanillina**	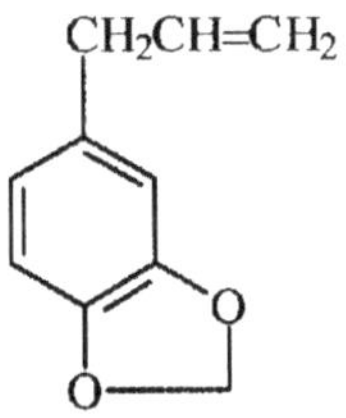 **safrolo**
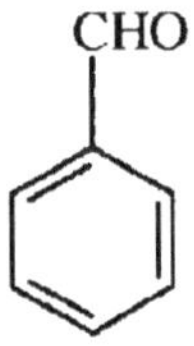 **aldeide benzoica**	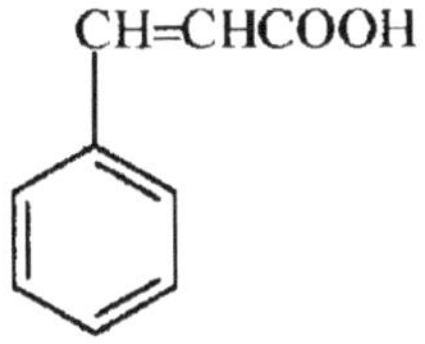 **acido cinnamico**

Altre possiedono proprietà sedative (ansiolitiche) come quella di lavanda, analgesiche (citronella, erba limone) ed anestetiche (chiodi di garofano), mentre altre ancora manifestano una blanda attività analettica sui centri respiratorio e vasomotore (canfora), un'attività eccitante sulla corteccia motoria (assenzio, tuia) con possibili effetti convulsivanti e proprietà diaforetiche (sassofrasso).

Le essenze possiedono anche un'azione irritante legata all'elevato potere di penetrazione di queste sostanze: possono quindi trovare un'applicazione terapeutica per uso esterno nelle preparazione di pomate e lozioni ad azione revulsiva (canfora, arnica).

A diverse essenze si attribuiscono poi proprietà abortive anche se è ben documentata una loro azione inibente la motilità uterina. Probabilmente l'azione abortiva è una conseguenza di un avvelenamento generale o di una irritazione gastrointestinale.

Il fatto è che le essenze sono estremamente concentrate e pertanto, utilizzate come tali, possono provocare effetti tossici.

Inoltre la presenza nelle essenze di composti come tujone e safrolo, neurotossico il primo e cancerogeno il secondo, suggerisce cautela nell'impiego di queste sostanze piuttosto che delle droghe essenziere.

Le essenze devono poi essere usate con prudenza, specie se inalate o applicate in prossimità delle narici, perché possono causare arresto respiratorio (menta, canfora) nei bambini fino ai 2 anni di età ed accentuare gli spasmi bronchiali (pino, canfora) negli asmatici ed in pazienti con pertosse.

11.8 Gomme

Sono dei polisaccaridi eterogenei ad elevato peso molecolare che, per prolungata ebollizione con acidi, si idrolizzano in monosaccaridi, specialmente pentosi (arabinosio, xilosio, ecc.) ed esosi (glucosio, galattosio) ed in acidi uronici (glucuronico, galatturonico).

Formano soluzioni adesive con l'acqua calda; si suddividono in solubili (gomma arabica) quando danno soluzioni colloidali, insolubili (gomma adragante) quando in acqua rigonfiano e danno un gel, semisolubili quando si comportano come le insolubili e passano poi in soluzione per aggiunta di ulteriore quantità di acqua.

Sembra che la formazione di gomme da parte delle piante sia un processo patologico, causato da trasformazione batterica dell'amido e della cellulosa o avvenga in seguito a traumi. Si ritiene dunque che la produzione di gomma sia finalizzata alla ricopertura di ferite nella pianta per limitare l'evaporazione di acqua. Ciò è avvalorato dal fatto che tale produzione aumenta se la pianta viene incisa e che la maggior parte di piante gommifere si trova nelle regioni tropicali dove è molto intenso il processo di evaporazione.

L'impiego farmaceutico delle gomme è molto vario, si usano infatti come eccipienti, correttivi, emulsionanti o direttamente come "farmaci". La gomma di *Astragalus gummifer* ad esempio è usata come blando lassativo e la gomma di *Acacia senegal* viene utilizzata in preparati per la tosse.

11.9 Mucillagini

Sono sostanze amorfe, costituite da polisaccaridi eterogenei, che danno con l'acqua soluzioni colloidali, viscose, non adesive (la non adesività è la differenza fondamentale dalle gomme).

I polisaccardidi possono essere di tre tipi: polisaccaridi acidi, per la presenza di acidi uronici; polisaccaridi acidi, per la presenza di gruppi solforici (diffusi nelle alghe, non nelle piante superiori); polisaccaridi neutri come glucomannani e galattomannani (diffusi nei semi).

Le mucillagini non sono state ancora esattamente definite dal punto di vista chimico; sembra che derivino dalla trasformazione dell'amido endocellulare e della cellulosa di membrana. Sono molto diffuse in natura e vengono estratte dai vegetali con acqua calda o bollente.

Le vere e proprie mucillagini sono quelle ricavate da varie droghe quali altea, malva, calendula, psillio, lino, aloe vera, gomma guar, ma si ritrovano anche in licheni (lichene islandico), funghi ed alghe (agar-agar). Di solito sono commerciate le droghe come tali e non le mucillagini da queste estratte, perchè difficilmente conservabili.

La loro azione farmacologica è legata alla capacità di rigonfiarsi in acqua dando delle masse plastiche o dispersioni viscose. Se ingerite possono dunque avere azione lassativa grazie al rammollimento del contenuto intestinale ed all'aumentata pressione sulla parete intestinale con aumento dell'attività peristaltica.

Lo psillio (seme o cuticola) è un classico lassativo di massa (Metamucil®), come d'altronde la gomma guar.

Applicate localmente le mucillagini hanno azione protettiva su cute e mucose infiammate o lese. Le mucillagini dell'aloe ad esempio si stratificano sulle ferite e sulle mucose infiammate proteggendole da ulteriori insulti causati da farmaci, sostanze irritanti o microrganismi.

Le mucillagini possono inoltre abbassare i livelli ematici di colesterolo e ridurre l'assorbimento intestinale degli zuccheri.

Possiedono inoltre proprietà antitussive (altea) e dimagranti (danno una sensazione di sazietà).

Le mucillagini sono poco indicate per delle preparazioni galeniche liquide a meno che non si desideri un effetto emolliente, lenitivo. In genere si utilizzano sotto forma di compresse.

11.10 Altri componenti

Numerose altre sostanze si accompagnano nelle droghe ai principi attivi utili in campo terapeutico o farmaceutico (Tab. 11.13).

Tabella 11.13 Altri componenti delle piante

Classe	*Struttura chimica*	*Commento*
Acidi	Diversa natura chimica	Molto diffusi in natura (acido citrico, malico, ossalico, tartarico, ecc.)
Alcoli	Sono liberi o combinati con acidi carbossilici	Presenti negli oli essenziali (geraniolo), balsami (glicerolo, alcol cinnamico), ecc.
Aminoacidi	Liberi o come unità di proteine e peptidi	Essenziali nella nutrizione
Amari	Appartenenti a varie classi chimiche (glicosidi, flavonoidi, ecc.)	Si distinguono per il grado di amarezza
Enzimi	Proteine che agiscono come catalizzatori	Importanti nell'aglio (alliinasi), mostarda (mirosina), ecc.
Esteri	Composti che si formano tra un alcol ed un acido carbossilico	Presenti nelle essenze e nei balsami (acetato di linalile, benzilbenzoato, ecc.)
Lipidi	Gliceridi di acidi grassi, steroidi	Presenti negli oli fissi (oliva, palma, soia, ricino, ecc.)
Furanocumarine	Derivati della cumarina	Ampiamente distribuiti nei vegetali (psoraleni, kellina, ecc.)
Iridoidi	Monoterpeni	Sostanze amare (quassia, ecc.)
Lignani	Derivano dalla condensazione di due unità di fenilpropano	Principi attivi di diverse droghe (podofillo, ecc.)
Fenoli	Alcoli aromatici	Antisettici caustici (fenolo, acido salicilico, ecc.)
Fitoestrogeni	Membri di flavonoidi e lignani	Possiedono soprattutto attività estrogenica (genisteina, ecc.)
Polisaccaridi	Polimeri dei monosaccaridi	Presenti nei funghi (*Ganoderma* e *Lentinus*), aloe, echinacea (acemannano), ecc. Sono agenti immunostimolanti
Vitamine	Diversa natura chimica	Agenti essenziali nella nutrizione umana; usati anche come farmaci (antiossidanti, vitamine A, C, E)
Peptidi	Derivati degli aminoacidi; subunità di proteine	Includono ormoni, antibiotici, antiossidanti

Alcune sono tossiche (tujone, pulegone, asarone, ecc.) e possono provocare danni irreversibili se la droga ne contiene quantità significative e viene per di più utilizzata a dosaggi elevati.

Altre vengono utilizzate nell'aromaterapia; in questi casi tali sostanze non dovrebbero essere ingerite ma piuttosto utilizzate, sempre con cautela, esternamente.

Ci sono poi molte sostanze con proprietà antiossidanti che sono presenti sia nelle piante medicinali (ginkgolidi, curcumina, catechine, procianidine, allicina, ecc.) che in quelle per uso alimentare (licopene, caroteni, tocofenoli, vitamine, selenio, ecc.).

Oggi molte sostanze antiossidanti sono reperibili in commercio come integratori alimentari anche se il loro reale valore terapeutico non è stato ancora chiarito.

Capitolo 12 Indicazioni terapeutiche generali e preparazioni galeniche

Nel corso dei secoli sono stati sviluppati molti metodi per la preparazione di forme di somministrazione di droghe vegetali, attraverso numerose sperimentazioni ed errori. Oggi è ben noto che anche i rimedi di origine vegetale debbono essere impiegati in determinate forme farmaceutiche per ottenere da essi i migliori risultati per il mantenimento o il ristabilimento della salute. Infatti, conoscendo la composizione della droga e le caratteristiche chimico-fisiche dei principi attivi in essa contenuti, si può stabilire quale può essere il metodo migliore, cioè più appropriato, per estrarli e quindi somministrarli, per ottenere l'effetto desiderato.

Generalmente ogni droga possiede svariate proprietà salutari e medicamentose e pertanto può essere utilizzata nel trattamento di diversi disturbi. Spesso, come sarà mostrato in seguito, vengono impiegate appropriate miscele di droghe, o di loro derivati, per ottenere particolari effetti sinergizzanti, il più delle volte, o correttivi di qualche proprietà o per ampliare il campo di azione medicamentosa del preparato.

Molte droghe risultano ugualmente efficaci per una particolare sintomatologia o patologia, ma poiché si deve rilevare anche che gli individui possono reagire al trattamento in modo diverso, è opportuno conoscere le varie alternative; nella parte speciale di questa trattazione viene particolarmente curato questo aspetto.

Prima di descrivere le diverse preparazioni galeniche usate in farmacia, riteniamo utile indicare qui brevemente i più comuni disturbi che si possono curare con droghe vegetali.

12.1 Indicazioni terapeutiche generali

I disturbi che più di frequente richiedono l'uso di formulazioni da droghe vegetali sono quelli a carico del sistema gastrointestinale (Tab. 12.1). Ne è testimone il numero elevato di medicinali a base di estratti vegetali che trovano indicazioni nei casi di ipocloridria, acidità gastrica, stipsi, diarrea, stasi biliari, ecc. Diverse sono le droghe

Tabella 12.1 Disturbi che richiedono con maggiore frequenza l'uso di fitoterapici

In ambulatorio	*In ospedale*
Disturbi gastrointestinali	Disturbi gastrointestinali
Disturbi del sonno	Disturbi del sonno
Disturbi respiratori	
Problemi dermatologici	
Disfunzioni uro-genitali	
Disturbi cardiocircolatori	

I disturbi sono riportati in ordine decrescente di prescrizioni

vegetali in grado di stimolare l'appetito, ridurre o accentuare la secrezione dei succhi digestivi, ridurre o esaltare le funzioni secretoria e motoria dell'intestino. A livello gastrointestinale risultano utili anche le droghe contenenti oli essenziali, per una loro azione spasmolitica.

Anche per i disturbi vascolari si fa spesso ricorso a droghe vegetali capaci sia di abbassare che di aumentare la pressione arteriosa. In pratica le droghe più sfruttate sono quelle che provocano ipotensione nei soggetti ipertesi; spesso queste droghe provocano anche diuresi, azione quest'ultima che coadiuva quella principale sui vasi.

Diversi sono poi i disturbi respiratori che trovano un miglioramento con l'uso di droghe vegetali: tosse, ostruzione dell'albero bronchiale da muco e da spasmi della muscolatura liscia bronchiale, processi flogistici ecc.

Alcune droghe trovano poi applicazione nei disturbi urogenitali, anche come semplice terapia di supporto ed in alcune malattie dismetaboliche come il diabete.

Vanno anche ricordati i disturbi a carico della cute e delle mucose accessibili, conseguenti a traumi o a fenomeni irritativi, flogistici ed edemigeni. In questi casi un valido rimedio è dato da quelle droghe a contenuto mucillaginoso o tannico che proteggono la parte irritata, iperemica e riducono l'afflusso di sangue decongestionandola. Anche gli stati ansiosi e l'insonnia possono essere in parte corretti con l'uso di tisane preparate con erbe medicinali. Nelle Figure 12.1 e 12.2 sono relazionati i componenti attivi di droghe vegetali con gli organi ed i relativi disturbi.

Non si può comunque pretendere di curare con tisane ed estratti vegetali disturbi causati da gravi patologie a carico del fegato (disfunzioni epatiche) o del rene (disfunzioni renali). Né tantomeno si può pretendere, ad esempio, di combattere la malaria, oppure di arrestare processi tumorali in atto o l'AIDS; in questi casi le droghe vegetali come tali risultano inadeguate, o perché poco attive o perché, per l'incostanza del-

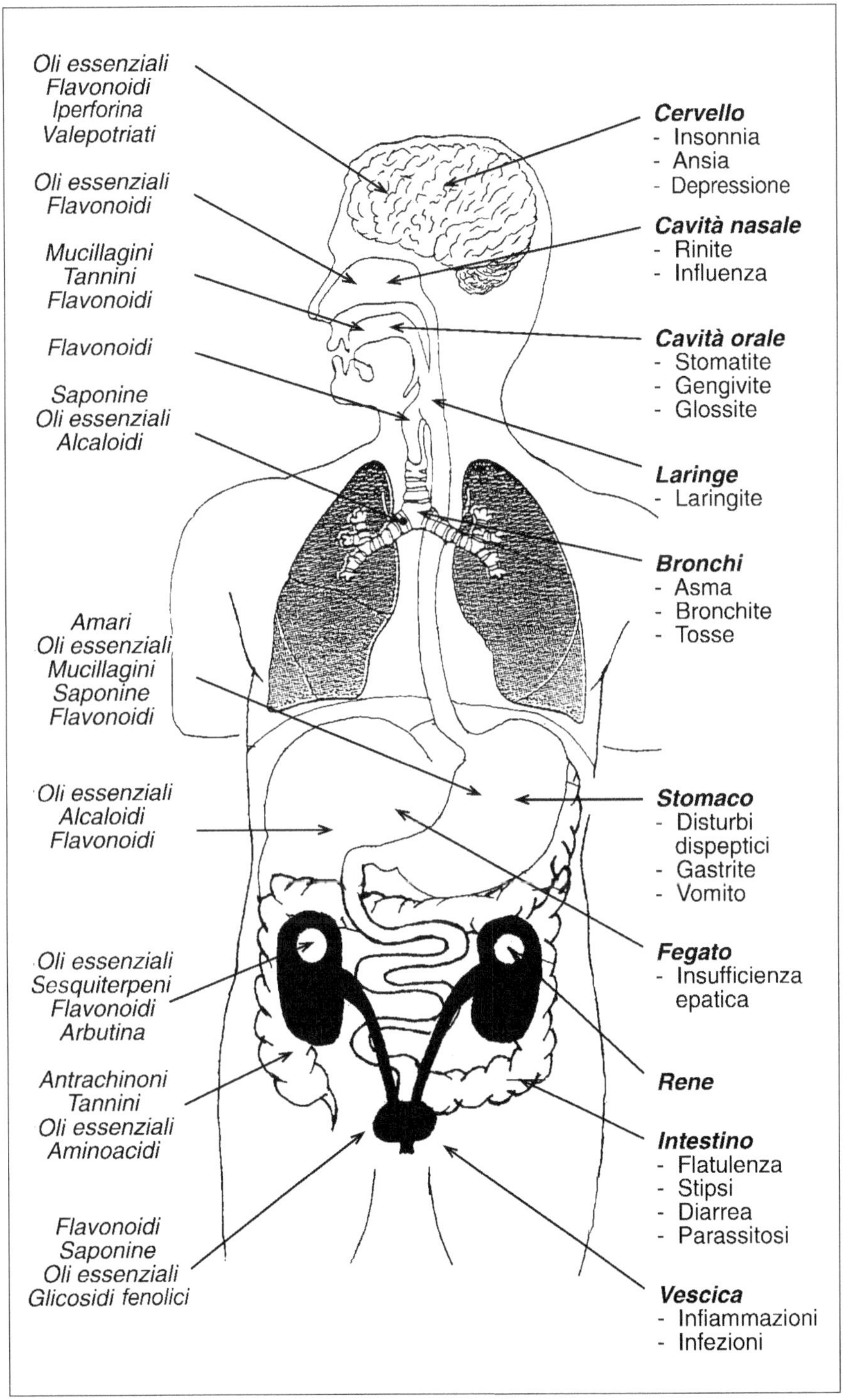

Fig. 12.1 Principi attivi, organi e relativi disturbi

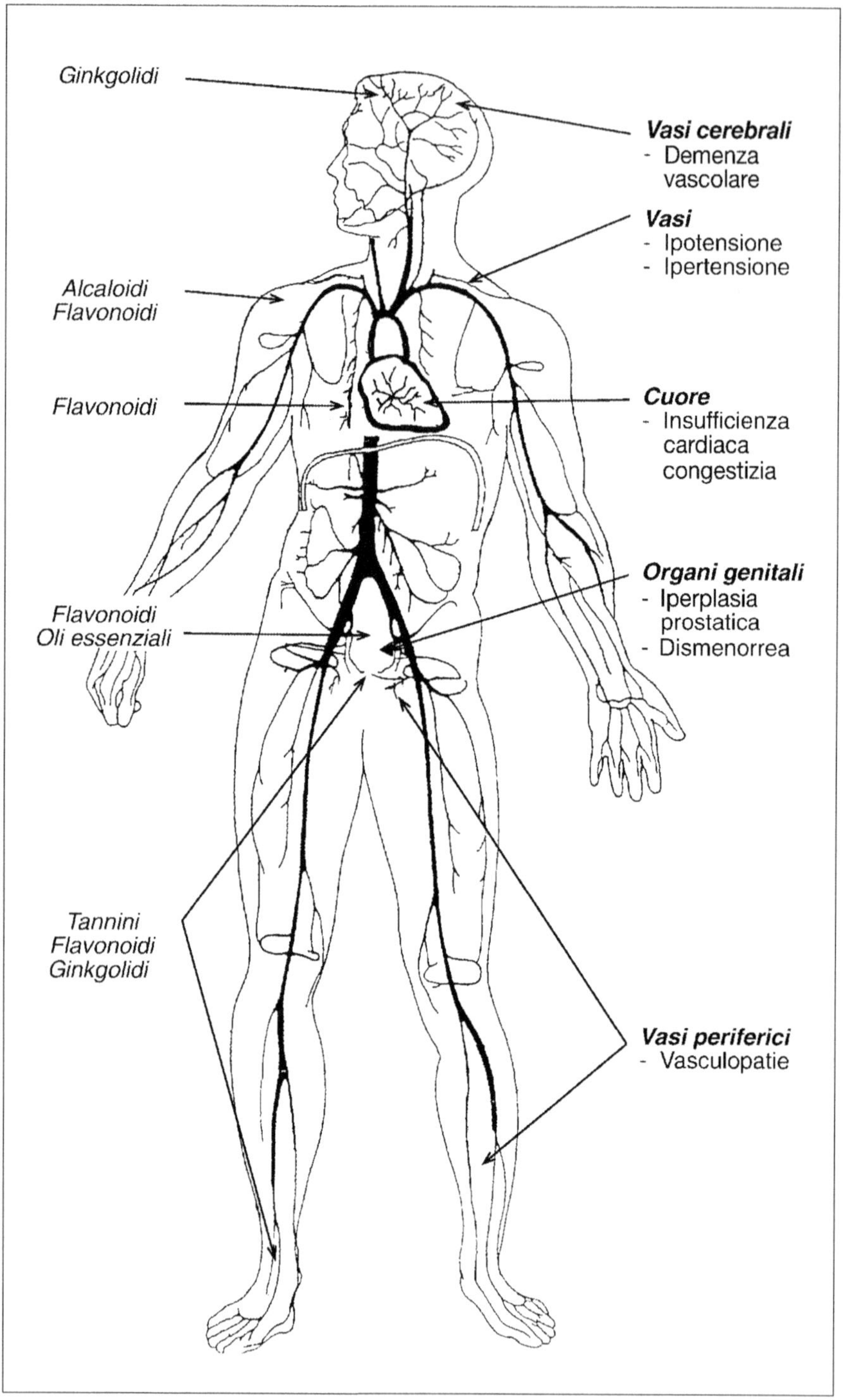

Fig. 12.2 Principi attivi, organi e relativi disturbi

la loro composizione, o anche perché scarsamente assorbite, non riescono ad alleviare i gravi disturbi che queste malattie provocano.

È ovvio che le droghe vegetali per essere di giovamento devono essere utilizzate in quello spazio, piuttosto ampio, che va da uno stato di salute più o meno discreto ad una malattia conclamata. Il loro impiego procura allora al paziente un beneficio "diretto". Comunque le droghe possono essere associate a farmaci di sintesi; in questo caso il beneficio che ne trae il paziente è per lo più "indiretto" in quanto le droghe vegetali, opportunamente impiegate, consentono di limitare il dosaggio dei farmaci di sintesi che, come è noto, sono causa frequente di malattie iatrogene(9).

Un altro beneficio "indiretto" il paziente lo può ottenere con l'impiego di droghe vegetali sotto forma di integratori alimentari. In questi casi, però, le droghe vengono scelte più che per le caratteristiche terapeutiche, per le loro caratteristiche nutritive, e cioè per il loro contenuto di vitamine, minerali, proteine, fibre, enzimi ed altre sostanze (flavonoidi, lignani, ecc.) che si ritengono necessarie a migliorare e favorire lo stato di salute dell'individuo. È bene comunque non confondere mai il ruolo del farmaco naturale con quello dell'integratore alimentare.

12.2 La via di somministrazione orale

La via orale, considerata la sua convenienza, è la più ampiamente usata per la somministrazione di droghe vegetali. Pertanto i principi attivi (PA) presenti in una droga devono passare attraverso la parete gastrointestinale (GI) per poter entrare nel torrente sanguigno. Questo assorbimento viene influenzato da alcuni fattori (Fig. 12.3) ed è proporzionale alla liposolubilità dei principi attivi; pertanto l'assorbimento di molecole non ionizzate è più agevole perché esse risultano più liposolubili di quelle ionizzate.

Talora può essere un vantaggio ricorrere a capsule rivestite per prevenire la decomposizione nello stomaco, se il PA è un profarmaco che deve essere attivato da un enzima, o per protrarre il periodo di assorbimento dando un effetto più lungo. Un tipico rivestimento gastrore-

(9) Oggi si sta facendo strada l'idea di utilizzare rimedi erboristici anche in malattie molto gravi e questo per evitare che pazienti defedati vadano incontro a superinfezioni o ad altri inconvenienti causati da elevati dosaggi di farmaci di sintesi. L'impiego di preparati di *Astragalus membranaceus* e chemioterapici o di *Polygonum cuspidatum* e radioterapia nella cura del cancro, di *Hypericum perforatum* ed antivirali nella terapia di malattie infettive (HIV ad esempio) o di *Acanthopanax senticosus* e cortisonici nella terapia di malattie croniche sono degli esempi.

sistente è quello che si ottiene con il ftalil-acetato di cellulosa, che è insolubile nel liquido gastrico (pH 2), mentre si scioglie abbastanza rapidamente nel liquido intestinale (pH 8). In genere, l'assorbimento GI inizia dopo 15-60 minuti e raggiunge un massimo in 1-2 ore.

I PA assorbiti dal tratto GI entrano nel circolo portale e quindi passano per il fegato prima di raggiungere il circolo ematico generale, poiché i sistemi enzimatici che metabolizzano i PA sono concentrati nel fegato, una parte significativa di PA viene metabolizzata quando è somministrata per *os*. L'assorbimento è quindi parziale, meno PA raggiungono il circolo generale e questo significa che la quantità di droga da somministrare per *os* deve essere piuttosto alta (rispetto a quella da dare per via parenterale).

Una volta assorbiti, i PA sono rapidamente distribuiti nei compartimenti liquidi del corpo (Fig. 12.3). In genere i PA sono debolmente legati all'albumina plasmatica e questo crea una condizione di equilibrio tra la forma legata e la forma libera nel plasma. I PA che sono legati alle proteine plasmatiche (albumine) sono confinati nel sistema vascolare e non possono esercitare le loro azioni farmacologiche.

L'escrezione renale, responsabile dell'eliminazione della maggior parte dei PA, risulta regolata da diversi meccanismi (Fig. 12.3). I PA arrivano nel filtrato glomerulare, ma se sono liposolubili sono riassorbiti nei tubuli renali. Il metabolismo può portare alla formazione di composti idrosolubili (più ionizzati) che vengono facilmente escreti con le urine. La manipolazione del pH urinario è qualche volta utile per aumentare l'escrezione urinaria: quando l'urina è acida, i PA basici sono maggiormente ionizzati, meno riassorbiti e quindi escreti in maggiore quantità che nell'urina alcalina. Il contrario avviene nel caso di PA di natura acida. Alcuni PA possono concentrarsi nella bile ed essere escreti nell'intestino da dove possono essere riassorbiti. Questo circolo entero-epatico prolunga la permanenza di un PA nel corpo.

12.3 Formulazioni galeniche

Le droghe vegetali possono essere somministrate come tali, cioè sotto forma di polveri, variamente confezionate (capsule, compresse), oppure utilizzate per ottenere delle semplici preparazioni estrattive, come le classiche tisane, gli infusi e i decotti, gli estratti (fluidi, molli o secchi) e le tinture. Oltre a queste forme farmaceutiche estrattive tradizionali, oggi si impiegano anche tinture madri (alcolaturi), sospensioni integrali di pianta fresca, gemmoderivati (macerati glicerici o glicerinati) e oli essenziali.

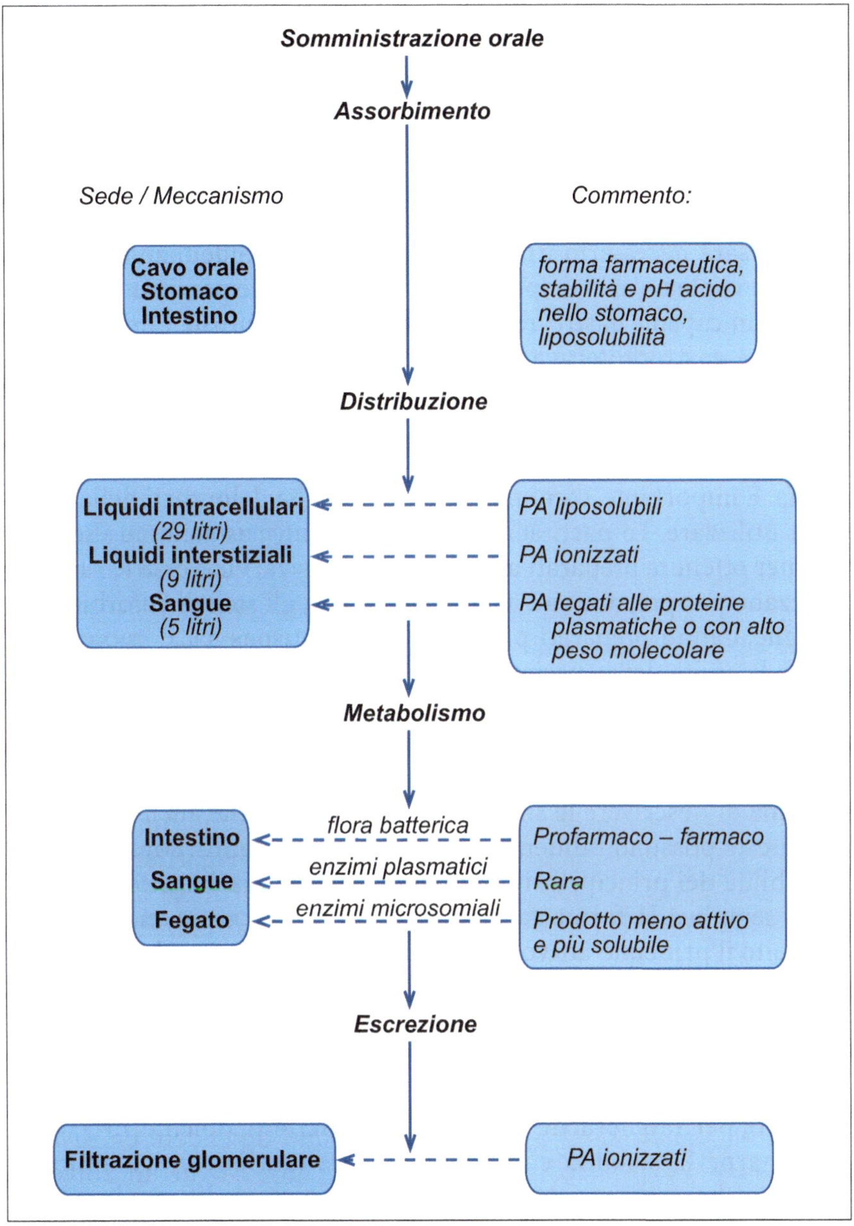

Fig. 12.3 Assorbimento, distribuzione ed eliminazione dei PA (principi attivi) di una droga. Per svolgere un'efficace azione terapeutica i PA devono raggiungere la sede d'azione in forma attiva, in concentrazione adeguata e per un tempo sufficiente. Il volume di distribuzione (VD) è il volume apparente in cui si distribuisce il PA. VD > 15 indica una distribuzione in tutti i liquidi organici. La clearance (capacità di depurazione) è il volume di plasma (o sangue) depurato del PA nell'unità di tempo. L'emivita è il tempo necessario perché la concentrazione del PA nel sangue scenda a metà del suo valore iniziale

È molto importante la scelta della formulazione, che deve essere mirata per lo scopo terapeutico che si vuol raggiungere, in quanto preparazioni diverse di una stessa droga possono dar luogo ad azioni farmacologiche anche molto differenti. Per esempio, se dalla camomilla si vuole una azione antiflogistica e/o spasmolitica, sarà necessario usare la tintura alcolica e non l'infuso; se dalla senna si vuole un'azione lassativa più pronunciata e priva di effetti collaterali (crampi addominali), sarà necessario usare il macerato al posto dell'infuso; se dall'aglio si vuole un'azione ipoglicemizzante sarà necessario utilizzare la polvere in capsule gastro-resistenti al posto dell'infuso. Così pure per un'azione gastroprotettiva è preferibile il macerato (non l'infuso) di altea, per un'azione dimagrante si consiglia l'estratto grezzo di garcinia, per un'azione astringente si raccomanda l'estratto idroalcolico di amamelide, per un'azione spasmolitica si utilizza la tintura di belladonna. È importante, comunque, anche la scelta delle parti della pianta da utilizzare. Le parti aeree di *Ephedra vulgaris* sono ad esempio utili per ottenere preparati ad azione ipertensiva, viceversa le radici si utilizzano per preparati ad azione ipotensiva; gli steli di euforbia, non le foglie, danno preparati più attivi come antispastici. È importante, infine, la scelta della specie vegetale: il rizoma di *Rheum palmatum* è molto più attivo del rizoma di *R. raponticum*, la radice di *Uragoga ipecacuanha* è utile per preparare prodotti espettoranti mentre la radice di *U. granatensis* si utilizza per preparare prodotti ad azione emetica.

Prima di descrivere le singole formulazioni è utile anche ricordare che queste possono influenzare, ed in maniera significativa, la biodisponibilità dei principi attivi presenti in una droga. In genere quanto più è semplice la forma farmaceutica tanto più rapidamente viene assorbito il principio attivo. Al contrario, più è elaborata la forma farmaceutica, per l'aggiunta ad esempio di svariati altri componenti con diverse finalità, tanto più lentamente viene assorbito il principio attivo (Tab. 12.2). Tali sostanze infatti, aggiunte per facilitare o migliorare la preparazione galenica (agglutinanti, adsorbenti, lubrificanti, diluenti), per migliorarne il gusto (aromatizzanti, dolcificanti) o per aumentarne la stabilità e la conservazione (antimicrobici, antiossidanti), anche se apparentemente inerti, possono modificare la solubilità, la velocità di dissoluzione e, in definitiva, l'assorbimento del principio attivo. Il lattosio, ad esempio, viene preferito al solfato di calcio nella preparazione di capsule gelatinose perché aumenta significativamente la biodisponibilità del principio attivo. Ma, a parte la forma farmaceutica, vi sono fattori fisiopatologici (Tab. 12.3) che pure andrebbero considerati perché possono a loro volta modificare la biodisponibilità dei principi attivi.

Tabella 12.2 Forme (preparazioni) farmaceutiche per via orale e biodisponibilità del principio attivo

Assorbimento del principio attivo	*Forma farmaceutica*	*Commento*
Rapido	Tintura Tisana Sciroppo	Assorbimento più rapido che con principi attivi solidi. I principi attivi sono già disponibili per l'assorbimento
↓	Polvere	Dissoluzione influenzata dal grado di divisione e di idrofilia della polvere
↓	Capsula gelatinosa	Dissoluzione della gelatina nel succo gastrico simultanea con la dissoluzione del principio attivo
↓	Compressa semplice	Disgregazione rapida (15 minuti circa) e dissoluzione
Lento	Compressa rivestita di zucchero (confetto)	Il rivestimento zuccherino prolunga il tempo di disgregazione

Per biodisponibilità si intende la percentuale di principio attivo liberata da una preparazione farmaceutica e quindi capace di svolgere la relativa attività biologica dopo aver raggiunto il torrente sanguigno

Tabella 12.3 Alcuni dei fattori fisiopatologici in grado di modificare la biodisponibilità del principio attivo

Acloridria	Metabolismo epatico
Alimentazione	Motilità gastrointestinale
Attività fisica	pH gastrointestinale
Età	Posizione del corpo
Gravidanza	Stato della flora intestinale
Insufficienza cardiaca	Svuotamento gastrico
Malassorbimento	

12.3.1 Droga fresca e droga secca

Le droghe vegetali possono essere utilizzate sia allo stato fresco che allo stato secco, a seconda della preparazione che si vuol realizzare; generalmente, quando non venga altrimenti specificato, si intende allo stato secco. La FU XI (pag. 613) riporta che, se non diversamente prescritto nelle singole monografie, sulle droghe vegetali si effettua il saggio per la perdita all'essiccamento. Quando non sia fissato un limite, le droghe secche non devono contenere più del 10% di umidità. Inoltre il termine "disseccato" usato nelle monografie di droghe vegetali va inteso come essiccamento delle stesse, ottenuto con il metodo tecnicamente più idoneo per gli impieghi commerciali.

Le droghe impiegate nelle preparazioni devono essere di raccolta recente, di qualità scelta ed in perfetto stato di conservazione.

L'impiego della droga fresca, ideale sul piano teorico, comporta dei problemi sul piano pratico in quanto la presenza di acqua nella droga ostacola alcuni processi industriali. Vi sono poi casi in cui si rendono necessarie delle trasformazioni enzimatiche prima che la droga possa essere impiegata (frangola, belladonna, ecc.). La droga fresca viene usata per le tinture madri ed i gemmoderivati; si preferisce comunque nelle preparazioni di polpe, succhi e soprattutto di oli essenziali (Fig. 12.4). La droga secca si utilizza invece per la preparazione di tisane, infusi, decotti ed anche di estratti e tinture. La droga secca offre, rispetto a quella fresca, numerosi vantaggi: una maggiore disponibilità della droga in ogni periodo dell'anno, un facile trasporto e conservazione, una migliore stabilizzazione e standardizzazione. Viene anche indicata come "droga grezza" intendendo con ciò che la droga è stata soltanto essiccata e stabilizzata. Le droghe oggi più richieste allo stato fresco sono: amamelide, angelica, bardana, betulla, biancospino, cardo mariano, echinacea, ginkgo e tormentilla.

Le droghe vegetali per preparazioni omeopatiche sono riportate nella FU XI in una sezione separata a pag. 1089.

12.3.2 Preparazione della droga

La Farmacopea Europea, nelle specifiche contenute nelle tre monografie che integrano quelle delle FU XI, prevede saggi di identificazione e di determinazione quantitativa del PA allo scopo di garantire l'efficacia oltre che la costanza e la riproducibilità dell'effetto terapeutico.

Ciascuna droga dovrebbe essere accompagnata sempre da una scheda tecnica indicante almeno il nome della pianta e del produttore, la data di raccolta, di confezionamento e di scadenza, il titolo in principi attivi e l'assenza di contaminanti. La FU XI, nella sezione "Norme di Buona Preparazione dei Medicinali in Farmacia" (NBP), a pag. 1162, paragrafo 6.4., riporta che le droghe vegetali da impiegare nelle preparazioni devono essere fornite alla Farmacia in confezione integra recante in etichetta anche le seguenti indicazioni:

- *luogo di origine della droga,*
- *se ottenuta da pianta spontanea o coltivata,*

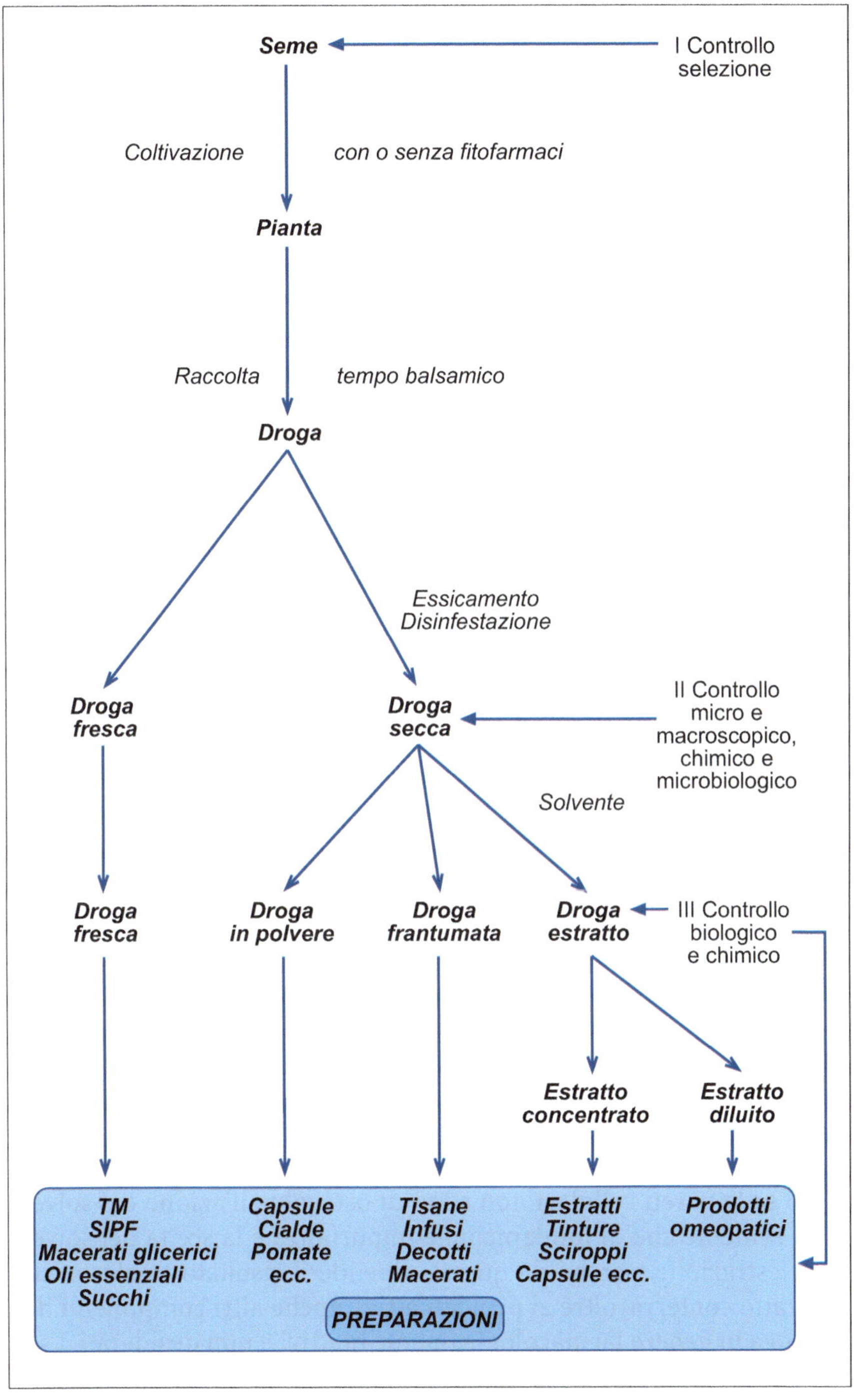

Fig. 12.4. Controlli di qualità e preparazioni fitofarmaceutiche.
TM = Tintura Madre; SIPF = Sospensione Integrale di Pianta Fresca

- *data di raccolta, data di confezionamento e data limite di utilizzazione,*
- *forma di presentazione della droga (se polvere con indicazione del numero),*
- *il titolo, che deve essere riferito al o ai principi attivi o costituenti caratteristici o ad altri caratteri specifici, riportati nelle singole monografie.*

Qualunque droga, prima dell'utilizzazione, deve essere comunque identificata e controllata (Fig. 12.4) ed opportunamente preparata, cioè mondata e ridotta in pezzi di grandezza adeguata o in polvere.

È ovvio che la droga che si vuol usare deve essere stata ben conservata in modo che il suo contenuto in principi attivi non sia variato.

Per la preparazione di estratti e tinture, prima dell'impiego, la droga secca deve essere umettata, cioè bagnata preventivamente con il solvente di estrazione, il cosiddetto "mestruo", e lasciata poi macerare per un tempo più o meno lungo (da mezz'ora a qualche giorno) a seconda della natura della droga, del solvente impiegato e del tipo di preparazione.

La *macerazione* è quindi un processo estrattivo effettuato a temperatura ambiente (se operata a mite calore si indica come *digestione*), che permette la penetrazione del solvente nella struttura cellulare del vegetale per solubilizzare i principi attivi. La macerazione si esegue in recipiente di vetro, di ferro smaltato o di porcellana, provvisto di un idoneo coperchio, agitando di tanto in tanto. Il *macerato* può essere bevuto, dopo opportuna filtrazione, freddo o dopo averlo lievemente scaldato. Questa preparazione risulta indicata per le droghe mucillaginose e quando si vuol evitare di estrarre sostanze inutili (sostanze tanniche dall'uva ursina) o pericolose (le viscotossine dal vischio, la pectina dalla genziana) o, infine, quando i principi attivi sono termolabili (iridoidi nell'artiglio del diavolo).

La macerazione quasi mai è esaustiva, il più delle volte costituisce quindi un'operazione preliminare e viene seguita dalla *percolazione*, operazione che porta invece all'esaurimento della droga. È chiaro che tutto il processo di estrazione è in relazione anche al grado di frammentazione della droga, in quanto esso risulterà facilitato e più completo se le pareti cellulari non sono di ostacolo all'azione del solvente. È evidente che di fondamentale importanza è la scelta del solvente di estrazione, perché da questo dipende il risultato finale, se cioè l'estratto conterrà, oltre ai principi attivi, anche altri componenti della droga in genere farmacologicamente inattivi e non desiderati. I solventi più usati sono l'acqua, l'alcol etilico e soprattutto miscele acqua-alcol per i tanti vantaggi che queste presentano, l'olio di oliva per le sostanze lipofile (oleoliti), oggi raramente i vini bianchi e rossi (enoliti) e l'aceto; la glicerina viene usata per la preparazione dei macerati glicerici e talvolta, in piccole quantità, insieme ad acqua e alcol soprattutto con funzioni di stabilizzante della soluzione estrattiva.

Ormai sono ben noti sia il processo estrattivo che i solventi da impiegare per l'estrazione delle diverse droghe onde ottenere i migliori risultati. Infine, in certi casi, quando si voglia operare un'estrazione con acqua, può essere conveniente togliere dalla droga le sostanze grasse e le cere presenti mediante un lavaggio preliminare con esano, o etere di petrolio o diclorometano; usando l'acqua come mestruo è anche necessario aggiungere al preparato un conservante per ridurre la contaminazione batterica ed impedire la formazione di muffe.

Nella FU XI (pag. 619) è riportata la definizione di "Preparazioni a base di droghe vegetali" (*Plantae medicinales praeparatore*): "Le preparazioni a base di droghe vegetali si ottengono sottoponendo le droghe vegetali a trattamenti quali estrazione, distillazione, spremitura, frazionamento, purificazione, concentrazione, fermentazione. Esse comprendono: droghe vegetali triturate o polverizzate, tinture, estratti, essenze, succhi spremuti ed essudati trattati".

Nell'allestimento di tutte le preparazioni, allo scopo di garantire la qualità delle formulazioni galeniche effettuate, è d'obbligo seguire sempre le NBP della FU (pag. 1159).

12.3.3 Polveri

Le polveri possono essere considerate le più antiche forme di somministrazione di droghe vegetali.

Per triturazione della droga essiccata si ottiene la polvere, di varia grandezza a seconda del metodo di polverizzazione. La polvere normalmente viene setacciata per avere un materiale con granulometria omogenea; a seconda dei setacci adoperati le polveri vengono distinte in grossolane, grosse, semifini, fini e finissime (polveri micronizzate). Le polveri sono classificate in semplici, quando sono costituite da una sola droga, o composte, quando risultano dalla mescolanza di polveri provenienti da più droghe.

Le polveri, che sono costituite dal *totum* della droga vegetale, possono essere somministrate disperse in acqua o in altro liquido, oppure mescolate a miele, o confezionate in compresse o in *capsule gelatinose opercolate* (capsule rigide o opercoli); queste si preferiscono nel caso le caratteristiche organolettiche della polvere siano sgradevoli (sapore amaro) o quando il preparato è mucillaginoso. Alcuni però affermano che il sapore amaro è importante perché stimola la produzione del flusso biliare, dei succhi digestivi e di insulina e consente il rilascio dell'ormone gastrina; è pertanto utile nel trattamento di disturbi digestivi, nel diabete, nelle malattie epatiche ed in altre affezioni ancora.

Sempre con lo scopo di ottenere un prodotto il più possibile simile alla composizione della pianta medicinale è stata messa a punto in Francia una tecnica di polverizzazione, definita criofrantumazione, che permette di operare alla temperatura di -70°C ; questo è ottenibile iniettando nel frantumatore azoto liquido, cioè a -196°C. In questo modo la droga diviene più fragile e durante la frantumazione non si verificano aumenti di temperatura che possono alterare i prodotti termolabili, come nei comuni processi di polverizzazione.

La polvere viene poi setacciata per separare quella con granuli di circa 125 microns che viene incapsulata. Questa grandezza permette una facile cessione dei principi attivi.

Capsule con polveri criofrantumate sono in commercio già da alcuni anni anche in Italia.

La preparazione è interessante, ma ha un punto debole nel processo di essiccamento o stabilizzazione della droga che può sempre portare a qualche alterazione. Per eliminare anche questo inconveniente è stato messo a punto un altro procedimento per criofrantumare la pianta fresca. Si ottengono così le sospensioni integrali che sono descritte più avanti. Le capsule possono essere di diversi tipi (FU XI, pag. 654): rigide (opercoli), molli, gastro-resistenti ed a cessione modificata.

Le capsule opercolate sono facili da usare e possono anche essere rese gastroresistenti quando sono presenti sostanze che possono essere facilmente inattivate dai succhi digestivi (aglio). Si trovano in commercio in otto differenti misure, indicate con numeri da 000 a 5, con una capacità che va da 1,37 a 0,13 ml (da 10 a 0,8 grani; 1 gr = 0,0648 g). Per i prodotti fitoterapici vengono generalmente usate le misure 0 e 1. Quasi sempre alla droga in polvere si aggiungono degli eccipienti per portare la quantità di miscela da mettere in una capsula ad un appropriato volume; altri eccipienti vengono aggiunti per agevolare l'operazione di riempimento meccanico della capsula e per migliorare l'assorbimento o la stabilizzazione del preparato.

Per uso esterno le droghe in polvere sono incorporate negli usuali eccipienti per pomate, talvolta prima disperdendole in poca acqua. Nella preparazione di pomate gli estratti sono però da preferire alle polveri.

12.3.4 Infusi e decotti

Gli infusi ed i decotti, come pure le tisane, a differenza delle altre formulazioni galeniche, sono delle preparazioni estemporanee che vengono ottenute con droghe già all'uopo preparate e confezionate.

Gli *infusi* sono definiti dalla FU XI, pag. 616, nel modo seguente: *Gli infusi sono preparazioni liquide ottenute, estemporaneamente, versando sulle droghe, ridotte ad un grado conveniente di suddivisione, dalle quali si vogliono estrarre i principi attivi,* acqua R *alla temperatura di ebollizione e lasciando poi a contatto con l'acqua stessa per un tempo più o meno lungo.*

Dopo raffreddamento completo, filtrare attraverso ovatta o attraverso garza, senza comprimere; portare il filtrato alla massa prescritta con acqua R *calda con la quale si lava il residuo e il filtro. In qualche caso può essere necessaria l'aggiunta al solvente di piccole quantità di sostanze acide o alcaline al fine di facilitare l'estrazione dei principi attivi dalla droga. Generalmente si impiegano da 1 a 10 parti di droga per la preparazione di 100 parti di infuso.*

L'infusione è una tecnica di estrazione che viene applicata quando la droga è costituita da tessuti teneri e delicati, come foglie e fiori, ramoscelli ed altre parti aeree della pianta; a seconda del tipo di droga utilizzata, l'infusione si protrae per 10-20 minuti, in genere fino a raffreddamento. Il tempo di infusione, anche se importante, non consente di estrarre le sostanze scarsamente solubili in acqua (solo il 10-15% dell'olio presente nella camomilla passa nell'infuso anche dopo un tempo di estrazione prolungato).

Un infuso può essere facilmente preparato utilizzando un'opportuna tazza (Fig. 12.5). È comunque chiaro che un conto è la preparazione di un infuso gradevole come il tè, da bere con amici o durante una pausa lavorativa, ed un conto è la preparazione di un infuso per uso terapeutico. In questo caso bisogna definire la quantità di droga (il più delle volte 3-5 p. per 100 p. di infuso), la quantità di acqua, il tempo di infusione specifico per ogni droga ed utilizzare un contenitore idoneo per l'estrazione (per esempio evitare recipienti di alluminio). In molti casi, comunque, l'effi-

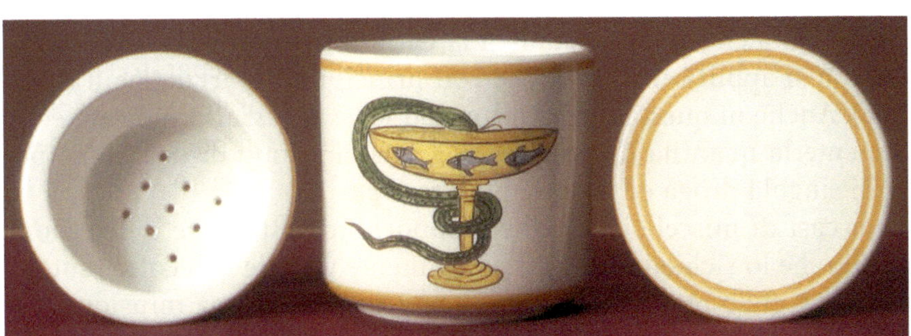

Fig. 12.5 Tazza con colino per la preparazione di un infuso. (Per gentile concessione della Farmacia L. Pescitelli, Cerreto Sannita)

cacia terapeutica[10], e quindi la potenziale tossicità della droga, è di modesta entità; questo, ed il fatto che i principi attivi sono abbastanza diluiti nella droga, consentono (entro certi limiti) un dosaggio non necessariamente preciso. Comunque, nella parte speciale saranno date indicazioni relativamente alla quantità di infuso da assumere nella giornata. Le ultime edizioni della FU non riportano monografie di infusi mentre la FU VII, descriveva quelli ottenibili dalle seguenti droghe: adonide p. 4, altea radice p. 2, digitale foglie p. 1, poligala radice p. 2 e rabarbaro rizoma p. 6. Per quest'ultimo la FU VII indicava l'aggiunta di g 2 di sodio bicarbonato per solubilizzare i principi attivi antrachinonici.

I *decotti* sono definiti dalla FU XI, pag. 616, come segue: *I decotti sono preparazioni liquide ottenute, estemporaneamente, facendo bollire in acqua le droghe opportunamente polverizzate, dalle quali si vogliono estrarre i principi attivi.*

L'operazione corrispondente si chiama decozione ed essa non si applica mai a droghe contenenti principi attivi volatili.

Solitamente si impiegano 5 parti di droga per preparare 100 parti di decotto; nel caso di droghe contenenti alcaloidi, l'acqua viene addizionata, per favorire l'estrazione, di una quantità di acido citrico R o acido cloridrico diluito R *approssimativamente corrispondente alla quantità totale di alcaloidi contenuti nella droga.*

La tecnica della decozione s'impiega quando le droghe sono costituite da tessuti compatti, poco permeabili e che con difficoltà cedono i principi attivi che contengono (legno, corteccia, radici, semi, ecc.). Per questo la decozione è spesso preceduta dalla macerazione in acqua fredda per qualche ora.

Il tempo di ebollizione varia da 15 a 45 minuti, in relazione alle caratteristiche fisiche del materiale da estrarre. Naturalmente esistono delle eccezioni, come nel caso del decotto di lichene o di orzo: in questi casi la droga viene bollita una prima volta ed il liquido viene sostituito prima che la droga subisca la definitiva decozione. La decozione non si applica mai a droghe con principi attivi termolabili (digitale). Anche in questa forma farmaceutica è necessario indicare esattamente la quantità di droga e di acqua, il tempo di decozione per ogni singola droga ed il dosaggio *pro-die.*

In casi di miscele di droghe è opportuno sottoporre a decozione quelle che lo richiedono e successivamente versare il decotto (ancora bollente) sulle restanti droghe che si prestano ad una infusione. Per

---

(10) La non elevata attività terapeutica fa sì che la droga abbia una scarsa efficacia nei casi di attacchi acuti.

preparare un buon decotto è importante che la droga sia tagliata in modo da avere opportune dimensioni. A seconda della consistenza della droga si utilizzano apparecchi a lame (sommità fiorite), a martelli fissi o mobili (corteccia, radici), a cilindri (semi) o una semplice taglierina tipo ghigliottina. In commercio esistono un taglio Germania, pezzi lunghi 4-5 mm, ed un taglio Francia, pezzi lunghi 1-2 cm; la scelta del taglio è in funzione del tipo di droga (per radice e corteccia va bene il taglio Germania) e del tipo di estrazione (per una percolazione va bene il taglio Francia).

I decotti sono spesso torbidi e difficilmente chiarificabili per la presenza di mucillagini che vengono estratte con l'ebollizione e precipitano poi con il raffreddamento.

Il limitato numero di decotti oggi usati (non sono riportate monografie di decotti nella FU XI) è dovuto al fatto che l'ebollizione, più o meno protratta, può produrre su molte droghe, contenenti principi attivi a carattere alcaloideo o eterosidico, trasformazioni irreversibili (ossidazioni, idratazioni, idrolisi, isomerizzazioni) che conducono a prodotti privi di azione farmacologica o con attività diversa da quella attesa.

12.3.5 Tisane

Questa forma farmaceutica, che è la più semplice tra le estrattive, è stata presente nella FU fino alla VI edizione ed è riapparsa soltanto recentemente (1991) nel supplemento del Formulario Nazionale (FN), parte C, *Galenici tradizionali di derivazione magistrale*, che così le definiva: *Le tisane sono delle preparazioni acquose ottenute, estemporaneamente, da una o più droghe vegetali e sono destinate ad essere somministrate per via orale, come tali a fini terapeutici o come veicoli di altri medicamenti. Possono essere leggermente edulcorate od aromatizzate e vanno, di preferenza, consumate al momento.*

Le droghe vegetali devono essere scelte e ripulite con cura e possono essere impiegate intere o convenientemente ridotte in frammenti di dimensioni adatte alla esecuzione della preparazione.

Vengono generalmente impiegati da 10 a 20 grammi di droga per la preparazione di un litro di tisana.

Le tisane vengono preparate per macerazione, per digestione, per infusione o per decozione, utilizzando acqua potabile e, prima della utilizzazione, vengono decantate o, se necessario, filtrate attraverso ovatta o garza.

Rispetto a infusi e decotti sono quindi soluzioni estrattive più diluite e così possono essere assunte in volumi notevoli, anche abitualmente, senza che insorgano inconvenienti.

Nella FU XI non è più riportata la monografia "Tisane", ma a pag. 618 si trova quella "Piante per tisane". che vengono così definite: *Le piante per tisane sono costituite esclusivamente da una o più droghe vegetali destinate a preparazioni acquose orali ottenute per decozione, infusione o macerazione. La preparazione viene effettuata immediatamente prima dell'uso.*

Il FN riportava 16 specie, miscele per tisane, che così definiva *Le specie sono miscele di droghe vegetali destinate alla preparazione di tisane, che vengono divise in frammenti di dimensioni adatte alla esecuzione delle preparazioni, separati mediante stacci dalle polveri fini, che vanno scartate.*

Ciascuna droga, privata di eventuali elementi estranei, viene ridotta in frammenti di dimensioni appropriate per facilitare la mescolanza e limitarne l'eventuale separazione nella miscela ottenuta.

In generale le droghe, dopo essere state contuse, vengono passate per stacci. Gli stacci sono classificati e indicati con un numero che indica la larghezza delle maglie (µm). La scelta dello staccio dipende dal tipo di droga: così per foglie, fiori, erbe si usano stacci di 5600; per foglie, fiori, erbe di consistenza particolare o di spessore superiore a 300 µm si usano stacci di 4000; per radici, rizomi, cortecce, parti legnose, frutti, semi si usano stacci di 4000.

Le droghe di piccole dimensioni possono essere adoperate intere. Frutti e semi contenenti essenze vengono contusi al momento della miscelazione.

La miscela deve essere quanto più possibile omogenea e, nel caso in cui i diversi componenti tendano a separarsi facilmente, la mescolanza va resa omogenea in maniera appropriata, prima della utilizzazione.

Le tisane del FN si preparano tutte al momento dell'uso per infusione impiegando 1 cucchiaio di specie (~ 5 g) per una tazza (~ 250 g). Solo per la specie composta per tisana alla senna il FN riportava l'azione terapeutica (lassativa).

La preparazione delle specie per tisane segue canoni ben precisi, infatti alla o alle droghe che costituiscono il rimedio di base vengono miscelate altre droghe con varie proprietà (sinergizzanti, coadiuvanti, correttive, ecc.). Le specie riportate dal FN erano tutte composte da 4-5 droghe, quindi si può concludere che veniva recepito un orientamento della moderna fitoterapia che è quello di associare più piante allo scopo di potenziare e modulare l'effetto terapeutico finale.

Una preparazione di moda oggi è la *tisana espresso*; questa viene realizzata con l'ausilio di una caffettiera tipo "moka". La droga, opportunamente sminuzzata (taglio espresso), viene posta sul filtro della caffettiera. Si procede quindi come per la preparazione del caffè, avendo però cura di usare l'acqua e la droga nelle giuste proporzioni. Queste saranno indicate dal farmacista, il quale dovrà anche indicare al paziente il numero di tazze di "tisana espresso" da prendere nella giornata e per quanto tempo.

Le tisane oggi possono essere preparate, ancor più semplicemente e rapidamente, con una maggior sicurezza di dosaggio, facendo assorbire gli estratti fluidi su eccipienti inerti e facilmente idrosolubili, quali saccarosio, lattosio o maltodestrine. Al momento dell'uso è sufficiente che l'utilizzatore disciolga il preparato in acqua calda per avere pronta una tisana di sicura composizione. Un altro vantaggio di questa forma è la possibilità di una lunga conservazione poiché i principi attivi si trovano allo stato secco. Le preparazioni istantanee per tisane sono riportate nella FU XI a pag. 619.

Sempre allo scopo di semplificare la preparazione delle tisane sono stati anche commercializzati recentemente dei preparati liquidi in fialoni, costituiti da estratti di droga in soluzione acquosa da diluire con acqua calda edulcorata al momento dell'uso.

Lo *sciroppo* è un'altra preparazione di facile allestimento da parte del paziente. In pratica, una volta preparata la tisana, si aggiunge a questa dello zucchero (circa 180 g di zucchero per ogni 100 ml di tisana) e si riscalda a mite calore fino a dissoluzione; quindi si filtra con un colino e si prende a cucchiai. Lo sciroppo viene preferito alla tisana quando bisogna somministrare droghe ad azione espettorante ed antitussiva.

Gli sciroppi possono essere preparati anche con infusi o addizionando estratti allo sciroppo semplice.

12.3.6 Estratti e tinture

Sono preparazioni farmaceutiche ottenute da droghe vegetali secche o fresche mediante idonei processi di estrazione.

Gli *estratti* (FU XI, pag. 614) sono *preparazioni concentrate, liquide o solide o di consistenza intermedia, ottenute generalmente da materie prime, vegetali od animali, disseccate. In alcuni casi, le materie prime da estrarre possono essere sottoposte ad un trattamento preliminare, come ad esempio l'inattivazione degli enzimi, la triturazione o la sgrassatura.*

Gli estratti si preparano per macerazione, per percolazione o per mezzo di altri adatti e convalidati procedimenti utilizzando etanolo o un altro solvente idoneo. Se necessario, dopo l'estrazione, le sostanze indesiderate vengono eliminate.

A seconda del solvente (mestruo) impiegato, gli estratti si classificano in: acquosi, idroalcolici, alcolici, eterei. Per ciascuna droga viene indicato il solvente da utilizzare.

La FU riporta in dettaglio sia la preparazione con percolazione che quella per macerazione.

Nella preparazione di un estratto si distinguono due fasi: la prima consiste nel portare in soluzione i principi attivi (estrazione) e la seconda nell'evaporazione parziale o totale del liquido ottenuto (concentrazione, evaporazione).

La concentrazione alla consistenza voluta, viene realizzata mediante procedimenti appropriati, generalmente a pressione ridotta e ad una temperatura alla quale l'alterazione dei costituenti è minima. Il residuo di solventi nell'estratto non deve superare i limiti prescritti.

Il contenuto in principi attivi degli estratti titolati viene portato al valore prescritto per mezzo di sostanze inerti appropriate o per mezzo di un altro estratto ottenuto a partire dalla materia prima vegetale od animale utilizzata per la preparazione.

Gli *estratti fluidi* (n. 5 nella FU XI) sono definiti dalla FU (pag. 614) come *preparazioni liquide nelle quali, in generale, una parte in massa o in volume è equivalente ad una parte in massa di materiale originario essiccato.* Vengono ottenuti generalmente per percolazione, preceduta quasi sempre dalla macerazione o direttamente per macerazione, utilizzando soltanto alcol di titolo appropriato oppure acqua. La percolazione è una tecnica che consiste nel far passare il mestruo attraverso un tubo di vetro o di ferro smaltato ripieno della droga da estrarre. Il percolato, dopo la macerazione, viene sgocciolato ad una velocità tale che si possano contare le gocce, raccogliendo circa l'85% del peso finale dell'estratto fluido; il rimanente 15% si ottiene esaurendo la droga e concentrando il liquido ottenuto (FU VIII, Vol. 2, pag. 433).

Secondo la FU XI gli estratti fluidi possono essere preparati anche per dissoluzione di un estratto secco o molle in alcol dal titolo appropriato o acqua, filtrando se necessario; in ogni modo, qualunque sia il metodo di preparazione, gli estratti fluidi devono avere una composizione comparabile.

Gli estratti fluidi di più comune uso sono quelli idroalcolici, preparati esaurendo la droga con alcol a 60-70°, e quelli alcolici per i quali si impiega alcol a 95°. L'alcol, oltre che avere un potere solvente dei principi attivi maggiore di quello dell'acqua, agisce anche come conservante.

Comunque la FU consente l'aggiunta di appropriati conservanti antimicrobici.

L'estratto fluido si può usare direttamente (a gocce), ma quasi sempre serve per preparare sciroppi, pozioni o per altre forme farmaceutiche.

L'attività degli estratti fluidi può essere migliorata con l'aggiunta di succhi di frutta: un succo di prugna può migliorare l'attività terapeutica di un lassativo, un succo di pera quella di un colagogo, un succo di amarene quella di un diuretico.

Gli estratti fluidi alcolici, salvo diversa indicazione, non devono contenere più dello 0,05% in volume di metanolo o di 2-propanolo.

Gli estratti fluidi devono essere conservati in recipienti ben chiusi, al riparo dalla luce. L'etichetta del recipiente deve indicare (FU XI, pag. 615):

- *la materia prima vegetale o animale utilizzata,*
- *se del caso, che è stata impiegata materia prima, vegetale o animale fresca,*
- *il nome ed il contenuto in etanolo in per cento V/V del solvente utilizzato per la preparazione,*
- *se del caso, il contenuto in per cento V/V nell'estratto finale,*
- *il contenuto in principio attivo, e/o il rapporto tra il materiale di partenza e l'estratto fluido finale,*
- *il nome e la concentrazione di ogni conservante antimicrobico aggiunto.*

Gli *estratti molli* (nessuno in FU) *e secchi* (n. 7) si preparano concentrando gli estratti fluidi, idroalcolici o alcolici, a pressione ridotta ed a temperatura inferiore a 50°C . Se l'evaporazione della soluzione estrattiva viene interrotta quando il residuo non bagna più la carta senza colla, si ottiene l'estratto molle, se invece il solvente viene completamente evaporato si ottiene l'estratto secco.

Gli estratti molli hanno generalmente un residuo secco non inferiore al 70 per cento *m/m* e possono contenere appropriati conservanti antimicrobici. Gli estratti secchi hanno in generale un residuo secco non inferiore al 95 per cento in massa.

Gli estratti secchi possono essere preparati anche con altri metodi, quali la nebulizzazione (essiccamento con aria calda del liquido ridotto in minutissime goccioline) e la liofilizzazione (crioessiccamento). Queste tecniche danno ottimi risultati e si applicano soprattutto per le droghe che contengono principi attivi termolabili o facilmente degradabili.

Negli estratti molli e secchi la presenza del principio attivo in termini percentuali è ovviamente superiore a quella della droga di partenza; negli estratti secchi il rapporto estratto:droga è uguale o superiore a 1:4. Gli estratti secchi titolati sono portati al titolo prescritto per mezzo di sostanze inerti appropriate (lattosio, saccarosio, amido seccato a 100°C).

Anche gli estratti molli e secchi devono essere conservati in recipienti ben chiusi o ermeticamente chiusi, rispettivamente, ed al riparo della luce. La FU XI specifica che le etichette degli estratti molli devono indicare:

- *la materia prima vegetale o animale utilizzata,*
- *se del caso, che è stata impiegata materia prima vegetale o animale fresca,*
- *il nome e il contenuto di etanolo in per cento V/V del solvente utilizzato per la preparazione,*
- *il contenuto in principio attivo e/o il rapporto tra il materiale di partenza e l'estratto molle finale,*
- *il nome e la concentrazione di ogni antimicrobico aggiunto.*

Quelle degli estratti secchi:

- *il nome e la quantità di sostanza inerte eventualmente aggiunta,*
- *la materia prima vegetale o animale utilizzata,*
- *se del caso, che è stata impiegata materia prima vegetale o animale fresca,*
- *il nome e il contenuto in etanolo in per cento V/V del solvente utilizzato nella preparazione,*
- *il contenuto in principio attivo e/o il rapporto tra il materiale di partenza e l'estratto secco finito.*

Gli estratti molli possono essere utilizzati nella preparazione di pillole, pomate, suppositori. Gli estratti secchi vengono confezionati in capsule opercolate in quanto sono molto igroscopici. Le capsule stesse devono essere conservate in luogo asciutto ed al riparo dalla luce.

Le *tinture*, secondo la FU XI (pag. 642) che riporta solo quella di ratania (pag. 778), vengono definite come *preparazioni liquide ottenute generalmente da materie prime, vegetali od animali essiccate. In alcuni casi, le materie da estrarre possono essere sottoposte ad un trattamento preliminare, come ad esempio l'inattivazione degli enzimi, la triturazione o la sgrassatura.*

Le tinture si preparano per macerazione, per percolazione o per mezzo di altri procedimenti convalidati, utilizzando alcol di appropriata concentrazione. Le tinture possono essere preparate anche disciogliendo o diluendo estratti in alcol di appropriata concentrazione.

Pertanto le tinture si possono preparare sia per trattamento diretto delle droghe, opportunamente suddivise, con alcol applicando la tecnica della percolazione, preceduta da una macerazione della durata di 2-8 giorni, sia diluendo opportunamente gli estratti fluidi. Le tinture, infatti, sono sempre più diluite degli estratti fluidi e generalmente il rapporto in peso tra droga e tintura è 1:5 (1:10 per droghe eroiche).

La tintura si dice semplice se per la sua preparazione è stata impiegata una sola droga, composta se sono state adoperate più droghe.

Le tinture semplici di droghe molto attive si preparano con alcol di 70°, quella di aconito con alcol di 90°, quelle di noce vomica e di oppio si possono preparare anche diluendo con alcol di 70° i corrispondenti estratti fluidi.

In genere le tinture sono limpide e non si possono diluire con acqua perché ciò causa la precipitazione di varie sostanze attive e non; anche la mescolanza di tinture diverse può causare intorbidamenti. Oggi si trovano in commercio estratti fluidi detannizzati, appunto per evitare la precipitazione di certi principi attivi (alcaloidi, glucosidi) ed è quindi conveniente usare questi per preparare le tinture. La regolazione del titolo in principi attivi può essere fatta, se necessario, sia per aggiunta del solvente di estrazione di titolo appropriato, sia per aggiunta di un'altra tintura ottenuta dal materiale utilizzato per la preparazione.

Anche le tinture devono essere conservate in recipienti ben chiusi al riparo della luce.

L'etichetta del recipiente deve indicare:

- *la materia prima vegetale o animale utilizzata,*
- *se del caso, che è stata impiegata materia prima vegetale od animale fresca,*
- *la concentrazione dell'alcol utilizzato per la preparazione,*
- *la concentrazione dell'alcol nella tintura finale,*
- *il contenuto in principio attivo e/o il rapporto tra il materiale di partenza ed il solvente di estrazione o tra il materiale di partenza e la tintura finale.*

Riportiamo, per esempio, il "Laudano gocce orali", o tintura di oppio crocata, o laudano del Sydenham, già presente nella FU VII, pag. 122, e nel FN, sez. C - galenici tradizionali.

Preparazione	
Oppio polvere grossolana	p. 15
Zafferano stimmi	" 5
Cannella	" 1
Garofano chiodi	" 1
Alcol di 60°	" 70
Acqua distillata	" 70

Si fa macerare in recipiente di vetro ben chiuso per la durata di 7 giorni. Si cola e si filtra.

Il FN del 1991 riportava anche la pozione mite di laudano (morfina 0.05%), che si può ottenere per opportuna diluizione con alcol a 30° del "laudano gocce orali (morfina 1%)".

Le tinture talora si impiegano tal quali, in gocce. Più comunemente si usano per preparare sciroppi e pozioni varie.

Gli *alcolaturi* sono forme farmaceutiche ottenute per macerazione con alcol di droghe fresche. S'impiega quasi sempre alcol etilico a 95° in quanto la pianta fresca contiene sempre notevoli quantità di acqua che diluisce l'alcol di estrazione. Si preparano alcolaturi con quelle piante che, se sottoposte ad essiccamento, perderebbero, del tutto o in parte, i componenti attivi. S'impiegano come correttivi gli alcolaturi preparati con la corteccia di alcuni agrumi (limone, arancia dolce, mandarino).

Particolare tipo di alcolaturo possono essere considerate le *tinture madri* riportate nella monografia "Preparazioni omeopatiche"della FU XI, a pag. 1091, e sono indicate come *preparazioni liquide ottenute mediante l'azione solvente di un appropriato veicolo su materie prime. Le materie prime generalmente fresche possono essere anche essiccate. Esse possono essere ottenute anche da succhi di piante con o senza l'aggiunta di un veicolo. Per alcune preparazioni il materiale da estrarre può subire un trattamento preliminare.*

Le tinture madri sono designate dai simboli "TM" o "∅".

La loro denominazione deriva dal fatto che esse sono utilizzate come materiale di partenza per la preparazione dei prodotti omeopatici, ma oggi vengono usate anche in fitoterapia.

Si preparano con piante fresche (rarissimamente con la droga secca) raccolte nel loro habitat naturale (quindi non si utilizzano piante coltivate) e durante il tempo balsamico. La macerazione della pianta viene effettuata dopo avere determinato il contenuto di acqua (in stufa a 105°C) impiegando alcol di titolo appropriato (stabilito dalla Farmacopea Francese, in genere 80°-95°) ed in quantità tale da avere alla fine 10 p. di TM da 1 p. di pianta, calcolata disidratata. Dopo la macerazione, che ha la durata precisa di 3 settimane, si decanta e si filtra spremendo il residuo. È noto anche un "metodo tedesco" di preparazione delle TM. Consiste nel preparare per spremitura il succo della pianta che poi viene diluito con una uguale quantità in peso di alcol di 86°. La TM ottenuta ha quindi un grado alcolico di 43° ed una concentrazione in principi attivi del 50%. Il grado alcolico delle TM (45°-65°) è inferiore a quello delle tinture ottenute da droghe secche. Anche il tempo di conservazione è diverso: le TM hanno una validità di 5 anni, mentre le altre soltanto di 2 anni. Inoltre le TM possiedono un'attività terapeutica senz'altro superiore a quella delle tinture tradizionali in quanto più ricche di principi attivi sia perché originano da un *totum vegetale* non sottoposto a trattamenti sia per la più lunga durata della macerazione.

L'etichetta delle TM indica :

- *che il prodotto è una tintura madre per preparazioni omeopatiche (indicata come "TM" o "∅"),*
- *il nome della materia prima usando il nome latino della farmacopea quando esiste la monografia,*
- *il metodo di preparazione,*
- *la concentrazione dell'alcol o del solvente nella tintura finale,*
- *il rapporto materia prima/tintura madre,*
- *se del caso, le condizioni di conservazione.*

Ricordiamo qui anche gli *alcolaturi stabilizzati* che si preparano estraendo la pianta con alcol bollente (per es. alcolaturo di valeriana, di ippocastano), da non confondere con *gli alcolati* che si ottengono dalla distillazione su bagnomaria del macerato alcolico della pianta, procedimento questo che fornisce un prodotto ricco di sostanze volatili (oli essenziali).

I *vini medicinali* (enoliti) sono da considerare particolari tipi di tinture ottenute utilizzando vini come solventi di estrazione. Sono noti anche come tinture vinose. Si ottengono per macerazione (10-15 giorni) di droghe secche. S'impiegano i vini rossi per ottenere un prodotto ad azione astringente, i vini bianchi per preparare enoliti da piante che contengono alcaloidi, che precipiterebbero con i tannini dei vini rossi; infine i vini liquorosi come il Marsala servono per l'estrazione delle droghe contenenti forti quantità di resine.

Oggi sono caduti in disuso anche perché non si conservano a lungo.

Infine un cenno agli *oli medicati* (oleoliti). Sono preparazioni estrattive ottenute dalla digestione della droga, opportunamente preparata, con un olio vegetale, in genere olio di oliva, oppure per spostamento, cioè estraendo prima le sostanze liposolubili con un idoneo solvente (etere di petrolio o altri), evaporando poi la soluzione e sciogliendo il residuo nell'olio, evaporando poi su b.m. le restanti tracce di solvente (preparazione dell'olio di giusquiamo della FU VII, pag. 508). Anche questa forma farmaceutica è oggi poco usata per la sua instabilità. Possono comunque essere preparati estratti oleosi, oltre che di giusquiamo, anche di aconito, camomilla, calendula, verbasco, iperico, ecc.

12.3.7 Altri tipi di preparati da piante fresche

Oltre agli alcolaturi ed alle tinture madri, preparazioni estrattive delle quali si è già parlato, ci sembra il caso di descrivere altri prodotti derivati da piante fresche perché rappresentano ulteriori, moderni sviluppi delle forme farmaceutiche fitoterapiche.

Succhi vegetali
Un'altra forma di somministrazione, che pur essendo antica ha avuto recentemente un rilancio, è costituita dai *succhi vegetali*. Il loro rilancio si è verificato dopo che i progressi tecnologici hanno consentito di confezionarli in modo tale da garantire una lunga conservazione e, quindi, la commercializzazione di preparati industriali.

I succhi sono, come è noto, preparati erboristici di grande interesse terapeutico, ottenuti meccanicamente per pressione delle piante fresche, previamente frammentate.

Sono costituiti dai liquidi presenti nei tessuti vegetali e la definizione che ne è stata data di "piante bevibili" non è sbagliata perché essi conservano tutte le proprietà caratteristiche della pianta fresca. Il succo contiene, disciolte o sospese, diverse classi di composti: carboidrati, acidi organici, sali minerali, aminoacidi, proteine e quei metaboliti che rappresentano i principi attivi vegetali quali glucosidi, alcaloidi, flavonoidi ecc.

Poiché tutto quello che è contenuto nella pianta passa nel succo, si ha praticamente un estratto che è molto più completo di quello che si ottiene con l'impiego di solventi. Se si considera poi che l'attività di una pianta non è quasi mai riconducibile ad un solo principio attivo, ma al complesso dei suoi componenti, si comprende facilmente l'importanza di poter assumere con il succo tutto ciò che viene elaborato nella cellula vegetale. I migliori prodotti industriali sono oggi commercializzati sotto vuoto, senza l'aggiunta di conservanti (o di coloranti) e vengono somministrati a cucchiai, più volte al giorno.

I succhi di preparazione industriale hanno sostituito quelli che si possono preparare, almeno con certe piante comuni, in farmacia, o in casa, con una centrifuga per alimenti, come il succo di carota, ginepro, crescione, ortica, aglio, carciofo.

Sospensione Integrale di Pianta Fresca (SIPF)

Questa moderna forma farmaceutica si prepara trattando con azoto liquido (–196°C) la pianta fresca entro 6-12 ore dalla raccolta (massimo 24 ore): si ha un abbassamento della temperatura a circa -50°C con blocco di tutte le attività enzimatiche.

Sottoponendo a criofrantumazione questa pianta surgelata si ottiene una pasta omogena che si tratta con alcol in modo da ottenere una concentrazione alcolica del 30% (in peso) per mantenere bloccata l'attività enzimatica anche a temperatura ambiente. Questa soluzione-sospensione viene sottoposta ad un trattamento brevettato detto di "ultrapressione molecolare" che la trasforma in una microsospensione stabile che costituisce la forma farmaceutica detta "sospensione integrale di pianta fresca" o, più comunemente, "SIPF".

Con la SIPF il fitoterapeuta ha, per la prima volta, a disposizione una preparazione con la stessa composizione della pianta fresca, ottenuta senza operazioni estrattive, essiccative ecc. Anche i controlli analitici, dimostrando l'identità di composizione con la pianta medicinale, hanno rilevato un contenuto in principi attivi superiore a quello di altri preparati tradizionali (estratti, tinture, ecc.).

Le SIPF sono stabili e si conservano per almeno 3 anni. Si somministrano durante i pasti a dosi di 5 ml diluiti in poca acqua.

Si commercializzano con certificato di analisi che riporta le caratteristiche del preparato, il contenuto in principi attivi, l'accertamento dell'assenza di metalli pesanti e pesticidi, ecc.

A causa del loro costo elevato, si preparano soltanto per piante con principi attivi molto delicati, poco solubili e pochissimo stabili. È chiaro che, per queste piante, solo le SIPF garantiscono la presenza del *totum*. Per ora ci risultano preparate e commercializzate solo 15 SIPF, cioè quelle di: biancospino, bardana, carciofo, ippocastano, equiseto, eucalipto, fuco, meliloto, melissa, olmaria, ortica, passiflora, ribes nero, tarassaco, valeriana.

Macerati glicerici

Per quanto riguarda i *macerati glicerici* questi sono, come è noto, i preparati fondamentali della **gemmoterapia** ideata e studiata, negli anni cinquanta, dal Prof. Georges Netien dell'Università di Lione e svilupppata dal medico belga Paul Henry che, nel 1958, pubblicando un trattato di fitoembriologia, preconizzò l'uso di derivati vegetali embrionali in terapia. Henry, indicando l'uso di giovani tessuti in fase accrescitiva, motivava la scelta con il fatto che solo questi tessuti contengono componenti particolarmente attivi che, con l'accrescimento della pianta, perdono le loro caratteristiche stimolanti di alcune attività del sistema reticolo-istocitario. Questi composti sono ormoni vegetali, auxine, gibberelline, ecc.

Questa forma farmaceutica è stata inserita nella FU XI nel capitolo "Preparazioni omeopatiche" a pag. 1089. La FU definisce i macerati glicerici come *preparazioni liquide ottenute da materie prime di origine vegetale o animale utilizzando glicerolo o una miscela di glicerolo e alcol di titolo appropriato o una miscela di glicerolo e una soluzione di sodio cloruro a concentrazione appropriata.*

I preparati adoperati nella gemmoterapia sono detti gemmoderivati e sono riportati fin dal 1965 dalla Farmacopea Francese che ne indica il metodo di preparazione.

Questo metodo, in definitiva, è semplice: il materiale, costituito da gemme, giovani getti, radichette, ecc. viene ripulito e poi essiccato in modo da determinarne il contenuto di acqua per poter fare i trattamenti successivi con riferimento al peso secco. Si fa poi macerare, per tre settimane, in una miscela in parti uguali di glicerina e alcol. Il liquido ottenuto, che è il *macerato glicerico*, viene commercializzato, per l'uso, dopo averlo diluito con una miscela di glicerina, alcol e acqua (in proporzione di 9:3:2) in modo da avere, da 10 parti di macerato, 100 parti di soluzione pronta all'uso, confezionata in flaconi contagocce di vetro scuro. Se ne impiegano 30-50 gocce tre volte al giorno, diluite in poca acqua e mantenute per un po' in bocca in modo da avere un primo assorbimento per via sublinguale; poi si ingerisce, generalmente a digiuno o a stomaco vuoto.

I gemmoderivati permettono di ottenere risultati terapeutici sicuri e documentati, con assoluta assenza di effetti collaterali.

12.4 Incompatibilità in una preparazione erboristica

Le droghe vegetali raramente vengono usate come tali, quasi sempre sotto forma di derivati estrattivi, ad ognuno dei quali può corrispondere una diversa composizione chimica e, entro certi limiti, una diversa attività farmacologica. Inoltre, vengono impiegate, nella maggior parte dei casi, in associazione per (i) ottenere effetti terapeutici più completi, (ii) evitare o ridurre effetti collaterali o comunque spiacevoli, (iii) migliorare la biodisponibilità dei principi attivi della droga di base e (iv) sfruttare eventuali sinergismi utili ai fini terapeutici. Le caratteristiche delle sostanze presenti in una droga vegetale e la loro attività biologica danno le indicazioni essenziali per una corretta formulazione. È necessario poi che la scelta delle sostanze vegetali da associare, anche come semplici eccipienti, sia adeguata alla funzionalità del prodotto. Le forme farmaceutiche che ne derivano richiedono, più di quelle a base di prodotti di sintesi, la massima cura nella formulazione: è molto facile attribuire ai derivati vegetali, piuttosto che all'empirismo della formulazione, gli eventuali insuccessi terapeutici del farmaco naturale.

La miscelazione di più droghe è ben formulata se è costituita da una *droga principale* (o di *base*) che assicura l'effetto richiesto e da una *droga secondaria* (o *coadiuvante*) che migliora l'effetto della droga di base; se necessario, si può addizionare una *droga correttiva*, che corregga il sapore o l'odore della droga di base, una *droga lenitiva*, che diminuisca l'azione irritante della droga di base, una *droga dirigente*, che diriga l'azione della droga di base in un senso piuttosto che in un altro e/o una *droga di abbellimento*[(11)].

Nel formulare una miscela di droghe bisogna inoltre tener presente che la quantità di materiale da somministrare è piuttosto costante per cui maggiore è il numero di droghe da miscelare e minore è la quantità disponibile di ogni singola droga. Pertanto, nel formulare una preparazione bisogna innanzitutto verificare che la droga di base sia presente in quantità sufficiente; inoltre bisogna evitare la mescolanza di droghe tra loro incompatibili dal punto di vista fisico, chimico e farmacologico. Così pure è necessario badare che le droghe da somministrare non siano incompatibili con lo stato fisiopatologico del paziente.

Le *incompatibilità fisiche* si hanno quando le proprietà fisiche dell'estratto vegetale sono tali per cui non è possibile ottenere la forma farmaceutica desiderata, o una volta ottenuta, non è possibile conservarla. L'insolubilità del medicamento nel veicolo scelto (o la sua precipitazione dopo un lasso di tempo) rappresenta una incompatibilità fisica.

---

(11) Fino agli anni 50 una prescrizione erboristica poteva contenere anche 20 diverse droghe. Oggi un prodotto erboristico autorizzato alla vendita contiene in genere 2-3 droghe vegetali.

Esempi di incompatibilità fisiche:

1. La miscelazione di tinture o di estratti fluidi di diverso grado alcolico è incompatibile perché dà luogo a precipitazione di principi attivi insolubili ad una gradazione alcolica non conforme.
2. La miscelazione di una tintura o di un estratto fluido con soluzioni acquose è incompatibile perché dà luogo a precipitazione dei principi attivi sciolti nell'alcol.
3. La miscelazione di oli e oli essenziali in veicoli acquosi deve essere evitata perché gli oli non sono solubili.

Le *incompatibilità chimiche* si hanno quando i componenti di due o più droghe reagiscono tra loro dando luogo a prodotti che hanno perso le proprietà farmacologiche dei componenti iniziali o hanno acquistato proprietà non desiderate.

Esempi di incompatibilità chimiche:

1. La miscelazione di droghe alcaloidee (in soluzione) con droghe tanniche (estratti) causa la precipitazione degli alcaloidi.
2. La miscelazione di droghe alcaloidee (in soluzione) con droghe contenenti salicilati o citrati rende insolubili gli alcaloidi.
3. La miscelazione di alcune droghe contenenti flavonoidi (biancospino) con droghe contenenti tannini (viburno) causa la precipitazione dei componenti del biancospino.

Le *incompatibilità farmacologiche* si hanno quando si mescolano insieme droghe che agiscono nell'organismo in maniera opposta (si antagonizzano) per cui gli effetti si annullano.

Esempi di incompatibilità farmacologiche:

1. La miscelazione di droghe lassative (senna) con droghe antidiarroiche (tormentilla, uzara).
2. La miscelazione di droghe con effetti opposti sulle terminazioni parasimpatiche (belladonna e pilocarpo).
3. La miscelazione di droghe che aumentano la frequenza del polso (belladonna) con droghe aventi effetti opposti (droghe digitaliche).
4. La miscelazione di droghe sedative (passiflora) con droghe stimolanti (tè, caffè).

Le *incompatibilità per condizioni organiche* si hanno quando il medicamento, agendo in un organismo con funzioni alterate per un particolare stato fisiologico (gravidanza, allattamento, mestruazioni, ecc.) o patologico (sofferenza renale, fragilità capillare, ecc.) o per terapia in atto non provoca alcun effetto oppure provoca effetti spiacevoli o addirittura dannosi, ben diversi da quelli desiderati.

Esempi di incompatibilità per condizioni organiche:

1. L'uso di droghe ad attività anticoagulante o antipiastrinica è incompatibile in uno stato di predisposizione alle emorragie.
2. L'uso di droghe con principi attivi eliminati per via renale è incompatibile con lo stato di sofferenza renale.
3. L'uso di droghe che ostacolano la secrezione lattea è incompatibile con l'allattamento.
4. L'uso di droghe ad azione congestionante l'utero è incompatibile con lo stato di gravidanza.
5. L'uso di droghe lassative è incompatibile con un stato colitico come anche nelle appendiciti.
6. L'uso di droghe lassative è incompatibile per quei pazienti che abbiano assunto diuretici.

12.5 Aromatizzazione e conservazione delle preparazioni

La presenza nella droga di sostanze amare e poco palatabili rende indispensabile l'aromatizzazione delle preparazioni per uso orale, in particolare le tisane e le altre preparazioni liquide. Questa si effettua addizionando al materiale da estrarre almeno il 10-15% di una droga aromatica. Una droga spesso usata come aromatizzante è la menta (si possono usare indifferentemente sia le foglie che le sommità fiorite); lo stesso dicasi per la liquirizia (radice decorticata), la melissa (foglie), la verbena odorosa (pianta fiorita), l'arancia dolce (scorza), l'anice verde (seme), il finocchio (seme), il limone (scorza). Per migliorare l'aspetto si può aggiungere una droga capace di impartire alla preparazione estrattiva una qualche colorazione: si otterrà, per esempio, una bella colorazione rossa con i calici fiorali di carcadè o con il rosolaccio, una colorazione arancione con i fiori di carcamo, gialla con la calendula. Il gusto può anche essere migliorato con l'aggiunta di dolcificanti naturali (miele, zucchero di canna, melassa, malto, sciroppo d'acero)[12] o

(12) Rispetto allo zucchero raffinato (saccarosio), ipercalorico e povero o del tutto privo di minerali e vitamine, i dolcificanti naturali (miele, zucchero integrale di canna, melassa, malto, sciroppo d'acero) hanno un potere calorico inferiore e contengono vitamine, sali minerali ed enzimi in grado di favorire il metabolismo dei glucidi.
Il **miele** contiene glucosio e fruttosio (60-75%), saccarosio (0,8-4%), vitamine (B_1, B_2, B_6, C, E, K, biotina, acido pantotenico), minerali ed oligoelementi (calcio, magnesio, ferro, manganese, rame, cobalto, cromo, nichel, litio, zinco), enzimi (diastasi, invertasi, fosfatasi, catalasi), sostanze aromatiche, acidi ed aldeidi (acido citrico, acetico, butirrico, formico, acetaldeide, ecc.), acetilcolina, sostanze ad attività antibatterica (germicidina), aminoacidi e proteine. Ha un potere calorico di 303 calorie per ogni 100 g di prodotto (il potere calorico dello zucchero raffinato è di 395 calorie/100 g di prodotto). → *segue*

sintetici (saccarina, aspartame); nei pazienti obesi o diabetici si preferiscono gli edulcoranti sintetici o polialcoli come la mannite ed il sorbitolo. Queste modalità di presentazione del preparato sono importanti anche per una migliore *compliance* del paziente.

Per quanto riguarda la conservazione delle preparazioni farmaceutiche descritte, è da rilevare che quelle estemporanee acquose (macerati, tisane, infusi, decotti) sono di limitatissima conservabilità (24 ore a temperatura ambiente, 3-4 giorni in frigorifero) perché costituiscono un ottimo terreno di coltura per batteri e muffe, in quanto, con l'ebollizione, vengono estratte anche sostanze zuccherine e mucillaginose. Per gli sciroppi la FU XI prevede l'aggiunta di idonei conservanti.

Le soluzioni estrattive contenenti alcol (estratti fluidi, tinture, alcolati, alcolaturi, elisir) sono sufficientemente stabili, se ben conservate, ma in certe condizioni possono alterarsi e allora presentano degli intorbidamenti istantanei o nel tempo; ciò può dipendere da diverse cause: gradazione alcolica non ottimale, impiego di un solvente (diluente) non idoneo, presenza di principi attivi poco solubili (oli essenziali, alcaloidi, composti a struttura steroidica come i ruscosidi). Poiché intorbidamenti e precipitazioni si evidenziano facilmente quando la preparazione è composta, si consiglia di ridurre al minimo indispensabile le associazioni di più droghe o di estratti. In casi di scarsa solubilità dei principi attivi si può ricorrere, nel corso dell'estrazione, per non perdere parte dell'attività farmacologica del preparato, all'aggiunta di cosolventi (glicerina, glicoli, sorbitolo, ecc.), di tensioattivi (polisorbati, poliossietilenglicoli, ecc.) o di acidi organici

---

Lo **zucchero integrale di canna** contiene saccarosio (80%), glucosio e fruttosio (2,9%), sali minerali (calcio, fosforo, potassio, zinco, fluoro, magnesio), vitamine (A, B_1, B_2, B_6, C, D, E). Ha un potere calorico di 356 calorie/100 g di prodotto. Da non confondere con lo *zucchero grezzo di canna* che è zucchero di canna (raffinato) addizionato con melassa o caramello.

La **melassa** contiene zuccheri di facile e rapida assimilazione (glucosio e fruttosio), sali minerali (calcio, ferro, potassio, magnesio, sodio), vitamine (A, B_1, B_2, B_6, C, D, E). Ha un potere calorico di 230-250 calorie/100 g di prodotto. È ciò che resta dopo l'estrazione del saccarosio dal succo di canna e si presenta come liquido sciropposo di colore più o meno scuro.

Il **malto** contiene maltosio e destrosio, sali minerali ed enzimi. Ha un potere calorico di 220 calorie/100 g di prodotto. Questo dolcificante si ottiene lasciando fermentare l'orzo germogliato (ed essiccato) con mais, riso ed altri cereali.

Nello **sciroppo d'acero** è presente una quantità ridotta di saccarosio; inoltre sali minerali (calcio, manganese, magnesio, ferro) e vitamine (B_2, B_6, PP, acido folico, biotina). Ha un potere calorico di 252 calorie/100 g di prodotto. Si ottiene praticando delle incisioni sui tronchi di acero (*Acer saccharum*); la linfa che fuoriesce viene raccolta e concentrata fino ad avere un liquido sciropposo.

(citrico, tartarico, lattico, ecc.). Questi ultimi, variando il pH della preparazione, facilitano la solubilità degli alcaloidi; comunque i più usati sono i tensioattivi non ionici perché sono efficaci in un ampio intervallo di pH e sono ben tollerati, mentre i meno adatti risultano essere i cosolventi perché il loro effetto solubilizzante è spesso insufficiente.

Infine le polveri semplici e composte possono perdere colore e odore e cambiare il titolo se conservate in presenza di aria e umidità.

In conclusione è sempre necessario proteggere tutte le preparazioni fitoterapiche dagli agenti esterni fisici (luce, calore), chimici (aria, umidità) e microbiologici avendo cura di conservarle in luogo asciutto e fresco, in recipienti idonei, meglio di vetro scuro, ben chiusi e al riparo della luce.

12.6 Posologia

La posologia riportata in questo testo è riferita ad un individuo adulto, di età compresa tra i 18 ed i 65 anni ed avente un peso di 70 kg. Per i lattanti, con peso corporeo fino a 10 kg, la dose deve essere 1/6-1/10 di quella indicata per l'adulto; per i bambini fino a 20 kg di peso corporeo la dose deve essere 1/3 e fino a 40-50 kg deve essere i 3/4 della dose normale per adulti. Volendola riferire all'età, la dose adulta deve essere ridotta: fino a 2 anni di età di 1/10-1/15, fino a 4 anni di 1/8-1/6, fino a 9 anni di 1/4, fino a 14 anni di 1/2, fino a 18 anni di 2/3, oltre i 65 anni di 3/4.

La tollerabilità dei prodotti fitofarmaceutici è piuttosto elevata e si possono somministrare dosaggi superiori, per brevi periodi, senza che si verifichino effetti indesiderati. È comunque opportuno ricordare che dosaggi troppo bassi o troppo alti possono causare effetti diversi da quelli attesi; ad esempio 3-4 ml di tintura di angelica o di calamo (presi in due volte prima dei pasti) promuovono la secrezione gastrica mentre 5-7 ml, assunti nel giro di una settimana, riducono l'ipercloridria gastrica. Così pure 25-50 ml di tintura di valeriana a settimana provocano sedazione e rilassamento mentre 100 ml e più causano irrequietezza, mal di testa, perdita dell'orientamento. Il rabarbaro si comporta da lassativo se la dose utilizzata è di 4 g mentre si comporta da antidiarroico se la dose viene dimezzata. L'assenzio alla dose di 1-2 ml (tintura) provoca un effetto digestivo, mentre la dose di 5-7 ml (data dopo i pasti) provoca un effetto antielmintico.

Un problema diverso è invece rappresentato dalla tossicità del prodotto fitoterapico, per un basso indice terapeutico dei suoi componenti (atropina nella belladonna o digossina nella digitale). In questo caso si inizia con il somministrare dosi basse che verranno progressivamente aumentate (in 2-4 giorni) fino a raggiungere dosi terapeutiche. È ovvio che la comparsa di effetti collaterali (bocca secca nel caso della belladonna, nausea nel caso della digitale) richiede una immediata riduzione dei dosaggi.

Le formulazioni galeniche liquide vengono assunte per via orale misurandole con cucchiai di varie grandezze. Qui riportiamo le principali unità di misura ed i valori in peso approssimativi di acqua comune e di alcune preparazioni:

Unità di misura	*Acqua*	*Liquidi acquosi e vini*	*Tinture, liquidi alcolici a 60° e oli*	*Sciroppi*	*Pozioni edulcorate*
Un cucchiaino da caffè	5	5	4	6,5	5
Un cucchiaino da dessert (o da tè)	10	12	9	13,5	12
Un cucchiaio da zuppa	15	16	12	20	18

I valori sono espressi in grammi

Quando le formulazioni devono essere misurate a gocce, per formare un grammo in genere occorrono (a 20°C):

Per tinture eteree	gtt	80
Per alcol e tinture alcoliche	"	52-60
Per oli essenziali	"	40-50
Per vini	"	35
Per aceti	"	26
Per acqua distillata	"	20

(Da: Medicamenta, Vol. 1, pag. 806)

Una domanda che ricorre frequente in farmacia è come e quando somministrare un prodotto fitofarmaceutico. Qui di seguito riportiamo i criteri generali ed alcuni esempi, mentre nella Tabella 12.4 elenchiamo i vantaggi e gli svantaggi delle singole preparazioni per uso orale:

- se il prodotto fitofarmaceutico contiene un componente attivo che dà un effetto prolungato nel tempo (perché assorbito e metabolizzato lentamente), è sufficiente somministrarlo una sola volta nella giornata,

Tabella 12.4 Vantaggi e svantaggi delle più comuni forme farmaceutiche per uso orale

Forma farmaceutica	*Vantaggi*	*Svantaggi*
Polvere	Contiene tutti i componenti della droga. Utile per droghe mucillaginose e tanniche	Se i principi attivi sono liposolubili alla polvere bisogna far seguire una dose di lecitina o di olio vegetale. Se si tratta di mucillagini, mescolare la polvere in acqua e bere subito
Infuso e decotto	Semplice da preparare. Utile per droghe i cui componenti sono solubili in acqua (tannini, mucillagini, alcuni glicosidi). Utile per il trattamento di disturbi urinari, gastrointestinali e per favorire la sudorazione. Dosaggio flessibile	L'acqua non è un buon solvente per molti principi attivi. Il tempo di infusione o decozione (5-10 minuti) non facilita l'estrazione di diversi principi attivi. Scarsa palatabilità
Macerato	Semplice da preparare. Non contiene sostanze resinose. Dosaggio flessibile	Può contenere contaminanti batterici. Scarsa palatabilità
Tintura	Semplice da preparare	Scarsa palatabilità. La presenza di alcol può non essere tollerata da ex alcolizzati e da altri soggetti (allergici)
Compressa	Buona palatabilità. Composizione ben definita	Non semplice da preparare. Dosaggio ed impiego poco flessibili. Contiene una quantità bassa di droga
Capsula	Utile per somministrare sostanze poco palatabili	Può contenere fino ad un massimo di 600 mg di sostanza: questo comporta la somministrazione di più capsule nella giornata

- se il prodotto fitofarmaceutico contiene un componente attivo che viene rapidamente assorbito, metabolizzato ed escreto, è necessario somministrarlo 2-3 volte nella giornata,

- se il prodotto fitofarmaceutico contiene sostanze che potenziano l'attività del sistema immunitario, è preferibile somministrarlo 5-6 volte nella giornata,
- se il prodotto fitofarmaceutico si utilizza per combattere l'insonnia, deve essere preso 1-2 ore prima di andare a letto,
- se il prodotto fitofarmaceutico si utilizza per fare gargarismi, bisogna impiegarlo il più possibile perché più viene a contatto con la mucosa infiammata più rapidamente si risolve la flogosi,
- se il prodotto fitofarmaceutico provoca nausea, è preferibile somministrarlo 2-3 ore dopo i pasti,
- se il prodotto fitofarmaceutico contiene un componente attivo che viene facilmente inattivato dagli enzimi digestivi, deve essere somministrato prima dei pasti,
- se il prodotto fitofarmaceutico contiene mucillagini, deve essere somministrato prima dei pasti se si vuole proteggere la mucosa del digerente,
- gli amari devono essere somministrati prima dei pasti.

Capitolo 13 Le droghe vegetali in alcune specifiche situazioni

Condizioni fisiologiche quali gravidanza ed allattamento richiedono particolare cautela in caso di intervento terapeutico. La stessa cautela va presa se il paziente si trova in età pediatrica o senile, se è obeso o è affetto da insufficienza epatica o renale. Per questi pazienti, particolarmente sensibili ed indifesi, deve essere valutata con particolare attenzione la reale necessità del ricorso ai medicamenti.

13.1 Gravidanza

È dagli anni '60, in seguito all'acquisizione della teratogenicità della talidomide, che si raccomanda di evitare l'uso di farmaci (naturali e di sintesi), specie se di recente introduzione in terapia, nella prima fase della gravidanza. In pratica però questa raccomandazione non contribuisce a risolvere il problema della teratogenicità dei farmaci, per una ragione molto semplice: la gravidanza viene riconosciuta solo tardivamente (dopo 5-6 settimane) e di conseguenza la terapia farmacologica in atto viene interrotta troppo tardi.

In linea generale si ammette che gli effetti tossici dei farmaci sono tanto più pronunciati quanto più rapida è la crescita, la riproduzione e la differenziazione delle cellule.

In ragione di ciò il rischio è massimo quando la somministrazione del farmaco avviene durante il periodo della blastogenesi (dal momento del concepimento e fino al 14° giorno di gravidanza) e della embriogenesi (dalla 2ª settimana e fino al 3° mese di gravidanza); in questo periodo si ha la morte dell'embrione (blastogenesi) o malformazioni a carico di arti o organi (embriogenesi).

Pertanto sarebbe più utile la raccomandazione di limitare la prescrizione di farmaci nelle donne in età feconda. Ad ogni modo, mentre a tutti è presente l'eventualità di effetti teratogeni dei medicamenti somministrati nel primo trimestre di gravidanza, a pochi è presente il rischio degli effetti collaterali dei medicamenti prescritti successivamente (periodo fetale). Quando l'organismo materno riceve un medicamento questo può raggiungere il feto in concentrazioni apprezzabili a produrre un effetto tossico attraverso reazioni aspecifiche (disturbi funzionali) o inibendo l'accrescimento. Oltre agli effetti tossici indicati per l'embrione ed il feto[(13)] esistono talora pericoli per la madre, come ad esempio una maggiore incidenza di aborti, di emorragie durante il parto (questo si verifica soprattutto dopo un uso prolungato di salicilati) e di anemia. Nel caso si rendesse necessario il ricorso a farmaci durante la gravidanza [patologia della gestante (diabete, epilessia, cardiopatia, gestosi), infezioni delle vie urogenitali, minaccia di aborto] si devono evitare quei farmaci per i quali è stato sospettato un nesso causale con alterazioni dell'embrione e/o feto. Questo vale anche per le droghe vegetali (Tab. 13.1); così pure vanno proscritte droghe che

Tabella 13.1 Potenziali rischi per l'embrione ed il feto conseguenti all'impiego di droghe vegetali durante la gravidanza

Droga	*Tipo di alterazione*
Aglio	Ostacola l'impianto della blastocisti sul rivestimento epiteliale dell'utero
Arnica	Morte dell'embrione
Cannella	Malformazioni
China	Morte dell'embrione, sordità
Droghe contenenti caffeina	Malformazioni
Droghe contenenti alcaloidi	
pirrolizidinici	Malformazioni
berberina	Possibile rischio per l'embrione
retinoidi	Malformazioni del feto
salicilati	Nascita del feto morto, ridotto peso del feto alla nascita, tendenza alle emorragie
Erba medica	Morte del feto
Farfara	Cirrosi epatica
Oppio	Depressione respiratoria
Vinca	Morte dell'embrione, malformazioni

Altre droghe sospettate di provocare danni all'embrione o al feto sono: aloe, assenzio, chenopodio, ginepro, issopo, melograno, prezzemolo, ruta, salvia

(13) Danni al feto si hanno anche con l'uso cronico di caffeina, alcol, fumo. La caffeina, presente in bevande quali caffè e tè, sembra causare tumori a carico delle ovaie e del pancreas (non viene metabolizzata dal feto). Le bevande alcoliche sembrano causare un ritardo della crescita pre- e postnatale ed inoltre disturbi visivi ed anomalie a carico del cuore e dei genitali (sesso femminile) nel neonato. Donne che fumano possono andare incontro più facilmente al distacco della placenta con morte del feto o a parto prematuro ed infezioni del feto. Il fumo sembra anche causare un ritardo della crescita fetale e dell'intelligenza.

possono indurre aborto attraverso una stimolazione della motilità uterina o causare nascite premature (Tab. 13.2). A parte i farmaci, sono oggi ben noti gli effetti indesiderati provocati da alcune malattie infettive contratte dalla madre durante la gravidanza (Tab. 13.3).

Tabella 13.2 Droghe vegetali e potenziali effetti tossici durante la gravidanza [Da: Ernst (2002) BJOG 109:227-235]

Nome comune	*Nome latino*	*Effetto*
Aglio	*Allium sativum*	Emmenagogo
Agnocasto	*Vitex agnus castus*	Emmenagogo
Alfalfa	*Medicago sativa*	Potrebbe causare stimolazione uterina
Aloe	*Aloe vera*	Attività muscolare uterina. Possibili effetti abortivi ed emmenagogo
Angelica	*Angelica archangelica*	Emmenagogo
Arquebuse	*Tanacetum vulgare*	Emmenagogo ed effetti abortivi
Artemisia	*Artemisia vulgaris*	Emmenagogo ed effetti abortivi
Assa fetida	*Ferula asa-foetida*	Emmenagogo
Assenzio	*Artemisia absinthium*	Emmenagogo ed effetti abortivi
Basilico	*Ocimum vulgaris*	Emmenagogo, abortivo, mutageno
Borraggine	*Borago officinalis*	Mutageno (contiene alcaloidi pirrolizidinici)
Borsa del pastore	*Capsella bursa-pastoris*	Emmenagogo ed effetti abortivi
Calamo	*Acorus calamus*	Emmenagogo ed attività genotossica
Calendula	*Calendula officinalis*	Emmenagogo ed effetti abortivi
Camomilla (romana)	*Chamaemelum nobile*	Emmenagogo ed effetti abortivi
Canapa acquatica	*Eupatorium cannabinum*	Emmenagogo ed effetti abortivi
Canfora	*Cinnamomum camphora*	Emmenagogo e stimolante uterino
Cannella	*Cinnamomum* spp	Emmenagogo ed effetti abortivi
Caulofillo	*Caulophyllum thalictroides*	Sintomi gastrointestinali, stimolo della contrazione del muscolo uterino, casi di arteriocostrizioni, inibizione dell'impianto embrionale nel ratto e sua correlazione all'induzione di mestruazioni, effetti abortivi
Chelidonia	*Chelidonium majus*	Stimolante uterino
China	*Cinchona* spp	Abortivo, stimolante uterino, ossitocico, teratogeno
Cicoria	*Cichorium intybus*	Emmenagogo ed effetti abortivi
Cimicifuga	*Cimicifuga racemosa*	Attività estrogenica, soppressione della secrezione dell'ormone luteinizzante

→ *segue*

→ *seguito*

Nome comune	*Nome latino*	*Effetto*
Cola	*Cola nitida*	Basso peso alla nascita, nascite premature e con problemi
Consolida maggiore	*Symphytum officinale*	Contiene alcaloidi epatotossici; rischi epatici fetali e probabile veno-occlusione; epatotossicità
Crescione	*Nasturtium officinalis*	Emmenagogo ed effetti abortivi
Efedra	*Ephedra* spp.	Contiene efedrina e relativi alcaloidi; incremento della pressione sanguigna
Eupatoria	*Eupatorium perfoliatum*	Effetti abortivi
Finocchio	*Foeniculum vulgare*	Emmenagogo
Frangola	*Rhamnus frangula*	Stimolazione dell'endometrio, effetti mutageni e genotossici
Ginepro	*Juniperus comunis*	Allergenico, catartico a dosi elevate, diuretico, aumento del tono uterino, impossibilità di impianto, effetti abortivi ed emmenagogo
Ginestra	*Cytisus scoparius*	Contiene sparteina, composto ossitocico tradizionalmente usato per il travaglio
Guaranà	*Paullinia cupana*	Basso peso alla nascita, nascita prematura e con problemi
Idraste	*Hydrastis canadensis*	Stimolante uterino
Ipecacuana	*Cephaelis ipecacuanha*	Stimolante uterino
Issopo	*Hyssopus officinalis*	Emmenagogo ed effetti abortivi
Kava	*Piper methysticum*	Utero atonico
Lampone	*Rubus idaeus*	Stimola contrazioni dell'utero umano gravido; attività antigonadotropica
Lavanda	*Lavandula officinalis*	Emmenagogo
Levistico	*Levisticum officinale*	Emmenagogo
Lino	*Linum usitatissimum*	Emmenagogo
Liquirizia	*Glycyrrhizza glabra*	Emmenagogo
Lobelia	*Lobelia inflata*	Utero atonico
Maggiorana	*Origanum majorana*	Emmenagogo
Marrubio	*Marrubium vulgare*	Emmenagogo ed effetti abortivi
Matè	*Ilex paguariensis*	Basso peso alla nascita; nascite premature e con problemi
Melograno	*Punica granatum*	Emmenagogo ed effetti abortivi
Menta piperita	*Mentha piperita*	Emmenagogo
Mirra	*Commiphora myrra*	Emmenagogo ed effetti abortivi
Nepeta	*Nepeta cataria*	Emmenagogo ed effetti abortivi
Noce moscata	*Myristica fragrans*	Abortivo ed effetti mutageni

→ *segue*

→ *seguito*

Nome comune	*Nome latino*	*Effetto*
Origano	*Origanum vulgare*	Emmenagogo ed effetti abortivi
Ortica	*Urtica dioica*	Emmenagogo ed effetti abortivi
Panace austriaco	*Heracleum lanatum*	Emmenagogo
Papaia	*Carica papaya*	Emmenagogo ed effetti abortivi
Passiflora	*Passiflora incarnata*	Stimolante uterino
Peonia selvatica	*Paeonia officinalis*	Emmenagogo
Pervinca	*Vinca rosa*	Effetti abortivi
Pesca	*Prunus persica*	Emmenagogo ed effetti abortivi
Pino	*Pinus* spp.	Effetti abortivi
Poligala	*Polygala senega*	Emmenagogo ed effetto stimolante sull'utero
Prezzemolo	*Petroselinum sativum*	Emmenagogo ed effetti abortivi
Pulsatilla	*Anemone pulsatilla*	Stimolante uterino
Rabarbaro	*Rheum palmatum*	Emmenagogo ed effetti abortivi
Ranuncolo	*Ranunculus acris*	Stimolante uterino
Rosa della Cina	*Hibiscus rosa sinensis*	Emmenagogo
Rosmarino	*Rosmarinus officinalis*	Emmenagogo ed effetti abortivi
Ruta	*Ruta graveolens*	Emmenagogo ed effetti abortivi
Sabina	*Juniperus sabina*	Effetti abortivi
Salvia	*Salvia officinalis*	Effetti abortivi
Sandalo	*Santalum album*	Effetti abortivi
Sanguinaria	*Sanguinaria canadensis*	Emmenagogo e stimolante uterino
Sassofrasso	*Sassafras officinale*	Effetti abortivi
Scutellaria	*Scutellaria laterifolia*	Potrebbe inibire la gonadotropina corionica, così come la prolattina: danno epatico nell'uomo
Sedano	*Apium graveolens*	Stimolante uterino, abortivo ed emmenagogo
Senna	*Cassia* spp	Stimolazione dell'endometrio, effetti mutageni e genotossici
Tanaceto	*Tanacetum parthenium*	Potrebbe comportare mestruazioni e indurre aborto
Timo	*Thymus vulgaris*	Emmenagogo ed effetti abortivi
Tuja	*Thuja occidentalis*	Emmenagogo ed effetti abortivi
Uva ursina	*Arctostaphylos uva-ursi*	Azione ossitocica
Valeriana	*Valeriana officinalis*	Stimola le contrazioni uterine
Witania	*Withania somnifera*	Proprietà abortive
Zafferano	*Crocus sativus*	Emmenagogo ed effetti abortivi
Zenzero	*Zingiber officinale*	Abortivo, effetti mutageni ed emmenagogo

Tabella 13.3 Malattie infettive contratte dalla madre che possono provocare danni al feto o al neonato o addirittura morte

Infezioni materne	*Possibili effetti sul feto o sul neonato*
Citomegalovirus (virus delle ghiandole salivari)	Ritardo mentale, ingrossamento del fegato e milza, anemia, sordità
Epatite	Epatite
Herpes simplex	Herpes generalizzata, cianosi, febbre, collasso respiratorio e circolatorio, morte, ittero
Parotite (orecchioni)	Morte fetale, fibroelastosi endocardica, anomalie
Poliomielite	Poliomielite spinale o bulbare, poliomielite acuta del neonato
Polmonite	Aborto
Rosolia	Anomalie, emorragie, ingrossamento di fegato e milza, infiammazione di fegato e polmoni, sordità, difetti mentali, morte
Scarlattina	Aborto
Sifilide	Nascita prematura, nascita di un feto morto. Aborto spontaneo fra il 4° e il 6° mese
Tifo	Aborto
Toxoplasmosi	Ritardo mentale, edema cerebrale, danno cardiaco, morte del feto
Tubercolosi	Morte del feto, ridotta resistenza alla tubercolosi
Vaiolo	Aborto
Varicella	Aborto, nascita di un feto morto

13.2 Allattamento

Il latte materno è senza dubbio l'alimento più idoneo per il bambino nei primi mesi di vita (fino al 4°-5° mese). L'apporto di carboidrati, sali minerali, proteine e grassi è ottimale; inoltre il latte materno contiene anticorpi in grado di proteggere il bambino da microrganismi ed infezioni. Per questo, nei casi di insufficiente secrezione lattea venivano spesso consigliate sostanze ritenute in grado di stimolare la lattazione (Tab. 13.4), sebbene sussistano alcuni dubbi sulla loro innocuità. Tuttavia, è opportuno sconsigliare (o addirittura proibire) l'allattamento al seno in caso di malattie mentali (epilessia) ed infettive

Tabella 13.4 Droghe tradizionalmente impiegate per stimolare o facilitare la secrezione lattea

Droga	*Pianta (parti usate)*
Agnocasto	*Vitex agnus-castus* (frutti)
Anice	*Pimpinella anisum* (frutti)
Anice stellato	*Illicium verum* (frutti)
Basilico	*Ocimum basilicum* (parti aeree)
Borragine	*Borrago officinalis* (fiori e foglie)
Cerfoglio	*Anthriscus cerefolium* (parti aeree)
Cotone	*Gossypium herbaceum* (farina dei semi)
Crescione	*Nasturtium officinale* (parti aeree)
Cumino	*Carum carvi* (frutti)
Fieno greco	*Trigonella foenum-graecum* (semi)
Finocchio	*Foeniculum vulgare* (frutti)
Galega	*Galega officinalis* (parti aeree)
Jaborandi	*Pilocarpus jaborandi* (foglie)
Lichene	*Cetraria islandica* (talli)
Malva	*Malva sylvestris* (foglie)
Ortica	*Urtica dioica* (parti aeree e frutti)
Prezzemolo	*Petroselinum crispum* (frutti e parti aeree)
Ricino	*Ricinus communis* (foglie)
Salvia	*Salvia officinalis* (foglie)
Verbena	*Verbena officinalis* (parti aeree)

(broncopolmonite, tonsilliti, febbre puerperale, tubercolosi, sifilide, ecc.) contratte dalla madre (nutrice) e questo per evitare che il bambino possa, direttamente o indirettamente, contrarre una malattia o comunque ricevere un danno.

Il pericolo, infatti, può essere rappresentato dal latte (sifilide), ma anche dal contatto continuo che il neonato ha, tramite l'allattamento, con la puerpera (tubercolosi). Il latte però, oltre ai germi, può veicolare sostanze, sia di origine alimentare che chimica, che possono provocare nel neonato fenomeni allergici, quali orticaria e diarrea (sostanze alimentari), effetti indesiderati (alcuni farmaci) o addirittura sindromi da tossiemia, come dopo assunzione di sostanze tossiche (alcuni farmaci, morfina, ecc.). Nel caso di assunzione di farmaci il bambino può andare incontro ad inconvenienti (disturbi acuti), correlati alle proprietà farmacodinamiche della sostanza assunta dalla madre ed in parte aggravati dalla immaturità dei meccanismi di eliminazione del lattante (prime 2-3 settimane di vita).

Pertanto si consiglia sempre alla puerpera di evitare o di ridurre l'assunzione di farmaci, ivi comprese le droghe vegetali contenenti salicilati, basi xantiniche ed altri principi attivi (Tab. 13.5), a meno che questi non siano veramente necessari.

In genere le sostanze sconsigliate in gravidanza lo sono anche nel periodo dell'allattamento; sono comunque da proscrivere i salicilati, i lassativi e purganti, gli psicofarmaci, i tranquillanti, i contraccettivi, gli anticoagulanti, gli eccitanti nervosi (caffè, tè); è inoltre vietato il fumo da sigarette.

Tabella 13.5 Impiego di estratti di piante medicinali durante il periodo di allattamento: rischi per il lattante

Piante medicinali	*Composti*	*Disturbi che può manifestare il lattante*
Salix alba, Populus tremuloides, Filipendula ulmaria	Saliciliati	Esantemi allergici, tendenza all'emorragia
Ilex paraguayensis, Cola acuminata, Thea sinensis, Coffea arabica, Theobroma cacao, Paullinia cupana	Basi xantiniche	Agitazioni, tachicardia
Eupatorium perforatum, Cynara scolymus, Anthemis nobilis, Inula helenium, Tanacetum vulgare, Lactuca virosa	Sesquiterpeni	Malnutrizione (rifiuto del latte materno perché scarsamente palatabile), fenomeni allergici
Ferula asa-foetida	Resine Gomme	Metaemoglobinemia Irritazioni gastrointestinali
Rauvolfia serpentina	Alcaloidi	Ostruzione nasale

13.3 Età pediatrica

Dalla nascita e fino all'età puberale i bambini sono, per costituzione, più esposti agli effetti tossici ed indesiderati dei farmaci. L'organismo non è ancora maturo ed i vari apparati sono in via di formazione; di conseguenza il ricorso ai farmaci potrebbe comprometterne il normale sviluppo.

Nei neonati l'attività dei sistemi microsomiali epatici e degli enzimi non microsomiali coinvolti nella trasformazione dei farmaci è ridotta, la barriera ematoencefalica non completamente sviluppata ed i sistemi escretori (rene in particolare) immaturi. È chiaro che questo rende il neonato particolarmente sensibile agli effetti tossici dei farmaci. In particolare, gli organi più esposti a tali effetti sono il fegato ed il rene, deputati rispettivamente alla metabolizzazione ed all'escrezione dei farmaci.

Pertanto, il ricorso ai farmaci nell'età pediatrica deve essere frutto di un attento esame. Questo ovviamente vale anche per le droghe vegetali (Tab. 13.6).

13.4 Età geriatrica

La somministrazione di medicamenti nell'anziano non si discosta sotto il profilo qualitativo da quella attuata nell'adulto giovane; esistono comunque delle differenze quantitative che possono compromettere il successo di una terapia farmacologica, a prescindere dalla malattia o dal disturbo. Si ritiene ad esempio che la tolleranza ai medicamenti naturali o di sintesi sia minore nei pazienti che hanno superato il sessantesimo anno di età (rischi di iperdosaggi) e che le reazioni indesiderate siano in essi 2 volte più importanti che negli adulti giovani. Nell'anziano, l'efficacia del medicamento, come d'altra parte i suoi effetti secondari, è soggetta a variazioni in funzione di fattori che da una parte modificano la farmacocinetica della sostan-

Tabella 13.6 Droghe da utilizzare con cautela in età pediatrica perché possono causare effetti indesiderati

Droga	*Effetto indesiderato*
Finocchio	Effetti proinfiammatori sul tratto digerente, laringospasmi, dispnee
Menta	Sensazione di soffocamento, dovuta al mentolo

za (assorbimento, trasporto e diffusione, biotrasformazione, eliminazione), dall'altra condizionano gli effetti sui diversi tessuti (velocità di trasferimento della sostanza e risposta del recettore). Sebbene questi fenomeni siano ben noti, esistono limiti invalicabili nella prevedibilità; pertanto è opportuno utilizzare con la massima responsabilità le droghe disponibili.

Un altro aspetto che deve essere tenuto in debita considerazione è il fatto che nell'anziano coesistono più disturbi (o malattie), in alcuni casi riconducibili unicamente al deterioramento funzionale che inevitabilmente sopravviene con l'età (invecchiamento), ma in molti altri casi dovuti anche alla presenza di quadri patologici ben precisi. La *multimorbilità* dell'anziano il più delle volte non consente la somministrazione del farmaco alla dose necessaria; il tutto può essere aggravato dal ricovero in ospedale o dalla necessità di somministrare più farmaci. Nell'anziano non è sufficiente valutare i disturbi somatici e tenere presente le insufficienze funzionali latenti. L'intervento terapeutico, per essere efficace, deve considerare anche la capacità del paziente di seguire le direttive: l'involuzione cerebrale provocata dall'età o dall'isolamento sociale spesso porta ad un'errata o addirittura ad una mancata assunzione del medicamento.

Per queste ragioni la terapia farmacologica dovrebbe essere la più semplice possibile, sia per il paziente che per chi gli sta vicino. Così pure si dovrebbe fare ricorso alla via orale perché la più indicata nell'anziano.

La necessità di un intervento terapeutico semplice, ma anche efficace e sicuro, ha fatto aumentare a dismisura in questi ultimi anni la richiesta di droghe vegetali in geriatria, in particolare biancospino, aglio, ginseng, rosmarino, ginkgo. Nella Tabella 13.7 sono elencate alcune sostanze sconsigliate in età geriatrica.

Tabella 13.7 Sostanze da evitare in età geriatrica

Anticolinergici	Purganti
Antinfiammatori	Sostanze mutagene
Corticosteroidi	Spray nasali a base di vasocostrittori
Deprimenti centrali	
Immunosoppressivi	

13.5 Insufficienza renale ed epatica

Nell'insufficienza renale il metabolismo dei farmaci eliminati con le urine è spesso alterato con il rischio di effetti tossici e di aumentata incidenza di effetti indesiderati. Anche in pazienti con insufficienza epatica, la mancata trasformazione dei farmaci o l'accumulo di metaboliti tossici nel fegato espone il paziente al rischio di effetti nocivi. Sia nell'insufficienza renale che epatica i farmaci sono di norma sconsigliati, ad eccezione di quelli fondamentali che mantengono in vita il paziente.

Pertanto, anche il ricorso al più semplice rimedio erboristico richiede un'attenta valutazione da parte del medico, soprattutto se sono presenti piante ritenute (o sospettate) tossiche per il rene (*Aristolochia fangchi*, *Magnolia officinalis*, *Stephania tetranda*, ecc.) e/o per il fegato (*Atractylis gummifera*, *Callilepis laureola*, *Teucrium chamaedrys*, *Larrea tridentata* ed inoltre piante contenenti alcaloidi pirrolizidinici, safrolo, ecc.).

13.6 Obesità

L'obesità, considerata di per sé una malattia, spesso si accompagna ad una serie di patologie (diabete mellito, ipertensione, malattie cardiovascolari ed articolari) il cui trattamento richiede un'esposizione protratta ai farmaci. Comunque, un aumento della massa adiposa può modificare la cinetica (distribuzione, metabolismo, eliminazione) di un farmaco, esaltandone o riducendone l'efficacia. Inoltre, modificazioni dietetiche, sempre presenti in tali pazienti, possono interferire sulle attività metaboliche. Pertanto è bene avere nei confronti del paziente obeso un atteggiamento cauto e responsabile.

13.7 Norme precauzionali

Da quanto finora esposto si evince che il trattamento terapeutico può comportare dei rischi se non è appropriato e se non tiene conto dell'età e dello stato fisiopatologico del paziente.

I rischi di una terapia con droghe vegetali si riducono enormemente se si seguono alcune norme precauzionali.

Un paziente che ha superato l'età di 65 anni dovrebbe iniziare il trattamento con dosi basse di farmaco (l'anziano è particolarmente sensibile anche ai farmaci naturali).

In gravidanza e durante l'allattamento la donna non dovrebbe assumere droghe vegetali (droghe che non causano inconvenienti alla donna possono essere tossiche per il feto ed il lattante).
Ai bambini al di sotto di 2 anni non dovrebbero essere somministrate droghe vegetali (in caso di necessità somministrare preparazioni molto diluite).
Un paziente con una malattia cronica deve tenere presente che le droghe vegetali possono interagire con altri farmaci assunti contemporaneamente (questo deve essere attentamente valutato dal farmacista e/o dal medico).
Fare attenzione a qualunque sintomo tossico (se insorge nausea, diarrea, mal di testa o un fastidio allo stomaco entro 1-2 ore dall'assunzione di un farmaco, bisogna sospendere la cura e chiedere delucidazioni al farmacista e/o al medico).
Gli oli essenziali devono essere usati con cautela (sono altamente concentrati e piccole quantità, che possono sembrare innocue, possono causare danni anche gravi).
Il paziente deve assumere le droghe solo alle dosi consigliate e per il periodo consigliato (una droga vegetale provoca in genere un danno quando è presa in quantità eccessiva e per lunghi periodi).

Capitolo 14 **L'effetto placebo**

La critica più frequente che viene fatta alla fitoterapia è che spesso si attribuiscono poteri di guarigione a rimedi erboristici che sono privi di valore terapeutico per i disturbi per i quali vengono impiegati.

Chi muove questa critica considera i rimedi erboristici in questione dei placebo.

Il termine placebo, dal latino "piacere" o "compiacere" venne utilizzato almeno in parte nel XII secolo per indicare i vespri per i riti funebri.

Successivamente placebo furono considerati gli "adulatori", cioè coloro i quali venivano pagati per cantare i vespri funebri.

Entrando nel lessico medico per la prima volta il termine placebo perderà i connotati negativi per indicare una tecnica terapeutica volta più a "far piacere" che a "far del bene" al paziente. In farmacologia per placebo s'intende una sostanza (o una forma farmaceutica) inerte (o parzialmente inerte), cioè priva di principio attivo e quindi priva di attività specifica nei confronti di un sintomo o di una malattia (Tab. 14.1).

Tabella 14.1 Sostanze con funzioni placebo

Tipo	*Commento*
1. Sostanze inerti (placebo) Soluzione fisiologica acqua bidistillata Compressa amido lattosio grano di mais	Non hanno attività farmacologica
2. Sostanze parzialmente inerti (semiplacebo) Alcuni prodotti omeopatici Alcuni galenici	Hanno attività farmacologica, ma non possono esplicarla in quanto vengono somministrate in quantità insignificanti

Tra i disturbi più frequenti, secondari alla somministrazione di sostanza con funzioni di placebo, ricordiamo: nausea, prurito, arrossamento cutaneo, anoressia, astenia. Sono riportati, anche se raramente: vomito, diarrea, edema, tachicardia

L'interesse per il placebo si è manifestato negli anni Sessanta, in concomitanza con il suo impiego quale sostanza di riferimento per una migliore valutazione dell'efficacia di nuovi farmaci.

Successivamente si è fatta strada l'idea che l'azione di un farmaco (o di un sistema terapeutico) sia la sommatoria di due effetti: l'effetto specifico del farmaco e l'effetto placebo.

Il loro contributo varia ovviamente entro due estremi: da un effetto tutto farmacologico ad un effetto tutto placebo (Fig. 14.1).

L'azione dell'aspirina e di altri farmaci antinfammatori non steroidei ad esempio è soprattutto farmacologica, essendo legata all'inibizione dell'enzima ciclossigenasi.

Viceversa, la fortuna dei ricostituenti, degli epatoprotettori, dei tonici, dei vasodilatatori cerebrali, degli ansiolitici e di altri farmaci ancora (naturali e di sintesi) è spesso basata sull'effetto placebo.

Comunque non siamo ancora in grado di comprendere appieno l'effetto ed il meccanismo d'azione del placebo. Il fatto di chiedere e ricevere una "cura" fa sentire meglio e accelera la guarigione: è questo l'effetto placebo? Quel beneficio soggettivo e obiettivo, di diversa natura, riscontrabile in seguito alla somministrazione della sostanza inerte? Comunque la risposta al placebo può variare non solo da soggetto a soggetto, ma anche nello stesso individuo,

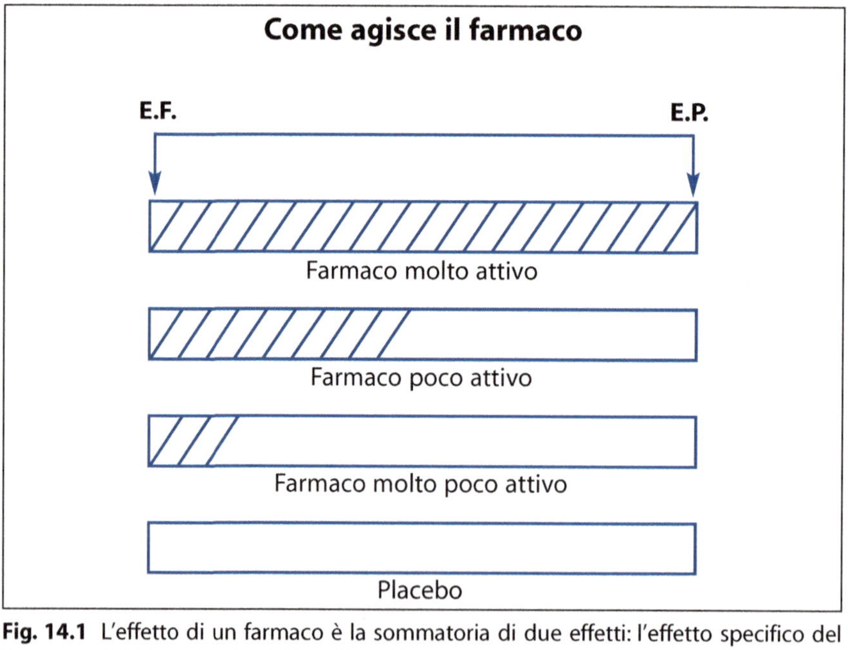

Fig. 14.1 L'effetto di un farmaco è la sommatoria di due effetti: l'effetto specifico del farmaco e l'effetto placebo. *E.F.* = effetto farmacologico; *E.P.* = effetto placebo

in circostanze diverse, per cause non facilmente identificabili. Le componenti dell'effetto placebo sono sostanzialmente due: (i) il convincimento dell'efficacia e l'aspettativa di successo di medico e paziente ed (ii) il tipo di rapporto che si stabilisce tra medico e paziente.

Il placebo, per agire, deve essere generalmente somministrato più volte (analogamente al farmaco, che per agire ha bisogno di un certo numero di somministrazioni) ed il suo effetto può prolungarsi nel tempo dopo la sospensione.

L'effetto placebo dipende anche dal colore, dal sapore e dalle dimensioni della forma farmaceutica.

È stato infatti dimostrato che compresse di colore verde sono più efficaci di quelle di colore rosa nel trattamento dei sintomi dell'ansia, mentre il giallo è più indicato in caso di depressione; che il sapore amaro (o dolce) rende più efficace l'infuso o il decotto; che la compressa grande impressiona per la sua dimensione mentre quella piccola fa pensare ad una straordinaria potenza.

L'effetto placebo è particolarmente pronunciato nelle patologie influenzate dalla psiche, come l'ansia, ma può risultare evidente anche in quelle affezioni che risultano aggravate da uno stato di tensione.

Condizioni come il dolore (di diversa natura: postoperatorio, reumatico, da cefalea), l'asma, la tosse, la dispepsia ed una moderata ipertensione, per esempio, possono peggiorare in un individuo ansioso o agitato. D'altra parte la tensione e lo stress stimolano la secrezione di cortisolo e di altri ormoni e questo fenomeno altera il sistema immunitario, con il risultato di ridurre la capacità di resistenza alla malattia.

È plausibile dunque pensare che il placebo sia in grado di agire su di un ampio spettro di disturbi, compresi quelli che non si ritengono influenzati dalla psiche.

Questa capacità di produrre miglioramenti in molteplici malattie fa ritenere che la risposta al placebo sia del tutto aspecifica.

Comunque l'effetto placebo del farmaco, sia naturale che di sintesi, crea, secondo alcuni, disagio in campo medico e nel settore farmaceutico perché questo mette in discussione il valore terapeutico di farmaci anche costosi, intralcia, in un certo senso, lo sviluppo di nuovi agenti farmacologici e riduce, o comunque minaccia, le fonti di guadagno provenienti dall'uso di farmaci di costo elevato.

Ma se il medico sa appropriarsi di alcuni aspetti del placebo, vale a dire l'efficacia, la sicurezza ed il basso costo, allora potrà operare in modo deontologicamente corretto, rendendo più efficace la terapia scelta e contenendo nello stesso tempo l'entità della spesa farmaceutica sostenuta dal paziente o dal Servizio Sanitario Nazionale.

È in questo contesto che, in definitiva, trovano spazio molti rimedi fitoterapici per i quali, nonostante l'impiego secolare, non è stata ancora dimostrata una chiara efficacia in campo clinico.

Capitolo 15 La fitoterapia e le fonti scientifiche di informazioni

L'informatore fitofarmaceutico riporta diversi prodotti fitoterapici semplici e complessi, molti dei quali sono rivolti contro un medesimo sintomo o malattia e differiscono per le sostanze vegetali in essi contenute, ma talvolta solamente per il nome commerciale.

In genere questi prodotti sono indicati con nomi dal significato puramente simbolico, a volte ermetico, che sta al farmacista ed al medico (ma anche all'erborista) dover tradurre in termini comprensibili, ammesso che ne abbiano la capacità conoscitiva.

Nella stragrande maggioranza dei casi non esiste una corretta informazione sul reale valore terapeutico e sulla sicurezza di questi prodotti, per cui riesce difficile anche a chi possiede conoscenze in campo medico utilizzarli in modo razionale.

Per facilitare l'uso appropriato dei fitoterapici è innanzitutto necessario che si stabilisca una più stretta ed attiva collaborazione tra medico e farmacista (che includa anche l'erborista), con l'obiettivo di una migliore educazione sanitaria, rivolta a combattere l'empirismo e soprattutto l'automedicazione che, avendo carattere istintivo e quasi primordiale, è difficile da combattere e da reprimere.

Ma è anche necessario indicare a medici, farmacisti ed erboristi fonti di informazioni obiettive che forniscano una base culturale ed un razionale scientifico all'uso terapeutico delle piante medicinali e dei relativi prodotti fitoterapici.

15.1 Guide affidabili

Fonti scientifiche di riferimento sono indubbiamente i testi di farmacognosia e di fitoterapia, e poi il *Physician's Desk Reference* (PDR) *for Herbal Medicine*, la Farmacopea (sia italiana sia degli altri Paesi dell'Unione Europea), le monografie dell'ESCOP (*European Scientific Cooperative on Phytotherapy*), della Commissione E tedesca e numerose riviste scientifiche che si occupano di droghe vegetali da un punto di vista farmacognostico, chimico, farmacologico e clinico.

La farmacognosia è una disciplina che tratta sotto particolari punti di vista le droghe vegetali semplici dotate di proprietà farmacologiche. Con questo termine s'intendono corpi vegetali che possono essere stati preparati e conservati, ma che non abbiano subìto trattamenti tali da modificarne sostanzialmente l'effetto caratteristico. Se la droga vegetale non ha proprietà farmacologiche, cioè se non contiene composti capaci di determinare una variazione funzionale (metaboliti secondari o principi attivi), essa non è presa in considerazione dalla farmacognosia.

Quest'ultima, oltre a fornire un ampio inquadramento culturale, definisce i dati morfologici macro e microscopici ed i caratteri organolettici o di altra natura atti a permettere l'esatta identificazione della droga e valutarne la qualità. Altre funzioni della farmacognosia sono quelle di descrivere, per ogni droga, i procedimenti di raccolta e preparazione, i componenti chimici più significativi, il titolo o la standardizzazione del prodotto vegetale e le principali proprietà farmacologiche.

La farmacognosia non si occupa, invece, di problemi clinici che ricadono nell'ambito della fitoterapia.

I testi di fitoterapia hanno il compito di fornire informazioni essenziali sul corretto impiego delle droghe d'origine vegetale come rimedi terapeutici.

L'impostazione terapeutica in questo settore è di cruciale importanza, sicché le informazioni riportate devono essere il più possibile attendibili e scientificamente provate e tenere in considerazione i rischi connessi all'uso incongruo delle droghe vegetali. Questi testi rappresentano una guida per l'uso ragionato delle droghe vegetali nel trattamento di diversi disturbi, da quelli banali fino ai più seri.

Una fonte di informazione autorevole è poi il *PDR for herbal medicine*, finanziato dalle industrie erboristiche e farmaceutiche. Questo testo elenca le droghe in ordine alfabetico e riporta informazioni sull'uso, la sicurezza, le forme farmaceutiche e le dosi da somministrare.

In Italia la Farmacopea Ufficiale (FU) è il testo riconosciuto dagli enti preposti al controllo ed al commercio dei farmaci, sia naturali che di sintesi.

Questo vero e proprio codice di qualità dei farmaci viene pubblicato con decreto del Ministero della Salute, che di tanto in tanto cura la revisione, escludendo dalle nuove edizioni quei farmaci che sono caduti in disuso ed includendovi quelli che rappresentano delle innovazioni in campo terapeutico. L'attuale FU, entrata in vigore nel 2002 (vedi Cap. 20), riporta un limitato numero di monografie di droghe vegetali e derivati. Numerose monografie che erano nella FU X non sono più riportate nella FU XI in quanto pubblicate come testi europei (nella Farmacopea IV). Il limite delle FU è che esse non prendono in considerazione gli aspetti squisitamente terapeutici dei farmaci naturali.

Utili fonti di riferimento sono, poi, le monografie preparate dall'ESCOP e approvate dall'EMEA (*European Agency for the Evaluation of Medicinal Products*), il cui obiettivo è quello di fornire un'aggiornamento sulle piante medicinali. Istituita nel 1989, l'ESCOP ha pubblicato circa 80 monografie sulle più importanti piante medicinali di uso comune.

L'ESCOP è un'organizzazione "ombrello" che rappresenta le associazioni nazionali di fitoterapia di tutta Europa, in particolare nei rapporti con le autorità preposte alla regolamentazione dei farmaci. Coordina il programma "Eu Biomed" per definire standard europei sull'uso dei fitoterapici, e gestisce il sistema online PhytoNET per la segnalazione di reazioni avverse. Oltre al volume delle Monografie, che raccolgono le evidenze scientifiche sul corretto impiego delle piante medicinali, pubblica la newsletter The European Phytojournal, scaricabile gratuitamente dal sito.

15.2 Possibilità di aggiornamento

Orientarsi tra le centinaia di prodotti fitoterapici può essere difficile. Sono però disponibili numerose risorse, sia a stampa sia elettroniche, che aggiornano sul valore terapeutico e sulla sicurezza di questi rimedi.

Valutazioni su efficacia, sicurezza ed impiego razionale dei prodotti fitoterapici si trovano, per esempio, su riviste scientifiche internazionali, non solo su quelle specialistiche del settore (Tab. 15.1). Queste riviste, a seconda del taglio editoriale, riportano dati ora squisitamente clinici, ora farmacologici, biologici, tossicologici o semplicemente chimici. Risorse da non trascurare sono poi i siti web ed organizzazioni ed associazioni che possono fornire notizie aggiornate sulla sicurezza e l'efficacia delle droghe vegetali e quindi rappresentano ulteriori fonti scientifiche di riferimento.

Queste associazioni (vedi Tab. 15.1) si propongono di favorire le ricerche e di diffondere informazioni scientificamente accurate su proprietà ed usi delle piante medicinali. Pubblicano congiuntamente la rivista Herbalgram, in parte consultabile gratuitamente nei rispettivi siti web. L'NCCAM (*National Center for Complementary and Alternative Medicine*) è, in particolare, uno dei 27 istituti e centri che

Tabella 15.1 Dove recuperare informazioni utili sulle piante medicinali e/o le droghe vegetali. Alcuni esempi

Riviste specialistiche
- Fitoterapia
- J. Ethnopharmacology
- J. Natural Products
- Pharmaceutical Biology (in precedenza si chiamava Int. J. Pharmacognosy)
- Phytomedicine
- Phytotherapy Research
- Planta Medica

Riviste Mediche
- Br. Med. J.
- Clin. Pharmacol. Ther.
- Drugs
- JAMA
- Lancet
- Rational Drugs Ther.
- TiPS

Siti web
- ConsumerLab.com (www.consumerlab.com)
- ESCOP (www.escop.com)
- HerbalMed (www.herbmed.org). *Database* elettronico, interattivo dal quale si può accedere via hyperlink a pubblicazioni scientifiche sull'impiego terapeutico delle medicinali (in genere il rimando è a un *abstract* di PubMed). Per ogni pianta, vi sono sezioni su efficacia, attività farmacologica e sicurezza, oltre a informazioni più generali; il taglio è imparziale e basato sull'evidenza. Il sito pubblico raccoglie dati su 75 piante; ci si può inoltre iscrivere alla sezione HerbMedPro, che contiene informazioni su altre 93 piante
- The Longwood Herbal Task Force (www.mcphs.edu/herbal). Sito della Longwood herbal task force, un'organizzazione dislocata presso il *Massachusetts College of Pharmacy and Health Sciences* che prepara revisioni sistematiche su rimedi erboristici e integratori alimentari. Molte di esse sono già completate e consultabili nel sito, sia in versione integrale sia in forma di riassunti destinati al medico o di *fact sheet* per il paziente
- The Natural Pharmacist (www.tnp.com)

Organizzazioni ed Associazioni
- NCCAM, National Center for complimentary and Alternative Medicine
  NCCAM Clearinghouse, PO Box 7923
  Gaithersburg, MD 20898-7923
  Tel. 301-519-3153 - Fax 1-866-464-3616
  e-mail: info@nccam.nih.gov
  www.nccam.nih.gov
- The American Botanical Council
  6200 Manor Rd - Austin, TX 78723
  Tel. (512) 926-4900 - Fax (512) 926-2345
  e-mail: abc@herbalgram.org
  www.herbalgram.org
- The herb research foundation
  4140 15th St. Boulder, CO 80304
  Tel. (303) 449-2265
  Fax (303) 449-7849
  www.herbs.org

Monografie
- ESCOP Monographs on the Medicinal Uses of Plant Drugs
  Segreteria: Argyle House
  Gandy Street, Exeter - Devon EX4 3LS, UK
  Tel. +44 1392 424626
  Fax +44 1392 424864
  e-mail: secretariat@escop.com
  www.escop.com
- German Commission E monographs
- WHO Monographs on Selected Medicinal Plants
  World Health Organization Marketing and Dissemination
  1211 Geneva 27, Switzerland
  Fax +41 22 791 4857
  e-mail: bookorders@who.ch

costituiscono i *National Institutes of Health*; si dedica soprattutto a ricerca scientifica, formazione professionale e divulgazione al pubblico nel settore della medicina "complementare". Fra le risorse del sito, si segnala *Cam on PubMed*, una sottosezione della notissima banca dati *on line* che fornisce citazioni bibliografiche su medicina complementari ed alternative.

Molto utili sono, poi, considerati i convegni, soprattutto quelli monotematici, perché forniscono in modo efficace un *update* su argomenti specifici.

I corsi di perfezionamento sulle piante medicinali meritano infine una particolare attenzione perché efficaci tentativi di fornire un informazione obiettiva sulle droghe vegetali.

Si tenga presente però che i corsi di perfezionamento, ma anche i Master, non conferiscono alcuna specializzazione in fitoterapia (DPR n. 162 del 10.3.1982). D'altronde in Italia non esistono Scuole Universitarie autorizzate a fornire tale specializzazione.

Il titolo di fitoterapeuta con il quale spesso si fregia qualche medico è quindi per lo meno inopportuno.

È chiaro che non è educativa e nemmeno formativa ed obiettiva, ma unicamente persuasiva la promozione dell'industria erboristica e/o farmaceutica sotto forma di opuscoli o di pubblicità su riviste.

L'industria del farmaco non può farsi carico dell'aggiornamento in materia di piante medicinali o di droghe vegetali.

Bisogna comunque tener conto del fatto che molti medici e farmacisti non sanno ricavare da tanta ricchezza di fonti di informazioni elementi obiettivi per una pratica terapeutica razionale.

D'altra parte questa incapacità, che si estende anche ai farmaci convenzionali, è proprio uno dei motivi che hanno spinto il Ministero della Salute ad istituire il programma di educazione continua in medicina (ECM) che obbliga medico e farmacista ad affrontare un percorso formativo in grado di aggiornarlo e stimolarlo a personali considerazioni sull'uso opportuno dei farmaci a seconda delle circostanze.

Capitolo 16 La fitoterapia e la medicina ufficiale

Una questione del tutto aperta riguarda l'opportunità di considerare la fitoterapia una medicina ufficiale o alternativa.

In realtà il termine "alternativa" è un luogo comune in medicina perché l'uomo è sempre alla ricerca di pratiche alternative, soprattutto quando quella ufficiale risulta inefficace o inappropriata. Ma a parte questa considerazione, semplice ma necessaria, la distinzione che i più fanno tra medicina ufficiale e medicina alternativa è criticabile perché oggi la medicina o è "scientifica", o "non è scientifica" (Fig. 16.1).

La medicina basata sull'evidenza e convalidata da sistemi di calcolo statistici è diventata scientifica a partire dalla seconda metà del XIX secolo; prima di allora esisteva un'unica medicina che comprendeva tutti i sistemi terapeutici in uso. La medicina scientifica è riconosciuta dal Servizio Sanitario Nazionale e pertanto rappresenta la medicina ufficiale dei paesi industrializzati. È detta anche "medicina convenzionale", espressione questa infelice, in quanto nei diversi Paesi può assumere significati differenti e comprendere pratiche mediche diverse da quelle ufficiali.

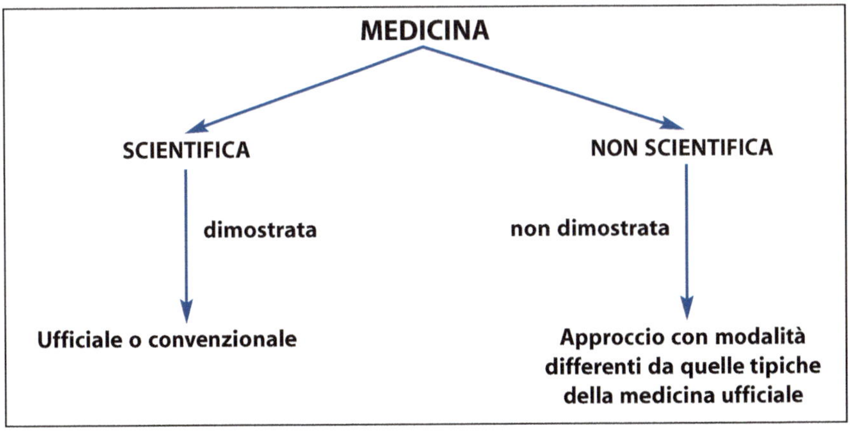

Figura 16.1 Suddivisione schematiche della medicina

Comunque la suddivisione della medicina in scientifica (ufficiale o convenzionale) e non scientifica non può essere rigida in quanto pratiche terapeutiche considerate al di fuori della medicina ufficiale in un periodo storico, possono essere riconosciute in un altro periodo. La pratica medica che prevede l'uso di raggi (radioterapia) e la stimolazione nervosa transcutanea, oggi ampiamente utilizzate in ambito ambulatoriale, non molti anni fa erano considerate terapie non ufficiali, cioè non riconosciute valide per curare determinate affezioni. Questo è anche il caso di diverse piante medicinali e dei loro preparati. È ovvio che ogni Paese ha una sua cultura ed una propria tradizione fitoterapica. In Occidente numerosi studi clinici accreditano l'uso di estratti vegetali standardizzati per il trattamento di vari disturbi o patologie (Tab. 16.1). Di conseguenza la fitoterapia si avvale di un certo numero di prodotti che in commercio possono trovarsi come specialità medicinali, soprattutto farmaci da banco, prodotti galenici o semplicemente come prodotti erbo-

Tabella 16.1 Alcuni estratti vegetali standardizzati presenti in commercio

Droga	*Prodotto farmaceutico*	*Indicazioni*
Ippocastano	Aescusan®	Insufficienza venosa
Senna	Agiolax®	Stipsi
Agnocasto	Agnolyt®	Sindrome premestruale
Mirtillo	Alcodin®	Stati di fragilità capillare
Belladonna	Antispasmina colica®	Spasmi addominali
Ortica	Bazoton®	Iperplasia prostatica
Cascara	Colamin®	Stipsi
Biancospino	Crataegutt®	Insufficienza cardiaca
Ginkgo	Ginkobil®	Vasculopatie
Edera	Hederix Plan®	Tosse
Iperico	Esbericum®	Depressione
Echinacea	Esberitox N®	Influenza
Kava	Kavasedon®	Ansia
Cardo mariano	Legalon®	Disturbi epatici
Cimicifuga	Remifemin®	Disturbi della menopausa
Artiglio del diavolo	Reumiline®	Dolori reumatici
Serenoa	Rilaprost®	Iperplasia prostatica
Pruno africano	Tadenam®	Iperplasia prostatica
Passiflora	Val-plus®	Ansia, insonnia

ristici. Pertanto il medico, una volta diagnosticato il disturbo o la malattia, decide, con scienza e coscienza, quale farmaco di una stessa classe terapeutica prescrivere perché più sicuro e, nello stesso tempo, capace di dare il migliore risultato terapeutico. Per esempio, nel caso di uno stato ansioso, il medico potrà prescrivere un fitoterapico a base di kava (ad azione mite) oppure una benzodiazepina (ad azione energica), e seconda della gravità del disturbo e delle condizioni del paziente.

Questa fitoterapia, validata scientificamente, è parte integrante della medicina ufficiale e non contrapposta, come qualcuno sostiene.

16.1 Le medicine tradizionali

Dire che le medicine tradizionali sono quelle che non si basano su evidenze scientifiche non è una definizione sufficiente. Per meglio inquadrare queste medicine che, pur riconoscendo il valore del progresso e della ricerca scientifica, guardano con enorme interesse al patrimonio del passato (nel quale le piante occupano un posto significativo), bisogna tener anche conto dei criteri di valutazione delle malattie.

Mentre la medicina ufficiale si basa su conoscenze di fisiopatologia, le medicine tradizionali ricorrono a concetti di energia (denominati "qi" nella medicina cinese o "prana" nella medicina ayurvedica) o fanno riferimento ad ipotesi biochimiche. Così pure i metodi diagnostici più comuni, ai quali fanno ricorso le medicine tradizionali, sono l'esame della lingua, del polso e delle urine (Tab. 16.2). D'altra parte, diversamente dalla medicina ufficiale, quelle tradizionali fanno quasi sempre ricorso a miscele di erbe, talora addizionate con prodotti animali. Inoltre l'aggiunta di metalli è quasi una norma e serve per coadiuvare l'azione della miscela di erbe che si utilizza per curare o per prevenire il disturbo o la malattia. Molto in uso sono le preparazioni "toniche" e quelle "adattogene": le prime per sostenere specifiche funzioni dell'organismo, le seconde per favorire il recupero dell'equilibrio omeostatico.

Fra le medicine tradizionali tuttora praticate (Tab. 16.3) le più note ed anche le più antiche sono la medicina tradizionale cinese, la medicina ayurvedica, la medicina kampo e la medicina messicana.

Tabella 16.2 Due volti della medicina

Tradizionale	*Occidentale*
La diagnosi è in genere il frutto di un esame del polso e della lingua	La diagnosi è il frutto di una sintesi razionale induttivo-deduttiva, rivolta alla precisazione del complesso dei sintomi
Utilizza miscele complesse di piante	Ricorre, nella maggior parte dei casi, a farmaci di sintesi, chimicamente ben definiti
Lo scopo è di mantenere lo stato di salute e l'armonia tra il paziente e l'ambiente circostante	Lo scopo è di curare la malattia, eliminare le cause, migliorare i sintomi
Il successo è minimo quando si trattano malattie in fase avanzata	Il successo è evidente quando si trattano malattie ben definite
È molto contenuto il ricorso ad agenti tossici	Si ricorre a farmaci specifici e gli effetti collaterali sono il "prezzo" del trattamento
Sono possibili contaminazioni ed adulterazioni	Le contaminazioni e le adulterazioni sono improbabili
Il trattamento è adattato alla costituzione fisica ed allo stato psichico del paziente	Il trattamento è adattato alla malattia o al disturbo

16.1.1 Medicina Tradizionale Cinese (MTC)

La MTC si basa sostanzialmente su esperienze antiche e su concetti filosofici che non sono semplici da trasferire nella pratica medica occidentale. Le antiche Farmacopee cinesi (la più famosa risale al 16° secolo ed è la *Pen-ts'sao kang Mu* del medico Li-shi-chen), nonostante identificassero le malattie in modo "pittoresco" e con il semplice esame del polso e della lingua ed ascrivessero gli effetti delle "erbe" a fatti cosmici e filosofici, costituiscono ancora oggi un punto di riferimento, in quanto rappresentano un "erbario" inesauribile di formulazioni erboristiche di notevole complessità.

Le preparazioni contengono numerose erbe (da 7 a 15), la più attiva delle quali, detta "king", garantisce di norma l'efficacia, mentre le altre dovrebbero amplificare ed armonizzare l'effetto terapeutico in modo da renderlo blando, ma tale da garantire la normalizzazione delle funzioni dell'organismo. Si può supporre che tra i diversi componenti delle erbe si stabiliscano interazioni terapeuticamente utili, ma ciò non è stato mai dimostrato. Esistono comunque studi clinici preliminari a favore di una possibile efficacia di alcune erbe: *Glycyrrhiza uralensis* nell'eczema topico;

Tabella 16.3 Alcune medicine tradizionali

Medicina	*Descrizione*
Cinese	Sistema medico che si serve dell'esame della lingua e del polso per la diagnosi, dell'agopuntura, di miscele di erbe, del massaggio, di esercizi e di diete per la terapia
Ayurvedica	Principale sistema medico tradizionale dell'India orientale, che si serve di metodi diagnostici basati su rilievi relativi alla lingua ed al polso; i trattamenti comprendono la dieta, l'attività fisica, l'uso di preparati erboristici, massaggi con oli e regimi di eliminazione (con uso di emetici, lassativi, ecc.)
Tibetana	Sistema medico che si serve, per la diagnosi, dell'esame del polso e delle urine; le terapie comprendono preparati erboristici, dieta e massaggio
Kampo	Sistema medico cinese adottato in Giappone
Messicana	Tradizione terapeutica, tipica delle comunità messicano-americane, che utilizza lavaggi rituali, erbe ed incantesimi
Dei popoli autoctoni d'America	Diversi sistemi, molti dei quali comprendono preghiere, canti, cerimonie per la guarigione, consigli, rimedi erboristici, imposizioni delle mani e affumicamento (mediante fumo ottenuto bruciando piante sacre)
Siddha	Sistema medico dell'India orientale (prevalente presso i popoli Tamil) che si serve di tecniche di respirazione, di incantesimi, di miscele di erbe e del muppu (una preparazione di tre sali)
Unani	Sistema medico dell'India orientale, derivante dalla medicina persiana, praticato soprattutto nelle comunità musulmane

Ephedra sinica e *Ginkgo biloba* nell'asma; *Tripterygium wilfordi* nelle malattie reumatiche; *Cordyceps sinensis* nell'asma; il fungo reishi (*Ganoderma lucidum*) sempre nell'asma e un lievito rosso (ottenuto da *Monascus purpurus*) nell'ipercolesterolemia (il componente attivo è la monoclina, presente nell'armamentario farmaceutico europeo con il nome commerciale di lovastatina).

Resta comunque il fatto che l'impiego in terapia di molte piante cinesi (Tab. 16.4) è basato più sull'immaginazione e sulla tradizione che sull'evidenza scientifica. Per questo i rimedi cinesi non devono essere assolutamente utilizzati nei casi di patologie gravi quali cancro, AIDS, sclerosi multipla, infarto del miocardio ed infezioni di una certa gravità.

Inoltre i rimedi cinesi possono provocare effetti indesiderati e tossici, vuoi perché contengono dalle 7 alle 15 erbe (per esempio il pre-

Tabella 16.4 Piante usate nella Medicina Tradizionale Cinese (MTC)

Nome cinese	*Nome latino*	*Proprietà o indicazioni*
Bai bu	*Stemona tuberosa*	Antitussivo, analgesico, antiparassitario
Bai guo	*Ginkgo biloba*	Demenza, disturbi circolatori, asma
Bai hua shi shi	*Oldenlandia diffusa*	Psoriasi
Bai shao	*Paeonia lactiflora*	Dismenorrea, spasmi, angina
Bai tou weng	*Pulsatilla chinensis*	Antipiretico, dissenteria amebica, analgesico
Ban xia	*Pinellia ternata*	Espettorante, sedativo
Bai xian pi	*Dictamnus dasycarpus*	Psoriasi
Bei mu	*Fritillaria verticillata*	Antitussivo, espettorante
Cang zhu	*Atractylodes chinensis*	Disturbi digestivi, stimolante, analgesico
Chai hu	*Bupleurum falcatum*	Disturbi epatici, problemi ginecologici, malattie autoimmuni, infezioni
Chai	*Camellia sinensis*	Digestivo, stimolante, antiossidante
Chiu'tzu ts'ao	*Ophiopogon japonicus*	Bronchiti, laringiti, tosse
Chuan wu tou	*Aconitum carmichaelii*	Cardiotonico, analgesico, antidiarroico, antinfiammatorio
Chuan xiong	*Ligusticum wallichii*	Raffreddore, reumatismi, allergie, ischemia
Ci wu jia	*Acanthopanax senticosus*	Immunostimolante, antitumorale, ipolipidemico, lassativo, tonico
Da huang	*Rheum palmatum*	Lassativo, antipiretico
Da zao	*Zizyphus vulgaris*	Affaticamento, ipertensione
Dan shen	*Salvia miltiorrhiza*	Disturbi circolatori, epatiti, disturbi mestruali, psoriasi
Dang shen	*Codonopsis pilosula*	Tonico, diabete, ipertensione
Di huang	*Rehmannia glutinosa*	Allergie, emorragie, reumatismi, psoriasi
Ding xiang	*Syzygium aromaticum (Eugenia caryophyllata)*	Antiemetico, antisettico, anestetico locale
Dong chong-xia cao	*Cordyceps sinensis*	Tonico, ipercolesterolemia, tosse, asma, antiossidante, disturbi renali

→ *segue*

→ *seguito*

Nome cinese	*Nome latino*	*Proprietà o indicazioni*
Dong quai, tang-kuei	*Angelica sinensis*	Menopausa, problemi ginecologici, allergie, antinfiammatorio, psoriasi
Fo-ti, he shou wu	*Polygonum multiflorum*	Antimicrobico, catartico
Fu ling, fushen	*Poria cocos*	Espettorante, diuretico, sedativo
Gan cao	*Glycyrrhiza uralensis*	Epatiti, eczema, tosse, psoriasi
Geh gen	*Pueraria lobata*	Antipiretico, alcolismo, angina
Gua lou, tin hua fen	*Trichosanthes kirilowii*	Cancro, AIDS, angina
Gui zhi	*Cinnamomum cassia*	Diaforetico, disturbi gastrointestinali, carminativo, antisettico
Guo ji zi	*Lycium chinense*	Tonico, problemi oculari, anti-obesità
Hai hua	*Sophora japonica*	Emorragie, ipertensione, disturbi epatici
Hong hua	*Carthamus tinctorius*	Angina, psoriasi
Hsi hsin	*Asarum sieboldi*	Analgesico, espettorante, raffreddore
Hu huang lian	*Picrorrhizza kurroa*	Antipiretico, asma, vitiligine
Huang bai	*Phellodendron chinense*	Vaginiti, diarrea, antinfiammatorio
Huang lian	*Coptis sinensis*	Antipiretico, diarrea
Huang qi	*Astragalus membranaceous*	Infezioni, fatica, adattogeno, AIDS, immunostimolante, angina
Huang qin	*Scutellaria baicalensis*	Allergie, antinfiammatorio, bronchite, enteriti, ipertensione
Ji hua	*Chrysanthemum morifolium*	Antipiretico, congiuntivite
Jiao gu lan	*Gynostemma pentaphyllum*	Adattogeno, sedativo, tonico, ipertensione
Jie geng	*Platycodon grandiflora*	Tonsillite, bronchite, parassiti
Jin yin hua	*Lonicera japonica*	Antipiretico, faringiti, diarrea
Ku guai zi	*Momordica charantia*	Diabete, antimicrobico, AIDS
Lei gong teng	*Tripterygium wilfordii*	Artrite, antinfiammatorio, immunosoppressore
Ling chi	*Ganoderma lucidum*	Bronchite, antitumorale, allergie, immunostimolante

→ *segue*

→ *seguito*

Nome cinese	*Nome latino*	*Proprietà o indicazioni*
Lo han kuo	*Momordica grosvernori*	Antitussivo, digestivo, dolcificante
Ma huang	*Ephedra sinica*	Asma, sinusite, diuretico, tosse
Nan sha sheng	*Adenophora tetraphylla*	Antitussivo, espettorante
Nu zheng zi	*Ligustrum lucidum*	Immunomodulante, infezioni
Pi pa ye	*Eriobotrya japonica*	Espettorante, antitussivo
Qian ceng ta	*Huperzia serrata*	Antiossidante, demenza
Quing hao	*Artemisia annua*	Malaria, lupus, diarrea
Ren shen	*Panax ginseng*	Tonico, adattogeno, diabete, disturbi cardiaci, cancro
Sang ye	*Morus alba*	Espettorante, raffreddore
Sha shen	*Glehnia littoralis*	Tosse, espettorante
Shan yao	*Dioscorea opposita*	Tonico, diabete, digestivo
Sheng ma	*Cimicifuga foetida*	Mal di testa, febbre, bronchite, tonsillite, infezioni
Tao ren	*Prunus persica*	Problemi mestruali, analgesico, angina
Tian qi, tien chan	*Panax notoginseng*	Disturbi cardiaci, emorragie
Tu fu ling	*Smilax glabra*	Psoriasi
Wu wei zi	*Schizandra chinensis*	Disturbi epatici, tosse, adattogeno, antiossidante
Xin yi	*Magnolia liliflora*	Decongestionante, sinusiti
Yan hu suo	*Corydalis ambigua*	Analgesico, ipnotico, dismenorrea
Yang jin hua	*Datura metel*	Broncospasmo
Yuan zhi	*Polygala tenuifolia*	Espettorante, sedativo
Zi cao	*Lithospermum erythrorhizon*	Psoriasi
Zi su zi	*Perilla frutescens*	Raffreddore, tosse, febbre

parato PC-SPES, una miscela di 8 erbe, ha provocato embolia polmonare in diversi pazienti), vuoi perché alcune componenti possono essere molto tossiche (*Aristolochia fanghi* che provoca nefrotossicità, *Sauropus androgynous* associato a bronchioliti obliteranti, *Jin bu huan* responsabile di epatotossicità); queste preparazioni possono anche contenere metalli pesanti, pesticidi, steroidi ed altri farmaci di sintesi, che da soli rappresentano una minaccia per la salute.

È bene quindi essere cauti nel consigliare e nel somministrare prodotti erboristici cinesi, soprattutto se mancano studi che possono garantire la loro sicurezza ed efficacia.

16.1.2 Medicina Tradizionale Indiana (ayurvedica)

La medicina ayurvedica, da *ayur*, che significa vita, e *veda*, che significa conoscenza, è una delle medicine più antiche e oggi è riconosciuta anche dall'OMS. Per la medicina ayurvedica esiste una bilanciata armonia tra il corpo, la mente e lo spirito; pertanto i fattori mentali ed emotivi del paziente sono considerati fondamentali per lo sviluppo della malattia.

La diagnosi di malattia è basata sul principio che le persone appartengono a 3 tipi metabolici denominati *vata*, *pitta* e *kapha*, paragonabili ai tipi di corpo magro, muscoloso e grasso. Una volta diagnosticata l'assenza di armonia tra corpo, mente e spirito, il trattamento prevede lo *shodan* (depurazione e disintossicazione), lo *shaman* (mitigazione), il *rasayana* (ringiovanimento) e/o il *satvajaya* (igiene spirituale e mentale). Nella fase di depurazione e disintossicazione si fa ricorso ad emetici (per lo stomaco), purganti (per l'intestino), clisteri (per il retto), tonici vegetali (per il sangue), docce (per le narici). Questa procedura depurante e disintossicante (*panchakarma*) può comprendere anche un massaggio del corpo con oli vegetali. Lo *shaman* prevede l'uso di piante medicinali (Tab. 16.5), il digiuno, esercizi fisici e meditazione: questo trattamento è riservato a pazienti

Tabella 16.5 Piante usate nella medicina ayurvedica

Nome indiano	*Nome latino*	*Proprietà o indicazioni*
Adrk	*Zingiber officinale*	Antiemetico, raffreddore
Ajmood	*Petroselinum crispum*	Eupeptico, diuretico
Ajvini	*Trachyspermem ammi*	Antispastico, antimicrobico
Amalaki, dhatri	*Emblica officinalis*	Espettorante, antimicrobico, ipercolesterolemia
Anasphal	*Illicium verum*	Digestivo, reumatismi
Anatamula	*Hemidesmus indicus*	Malattie della cute, artrite
Anthrapachaka	*Tylophora asthmatica*	Asma, diarrea
Arjuna	*Terminalia arjuna*	Cardioprotettivo, diuretico
Ashwagandha	*Withania somnifera*	Adattogeno
Bahupatra	*Phyllanthus amarus*	Epatite, dolore, diabete
Banajwain	*Thymus vulgaris*	Antisettico, espettorante
D'hatura	*Datura metel*	Asma, spasmi, malattie oculari
Dalchini	*Cinnamomum zeylanicum*	Disturbi gastrointestinali

→ *segue*

→ *seguito*

Nome indiano	*Nome latino*	*Proprietà o indicazioni*
Dhania	*Coriandrum sativum*	Antibatterico, antinfiammatorio
Garmalu	*Coleus forskohlii*	Asma, disturbi cardiaci
Gingli	*Sesamum indicum*	Lassativo
Gobra sala	*Abies webbiana*	Espettorante, tonico, carminativo
Gokshura	*Tribulus terrestris*	Disturbi genitourinari, analgesico
Gotu kola	*Centella asiatica*	Memoria, adattogeno
Guduchi	*Tinospora cordifolia*	Artrite, epatite
Guggul	*Commiphora mukul*	Ipercolesterolemia, artrite
Haldi	*Curcuma domestica*	Digestivo, artrite
Haritaki	*Terminalia chebula*	Espettorante, digestivo
Hing	*Ferula asa-foetida*	Flatulenza, antispastico
Imli	*Tamarindus indica*	Lassativo, digestivo
Jainaveri, brahmi	*Bacopa monniera*	Epilessia, diuretico
Jethimach	*Glycyrrhiza glabra*	Ulcera peptica, faringite
Kalmehi, kirata	*Andrographis paniculata*	Infezioni, disturbi epatici e cardiaci
Kalonji	*Nigella sativa*	Carminativo, eupeptico
Karela	*Momordica charantia*	Diabete, adattogeno
Kattukkazuva	*Pimenta dioica*	Analgesico, antidiarroico
Katuvira	*Capsicum annum*	Analgesico, influenza
Kesar	*Crocus sativus*	Eupeptico, emmenagogo, reumatismo, nevralgia
Kramuka, supari puga	*Areca catechu*	Stimolante, tenifugo
Kutaki	*Picrorhiza kurroa*	Infezioni, epatite, immunostimolante
Laung	*Syzygium aromaticum*	Analgesico
Meetha neem	*Murraya koenigii*	Carminativo
Meshashringi, gurmar	*Gymnema sylvestre*	Diabete, colesterolo
Methi	*Trigonella foenum-graecum*	Diabete, digestivo, colesterolo
Neem, arishta	*Azadirachta indica*	Antibatterico, malattie cutanee
Pippali	*Piper longum*	Espettorante, digestivo
Podina	*Mentha piperita*	Antispastico
Pushkarmoola	*Inula racemosa*	Bronchite, angina

→ *segue*

→ *seguito*

Nome indiano	*Nome latino*	*Proprietà o indicazioni*
Rasna, kulinjan	*Alpinia galanga*	Reumatismo, bronchiti
Rusmary	*Rosmarinus officinalis*	Spasmolitico, antitumorale
Safaid jeeza	*Cuminum cyminum*	Antitumorale, antimicrobico
Sallaki	*Boswellia serrata*	Antiflogistico
Sanni	*Foeniculum vulgare*	Carminativo, diuretico
Sarpagandha, vijaysar	*Rauvolfia officinalis*	Ipertensione, tranquillante
Shankapushpi	*Convolvulus pluricalis*	Tranquillante, insonnia
Shatavari	*Asparagus racemosus*	Antispasmodico, immunostimolante
Shirajira	*Carum carvi*	Antielmintico
Shirisha	*Albizzia lebbek*	Malattie atopiche, diarrea
Surva	*Anethum graveolens*	Flatulenza
Tazhutama	*Boerhaavia diffusa*	Diuretico, espettorante
Tuisi	*Ocimum sanctum*	Influenza, malattie renali, diarrea
Vasuna	*Crataeva nurvala*	Disturbi urinari
Vayambo, vacha	*Acorus calamus*	Espettorante, spasmolitico
Vilayati	*Pimpinella anisum*	Carminativo, espettorante

debilitati per i quali il *panchakarma* potrebbe risultare troppo aggressivo. Il *rasayana* viene in genere praticato dopo il panchakarma e serve a ristabilire lo stato fisiologico del paziente; si utilizzano tra l'altro piante medicinali attive sul sistema immunitario, sotto forma di pillole, polverine, gelatine o marmellate.

Il *satvajaya* è infine essenziale per la medicina ayurvedica. Un corpo perfettamente in salute è in completa armonia con la mente e viceversa; inoltre la mente è vista come un'entità fisiologica anziché astratta. Sollecitare la coscienza del paziente per ridurre lo stress è uno degli approcci più usato dai medici ayurvedici. La meditazione trascendentale è la tecnica più ricorrente ed anche più studiata per gli effetti che provoca: cambiamenti metabolici (riduzione dei livelli di colesterolo), abbassamento della pressione sanguigna, riduzione dell'ansia, aumento della longevità.

Conferenze internazionali sulla medicina ayurvedica e l'istituzione in tutto il mondo di scuole ayurvediche, che prevedono un corso di laurea di 5 anni, hanno facilitato la diffusione di questa medicina indiana.

La medicina ayurvedica incontra sempre più proseliti, anche grazie agli studi clinici che vengono progettati di continuo per chiarire il reale valore terapeutico di questa medicina tradizionale che considera l'individualità biologica un fattore essenziale ai fini terapeutici.

16.1.3 Medicina Tradizionale Giapponese (kampo)

Dagli albori della storia giapponese fino agli ultimi anni dell'Ottocento la medicina cinese fu la pratica medica principale utilizzata in Giappone. L'antica medicina cinese arrivò in questo Paese attraverso la Corea e guadagnò subito una crescente popolarità, che andava di pari passo con la diffusione della religione buddista.

Nell'VIII secolo il sistema medico giapponese era l' esatta copia del *T' sang* cinese. Nel periodo Nara (710-783), quando il buddismo raggiunse l'apice della popolarità, la medicina giapponese divenne decisamente più complessa, arricchendosi di conoscenze che provenivano dall'India e da altri Paesi orientali.

Nel 1574 il medico Dosan Manasa (1507-1594) mise ordine nei vari elementi della medicina che erano confluiti in Giappone; inoltre respinse tutti gli aspetti religiosi rendendo per la prima volta la medicina giapponese una branca del sapere autonoma. Questo famoso medico fondò anche una scuola nota come *Gosci-ha*.

Successivamente vennero messi in discussione i canoni della scienza medica cinese e si ebbe la fondazione di scuole, note come *Koho-ha*, basate su nuove metodologie. Il termine *kampo* (*kam* = pronuncia giapponese dell'idiogramma cinese *Hau*; *po* = metodo), ancora oggi usato per descrivere la medicina tradizionale in Giappone, deriva da questa scuola che successivamente si dividerà in due branche. Quella fondata da Todo Yoshimasu (1702-1773), basata su una sorta di metodo omeopatico (il veleno della malattia deve essere debellato col veleno) e quella fondata da Toyo Yamawaki (1705-1762) avente come interesse principale la struttura interna del corpo umano.

Nel XVIII secolo, alcuni medici, insoddisfatti sia della *Gosci-ha* che della *Koho-ha*, tentarono di unificare gli aspetti migliori delle due Scuole con i progressi della medicina occidentale, dando luogo alla Scuola del Compromesso (*Setchu-ha*).

Nel XIX secolo si verifica però un declino della medicina *kampo*. Esso è dovuto a svariati fattori, fra i quali si possono ricordare:

(i) la scomparsa del medico *kampo* (*Toeki-ka*) a cui veniva impedito di conseguire l'abilitazione all'esercizio professionale;

(ii) la difficoltà di conservare stabili le preparazioni *kampo* (in genere decotti);
(iii) la difficoltà di praticare trattamenti standardizzati come quelli occidentali;
(iv) la difficoltà nel comprendere la diagnosi *kampo*, basata soltanto sulla professionalità del medico e rivolta ad identificare in quale tipo di SHO si trova il paziente.

Il concetto di SHO (prova o evidenza) è centrale nella *kampo* perché è la base per la diagnosi ed il trattamento.

Ciononostante, dagli anni Cinquanta dello scorso secolo in poi è in corso una riabilitazione della medicina *kampo* che ne elimina alcuni incovenienti e ne valorizza i punti di forza:
(i) sono stati prodotti, con successo, decotti di pronto uso;
(ii) le preparazioni *kampo* contengono gli stessi stabili componenti chimici che si ingeriscono ogni giorno con i pasti;
(iii) la metodologia kampo ha come obiettivo quello di trovare un medicamento per ogni singolo paziente.

Esistono delle differenze tra la medicina kampo e quella occidentale (Tab. 16.6), ma il maggior problema per lo sviluppo della medicina *kampo* è oggi la difficoltà di reperire le materie prime tradizionali. Qui di seguito riportiamo alcune preparazioni *kampo*.

Tabella 16.6 Confronto tra preparazioni kampo ed occidentali

	Preparazioni	
	Kampo	*Occidentali*
Forma farmaceutica	Decotto	Polvere o tavolette
Grado di trasformazione	Grezza	Purificata
Somministrazione	Orale	Orale, ma anche altre vie
Velocità di azione	Lenta	Rapida
Modo di azione	Multipla, sinergica	Singola
Effetto	Blando	Forte
Effetti indesiderati	Rari	Frequenti

Esempi di preparazioni kampo

Preparazione 1

Kakkon (radice pueraria)	8,0 g
Mao (erba di efedra)	4,0 g
Skokio (rizoma di ginger)	4,0 g
Taiso (frutti di *Ziziphus jujuba*)	4,0 g
Keishi (corteccia di *Cinnamomum*)	3,0 g
Shakuyaku (radice di peonia)	3,0 g
Kanzo (radice di liquirizia)	2,0 g

Raffreddore, mal di testa, diarrea inspiegabile

Preparazione 2

Pinelliae tuber	5,0 g
Scutellariae radix	2,5 g
Glycyrrhizae radix	2,5 g
Zyziphi fructus	2,5 g
Ginseng radix	2,5 g
Coptidis rhizoma	1,0 g
Zingiberis siccatum rhizoma	2,5 g

Per disturbi psicologici

Preparazione 3

Bupleuri radix	3,0 g
Paeonia radix	3,0 g
Atractylodis lanceae rhizoma	3,0 g
Angelicae radix	3,0 g
Hoelen	3,0 g
Gardeniae fructus	2,0 g
Glycirrhizae radix	1,5 g
Zingiberis rhizoma	1,0 g
Menthae herba	1,0 g

Per disturbi psicolgici

Preparazione 4

Pinelliae tuber	6,0 g
Hoelen	5,0 g
Magnoliae cortex	3,0 g
Perillae herba	2,0 g
Zingiberis rhizoma	1,0 g

Per disturbi psicologici

Preparazione 5

Rhei rhizoma	4,0 g
Glycyrrhizae radix	1,0 g
Acqua	120 ml

Per la stipsi

16.1.4 Medicina Tradizionale Messicana (MTM)

Un ampio numero di piante è utilizzato in Messico per curare le patologie più diverse (Tab. 16.7). Molte di queste piante sono diffuse anche nel resto del Centro America e negli Stati Uniti ed il loro uso popolare generalmente è analogo in tutti questi Paesi. La MTM ha comunque una storia lunga, complessa ed anche confusa, sia perché è stata tramandata verbalmente e non attraverso testi ufficiali, sia perché le piante, essendo spesso indicate con nomi locali e non scientifici, vengono confuse tra loro. Ad esempio il termine "*gordolobo*" che in genere indica le infiorescenze di *Verbascum thapsis*, viene utilizzato anche per indicare alcune specie di *Guaphtalum* e di *Senecio*; confusione esiste pure tra le specie di *Arthemisia* e di *Aristolochia* nonché di *Aloe* e di *Agave*.

Le indicazioni terapeutiche non sono comprovate, anche perché ad un numero sorprendentemente alto di piante vengono attribuite le medesime proprietà (lassative, espettoranti, sedative, ecc.). La cosa più sorprendente è che la stessa pianta viene utilizzata per risolvere situazioni opposte (stipsi e diarrea) senza alcuna indicazione su come fare la scelta. Così pure è piuttosto frequente imbattersi in prodotti erboristici etichettati come stimolanti, ma utilizzati come calmanti. Tutto ciò lascia intendere che la MTM è sostanzialmente empirica.

Le tisane preparate secondo le antiche ricette sono ancora oggi largamente autoprescritte in Messico e vengono assunte seguendo una logica "voluttuaria" più che "terapeutica".

Comunque il successo del peperoncino e della capsaicina in terapia e la popolarità di certe piante nella cura del diabete e di alcune affezioni cutanee, giustificata da studi clinici randomizzati, sta rivalutando la MTM non soltanto negli Stati Uniti e nei Paesi latino-americani, ma anche in Europa.

Tabella 16.7 Piante usate nella Medicina Tradizionale Messicana (MTM)

Nome messicano	*Nome latino*	*Proprietà o indicazioni*
Abedul	*Betula alba*	Astringente, diuretico, melanoma
Acacia	*Acacia greggii*	Dolore, problemi urinari, gastrite, infezioni
Aceitilla	*Bidens pilosa*	Diuretico, digestivo, diabete
Achiote	*Bixa orellana*	Disturbi della pelle, antinfiammatorio, colorante
Ajo	*Allium sativum*	Ipertensione, ipercolesterolemia, tosse
Albahaca	*Ocimum basilicum*	Infiammazioni, infezioni, coliche, mal d'orecchi
Aloe vera	*Aloe barbadensis*	Irritazioni della pelle
Ambrosia	*Ambrosia acanthicarpa*	Tosse, parto
Anis Estrellado	*Illicum verum*	Coliche, flatulenza, disturbi della digestione
Arnica	*Tithonia diversifolia*	Infezioni della pelle, varicosi
Atlinan	*Rumex pulcher*	Raffreddore, ferite, diarrea, mal di gola
Avena	*Avena sativa*	Tonico, energizzante
Azar de Naranjo	*Citrus aurantium*	Tonico, raffreddore, insonnia
Balsamo	*Myroxylon balsamum*	Diuretico, raffreddore, ferite cutanee
Boldo	*Peumus boldus*	Disturbi epato/biliari, raffreddore, nervosismo
Borraja	*Borago officinalis*	Antipiretico, tonico, antinfiammatorio
Bouganvillea	*Bouganvillea glabra*	Espettorante
Canela	*Cinnamomum zeylanicum*	Flatulenza, tosse, febbre, antimicrobico
Cebolla	*Allium cepa*	Analgesico, antibiotico, diuretico, espettorante
Chayote	*Sechium edule*	Diuretico

→ *segue*

→ seguito

Nome messicano	*Nome latino*	*Proprietà o indicazioni*
Chia (Pinole)	*Salvia columbariae*	Tonico nervoso, caduta dei capelli, raffreddore, diabete
Chicalote	*Argemone mexicana*	Sedativo, analgesico, lassativo
Chili (Aji)	*Capsicum annuum*	Analgesico, cardiotonico
Cholla	*Opuntia acanthocarpa*	Diabete, ferite
Cilantro	*Coriandrum sativum*	Sedativo, diuretico
Cola de Caballo	*Equisetum arvense*	Infezioni urinarie, vene varicose, disturbi renali
Copal	*Bursera confusa*	Tosse, analgesico, punture di insetti, mal di denti.
Cuachalalate (Chalalate)	*Amphipterygium adstrigens*	Gastrite, ipercolesterolemia, depurativo del sangue, antinfiammatorio
Damiana	*Turnera diffusa*	Afrodisiaco, infertilità, diabete, insonnia
Encino	*Quercus* spp	Tonico, astringente
Epazote	*Chenopodium ambrosioides*	Flatulenza, vermifugo, depressione, amenorrea
Escutelaria	*Scutellaria laterifolia*	Tensione nervosa, epilessia
Estafiate (Ajenjo)	*Artemisia mexicana*	Disturbi gastrointestinali, disturbi ginecologici, asma, meteorismo
Eucalipto	*Eucaliptus globulus*	Asma, bronchite
Gobernadora	*Larrea tridentata*	Febbre, herpes, indigestione, artrite, infezioni
Gordolobo	*Verbascum thapsus*	Raffreddore, emorroidi, coliche, dolore
Guayaba	*Psidium guajava*	Diuretico, gastrite, diarrea, colesterolo, irritazioni cutanee
Guayacan	*Guaiacum officinale*	Espettorante, diuretico, antisettico
Hoja de Laurel	*Laurus nobilis*	Tonico, flatulenza, crampi
Jamaica	*Hibiscus sabdariffa*	Diuretico, tonico, nervosismo, ipertensione
Jojoba	*Simmondsia californica*	Vaginiti, asma
Llanten	*Plantago major*	Costipazione, diarrea, antinfiammatorio

→ segue

→ *seguito*

Nome messicano	*Nome latino*	*Proprietà o indicazioni*
Maguey (Agave)	*Agave americana*	Diuretico, purgativo, mal di denti
Malabar (Berenja)	*Solanum verbascifolum*	Antisettico, diuretico, antinfiammatorio, problemi digestivi, diabete
Manita	*Chiranthodendron pentadactylon*	Antispastico, disturbi cardiaci
Manzanilla	*Matricaria chamomilla*	Dolori mestruali, problemi digestivi, sedativo
Manzanita (Pinguica)	*Arctostaphylos uva-ursi*	Problemi urinari e della prostata
Marrubbio	*Marrubium vulgare*	Espettorante, tonico, carminativo, diabete
Matarique	*Psacalium decompositum*	Diabete, stipsi
Mercadela	*Calendula officinalis*	Faringiti, antinfiammatorio
Mesquite	*Prosopis julifera*	Antibatterico, astringente, infezioni oculari
Milenrama (Plumajillo)	*Achillea millefolium*	Raffreddore, antipiretico, antisettico
Mostaza negra	*Brassica nigra*	Digestivo, raffreddore, febbre
Nopal	*Opuntia* spp	Diabete, ipercolesterolemia, ascessi, mal di denti
Oregano	*Origanum vulgare*	Tosse, digestivo, vermifugo, reumatismi
Orozus (Regaliz)	*Glycyrrhizza glabra*	Espettorante, tonico, antiulcera, antisettico
Ortiga verde	*Urtica dioica*	Diuretico, tonico, antiallergico, astringente
Osha (Chuchupate)	*Ligusticum porten*	Raffreddore, antinfiammatorio, infezioni
Pasiflora (Pasionaria)	*Passiflora incarnata*	Insonnia, ansiolitico, mal di testa, convulsioni
Piñon	*Pinus* spp	Tosse, antisettico, diuretico, stimolante
Popotillo	*Ephedra viridis*	Diuretico, tonico, astringente, disturbi venerei
Prodigiosa (Rodigiosa)	*Brickellia grandiflora*	Diabete, digestivo, diarrea, problemi biliari
Raiz del Manzo	*Liriosma ovata*	Astringente, afrodisiaco, tonico, mal di gola

→ *segue*

→ seguito

Nome messicano	*Nome latino*	*Proprietà o indicazioni*
Romero	*Rosmarinus officinalis*	Digestivo, problemi ginecologici
Rosa de Castilla	*Rosa woodsii*	Lassativo per bambini, problemi oculari, sedativo
Ruda	*Ruta graveolens*	Nervosismo, diabete, disturbi gastrointestinali, problemi mestruali
Sabino (Enebro)	*Juniperus* spp	Diuretico, antisettico, carminativo
Salvia	*Salvia officinalis*	Digestivo, antisettico, tonico, sedativo
Sauco	*Sambucus nigra*	Febbre, raffreddore, coliche, infiammazione
Santa Maria	*Tanacetum parthenium*	Artrite, dolori mestruali, emicrania
Sauce blanco	*Salix alba*	Dolore, febbre, reumatismi
Sueldo	*Symphytum officinale*	Antinfiammatorio, disturbi cutanei, astringente
Te limon	*Cymbopogon citratus*	Febbre, mal di stomaco, stress
Tejocote	*Crataegus mexicanus*	Diuretico, tonico, tosse, raffreddore, diabete
Tila	*Tilia mexicana*	Sedativo, insonnia, antipiretico, tosse, coliche
Toloache	*Datura* spp	Dolore, contusioni, problemi toracici
Tomillo	*Thymus vulgaris*	Espettorante, antinfiammatorio, mal di denti
Topozan	*Buddleia americana*	Diabete, gastrite, dolori mestruali, tonico
Toronjil	*Agastache mexicana*	Antispasmodico, problemi circolatori, gastrite, stress
Trebol morado	*Trifolium repens*	Sedativo, tosse, raffreddore
Tronadora	*Tecoma stans*	Diabete, gastrite, antibiotico
Tusilago	*Tussilago farfara*	Sedativo, tosse, espettorante
Uña de gato	*Uncaria tomentosa*	Antinfiammatorio, antimicrobico, ulcere
Uvalama	*Vitex agnus castus*	Espettorante, problemi mestruali
Valeriana	*Valeriana officinalis*	Antispasmodico, soporifero, sedativo
Verbena	*Verbena officinalis*	Raffreddore, influenza, stomatite
Yerba buena	*Mentha officinalis*	Digestivo, coliche, antinfiammatorio, antisettico

→ segue

→ *seguito*

Nome messicano	*Nome latino*	*Proprietà o indicazioni*
Yerba del Buey	*Grindelia aphanactis*	Espettorante, tonico, antispasmodico
Yerba del Golpe	*Oenothera kunthiana*	Espettorante, antispasmodico, antinfiammatorio
Yerba del Indio	*Aristolochia pentandra*	Morsi di serpente, antimicrobico, mal di stomaco
Yerba del Manzo	*Anemopsis californiana*	Artrite, dolori, infezioni
Yerba matè	*Ilex paraguayensis*	Soppressore dell'appetito, stimolante
Yuca	*Yucca schidigera*	Antinfiammatorio, artrite, colesterolo
Zabila	*Aloe vera*	Ferite, bruciature, purgante
Zapote blanco	*Casimiroa edulis*	Insonnia, ipertensione, malaria
Zarzaparrilla	*Smilax officinalis*	Astringente, diarrea, diabete, diuretico

Capitolo 17 **Le medicine definite alternative**

L'idea di curare i disturbi e le malattie con mezzi diversi da quelli della medicina ufficiale (convenzionale) si è notevolmente diffusa in questi ultimi decenni, anche nei paesi industrializzati. Un'indagine piuttosto recente ha dimostrato, per esempio, che negli Stati Uniti il 42% degli adulti preferisce sottoporsi a qualche forma di terapia alternativa (Tab. 17.1). L'impiego di queste terapie è particolarmente diffuso tra le persone di colore (che rappresentano l'80% circa di chi vi fa ricorso) e questo fa immaginare, erroneamente, che esse siano medicine tradizionali; tutt'al più le medicine alternative possono considerarsi un complemento della medicina tradizionale, come per esempio lo *yoga* o lo *shiatsu* per la medicina ayurvedica o l'agopuntura per quella cinese.

Le ragioni che possono allontanare un paziente dalla medicina convenzionale sono svariate: il desiderio di autocurarsi con "terapie diverse", il costo esagerato delle terapie convenzionali, la nuova regolamentazione sugli integratori alimentari, la paura di utilizzare sostanze chimiche.

Vi è chi ritiene che le terapie alternative siano nuove, e pertanto poco credibili in quanto non sufficientemente sperimentate nell'uomo; in realtà, fatte le dovute eccezioni (omeopatia, fiori di Bach, ecc.) si tratta in genere di pratiche antichissime.

È un errore considerarle complementari alla medicina ufficiale in quanto il medico occidentale non consentirebbe l'uso simultaneo di una terapia farmacologica e di una cura alternativa senza conoscere la reale efficacia di quest'ultima.

Le terapie alternative o complementari, a differenza di quelle convenzionali, più drastiche, come la chemioterapia (e più in generale i trattamenti farmacologici), sono considerate "dolci"; in molti casi cercano di ristabilire lo stato di salute attraverso la ricerca dell'equilibrio fisico e mentale (con un approccio più spirituale o olistico)(14).

---

(14) Per gli americani "The term Complimentary or alternative therapies may be defined as the medicinal use of physical, spiritual, mental or emotional therapies that are not generally reimbursed". "The term also includes the medicinal use of naturally occurring substances that are not licensed as drugs by the U.S. Food and Drug Administration".

Tabella 17.1 Alcune medicine alternative

Tipo	*Commento*
Agopuntura	Pratica medica cinese che prevede l'introduzione di aghi sottilissimi in determinati punti del corpo (condotti energetici chiamati meridiani)
Aromaterapia	Sistema terapeutico che prevede l'uso di oli essenziali per bagni, massaggi o inalazioni
Biofeedback	Sistema terapeutico che prevede l'utilizzo di una macchina computerizzata che trasforma i segnali acustici e visivi in funzioni biologiche. Grazie a questo congegno biomedico il paziente impara a controllare la frequenza cardiaca, l'attività cerebrale, il tono muscolare ed altre funzioni autonome
Chelazione	Approccio terapeutico che prevede l'uso di sostanze capaci di chelare ioni metallici. Grazie ad un processo chimico-fisico le sostanze chelanti sequestrano e rimuovono dai tessuti cationi metallici presenti in concentrazioni tossiche
Chiroterapia	Pratica medica che si basa sulla manipolazione della colonna vertebrale e dei nervi spinali. Lo scopo è quello di influenzare la funzione neuromuscolare
Fiori di Bach	Terapia energetico-vibrazionale rivolta a normalizzare le cattive vibrazioni che la psiche mette in atto. Questo sistema terapeutico utilizza infusioni di fiori.
Ipnosi	Pratica medica che provoca uno stato psicofisico paragonabile alla sonnolenza, inducendo il paziente a rispondere a specifiche suggestioni
Medicina antroposofica	Pratica medica che si basa sulla spiritualità e l'uso di erbe, diete e movimenti programmati (euritmia)
Shiatzu	Pratica orientale che prevede una pressione digitale in punti localizzati lungo i meridiani
Yoga	Pratica orientale che risale al III secolo a.C.. Comprende posture, esercizi respiratori e pratiche di purificazione. Patanjali, padre della filosofia yoga, la definì "la cessazione della modificazione della mente". In sanscrito yoga significa "unione"
Termalismo	Pratica medica attribuita a Vincent Priessnitz (1799-1851) che utilizza acqua a diverse temperature

Poiché la salute è considerata uno stato di benessere ottimale, e non semplicemente l'assenza di malattia, la medicina alternativa enfatizza l'automedicazione naturale, il mantenimento dello stato di salute e la prevenzione anziché il trattamento dei sintomi e delle malattie.

17.1 Agopuntura

L'introduzione e il movimento di aghi in determinati punti del corpo per eliminare il dolore o altri sintomi prende il nome di agopuntura. Si tratta di una delle più antiche terapie cinesi: il *Nai Ging*, un testo di medicina del V secolo a.C., parla di punti terapeutici del corpo (Fig. 17.1), collegati da 12 linee meridiane immaginarie, descrive 9 tipi di aghi usati per l'agopuntura e riporta le malattie per le quali l'agopuntura è più indicata. È comunque sotto la dinastia *Sung*, intorno al 1000 d.C., che viene redatto il primo trattato di agopuntura con indicazioni precise dei punti terapeutici e ricco di illustrazioni. Sotto la dinastia *Ching*, in seguito all'ortodossia confuciana (che vietava all'uomo di toccare le donne) l'agopuntura venne abolita. Oggi l'agopuntura è praticata in quasi tutto il mondo.

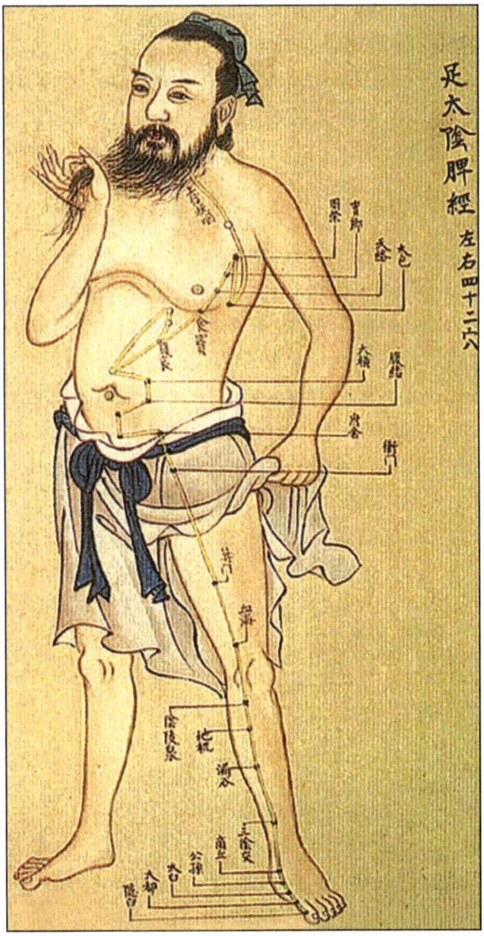

Fig. 17.1 Rappresentazione dei punti dell'agopuntura in un'antica illustrazione cinese (Da: Medici oggi, n. 10, Dicembre 2004, Springer)

Il concetto fondamentale dell'agopuntura è l'esistenza innata della *qi* (tradotta generalmente, seppur in modo inadeguato, come energia). La *qi*, che alimenta e difende ogni parte del corpo, circola attraverso 12 meridiani (la cui esistenza fisica tuttavia non è stata mai dimostrata) che formano un percorso continuo tra testa, tronco e gambe. Esistono almeno 350 punti di agopuntura identificati sui 12 meridiani. È stato ipotizzato che: (i) esiste un legame tra i punti dell'agopuntura, i meridiani e l'attività elettrica del corpo (le correnti elettriche scorrono lungo i meridiani e gli agopunti si trovano in questi condotti), (ii) l'agopuntura stimola il rilascio di cortisolo, endorfine ed encefaline, (iii) l'agopuntura influenza la sintesi e la distribuzione di neuromodulatori e di neurotrasmettitori. Così, agendo sui medesimi punti è possibile indurre con l'agopuntura sia uno stimolo inibitorio (in caso di spasmo muscolare si può ottenere la cessazione del dolore) quanto uno eccitatorio (in caso di flaccidità muscolare si può ripristinare il tono muscolare).

Il medico agopuntore emette una diagnosi dopo aver sottoposto il paziente ai seguenti esami: anamnesi, osservazione diretta, percezione delle sue caratteristiche attraverso l'udito (modo di parlare, tossire, respirare), l'olfatto (acidità dell'alito, odore delle feci e delle urine) ed il tatto (palpazione del corpo). Quindi classifica la malattia e determina gli organi interessati da questa in base alle 8 classi nelle quali si raggruppano i sintomi: *ying/yang*, caldo/freddo, debole/forte, interno/esterno (*Ying* e *yang* sono le due forze opposte dell'universo che cooperano quando sono in equilibrio).

Il corpo è diviso in 12 meridiani, ognuno dei quali corrisponde ad un organo e due linee meridiane (centro anteriore e centro posteriore); linee di connessione congiungono poi i meridiani e ciò consente di individuare punti attraverso i quali è possibile influenzare un organo tramite un altro e stabilire un rapporto con le ossa, i vasi sanguigni ed i legamenti. Per ricercare i punti è necessaria una vasta esperienza perché è attraverso il tatto che si individua dove intervenire.

L'agopuntura viene generalmente praticata nei casi di insonnia, cefalee, nevralgie, ipertensione, forme spastiche intestinali e dolori artritici e muscolari.

17.2 Aromaterapia

L'aromaterapia è una pratica terapeutica che utilizza le proprietà medicinali degli oli essenziali.

Il termine "aromaterapia" venne coniato dal medico francese Murice Gattefossè allorquando iniziò a curare con le essenze i soldati durante la Prima Guerra Mondiale.

Comunque l'aromaterapia era già praticata circa 5000 anni fa in Egitto, Cina ed in altri Paesi orientali: gli oli venivano utilizzati non solo per le loro proprietà terapeutiche, ma anche per temprare il corpo e per ottenere buoni auspici durante le cerimonie religiose. In Egitto, ad Heliopolis, era in uso un miscuglio di erbe (*Kiphi*) che veniva bruciato al tramonto, in onore di Ra, dio del Sole, affinché egli facesse sorgere il sole anche il giorno seguente.

Nel Medioevo gli oli essenziali furono utilizzati nel campo cosmetico, ma fu nel Rinascimento che l'uso delle essenze ricominciò ad essere apprezzato anche in campo terapeutico. Tuttavia è con la peste del 1665 che si apprezzò l'uso terapeutico delle essenze.

Di recente l'aromaterapia è stata studiata su base scientifica ed è stato osservato che gli oli essenziali possiedono diverse proprietà: rilassante (oli di arancio, gelsomino e rosa), stimolante (oli di rosmarino, basilico, menta, ginepro ed eucalipto), sedativa (oli di lavanda, maggiorana, camomilla, sandalo ed arancio), euforizzante (oli di salvia, rosa e maggiorana), afrodisiaco (gelsomino, salvia e rosa).

17.3 Termalismo

Fin dai tempi antichi, attraverso periodi di entusiasmo e di perplessità, il termalismo è stato usato per molte patologie dell'apparato locomotore, respiratorio, digerente, urogenitale, vascolare e cutaneo. Tuttora, nonostante le nuove acquisizioni sulla etiopatogenesi di molte affezioni e la scoperta di nuovi mezzi terapeutici (antibiotici, ormoni, ecc.), le cure termali conservano, sia pure limitatamente a precise indicazioni, tutta la loro importanza e validità (in alcuni casi la cura termale può essere risolutiva mentre in altri migliora il quadro clinico e rallenta il progredire della malattia), grazie anche alla evoluzione tecnologica che ha consentito nuove tecniche di utilizzazione del mezzo termale ed inoltre un ampliamento dei campi di intervento (Tab. 17.2).

Il termalismo, nelle sue diverse espressioni applicative (acque minerali, bagni, fanghi, ecc.) si basa sul fatto che stimoli fisici appropriati, quale l'esposizione a particolari sostanze e/o ad alte temperature, possono (i) attivare una risposta biologica dell'organismo capace di ripristinare uno stato di normalità, (ii) accelerare la trasforma-

Tabella 17.2 Alcune malattie per le quali vengono utilizzate le cure termali

Malattie reumatiche	Osteoporosi ed altre forme degenerative, reumatismo extra articolare
Malattie delle vie respiratorie	Sindromi rinosinusitiche-bronchiali croniche, bronchiti croniche semplici e a componente ostruttiva (esclusa l'asma e l'enfisema polmonare)
Malattie dermatologiche	Psoriasi (escluse le forme pustolose), eczema e dermatite atopica, dermatite seborroica ricorrente
Malattie orecchio-naso-gola	Rinopatia vasomotoria, faringolaringiti croniche, sinusiti croniche, stenosi tubariche, otiti catarrali croniche, otiti croniche purulenti
Malattie dell'apparato urinario	Calcolosi delle vie urinarie e sue recidive
Malattie vascolari	Postumi di flebopatie di tipo cronico
Malattie dell'apparato gastroenterico	Dispepsie di origine gastroenterica e biliare, sindrome dell'intestino irritabile accompagnata da stipsi

zione di prodotti del metabolismo e ridare salute e benessere e (iii) influenzare favorevolmente alcune malattie.

Il meccanismo d'azione è complesso e sotto certi aspetti ancora oscuro. Probabilmente l'azione locale termica e chimico-fisica del fango e del bagno in acque termali causa una vasodilatazione che aumenta la sensibilità locale a sostanze endogene (endorfine, encefaline, ecc.). Così pure oligoelementi (sodio, bromo, rame, iodio, zinco, ecc.), minerali (calcio, ecc.) ed elementi radioattivi, una volta attraversata la cute o la mucosa delle vie respiratorie e del tratto digerente, possono raggiungere il diencefalo ed attivare neurotrasmettitori e/o stimolare le surrenali ed il sistema endocrino preipofisario.

Regimi dietetici appropriati (personalizzati) ed una opportuna attività fisica possono potenziare gli effetti terapeutici delle cure termali e contribuire al recupero ed al mantenimento di uno stato fisico e psichico ottimale. La permanenza in un ambiente termale consente poi di eliminare, attraverso la cute e gli emuntori renali, sostanze tossiche accumulatesi nell'organismo, sia in seguito a terapie farmacologiche che per la permanenza in ambienti inquinati.

L'efficacia delle cure termali dipende sostanzialmente da tre fattori: diagnosi corretta, indicazione terapeutica precisa, utilizzazione appropriata (intervento personalizzato per tempi e modi).

Le cure termali, come qualsiasi presidio medico, presentano delle controindicazioni che possono essere relative alla natura della patologia, alla fase della malattia ed a patologie concomitanti.

Così ad esempio l'idropinoterapia solfurea è controindicata nell'ulcera gastrica e la crenoterapia nelle malattie acute (sia per fase evolutiva che per natura). Così pure, nel caso di una flogosi in atto, di uno scompenso d'organo (scompenso cardiaco, insufficienza respiratoria o renale, cirrosi epatica, insufficienza vascolare, ecc.) o di una estrema debilitazione, la cura termale deve essere proscritta. Particolare attenzione richiedono poi pazienti che hanno superato gravi eventi (infarto, ischemia cerebrale, forme tumorali, ecc.).

17.4 Chiroterapia

La chiroterapia o medicina manuale si basa sulla manipolazione della colonna vertebrale e dei nervi spinali. Praticata dai popoli orientali fin dai tempi antichi, fu riportata in auge verso la fine del XIX secolo dal medico statunitense Daniel David Palmer. Costui, nell'esaminare un paziente che aveva perso l'udito per una ferita alla schiena riportata anni prima, trovò una delle vertebre spostate e cercò di farla tornare a posto con la manipolazione manuale. Il paziente cominciò a riacquistare l'udito grazie a questa tecnica chiropratica che in breve si diffuse in tutto il territorio statunitense.

Palmer fondò la prima scuola di chiropratica a Davenport, nell'Iowa, nel 1897. Negli ultimi decenni anche in Europa e nei Paesi orientali (Giappone e Cina) si sono sviluppate valide scuole che prevedono un corso di 4 anni (Dottore in Chiropratica), simile alla laurea in Medicina. La preparazione professionale si basa soprattutto sull'anatomia e fisiologia dei sistemi nervoso e muscolo-scheletrico.

La manipolazione chiropratica è una mobilizzazione articolare passiva praticata dal medico sul paziente secondo lo schema seguente: (i) rilassamento muscolare, (ii) mobilizzazione passiva ripetuta per constatare l'avvenuto rilassamento muscolare, (iii) tensione dell'apparato articolare, (iv) manipolazione della colonna vertebrale, organo altamente reflessogeno, o di altre articolazioni, solitamente accompagnata da un rumore articolare.

Le manipolazioni vertebrali sono ovviamente le più importanti perché potrebbero risolvere disturbi molto gravi (Tab. 17.3) ed anche l'ipertensione. Le manipolazioni delle altre articolazioni del corpo (polso, ginocchio, spalla, ecc.) sono indicate nei postumi di traumi che hanno richiesto l'uso di apparecchi gessati per un lungo periodo di tempo.

Tabella 17.3 Utilizzo delle manipolazioni vertebrali

Vertebre del tratto	*Indicazioni*
Cervicale	Cefalee, cervicobrachialgie artrosiche e post traumatiche, torcicolli, sindrome di Neri-Barri-Lieou, colpi di frusta
Dorsale	Nevralgie intercostali, distorsioni costovertebrali
Lombare	Lombalgie acute post traumatiche, sciatiche da radicolite lombosacrale
Coccigeo	Coccigodinie post-traumatiche

La chiroterapia è controindicata nei processi flogistici (acuti e cronici) delle ossa e delle articolazioni, nelle decalcificazioni ossee, nei tumori ossei, nelle sciatiche (per ernie discali).

La manipolazione vertebrale è un mezzo terapeutico alternativo che deve essere eseguito su precise indicazioni e da esperti.

17.5 Fiori di Bach

La floriterapia, cioè la cura per mezzo di fiori, inizia con Edward Bach, medico inglese nato a Moseley il 24 settembre 1886. Bach, come Hahnemann, è convinto che deve essere curato il malato, non la malattia. È altresì convinto che nel fiore di alcune piante (Tab. 17.4) ci siano vibrazioni dotate di un peculiare potere terapeutico. La teoria di Bach è piuttosto semplice: ciascuno di noi è avvolto da un campo elettromagnetico, e se questo s'interrompe, per una qualsiasi causa, ci ammaliamo. I 38 fiori di Bach possiedono un loro campo elettromagnetico ed emettono vibrazioni che possono compensare le nostre, ristabilendo lo stato di salute.

La floriterapia utilizza estratti che si preparano in modo piuttosto semplice. Si utilizza un becker pieno di acqua pura (di fonte); i fiori, in quantità adeguate e raccolti al massimo della fioritura, si lasciano galleggiare nell'acqua esponendoli ai raggi solari per 3-4 ore. Una volta rimossi i fiori il liquido, arricchitosi di energia vitale, viene versato in un altro contenitore contenente parti uguali di alcool. Questo metodo è detto metodo del sole.

Per alcuni fiori si usa invece il metodo della bollitura, cioè il fiore si lascia bollire per 30 minuti e, dopo il filtraggio, si diluisce con alcool.

Attualmente sono disponibili in farmacia flaconi da 10-20 ml. Secondo i sostenitori della floriterapia, l'effetto terapeutico dei fiori di Bach si registra dopo 2-3 settimane.

Tabella 17.4 Rimedi utilizzati nella floriterapia

Nome della pianta	*Periodo di fioritura*	*Metodo di preparazione*
Aesculus hippocastanum	Marzo-Maggio	Bollitura
Aesculus hippocastanum	Aprile-Giugno	Al sole
Aesculus hippocastanum carnea	Maggio-Giugno	Bollitura
Agrimonia eupatoria	Giugno-Agosto	Infusione al sole Bollitura
Bromus ramosus	Luglio-Agosto	Al sole
Calluna vulgaris	Agosto-Settembre	Al sole
Carpinus betulus	Aprile-Maggio	Bollitura
Castanea sativa	Giugno-Agosto	Bollitura
Centarium umbellatum	Luglio-Agosto	Al sole
Ceratostigma willmottiana	Agosto-Settembre	Al sole
Cichorium intybus	Luglio-Agosto	Al sole
Clematis vitalba	Luglio-Agosto	Al sole
Fagus sylvatica	Aprile	Bollitura
Gentiana amarella	Agosto-Settembre	Al sole
Helianthemum nummularium	Giugno-Agosto	Al sole
Hottonia plaustris	Maggio-Giugno	Al sole
Ilex aquifolium	Maggio	Bollitura
Impatiens glandulifera	Luglio-Agosto	Al sole
Juglans regia	Maggio	Bollitura
Larix decidua	Aprile-Giugno	Bollitura
Lonicera caprifolium	Giugno-Settembre	Bollitura
Malus sylvestris	Aprile-Giugno	Bollitura
Mimulus guttatus	Giugno-Luglio	Al sole
Olea europea	Maggio	Al sole
Ornithogalum umbellatum	Aprile-Giugno	Bollitura
Pinus sylvestris	Maggio-Giugno	Bollitura
Populus tremula	Febbraio-Marzo	Bollitura
Prunus cerasifera	Febbraio-Marzo	Bollitura
Quercus robur	Aprile-Maggio	Al sole

→ *segue*

→ *seguito*

Nome pianta	*Periodo di fioritura*	*Metodo di preparazione*
Rosa canina	Maggio	Bollitura
Salix alba sp. vitellina	Maggio	Bollitura
Scleranthus annuus	Luglio-Agosto	Al sole
Sinapis arvensis	Maggio-Giugno	Bollitura
Ulex europaeus	Luglio-Agosto	Al sole
Ulmus procera	Marzo	Bollitura
Verbena officinalis	Luglio-Agosto	Al sole
Vitis vinifera	Maggio	Al sole

Capitolo 18 **La fitoterapia e l'omeopatia**

Il fatto che molti prodotti omeopatici siano preparati con estratti di piante medicinali non deve trarre in inganno al punto da far confondere l'omeopatia con la fitoterapia.

Piuttosto, questi due sistemi terapeutici sono contrapposti, non simili. Infatti il primo, la fitoterapia, si basa sul principio *contraria contrariis curantur* mentre la omeopatia si basa sul principio *similia similibus curantur.*

Ma, a parte la finalità delle due terapie, sono diverse anche le modalità di preparazione dei preparati omeopatici e fitoterapici. Il preparato omeopatico viene diluito in un modo particolare e la diluizione dà luogo ad un prodotto con proprietà diverse da quelle di partenza. Viceversa, il preparato fitoterapico non viene diluito in "modo omeopatico" e pertanto mantiene le caratteristiche e quindi le proprietà terapeutiche di partenza (Fig. 18.1). Inoltre l'uso dei preparati

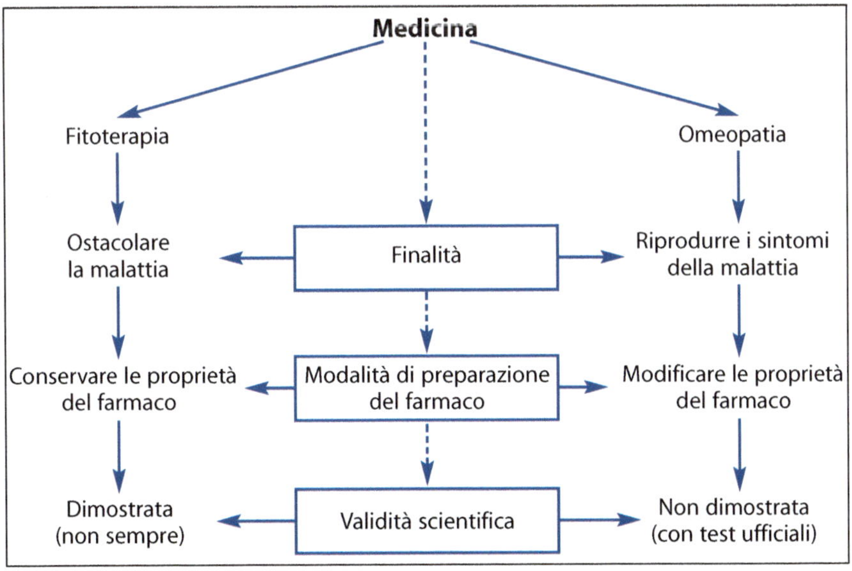

Figura 18.1 Differenze sostanziali tra fitoterapia e omeopatia

omeopatici, a differenza di quelli fitoterapici, avviene ancora su base non squisitamente scientifica. D'altra parte l'omeopatia non può essere considerata, *sic et sempliciter*, medicina alternativa per il semplice fatto che è sintomatica. Un fatto comunque è certo: l'omeopatia trova oggi un ampio consenso.

18.1 La medicina omeopatica

La medicina omeopatica venne fondata verso la fine del secolo XVIII dal medico tedesco Samuel Hahnemann. Questi nacque il 10 aprile 1755 a Meissen, in Sassonia, da una famiglia di semplici artigiani ma, grazie alle sue straordinarie capacità, poté continuare gli studi e laurearsi in medicina a Vienna. Una volta medico, Hahnemann incominciò a studiare i sintomi delle malattie ed a riflettere sugli aspetti del paziente, compreso quello psichico. Questi primi studi lo porteranno a definire uno dei pilastri dell'omeopatia: l'esistenza del malato, non della malattia.

Più tardi Hahnemann fu protagonista di un episodio che si rivelò determinante per i suoi studi. Chiamato per soccorrere un bambino che si era scottato con della colla bollente, trovò la madre che, in attesa dell'arrivo del medico, medicava le ferite con grasso sciolto al calore. Ovviamente interruppe quella pratica ed incominciò a bagnare le rimanenti parti del corpo ustionate con acqua fredda. La sorpresa fu che nei giorni a seguire le piaghe trattate con sugna calda erano guarite quasi del tutto, mentre quelle da lui bagnate con acqua fredda stentavano a guarire. A tutto ciò non seppe dare una spiegazione, ma più tardi, sperimentando su se stesso una preparazione di china, ipotizzò la legge della similitudine; la malattia poteva essere curata da medicamenti che producevano sintomi analoghi alla malattia stessa (*similia similibus curantur*). Tutto ciò era possibile, secondo Hahnemann, solo se il medicamento era somministrato a dosi bassissime. Questa osservazione, mai dimostrata, si basava sull'ipotesi che, nel corso di una malattia, l'organismo umano sia molto più sensibile ai medicamenti che non quanto gode ottima salute. Pertanto dosi molto basse (10^{-18} g) di medicamento potevano essere efficaci dal punto di vista terapeutico.

L'originalità dell'omeopatia deriva, oltre che dalla legge della similitudine e dal principio della dose infinitesimale, dalla concezione olistica della malattia e del malato. Per l'omeopata la malattia non è un episodio fine a se stesso, ma una manifestazione di un tutto dove i singoli episodi esprimono la sofferenza di un particolare terreno proprio di ciascun individuo. Il principio della individualità biologica è centrale nella medicina omeopatica. Inoltre il rimedio omeopatico, contrariamente a quello erboristico, è diluito e dinamizzato. La particolare diluizione porta ad un prodotto con proprietà diverse da quelle di partenza, e in alcuni casi è così spinta che il farmaco risulta pressoché assente. La presenza di effetti biologici delle soluzioni molto diluite, pur in mancanza di molecole attive, ha fatto ipotizzare che lo scuotimento (succussione) nel corso delle diluizioni possa determinare un'interazione tra le molecole del farmaco originariamente presenti e l'acqua (teoria della memoria). È stato anche ipotizzato che le molecole dell'acqua possano immagazzinare e veicolare informazioni, intendendo per informazione l'acquisizione di una configurazione elettromagnetica, derivata dalla sostanza base di partenza. S'ipotizza infine che il meccanismo d'azione dei rimedi omeopatici si realizzi a livello chimico-fisico, attraverso differenze conformazionali degli isotopi e/o formazione di clatrati.

Attualmente è in corso una revisione critica di tutta la letteratura omeopatica. Gli Autori di una recente revisione sistematica [Shang e coll. (2005) Lancet 366:726-732] hanno analizzato 110 studi relativi all'omeopatia e, per confronto, 110 studi di medicina convenzionale. Sia per la medicina omeopatica che per la medicina convenzionale, gli studi con un basso numero di pazienti e di scadente qualità metodologica riportavano risultati positivi (omeopatia e medicina convenzionale risultavano superiori al placebo). Al contrario, quando si analizzavano soltanto gli studi qualitativamente migliori e con un elevato numero di pazienti, non si osservava nessuna differenza significativa tra placebo e rimedi omeopatici, mentre il trattamento convenzionale risultava comunque superiore al placebo. Pertanto, gli Autori hanno concluso che, a differenza della medicina convenzionale, esistono scarse evidenze sull'efficacia clinica dei rimedi omeopatici.

Capitolo 19 **Interazioni farmacologiche**

19.1 Generalità

Con il termine "interazione tra farmaci" o "interazione farmacologica" s'intende il fenomeno per cui gli effetti (terapeutici o tossici) di un farmaco vengono modificati dalla precedente o concomitante somministrazione di altri (uno o più) farmaci. Queste interazioni, i cui meccanismi spesso si ignorano o non possono essere descritti con esattezza, si verificano a vari livelli, da quello più generale che riguarda la funzionalità di un sistema a quelli più selettivi come il trasporto di membrana, il legame alle proteine o al recettore stesso. Le interazioni possono essere distinte in farmacodinamiche e farmacocinetiche. Le interazioni farmacocinetice avvengono a differenti livelli: assorbimento, distribuzione, metabolismo ed escrezione. In questa fase i meccanismi di assorbimento, legame alle proteine, distribuzione, degradazione metabolica (in metaboliti attivi o inattivi) ed escrezione ne determinano il livello effettivo nei liquidi organici e nei tessuti (biodisponibilità), ovvero la quota del farmaco che è in grado di raggiungere il sito d'azione. Le interazioni farmacodinamiche sono quelle prodotte da farmaci che agiscono sullo stesso sistema recettoriale, organo bersaglio o sistema fisiologico e che producono nell'organismo alterazioni tali da influenzare la risposta ad altri farmaci. Queste interazioni vanno aggiunte a quelle che avvengono nella fase "farmaceutica", ovvero durante la fase nella quale la sostanza attiva, somministrata per una via diversa da quella endovenosa, liberata dai costituenti della sua preparazione con i quali normalmente viene somministrata, è resa disponibile per l'assorbimento (per es. incompatibilità tra farmaci miscelati nella stessa siringa o nello stesso liquido d'infusione). Ad ogni modo, dato che la prescrizione contemporanea di più farmaci è un evento comune, la possibilità che si verifichino interazioni farmaco-farmaco è piuttosto elevata. Questa possibilità è però probabilmente meno frequente e meno pericolosa nel caso di interazioni pianta medicinale-farmaco, sostanzialmente perché il profilo farmacologi-

Tabella 19.1 Principali meccanismi delle interazioni tra farmaci [Da: Garattini e Nobili (2001) Interazioni tra Farmaci, Selecta Medica, Pavia]

1. Incompatibilità farmaceutica
2. Legame del farmaco *in vivo* con perdita dell'effetto
3. Mutuo antagonismo o potenziamento dell'azione del farmaco a livello dello stesso sito d'azione o effetto sullo stesso sistema fisiologico
4. Competizione a livello dei siti recettoriali
5. Alterazione del bilancio idro-elettrolitico
6. Trasporto intracellulare (interferenza con l'*uptake* di amine da parte dei neuroni del sistema simpatico)
7. Interferenza con l'assorbimento
    a. modificazioni del pH gastrointestinale
    b. effetti sullo svuotamento e sulla motilità gastrointestinale
    c. legame e chelazione del farmaco
    d. competizione per i siti di assorbimento attivo
    e. effetti tossici sul tratto gastrointestinale
8. Distribuzione del farmaco
9. Modificazione del metabolismo del farmaco
    a. induzione
    b. inibizione
    c. cambiamenti del flusso sanguigno epatico
10. Interferenza con l'escrezione biliare e la circolazione enteroepatica
11. Modificazione dell'escrezione renale
    a. interferenza con l'escrezione renale
    b. competizione per i meccanismi di secrezione tubulare attiva
    c. cambiamenti del pH urinario
12. Interazioni il cui meccanismo non è noto

co della pianta medicinale è in genere più debole di quello del farmaco di sintesi. I principali meccanismi delle interazioni tra farmaci sono riportati nella Tabella 19.1.

19.2 Interazioni tra farmaci e piante medicinali

La Tabella 19.2 riporta le interazioni cliniche riscontrate in seguito alla somministrazione contemporanea di farmaci convenzionali e piante medicinali. Anche se alcune di queste interazioni hanno probabilmente scarso significato clinico (es. interazione tra iperico e

Tabella 19.2 Interazioni cliniche tra farmaci convenzionali e piante medicinali [Da: Izzo (2005) Fund Clin Pharmacol 19:1-16]

Farmaco	*Uso*	*Effetto dell'interazione*	*Probabile meccanismo*	*Commento*	*Fonte*
			Aglio (*Allium sativum*)		
Paracetamolo	Analgesico/ antiinfiammatorio	Variazione dei parametri farmacocinetici	Non noto	La manifestazione clinica di quest'interazione non è nota	Studio clinico
Saquinavir	Antivirale (antiAIDS)	Aumento dell'assorbimento	L'aglio potrebbe inibire gli enzimi del citocromo e della glicoproteina P	È importante che le concentrazioni plasmatiche di saquinavir siano costanti	Studio clinico
Warfarina	Anticoagulante	Aumento dell'effetto anticoagulante	Effetto additivo sulla coagulazione (l'aglio è un antiaggregante piastrinico)	Rischio di sanguinamento	Caso clinico
			Artiglio del diavolo (*Harpagophytum procumbens*)		
Warfarina	Anticoagulante	Aumento dell'effetto anticoagulante	Non noto	Rischio di sanguinamento	Caso clinico
			Areca noce (*Areca catechu*)		
Prociclidina	Anticolinergico*	Rigidità, bradicinesia, tremori	Antagonismo farmacologico da parte dell'arecolina, un agonista colinergico presente nella noce di areca	Le noci di areca possono ridurre la *compliance* dei farmaci antipsicotici in pazienti schizofrenici	Caso clinico
			Angelica cinese (*Angelica sinensis*)		
Warfarina	Anticoagulante	Aumento dell'effetto anticoagulante	Effetto additivo sulla coagulazione (l'angelica cinese è un antiaggregante piastrinico e contiene cumarine potenzialmente ad attività anticoagulante)	Rischio di sanguinamento	Casi clinici

→ *segue*

→ *seguito*

Farmaco	*Uso*	*Effetto dell'interazione*	*Probabile meccanismo*	*Commento*	*Fonte*
		Boldo/Fienogreco (*Peumus boldus, Trigononella foenum-graecum*) in associazione			
Warfarina	Anticoagulante	Aumento dell'effetto anticoagulante	Effetto additivo sulla coagulazione (sia il boldo che il fieno greco contengono cumarine a potenziale attività anticoagulante)	Rischio di sanguinamento	Caso clinico
		Crusca di grano (*Triticum vulgare*)			
Digossina	Cardiotonico	Diminuzione dei livelli plasmatici della digossina	Riduzione dell'assorbimento	La digossina possiede un basso indice terapeutico	Studio clinico
		Crusca d'avena (*Avena sativa*)			
Lovastatina	Ipocolesterolemizzante	Diminuzione dei livelli plasmatici della lovastatina	Riduzione dell'assorbimento	La riduzione dei livelli di lovastatina determina aumento di LDL	Studio clinico
		Enotera (olio di *Oenothera* spp)			
Flufenazina	Antipsicotico	Convulsioni	L'acido γ-linolenico (presente nell'olio di enotera) abbassa la soglia per lo scatenamento delle convulsioni	Le fenotiazine come la flufenazina sono di per sé epilettogene	Due casi clinici
		Geum (*Geum chiloense*)			
Ciclosporina	Immunosoppressore	Aumento della concentrazione plasmatica di ciclosporina	Non noto	È importante che le concentrazioni plasmatiche di ciclosporina siano costanti	Caso clinico
		Gomma guar (*Cyamopsis tetragonolobus*)			
Digossina	Cardiotonico	Diminuzione dei livelli plasmatici della digossina	Riduzione dell'assorbimento	La digossina possiede un basso indice terapeutico	Studio clinico

→ *segue*

→ seguito

Farmaco	*Uso*	*Effetto dell'interazione*	*Probabile meccanismo*	*Commento*	*Fonte*
Glibenclamide	Ipoglicemizzante	Diminuzione dei livelli plasmatici della glibenclamide	Riduzione dell'assorbimento	La manifestazione clinica di quest'interazione non è nota	Studio clinico
Metformina	Ipoglicemizzante	Diminuzione dei livelli plasmatici della metformina	Riduzione dell'assorbimento	La manifestazione clinica di quest'interazione non è nota	Studio clinico
Paracetamolo	Analgesico	Diminuzione dei livelli plasmatici del paracetamolo	Riduzione dell'assorbimento	La manifestazione clinica di quest'interazione non è nota	Studio clinico
Penicillina V	Antibiotico	Diminuzione dei livelli plasmatici della penicillina V	Riduzione dell'assorbimento	Probabilmente quest'interazione non è clinicamente rilevante in quanto la penicillina V va assunta a stomaco vuoto	Studio clinico
			Ginkgo (*Ginkgo biloba*)		
Aspirina	Antiinfiammatorio, antiaggregante piastrinico	Ipoema	Effetto additivo sull'aggregazione piastrinica (i ginkgolidi sono antiaggreganti piastrinici)	L'ipoema è un caso clinico raro	Caso clinico
Ibuprofene	Antiinfiammatorio	Emorragia cerebrale	Effetto additivo sull'aggregazione piastrinica	L'evento avverso è risultato fatale	Caso cilinico
Trazodone	Antidepressivo	Coma	Non noto	Se confermata, l'interazione è potenzialmente rilevante	Caso clinico
Rofecoxib	Antiinfiammatorio	Sanguinamento	Non noto	Se confermata, l'interazione è potenzialmente rilevante	Caso clinico
Warfarina	Anticoagulante	Aumento dell'effetto anticoagulante	Effetto additivo sulla coagulazione (i ginkgolidi sono antiaggreganti piastrinici)	Rischio di sanguinamento	Caso clinico

→ segue

→ *seguito*

Farmaco	*Uso*	*Effetto dell'interazione*	*Probabile meccanismo*	*Commento*	*Fonte*
			Ginseng (*Panax ginseng*)		
Fenelzina	Antidepressivo	Insonnia, tremori, mal di testa	Non noto	L'interazione è clinicamente rilevante	Due casi clinici
			Ginseng americano (*Panax quinquefolius*)		
Warfarina**	Anticoagulante	Diminuzione della concentrazione plasmatica	Induzione degli enzimi epatici del citocromo da parte dei ginsenosidi	Potenziali complicazioni tromboemboliche	Studio clinico
			Iperico (*Hypericum perforatum*)		
Alprazolam	Ansiolitico	Diminuzione dei livelli plasmatici dell'alprazolam	Induzione degli enzimi epatici del citocromo	La manifestazione clinica di quest'interazione non è nota	Studio clinico
Amitriptilina	Antidepressivo	Diminuzione dei livelli plasmatici dell'amitriptilina	Induzione degli enzimi epatici del citocromo	La manifestazione clinica di quest'interazione non è nota	Studio clinico
Buspirone	Ansiolitico	Ipomania	Effetto sinergico sui recettori della serotonina (il buspirone è un agonista dei recettori $5\text{-}HT_{1A}$)	L'interazione è potenzialmente rilevante	Caso clinico
Ciclosporina	Immunosoppressore	Diminuzione dei livelli di ciclosporina	Induzione degli enzimi epatici del citocromo (aumento del metabolismo della ciclosporina) e della glicoproteina P a livello intestinale (diminuzione dell'assorbimento intestinale di ciclosporina)	Sono stati descritti numerosi casi di rigetto d'organo	Studi clinici, casi clinici, serie di casi clinici
Digossina	Cardioattivo	Diminuzione della concentrazione plasmatica della digossina	Induzione della glicoproteina P (la glicoproteina P regola l'assorbimento intestinale e l'escrezione renale della digossina)	La digossina ha un basso indice terapeutico	Studio clinico

→ *segue*

→ seguito

Farmaco	*Uso*	*Effetto dell'interazione*	*Probabile meccanismo*	*Commento*	*Fonte*
Fexofenadina	Antiallergico	Diminuzione (in seguito a somministrazione acuta di iperico) o aumento (in seguito a trattamento prolungato) dei livelli plasmatici di fexofenadina	Variazioni nell'espressione della glicoproteina P	Interazione probabilmente di scarso significato clinico	Studio clinico
Fenprocumone	Anticoagulante	Diminuzione dell'effetto anticoagulante	Induzione degli enzimi epatici del citocromo	Il fenprocumone ha un basso indice terapeutico	Studio clinico
Indinavir	Antivirale (antiAIDS)	Diminuzione della concentrazione plasmatica dell'indinavir	Induzione degli enzimi epatici del citocromo	Possibile inefficacia del trattamento farmacologico	Studio clinico
Inibitori della ricaptazione della serotonina (sertralina, paroxetina, nefazodone)	Antidepressivi	Sindrome serotoninergica	Effetto additivo sulla ricaptazione della serotonina	La sindrome è potenzialmente fatale, specialmente negli anziani	Casi clinici e serie di casi clinici
Irinotecano	Antitumorale	Diminuzione della concentrazione plasmatica del composto SN-38, un metabolita dell'irinotecano	Induzione degli enzimi epatici del citocromo e della glicoproteina P	Possibile inefficacia del trattamento farmacologico	Studio clinico
Loperamide	Antidiarroico	Delirio	Non noto	Se confermata, quest'interazione è potenzialmente pericolosa	Caso clinico
Metadone	Trattamento della dipendenza da oppiacei	Diminuzione della concentrazione plasmatica del metadone	Induzione degli enzimi epatici del citocromo e della glicoproteina P	Possibile comparsa dei sintomi da astinenza	Studio clinico

→ segue

→ *seguito*

Farmaco	*Uso*	*Effetto dell'interazione*	*Probabile meccanismo*	*Commento*	*Fonte*
Nevirapina	Antivirale (antiAIDS)	Diminuzione della concentrazione plasmatica della nevirapina	Induzione degli enzimi epatici del citocromo	Possibile inefficacia del trattamento farmacologico	Studio clinico
Omeprazolo	Antiulcera	Diminuzione della concentrazione plasmatica	Induzione degli enzimi epatici del citocromo	La dose di omeprazolo deve essere aumentata	Studio clinico
Pillola anticoncezionale (etinil estradiolo/ desogestrel)	Contraccettivo	Riduzione dell'efficacia del contraccettivo; sanguinamento intermestruale	Induzione degli enzimi epatici del citocromo	Descritti casi di gravidanza indesiderata	Casi clinici; studio clinico
Simvastatina	Ipocolesterolemizzante	Diminuzione dei livelli plasmatici della simvastatina	Induzione degli enzimi epatici del citocromo e della glicoproteina P	La manifestazione clinica di quest'interazione non è nota	Caso clinico
Tacrolimus	Immunosoppressore	Diminuzione dei livelli plasmatici del tacrolimus	Induzione degli enzimi epatici del citocromo e della glicoproteina P	Rischio di rigetto d'organo	Due studi clinici
Teofillina	Antiasmatico	Diminuzione della concentrazione plasmatica	Induzione degli enzimi epatici del citocromo	Interazione probabilmente irrilevante	Caso clinico
Verapamile	Antianginoso, antipertensivo	Diminuzione della biodisponibilità del verapamile	Induzione degli enzimi del citocromo a livello intestinale (metabolismo presistemico)	La manifestazione clinica di quest'interazione non è nota	Studio clinico
Warfarina	Anticoagulante	Diminuzione dell'effetto anticoagulante	Induzione degli enzimi epatici del citocromo	Sebbene nessuno dei pazienti abbia sviluppato complicazioni tromboemboliche, la diminuzione dei livelli plasmatici dell'anticoagulante è clinicamente rilevante	Casi clinici, serie di casi clinici

→ *segue*

→ seguito

Farmaco	*Uso*	*Effetto dell'interazione*	*Probabile meccanismo*	*Commento*	*Fonte*
			Ispagula (*Plantago* spp)		
Litio	Antipsicotico	Diminuzione dei livelli plasmatici del litio	Riduzione dell'assorbimento	L'indice terapeutico dei sali di litio è estremamente basso	Caso clinico
			Kava (*Piper methysticum*)		
Alprazolam	Ansiolitico	Stato semicomatoso	Effetto additivo sui recettori del GABA; inoltre la kava inibisce gli enzimi epatici del citocromo	Il paziente era in uno stato letargico e disorientato	Caso clinico
Levodopa	Antiparkinson	Diminuzione dell'efficacia della levodopa	Antagonismo farmacologico (I kavapironi possiedono proprietà antidopaminergiche)	È stato riportato un aumento della durata del periodo 'off'***	Caso clinico
			Khat (*Catha edulis*)		
Penicilline (ampicillina e amoxicillina)	Antibiotico	Riduzione dell'assorbimento	I tannini del khat possono formare complessi insolubili scarsamente assorbibili	La manifestazione clinica di quest'interazione non è stata determinata	Studio clinico
			Licio (*Lycium barbarum*)		
Warfarina	Anticoagulante	Aumento dell'effetto anticoagulante	Inibizione degli enzimi epatici del citocromo	Rischio di sanguinamento	Caso clinico
			Mirtillo rosso americano (*Vaccinium macrocarpon*)		
Warfarina	Anticoagulante	Aumento dell'effetto anticoagulante	Inibizione degli enzimi epatici del citocromo	Rischio di emorragia fatale	Caso clinico, serie di casi clinici
			Papaia (*Carica papaya*)		
Warfarina	Anticoagulante	Aumento dell'effetto anticoagulante	Effetto additivo sulla coagulazione (la papaia è un antiaggregante piastrinico)	Rischio di sanguinamento	Caso clinico

→ segue

→ seguito

Farmaco	*Uso*	*Effetto dell'interazione*	*Probabile meccanismo*	*Commento*	*Fonte*
			Riso rosso fermentato		
Ciclosporina	Immunosoppressore	Rabdomiolisi	Interferenza a livello degli enzimi epatici del citocromo	Il riso rosso fermentato contiene monacolina K, che è identica alla lovastatina (la lovastatina può causare rabdomiolisi)	Caso clinico
			Salvia cinese (*Salvia miltiorrhiza*)		
Warfarina	Anticoagulante	Aumento dell'effetto anticoagulante	Effetto additivo sulla coagulazione (la salvia è un antiaggregante piastrinico)	Rischio di sanguinamento	Casi clinici
			Soia (*Glycine max*)		
Warfarina	Anticoagulante	Diminuzione dell'effetto anticoagulante	Non noto	Potenziali complicazioni tromboemboliche	Caso clinico
			Tè verde (*Thea sinensis*)		
Warfarina	Anticoagulante	Diminuzione dell'effetto anticoagulante	Antagonismo dell'azione della warfarina da parte della vitamina K, presente nel tè verde	Potenziali complicazioni tromboemboliche	Caso clinico
			Zenzero (*Zingiber officinale*)		
Fenprocumone	Anticoagulante	Aumento dell'effetto anticoagulante	Effetto additivo sulla coagulazione (lo zenzero è un'antiaggregante piastrinico)	Il paziente manifestava epistassi	Caso clinico

* Adoperato per ridurre gli effetti avversi dei farmaci antipsicotici; ** singoli casi clinici hanno evidenziato sia diminuzione che aumento dell'effetto coagulante della warfarina in seguito a somministrazione contemporanea di ginseng (*Panax ginseng*); *** nel paziente si può osservare una improvvisa perdita della normale mobilità, tremori e crampi

fexofenadina o tra gomma guar e fenossimetilpenicillina), altre possono avere un impatto notevole sulla salute dei pazienti (ad esempio l'interazione tra mirtillo rosso americano con l'anticoagulante warfarina, che ha causato morte in seguito a complicazioni tromboemboliche o dell'interazione tra iperico e la ciclosporina, che ha determinato numerosi casi di rigetto d'organo dovuto ad una diminuzione dei livelli plasmatici dell'immunosoppressore). È interessante notare come il farmaco maggiormente coinvolto nelle interazioni con piante medicinali sia la warfarina; questo dimostra che, quando il monitoraggio dei farmaci avviene di *routine* (come nel caso della warfarina), è molto probabile identificare interazioni farmacologiche che contrariamente non verrebbero segnalate.

La maggior parte delle informazioni riguardanti le interazioni tra farmaci convenzionali e piante medicinali viene fornita dalla pubblicazione di casi clinici (*case reports*). Queste pubblicazioni però sono spesso incomplete e non permettono al lettore di stabilire una relazione certa tra assunzione concomitante dei farmaci ed effetto indesiderato o tossico. In uno studio condotto presso il *Department of Complementary Medicine* (Exeter, UK) e pubblicato nel 2001 dalla rivista *British Journal of Clinical Pharmacology*, il 68.5% delle interazioni tra farmaci e piante medicinali è stato classificato come "non valutabile" in quanto le pubblicazioni (casi clinici) contenevano informazioni inadeguate per stabilire la probabilità dell'interazione; il 18.5% è stato classificato come "possibile", in quanto questi casi clinici segnalavano interazioni che potevano essere attribuite ad altre cause; infine, soltanto il 13% dei casi clinici veniva classificato come "ben documentato", in quanto le pubblicazioni contenevano informazioni che evidenziavano una buona correlazione tra somministrazione concomitante ed effetto indesiderato. Inoltre, si deve tener presente che, anche se ben documentato, il singolo caso clinico "di per sé" non costituisce mai una prova definitiva, perché un evento avverso può verificarsi anche per cause indipendenti dalla somministrazione di più sostanze farmacologicamente attive. La prova schiacciante potrebbe essere la risomministrazione (*re-challange*) dei farmaci che hanno causato l'evento avverso, ma questo, per ovvie ragioni etiche, non è consentito. Pertanto, un'interazione tra farmaci e piante medicinali si considera "affidabile" se risultano pubblicati più casi clinici (come ad esempio l'interazione tra iperico e ciclosporina).

Un altro metodo che consente di valutare le interazioni tra farmaci e piante medicinali consiste nell'esecuzione di studi clinici in volontari sani. In questo caso vengono confrontati generalmente i parametri farmacocinetici dei farmaci convenzionali tra soggetti che ricevono il placebo e soggetti che ricevono la pianta medicinale. Un'interazione farmacologica così documentata, ottenuta in condizioni controllate, possiede un livello di affidabilità certamente maggiore del singolo caso clinico. Questi studi sono particolarmente importanti per quei farmaci che hanno un basso indice terapeutico e perciò è importante che la loro concentrazione plasmatica sia in un determinato intervallo terapeutico. Uno degli studi clinici più importanti è quello che ha evidenziato la diminuzione dei livelli plasmatici della digossina in soggetti che assumevano contemporaneamente l'iperico. Comunque, gli studi condotti su volontari sani non tengono conto delle alterazioni biologiche in atto nel corso di una malattia o quelle che si verificano in età geriatrica.

19.3 Meccanismi di interazione tra piante medicinali e farmaci

Le piante medicinali contengono sostanze chimiche che possono interagire con i farmaci convenzionali. Poiché queste sostanze (principi attivi) possono influenzare le funzioni fisiologiche dell'organismo umano allo stesso modo dei farmaci convenzionali, i meccanismi di interazione tra piante medicinali e farmaci sono identici a quelli noti per le interazioni farmacologiche tra due farmaci. Pertanto, piante medicinali e farmaci possono interagire da un punto di vista farmacocinetico o farmacodinamico.

19.3.1 Interazioni farmacocinetiche

Le interazioni farmacocinetiche avvengono durante la fase di assorbimento, distribuzione, metabolismo (biotrasformazione) ed eliminazione dei farmaci. Mentre sono state descritte interazioni relative alla fase di assorbimento, a livello del metabolismo e dell'escrezione, a tutt'oggi non siamo a conoscenza di casi clinici di interazioni farmacologiche che si realizzano nella fase di distribuzione dei farmaci.

Interazioni nella fase di assorbimento
Le interazioni che influenzano l'assorbimento avvengono generalmente all'interno del tratto gastrointestinale. Queste possono realizzarsi in diversi modi; per quanto riguarda le piante medicinali, i principali meccanismi di interazione sono descritti di seguito:

a) *formazione di complessi insolubili o adsorbimento del farmaco su sostanze vegetali non assorbibili*
Si verificano quando il farmaco interagisce con la pianta medicinale nel lume intestinale, prima di venire assorbito, dando luogo a composti insolubili non assorbibili (vedi incompatibilità nelle preparazioni fitoterapeutiche, Cap. 12). Queste interazioni possono essere anche classificate tra quelle che si verificano su base farmaceutica, proprio perché avvengono prima che i farmaci vengano assorbiti. Alcuni esempi includono: (i) la somministrazione di droghe alcaloidee (in soluzione) con droghe tanniche (estratti) che causa la precipitazione degli alcaloidi; (ii) la somministrazione di droghe alcaloidee (in soluzione) con droghe contenenti salicilati o citrati che rende insolubili gli alcaloidi; (iii) la miscelazione di alcune droghe contenenti flavonoidi (biancospino) con droghe contenenti tannini che causa la precipitazione dei componenti del biancospino. È opportuno enfatizzare, tuttavia, che non esistono documentate interazioni farmacologiche in campo clinico relative a questo tipo di meccanismo. D'altra parte il farmaco può essere anche adsorbito dal prodotto vegetale e quindi assorbito lentamente o non essere affatto assorbito. Tra le sostanze vegetali che possono ridurre l'assorbimento attraverso un adsorbimento del farmaco ricordiamo le fibre vegetali. Infatti, queste, che sono generalmente contenute in alcuni alimenti o nei lassativi formanti massa (es. crusca, ispagula), possono intrappolare le molecole di farmaco assunto contemporaneamente e ridurne così l'assorbimento. Infatti studi clinici hanno evidenziato la proprietà della crusca di ridurre i livelli plasmatici della digossina o dalla lovastatina (vedi altri esempi nella Tab. 19.2).

b) *modificazione del pH gastrico*
Le piante medicinali che provocano un aumento della secrezione acida gastrica (come ad esempio le piante che contengono principi attivi amari) possono favorire l'assorbimento di un farmaco acido mediante l'aumento della frazione di farmaco presente in forma non ionizzata. Queste considerazioni sono però teoriche, in quanto non sono noti casi di interazioni cliniche tra piante medicinali e farmaci convenzionali che coinvolgano una modificazione del pH gastrico.

c) *modificazione della motilità gastrointestinale*
Le piante medicinali che influenzano la motilità gastrointestinale possono modificare la biodisponibilità di un farmaco. Ad esempio la gomma guar (*Cyamopsis tetragonolobus*) riduce la velocità dello svuotamento gastrico e questo meccanismo potrebbe spiegare la

ridotta concentrazione plasmatica di digossina osservata in pazienti che assumevano i due preparati contemporaneamente. Al contrario, un'aumentata velocità della motilità gastrica da parte di sostanze vegetali potrebbe favorire picchi plasmatici più elevati e precoci di farmaci che vengono assorbiti prevalentemente nel primo tratto intestinale. Allo stesso modo, qualsiasi lassativo (come ad esempio le droghe antrachinoniche) o agente formante massa (es. crusca, ispagula), poiché aumenta la velocità di transito, può potenzialmente modificare l'assorbimento di farmaci assunti per via orale.

Le piante medicinali possono modificare l'assorbimento intestinale anche attraverso l'induzione della glicoproteina P a livello intestinale. Tuttavia, in questo caso, la situazione è più complessa, in quanto la glicoproteina P è coinvolta anche nella distribuzione e nell'escrezione renale dei farmaci. Il ruolo della glicoproteina P nelle interazioni tra piante medicinali e farmaci è riportata più avanti in questo capitolo.

Interazioni nella fase del metabolismo

Le interazioni farmacocinetiche che si realizzano nella fase del *metabolismo* sono le più numerose. Esse sono molto importanti e si realizzano prevalentemente nel fegato. Il fegato ha la funzione di trasformare le sostanze liposolubili in sostanze idrosolubili onde facilitarne l'escrezione, particolarmente a livello renale. Le reazioni metaboliche che presiedono alla degradazione dei farmaci sono comunemente distinte in reazione di fase 1 (ossidazione, riduzione, idrolisi) e reazioni di fase 2 (generalmente reazioni di coniugazione). La reazione ossidativa è catalizzata da sistemi enzimatici legati alle membrane e contenenti il citocromo P450 (CYP450), una famiglia di enzimi caratterizzata da una grande eterogeneità con diverse isoforme e sottofamiglie ove le differenze sono dovute a sequenze modificate di aminoacidi delle catene proteiche. Le interazioni più comuni sono quelle nei quali i prodotti vegetali possono inibire o indurre gli enzimi del CYP450. La Tabella 19.3 riporta alcuni composti di derivazione vegetale in grado di modulare l'attività delle varie isoforme del citocromo P450.

a) *Induzione enzimatica*

Nell'induzione enzimatica l'attività enzimatica aumenta in seguito alla somministrazione di piante medicinali. L'induzione ha bisogno di un tempo relativamente più lungo per manifestarsi (in genere 2-3 settimane), poiché richiede la biosintesi *ex novo* degli enzimi. La conseguenza dell'induzione enzimatica consiste in una riduzione dell'efficacia del farmaco convenzionale somministrato

Tabella 19.3 Effetto di alcuni principi attivi sulle varie isoforme del citocromo P450 (CYP) [Da: Zhou e coll. (2003) Drug Met Rev 35:35-98]

Principio attivo	*Isoforma*	*In vitro/In vivo*	*Effetto*
α-Ederina	CYP1A1/2	*In vitro*	Inibizione
α-Ederina	CYP2B1/2	*In vitro*	Inibizione
Acido oleanoico	CYP1A1/2	*In vivo*	Inibizione
Acido oleanoico	CYP2A	*In vitro*	Inibizione
Acido oleanolico	CYP2E1	*In vivo*	Inibizione
Aglio (DAD, DAS)	CYP2E1	*In vivo*	Inibizione
Aglio (DAD, DAS)	CYP1A1/2	*In vivo*	Induzione
Aglio (DAD, DAS)	CYP2B1/2	*In vivo*	Induzione
Aglio (DAD, DAS)	CYP3A4	*In vivo*	Induzione
Emodina	CYP1A1/2	*In vitro*	Induzione
Emodina	CYP1B1	*In vitro*	Induzione
Flavonoidi (flavanone, flavone, tangeretina)	CYP2B1/2	*In vivo*	Induzione
Flavonoidi (quercetina, galangina, diosmetina, tangeretina, apigenina, flavone)	CYP1A1/2	*In vitro*	Induzione
Glicirrizina	CYP3A4	*In vivo*	Induzione
Iperforina	CYP2B6	*In vitro*	Induzione
Iperforina	CYP3A4	*In vitro*	Induzione
Piperina	CYP1A1/2	*In vivo*	Induzione
Piperina	CYP2B1/2	*In vivo*	Induzione
Piperina	CYP2E1	*In vivo*	Induzione
Rutacarpina	CYP1A1/2	*In vivo*	Induzione

DAD = diallildisolfuro; *DAS* = diallilsolfuro

contemporaneamente alla pianta medicinale. Il classico esempio di pianta medicinale in grado di indurre la sintesi degli enzimi del citocromo è costituito da *Hypericum perforatum*. Infatti numerosi studi clinici hanno documentato l'abilità di questa pianta medicinale, somministrata per almeno due settimane, di indurre la sintesi epatica degli enzimi dell'isoforma più importante (in quanto è responsabile del metabolismo di numerosi farmaci) del citocromo P450, ovvero il CYP 3A4. L'iperforina è il componente dell'iperico responsabile di questa attività. L'*Allium sativum* costituisce un altro esempio di pianta medicinale in grado di indurre la sintesi epatica del citocromo P450.

b) *Inibizione enzimatica*
Nell'inibizione enzimatica si ha un vero e proprio blocco dell'attività di un enzima e pertanto i farmaci verranno metabolizzati in misura inferiore dalla stessa via enzimatica, con conseguente accumulo e persistenza dell'effetto farmacologico. L'esempio più noto ci viene dalla dieta: infatti l'utilizzo simultaneo del succo di pompelmo e di alcuni farmaci aventi un elevato metabolismo epatico determina un incremento della concentrazione del farmaco nel plasma, con conseguente intensificazione degli effetti farmacologici e la comparsa di effetti collaterali. I costituenti del succo di pompelmo responsabili dell'inibizione enzimatica sono le furanocumarine (come ad esempio la bergamottina ed i suoi derivati) ed i prodotti di dimerizzazione delle furanocumarine. Tra le piante medicinali a documentata attività inibente sugli enzimi epatici ricordiamo *Mentha piperita* (l'olio di menta) e *Vaccinium macrocarpon* (mirtillo rosso americano). L'aumento della concentrazione plasmatica della warfarina in seguito alla contemporanea somministrazione di mirtillo rosso americano determina un aumento dell'effetto coagulante della warfarina potenzialmente letale.

Interazioni nella fase di eliminazione
L'eliminazione dei farmaci può essere influenzata dalla somministrazione di prodotti di origine vegetale. Poiché il rene è l'organo emuntore più importante, è soprattutto a questo livello che si svolgono le interazioni in questa fase di eliminazione. Sostanze vegetali come il mannitolo o droghe contenenti caffeina (caffè, tè, cola, matè, guaranà) possono, in linea teorica, potenziare l'eliminazione dei farmaci presenti nel sangue attraverso un aumento della diuresi. Viceversa, studi condotti su roditori hanno dimostrato che la salvia cinese (*Salvia miltiorrhiza*) diminuisce l'eliminazione renale della warfarina. Quest'azione potrebbe spiegare, almeno in parte, l'aumento dell'attività anticoagulante della warfarina osservata in pazienti che avevano assunto la salvia cinese. Un'altra funzione renale, che può essere modificata dalla somministrazione di composti vegetali, è rappresentata dal riassorbimento tubulare, che viene influenzato dal pH urinario. In generale, gli acidi deboli risultano più dissociati se il pH delle urine viene alcalinizzato, mentre le basi deboli risultano più dissociate da composti acidificanti. Pertanto, favorire l'accumulo di un farmaco in forma dissociata nell'urina significa facilitarne l'eliminazione. Queste considerazioni sono importanti quando vengono utilizzati antisettici urinari di derivazione vegetale come ad esempio il mirtillo rosso americano che determina acidificazione delle urine. Infine, è da ricordare che la glicoproteina P è coinvolta nell'escrezione renale di numerosi farmaci (vedi oltre in questo capitolo).

19.3.2 Interazioni farmacodinamiche

Le interazioni tra farmaci e piante medicinali di tipo farmacodinamico sono quelle che avvengono a livello dei recettori per azioni dei componenti attivi delle piante medicinali, senza modificazioni farmacocinetiche. Le interazioni su base farmacodinamica possono avvenire: (i) in modo diretto o competitivo o (ii) in modo indiretto, non competitivo.

Le *interazioni farmacodinamiche di tipo diretto* (o *competitivo*) avvengono quando un farmaco convenzionale e uno o più principi attivi della pianta medicinale agiscono sullo stesso recettore o sistema enzimatico. Il risultato di queste interazioni è di produrre un aumento dell'effetto farmacologico (effetto maggiorativo, che può essere "additivo" per sommazione o più raramente "sinergico" per potenziamento), oppure un effetto antagonista che può comportare una diminuzione o addirittura l'annullamento dell'intensità e della durata dell'effetto farmacologico. Un esempio di aumento dell'effetto farmacologico è costituita dall'interazione tra iperico (*Hypericum perforatum*), che inibisce la ricaptazione della serotonina, ed i farmaci antidepressivi che agiscono sul sistema serotoninergico, come gli inibitori selettivi della ricaptazione della serotonina. Quest'interazione può provocare, in alcuni casi, una sindrome serotoninergica caratterizzata da ansia, agitazione, confusione, variazioni della pressione arteriosa, midriasi, ipertermia, mioclonie, rigidità, disturbi della coscienza, crisi convulsive, coma, insufficienza renale. La sindrome, che può essere fatale, soprattutto negli anziani, è il risultato di un accumulo di serotonina in alcune aree cerebrali. Un esempio di effetto antagonistico è invece dato dall'interazione tra la kava (*Piper methysticum*) ed il farmaco antiparkinsoniano levodopa. Infatti alcuni kavapironi presenti nella kava possiedono proprietà antidopaminergiche e pertanto possono ridurre l'efficacia della levodopa. Inoltre, le piante che sono ricche in vitamina K, come il tè verde (*Camellia sinensis*), possono diminuire l'effetto anticoagulante della warfarina, specialmente quando assunte in modo abitudinario. Questo può comportare il rischio di complicazioni tromboemboliche.

Le *interazioni farmacodinamiche di tipo indiretto* (o *non competitivo*) si verificano quando farmaci e componenti delle piante medicinali influenzano lo stesso sistema fisiologico determinando una riduzione o un incremento della risposta. Ad esempio, le piante che contengono principi attivi ad attività antiaggregante piastrinica o che contengono principi attivi anticoagulanti possono aumentare l'effetto degli anticoagulanti orali o dei farmaci antiaggreganti piastrinici, con conseguente rischio di sanguinamento o emorragia. L'aglio (*Allium sativum*), il ginkgo (*Ginkgo biloba*) e lo zenzero (*Zingiber officinale*) sono esempi di droghe vegetali ad attività antiaggregante piastrinica per le quali sono documentati casi clinici di interazione farmacologica con farmaci convenzionali antipiastrinici (es. aspirina) o anticoagulanti (es. warfarina o fenprocumone). Inoltre, si ritiene che le piante medicinali contenenti cumarine possono, allo stesso modo, aumentare l'effetto anticoagulante o antipiastrinico dei farmaci convenzionali. Tuttavia la cumarina (1,2-benzopirone) e le altre cumarine (in natura se ne conoscono circa 1300) non possiedono generalmente attività anticoagulante; esse sono state spesso confuse da parte di ricercatori non ortodossi con il farmaco semisintetico warfarina; in alcuni casi, tuttavia, alcune cumarine (come la 4-idrossicumarina) possono essere convertite in composti anticoagulanti, come ad esempio il dicumarolo. Questo è il caso del trifoglio dolce (*Melilotus alba*), che può causare sanguinamento negli animali che pascolando se ne nutrono. Il boldo (*Peumus boldus*), il fieno greco (*Trigonella foenum graecum*) e la salvia cinese (*Salvia miltiorrhiza*) sono droghe vegetali contenenti cumarine per le quali sono documentati casi clinici di interazione farmacologica con farmaci convenzionali.

19.4 Ruolo della glicoproteina P nelle interazioni tra piante medicinali e farmaci

La glicoproteina P è una glicoproteina di membrana fosforilata codificata dal gene umano MDR1 (*Multidrug resistance*). Oltre ad avere un ruolo importante nei fenomeni di resistenza associati alla chemioterapia (infatti, questa glicoproteina, che aumenta in diversi tumori, agisce con un meccanismo di pompa determinando l'espulsione dei farmaci antitumorali dalle cellule tumorali, con conseguente riduzione della concentrazione intracellulare), la glicoproteina P è responsabile della distribuzione sistemica di farmaci, tossine e sostanze cancerogene nei vari organi (intestino, fegato, rene, cervello, ecc.). In tutti i tessuti sembra svolgere una funzione protettiva, influenzando il trasporto transepiteliale di sostanze endogene o esogene. Considerando la sua estesa distribuzione a livello tissutale, essa svolge un ruolo importante nei meccanismi di assorbimento, distribuzione ed eliminazione dei farmaci. A livello intestinale, la glicoproteina P limita il trasporto dal lume intestinale alle cellule epiteliali (riducendo in tal modo l'assorbimento), mentre la sua induzione a livello renale determina un aumento dell'escrezione renale. Diversi sono i principi attivi vegetali che sono in grado di modulare l'attività della glicoproteina P (Tab. 19.4); la maggior parte degli studi è stata eseguita *in vitro*,

Tabella 19.4 Effetto di alcuni composti vegetali (principi attivi e droghe vegetali) sulla glicoproteina P [Da: Zhou e coll. (2004) Drug Met Rev 36:1-48]

Composto vegetale	*Effetto sulla glicoproteina P*	*Significato clinico*
Aglio	Inibizione	L'aglio riduce la concentrazione plasmatica del saquinavir
Bergamottina	Inibizione	La bergamottina è probabilmente uno dei composti responsabili delle interazioni del succo di pompelmo
Biancospino	Inibizione	Lieve diminuzione della concentrazione plasmatica della digossina. Effetto comunque non significativo
Catechine dal tè verde	Inibizione	Non noto
Curcumina	Inibizione	Non noto
Diidrossiberga-mottina	Inibizione	La diidrossibergamottina è probabilmente uno dei composti responsabili delle interazioni del succo di pompelmo
Ginsenosidi	Inibizione	Non noto
Iperforina	Induzione	L'iperforina è uno dei composti responsabili delle interazioni dell'iperico
Iperico	Induzione*	L'iperico riduce la concentrazione plasmatica di ciclosporina, digossina, fexofenadina, indinavir, irinotecano, metadone
Piperina	Inibizione	La piperina aumenta la concentrazione plasmatica della fenitoina e della rifampicina
Pummelo	Inibizione	Non noto
Quercetina	Inibizione	Non noto
Rosmarino	Inibizione	Non noto
Silimarina	Inibizione	Il cardo mariano riduce lievemente la concentrazione plasmatica dell'indinavir Effetto comunque non significativo
Succo d'arancia	Inibizione	Non noto
Succo di pompelmo	Inibizione*	Il succo di pompelmo aumenta la concentrazione plasmatica di ciclosporina, diltiazem, fexofenadina, nicardipina, terfenadina, saquinavir, verapamile

* Studi clinici

generalmente su colture cellulari; eccezioni sono costituite dall'iperico (*Hypericum perforatum*) e dal succo di pompelmo, la cui attività modulante (induzione per l'iperico ed inibizione per il succo di pompelmo) è stata dimostrata in studi clinici su volontari sani. Tuttavia, l'insieme di questi studi ha permesso di mettere in evidenza alcune interazioni tra piante medicinali e farmaci in cui le modificazioni del meccanismo di trasporto mediato dalla glicoproteina P sembrano svolgere un ruolo importante. Tra queste, vale la pena ricordare gli effetti dell'iperico sul trasporto della digossina e dell'aglio su quello del saquinavir (Tab. 19.2). Inoltre, è anche opportuno ricordare che esiste uno stretto legame tra alcuni substrati inibitori degli enzimi del citocromo P450 e quelli della glicoproteina P. Pertanto, l'associazione di questi due meccanismi può spiegare numerose interazioni farmacocinetiche tra piante medicinali e farmaci convenzionali.

19.5 Interazioni tra alimenti e farmaci

I farmaci, sia naturali (droghe vegetali) che di sintesi, interagiscono con le sostanze che sono normalmente presenti nel cibo più di quanto non si pensi. Accade quindi che gli effetti dei farmaci possano essere esaltati o inibiti o addirittura annullati. Il classico esempio riportato nei testi di farmacologia è l'interazione tra i cibi contenenti l'amina simpaticomimetica tiramina (presente nei formaggi stagionati e fermentati come il gorgonzola ed il camembert, nei crauti) ed i MAO inibitori (farmaci adoperati nel trattamento della depressione); questa interazione può scatenare crisi ipertensive. Infatti, la tiramina, in presenza di un blocco farmacologico delle MAO intestinali, si ritrova in circolo in notevoli quantità, determinando crisi ipertensive potenzialmente fatali.

Come per le interazioni tra piante medicinali e farmaci, le interazioni tra alimenti e farmaci possono essere distinte in farmacocinetiche e farmacodinamiche. Una trattazione esauriente dell'argomento esula dai compiti di questo testo; tuttavia, le principali interazioni tra alimenti e farmaci sono riportate nella Tabella 19.5.

19.5.1 Interazioni farmacocinetiche

La maggior parte delle interazioni tra alimenti e farmaci avviene a livello dell'assorbimento; questo avviene quando il volume del cibo è tale da impedire il contatto del farmaco con la mucosa assorbente o quando nel cibo sono presenti elementi (calcio, ferro) che, legandosi

Tabella 19.5 Interazioni clinicamente importanti tra farmaci ed alimenti [Da: Garattini e Nobili (2001) Interazioni tra Farmaci, Selecta Medica, Pavia]

Classi di farmaci	*Cibi che interagiscono*	*Effetto*	*Raccomandazioni/Commenti*
ACE-inibitori	Cibi ricchi di potassio (banane, arance, altri vegetali)	Iperpotassiemia	Limitare l'assunzione di cibi ricchi di potassio
Antibatterici (penicilline, chinoloni, cefalosporine, macrolidi, sulfamidici, tetracicline, metronidazolo, rifampicina)	Cibi comuni	Riduzione dell'assorbimento del farmaco	Somministrare il farmaco 1 ora prima o 2 ore dopo i pasti. Evitare l'assunzione contemporanea di prodotti che contengono acido (es. latte, yogurt), vitamine e minerali che contengono ferro ed antiacidi. I chinoloni, se assunti con prodotti che contengono caffeina (caffè, cola, tè o cioccolato), possono aumentare i livelli plasmatici di caffeina
Anticoagulanti (warfarina)	Cibi ricchi di vitamina K (cavolfiori, spinaci, broccoli, fagioli, rape, lattuga, pesce, aglio)	Riduzione dell'efficacia dell'anticoagulante	Limitare l'assunzione di cibi ricchi di vitamina K
Antimicotici (griseofulvina, fluconazolo, ketoconazolo, itraconazolo)	Prodotti caseari (latte, formaggi, yogurt, gelati)	Aumento dell'assorbimento del farmaco	Evitare durante l'assunzione di questi farmaci i prodotti caseari (latte, formaggi, yogurt, gelati)

→ *segue*

→ seguito

Classi di farmaci	*Cibi che interagiscono*	*Effetto*	*Raccomandazioni/Commenti*
Antistaminici (astemizolo, cetirizina, clorfenamina, difenidramina, loratadina)	Cibi comuni	Vari	Se ne consiglia l'assunzione a stomaco vuoto. Evitare l'assunzione di alcolici
Digossina	Cibi comuni	Riduzione dell'assorbimento del farmaco	Somministrare il farmaco 1/2 ora prima o 2 ore dopo i pasti
Diuretici risparmiatori di potassio	Cibi ricchi di potassio (banane, arance, altri vegetali)	Iperpotassiemia	Evitare l'assunzione di cibi ricchi di potassio
Ipolipemizzanti (atorvastatina, cerivastatina, fluvastatina, pravastatina, simvastatina)	Cibi comuni	Aumento dell'assorbimento del farmaco	Se ne consiglia l'assunzione con i pasti per migliorare l'assorbimento
Paracetamolo	Cibi comuni	Riduzione dell'assorbimento del farmaco	Se ne consiglia l'assunzione a stomaco vuoto. Evitare l'assunzione di alcolici
Teofillina	Cibi molto grassi Cibi ricchi di carboidrati	Aumento dell'assorbimento. Riduzione dell'assorbimento	Monitorare la risposta terapeutica ed i livelli plasmatici di teofillina

ai farmaci li rendono poco solubili e scarsamente assorbibili (ad esempio il calcio presente nel latte e nei suoi derivati inibisce l'assorbimento delle tetracicline o del metotressato). Non deve essere sottovalutata la composizione della dieta. Infatti l'assorbimento della griseofulvina viene aumentata da un pasto ricco di grassi (la griseofulvina è infatti un antimicotico fortemente lipofilo che non viene assorbito a digiuno, ma in seguito a secrezione biliare causata da cibi grassi). Inoltre i cibi contenenti fibre possono potenzialmente ridurre l'assorbimento di qualsiasi farmaco.

Ben documentati sono anche gli esempi relativi al metabolismo dei farmaci. Infatti i primi studi riguardanti gli effetti degli alimenti sul metabolismo dei farmaci risalgono agli anni settanta. Questi studi evidenziavano come il consumo di verdure quali cavolfiori, broccoli, cavoli e cavoletti di Bruxelles provocava una diminuzione plasmatica della fenacetina, un farmaco analgesico. In studi ulteriori si dimostrò che quando questi vegetali venivano aggiunti alla dieta creavano un aumento nella sintesi degli enzimi del citocromo P450. È stato poi dimostrato che l'indolo-3-carbinolo presente in questi vegetali, così come il glucosilato e la glucobrasicina, rilasciati dall'azione dell'enzima mirosinasi, sono i veri responsabili degli effetti inducenti dei cavoli. Inoltre, anche gli isotiocianati presenti nei vegetali possono modulare l'attività del citocromo P450. Comunque l'effetto di questi vegetali è molto più complesso visto che essi influenzano l'attività di altri sistemi enzimatici (come ad esempio l'attività degli enzimi glutatione S-transferasi e glucuronil transferasi). Si è già parlato in precedenza del succo di pompelmo e della sua azione inibente sia degli enzimi del citocromo P450 che della glicoproteina P. Dati clinici affidabili hanno dimostrato che il succo di pompelmo riduce la concentrazione plasmatica di diversi farmaci che sono estensivamente metabolizzati a livello epatico (Tab. 19.6). Infine è da ricordare che non solo i prodotti vegetali, ma anche i prodotti di derivazione animale possono modulare gli enzimi del citocromo P450; infatti è noto che la carne alla brace può attivare questi enzimi, causando un aumento del metabolismo della teofillina.

19.5.2 Interazioni farmacodinamiche

Gli alimenti possono interferire con i farmaci anche a livello farmacodinamico, influenzandone l'effetto. Così, bevande contenenti caffeina (caffè, tè, cola ecc.) possono teoricamente potenziare gli effetti degli anoressizzanti, farmaci usati nel trattamento dell'obesità, ed ostacolare gli effetti dei farmaci utilizzati nel trattamento dell'ansia e

Tabella 19.6 Farmaci potenzialmente a rischio di interazione con il succo di pompelmo [Da: Garattini e Nobili (2001) Interazioni tra Farmaci, Selecta Medica, Pavia]

Farmaco	*Effetto clinico*	*Meccanismo*	*Documentazione clinica*
Amiodipina	Aumento concentrazioni sieriche del farmaco	Inibizione del metabolismo del farmaco	Scarsa
Astemizolo	Cardiotossicità (prolungamento del tratto QT, torsione di punta, arresto cardiaco)	Inibizione CYP 3A4	Scarsa
Atorvastatina	Aumento biodisponibilità del farmaco e del rischio di miopatie o rabdomiolisi	Riduzione CYP 3A4 mediata dal metabolismo di primo passaggio del farmaco nel piccolo intestino	Discreta
Buspirone	Aumento del rischio di tossicità (vertigini, sedazione)	Inibizione CYP 3A4	Discreta
Carbamazepina	Aumento biodisponibilità del farmaco	Inibizione CYP 3A4	Discreta
Chinidina	Riduzione dell'assorbimento e della conversione del farmaco nel suo metabolita attivo	Inibizione CYP 3A4	Scarsa
Cliostazolo	Aumento del rischio di effetti avversi (cefalea, diarrea)	Inibizione CYP 3A4	Scarsa
Cisapiride	Cardiotossicità (prolungamento del tratto QT, torsione di punta, arresto cardiaco)	Inibizione CYP 3A4 mediata dal metabolismo di primo passaggio del farmaco nel piccolo intestino	Discreta
Ciclosporina	Aumento del rischio di tossicità del farmaco (disfunzioni renali, colestasi, parestesia)	Inibizione CYP 3A4	Buona
Clomipramina	Aumento del rischio di tossicità del farmaco	Inibizione del metabolismo del farmaco	Scarsa
Diazepam	Aumento concentrazioni sieriche del farmaco	Inibizione CYP 3A4	Scarsa
Dofetilide	Aumento delle concentrazioni sieriche del farmaco	Inibizione CYP 3A4	Scarsa
Felodipina	Aumento del rischio di eventi avversi (ipotensione grave, ischemia miocardica)	Inibizione CYP 3A4	Buona
Itraconazolo	Riduzione della biodisponibilità e dell'efficacia del farmaco	Riduzione dell'assorbimento del farmaco	Discreta
Lovastatina	Aumento della biodisponibilità del farmaco e del rischio di miopatie o rabdomiolisi	Riduzione CYP 3A4 mediata dal metabolismo di primo passaggio del farmaco nel piccolo intestino	Discreta

→ *segue*

→ seguito

Farmaco	*Effetto clinico*	*Meccanismo*	*Documentazione clinica*
Midazolam	Aumento della biodisponibilità e degli effetti farmacodinamici del farmaco	Inibizione CYP 3A4	Discreta
Nicardipina	Aumento della biodisponibilità del farmaco	Inibizione CYP 3A4	Discreta
Nifedipina	Aumento del rischio di eventi avversi (ipotensione grave, ischemia miocardica)	Inibizione CYP 3A4	Buona
Nimodipina	Aumento della biodisponibilità del farmaco	Inibizione CYP 3A4	Scarsa
Nisoldipina	Aumento della biodisponibilità del farmaco	Inibizione CYP 3A4	Discreta
Nitrendipina	Aumento della biodisponibilità del farmaco	Inibizione CYP 3A4	Discreta
Pimozide	Cardiotossicità (prolungamento del tratto QT, torsione di punta, arresto cardiaco)	Inibizione CYP 3A4	Scarsa
Saquinavir	Aumento della biodisponibilità del farmaco	Inibizione CYP 3A4	Scarsa
Sertralina	Aumento delle concentrazioni sieriche e del rischio di eventi avversi del farmaco	Inibizione CYP 3A4	Scarsa
Simvastatina	Aumento della biodisponibilità del farmaco e del rischio di miopatie o rabdomiolisi	Inibizione CYP 3A4	Discreta
Sirolimus	Aumento del rischio di tossicità (anemia, leucopenia, trombocitopenia, ipopotassiemia, diarrea)	Inibizione CYP 3A4	Discreta
Tacrolimus	Aumento del rischio di tossicità (nefrotossicità, iperglicemia, iperpotassiemia)	Inibizione CYP 3A4	Scarsa
Terfenadina	Aumento delle concentrazioni sieriche e del rischio di cardiotossicità (prolungamento del tratto QT, torsione di punta, arresto cardiaco)	Inibizione del metabolismo pre-epatico	Buona
Triazolam	Aumento della biodisponibilità del farmaco	Inibizione del citocromo P450	Discreta
Verapamil	Aumento del rischio di eventi avversi	Inibizione del citocromo P450	Discreta

CYP = citocromo P450

dell'insonnia. Inoltre, cibi ricchi di potassio (banane, ananas, pomodori, ecc.) possono provocare iperpotassiemia se assunti contemporaneamente a diuretici risparmiatori di potassio o ad ACE-inibitori. Ancora, i cibi ricchi di vitamina K (cavolfiori, spinaci, fagioli, rape, lattuga, pesce) possono ridurre gli effetti della warfarina. Da segnalare infine che le bevande alcoliche possono aumentare gli effetti sedativi di diversi psicofarmaci (benzodiazepine, antidepressivi triciclici, barbiturici) e degli oppioidi a livello del sistema nervoso centrale.

Capitolo 20 **Norme legislative sulle piante officinali**

Il sistema normativo vigente in Italia è strutturato e preordinato al fine di tutelare e garantire la salute pubblica e tutto ciò che direttamente o indirettamente la coinvolge, essendo ormai riconosciuto il diritto dell'individuo al miglior livello di benessere conseguibile, ciò in ossequio al dettato costituzionale (art. 32 della Costituzione) ed anche in accordo con quanto stabiliscono i principi concordati dagli organismi sovranazionali (OMS, UE).

Il raggiungimento di questo obiettivo è alla base di tutta la normativa sanitaria italiana, in particolare a partire dalla Legge 22 dicembre 1978, n. 833, istitutiva del Servizio Sanitario Nazionale.

Il problema di una regolamentazione moderna ed efficace dell'erboristeria in generale si trascina ormai da molti anni, ma è diventato davvero impellente ed improcrastinabile nell'ultimo ventennio e ciò è dovuto da una parte alla larga diffusione dei relativi prodotti per uso sia medicinale che salutare e dall'altra all'evoluzione del concetto di salute, intesa oggi come stato di completo benessere, oltre che fisico, anche mentale e sociale.

Le norme legislative attualmente vigenti per il settore delle piante officinali sono di vario tipo e di diversa origine e si sono accumulate in un lungo lasso di tempo, talvolta sovrapponendosi o contrapponendosi, generando così confusione ed incertezze.
Questa situazione è derivata anche dalle difficoltà di definire con rigore scientifico le caratteristiche quali-quantitative delle droghe vegetali e derivati per una loro utilizzazione corretta e sicura.

Il regno vegetale è stato per millenni la "*farmacia*" del genere umano e le piante officinali venivano utilizzate in maniera empirica: oggi ciò non è più ammissibile e l'esigenza della qualità deve essere pienamente soddisfatta per un loro uso razionale e scientifico e perché vengano garantite sia la sicurezza che la ripetibilità e costanza degli effetti terapeutici o semplicemente salutari.

Questi parametri, qualità, innocuità ed efficacia, sono principi ormai consolidati ed imprescindibili, anche a livello europeo e mondiale[15] e dovrebbero riguardare non solo tutto ciò che ha le caratteristiche di medicinale, ma anche, a parte l'efficacia, qualsiasi prodotto che rientri nell'area salutare.

Mentre la disciplina giuridica dei prodotti medicinali, anche di quelli di origine vegetale, ha già come base dottrinale la verifica e la determinazione di tali parametri, la normativa vigente sull'erboristeria salutare necessita invece con urgenza di una revisione, sempre allo scopo di dare la massima garanzia pubblica al consumatore per ciò che concerne la tutela della salute anche in questo settore.

La normativa vigente per il settore erboristico, cioè la Legge 6 gennaio 1931, n. 99, all'art. 1 classifica le piante officinali in piante medicinali, aromatiche e da profumo. Il successivo R.D. 26 maggio 1932, n. 772, più avanti integralmente riportato, che elenca nell'unico articolo le piante dichiarate officinali, ribadisce tale classificazione.

Si deve rilevare che, in questi ultimi anni, a tutti i livelli, c'è stata molta confusione anche nella terminologia correntemente usata, infatti molti Autori ed anche molte sentenze giurisprudenziali, hanno parlato indifferentemente di piante officinali e di piante medicinali o medicamentose[16].

Sarebbe opportuno usare sempre la stessa terminologia e, quando si parla di piante officinali, specificare sempre se si tratta di piante officinali dell'area medicinale o di quella salutare.

Saranno di seguito illustrate e commentate le norme legislative vigenti in materia ed i progetti di legge che da più di un ventennio sono stati presentati in parlamento, nel corso delle varie legislature, per disciplinare la coltivazione, il commercio e l'impiego delle piante officinali dell'area salutare.

Ovviamente faremo riferimento anche a quanto riportato dalla FU sulle piante di uso medicinale.

Comunque, per meglio comprendere la situazione normativa, ci sembra opportuno, prima di tutto, sottolineare la differenza che esiste tra fitoterapia ed erboristeria salutare.

---

(15) Nel 1991 l'OMS ha emanato delle "Linee Guida per la valutazione dei medicamenti a base di piante". Queste linee guida indicano i requisiti di qualità, sicurezza ed efficacia terapeutica che tali medicinali devono possedere. Sono norme rivolte alle autorità regolatorie dei vari Paesi, anche quelli in via di sviluppo ove le medicine naturali rappresentano quasi l'unico punto di riferimento terapeutico soprattutto per motivi economici.

(16) Non si rinviene, nell'ordinamento italiano, né una definizione giuridica di "pianta medicinale", né una specifica disciplina delle piante medicinali in quanto tali. Comunque si può far ricorso alla nozione comunemente accettata a livello scientifico o alla definizione già ricordata (Cap. 1) proposta dall'OMS.

20.1 La fitoterapia e l'erboristeria salutare

Spesso capita di leggere o si sente parlare di fitoterapia o di prodotto fitoterapico riferendosi al settore erboristico salutare. Si fa anche confusione tra prodotti fitoterapici e fitofarmaci.

Quindi ci sembra opportuno ricordare qui che per *fitofarmaci* si intendono quei prodotti che servono per la cura e la protezione delle piante in senso generale, per esempio gli antiparassitari agricoli, e che la loro classificazione normativa è quella di presidi sanitari (Prodotti fitosanitari, D.L.vo 17 marzo 1995, n. 194 e Circolare del Ministero della Sanità 10 giugno 1995, n. 17).

Per *fitoterapia* si deve intendere la terapia effettuata con piante medicinali o droghe vegetali usate come tali, da sole o in miscela, o sotto forma di loro derivati galenici, semplici o complessi, cioè di preparazioni farmaceutiche (prodotti fitoterapici o erboristeria medicinale). Pertanto in fitoterapia non si usa mai il principio attivo puro, si utilizza generalmente il *fitocomplesso* che è costituito dall'insieme di tutte quelle sostanze, farmacologicamente attive e non, che caratterizzano la pianta medicinale stessa o la droga e rappresenta quindi la sua composizione chimica, dalla quale derivano le proprietà farmacologiche e tossicologiche.

I rimedi fitoterapici debbono essere considerati medicinali a tutti gli effetti e quindi, quando si parla di fitoterapia, si è nell'area medicinale di esclusiva competenza della farmacia.

Così i prodotti o, per meglio dire, i farmaci fitoterapici devono essere preparati o dal farmacista in farmacia su ricetta del medico o secondo le indicazioni della FU oppure in officine farmaceutiche autorizzate.

Comunque, come ogni altro farmaco, possono essere dispensati soltanto dal farmacista ed in farmacia (art. 122 R.D. 27 luglio 1934, n. 1265, Testo Unico delle Leggi Sanitarie).

In conclusione le norme legislative riguardanti l'erboristeria medicinale (fitoterapia) sono quelle che regolamentano tutti i medicinali, di qualsiasi origine essi siano.

Il problema fondamentale dell'erboristeria, che condiziona sia la situazione attuale che l'approvazione di una nuova normativa, è comunque quello della distinzione netta dell'erboristeria medicinale da quella salutare, cioè della separazione certa del farmaco dal non farmaco. In altre parole si dovrebbe poter stabilire inequivocabilmente se un prodotto derivato da una pianta officinale o da una droga vegetale possegga o meno le caratteristiche oggettive intrinseche di medicinale oppure anche soltanto estrinseche, quando venga presentato come tale il che, come vedremo poi, lo fanno ritenere comunque un medicinale assegnandogli la relativa collocazione giuridico-amministrativa, sottomettendolo quindi a leggi speciali. Il non farmaco invece, cioè il prodotto salutare utilizzato al solo scopo di *favorire* lo stato di salute, è soggetto alla disciplina generale sul commercio e pertanto è venduto, oltre che in farmacia, anche in altri esercizi.

Indubbiamente la linea di demarcazione tra prodotto medicinale, cioè con finalità terapeutica, e prodotto salutare, da considerare pur sempre prodotto a valenza sanitaria, è molto spesso difficile da tracciare, anche considerando che ambedue le categorie di prodotti devono avere requisiti comuni, quali l'innocuità e la qualità.

Per quanto riguarda l'efficacia è ben noto che le sue caratteristiche e la sua intensità possono dipendere da svariati fattori, in modo particolare dalla quantità di prodotto assunto, cioè dalla dose somministrata. Così certe piante officinali possono, in relazione al dosaggio impiegato, essere considerate medicinali o solo salutari, cambiando così la loro collocazione normativa. Questo concetto, come si vedrà in seguito, è stato recepito nelle proposte di legge di riordino del settore erboristico, ma certamente crea una zona grigia che sarà difficile da interpretare e potrà dar luogo a situazioni di interferenza ed a nuovi contrasti.

Probabilmente questa situazione porterà ad una espansione o sovrapposizione dell'area salutare verso o su quella medicinale, modificando ed estendendo il significato dell'*automedicazione*, fenomeno significativo dell'evoluzione culturale e socio-economica di questi ultimi anni, che ha portato il paziente a gestire autonomamente alcuni aspetti della sua salute e la ricerca del benessere.

L'automedicazione, che viene realizzata con prodotti cosiddetti da banco(17), che sono pur sempre prodotti medicinali, cioè farmaci, è oggi di esclusiva competenza della farmacia. Ma l'evoluzione socioculturale del concetto di salute sta provocando una deregolamenta-

---

(17) Nella circolare n. 115 del 30 dicembre 1975 del Ministero della Sanità si trova la prima definizione di farmaco da banco: "Il farmaco da banco è una specialità medicinale destinata alla medicazione di disturbi minori, che incidono transitoriamente sullo stato ottimale di salute e che sono facilmente identificabili e risolvibili per comune esperienza del paziente stesso".
Il D.L.vo del 30 dicembre 1992, n. 539, all'art. 3, definisce medicinali da banco o di automedicazione "i medicinali che, per la loro composizione e il loro obiettivo terapeutico, sono concepiti e realizzati per essere utilizzati senza intervento di un medico per la diagnosi, la prescrizione o la sorveglianza nel corso del trattamento e, se necessario, con il consiglio del farmacista".

zione spinta la cui fase conclusiva potrà avere come risultato finale quello dello sconfinamento dell'automedicazione fuori della farmacia, almeno per certe categorie di prodotti, quelli che forniscano assolute garanzie di sicurezza, come certo è il caso di molti preparati usati in fitoterapia, che entrerebbero così nell'area del libero esercizio, magari riservando la loro commercializzazione a personale in possesso della laurea in farmacia. Il processo di demedicalizzazione sarà certamente favorito anche da fattori economici relazionabili alla politica di austerità attuata nella sanità, che sta spostando la spesa farmaceutica sempre più a carico del privato indirizzandolo così o verso un diverso tipo di medicamento o a cercare rimedi nell'area del salutare.

In realtà, per concludere, si può dire che il discorso che riguarda la collocazione normativa delle piante officinali, loro parti, miscele e derivati, sia preparati estemporanei che preconfezionati, è molto ampio ed investe, come appresso si vedrà, la definizione stessa di medicinale e la conseguente valutazione di tutti gli elementi caratterizzanti i vari prodotti, sia sostanziali che formali.

20.2 La situazione normativa

Nel settore erboristico bisogna dunque distinguere la normativa vigente su ciò che è medicinale (fitoterapia) da ciò che non lo è (erboristeria salutare).

Mentre il legislatore ha definito il medicinale, non ha invece ancora dato una definizione altrettanto precisa e sicura di prodotto salutare.

20.2.1 Norme sui prodotti fitoterapici

La fitoterapia è sottoposta alla normativa speciale e generale vigente per tutti i prodotti medicinali: R.D. 27 luglio 1934, n. 1265, relativo Regolamento emanato con R.D. 30 settembre 1938, n. 259, FU XI, entrata in vigore nel 2002, Decreto Legislativo 29 maggio 1991, n. 178, che recepisce le direttive comunitarie in materia di specialità medicinali, e i Decreti Legislativi n. 539, n. 540 e n. 541 del 1992. Il D.L.vo 178/91 (modificato dal D.L.vo 18 febbraio 1997, n. 44) riporta, nell'art. 1, la definizione di medicinale, di validità generale, d'altra parte già presente, anche se in forma diversa, nella Farmacopea:
"È da intendersi come medicinale ogni sostanza o composizione presentata come avente proprietà curative o profilattiche delle malattie

umane o animali, nonché ogni sostanza o composizione da somministrare all'uomo o all'animale allo scopo di stabilire una diagnosi medica o di ripristinare, correggere o modificare funzioni organiche dell'uomo o dell'animale. Per sostanza si intende qualsiasi materia di origine umana o animale o vegetale, o di origine chimica, sia naturale che di trasformazione o di sintesi".

Questa definizione, certamente molto ampia, stabilisce che tutto, qualsiasi materia di qualsiasi origine, può assumere la veste giuridica di medicinale, con tutto quanto ne consegue, quando oggettivamente la sostanza o composizione, per le sue caratteristiche qualitative e quantitative e/o per l'attività farmacologica riscontrabile, è capace di ripristinare, correggere o modificare funzioni organiche. E non solo, ma anche tutto ciò che venga somministrato all'uomo allo scopo di stabilire una diagnosi medica, deve essere considerato medicinale. Ma la nozione non si limita a considerare solo gli elementi sostanziali, le proprietà intrinseche dei prodotti, allarga il concetto e comprende anche gli elementi formali, le caratteristiche estrinseche della sostanza o composizione, infatti afferma testualmente "*presentata come avente proprietà curative o profilattiche*". Ciò significa che ogni volta che si attribuiscono ad un prodotto, in qualsiasi maniera, a parole o per iscritto, proprietà curative o profilattiche, tale prodotto è un medicinale. È evidente che per proprietà curative devono essere intese le capacità di ripristinare, correggere o modificare le funzioni organiche. Si deve rilevare anche che la definizione, considerando per primi gli aspetti formali, sembra voler dare a questi maggior rilievo ed importanza.

Elementi formali della presentazione possono essere considerati: l'aspetto della confezione, l'etichetta e il foglietto interno, la denominazione del prodotto, l'indicazione terapeutica, le modalità d'uso, il messaggio pubblicitario in tutte le sue forme, in particolare a mezzo di materiale cartaceo. Anche, però, la sola presentazione orale del prodotto con espressioni indicanti proprietà terapeutiche, o la sua magnificazione con terminologia di tipo medicinale, lo colloca nell'area medicinale.

Quindi è sufficiente la sola presenza di certi elementi formali in un prodotto per classificarlo come medicinale.

In conclusione, anche per quanto riguarda i preparati a base di piante officinali, e qui sarebbe più opportuno riferirsi alle sole piante medicinali, quando la valutazione delle proprietà intrinseche e/o estrinseche porta alla loro classificazione come medicinali, essi sono di esclusiva competenza della Farmacia e regolati da leggi speciali.

La definizione di "medicinale" sopra riportata è stata recentemente modificata dalla Direttiva comunitaria 2004/27/CE (31 marzo 2004, pubblicata nella Gazzetta ufficiale dell'UE ed entrata in vigore il 30 aprile 2004) del Parlamento Europeo e del Consiglio dell'Unione Europea (UE) che modifica la Direttiva 2001/83/CE recante un Codice comunitario relativo ai medicinali per uso umano. La modifica alla definizione di medicinale è stata ritenuta necessaria sia perché la Direttiva si applica ai soli medicinali per uso umano e sia al fine di tener conto, da un lato, della comparsa di nuove terapie e, dall'altro del numero crescente dei prodotti detti "*di frontiera*" tra il settore dei medicinali e gli altri settori, allo scopo di evitare dubbi sulla normativa da applicare qualora un prodotto corrisponda pienamente alla definizione di medicinale, ma eventualmente anche alla definizione di altri prodotti regolamentati, e ciò ai fini della certezza del diritto. Nel caso che un prodotto rientri chiaramente nelle definizione di altre categorie di prodotti, in particolare prodotti alimentari, integratori alimentari, biocidi o cosmetici, ovviamente la Direttiva non deve essere applicata. In caso di dubbio, se un prodotto, tenuto conto dell'insieme delle sue caratteristiche, può rientrare contemporaneamente nella definizione di "*medicinale*" e nella definizione di un prodotto disciplinato da un'altra normativa comunitaria, si applicano le disposizioni relative ai medicinali.

Riportiamo qui la nuova definizione di medicinale:

a) *ogni sostanza o associazione di sostanze presentata come avente proprietà curative o profilattiche delle malattie umane;*

b) *ogni sostanza o associazione di sostanze che possa essere utilizzata sull'uomo o somministrata all'uomo allo scopo di ripristinare, correggere o modificare funzioni fisiologiche, esercitando un'azione farmacologica, immunologica o metabolica, ovvero di stabilire una diagnosi medica.*

I medicinali fitoterapici sono raggruppabili in due diverse categorie: prodotti preconfezionati (specialità medicinali e galenici officinali industriali riportati in FU e non) e preparati estemporanei (formulazioni magistrali e preparazioni galeniche officinali della FU XI). È il caso di ricordare qui che nella vigente XI edizione della FU sono stati inclusi la maggior parte dei testi delle monografie che costituivano il Formulario Nazionale (FN), eliminando la suddivisione di tali testi nelle parti A, B e C ed adeguando i titoli delle singole monografie alle direttive comunitarie che impongono l'uso dei così detti "*termini standard*" europei.

Le specialità medicinali fitoterapiche necessitano, ai sensi del D.L.vo 178/91, dell'autorizzazione preventiva alla produzione ed all'immissione in commercio, come tutte le altre specialità medicinali, seguendo le modalità descritte nell'art. 8 del D.L.vo stesso. Anche i galenici officinali prodotti industrialmente sono soggetti, dal I gennaio 1992, all'autorizzazione preventiva all'immissione in commercio (art. 25 D.L.vo 178/91).

Infatti l'intento del Decreto Legislativo è quello di uniformare la normativa di tutte le produzioni farmaceutiche assoggettando alla disciplina delle specialità medicinali tutti i farmaci per uso umano pronti per l'impiego prodotti industrialmente. Così sono venuti meno molti dei criteri distintivi dei galenici officinali dalle specialità medicinali (per esempio assenza di indicazioni terapeutiche e di foglio illustrativo). Oggi, praticamente, resta come criterio distintivo la denominazione del prodotto, che per i galenici è la denominazione comune del principio attivo impiegato.

In merito alla documentazione da presentare per ottenere l'autorizzazione alla immissione in commercio dei galenici officinali, la normativa vigente richiede la presentazione di un dossier completo, anche se può essere semplificato usufruendo delle agevolazioni previste dall'art. 8 del D.L.vo 178/91

Quindi la procedura risulta semplificata per i medicinali così detti "*generici*", essendo necessario soltanto fornire le prove di biodisponibilità nell'uomo nei confronti di una specialità già in commercio, oppure una idonea documentazione tratta dalla letteratura scientifica. A questa alternativa si può ricorrere facilmente, poiché in genere è molto vasta la bibliografia sui prodotti con proprietà medicinali derivati da piante.

Questo punto è stato comunque molto discusso, in particolare perché dai più si ritiene che il contenuto del dossier dovrebbe essere adattato alle peculiari caratteristiche dei prodotti e derivati erboristici medicinali, cioè dovrebbe tener conto, specie riguardo alla composizione quali-quantitativa, delle difficoltà di standardizzazione sia del materiale vegetale originario, sia della formulazione che ne deriva ed anche delle procedure messe in atto per il suo allestimento.

La Direttiva Comunitaria 2004/24

Tutte queste considerazioni e altre ancora sono state recepite dal Parlamento Europeo che ha emanato la Direttiva 2004/24/CE del 31 marzo 2004 (pubblicata nella Gazzetta ufficiale dell'Unione europea in data 30 aprile 2004, che è anche la data di entrata in vigore). Questa Direttiva, che consta di quattro articoli, modifica, per quanto riguarda i medicinali vegetali tradizionali, la Direttiva

2001/83/CE[18] recante un Codice comunitario relativo ai medicinali per uso umano ed è di grande importanza per il settore erboristico in quanto istituisce la nuova categoria dei "*medicinali vegetali tradizionali*". In questa nuova categoria vengono inclusi tutti quei prodotti per i quali esiste la documentazione bibliografica o le certificazioni di esperti comprovanti che il medicinale in questione, o un prodotto corrispondente, ha avuto un impiego medicinale per un periodo di almeno trent'anni anteriormente alla data di presentazione della domanda, di cui almeno quindici nella Comunità. Per tutti questi medicinali viene istituita una procedura di registrazione semplificata, denominata "*registrazione fondata sull'impiego tradizionale*", per ottenere un'autorizzazione nazionale all'immissione in commercio. Questa sarà applicabile ai medicinali vegetali che soddisfano i seguenti requisiti: a) le indicazioni devono essere esclusivamente quelle appropriate per i medicinali vegetali tradizionali che, in virtù della loro composizione e del loro scopo, sono destinati ad essere utilizzati senza controllo medico per necessità di diagnosi, di una prescrizione o per il controllo del trattamento; b) ne è prevista la somministrazione solo in una determinata concentrazione e posologia; c) si tratta di un preparato per uso orale, esterno e/o inalatorio; d) è trascorso il periodo di impiego tradizionale (almeno 30 anni di cui 15 nella Comunità); e) i dati relativi all'impiego tradizionale del medicinale sono sufficienti; in particolare, il prodotto ha dimostrato di non essere nocivo nelle condizioni d'uso indicate e i suoi effetti farmacologici o la sua efficacia risultano verosimili in base all'esperienza e all'impiego di lunga data.

Allo scopo di facilitare ulteriormente la procedura di registrazione e quindi di promuovere il processo di armonizzazione dei medicinali vegetali nell'UE è prevista la redazione di un elenco comunitario in cui figurino le sostanze vegetali che rispondono ai requisiti citati. Ovviamente i medicinali vegetali ottenuti dai prodotti vegetali inseriti in tale elenco, una volta ottenuta la A.I.C. (autorizzazione all'immissione al commercio) in uno Stato membro,

---

[18] La Direttiva 2001/83/CE era già stata modificata dalla Direttiva 2003/63/CE (Gazzetta Ufficiale dell'Unione europea 27 giugno 2003) considerando che i medicinali a base di erbe differiscono dai medicinali convenzionali in quanto sono strettamente associati alla nozione molto particolare di sostanze vegetali e preparati vegetali. La Commissione riteneva pertanto opportuno definire requisiti specifici per questi prodotti per quanto riguarda i requisiti standardizzati per l'ottenimento dell'A.I.C. Nella parte III dell'allegato I questa Direttiva riporta i medicinali a base di erbe tra i medicinali particolari.

avranno la possibilità di utilizzare la procedura di "mutuo riconoscimento" da parte degli altri Stati in cui viene presentata domanda di commercializzazione. Per i medicinali vegetali, non riferibili all'elenco comunitario e che ottengono una A.I.C. nazionale, non sussiste invece l'obbligo di riconoscimento da parte degli altri Stati membri. È importante anche rilevare che, se una decisione comunitaria porta alla cancellazione dall'elenco di una sostanza vegetale, un preparato vegetale o associazione di prodotti, sono revocate tutte le A.I.C. nazionali dei medicinali vegetali tradizionali contenenti tale sostanza.

La Direttiva 2004/24 prevede inoltre l'istituzione di un Comitato dei Medicinali Vegetali, all'interno dell'Agenzia europea di valutazione dei medicinali (EMEA), al quale saranno demandate tutte le attività relative alla redazione dell'elenco comunitario, delle monografie UE e alle eventuali revoche di sostanze dall'elenco. Ciascuno Stato dell'UE nomina un membro del Comitato e un suo supplente, per un mandato di tre anni rinnovabile.

Riteniamo importante sottolineare il fatto che, essendo questa nuova categoria di medicinali inserita nel Codice comunitario relativo ai medicinali per uso umano, verranno ad essa applicate tutte le norme vigenti relative ai medicinali per uso umano, riguardanti: etichettatura, foglietto illustrativo, pubblicità, distribuzione all'ingrosso, farmacovigilanza, ecc.. Per quanto riguarda etichettatura e foglietto illustrativo la Direttiva 2004/24 prevede delle norme specifiche per i medicinali vegetali tradizionali. In particolare le confezioni di tali medicinali dovranno riportare due diciture:

a) il prodotto è un medicinale vegetale d'uso tradizionale da utilizzare per una o più indicazioni specifiche fondate esclusivamente sull'impiego di lunga data;
b) l'utilizzatore dovrebbe consultare un medico o un operatore sanitario qualificato nel caso di persistenza dei sintomi durante l'impiego del medicinale in questione o qualora insorgano effetti collaterali negativi non riportati nel foglietto illustrativo.

Gli Stati membri potranno esigere, al momento del recepimento della Direttiva, che l'etichettatura e il foglietto illustrativo indichino anche il tipo di impiego tradizionale cui si fa riferimento.

Per completare l'esame della Direttiva 2004/24, ricordiamo che vengono anche riportate alcune definizioni che riportiamo integralmente:

- *medicinale vegetale tradizionale*
  medicinale vegetale che risponda ai requisiti "a-e" sopra riportati;

- *medicinale vegetale*
  ogni medicinale che contenga esclusivamente come principi attivi una o più sostanze vegetali o uno o più preparati vegetali, oppure una o più sostanze vegetali in associazione ad uno o più preparati vegetali;
- *sostanze vegetali*
  tutte le piante, le parti di piante, le alghe, i funghi e i licheni, interi, a pezzi o tagliati, in forma non trattata, di solito essiccata, ma talvolta anche allo stato fresco. Sono altresì considerati sostanze vegetali taluni essudati non sottoposti ad un trattamento specifico. Le sostanze vegetali sono definite in modo preciso in base alla parte di pianta utilizzata e alla denominazione botanica secondo la denominazione binomiale (genere, specie, varietà e autore);
- *preparati vegetali*
  preparati ottenuti sottoponendo le sostanze vegetali a trattamenti quali estrazione, distillazione, spremitura, frazionamento, purificazione, concentrazione o fermentazione. In tale definizione rientrano anche sostanze vegetali triturate o polverizzate, tinture, estratti, oli essenziali, succhi ottenuti per spremitura ed essudati lavorati.

Infine la Direttiva stessa stabilisce che ogni Stato membro dovrà adottare le disposizioni necessarie per il suo recepimento in diritto interno entro il termine massimo del 30 ottobre 2005. È previsto anche un periodo transitorio di 7 anni, a partire dalla data di pubblicazione e di entrata in vigore della Direttiva, per applicare le disposizioni in essa riportate ai medicinali vegetali tradizionali già in commercio negli Stati membri.

I galenici officinali preconfezionati sono prodotti in officine farmaceutiche autorizzate dal Ministro della Salute e soggette a vigilanza sanitaria (art. 144 T.U.LL.SS., 1934).

Tutti i medicinali prodotti industrialmente, sia specialità che galenici officinali, debbono essere prodotti seguendo le "*Norme per la buona fabbricazione e per il controllo di qualità dei medicamenti*" (NBF), approvate e raccomandate dalla OMS e già riportate nella FU IX, I Suppl. 1988, pag. 1.

Per ciò che concerne i preparati estemporanei a base di erbe e loro derivati, cioè le formulazioni galeniche magistrali e quelle riportate nella FU XI, le fonti di legittimazione sono costituite, nel primo caso, dalla ricetta medica e, per gli altri galenici, che possono essere preparati sia come preparazioni singole (individuali, destinate ad un determinato paziente) che come multipli[19], dalla FU stessa.

Ovviamente l'allestimento dei medicinali di questa categoria avviene nel laboratorio della farmacia e deve essere effettuato seguendo le "*Norme di buona preparazione dei medicinali in Farmacia*" (NBP) riportate nella FU XI a pag. 1159. È il caso di ricordare qui che i medicinali preparati in farmacia in base ad una formula magistrale od officinale sono esclusi dalla normativa della Direttiva 2004/24.

Come è stato già ricordato la dispensazione al pubblico dei medicinali fitoterapici è di esclusiva competenza del farmacista in farmacia e per effettuarla non è pertanto necessaria alcuna autorizzazione, essendo ricompresa in quella di apertura ed esercizio della farmacia. Le responsabilità del farmacista riguardano, nel caso dei medicinali preconfezionati, l'accertamento dei requisiti formali previsti dalla vigente normativa (prodotto autorizzato, numero del lotto, scadenza, ecc.) e, per le preparazioni allestite in farmacia, la tecnica di preparazione e la purezza e genuinità degli ingredienti utilizzati (art. 35 R.D. 1706/38) in modo che il prodotto finale risulti avere i requisiti formali e sostanziali previsti dal Regolamento per il servizio farmaceutico (R.D. 30 settembre 1938, n. 1706) e dalle norme tecniche della Farmacopea, in particolare le già citate NBP.

Le preparazioni galeniche effettuate in farmacia devono riportare in etichetta quanto previsto dall'art. 37 del Regolamento citato, e cioè: la data di preparazione, la composizione quali-quantitativa secondo la ricetta o la FU, la dose di somministrazione, il prezzo praticato, l'uso con le eventuali relative avvertenze, oltre a quant'altro riportato al punto 9 (Confezionamento ed Etichettatura) delle NBP.

---

(19) Nella FU XI al capitolo "*Norme di buona preparazione dei medicinali in farmacia*" (NBP), si trovano le seguenti definizioni:
Preparato magistrale o Formula magistrale "*Medicinale preparato in Farmacia in base ad una precrizione medica destinata ad un determinato paziente*". Sono tecnicamente assimilabili ai preparati magistrali anche tutte le miscelazioni, diluizioni, ripartizioni, ecc., eseguite per il singolo paziente su indicazione medica.
Preparato officinale o Formula officinale "*Medicinale preparato in farmacia in base alle indicazioni di una farmacopea e destinato ad essere fornito direttamente ai pazienti che si servono in tale farmacia*". Sono questi i preparati multipli, La loro consistenza numerica, compatibilmente con la stabilità del preparato stesso, è quella ottenibile da una massa non più grande di 3000 grammi di formulato. Per i preparati soggetti a presentazione di ricetta medica la consistenza numerica deve essere documentata sulla base delle ricette mediche (copie o originali) presentate dai pazienti. Il farmacista può procedere ad una successiva preparazione di una formula officinale purché la "*scorta*" non superi comunque la consistenza numerica prevista dalla scala ridotta.

Per tutti i tipi di medicinale il farmacista è tenuto all'osservanza delle norme di corretta conservazione, indicate dalla Farmacopea.

Le modalità di dispensazione sono diverse a seconda delle caratteristiche di *pericolosità* ed alla *sicurezza* di impiego del medicinale (D.L.vo 539/92, art. 4; Tabelle 3, 4, 5, 7 della FU XI).

I medicinali fitoterapici, come tutti gli altri di diversa origine, possono essere dispensati dal farmacista con diverse modalità: 1) con ricetta medica [ripetibile, tab. 4 FU, non ripetibile, tab. 5 FU, oppure, per le preparazioni contenenti stupefacenti di cui alle tabb. I (es. oppio, coca foglie, ecc.) e II (foglie ed infiorescenze di *cannabis indica*) del D.P.R. 9 ottobre 1990, n. 309, con ricetta ministeriale speciale] o 2) senza ricetta (SOP, senza obbligo di prescrizione: a) su consiglio del farmacista, FC, o b) su richiesta dell'utente, OTC).

Date le caratteristiche farmacologiche e tossicologiche della maggior parte delle preparazioni fitoterapiche, quando non si tratti di sostanze velenose o notoriamente tossiche, la dispensazione avviene senza ricetta medica, cioè esse rientrano nell'automedicazione guidata dal farmacista.

Il prezzo al pubblico dei medicinali fitoterapici è oggi libero per quelli preconfezionati prodotti industrialmente, come per tutti i medicinali non dispensabili in regime di Servizio Sanitario Nazionale (legge 20 novembre 1995, n. 490).

Per i prodotti allestiti estemporaneamente in farmacia il prezzo è amministrato e viene determinato secondo la Tariffa Nazionale dei Medicinali; quella in vigore è stata approvata con Decreto dell'allora Ministro della Sanità 18 agosto 1993. Il prezzo delle droghe si trova nell'allegato A, se non riportato si raddoppia il prezzo di acquisto (art. 5), mentre l'allegato B prevede l'onorario per le "*specie*", cioè per le mescolanze di droghe vegetali.

Per quanto riguarda il prezzo delle preparazioni multiple, non è stata a tutt'oggi emanata alcuna norma al riguardo e pertanto, a nostro avviso, tali preparazioni possono sì essere preparate, ma non vendute. Sono stati proposti vari metodi per calcolare il prezzo dei multipli; una proposta è stata formulata anche dalla Federfarma, ma, ripetiamo, non ha alcun valore cogente dal punto di vista normativo, essendo solo una proposta e tenendo conto che il prezzo di tutti i medicinali deve essere lo stesso su tutto il territorio nazionale.

Le norme riguardanti l'etichettatura ed il foglietto illustrativo dei medicinali per uso umano, soggetti ad autorizzazione all'immissione in commercio, sono state emanate con il D.L.vo 30 dicembre 1992, n. 540.

La pubblicità presso il pubblico dei medicinali per uso umano è regolamentata dal D.L.vo 30 dicembre 1992, n. 541, che la vieta esplicitamente, sotto qualsiasi forma, sui medicinali dispensabili solo dietro presentazione di ricetta medica. È ammessa soltanto (art. 3) per i "*medicinali che, per la loro composizione ed il loro obiettivo terapeutico sono concepiti e realizzati per essere utilizzati senza intervento di un medico per la diagnosi, la prescrizione o la sorveglianza nel corso del trattamento e, se necessario, con il consiglio del farmacista*". Nell'art. 2, comma 3, il D.L.vo specifica inoltre che "*la pubblicità deve favorire l'uso razionale del medicinale, presentandolo in modo obiettivo, senza esagerarne le proprietà e senza indurre in inganno il destinatario*". Comunque (art. 6) ogni forma di pubblicità deve essere autorizzata dal Ministero della Salute.
Per le preparazioni effettuate in farmacia è categoricamente esclusa qualsiasi forma di pubblicità.
Per concludere questo argomento si ritiene opportuno ricordare quali sono le ipotesi di reato che possono verificarsi nella vendita o, per meglio dire, nella dispensazione di preparazioni o prodotti con caratteristiche di medicinale, contenenti piante o droghe:

- da parte del farmacista:
  a) se non autorizzati come specialità o galenici preconfezionati: infrazione dell'art. 8 del D.L.vo 178/91 e applicazione delle sanzioni penali di cui all'art. 23 dello stesso decreto;
  b) se venduti fuori della farmacia: infrazione all'art. 122 del T.U.LL.SS.;
- da parte del non farmacista, dentro o fuori della farmacia:
  c) esercizio abusivo della professione di farmacista (art. 348 C.P.).

20.2.2 Norme sui prodotti erboristici salutari

Le fonti giuridiche principali attualmente in vigore in Italia, sulle quali è fondata la disciplina del settore erboristico in generale, fanno ancora riferimento alla legge 6 gennaio 1931, n. 99, al relativo regolamento di applicazione, approvato con R.D. 19 novembre 1931, n. 1793, modificato con R.D. 30 marzo 1933, n. 675, ed al R.D. 26 maggio 1932, n. 772, che riporta l'elenco delle piante dichiarate officinali: norme che risalgono quindi a più di settant'anni fa! Questa disciplina speciale sulle piante officinali è ovviamente integrata da quella generale, con norme in materia sanitaria e commerciale, ed ha subìto un'evoluzione interpretativa in seguito alle numerose pronunce giurisprudenziali. Per completare questo quadro normativo ricordiamo che sono state emanate norme specifiche per disciplinare la raccolta e la vendita della camomilla (legge 30 ottobre 1940, n. 1724, come modificata dal D.L.vo 27 gennaio 1992, n. 109) e la raccolta ed il commercio della digitale (legge 9 ottobre 1942, n. 1421). Va precisato che queste leggi, emanate in tempo di guerra, rispondevano ad una esigenza particolare di controllo di una produzione nazionale ritenuta di rilevante interesse commerciale e farmaceutico.

Precedentemente altre norme erano state emanate per disciplinare la produzione e la vendita della manna(20) e della mannite(21) (R.D. 12 agosto 1927, n. 1773).

Risale agli anni trenta la normativa (R.D. 8 marzo 1934, n. 736) sulla importazione della corteccia di diverse specie di cincona, dei sali di chinina e degli alcaloidi estratti dalla china, sia allo stato puro che mescolati ad altre sostanze, che veniva riservata alla Amministrazione autonoma dei Monopoli di Stato.

La legge 6 gennaio 1931, n. 99 ed il Regolamento di esecuzione (R.D. 1793/31)

È bene precisare subito che la legge 99/31 si riferisce a tutto il settore delle piante officinali, cioè quelle medicinali, per uso farmaceutico, e quelle che non presentano tale carattere, cioè le piante aromatiche e da profumo. Questa è la classificazione, che è stata già ricordata, riportata nel secondo comma del primo articolo della legge ove viene anche precisato che sarà compilato un elenco di tali piante a cura del Ministro per l'Agricoltura e le Foreste, di concerto con quello per le Corporazioni, udita la Commissione consultiva di cui all'art. 10.

La legge 99/31 regolamenta, quindi, oltre che la coltivazione e la raccolta, anche la commercializzazione all'ingrosso di tutte le piante officinali contenute nel menzionato elenco, non quella al minuto, che fu assegnata alla competenza del farmacista (art. 7).

La legge 99/31 fu però emanata soprattutto per far fronte ad esigenze economiche, in un periodo particolare della storia italiana, quando cominciava a trovare applicazione la dottrina dell'autarchia e si pensava di riconvertire un settore di attività poco produttivo e non autosufficiente, tutelando il patrimonio erboristico ed incrementando la produzione nazionale.

---

(20) Il nome "*manna*" è riservato al prodotto derivante da incisioni della corteccia dell'orniello od amalleo (*Fraxinus ornus*) o del frassino (*Fraxinus excelsior*).

(21) La denominazione di "*mannite*", senza alcuna aggiunta o specificazione, o di "*mannite da frassino*", sono riservate al prodotto ottenuto dalla lavorazione della manna da frassino (R.D. 8 marzo 1937, n. 529).

Quindi lo scopo principale del legislatore non fu certo quello di formulare norme per garantire o tutelare la salute del consumatore; infatti, se si esamina il contenuto della legge, si può rilevare che le implicazioni di ordine sanitario sono marginali. Comunque appare già evidente, perlomeno, tale intenzione, riservando alla farmacia la vendita al minuto di tutte le piante officinali e, ovviamente, dei loro prodotti con caratteristiche di medicamento, rinviando alla relativa normativa specifica generale.

Mentre quindi in un certo senso è facile la collocazione giuridica e la regolamentazione delle piante, loro parti e prodotti con attività terapeutica, anche alla luce della definizione di medicinale già ricordata (art. 1 D.L.vo 178/91), che ha dato un così ampio significato alla nozione e che tra le sostanze annovera anche quelle di origine vegetale, più difficile appare una collocazione disciplinare precisa e definitiva delle piante officinali dell'area salutare, anche perché non esiste una definizione legislativa né di prodotto salutare né di prodotto erboristico. Per prodotto salutare i più intendono le piante, loro parti e derivati consentiti, in grado di manifestare, anche ai fini preventivi, effetti benefici e salutari sulle funzioni dell'organismo. Per uso erboristico si intende l'utilizzazione dei prodotti salutari al solo scopo quindi di favorire le funzioni organiche. Certamente però all'atto pratico è difficile non sconfinare nelle finalità terapeutiche.

Prodotti erboristici vengono comunemente considerati quei prodotti costituiti da piante officinali o da loro parti, da sole o in miscela, trattate in modo che conservino le loro peculiari proprietà. Anche i derivati ottenibili dalle piante, come estratti, tinture, essenze, ecc. sono genericamente indicati come prodotti erboristici.

Per preparati di erboristeria si devono intendere ancora oggi solo le piante, parti di esse e loro miscele e vengono classificati in estemporanei ed industriali in base alla tecnica di preparazione. Vengono commercializzati, a seconda della loro natura e presentazione, dall'erborista e/o dal farmacista e servono per la preparazione o familiare di decotti, infusi, tisane, ecc. o industriale di prodotti erboristici e derivati semplici o complessi.

Nella normativa vigente è stata trascurata la trattazione dei prodotti ottenibili dalle piante officinali di uso non medicamentoso e la loro presentazione e commercializzazione; infatti il legislatore fa riferimento solo alle piante officinali ed ai prodotti a dose e forma di medicamento, quindi medicinali.

A questa carenza cercano di porre rimedio le proposte ed i disegni di legge per regolamentare il settore erboristico. I progetti di legge, attualmente all'esame delle Commissioni, sono commentati in un successivo paragrafo.

I prodotti erboristici, a seconda delle caratteristiche delle piante officinali che li originano, hanno tradizionalmente vari usi, oltre quello farmaceutico; infatti trovano oggi largo impiego sia in campo alimentare, cioè per uso interno, che cosmetico per uso esterno. Anche questi due settori hanno oggi una loro disciplina specifica: per i prodotti alimentari la legge 30 aprile 1962, n. 283, il D.P.R. 26 marzo 1980, n. 327, il D.L.vo 27 gennaio 1992, n. 109; per i prodotti destinati ad una alimentazione particolare e per gli integratori alimentari il D.L.vo 27 gennaio 1992, n. 111, il D.M. 6 aprile 1994, n. 500, D.P.R. 19 gennaio 1998, n. 131, la circolare del Ministro della Salute n. 3 del 18 luglio 2002 e, infine, la Direttiva europea 2002/46/CE del 10 giugno 2002, pubblicata nella Gazzetta Ufficiale della Comunità Europea il 12 luglio 2002 e recepita con il D.L.vo 21 maggio 2004, n. 169 (Gazzetta Ufficiale n. 164 del 15 luglio 2004). I prodotti cosmetici sono regolamentati dalla legge 11 ottobre 1986, n. 713, e successive modifiche: D.L.vo 10 settembre 1991, n. 30, D.L.vo 24 aprile 1997, n. 126 e D.M. 26 gennaio 1998. Da tutto ciò deriva che, quando ci si vuol riferire ai prodotti erboristici salutari, bisogna tener conto delle normative riguardanti sia i medicinali che i prodotti alimentari ed i cosmetici per cercare di trovare una loro idonea collocazione. In effetti oggi le piante officinali e loro prodotti per uso salutare vengono commercializzate per la maggior parte come alimenti o integratori alimentari che vengono presentati con obiettivi solo nutrizionali che si manifestano in uno stato di benessere e quindi sono assoggettate alla relativa disciplina. Con questo escamotage si cerca di superare la carenza legislativa. Come apparirà più avanti la giurisprudenza non aiuta certo a dissipare i dubbi e le incertezze.

Alla fine diventano elementi determinanti (ai fini della classificazione merceologica) le proprietà oggettive del prodotto erboristico, la composizione quali-quantitativa, il dosaggio, le finalità d'uso, la sua presentazione (denominazione, confezione, etichetta, foglietti illustrativi) e la pubblicità.

Il titolo della legge 99/31, che si compone di 18 articoli, è "*Disciplina della coltivazione, raccolta e commercio delle piante officinali*" e pertanto essa detta norme per disciplinare le varie attività relative alle piante officinali, introducendo un sistema di autorizzazioni preventive.

Così (art. 1) chiunque intenda raccogliere piante officinali deve ottenere la carta di autorizzazione e chi utilizzi altresì dette piante deve conseguire il diploma di erborista. La carta di autorizzazione conferisce la qualità di raccoglitore, viene rilasciata dal Sindaco (art. 2) e deve specificare le piante officinali delle quali viene consentita al titolare la coltivazione e la raccolta, nonché l'epoca e le modalità per la raccolta medesima, secondo quanto disposto con apposito decreto (art. 3). Il diploma di erborista (art. 6) viene rilasciato dalle "*Scuole di erboristeria*" presso le Facoltà di Farmacia a chi, avendo frequentato appositi corsi, della durata non superiore a un mese (R.D. 19 novembre 1931, n. 1793, art. 6), abbia superato gli esami finali. Il diploma di erborista consente, oltre che la coltivazione e la raccolta delle piante officinali indigene ed esotiche, anche la loro preparazione industriale, cioè essiccamento, stabilizzazione, tagliatura, polverizzazione, ecc. (art. 7, primo comma).

L'art. 7 al secondo comma appare esplicito nel negare all'erborista la facoltà di vendere al minuto le piante officinali, facoltà che viene riservata esclusivamente al farmacista, ed al quarto comma ribadisce che nulla è innovato rispetto "*a quanto dispone, riguardo alla vendita delle piante officinali e dei loro prodotti, a dose e forma di medicamento, l'art. 18 della legge 22 maggio 1913, n. 468, recante disposizioni sull'autorizzazione all'apertura e all'esercizio della farmacia*"[22].

Queste disposizioni, che nella loro espressione letterale sembrano categoriche ed indiscutibili, sono state invece oggetto per decenni di dispute accese tra farmacisti ed erboristi, in quanto questi ultimi si sentivano costretti in spazi commerciali molto ristretti, dando così luogo ad una vasta ed incostante giurisprudenza che ha però, di fatto, provocato una profonda evoluzione interpretativa della norma concedendo la facoltà, anche ai non farmacisti, di vendere al minuto e di miscelare piante officinali, quelle però sicuramente non medicinali e comunque non per uso terapeutico.

Degli altri articoli della legge 99/31 ci sembra il caso di ricordare qui l'art. 9, che stabilisce che non è considerato erborista né raccoglitore chi distilla piante o chi detiene, per uso proprio o della famiglia, senza farne commercio, piante officinali in quantità non superiore a quella stabilita dall'elenco previsto, poi approvato con R.D. 26 maggio 1932, n. 772.

L'art. 10 riguarda la costituzione di una commissione consultiva per le piante officinali che aveva anche il compito di ampliare l'elenco cui sopra, cosa che non fece mai.

Il Regolamento di esecuzione del 1931 non è di grande rilevanza. Stabilisce tra l'altro le modalità per ottenere la carta di autorizzazione ed il diploma di erborista.

---

[22] Questa norma è stata poi superata da quelle successivamente emanate sulla stessa materia: T.U.LL.SS. R.D. n. 1265/1934 e successive modificazioni; legge 2 aprile 1968, n. 475; legge 8 novembre 1991, n. 362.

È stato già ricordato l'art. 6, molto criticato in questi ultimi anni, perché stabiliva che la durata dei corsi non doveva superare un mese. Già dagli anni ottanta tutte le Università italiane non hanno più attivato i corsi, ad eccezione di quella di Urbino che solo dal 1995 non rilascia più il diploma di erborista. Certamente il corso della durata di un mese era assolutamente insufficiente a preparare un erborista come richiede oggi la società. Negli anni 80 è stata attivata presso le Università degli Studi di Napoli e di Pisa la "*Scuola di Specializzazione in Scienza e Tecnica delle Piante Officinali*" di durata triennale, con 21 insegnamenti teorici e pratici e dissertazione finale. Sono state anche attivate, presso le Università degli Studi di Messina, Modena e Perugia, delle Scuole Dirette a Fini Speciali di Erboristeria, di durata biennale. Questi ultimi corsi, in base alla legge 341/90, sono stati poi trasformati in Diploma Universitario (DU) di primo livello che, dopo un corso triennale, denominato "*Tecniche erboristiche*", conferiva il titolo di Tecnico erborista.

Da alcuni anni sono stati attivati nelle Università italiane Corsi di Laurea triennali (Classe 24), che conferiscono la Laurea nel settore erboristico. Il corso di laurea viene presentato nelle varie Università con diversa denominazione: "*Laurea in Tecniche Erboristiche*" (Università di Bari, Bologna, Firenze, Genova, Milano, Modena e Reggio Emilia, Padova, Palermo, Perugia, Pisa, Salerno, Sassari, Urbino, Torino e Trieste); "*Laurea in Scienza e Tecnologia dei Prodotti Cosmetici ed Erboristici*" (Università di Siena); "*Laurea in Erboristeria*" (Università di Napoli Federico II); "*Laurea in Scienze Erboristiche*" (Università di Catania); "*Laurea in Scienze e Tecnologie dei Prodotti Erboristici*" (Università di Roma La Sapienza); "*Laurea in Scienze e Tecnologie dei Prodotti Erboristici, Dietetici e Cosmetici*" (Università di Ferrara); "*Laurea in Scienze Erboristiche e dei Prodotti della Salute*" (Università di Parma); "*Laurea in Scienza e Tecnologia dei Prodotti della Salute*" (Università del Piemonte Orientale); "*Laurea in Scienze e Tecnologie Erboristiche*" (Università di Cagliari, Catanzaro Magna Grecia, Messina); "*Laurea in Scienze e Tecnologie della Produzione, Qualità e Informazione nei Settori Farmaceutico, Erboristico, Alimentare*" (Università di Pavia).

Sarà importante l'interazione di questa Laurea con le nuove norme che saranno emanate per il settore erboristico, che, a sua volta, dovrà tener conto delle nuove Direttive europee. Infatti tutti i progetti di legge presentati in queste ultime legislature prevedono la formazione dell'erborista. È da rilevare però che questa non riguarderà lo studio dell'interazione delle piante con l'organismo umano, campo strettamente riservato al farmacista, che così risulterà sempre l'operatore più adatto a dispensare ogni tipo di prodotto che ha a che fare con la salute, come ricordava Marcello Marchetti già nel 1989.

L'erborista dovrà essere invece veramente competente, un vero tecnico come oggi si intende, riguardo alla coltivazione, raccolta, stabilizzazione, conservazione, trasformazione e trattamento industriale delle piante. Infatti è ben noto che questi aspetti sono determinanti per la validità terapeutica o salutare dei prodotti erboristici.

L'elenco delle piante officinali (R.D. 26 maggio 1932, n. 772)

Questo elenco era previsto dall'art. 9 della legge 99/31, che stabiliva anche non essere soggetto ad autorizzazione preventiva colui che deteneva per uso proprio, senza farne commercio, piante officinali, purché in un quantitativo non superiore ai limiti fissati dall'elenco stesso.

Riteniamo importante questo elenco di 54 piante, e lo riportiamo integralmente, perché fissa un criterio di distinzione tra piante (n. 40) di uso comune, familiare, e piante che per il loro potere tossico sono considerate pericolose per la salute (n. 14). Il legislatore poi associa il concetto di pericolosità a quello di quantità di pianta, imponendo di conseguenza dei limiti quantitativi restrittivi alla detenzione per uso familiare.

Successivamente, nel 1940, la FU VI, che elencò anche altre piante (cascara, oppio, rabarbaro, boldo, ecc.), confermò l'orientamento ipotizzando, per quelle piante la cui vendita era consentita anche ai commercianti, un uso diverso da quello medicamentoso. Così comincia ad essere preso in considerazione il fatto che le piante, qualunque sia il loro uso, possono presentare rischi per la salute in quanto non può essere del tutto esclusa una loro azione farmacologica.

Tornando all'elenco del R.D. 772/32 si può ancora osservare che esso comprende soltanto piante officinali indigene, non ne appare alcuna esotica, benché queste siano menzionate nell'art. 7 della legge 99/31.

Infine si può rilevare che il numero di piante riportate nell'elenco è molto esiguo e ciò è stato interpretato in maniera diversa: estensiva dalla dottrina, che ritiene "*debbano considerarsi assoggettate alla disciplina dettata per le piante indigene spontanee*" anche le altre piante utilizzate e non incluse, restrittiva dal Servizio farmaceutico del Ministero della Sanità.

RD 26 maggio 1932, n. 772

Articolo unico

Ai sensi e agli effetti delle disposizioni portate dagli artt. 1 e 9 della legge 6 gennaio 1931, n. 99, sono considerate officinali le piante medicinali, aromatiche e da profumo comprese nell'elenco unito al presente decreto.

Elenco delle piante officinali spontanee soggette alle disposizioni della legge 6 gennaio 1931.

*N.B. Le piante seguite da segno * per il loro alto potere tossico sono escluse dall'uso familiare.*

Nome volgare della pianta	*Nome botanico*	*Parti usate*	*Quantitativo di droga secca detenibile per uso familiare (kg)*
Aconito*	*Aconitum napellus* L.	Foglie e radici	*
Adonidi*	*Adonis spec.* var.	Piante intere	*
Angelica	*Angelica archangelica* L.	Semi e radici	2
Arnica	*Arnica montana* L.	Fiori e radici	5
Artemisia	*Artemisia vulgaris* L.	Foglie, fiori, radici	2
Assenzio gentile	*Artemisia pontica* L.	Parti aeree	2
Assenzio maggiore	*Artemisia absinthium* L.	Parti aeree	2
Assenzio pontico alp.	*Artemisia vallesiaca* All.	Parti aeree	1
Assenzio romano*	v. Assenzio maggiore	Parti aeree	*
Bardana	*Lappa major* Gaernt.	Radici	5
Belladonna*	*Atropa belladonna* L.	Foglie	*
Brionia*	*Bryonia dioica* Jacq.	Radici	*
Calamo aromatico	*Acorus calamus* L.	Radici	2
Camomilla comune	*Matricaria chamomilla* L.	Fiori	10
Cardosanto	*Carbenia benedicta* Adans	Parti aeree	2
Centaurea minore	*Erythraea centaurium* Pers.	Erba fiorita	5
Cicuta maggiore*	*Conium maculatum* L.	Foglie	*
Colchico*	*Colchicum autumnale* L.	Bulbi e semi	*
Coloquintide	*Citrullus colocynthis* Schrad.	Frutti	0,500
Digitale*	*Digitalis purpurea* L.	Foglie	*
Dulcamara*	*Solanum dulcamara* L.	Stipiti	*
Elleboro bianco*	*Veratrum album* L.	Radici	*
Enula campana	*Inula helenium* L.	Radici	2
Erba rota	*Achillea herba-rota* All.	Parti aeree	1
Farfara	*Tussilago farfara* L.	Fiori	5
Fellandrio	*Oenanthe phellandrium* L.	Semi	0,500
Frangula	*Rhamnus frangula* L.	Corteccia del fusto	0,500
Frassino da manna	*Fraxinus spec.* Var.	Manna	2
Genepì	*Artemisia mutellina* Vill.	Parti aeree	1
Genepì	*Artemisia spicata* Wulf.	Parti aeree	1
Genepì	*Artemisia glacialis* L.	Parti aeree	1
Genepì	*Artemisia nana* Gaud.	Parti aeree	1
Genziana	*Gentiana lutea* L.	Radici	10

→ *segue*

Nome volgare della pianta	*Nome botanico*	*Parti usate*	*Quantitativo di droga secca detenibile per uso familiare (kg)*
Giusquiamo*	*Hyosciamus niger* L.	Foglie	*
Imperatoria	*Peucedanum ostruthium* Koch	Radici	2
Issopo	*Hyssopus officinalis* L.	Radici	2
Iva	*Achillea moschata* Jacq.	Parti aeree	2
Lavanda vera	*Lavandula officinalis* Chaix	Sommità fiorite	10
Lavanda spigo	*Lavandula latifolia* Medicus	Sommità fiorite	10
Licopodio	*Lycopodium clavatum* L.	Spore	0,500
Limonella	*Dictamnus albus* L.	Sommità fiorite	2
Liquirizia	*Glycyrrhiza glabra* L.	Radici	10
Melissa	*Melissa officinalis* L.	Foglie e sommità fiorite	5
Pino mugo	*Pinus pumilio* Haenke	Rametti	10
Psillio	*Plantago psyllium* L.	Semi	5
Polio montano	*Teucrium montanum* L.	Parti aeree	2
Sabina*	*Juniperus sabina* L.	Rametti	*
Saponaria	*Saponaria officinalis* L.	Foglie e radici	10
Scilla marittima*	*Urginea maritima* Bak.	Bulbi	*
Spincervino	*Rhamnus cathartica* L.	Frutti	0,500
Stafisagria	*Delphinium staphysagria* L.	Semi	1
Stramonio*	*Datura stramonium* L.	Foglie	*
Tanaceto	*Tanacetum vulgare* L.	Fiori	5
Tarassaco	*Taraxacum officinale* Weber	Radici	5
Tiglio	*Tilia species*	Fiori	10
Timo volgare	*Thymus vulgaris* L.	Erba fiorita	10
Valeriana	*Valeriana officinalis* L.	Radici	2

La rassegna che abbiamo presentato sulle vecchie norme legislative, che ancor oggi disciplinano le piante officinali, anche se sommaria, certamente evidenzia come tutta la normativa sia carente e obsoleta, ormai superata dai tempi, addirittura talvolta anacronistica. Infatti, come è stato già detto, fu emanata con lo scopo di tutelare un limitato settore commerciale ed un ristretto numero di piante. Il commercio e l'uso delle piante officinali era infatti, all'epoca, relativamente modesto e pertanto pochissime erano le rivendite di prodotti erboristici. Del resto l'erborista era quasi sempre anche il raccoglitore che distribuiva il prodotto soprattutto all'industria. Ora la situazione è del tutto cambiata rispetto al 1931: il mercato erboristico si sta avvicinando ad un fatturato annuale di 750 milioni di Euro, esistono sul territorio nazionale più di 600 aziende, alcune di grande rilevanza e 3.800 erboristerie (circa una ogni cinque farmacie); inoltre circa 6000 farmacie hanno un reparto erboristico. La disponibilità interna di materie prime non soddisfa il fabbisogno interno che si aggira intorno a 5000 tonnellate e pertanto importiamo piante officinali e loro derivati da altri Paesi europei ed extraeuropei. La quantità totale importata supera 3000 tonnellate; le principali droghe vegetali importate sono: senna, valeriana, ginseng, anice e menta. Questo crea altri problemi. Infatti nella legge 99/31 mancano le disposizioni relative sia all'importazione e commercializzazione delle piante esotiche, sia ai requisiti di tutte le piante (qualità, conservazione, stabilità, contenuto di pesticidi, aflatossine, metalli pesanti, radioattività, ecc.). A ciò cercò di rimediare l'allora Ministro della Sanità emanando nel 1989 una disposizione indicante il livello massimo consentito di prodotti fitosanitari. Ma certamente ciò non ha risolto che in minima parte il problema che è lasciato all'iniziativa di autodisciplina dei produttori e commercianti(23).

A questo punto sembra proprio non più procrastinabile una nuova regolamentazione dei prodotti di erboristeria salutare, formulata nel rispetto delle mutate esigenze socio-economiche ed alla luce delle nuove conoscenze scientifiche dei prodotti naturali, piante officinali e loro derivati.

Essa dovrà tener conto della nuova normativa sui medicinali, della disciplina dei prodotti alimentari e dei prodotti cosmetici e stabilire così un'idonea collocazione giuridica dei prodotti erboristici dell'area salutare. È certo superfluo ricordare che la legge, per essere efficace, deve sempre essere aderente ai tempi perché consacra situazioni di fatto. Esamineremo più avanti i vari progetti di legge.

Il nostro Paese sta rapidamente recependo nel diritto interno le direttive comunitarie che riguardano i medicinali derivati da piante: purtroppo però non c'è ancora una norma comunitaria specifica sul settore erboristico salutare! Il Parlamento europeo stilò invece un documento, in data 16 ottobre 1987(24), "*Sulla regolamentazione della produzione e del consumo delle piante medicinali e dei loro preparati*". La risoluzione auspicava provvedimenti comunitari per garantire l'uso controllato delle piante medicinali e dei loro preparati, sulla falsariga delle specialità medicinali, peraltro elaborando un elenco positivo di piante da non assoggettare ad alcuna disciplina. Nel 1989 poi,

---

(23) Rass. Dir. Farm. XIV, 424 (1983).

(24) Risoluzione del Parlamento europeo del 16-10-1987 sulla regolamentazione della produzione e del consumo delle piante medicinali e dei loro preparati - GUCE n. C305 del 16/11/1987.

allegate alla Direttiva CEE 75/316 sulle specialità medicinali, vennero pubblicate delle linee guida sulla qualità, sicurezza ed efficacia anche dei medicinali derivati da piante.

Per concludere questo argomento esamineremo brevemente le modalità di commercializzazione delle piante officinali per uso esclusivamente erboristico salutare, anzi, per dir meglio, non medicinale.

Si tratta di prodotti di libera vendita per la cui commercializzazione è quindi necessaria soltanto l'autorizzazione amministrativa comunale. Questi prodotti possono essere commercializzati al minuto anche da persona sprovvista del diploma di erborista.

Diverso è il caso del farmacista: se le piante o i loro derivati sono ricompresi nell'elenco delle piante officinali di cui al R.D. 772/32 o sono iscritte nella Farmacopea in vigore o nelle sue precedenti edizioni, non è necessaria alcuna autorizzazione particolare in quanto è la legge 99/31, art. 7, che permette tale attività. L'autorizzazione comunale, prevista dalla disciplina generale sul commercio (Tab. XIV, Legge 426/71), è necessaria al farmacista per il commercio di tutte le altre piante e derivati.

Per completare il quadro riteniamo opportuno ricordare che le norme che regolamentano la pubblicità dei prodotti di erboristeria sono ora in fase evolutiva. Infatti, con il Decreto Legge (D.L.) 8 settembre 1993, n. 347, "*Disposizioni urgenti in materia sanitaria*", il Governo ha sottoposto alla disciplina prevista dall'art. 201 del T.U.LL.SS. del 1934, cioè necessità dell'apposita preventiva autorizzazione ministeriale, come stabilito nell'art. 6 del già citato D.L.vo 30 dicembre 1992, n. 541, anche la pubblicità di tutti i prodotti di erboristeria (anche quelli commercializzati come integratori alimentari o destinati ad una alimentazione particolare).

Il Ministero della Sanità ha poi provveduto a regolamentare la materia con un proprio decreto in data 6 ottobre 1993. Il D.L. n. 347/93 è poi stato reiterato quattro volte: 8 novembre 1993, n. 438, 7 gennaio 1994, n. 8, 8 marzo 1994, n. 164 e 6 maggio 1994, n. 237.

La Camera dei Deputati non ha però approvato la conversione in legge di quest'ultimo D.L. 237/94 ritenendo non sussistenti i motivi di urgenza prescritti per tale forma di decretazione.

20.3 Le circolari ministeriali e la giurisprudenza

Le fonti giuridiche illustrate, in particolare l'art. 7 della legge 99/31, hanno subìto una profonda evoluzione interpretativa, dal secondo dopoguerra, soprattutto riguardo alla facoltà di vendita al minuto di piante officinali da parte dell'erborista.

Sull'argomento si sono via via espresse sia le Autorità competenti, cioè i vari Ministeri, intervenendo con circolari, a dir il vero poco esplicative, tentando così di arginare momentaneamente le falle, sia gli organi giurisprudenziali, a vari livelli, che hanno tentato l'interpretazione delle norme esprimendosi però in maniera incostante.

Già con la circolare del Ministero dell'Agricoltura e delle Foreste del 2 dicembre 1940, n. 8559, che così recita "*L'erborista diplomato può vendere al minuto le piante officinali previa autorizzazione del Medico Provinciale, purché non a dose e forma di medicamento*" vengono modificate le condizioni per la vendita delle piante officinali da parte degli erboristi, cioè viene data una interpretazione estensiva dell'art. 7.

Successivamente, poiché le Università italiane bandivano i corsi per il conseguimento del diploma di erborista definendolo come "*titolo tassativamente prescritto per esercitare la coltivazione ed il commercio all'ingrosso e al minuto delle piante officinali e per la loro utilizzazione*", la Federazione degli Ordini dei Farmacisti Italiani (F.O.F.I.) protestò presso il Ministro della Pubblica Istruzione il quale accolse la tesi della F.O.F.I. ed emanò una circolare (n. 640 del 21 aprile 1967) indirizzata ai Rettori delle Università e ai Ministeri della Sanità e dell'Agricoltura e delle Foreste. In tale circolare veniva precisato che "*la vendita al dettaglio delle piante officinali e le loro droghe è riservata ai farmacisti in farmacia*" e invitava quindi i Rettori a specificare nei bandi che "*il diploma di erborista conferisce solo l'autorizzazione a coltivare e raccogliere piante officinali indigene ed esotiche, nonché alla preparazione industriale di esse*".

Il Ministero dell'Agricoltura e delle Foreste rispose, con nota del 16 giugno 1967, praticamente confermando quanto esplicitato nella precedente citata circolare del 1940, esprimendo l'avviso che la prerogativa del farmacista "*sia limitata alla vendita al pubblico delle piante e parti di piante medicinali nel solo caso in cui la vendita medesima sia effettuata a forma e dose di medicamento*" e pertanto invitò le Università "*a rendere nota la validità del diploma di erboristeria per esercitare anche il commercio al minuto delle piante officinali*". La nota si concludeva sollecitando il Ministero della Pubblica Istruzione a riesaminare le decisioni adottate.

La F.O.F.I. protestò ancora ed il Ministero della Pubblica Istruzione rispose al Ministero dell'Agricoltura e delle Foreste con la nota n. 1315 del 30 agosto 1967, nella quale venivano confermate le disposizioni precedentemente dettate, appellandosi anche alla sentenza della

Suprema Corte di Cassazione, III Sezione, del 6 febbraio 1960, nella quale era affermato il divieto assoluto per gli erboristi di vendere al minuto le piante officinali.

Il Ministero dell'Agricoltura e delle Foreste si rivolse poi, con una nota datata 13 marzo 1968, al Ministero della Sanità facendo rilevare, tra l'altro, che, avendo la legge 7 novembre 1942, n. 1528, abrogato i punti b) e c) dell'art. 124 del T.U.LL.SS. del 1934, così eliminando praticamente le tabelle V e VI della FU VI del 1940[25] "*nessuna limitazione verrebbe più posta dal summenzionato Testo Unico alla vendita dei prodotti iscritti in FU* (tra cui sono comprese piante officinali) *quando tale vendita non venga effettuata a dose o forma di medicamento. Da ciò sembra potersi dedurre che la vendita delle piante officinali iscritte nella FU* (e quindi anche quelle non iscritte) *non possa essere riservata ai farmacisti se non quando ricorra l'ipotesi di cui sopra*".

La nota si concludeva con l'invito rivolto al Ministero della Sanità ad esprimere "il proprio punto di vista sulla possibilità della vendita da parte dei diplomati in erboristeria delle piante officinali quando la medesima non avvenga a dose o forma di medicamento".

Il Ministero della Sanità, con la circolare n. 237 dell'11 dicembre 1968, prendendo lo spunto dai metodi di cura posti in atto da alcuni istituti e case di cura, che praticavano terapie revulsive con prodotti fitoterapici, ribadì che, qualora una preparazione erboristica presentasse proprietà o indicazioni terapeutiche, poteva essere venduta solo come specialità medicinale.

Finalmente il Consiglio di Stato, Sezione II, pronunciandosi in materia, in data 3 febbraio 1970, su richiesta del Ministero dell'Agricoltura e delle Foreste, espresse un ben articolato parere (n. 67) richiamando la legge 7 novembre 1942, n. 1528, sopra ricordata.
Il Consiglio di Stato si pronunciò affermando che "*agli erboristi, ai sensi dell'art. 7 legge 6 gennaio 1931, n. 99, è consentita la vendita al minuto di piante officinali ed esotiche destinate ad uso diverso da quello terapeutico*".

Pertanto il Consiglio di Stato ammise la vendita di piante officinali e loro prodotti da parte degli erboristi con esclusione di quelle a dose e forma di medicamento o quando venissero loro attribuite, in qualsiasi forma, proprietà o finalità terapeutiche.

---

[25] Tali tabelle elencavano i prodotti vendibili da tutti senza restrizioni e altri prodotti vendibili dai non farmacisti, sotto l'osservanza di speciali condizioni e restrizioni (salvo il disposto per i veleni). Gli elenchi aboliti erano sostituiti con altro elenco di prodotti la cui vendita era subordinata a presentazione di ricetta medica.

Questo orientamento, che annullava di fatto la sentenza della Corte di Cassazione del 1960, venne poi fatto proprio dal Ministero della Sanità che, con la circolare n. 800.7/OAG/3904 del 25 novembre 1977, ribadì la riserva al farmacista della vendita al minuto delle piante, loro parti e miscele e dei derivati delle stesse, riserva che deve considerarsi assoluta "*soltanto nel caso in cui questi per caratteristiche formali estrinseche e/o elementi sostanziali intrinseci dimostrabili*" devono essere considerati a tutti gli effetti dei medicinali.

Anche dopo il pronunciamento del Consiglio di Stato le dispute tra farmacisti ed erboristi non terminarono ed il Ministero della Sanità (Direzione Generale del Servizio Farmaceutico Divisione VII) tornò sull'argomento, con la circolare n. 1 (n. 800.7.AG.8/254) dell'8 gennaio 1981 dal titolo "*Prodotti a base di piante medicinali*", ben nota anche come circolare Aniasi dal nome dell'allora Ministro della Sanità.

Ci sembra opportuno riportare qui integralmente il testo della circolare, anche perché sarà utile per la comprensione della giurisprudenza.

Continuano ad essere segnalate a questo Ministero irregolarità nella vendita di piante medicinali e di prodotti a base delle stesse.
La materia trova tuttora la propria disciplina in disposizioni generali contenute nel T.U. delle leggi sanitarie approvato con R.D. 27 luglio 1934, n. 1265 (e relativi regolamenti), e in quelle speciali della legge 6 gennaio 1931, n. 99 (che, peraltro, in base al disposto dell'art. 1, secondo comma, della stessa, dovrebbe ritenersi applicabile alle sole piante medicinali, aromatiche e da profumo comprese nell'elenco approvato con R.D. 26 maggio 1932, n. 772).
In attesa di auspicabili interventi a livello legislativo, che diano al settore un più chiaro assetto normativo, anche in armonia con gli orientamenti nel frattempo eventualmente definiti in sede comunitaria, occorre richiamare l'attenzione di tutte le categorie interessate sulla necessità di un rigoroso rispetto delle norme vigenti.
Tenuto conto delle predette norme, dell'avviso espresso dal Consiglio di Stato con parere n. 67 del 3 febbraio 1970, di alcuni orientamenti emersi dal Consiglio Superiore di Sanità, nonché della documentazione tecnica disponibile, questa Amministrazione ritiene opportuno precisare e puntualizzare quanto segue:

1) *I prodotti a base di piante medicinali, spesso pubblicizzati come "miscele di erbe" o "tisane", ma presentati anche con diversa denominazione, forma e modalità d'impiego, non possono in nessun caso essere posti in commercio senza preventiva registrazione pres-*

so questo Ministero, se (a mezzo delle etichette o dei fogli illustrativi delle relative confezioni, o con separati stampati o in qualsiasi altro modo) agli stessi vengano attribuiti effetti terapeutici. Non vi è dubbio, infatti, che detta attribuzione è sufficiente, ai sensi dell'art. 9, c. 2 del Regolamento approvato con R.D. 3.3.1927, n. 478, a qualificare i prodotti come specialità medicinali, con le conseguenze previste dagli artt. 168 e 169 del T.U. delle Leggi Sanitarie approvato con R.D. 27 luglio 1934, n. 1265.

2) *Indipendentemente dalle diciture riportate sulla confezione, si ritiene che siano soggetti alla normativa dei medicinali (specialità medicinali, prodotti galenici) i preparati a base di piante ad alto potere tossico o di particolare attività farmacologica, quali quelle riportate nell'elenco esemplificativo contenuto nell'allegato A.*
La presenza di piante di tal genere, infatti, fa presumere il possibile raggiungimento, nell'utilizzazione del prodotto, di dosi terapeutiche e/o potenzialmente nocive per la salute.

3) *Ai sensi dell'art. 122 del menzionato T.U. delle Leggi Sanitarie approvato con R.D. 27 luglio 1934, n. 1265, la vendita al pubblico di medicinali a dose o forma di medicamento non è permessa che ai farmacisti e deve essere effettuata nella farmacia sotto la responsabilità del titolare della medesima.*
Soltanto il farmacista, pertanto, può vendere al pubblico i prodotti a base di piante medicinali regolarmente registrati come specialità medicinali, nonché quelli preparati, sotto forma di galenici preconfezionati, da officine farmaceutiche a ciò autorizzate da questo Ministero.
Il farmacista è anche autorizzato - oltreché a vendere, nel rispetto della vigente normativa, le piante di cui al precedente punto 2) e ogni altra pianta medicinale e officinale - a preparare a dose e forma il medicamento, per la vendita diretta al pubblico nella propria farmacia, prodotti semplici o composti a base di piante medicinali. Tali prodotti, peraltro, non devono essere sigillati, non devono avere nome speciale costituente marchio di fabbrica, non devono essere oggetto di pubblicità, in qualsiasi modo o sotto qualsiasi forma effettuata; altrimenti essi ricadrebbero sotto le disposizioni concernenti le specialità medicinali (vedi articolo 10 del Regolamento approvato con R.D. 3 marzo 1927, n. 478).

4) *L'area delle piante medicinali vendibili fuori di farmacia deve essere invece individuata nel gruppo delle piante suscettibili di impie-*

ghi diversi da quello terapeutico, largamente acquisite da tempo nell'uso domestico, nell'alimentazione, nella correzione organolettica dei cibi, ecc., talora in grado di operare qualche intervento favorente le funzioni fisiologiche dell'organismo e ritenute, comunque, innocue.
Nell'allegato B è riportato - ancora in via esemplificativa - un elenco di piante medicinali, aromatiche e da profumo che, ad avviso di questa Amministrazione, possono essere vendute anche fuori di farmacia e, in particolare, nelle erboristerie, nel rispetto, ovviamente, delle vigenti disposizioni sul commercio.

5) *Chi è in possesso del diploma di erborista, rilasciato dalle apposite scuole istituite presso facoltà universitarie, ai sensi della legge 6 gennaio 1931, n. 99, è inoltre autorizzato a raccogliere "piante officinali" (quali definite dal già menzionato 2° comma dell'art. 1 della predetta legge), nonché a coltivarle e a sottoporle a preparazione industriale.*
La raccolta di piante officinali è altresì consentita a chi sia munito della "carta di autorizzazione" rilasciata dalle autorità comunali (v. artt. 1, 2 e 3 della stessa legge n. 99/1931).

6) *Agli erboristi non è consentita la miscelazione estemporanea di piante su prescrizione medica o, comunque, per qualsiasi finalità terapeutica. Tanto meno a essi è consentito di suggerire al cliente rimedi a base di erbe contro malattie o malesseri sintomatici.*
Pratiche di tal genere esporrebbero l'autore all'irrogazione delle sanzioni previste dall'art. 348 del Codice Penale, per esercizio abusivo della professione di farmacista o di quella di medico, oltreché al rischio di subire le ulteriori conseguenze penali e civili dovute all'illegittimo comportamento.

7) *Per la registrazione, come specialità medicinali, di prodotti a base di piante dotati di attività terapeutica, le imprese produttrici operanti sul territorio nazionale debbono inoltrare apposita domanda a questo Ministero, ai sensi delle vigenti disposizioni in materia (vedi articoli 162 e seguenti del citato T.U. delle Leggi Sanitarie; articoli 13 e seguenti del Regolamento approvato con R.D. 3 marzo 1927, n. 478), oltre a chiedere l'autorizzazione alla produzione di Specialità Medicinali (art. 161 T.U. Leggi Sanitarie; articoli 1 e seguenti del citato Regolamento), ove non posseduta.*

Per i prodotti d'importazione, si richiamano le disposizioni degli articoli 29 e 30 del menzionato Regolamento del 1927.
La domanda di registrazione dovrà essere suffragata da una documentazione tecnico-analitica idonea al riconoscimento e dosaggio di quei principi attivi ai quali si ascrivono le indicazioni terapeutiche vantate dal prodotto. Purché si tratti di prodotti già noti, la documentazione farmacologica, tossicologica e clinica da allegare alla domanda di registrazione potrà essere di tipo bibliografico, secondo quanto previsto al punto 8 dell'articolo 4 della direttiva 65/65 CEE, concernente il ravvicinamento delle disposizioni legislative, regolamentari e amministrative, relative alle specialità medicinali.
I prodotti con caratteristiche di specialità medicinali, eventualmente in commercio senza la prescritta registrazione, devono essere immediatamente ritirati dalle imprese produttrici e distributrici.

Con questa circolare il Ministero della Sanità cercò di chiarire ulteriormente le attribuzioni di farmacisti ed erboristi, ribadendo alcuni punti fondamentali, come la validità della normativa allora vigente per i medicinali di sintesi anche per le piante, loro parti e prodotti con proprietà medicinali o indicazioni terapeutiche, e riportando elenchi esemplificativi di piante di uso medicinale e di uso erboristico salutare. Le piante dell'area salutare sono quelle per le quali può essere esclusa con certezza una attività terapeutica, qualunque siano le modalità d'uso, e pertanto sono vendibili anche fuori della farmacia.

La circolare usa l'aggettivo esemplificativo in quanto i due elenchi sono solo indicativi e non si deve intendere che le piante non comprese negli elenchi possano essere vendute liberamente. La formazione dei due elenchi è basata sulla "*presunzione del possibile raggiungimento nell'utilizzazione del prodotto di dosi terapeutiche e/o potenzialmente nocive per la salute*".

D'altra parte la circolare chiarisce anche che le piante e i prodotti a base di piante, comprese nell'elenco B, pubblicizzati come miscele di erbe o tisane, se agli stessi vengano attribuiti, "*a mezzo di etichette o fogli illustrativi o in qualsiasi altro modo*", effetti terapeutici, devono essere considerati medicinali a tutti gli effetti. Quindi la circolare aggiunge poco alla definizione della posizione dell'erborista per il quale vengono confermati i vecchi divieti della legge 99/31, come la proibizione di miscelare piante o loro derivati su prescrizione medica e quella di consigliare o suggerire al cliente rimedi contro malattie o malesseri.

Allegato A

Elenco (esemplificativo) di piante medicinali vendibili soltanto dal farmacista, in farmacia

Nome comune	*Nome botanico*
Aconito	*Aconitum napellus* L.
Adonide primaverile	*Adonis vernalis* L.
Aloe	*Aloe vera* L.
	Aloe succotrina Lamk.
Arnica	*Arnica montana* L.
Aristolochia	*Aristolochia clematitis* L.
Assenzio maggiore o romano	*Artemisia absinthium* L.
Belladonna	*Atropa belladonna* L.
Boldo	*Peumus boldus* Mol.
Brionia	*Bryonia dioica* Jacq.
Cascara sagrada	*Rhamnus purshiana* DC.
Cicuta	*Conium maculatum* L.
Calamo aromatico	*Acorus calamus* L.
Colchico	*Colchicum autumnale* L.
Coloquintide	*Cucumis colocynthis* L.
Convallaria	*Convallaria majalis* L.
Coridale cava	*Corydalis cava* Schweigger et Koerte
Digitale	*Digitalis purpurea* L.
	Digitalis lanata Ehrh.
Dulcamara	*Solanum dulcamara* L.
Efedra	*Ephedra distachya* L.
Elaterio	*Ecballium elaterium* A. Rich
Elleboro	*Helleborus spp.*
Eupatoria	*Eupatorium rugosum* L.
Evonimo	*Euonymus atropurpureus* Jacq.
Fava Tonka	*Coumarouna odorata* Willd.
	Coumarouna oppositifolia Willd.
Felce maschio	*Aspidium filix-mas* Swartz
Frangola	*Rhamnus frangula* L.
Gelsemio	*Gelsemium sempervirens* L.
Gialappa	*Exogonium purga* Benth
Ginestra	*Cytisus scoparius* L.
Giusquiamo	*Hyoscyamus niger* L.
Idraste	*Hydrastis canadensis* L.
Ipecacuana	*Uragoga ipecacuanha* Baill.
	Uragoga granatensis Baill.
Iperico	*Hypericum perforatum* L.
Ippocastano	*Aesculus hippocastanum* L.
Kousso o cusso	*Banksia abyssinica* Bruce
Lattuga virosa	*Lactuca virosa* L.
Lobelia	*Lobelia inflata* L.
Noce vomica	*Strychnos nux vomica* L.

→ *segue*

→ *seguito*

Nome comune	*Nome botanico*
Oleandro	*Nerium oleander* L.
Passiflora incarnata	*Passiflora incarnata* L.
Podofillo	*Podophyllum peltatum* L.
Poligala nostrale	*Polygala vulgaris* L.
Poligala virginiana	*Polygala senega* L.
Quebraco	*Aspidosperma quebracho* Schlecht.
Rauwolfia serpentina	*Rauwolfia serpentina* Benth.
Sabina	*Juniperus sabina* L.
Sanguinaria	*Sanguinaria canadensis* L.
Scilla	*Scilla maritima* L.
Senecio	*Senecio vulgaris* L.
Senna	*Cassia angustifolia* Vahl.
Stramonio	*Datura stramonium* L.
Strofanto	*Strophanthus kombé* Oliver
Tabernanthe	*Tabernanthe iboga* Baill. H. Bn.
Valeriana	*Valeriana officinalis* L.
Veratro bianco	*Veratrum album* L.
Veratro verde	*Veratrum viride* Aiton
Vinca	*Vinca major* L. e *Vinca minor* L.
Vischio bianco	*Viscum album* L.
Yohimbe	*Corynanthe yohimbe* K. Schum.

Allegato B

Elenco (esemplificativo) di piante medicinali aromatiche e da profumo vendibili anche fuori di farmacia

Nome comune	*Nome botanico*
Aglio	*Allium sativum* L.
Angelica	*Angelica archangelica* L.
Angostura vera	*Galipea cusparia* DC.
Anice stellato	*Illicium verum* Hooker
Anice volgare	*Pimpinella anisum* L.
Arancio amaro	*Citrus aurantium amara* Link.
Assa fetida	*Ferula asa-foetida* Regel
Cacao	*Theobroma cacao* L.
Caffè	*Coffea arabica* L.
Calendula	*Calendula officinalis* L.
Camomilla romana	*Anthemis nobilis* L.
Camomilla volgare	*Matricaria chamomilla* L.
Cannella	*Cinnamomum zeylanicum* Nees
Carciofo	*Cynara scolymus* L.
Cardamomo	*Elettaria cardamomum* With. et Maton.
Carruba	*Ceratonia siliqua* L.
Cascarilla	*Croton eleuteria* Bennet
Chimafila	*Chimafila umbrellata* DC.
Cicoria	*Cichorium intybus* L.

→ *segue*

→ *seguito*

Nome comune	*Nome botanico*
Cipolla	*Allium cepa* L.
Citronella	*Cymbopogon nardus* Rendle
Cola (noci di)	*Kola acuminata* Schott et Endlich
Coriandolo	*Coriandrum sativum* L.
Cumino	*Cuminum cyminum* L.
Curcuma	*Curcuma longa* L.
Elicriso	*Helichrysum italicum* G. Don.
Fieno greco	*Trigonella foenum-graecum* L.
Finocchio	*Foeniculum vulgare* Miller
Galanga	*Alpinia officinarum* Hance
Garofano (chiodi di)	*Caryophyllus aromaticus* L.
Ginepro	*Juniperus communis* L.
Gramigna	*Agropyron repens* P. de Beauvois
Issopo	*Hyssopus officinalis* L.
Lavanda	*Lavandula officinalis* Chaix
Limone	*Citrus medica var. limonum* L.
Lino (semi di)	*Linum usatissimum* L.
Liquirizia	*Glycyrrhiza glabra* L.
Luppolo	*Humulus lupulus* L.
Maggiorana	*Majorana hortensis* (L.) Benth.
Mais	*Zea mays* L.
Malva	*Malva sylvestris* L.
Mandarino	*Citrus nobilis* Andrews
Mandorlo	*Amygdalus communis*
Marrubio	*Marrubium vulgare* L.
Melissa	*Melissa officinalis* L.
Melograno	*Punica granatum* L.
Menta piperita	*Mentha piperita* (L.) Huds.
Origano	*Origanum spp.*
Pepe	*Piper nigrum* L.
Pruno virginiano	*Prunus serotina* Ehrt. Willd.
Rosa	*Rosa centifolia* L. - *Rosa gallica* L.
Rosmarino	*Rosmarinus officinalis* L.
Salvia	*Salvia officinalis* L.
Sambuco	*Sambucus nigra* L.
Sedano selvatico	*Apium graveolens* L.
Sesamo	*Sesamum indicum* L.
Tamarindo	*Tamarindus indica* L.
Tarassaco	*Taraxacum officinale* Weber
Tè	*Thea sinensis* L.
Tiglio	*Tilia*
Timo serpillo	*Thymus serpillum* L.
Timo volgare	*Thymus vulgaris* L.
Trifoglio fibrino	*Menyanthes trifoliata* L.
Vaniglia	*Vanilla planifolia* Andrews
Viola mammola	*Viola odorata* L.
Zafferano	*Crocus sativus* L.
Zedoaria	*Curcuma zedoaria* Roxb.
Zenzero	*Zingiber officinale* Roscoe

La circolare del 1981 ha dunque individuato un duplice criterio, formale e sostanziale, per la qualificazione di una pianta officinale come medicinale, cioè per uso terapeutico, e si può affermare che, senza dubbio, essa ha precorso i tempi anticipando il D.L.vo 178/91.

Comunque la circolare Aniasi non ha risolto il problema, anzi, tutt'altro! Infatti ha originato una vasta e poco costante giurisprudenza, che passeremo in rassegna, che ha dato maggior rilievo al criterio formale e non ha riconosciuto la validità dei due elenchi della circolare. Anzi la circolare stessa viene ritenuta dalla giurisprudenza di nessun valore legale, come diversamente non poteva essere, in quanto la sua stessa natura di circolare, teleologicamente ed istituzionalmente diretta agli organi periferici dell'Amministrazione emanante, ha soltanto un valore esplicativo ed è del tutto priva di efficacia in campo penale. Tuttavia non si può non riconoscere che con essa il Ministero della Sanità non intese emanare norme sostanziali ma, prendendo spunto dal malcontento che regnava nella vendita delle piante officinali, solo richiamare le disposizioni legislative e regolamentari vigenti in materia di vendita di prodotti a base di piante officinali.

Da quanto è stato esposto finora risulta evidente che, secondo la legislazione vigente, non può essere commercializzato al di fuori della farmacia alcun prodotto che:

a) sia presentato come avente proprietà curative o profilattiche o che possegga effettivamente tali proprietà;
b) sia a dose e forma di medicamento.

La giurisprudenza di questi ultimi anni, soprattutto pretorile, ma anche di TAR e della Corte di Cassazione, ha riguardato soprattutto la commercializzazione al minuto di piante, o di prodotti di piante, vendute con finalità terapeutiche e/o a dose e forma di medicamento.

Su queste basi la giurisprudenza ha posto in luce sia le responsabilità del farmacista (soprattutto per dispensazione di specialità medicinali non registrate) che dell'erborista, incriminato quasi sempre per esercizio abusivo della professione di farmacista. Si deve tuttavia rilevare che, in molti casi, i reati sono dovuti più ad ignoranza o interpretazione soggettiva della legge che alla volontà di evaderla.

Le sentenze che si riferiscono al decennio 1981-1991, che qui riportiamo, rivelano, con la loro contraddittorietà, l'incostanza della giurisprudenza in materia e confermano la necessità e l'urgenza di una nuova normativa. Dopo l'emanazione del D.L.vo 178/91, con la definizione precisa di "*medicinale*", le controversie sono più rare e la giurisprudenza è costante.

La Corte di Cassazione - Sez. VI, con la sentenza n. 712 del 24-11-1981, in contrapposizione alla giurisprudenza pretorile, considerò lecita l'indicazione orale di proprietà terapeutiche attribuite a prodotti erboristici, compresi nella tabella merceologica autorizzata, poiché sulle confezioni non era stata rilevata l'esistenza di etichette, depliants, ecc., recanti l'indicazione dell'eventuale posologia dei prodotti e le proprietà terapeutiche.

La sentenza richiama anche una circolare del Ministero dell'Industria e Commercio(26) che affermava che "*le vendite di piante officinali destinate ad uso medicamentoso sono riservate ai farmacisti, mentre la vendita di tali piante, senza la indicazione di alcun uso medicamentoso, può essere esercitata dagli erboristi in possesso del relativo diploma e delle licenze amministrative rilasciate dalle competenti autorità*".

La Pretura di Cagliari, con la sentenza n. 795 emessa il 15 giugno 1982, stabilì che "*i divieti di vendita di piante officinali contenuti in una circolare non costituiscono reato per chi li viola*"(27). La sentenza così recita: "*Poiché in base alla vigente legislazione la vendita di piante officinali oggettivamente dosate per dosaggio o presentazione del prodotto ad uso medicamentoso è riservata ai farmacisti, mentre la vendita di tali piante senza l'indicazione di alcun uso medicamentoso può essere esercitata dagli erboristi autorizzati, non costituisce reato, la vendita al pubblico in erboristeria di erbe ricomprese nell'elenco di cui all'allegato A della circolare n. 1/1981 del ministero della Sanità nel quale sono indicate le piante che possono essere vendute soltanto dal farmacista in farmacia; come è noto la circolare non può essere considerata fonte di diritto idonea a regolamentare difformemente una materia già sottoposta a disciplina legislativa*".

La sentenza del 23-6-1982 della Pretura di Torino richiama quella citata della Suprema Corte e riafferma la sussistenza del reato penale di esercizio abusivo della professione di farmacista quando l'erborista, pur vendendo prodotti compresi nella tabella merceologica di sua

---

(26) Lettera circolare del 9 luglio 1977 diretta alle Camere di Commercio ed avente per oggetto la legge 11 giugno 1971, n. 426.

(27) Rass. Dir. Farm. XVI, 982 (1985).

competenza, effettua la vendita con modalità (dose e forma) che fanno emergere con chiarezza la natura medicinale del prodotto.

Nella sentenza del 26-6-1982 della stessa Pretura di Torino viene ribadito che l'erborista, nell'ambito che gli è consentito, può vendere estratti o erbe che hanno anche proprietà terapeutiche, ciò che non gli è consentito è vendere tali sostanze vantandone le proprietà e a forma o dose di medicamento, intendendo per dose "*quella che si smaltisce in una determinata e appropriata quantità per servire alla persona che ne ha bisogno*" e per forma "*l'adattamento del medicinale alle condizioni necessarie per servire allo scopo senza che occorra sottoporlo a combinazione o preparazione chimica o farmaceutica per somministrarlo*".

Questo concetto è anche quello che si evince nella decisione n. 279 *del 14-7-1984 del TAR Emilia Romagna*, sede di Bologna. Il divieto per gli erboristi di vendita al minuto di piante o loro prodotti è limitato solo ai medicinali a dose e forma di medicamento. "*Ne consegue*", recita la sentenza, "*che nelle erboristerie possono essere vendute piante anche medicinali e loro prodotti purché per impieghi diversi da quelli terapeutici, cioè per uso domestico, per alimentazione, per correzione organolettica dei cibi, talvolta in grado di operare interventi favorenti le funzioni fisiologiche dell'organismo, ma ritenute comunque innocue*". (Viene richiamato il punto 4 della citata circolare 1981 del Ministero della Sanità).

Di particolare interesse appare la decisione *del 19 gennaio 1984 del tribunale di Bassano del Grappa* assunta dopo una sentenza pretorile che aveva riconosciuto un erborista colpevole di esercizio abusivo della professione medica poiché aveva consegnato ai clienti alcuni ciclostilati che riportavano le terapie per certe malattie e suggerito le dosi da assumere. In sede di appello il tribunale di Bassano del Grappa prosciolse l'erborista ritenendo regolare la sua condotta adducendo, ad esempio, la presenza di tanti suggerimenti e consigli terapeutici e medici riportati giornalmente dalla stampa.

La Pretura di Cles, nella sentenza n. 40 del 24-5-1985, in sintonia con precedenti sentenze pretorili, riafferma che ai farmacisti è riservata la vendita di piante officinali destinate ad uso medicamentoso, mentre la vendita degli stessi prodotti, senza l'indicazione di alcun uso terapeutico, può essere esercitata dagli erboristi autorizzati. Ma "*Esercita abusivamente la professione di medico e farmacista il titola-*

re di un esercizio di erboristeria che sulla base di ricetta medica preparì una pomata per la cura di uno stato di malattia consigliando al paziente dosi e posologia". Nella sentenza in questione viene inoltre asserito che "*è irrilevante sotto il profilo penale la elencazione delle piante officinali di cui alla circolare n. 1 del 1981 del Ministero della Sanità in quanto, da un lato, esemplificativa e, dall'altro, contenuta in un provvedimento* (circolare) *teleologicamente ed istituzionalmente diretto agli organi interni e decentrati della stessa amministrazione emanante e di per sé ostativa ad una provante efficacia nel campo penale*". In altre parole, la violazione della circolare ministeriale non costituisce reato in quanto è evidente che l'inclusione di una pianta in un elenco allegato ad una circolare ministeriale non attribuisce carattere medicamentoso alla pianta stessa.

Nell'ordinanza del 19-9-1987 della Pretura di Milano viene ancora una volta asserito che "*la circolare n. 1 del 1981 del Ministero della Sanità, che consente la vendita solo ai farmacisti di alcune piante officinali, ha carattere meramente regolamentare e non vincolante. Pertanto quando le piante officinali vendute nell'erboristeria non riportano alcuna indicazione terapeutica, non ricorre alcuna violazione di legge*".

Questa interpretazione è dunque attualmente prevalente in giurisprudenza e consolidata, come si evince dalla sentenza n. 580 del *19-5-1988 della Pretura di Modena*: l'erborista può vendere piante officinali purché non a dose e forma di medicamento. Il Pretore di Modena ritiene che la circolare n. 1 del 1981 del Ministero della Sanità sia irrilevante perché fornisce una regolamentazione troppo generica e non sufficientemente rigorosa nel distinguere le piante officinali in base alla semplice presunzione del possibile raggiungimento di dosi terapeutiche.

La decisione del TAR Lazio - Sez I, n. 508 del 4 marzo 1987 correttamente giudica legittimo il provvedimento ministeriale di sequestro di un prodotto erboristico che presentava sulla confezione una indicazione terapeutica poiché, con tale attribuzione, il prodotto doveva essere considerato specialità medicinale e quindi soggetto all'autorizzazione all'immissione in commercio.
Infatti debbono essere considerate specialità medicinali anche i prodotti di erboristeria quando, indipendentemente dalla loro composizione e dagli effetti realmente procurati, siano i produttori o i venditori ad attribuire agli stessi proprietà curative. Nel caso in giudizio il

prodotto riportava sull'etichetta caratteristiche proprie delle specialità medicinali.

La decisione n. 41 del 30-1-1990 del TAR Lombardia - Sezione di Brescia conferma l'orientamento, ormai consolidato in giurisprudenza, di ritenere reato di esercizio abusivo della professione di farmacista la vendita al minuto in erboristeria di piante officinali e loro prodotti con indicazioni terapeutiche o a dose e forma di medicamento.
Quando le piante officinali e loro prodotti siano suscettibili di altre utilizzazioni (non terapeutiche) è consentita la vendita anche agli erboristi. "*È pertanto illegittima la pretesa del Comune di escludere dall'autorizzazione commerciale rilasciata ad erborista diplomato la vendita di piante officinali che non assumano dose e forma di medicamento*".

Il Pretore di Genova, con la sentenza n. 1720 del 22-11-1991, ha correttamente ritenuto colpevole del reato di immissione in commercio di specialità medicinali non autorizzate, un titolare di farmacia che aveva posto in commercio "*prodotti erboristici confezionati a dose e forma di medicamento, in recipienti pronti per la vendita, contraddistinti con un nome speciale indicanti la posologia, nonché accompagnati da un opuscolo illustrativo delle proprietà terapeutiche e delle modalità di impiego dei prodotti stessi*". Non si capisce perché, in questa sentenza, il Giudice faccia riferimento all'art. 169 del T.U.LL.SS. invece che al già vigente art. 23 del D.L.vo 178/91.

La Pretura di Napoli invece ha disposto il sequestro preventivo di prodotti erboristici, *in data 7-4-1992 Proc. Gip n. 13989*, ravvisando il reato di cui all'art. 23 del D. L.vo n. 178/91 "*nella vendita in farmacia di prodotti a base di estratti di erbe presentati in forme di perle, preconfezionati e pubblicizzati con depliants che illustrano le proprietà delle piante, le indicazioni terapeutiche e le modalità d'uso*".
Il provvedimento del Giudice di Napoli appare perfettamente in linea con lo spirito dell'art. 1 del D.L.vo 178/91 perché dà rilievo alla presentazione del prodotto, cioè ai requisiti formali, senza tener conto delle sue caratteristiche intrinseche.

Il problema della presentazione di un prodotto erboristico come medicinale è stato recentemente oggetto anche di due ordinanze, una della Pretura e l'altra del Tribunale di Verona, nelle quali si perviene ad opposte conclusioni.

La Pretura di Verona, ordinanza del 1-6-1992, considera specialità medicinali i prodotti erboristici presenti in una erboristeria, in quanto accompagnati da una pubblicazione che attribuiva ad essi virtù profilattiche delle più svariate malattie. Il Giudice ordina pertanto il sequestro dei prodotti in questione ritenendo anche che l'espressione profilattiche sia stata usata proprio con lo scopo di eludere un divieto di legge.

Il Tribunale di Verona, ordinanza del 2-7-1992, riesamina il caso e si esprime in maniera opposta.
Il Giudice fa osservare infatti che "*è al momento della vendita al dettaglio che rilevano le modalità della presentazione del prodotto erboristico ai fini della sua qualificazione come medicinale ai sensi dell'art. 1 del D. L.vo 178/91: le attribuzioni ad esso di proprietà curative o profilattiche effettuate in qualsiasi modo nelle fasi precedenti la vendita al dettaglio non hanno rilevanza ai fini di stabilirne il carattere di medicinale*".

La controversa vicenda è stata risolta dalla Corte di Cassazione, con la sentenza n. 1597 del 19-5-1993 che ha affermato la natura di medicinali, ai sensi dell'art. 1 D. L.vo 178/91, dei prodotti sequestrati ed ha pertanto annullato l'ordinanza di dissequestro emessa dal Tribunale di Verona.
La sentenza della S.C. ricorda infatti che i venditori al minuto presentavano[28] il prodotto, pur senza etichetta, come avente proprietà medicamentose curative o profilattiche, in quanto i venditori stessi erano in possesso di pubblicazioni contenenti l'indicazione delle proprietà terapeutiche del prodotto e la sua posologia. Questo, secondo la S.C., "*è sufficiente per qualificare un prodotto erboristico come medicinale*".

Il Pretore di Pavia con la sentenza n. 2 del 14-1-1993 ha riconosciuto la responsabilità penale di un farmacista imputato di aver posto in vendita nella propria farmacia "*preparazioni alimentari a base di carotenoidi*" recanti la dicitura "*coadiuvanti dell'immunità naturale*". Secondo il Giudice ciò significa attribuire a tali prodotti un effetto

---

[28] La Corte di cassazione, Sez. I, aveva già dato una interpretazione del concetto di "presentazione" con la sentenza n. 3703 del 23-11-1992, riguardante la detenzione per il commercio di prodotti alimentari, pubblicizzati come adatti alla prevenzione ed alla cura delle malattie.

terapeutico e di profilassi e quindi le caratteristiche di specialità medicinali per le quali è necessaria oggi l'autorizzazione all'immissione in commercio (D.L.vo 178/91).

Sempre sulla stessa linea si è espresso il Pretore di Parma - Sezione di Fidenza - in data 27-1-1993, con la seguente sentenza: "Commette il reato di esercizio abusivo della professione di farmacista l'esercente un negozio di erboristeria che pone in commercio prodotti cui siano attribuite finalità terapeutiche, poiché - in base alla vigente legislazione - tali prodotti sono "*assimilati*" ai medicinali in quanto "*presentati*", e cioè pubblicizzati o reclamizzati come sostanze aventi proprietà curative o profilattiche delle malattie (nella specie, la vendita dei prodotti era accompagnata da specifiche pubblicazioni in cui venivano indicati oltre quattrocentocinquanta tipi di malattie curabili)".

Questa sentenza è stata ampiamente motivata e documentata dal magistrato ed è interessante la disquisizione anche sui prodotti erboristici usati come prodotti alimentari.

La sentenza n. 1134 del 22-12-1993 della Pretura di Udine che è molto chiara nella sua enunciazione: "*È sufficiente per qualificare un prodotto erboristico come medicinale ai sensi dell'art. 1 D.L.vo 178/91 il fatto che esso venga presentato, anche a mezzo della sola attività del venditore, come avente proprietà curative o profilattiche: il privato che venda medicinali senza la prescritta abilitazione commette il reato di abusivo esercizio della professione di farmacista*".
La sentenza riporta in motivazione la sentenza sopra ricordata della Corte di Cassazione n. 1597 del 19-5-1993.

La Corte di Cassazione, sez. III penale, con la sentenza n. 3953 del 12-4-1995 torna ad affermare che in carenza di una normativa specifica l'individuazione di un prodotto come erboristico è legata alla sua presentazione che deve essere esente da denominazioni, qualificazioni e informazioni, sia sulla confezione che sul materiale pubblicitario, tali da sorprendere la buona fede dell'acquirente. In caso contrario si ritiene applicabile l'art. 13 della Legge 283/62 sulla pubblicità ingannevole e con il pagamento del prezzo da parte dell'acquirente si concretizza il delitto di frode in commercio, di cui all'art. 515 del Codice Penale.

La sentenza n. 30 del 30-5-1995 della Pretura di Udine, sezione Latisana, ribadisce l'importanza della presentazione esteriore del prodotto di erboristeria salutare. Le confezioni di semi di lino ventilato detenute per la vendita in farmacia devono presentare l'etichettatura conforme a quella dei prodotti alimentari, previste dall'art. 3 del D.L.vo 109/92, la cui violazione configura un illecito amministrativo ascrivibile al farmacista a titolo di colpa.

La Corte d'Appello di Trieste, sez. I penale, con la sentenza del 16-4-1996 conferma che l'erborista che venda specialità medicinali non autorizzate incorre nel reato di esercizio abusivo della professione di farmacista, sanzionato dall'art. 348 del Codice Penale.

Con la sentenza n. 5607 del 9-7-1996 la Pretura di Torino ribadisce che l'erborista che pone in vendita piante officinali, note da tempo per il loro uso medicamentoso ed elencate nel R.D. 26-5-1932 e a dose e forma di compresse e soluzione idroalcolica, incorre nella violazione dell'art. 122 del T.U.LL.SS. e dell'art. 348 del Codice Penale, pertanto commette illeciti amministrativi e penali.

Infine la sentenza n. 1557 dell'8-1-1997 della Corte di Cassazione, sez. VI penale, si riferisce a fatti avvenuti nel 1991, anteriormente quindi all'entrata in vigore del D.L.vo n. 185/95 sui medicinali omeopatici. Poiché all'epoca dei fatti i prodotti omeopatici non avevano ancora la qualifica di medicinali, la S.C. ha accolto il ricorso dell'erborista in quanto la vendita di tali prodotti non era allora di esclusiva competenza del farmacista e il suggerire innocui sistemi di cura popolare ed illustrare le proprietà salutifere delle piante non poteva essere inquadrato come esercizio abusivo della professione.

Dall'ampio panorama riportato sulle pronunce giurisprudenziali degli ultimi anni appare evidente l'orientamento rivolto a considerare medicamento anche tutto ciò che viene "*presentato*" come tale in quanto l'obiettivo finale è la garanzia dell'innocuità di qualsiasi prodotto per la tutela della salute di tutti i cittadini.

20.4 Le piante medicinali nelle FU IX, X e XI

La prima edizione della Farmacopea Ufficiale italiana è del 1892[(29)]; in questo testo, come negli altri dell'epoca, ufficiali e non, nei vari Stati, venivano in genere descritte le varie sostanze, la maggior parte vegetali, usate come medicamenti e le operazioni generali dell'arte farmaceutica.

(29) La FU I venne pubblicata in applicazione della "Legge per la tutela dell'Igiene e della Sanità Pubblica" del 22-12-1888, n. 5849.

Le Farmacopee erano soprattutto delle raccolte di ricette e di metodi per la preparazione di medicamenti. Non venivano invece riportate norme precise per riconoscere la qualità delle sostanze medicamentose.

Oggi con il termine Farmacopea s'intende un rigoroso manuale tecnico con valenza legale (quando è ufficiale), un codice merceologico di farmaci, eccipienti, veicolanti ed additivi di uso farmaceutico, che riporta anche la descrizione delle varie metodiche analitiche, sia quelle effettuabili in farmacia che nell'industria.

Lo scopo principale di una farmacopea modernamente intesa è quello di "*scegliere, tra le tante sostanze con azione terapeutica, quelle la cui utilità è pienamente stabilita e meglio interpretata*" e di indicare i metodi analitici per la loro caratterizzazione.

L'OMS nel 1952 ha dato la seguente definizione di Farmacopea: "Norma farmaceutica obbligatoria destinata ad assicurare in un'entità politica l'uniformità dell'origine, della qualità e della concentrazione dei medicamenti".

Fino alla fine del XIX secolo la preparazione dei medicamenti veniva effettuata in farmacia, seguendo le indicazioni delle formule della Farmacopea o le prescrizioni del medico. Poi, dai primi anni del 1900, i principi attivi puri di origine vegetale o di sintesi hanno sostituito i prodotti naturali, soprattutto estratti vegetali, e così la preparazione della maggior parte dei medicinali è passata all'industria e sono nate le specialità medicinali[30].

Per seguire questa evoluzione del farmaco anche le Farmacopee hanno rielaborato la loro impostazione trasformandosi in "*codici di qualità*" dei farmaci, anche per la sempre più sentita necessità di tutelare la salute dei cittadini.

La Farmacopea rappresenta oggi la prova evidente del grado di civiltà di un Paese, viene considerata infatti uno dei parametri indicatori dell'evoluzione scientifica, un metro cioè per misurare il progresso tecnologico, civile e sociale di un popolo.

Era necessaria questa premessa per comprendere l'andamento della presenza delle piante e droghe medicinali nelle varie edizioni della nostra Farmacopea.

Dopo l'avvento delle specialità medicinali è andata via via scomparendo la medicina tradizionale; infatti ciò si può desumere dal fatto

---

[30] La prima definizione di specialità medicinale nella normativa italiana si trova nell'art. 9 del R.D. 3 marzo 1927, n. 478.

che, mentre le prime edizioni della FU contenevano un rilevante numero di monografie di piante medicinali e droghe, nelle edizioni del dopoguerra (VII, 1965, VIII, 1972 e successive) le piante o parti di esse sono ridotte al minimo e prevalgono i medicinali di sintesi (anche perché la nostra FU viene da alcuni anni integrata dalla Farmacopea Europea).

Ovviamente ciò ha portato anche alla drastica riduzione delle preparazioni vegetali, come infusi, decotti, estratti, tinture, ecc.

Questo fenomeno non può essere interpretato soltanto con la diffusione delle specialità medicinali o come dovuto a motivazioni di carattere economico, certamente altri motivi, soprattutto scientifici strettamente collegati, possono spiegarlo più razionalmente.

Infatti oggi, come è stato già detto, qualsiasi prodotto medicinale deve possedere almeno tre requisiti fondamentali: efficacia terapeutica, dimostrata con studi approfonditi farmacologici e clinici, innocuità, cioè sicurezza d'impiego, confermata da studi tossicologici di vario tipo, e qualità, cioè l'esatta struttura chimica del principio attivo e l'esatta composizione della formulazione devono essere ben note e controllabili.

Purtroppo la difficoltà di stabilire con sicurezza, con metodi riproducibili, la composizione quali-quantitativa delle piante e dei loro prodotti attivi ha tenuto praticamente lontano per molti anni il regno vegetale dalle moderne Farmacopee.

Infatti era possibile effettuare sulle piante o sulle droghe pochi controlli: caratterizzazione botanica, esame dei caratteri fisici ed organolettici, riconoscimento qualitativo del o dei principi attivi.

Altri problemi erano connessi alla difficoltà di stabilizzazione, conservazione e standardizzazione.

Si può finalmente oggi affermare che questo *gap* è stato superato dalle moderne tecnologie analitiche, chimiche, chimico-fisiche e spettroscopiche, mediante le quali è possibile riconoscere la presenza anche di p.p.m. di sostanze chimiche, principi attivi, e di dosarle.

Così le varie tecniche cromatografiche (gascromatografia, cromatografia su strato sottile, HPLC), la spettrofotometria UV e IR, la Risonanza Magnetica Nucleare (protonica, del 13C, del 15N, del 31P, ecc.), la spettrometria di massa, di assorbimento atomico, di fluorescenza, ecc. permettono un controllo preciso sia dei prodotti originari che delle preparazioni e la loro standardizzazione accurata.

Tutte le tecniche analitiche ricordate permettono ovviamente anche il riconoscimento ed il dosaggio di eventuali sostanze tossiche o indesiderate eventualmente presenti (pesticidi, metalli pesanti, ecc.).

Infine il controllo microbiologico e l'appropriato confezionamento con le idonee modalità di conservazione possono oggi garantire prodotti di elevata qualità anche in campo erboristico.

Si è quindi passati da un uso empirico ad un uso scientifico delle piante medicinali con la codifica della loro qualità.

In questi ultimi anni, per svariate motivazioni che ormai tutti conoscono, si è rinnovato l'interesse per l'utilizzazione di rimedi vegetali per la cura di disturbi lievi e passeggeri e così la FU IX, 1985, recepì questa tendenza, potendolo ormai fare, tenuto conto della possibilità del controllo anche della qualità, come sopra è stato detto, e anche in considerazione del fatto che la FU italiana ha la sua collocazione primaria nell'ambito della Farmacia.

Così "*la Commissione di Farmacopea ha deciso di aumentare quanto più possibile il numero delle monografie delle droghe vegetali nella Farmacopea, effettuando una selezione accurata tra quelle che possono essere impiegate in fitoterapia e che si prestano alla preparazione di derivati semplici, nell'ambito della Farmacia.*

A queste considerazioni si deve aggiungere che in tutti i Paesi della CEE per richiedere l'autorizzazione all'immissione in commercio di specialità medicinali a base di droghe vegetali e loro derivati, oltre a dettagli sui costituenti principali basati su recenti dati scientifici aggiornati, sulla zona geografica di raccolta, sulla nomenclatura, con indicazione della varietà e del chemiotipo e della parte di pianta impiegata, si richiede anche la descrizione della composizione, dei saggi sui costituenti e per i possibili contaminanti: batterici, pesticidi, metalli tossici, fumiganti, radioattività. Si dovrà anche riportare lo sviluppo analitico, il dosaggio dei costituenti aventi proprietà terapeutiche e degli adulteranti, la evidenziazione delle impurezze, ecc. e la convalida dei corrispondenti metodi. La presenza di molte di tali caratteristiche nella Farmacopea, facilita l'allestimento della documentazione che, per le parti comuni, potrà fare riferimento alla Farmacopea"(31).

Le procedure per l'identificazione ed il controllo di qualità dei prodotti erboristici devono pertanto essere così rigorose come quelle per i medicinali di sintesi. E ciò perché è falso l'assunto che "*ciò che è naturale è garanzia di innocuità*".

Questo è certamente un punto molto importante e qualificante per le piante medicinali e loro prodotti, la loro presenza nella FU ne assicura i requisiti ed in Italia vige un sistema fortemente garantistico per il consumatore.

Per le piante medicinali o droghe o loro prodotti che non sono in FU il farmacista dovrà comunque impiegare e vendere sempre pro-

---

(31) Dall'introduzione al volume "Droghe vegetali e preparazioni" della FU IX, pag. XIV.

dotti garantiti per la purezza e l'ottima conservazione (cioè anche esenti da residui di pesticidi e radionuclidi, come per le piante utilizzate nel settore alimentare).

Sulla base di quanto finora detto, nel 1991 la FU IX venne integrata con un nuovo volume dal titolo "*Droghe vegetali e preparazioni*". La pubblicazione di questo volume certamente rappresentò un grande balzo in avanti per la fitoterapia e si può dire che molte piante hanno così ricevuto la consacrazione ufficiale della loro importanza farmaceutica.

Nel volume sono raccolte anche tutte le monografie delle droghe vegetali e loro preparazioni già precedentemente contenute nella FU IX, I e II supplemento e tutte quelle fino ad allora pubblicate nella Farmacopea Europea.

Sono in totale 101 monografie, di queste 19 sono estratti (fluidi, molli, secchi) e tinture, 4 polveri titolate, 16 essenze delle quali sono riportati i corrispondenti profili cromatografici. Delle restanti 62 monografie 30 sono riprese dalla Farmacopea Europea, II Ed.

Le 101 monografie dettano norme sulla descrizione dei caratteri della pianta o della droga o del derivato, riportano i saggi di identificazione e di ricerca di elementi estranei, la determinazione quantitativa del o dei principi attivi e le modalità di conservazione.

Il volume è preceduto dalle "*Avvertenze Generali*", che comprendono 18 paragrafi, che dettano norme di fondamentale importanza riguardo a: definizioni, raccolta, conservazione, informazioni che il farmacista deve pretendere dal fornitore, le istruzioni che il farmacista dispensatore deve riportare sulla confezione, comprese le istruzioni sull'uso e sulla conservazione. Importanti ed innovative sono poi le avvertenze relative ai contaminanti (microbici, aflatossine, metalli pesanti, radioattività, pesticidi) ed ai limiti consentiti.

"*Le Avvertenze Generali sono quindi la base per la regolamentazione della commercializzazione, attraverso le farmacie, di questi prodotti*" ed abbiamo voluto qui ricordarle e riportarle integralmente in quanto quasi tutte le monografie di droghe vegetali riportate nel volume citato sono state poi trasferite nelle successive edizioni della FU oppure recepite in quanto pubblicati come testi europei.

Riportiamo qui l'elenco delle piante, loro parti e derivati.

Monografie riportate nel volume "Droghe vegetali e preparazioni" della FU IX

Aloe delle Barbados
Aloe del Capo
Aloe estratto secco titolato
Altea
Amamelide foglie
Anice
Arancia amara corteccia
Arancia amara essenza
Arancia dolce essenza
Arnica
Arpagofito
Assenzio
Balsamo del Perù
Balsamo del Tolù
Balsamo del Tolù estratto idroglicerico
Belladonna
Belladonna estratto fluido
Belladonna estratto molle idroalcolico
Belladonna estratto secco
Belladonna polvere titolata
Benzoino del Laos
Bergamotto essenza
Biancospino
Boldo
Camomilla comune
Camomilla estratto secco idroalcolico ad alto titolo
Camomilla romana
Cannella
Capsico
Carciofo estratto secco idroalcolico
Cardo mariano
Cascara
Cascara estratto secco
Cascara estratto secco acquoso
Centella
Cera carnauba
Chenopodio essenza
China corteccia
China estratto fluido
Digitale
Eucalipto essenza
Finocchio amaro
Finocchio dolce
Finocchio dolce essenza
Frangola
Frangola estratto secco
Fuco
Garofano chiodi
Garofano essenza
Genziana
Genziana estratto fluido
Ginepro
Ginseng
Giusquiamo
Giusquiamo polvere titolata
Idraste
Ipecacuana
Ipecacuana estratto fluido
Ipecacuana polvere titolata
Ippocastano
Lauroceraso
Limone essenza
Lino seme
Liquirizia
Malva fiori
Malva foglie
Mandarino essenza
Manna
Melissa
Menta
Menta essenza
Mirra tintura
Mirtillo nero estratto secco idroalcolico ad alto titolo
Niaouli essenza
Noce vomica
Passiflora
Pino silvestre essenza
Poligala
Poligala estratto molle idroalcolico
Psillio
Rabarbaro
Rabarbaro estratto fluido
Rabarbaro estratto secco
Ratania
Ratania tintura
Rosmarino essenza
Salvia
Salvia essenza
Senna foglie
Senna acutifolia frutti
Senna angustifolia frutti
Stramonio
Stramonio polvere titolata
Tiglio
Timo
Timo essenza
Trementina essenza medicinale
Uva ursina
Valeriana
Valeriana estratto secco idroalcolico
Zafferano

AVVERTENZE GENERALI

1. *Le droghe vegetali descritte nella Farmacopea Ufficiale sono costituite da parti, da secreti, da escreti di piante che, come tali o come preparazioni, possono essere utilizzati a fini terapeutici o come sostanze ausiliarie per la preparazione di forme farmaceutiche.*
   I costituenti di dette droghe possono essere impiegati, per fini terapeutici o come sostanze ausiliarie, come tali o per emisintesi chimico-farmaceutiche.

2. *Il paragrafo introduttivo delle singole monografie indica se la monografia tratta la droga intera o sotto forma di polvere; nel caso in cui la monografia tratti la droga sia intera sia sotto forma di polvere, la definizione lo precisa chiaramente.*

3. *Salvo indicazioni particolari, le droghe vegetali si devono usare allo stato secco. Il termine "disseccato", usato nelle monografie, si riferisce alla droga sottoposta a disseccamento con un metodo idoneo. Quando non sia fissato un limite, esse non devono contenere più del 10 per cento di umidità ("Perdita di peso all'essiccamento").*

4. *Salvo indicazioni contrarie nelle singole monografie, i risultati dei saggi relativi alle ceneri solforiche, alle ceneri totali, alle sostanze solubili in acqua, alle sostanze solubili in alcol, al contenuto in essenza e all'umidità, sono calcolati con riferimento alla droga disseccata. I risultati delle determinazione quantitativa del o dei principi attivi o dei costituenti caratteristici sono calcolati con riferimento alla droga essiccata (FU IX, IV Suppl. 1996, pag. 285).*

5. *Le droghe vegetali devono essere di raccolta recente; devono essere di qualità scelta ed in perfetto stato di conservazione. Di norma la raccolta va fatta: per le foglie a completo sviluppo, per le radici ed i rizomi durante la fase di quiescenza della vegetazione, per le cortecce ed i legni a completo sviluppo della pianta, per i fiori ad antesi completa ed al sorgere del sole, per i frutti ed i semi a maturità.*

6. *L'analisi microscopica delle droghe vegetali polverizzate, se non altrimenti prescritto, deve farsi in sospensione acquosa: le misure degli elementi si stabiliranno mediante il micrometro oculare e sul porta oggetti si eseguiranno le reazioni istochimiche o microchimiche.*

7. *Le droghe vegetali devono essere fornite alla Farmacia in confezione integra, recante in etichetta le seguenti indicazioni:*
   - *nome ed indirizzo del produttore o del responsabile della commercializzazione;*
   - *denominazione della droga e nome botanico della pianta secondo il nome scientifico della specie ufficialmente riconosciuto ed accettato dalle Farmacopee o da documenti scientifici particolarmente qualificati, con eventuale indicazione, in parentesi, dei sinonimi più utilizzati;*
   - *luogo di origine della droga;*
   - *se ottenuta da pianta spontanea o coltivata;*
   - *data di raccolta, data di confezionamento e data limite di utilizzazione;*
   - *numero del lotto di lavorazione;*
   - *forma di presentazione della droga (se polvere con indicazione del numero).*

8. *Devono altresì essere fornite le informazioni relative a:*
   - *il titolo, che deve essere riferito al o ai principi attivi o costituenti caratteristici o ad altri caratteri specifici, riportati nelle singole monografie o comunque utili, se richiesti, ai fini di un idoneo impiego in terapia od in Farmacia;*
   - *la perdita all'essiccamento;*
   - *i trattamenti fisici o chimico-fisici utilizzati per la conservazione, anche durante la fase del trasporto e della distribuzione.*

9. *Fermo restando il disposto dell'art. 37 del R.D. 30 settembre 1938, n. 1706, il farmacista, che ripartisce, riconfeziona o miscela le droghe vegetali, dovrà fornire le seguenti informazioni da riportare nell'etichetta:*
   - *la denominazione della Farmacia dispensatrice;*
   - *la data di ripartizione o di confezionamento o di miscelazione;*
   - *la denominazione di ciascun componente e l'indicazione delle rispettive quantità;*
   - *la quantità netta presente nella confezione;*
   - *le istruzioni per l'uso, ivi comprese, quando necessario, le modalità di conservazione, e il periodo limite di utilizzazione.*

10. *Le droghe vegetali devono essere esenti da insetti e, quanto più possibile, da muffe, o da altri vegetali parassiti.*

11. *Questo punto è stato così articolato (FU IX, IV Suppl. 1996, pag. 285).*

A. Medicinali a base di piante ai quali viene aggiunta acqua bollente prima dell'uso.

- non più di 107 batteri aerobi e non più di 105 funghi per g o per ml. (Conta totale dei batteri aerobi vivi - I, pag. 300 e I Suppl., pag. 44).
- non più di 102 Escherichia coli per g o per ml utilizzando adatte diluizioni (Ricerca dei microrganismi specifici - pag. 69, I, pag. 305 e I Suppl., pag. 44).

B. Altri medicinali a base di piante.

- Non più di 105 batteri aerobi e non più di 104 funghi per g o per ml. (Conta totale dei batteri aerobi vivi - I, pag. 300 e I Suppl., pag. 44).
- Non più di 103 enterobatteri e altri batteri gram negativi per g o per ml (Ricerca dei microrganismi specifici - pag. 69, I, pag. 305 e I Suppl., pag. 44).
- Assenza di Escherichia coli (1,0 g o 1,0 ml) (Ricerca dei microrganismi specifici - pag. 69, I, pag. 305 e I Suppl., pag. 44).
- Assenza di Salmonella (10,0 g o 10,0 ml) (Ricerca dei microrganismi specifici - pag. 69, I, pag. 306 e I Suppl., pag. 44).

12. Per le aflatossine, determinate con un metodo analitico di sensibilità adeguata, dovranno esigersi limiti di accettabilità di 5 p.p.b. per l'aflatossina B1 e di 10 p.p.b. per le aflatossine totali.

13. Per i metalli pesanti dovranno esigersi limiti di accettabilità non superiori a 3 mg/kg per il piombo (Pb), 0,5 mg/kg per il cadmio (Cd), 0,3 mg/kg per il mercurio (Hg).

14. Per la radioattività dovranno esigersi sul prodotto tal quale, limiti di accettabilità di 600 Bq/kg (16,2 nCi/kg), per il cesio-134 e il cesio-137.

15. Per le droghe vegetali dovrà esigersi il rispetto delle quantità massime di residui delle sostanze attive dei prodotti fitosanitari (registrati come presidi sanitari), tollerate nei prodotti destinati all'alimentazione (ordinanza ministeriale n. 57 del 18 luglio 1990, suppl. G.U. n. 202 del 30 agosto 1990 e successivi eventuali aggiornamenti). I risultati dei controlli, salvo diversa esigenza giustificata, dovranno riferirsi ai seguenti pesticidi: Alalcor, Aldrin + Eldrin, Azinfos-metile, Carbonio solfuro, Clorpirifos, Clorpirifos metile, DDT, Diclorvos, Dimetoato, Disulfoton, Ditiocarbammati, Endosulfan (a e b), Endrin, Eptacloro + epossido, Esaclorobenzene, Fenclorfos, Fenofos,

Fosalone, a-, b-b-HCH, g, d, ed e-HCH, Lindano, Malation, Metossicloro, Paration, Paration-metile, Pertane, Primifos-metile.

16. *I prodotti importati devono rispondere alle esigenze del D.M. (Ministero dell'Agricoltura) del 23 giugno 1989, suppl. G.U. n. 181 del 4 agosto 1989 e successivi eventuali aggiornamenti.*

17 *Alle reazioni di identificazione, ai saggi, alle determinazioni quantitative e alle eventuali altre prescrizioni, si applicano, qualora non siano esplicitamente descritti, i metodi generali riportati nel I volume della FU.*

18. *I reattivi, le sostanze di riferimento, le soluzioni volumetriche, le soluzioni tampone, le soluzioni campione per saggi limite, richiesti dalle monografie e dai metodi generali, sono descritti nel I volume, al quale dovrà sempre farsi riferimento anche per il significato delle espressioni usate per indicare la solubilità.*

Nello stabilire queste Avvertenze Generali la Commissione FU tenne presenti le proposte contenute nel "*Codice di autoregolamentazione nel settore delle piante medicinali*" concordato e promosso dal Ministero della Sanità, FIAMCLAF e FEDERFARMA nel 1989[32].

Come esplicitato nell'Introduzione al volume della FU "*la descrizione delle monografie è indispensabile per la preparazione dei preparati galenici tradizionali di derivazione magistrale, tra cui un certo numero di miscele per tisane eseguibili in Farmacia e che comportano l'impiego di numerose droghe, alcune delle quali non descritte in questo volume e che saranno aggiunte con un prossimo supplemento*".

Le tisane erano riportate nel Formulario Nazionale (III volume della FU IX, aggiornato nel 1991), parte C "*Galenici di derivazione magistrale*" ed erano in numero di 16. Sono tisane composte delle quali veniva indicata la composizione, la preparazione, la identificazione e la conservazione oltre all'uso e alla posologia.

Le tisane composte erano precedute da due monografie che riportavano le specie (species ad ptisanas) che sono definite "*miscele di droghe vegetali, destinate alla preparazione di tisane, che vengono divise in frammenti di dimensioni adatte alla esecuzione delle preparazioni, separati mediante setacci dalle polveri fini, che vanno scartate*".

---

(32) Pro-Pharmacopoea, 2 (1), 24 (1990).

L'altra monografia dal titolo tisane indicava il metodo di preparazione generale.

Qualsiasi altra miscela di piante medicinali o droghe può essere preparata dal farmacista soltanto se risulti del tutto priva di proprietà terapeutiche e comunque presentata come tale, cioè per uso non medicinale. Nel 1991 è stato pubblicato dalla F.O.F.I. il "*Codex delle preparazioni galeniche tradizionali di derivazione magistrale*". Questa opera in un certo senso completava ed ampliava il FN.

Nel 1998 è stata pubblicata la decima edizione della Farmacopea: FU X, che avrebbe dovuto vedere la luce nel 1992, cioè nel centenario dalla prima edizione. La FU X rappresentò una novità in quanto era costituita da un volume unico, come del resto quasi tutte le farmacopee nazionali di altri Paesi e soprattutto la Farmacopea Europea alla quale questa X edizione si è adeguata, almeno per lo stile e la veste tipografica. Infatti la FU X è stata pubblicata in momento storico nel quale il processo di unificazione europea si stava concretizzando con avvenimenti sempre più significativi. È anche per questo motivo che questa edizione della FU contiene sia testi della Farmacopea Europea, tradotti in lingua italiana, che testi nazionali. I testi europei inclusi nella X edizione della FU sono quelli contenuti nella III Edizione della Farmacopea Europea e quelli relativi ai testi revisionati pubblicati nel suo primo Supplemento 1998. La definitiva separazione tra i testi europei (in lingua inglese e francese), testi rivolti all'industria produttrice ed alle autorità di registrazione e controllo, ed i testi nazionali di specifico interesse nell'esercizio della farmacia, è avvenuto con la pubblicazione della IV Edizione della Farmacopea Europea.

Come è stato già detto, in questo volume sono riportate, come monografie, quasi tutte le piante che erano contenute nel volume "*Droghe vegetali e preparazioni*". Con il titolo "*Avvertenze*", a pag. 2406, è riportato, aggiornato alle recenti disposizioni, quanto era previsto nel capitolo "*Avvertenze Generali*" del volume Droghe Vegetali. Riportiamo integralmente anche queste "*Avvertenze*".

AVVERTENZE
DROGHE VEGETALI: DISPOSIZIONI GENERALI

"Le droghe vegetali devono essere fornite alla Farmacia in confezione integra, recante in etichetta le seguenti indicazioni:

- nome ed indirizzo del produttore o del responsabile della commercializzazione;

- denominazione della droga e nome botanico della pianta secondo il nome scientifico della specie ufficialmente riconosciuto ed accettato dalle Farmacopee o da documenti scientifici particolarmente qualificati, con eventuale indicazione, in parentesi, dei sinonimi più utilizzati;
- luogo di origine della droga;
- se ottenuta da pianta spontanea o coltivata;
- data di raccolta, data di confezionamento e data limite di utilizzazione (le droghe vegetali devono essere di raccolta recente; devono essere di qualità scelta ed in perfetto stato di conservazione. Di norma la raccolta va fatta: per le foglie a completo sviluppo, per le radici ed i rizomi durante la fase di quiescenza della vegetazione, per le cortecce ed i legni a completo sviluppo della pianta, per i fiori ad antesi completa ed al sorgere del sole, per i frutti ed i semi a maturità);
- numero del lotto di lavorazione;
- forma di presentazione della droga (se polvere con indicazione del numero).

Devono essere fornite anche le informazioni relative a:
- il titolo, che deve essere riferito al o ai principi attivi o costituenti caratteristici o ad altri caratteri specifici, riportati nelle singole monografie o comunque utili, se richiesti, ai fini di un idoneo impiego in terapia od in Farmacia;
- la perdita all'essiccamento; quando non sia fissato un limite, le droghe vegetali non devono contenere più del 10 per cento di umidità;
- i trattamenti fisici o chimico-fisici utilizzati per la conservazione, anche durante la fase del trasporto e della distribuzione.

Fermo restando il disposto dell'art. 37 del R.D. 30 settembre 1938, n. 1706, il farmacista che ripartisce, riconfeziona o miscela le droghe vegetali, dovrà fornire le seguenti informazioni da riportare nell'etichetta:
- la denominazione della Farmacia dispensatrice;
- la data di ripartizione o di confezionamento o di miscelazione;
- la denominazione di ciascun componente e l'indicazione delle rispettive quantità;
- la quantità netta presente nella confezione;
- le istruzioni per l'uso, ivi comprese le modalità di conservazione, e il periodo limite di utilizzazione.

Oltre a quanto previsto nel Capitolo 2.8 "*Metodi di Farmacognosia*", dovranno esigersi i seguenti limiti di accettabilità determinati con metodi analitici di adeguata sensibilità:

Aflatossine: 5 ppb per l'aflatossina B1 e 10 ppb per le aflatossine totali; Metalli pesanti: 3 mg/kg per il piombo, 0,5 mg/kg per il cadmio e 0,3 mg/kg per il mercurio.

I prodotti importati devono rispondere alle esigenze del D.M. (Ministero dell'Agricoltura) del 23 giugno 1989, suppl. G.U. n. 181 del 4 agosto 1989 e successivi eventuali aggiornamenti".

La FU XI, attualmente in vigore dal 2002, anch'essa costituita da un unico volume, è lo specchio dei tempi correnti, come viene detto nella prefazione, in quanto riflette la realtà nazionale, caratterizzata dallo sviluppo dei medicinali generici e da una risorgente attività preparatoria in farmacia. Inoltre, con questa edizione della FU, viene apportato un ulteriore contributo al processo di adeguamento all'Europa della Farmacopea italiana.

La FU XI è infatti costituita dai testi della Farmacopea stessa e dai testi della IV edizione della Farmacopea Europea e successivi Supplementi, recepiti direttamente in lingua inglese e francese. Ciò è molto importante in quanto questa XI edizione sarà sempre aggiornata tempestivamente poiché la pubblicazione dei Supplementi alla Farmacopea Europea avrà un ritmo quadrimestrale.

Ovviamente l'obbligo della detenzione in farmacia (T.U.LL.SS. R.D. 27 luglio 1934, n. 1265, art. 123) è relativo alla sola XI edizione della FU.

Quasi tutti i testi che costituivano il Formulario Nazionale sono stati inclusi nella FU XI (Preparazioni Farmaceutiche Specifiche) e ciò rende testimonianza della tradizione farmaceutica nazionale. È stata eliminata la suddivisione di tali testi nelle parti A, B e C ed i titoli delle singole monografie sono stati adeguati alle direttive comunitarie che impongono l'uso dei così detti "termini standard" europei.

Sono state introdotte, dopo un'attenta revisione, le "Norme di Buona Preparazione dei Medicinali in Farmacia", già ricordate, vedi nota 19, che costituiscono per il farmacista un decalogo a garanzia della qualità delle sue "formule" officinali e magistrali. Riteniamo importante ricordare qui che la preparazione dei medicinali in farmacia, oltre che su ordinazione del medico o in base alla Farmacopea italiana, può essere fatta anche in base alle indicazioni di una Farmacopea di uno dei Paesi dell'UE e, ovviamente, della Farmacopea Europea.

Infine non è più presente, come tale, il testo "Avvertenze. Droghe Vegetali: disposizioni generali"; infatti il suo contenuto è stato suddiviso includendolo nelle NBP e nelle Prescrizioni Generali della FU (pag. 17).

1. FU.3. DROGHE VEGETALI

"Oltre a quanto previsto nella monografia generale "*Droghe vegetali*" e nel Capitolo 2.8 (*Metodi di Farmacognosia*) della stessa, dovranno esigersi, se non diversamente giustificato ed autorizzato, i seguenti limiti di accettabilità:

Aflatossine: 5 ppb per l'aflatossina B_1 e 10 ppb per le aflatossine totali.

Metalli pesanti: 3 mg/kg per il piombo, 0,5 mg/kg per il cadmio e 0,3 mg/kg per il mercurio.

Perdita all'essiccamento: quando non sia fissato un limite, le droghe vegetali non devono contenere più del 10 per cento di umidità.

I prodotti importati devono rispondere alle esigenze del D.M. (Ministero dell'Agricoltura) del 23 giugno 1989, suppl. G.U. n. 181 del 4 agosto 1989 e successivi aggiornamenti".

Nel Capitolo "*Monografie generali*" sono riportate le seguenti monografie: "*Droghe vegetali*" (pag. 613), "*Estratti*" (pag. 614), "*Infusi e decotti*" (pag. 616), "*Piante per tisane*" (pag. 618), "*Preparazioni a base di Droghe vegetali*" (pag. 619) e "*Tinture*" (pag. 642).

La necessità della codifica della qualità per le piante medicinali è fortemente sentita anche in altri Paesi. Per esempio in Germania, nel 1978, il Ministro della Sanità incaricò una speciale commissione, denominata "Kommission E", costituita da esperti medici, farmacologi, farmacisti e chimici, di redigere per le piante medicinali delle schede tecniche, simili a quelle usate per i prodotti farmaceutici. Sono state così redatte più di 300 schede che riportano per ogni pianta o droga: denominazione, indicazioni e controindicazioni, posologia e modalità di impiego e avvertenze.

Queste schede, che in Germania servono anche per la registrazione ministeriale dei prodotti fitoterapici e che sono sottoposte a farmacosorveglianza e pertanto continuamente aggiornate, sono state tradotte in italiano e pubblicate nel 1994, sempre a fogli mobili[33].

In conclusione è stato riconosciuto a molte piante la caratteristica di farmaco con la garanzia di un idoneo standard di qualità sia per il medico che per il farmacista ed il consumatore.

---

(33) "*Le monografie tedesche*", Schede fitoterapiche del Ministero della Sanità di Germania, tradotte e commentate da Rocco Longo, Studio Edizioni, Milano, 1994.

20.5 Le proposte ed i disegni di legge per l'erboristeria salutare

Il problema dell'erboristeria salutare è aperto in Italia ormai da molti anni, come appare evidente da quanto si è detto finora.

La circolare del 1981 del Ministro Aniasi cercò di tamponare una situazione già grave senza riuscirci, anzi creando ancor più confusione e malcontento.

Così è dal 1981 che cominciarono ad essere presentati in Parlamento dei progetti di riforma del settore erboristico, ancora sottoposto alla normativa del 1931, legge n. 99, il cui art. 7 ha subito nel tempo, come è stato già detto, una deregolamentazione dovuta ai cambiamenti culturali e socio-economici verificatisi dal secondo dopoguerra.

Parlando dei progetti di riforma, Marchetti, nel 1989, giustamente osservava che l'approccio legislativo non doveva essere quello di deregolamentare la farmacia ed i farmacisti, ma di disciplinare l'erboristeria tenendo presenti le conoscenze acquisite sulla farmacologia e la tecnologia delle piante e la capacità della collettività di distinguere tra terapia ed intervento salutare. In questo settore, più che in altri, è importante la certezza del diritto che potrebbe essere ottenuta individuando con precisione l'area di applicazione della legge mediante un apposito, definito elenco di piante di competenza anche dell'erborista (lista positiva)(34).

Quasi tutti i progetti di legge presentati in questi ultimi anni contengono liste positive e negative di piante o loro parti. Comunque la realtà è che ancora non si è giunti ad una conclusione, mentre per esempio, per l'omeopatia è stata definita la collocazione normativa con i decreti legislativi emanati (D.L.vo 17/03/1995, n. 110, omeopatia veterinaria - e D.L.vo 17/03/1995, n. 185, omeopatia umana) e con l'introduzione in FU della relativa monografia.

Tra i tanti motivi che rallentano l'iter legislativo per l'erboristeria, oltre a quello fondamentale della netta distinzione tra medicinale e non medicinale, sempre più difficile da stabilire anche alla luce del D.L.vo 178/91, che praticamente riregolamenta indirettamente il settore costringendolo in un'area sempre più ristretta, ci sembra il caso di menzionare le ancora poche certezze scientifiche su molti aspetti della coltivazione, conservazione, trattamento di svariate piante offi-

---

(34) La nuova tabella XIV del 1988 - Autorizzazione amministrativa al commercio - non riporta i prodotti di erboristeria, cioè quelli non classificabili come medicinali, pertanto esiste il dubbio sulla possibilità di vendita di tali prodotti in Farmacia senza autorizzazione comunale.

cinali, che condizionano fortemente il prodotto finale e quindi la sua classificazione.

Certamente in queste condizioni è molto difficile definire uno spazio salutare e a questo proposito i vari progetti di legge presentati ci sembrano tutti alquanto lacunosi.

Tornando ai progetti di riforma del settore erboristico la sola lista negativa (cioè piante e droghe riservate alla farmacia) si ritrova nelle prime proposte di legge, mentre le proposte presentate nelle successive legislature contenevano liste positive e negative.Queste liste si rifacevano all'elaborato Sessa-Galeffi che per oltre 1500 piante (e loro parti, altre 5000 voci) aveva dato un orientamento per la commercializzazione in farmacia, in erboristeria e nei negozi alimentari.

Il testo unificato dei progetti presentati nella vigente XIV legislatura prevede una tabella con lista positiva.

Ricordiamo qui brevemente, solo per l'interesse storico, i primi progetti di legge.

È dell'on. Colonaci nel 1981 la prima proposta di legge. A questa seguirono, tra il 1982 ed il 1984, i progetti dell'on. Curci del 1983, dell'on. Garavaglia del 1983-84, quelle dell'on. Muscardini, dell'on. Seppia e dell'on. Augello del 1984. Nel corso della IX legislatura furono presentate sei proposte di legge alla Camera e due disegni di legge al Senato (ricordiamo le proposte Seppia 1987, Curci 1987, Mainardi Fava 1988, Saretta 1988, Berselli 1988).

Nella X legislatura venne presentata alla fine una proposta unica (riportata in tabella) che comprendeva cinque proposte precedenti, e fu approvata dalla XII Commissione Affari Sociali in sede referente il 23 gennaio 1992, ma poi non ebbe seguito a causa della interruzione anticipata della legislatura.

Nella XI legislatura sono state ripresentate alla Camera ed al Senato altri sette progetti legislativi con qualche aggiustamento e novità rispetto ai precedenti. Nella XII legislatura furono presentati nove progetti legislativi, alcuni già presentati nelle precedenti legislature. Nel corso della XIII legislatura i progetti presentati furono cinque ed alla fine tre di essi (n. 94, n.558, n. 639) vennero riuniti in un disegno di legge unificato, AS 4380. Il disegno di legge fu approvato in sede referente dalla XII Commissione Igiene e Sanità, ma anche questo decadde con la legislatura.

Tutti i progetti sopra menzionati non vengono commentati in quanto tutti sono decaduti con la legislatura.

A questo proposito è da rilevare che ogni qualvolta un progetto di legge è arrivato in dirittura finale si sono sempre concluse le legislature prima che l'iter parlamentare giungesse alla conclusione!

Il numero elevato di progetti di legge presentati nel corso di quasi due decenni su questa materia sta certamente a dimostrare il risveglio che vive l'erboristeria già da qualche anno.

Puntualmente, con l'aprirsi dell'attuale XIV legislatura, sono state ripresentate ben tredici proposte e disegni di legge che riportiamo in tabella.

Le proposte di legge sono state unificate nel D.d.L. n. 2852, che riporteremo in dettaglio più avanti.

PROGETTI DI LEGGE PER L'ERBORISTERIA DAL 1992

X Legislatura

1. Progetto di legge per l'erboristeria presentato alla Camera dei Deputati il 23.01.92 - Testo Unificato dalle proposte di Legge: **Seppia, Artioli, Curci, Mainardi Fava, Saretta, Berselli** *(Riordino del settore erboristico)*

XI Legislatura

1. Camera dei Deputati - P.d.L. n. 332 del 23.04.92 d'iniziativa del deputato **Berselli** *(Disciplina delle attività di raccolta, lavorazione e vendita delle piante officinali e norme in materia di erboristeria)*

2. Camera dei Deputati - P.d.L. n. 483 del 29.04.92 d'iniziativa dei deputati **Saretta, Luigi Rinaldi, Bonsignore, Sangalli, Armellin, Fronza Crepaz** *(Disciplina delle attività di raccolta, lavorazione vendita delle piante officinali e norme in materia di erboristeria)*

3. Senato - D.d.L. n. 206 del 15.05.92 d'iniziativa dei senatori **Brescia, Pellegatti, Taddei e Bettoni** *(Norme in materia di erboristeria e di piante officinali)*

4. Camera dei Deputati - P.d.L. n. 900 del 02.06.92 d'iniziativa dei deputati **Luigi Rinaldi, Armellin, Bruni, Berni, Carli, Castellotti, Francesco Ferrari, Tealdi, Urso, Zambon, Zarro** *(Norme in materia di piante officinali e disciplina dell'attività di erboristeria)*

5. Camera dei Deputati - P.d.L. n. 1255 del 07.07.92 d'iniziativa dei deputati **Caccavari, Turci** *(Norme in materia di erboristeria e di piante officinali)*

6. Camera dei Deputati - P.d.L. n. 1769 del 22.10.92 d'iniziativa dei deputati **Perani, Landi, Casilli, Poggiolini, Tuffi, Di Laura Frattura, Mori, Borra, Fronza Crepaz, Armellin** *(Norme di riordino del settore erboristico)*

7. Camera dei Deputati - P.d.L. n. 1914 del 19.11.92 d'iniziativa dei deputati **Curci, Barbalace, Cellini, Diglio, Mastrantuono, Mundo, Piro, Salerno, Trappoli** *(Disciplina delle attività di raccolta, lavorazione e vendita delle piante officinali e norme in materia di erboristeria)*

XII Legislatura
1. Camera dei Deputati - P.d.L. n. 318 del 21.04.94 d'iniziativa del deputato **Caccavari** *(Norme in materia di erboristeria e di piante officinali)*

2. Senato - D.d.L. n. 202 del 29.04.94 d'iniziativa dei senatori **Bettoni, Brandani, Londei, Stefano** *(Norme in materia di erboristeria e di piante officinali)*

3. Senato - D.d.L. n. 312 del 23.05.94 d'iniziativa del senatore **Berselli** *(Disciplina delle attività di raccolta, lavorazione e vendita delle piante officinali e norme in materia di erboristeria).* Viene ripresentata la precedente (XI Legislatura) P.d.L. n. 332 del 23.04.1992

4. Camera dei Deputati - P.d.L. n. 2103 del 27.02.95 d'iniziativa del deputato **Aliprandi** *(Norme in materia di erboristeria e piante officinali)*

5. Senato - D.d.L. n. 1437 del 01.03.95 d'iniziativa dei senatori **Gibertoni, Brugnettini, Carini, Carnavali, Maffini, Regis, Serena** *(Norme in materia di erboristeria)*

6. Camera dei Deputati - P.d.L. n. 2235 del 15.03.95 d'iniziativa dei deputati **Pozza Tasca, Mazzuca** *(Riordino del settore erboristico)*

7. Camera dei Deputati - P.d.L. n. 2300 del 28.03.95 d'iniziativa dei deputati **Galdelli, Valpiana, Saia, Nardini, De Murtas, Cocci** *(Norme in materia di erboristeria e disciplina delle attività di raccolta, lavorazione e vendita delle piante officinali)*

8. Camera dei Deputati - P.d.L. n. 2580 del 24.05.95 d'iniziativa del deputato **Lauber** *(Norme in materia di erboristeria)*

9. Camera dei Deputati - P.d.L. n. 3136 del 19.09.95 d'iniziativa del deputato **Dallara** *(Norme in materia di erboristeria e istituzione delle "farmacie verdi")*

XIII Legislatura

1. Camera dei Deputati - P.d.L. n. 94 del 09.05.96 d'iniziativa dei deputati **Calderoli, Rodeghiero, Balocchi** *(Regolamentazione del settore erboristico)*

2. Camera dei Deputati - P.d.L. n. 558 del 09.05.96 d'iniziativa dei deputati **Pozza Tasca, Caccavari, Valpiana, Saonara, Procacci, Nardini, Apresa, Giannotti, Lucchese, Manca, Cuscunà** *(Regolamentazione del settore erboristico)*

3. Camera dei Deputati - P.d.L. n. 639 del 10.05.96 d'iniziativa del deputato **Berselli** *(Disciplina delle attività di raccolta, lavorazione e vendita delle piante officinali e norme in materia di erboristeria).* Viene ripresentata la precedente (XII Legislatura) D.d.L. n. 312 del 23.05.1994

4. Senato - D.d.L. n. 1332 del 20.09.96 d'iniziativa del senatore **Di Orio** *(Norme in materia di erboristeria e piante medicinali)*

5. Senato - D.d.L. n. 2318 del 07.04.97 d'iniziativa del senatore **Serena** *(Norme in materia di erboristeria)*

XIV Legislatura

1. Camera dei Deputati - P.d.L. n. 278 del 30.5.01 d'iniziativa del deputato **Massidda** *(Disciplina della produzione, commercializ-zazione consumo di prodotti erboristici)*

2. Senato - D.d.L. n. 53 del 1.6.01 d'iniziativa del senatore **Ripamonti** *(Regolamentazione del settore erboristico)*

3. Senato - D.d.L. n. 171 del 7.6.01 d'iniziativa del senatore **Cortina** *(Regolamentazione del settore erboristico)*

4. Camera dei Deputati - P.d.L. n. 925 del 20.6.01 d'iniziativa del deputato **Valpiana** *(Regolamentazione del settore erboristico)*

5. Camera dei Deputati - P.d.L. n. 1005 del 21.6.01 d'iniziativa del deputato **Serena** *(Norme in materia di erboristeria)*

6. Senato - D.d.L. n. 348 del 28.6.01 d'iniziativa del senatore **Bettoni Brandani** *(Regolamentazione del settore erboristico)*

7. Camera dei Deputati - P.d.L. n. 1139 del 3.7.01 d'iniziativa del deputato **Piscitello** *(Regolamentazione del settore erboristico)*

8. Camera dei Deputati - P.d.L. n. 1851 del 24.10.01 d'iniziativa del deputato **Battaglia** *(Regolamentazione del settore erboristico)*

9. Camera dei Deputati - P.d.L. n. 2330 del 12.2.02 d'iniziativa del deputato **Nan** *(Disciplina delle attività di lavorazione, trasformazione, confezionamento e commercializzazione dei prodotti erboristici)*

10. Camera dei Deputati - P.d.L. n. 2377 del 20.2.02 d'iniziativa del deputato **Moroni** (*Disciplina della produzione, della commercializzazione, del consumo dei prodotti erboristici*)

11. Camera dei Deputati - P.d.L. n. 2411 del 25.2.02 d'iniziativa del deputato **Bianchi** (*Regolamentazione del settore erboristico*)

12. Camera dei Deputati - P.d.L. n. 2457 del 4.3.02 d'iniziativa del deputato **Migliori** (*Regolamentazione del settore delle erbe medicinali*)

13. Senato - D.d.L. n. 1312 del 5.4.02 d'iniziativa del senatore **Cutrufo** (*Regolamentazione del settore erboristico*)

Le P.d.L. n. 278, 925, 1005, 1139, 1851, 2330, 2377, 2411, 2457 sono state riunite in un unico documento dal titolo Disciplina del settore erboristico, approvato dalla Camera dei Deputati (16.3.2004) e trasmesso in data 18 marzo 2004 al Senato (Atto 2852) ed assegnato alla 12° Commissione Igiene e Sanità in sede referente in data 25 marzo 2004. È iniziata la sua discussione il 5 maggio 2004. Relatore del progetto unificato è il Sen. Roberto Ulivi (AN) e Presidente il Sen. Antonio Tomassini (FI). L'esame congiunto, sospeso nella seduta del 23 febbraio 2005, è stato ripreso il 16 marzo 2005, seduta nella quale è stato fissato il termine per la presentazione degli emendamenti (5 aprile 2005).

Riteniamo utile riportare qui, per sommi capi, il contenuto dei 23 articoli che costituiscono il nuovo testo unificato.

"Disciplina del settore erboristico"

Testo Unificato delle P.d.L. 278, 925, 1005, 1139, 1851, 2330, 2377, 2411, 2457

D.d.L. S 2852 trasmesso il 18.03.04

Art. 1 – *Oggetto* - Viene esplicitato che la legge disciplina la coltivazione, la lavorazione, trasformazione, confezionamento e commercializzazione all'ingrosso e al dettaglio delle piante officinali, loro parti, droghe e relativi derivati che, per loro natura, trovano motivo d'uso con la denominazione di "prodotto erboristico".

Disciplina inoltre la presentazione del prodotto erboristico (qualità e corretta conoscenza della destinazione d'uso) ed i requisiti professionali dell'erborista.

Sono escluse dall'ambito di applicazione di questa norma le attività di commercializzazione dei prodotti destinati all'uso alimentare e dietetico ed anche quelli classificati come integratori alimentari.

Art. 2 - *Definizioni* – Vengono riportate alcune definizioni:

a) "*prodotti erboristici*": prodotti a base di piante officinali singole o in miscela o parte di pianta fresca o essiccata e loro derivati ed altre sostante o prodotti naturali aventi finalità salutistiche, diversi da medicinali, integratori alimentari, prodotti cosmetici, prodotti aromatici e coloranti, intesi a favorire lo stato di benessere dell'organismo umano o animale; conseguentemente i prodotti erboristici, alla dose utilizzata, non possono vantare attività terapeutica o nutrizionale;
b) "*parti di piante officinali*" o "*parti*": sezioni definite secondo la nomenclatura convenzionale della botanica;
c) "*droga*": porzione di pianta fresca o essiccata;
d) "*derivati*": forme di presentazione del fitocomplesso.

Viene specificato che i prodotti erboristici non possono derivare da piante geneticamente modificate e devono essere conformi alla normativa vigente in materia di prodotti fitosanitari.

Art. 3 – *Tabella* – Questo articolo prevede una sola tabella che elenca le piante, le loro parti, le droghe e gli altri prodotti naturali utilizzabili come tali o come materie prime da cui ottenere i prodotti erboristici. La vendita al dettaglio è riservata al farmacista e all'erborista.

La Tabella riporta anche i criteri di purezza ed altri requisiti obbligatori delle piante, droghe e altri prodotti naturali elencati e le relative metodiche analitiche; ove necessario, anche la dose massima per parte di pianta o derivato utilizzabile come prodotto erboristico. La tabella è approvata con D.M. dal Ministro della Salute su proposta della Commissione di cui all'art.16 ed aggiornata almeno una volta l'anno.

Art. 4 – *Sviluppo della coltivazione delle piante officinali* – Vengono previsti vari interventi in ambito regionale allo scopo di promuovere ed incentivare la coltivazione delle piante officinali, la valorizzazione e la difesa della biodiversità.

Le iniziative possono essere: istituzione di centri di assistenza e documentazione sulle coltivazioni; concessione di contributi a favore di imprenditori agricoli per l'attuazione di piani di sviluppo specifici per la coltivazione delle piante officinali; la realizzazione e la gestione di centri per la raccolta, la conservazione e la prima lavorazione delle piante officinali e delle loro parti.

La coltivazione di piante officinali è libera nel territorio nazionale, ma deve essere condotta nel rispetto delle norme vigenti e secondo le buone pratiche di coltivazione sia nazionali (Decreto del Ministro per le politiche agricole 19 aprile 1999, Gazz. Uff. n. 102 del 4 maggio 1999) che europee.

Art. 5 – *Autorizzazioni* – Sono soggette ad autorizzazione del Ministero della Salute le attività di lavorazione, trasformazione e confezionamento delle piante e derivati inclusi nella tabella di cui all'articolo 3, finalizzate all'allestimento di prodotti erboristici preconfezionati. Il Ministro della Salute, con proprio decreto, individua le modalità di presentazione della domanda per il rilascio dell'autorizzazione stessa.

L'autorizzazione è rilasciata entro due mesi dalla presentazione della domanda, previa verifica delle condizioni igienico-sanitarie, dei requisiti tecnici (D.P.R. 327/1980), della presenza di un responsabile del controllo di qualità che certifichi tutte le fasi del processo produttivo. Il responsabile del controllo di qualità deve essere in possesso di uno dei seguenti titoli: laurea in Farmacia, Chimica, Chimica e Tecnologia Farmaceutiche (CTF), Scienze Biologiche oppure del diploma di specializzazione in Scienza e Tecnica delle piante officinali o DU in Tecniche Erboristiche o, infine, diploma di Erborista di cui all'art.6 della Legge 99/1931.

Art. 6 – *Preparazione dei prodotti erboristici* - La preparazione dei prodotti erboristici sfusi, non preconfezionati o aventi carattere di preparazione estemporanea (Tab. art. 3), esclusivamente ai fini della vendita al pubblico, deve avvenire in appositi laboratori separati, ancorché adiacenti, dai locali di vendita al pubblico, dotati di idonei requisiti igienico-sanitari.

La preparazione è riservata a coloro che sono in possesso della laurea in Farmacia, Chimica, CTF, diploma di specializzazione in Scienza e Tecnica delle piante officinali o in Farmacognosia, DU in Tecniche Erboristiche.

È richiesta l'autorizzazione da parte dell'ASL (Azienda Sanitaria Locale).

Art. 7 – *Procedura semplificata* - È prevista una procedura di autorizzazione semplificata per coloro che sono già titolari di autorizzazione a produrre specialità medicinali (D.L.vo 178/91) o prodotti alimentari destinati ad una alimentazione particolare (D.L.vo 111/92) o materie prime per farmaci.

È richiesta solo la comunicazione al Ministero della Salute, entro 60 giorni dall'inizio dell'attività, indicando lo stabilimento di produzione, la descrizione dei locali e delle attrezzature e la qualifica del responsabile del controllo di qualità con la dichiarazione di accettazione dell'incarico.

Art. 8 – *Vendita dei prodotti erboristici* - I prodotti erboristici possono essere venduti sia come prodotti preconfezionati, sia allo stato sfuso e possono essere preparati in maniera estemporanea dal farmacista o dall'erborista (Tab. art. 3).

Prodotti venduti allo stato sfuso: le confezioni devono sempre indicare il nome della pianta o delle piante miscelate, indicando le quantità di ciascuna e le eventuali avvertenze. L'etichetta dei contenitori dei prodotti esposti deve riportare, tra l'altro:

- se pianta spontanea o coltivata, metodo e luogo di raccolta
- metodo di preparazione ed eventuale trattamento con fitofarmaci
- modalità di conservazione
- data di raccolta, di confezionamento e di scadenza
- indicazione dell'eventuale pericolo (normativa prodotti pericolosi)
- prezzo per unità di vendita, riportato in un listino consultabile dal pubblico.
- eventuali controindicazioni, avvertenze, interazioni farmacologiche con particolare attenzione a bambini, gravidanza e allattamento.

Art. 9 – *Etichettatura* - Prodotti preconfezionati: l'etichetta deve essere scritta in lingua italiana con caratteri indelebili e leggibili. Deve indicare, tra l'altro:

- ingredienti, riportati in ordine decrescente, secondo l'art. 3 del D.L.vo 109/92
- dizione "*prodotto erboristico*" seguita dalla frase "*perciò senza attività terapeutica documentata*" anche in caratteri Braill
- indicazioni bilingue per Valle d'Aosta, Trento e Bolzano.

Le confezioni esterne devono recare un bollino di riconoscimento, entro un anno dall'entrata in vigore della legge, che chiaramente indichi al consumatore che si tratta di "*prodotto erboristico*".

Art. 10 - *Immissione in commercio* - Coloro che intendono immettere in commercio prodotti erboristici preconfezionati devono trasmettere al Ministero della Salute le etichette. Entro 60 giorni: silenzio-assenzo.

Art. 11 - *Commercio al dettaglio* - L'esercizio dell'attività commerciale al dettaglio dei prodotti erboristici è riservata ai laureati in Farmacia, Chimica, CTF, agli specializzati in Scienza e Tecnica delle piante officinali o in Farmacognosia e ai diplomati in Tecniche Erboristiche.

L'erboristeria può essere gestita anche da un dipendente in possesso degli stessi titoli.

Importante è anche la disposizione del comma 4 che impone ai venditori di fornire informazioni ai consumatori sull'uso dei prodotti.

Art. 12 - *Vigilanza igienico-sanitaria* - La vigilanza sulle piante e droghe all'atto dell'importazione o dell'immissione in commercio spetta al Ministero della Salute.

La vigilanza sugli esercizi di vendita all'ingrosso e al dettaglio di prodotti erboristici spetta alle Regioni che la esercitano tramite le ASL (D.L.vo 502/1992).

Art. 13- *Importazione* - Per l'importazione da paesi extracomunitari occorre l'autorizzazione del Ministero della Salute, il quale, con proprio decreto, entro sessanta giorni dalla data di entrata in vigore della legge, definirà le modalità per il rilascio dell'autorizzazione.

Art. 14- *Pubblicità* – La presentazione alla vendita e la pubblicità non devono indurre in errore l'acquirente sulle caratteristiche e sulle proprietà del prodotto. Alla pubblicità si applicano inoltre le disposizioni contenute nel D.L.vo 541/92.

Art. 15 - *Disposizioni transitorie* - Sono fissate tutte le modalità per esercitare le attività previste dalla legge per gli attuali possessori del vecchio diploma di erborista.

Art. 16 - *Commissione tecnico-scientifica* - È prevista la nomina da parte del Ministro della Salute, entro trenta giorni dall'entrata in vigore della legge, di una Commissione composta da quindici membri, esperti che sono designati da vari ministeri e associazioni e durano in carica due anni. La Commissione è presieduta dal presidente dell'Istituto Superiore di Sanità e svolge funzioni consultive e di proposta nei confronti del Ministro della Salute.

I successivi articoli non necessitano di commento.

Art. 17 - *Ricerca finalizzata*
Art. 18 - *Tutela della flora*
Art. 19 - *Promozione della cultura erboristica*

Art. 20 - *Regioni a Statuto speciale e province autonome di Trento e Bolzano*
Art. 21 - *Sanzioni*
Art. 22 - *Abrogazioni*
Art. 23 - *Entrata in vigore*

Su questo disegno di legge (DDL) unificato si possono fare alcune osservazioni.

Innanzitutto è in discussione quando sta per essere recepita in diritto interno la nuova Direttiva comunitaria 2004/24 relativa ai medicinali vegetali tradizionali e pertanto non è chiaro come sarà relazionata la tabella dell'articolo 3 del DDL con l'elenco delle sostanze vegetali redatto dal Comitato previsto dalla Direttiva citata. La definizione di "*prodotti erboristici*", riportata nell'art. 2, certamente non è soddisfacente in quanto la terminologia usata, come prodotti a "*finalità salutistiche*" e "*intesi a favorire lo stato di benessere*" non è affatto precisa e certamente darà adito a diverse interpretazioni, infatti i termini "*salutistico*" e "*benessere*" non hanno una definizione precisa, univoca. Nella definizione di "*prodotti erboristici*", inoltre, viene esplicitato che essi non sono medicinali, non sono integratori alimentari, non sono prodotti cosmetici, non sono prodotti aromatici e coloranti: viene da chiedersi, che cosa sono? Quali preparati potrebbero rientrare in tale categoria? Noi riteniamo che anche gli integratori alimentari ed i prodotti cosmetici hanno finalità salutari e servono a favorire lo stato di benessere. Pertanto la definizione del DDL non ci convince.

Noi riteniamo quindi che il DDL debba essere rivisto e magari approvato dopo l'approvazione dell'elenco comunitario: sono 25 anni che si è in attesa di una nuova normativa sui prodotti erboristici per uso salutare, tanto vale attendere un altro anno!

Aspetti positivi del testo unificato sono, prima di tutto, l'intento di difendere e tutelare la salute del consumatore anche dando grande rilevanza alla qualità dei prodotti, poi la volontà di riqualificare la figura dell'erborista, favorire lo sviluppo della coltivazione delle piante officinali, promuovere e supportare la ricerca finalizzata alla valorizzazione del settore erboristico e, infine, promuovere la "cultura erboristica" in genere attraverso una corretta informazione promossa dalle Regioni e dalle ASL il che, alla fine, dovrebbe portare ad una diminuzione del costo dell'assistenza sanitaria statale.

Il testo unificato S 2852 sembra comunque non soddisfare né le associazioni dei farmacisti (F.O.F.I. FEDERFARMA) né quelle degli erboristi (FEI, Federazione Erboristi Italiani, UNIERBE, ASSOERBE) adducendo diverse argomentazioni. Note negative sono state espresse anche dai fitoterapisti (SIFIT, Società Italiana di Fitoterapia) e dal Presidente CONPTER (Conferenza dei Presidenti corsi di laurea in Tecniche Erboristiche).

È interessante ricordare quì che, nell'attesa di una normativa nazionale, due Regioni hanno già approvato norme legislative riguardanti il settore erboristico. Infatti con D.P.R. del 14 gennaio 1972, n. 4 (Suppl. ord. G.U. del 19-1-1972) la competenza all'emanazione di norme relative alle piante officinali è stata trasferita alle Regioni, nell'ambito della disciplina di tutte le attività attinenti all'"*Agricoltura e Foreste*".

La Regione Piemonte ha emanato la L.R. 3 agosto 1993, n. 38, che ha per titolo "Norme relative alla coltivazione ed alla commercializzazione delle piante officinali peculiari della Regione Piemonte".

È composta da 8 articoli che trattano delle finalità della legge (art. 1), degli obiettivi (art. 2), della formazione professionale (art. 3), della istituzione di un Comitato tecnico (art. 4).

L'art. 5 enuncia il programma per la tutela e la valorizzazione dei prodotti di tipo erboristico e gli strumenti di intervento per realizzarlo (art. 6). Le modalità di commercializzazione del prodotto erboristico sono contenute nell'art. 7 mentre l'ultimo articolo (n. 8) riguarda le disposizioni finanziarie.

La L.R. 23 maggio 1994, n. 9, emanata dalla Regione Sicilia, dal titolo "*Norme per l'esercizio delle attività professionali erboristiche*" è composta da 9 articoli. Vengono definiti gli scopi della legge (art. 1), che cosa si intende per uso erboristico (art. 2) e per attività erboristica (art. 3). L'art. 4 riguarda le indicazioni che debbono contenere le etichette e l'art. 5 tratta dei finanziamenti regionali. L'art. 6 riguarda le qualifiche per l'esercizio dell'attività di "*produttore di piante officinali*" e di "*erborista*" ed i corsi professionali per ottenere tali titoli (art. 8), la istituzione di un elenco di erboristi (art. 7) e, infine, la vigilanza sulle attività erboristiche (art. 9).

Questa normativa regionale siciliana è stata aspramente criticata.

Ricordiamo infine che è attualmente all'esame del Senato anche il D.d.L. n. 3312 "Disciplina per la regolamentazione della fitoterapia", presentato dal Senatore Roberto Ulivi ed altri cofirmatari in data 22 febbraio 2005, assegnato in data 3 maggio 2005, ma non è ancora iniziato l'esame.

In conclusione è certo che i tempi sono ormai più che maturi per una nuova legislazione erboristica ed auspichiamo che, tenendo in debito conto le osservazioni formulate sul D.d.L. attualmente all'esame del Senato, si trovi finalmente in questa XIV legislatura una chiara e definitiva soluzione, soprattutto per la garanzia fondamentale della tutela della salute pubblica.

Letture di approfondimento per la parte generale

Libri

Barnes J, Anderson LA, Phillipson JD (2002) Herbal medicines. The Pharmaceutical Press, London, UK

Blumenthal M (1998) The complete German Commission E monographs. Therapeutic guide to herbal medicines. American Botanical Council, Austin, Texas, USA

Bruni (1999) Farmacognosia generale e applicata. Piccin, Padova, Italia

Capasso F, De Pasquale R, Grandolini G, Mascolo N (2000) Farmacognosia. Farmaci naturali, loro preparazioni ed impiego terapeutico. Springer Verlag Italia, Milano, Italia

Capasso F, Donatelli L (1981) Farmacognosia. Le droghe delle F.U. Piccin, Padova, Italia

Capasso F, Gaginella TS, Grandolini G, Izzo AA (2003) Phytotherapy. A quick reference to herbal medicine Springer Verlag, Berlin, Heidelberg, Germany

Ernst E (2000) Herbal Medicine. A concise overview for professionals. Butterworth-Heinemann, Oxford, UK

Ernst E (2001) The desktop guide to complementary and alternative medicine. An evidence-based approach. Mosby (Harcourt Publishers limited), Edinburgh, UK

Faster S, Tyler VE (1999) Tyler's honest herbal. A sensible guide to the use of herbs and related remedies. Haworth Press Inc, New York, USA

Johnes Cupp J (2000) Toxicology and clinical pharmacology of herbal product. Humana Press, Totowa, New Jersey, USA

McKenna DJ, Hughes K, Jones K (2001) The natural dietary supplement desktop reference, second edition. Haworth Press, Binghamton, NY, USA

Rotblatt M, Ziment I (2002) Evidence-Based herbal medicine. Hanley & Belfus Inc, Philadelphia, PA, USA

Samuelsson S (2003) Farmacognosia. Farmaci di origine naturale. EMSI, Roma, Italia

Schulz W, Hansel R, Blumenthal M, Tyler VE (2004) Rational Phytotherapy. A reference guide for physicians and pharmacists. V Ed Springer-Verlag Berlin Heidelberg, Germany

Articoli pubblicati su riviste internazionali

Boullata JI, Nace AM (2002) Safety issues with herbal medicine. Pharmacotherapy 20:257-269

Brazier NC, Levine MA (2003) Drug-herb interaction among commonly used conventional medicines: a compendium for health care professionals. Am J Ther 10:163-169

Buenz EJ, Schnepple DJ, Bauer BA e coll (2004) Techniques: Bioprospecting historical herbal texts by hunting for new leads in old tomes. Trends Pharmacol Sci 25:494-498

Butterweck V, Derendorf H, Gaus W e coll (2004) Pharmacokinetic herb-drug interactions: are preventive screenings necessary and appropriate? Planta Med 70:784-791

Coxeter PD, McLachlan AJ, Duke CC, Roufogalis BD (2004) Herb-drug interactions: an evidence based approach. Curr Med Chem 11:1513-1525

De Smet PA (2004) Health risks of herbal remedies: an update. Clin Pharmacol Ther 76:1-17

De Smet PA (2005) Herbal medicine in Europe relaxing regulatory standards. N Engl J Med 352:1176-1178

De Smet PAGM (2002) Herbal remedies. N Engl J Med 347:2046-2056

Ernst E (2002) Toxic heavy metals and undeclared drugs in Asian herbal medicines. Trends Pharmacol Sci 23:136-139

Ernst E (2004) Risks of herbal medicinal products. Pharmacoepidemiol Drug Saf 13:767-771

Ernst E (2004) Are herbal medicines effective? Int J Clin Pharmacol Ther 42:157-159

Ernst E (2005) The efficacy of herbal medicine-an overview. Fundam Clin Pharmacol 19:405-409

Fujita K (2004) Food-drug interactions via human cytochrome P450 3A (CYP3A). Drug Metabol Drug Interact 20:195-217

Giovannini P, Schmidt K, Canter PH, Ernst E (2004) Research into complementary and alternative medicine across Europe and the United States. Forsch Komplementarmed Klass Naturheilkd 11:224-230

Izzo AA (2005) Herb-drug interactions: an overview of the clinical evidence. Fundam Clin Pharmacol 19:1-16

Izzo AA, Ernst E (2001) Interaction between herbal medicines and prescribed drugs. Drugs 61:2163-2175

Izzo AA, Borrelli F, Capasso R (2002) Herbal medicine: the dangers of drug interaction. Trends Pharmacol Sci 23:358-391

Izzo AA, Di Carlo G, Borrelli F, Ernst E (2005) Cardiovascular pharmacotherapy and herbal medicines: the risk of drug interaction. Int J Cardiol 98:1-14

Marcus DM, Grollman AP (2002) Botanical medicines – the need for new regulations. N Engl J Med 347:2073-2076

Marcus DM, Snodgrass (2005) Do no harm: avoidance of herbal medicines during pregnancy. Obstet Gynecol 105:1119-1122

Marwick C (2005) Complementary medicine must prove its worth. BMJ 330:166

Patricia M (2004) Complementary therapies for children: aromatherapy. Pediatr Nurs 16:28-30

Pinn G, Pallett L (2002) Herbal medicine in pregnancy. Complement Ther Nurs Midwifery 8:77-80

Pitetti R, Singh S, Hornayak D e coll (2001) Complementary and alternative medicine use in children. Pediatr Emerg Care 17:165-169

Shang A, Huwiler-Muntener K, Nartey L e coll (2005) Are the clinical effects of homoeopathy placebo effects? Comparative study of placebo-controller trials of homoeopathy and allopathy. Lancet 366:726-732

Snodgrass WR (2001) Herbal products: risk and beneffits of use in children. Curr Ther Res Clin Exp 62:724-737
Sparreboom A, Cox MC, Acharya MR, Figg WD (2004) Herbal remedies in the United States: potential adverse interactions with anticancer agents. J Clin Oncol 22:2489-2503
Tomassoni AJ, Simone K (2001) Herbal medicines for children: an illusion of safety? Curr Opin Pediatr 13:162-169
Wang M, Lamers RJ, Korthout HA e coll (2005) Metabolomics in the context of systems biology: bridging traditional Chinese medicine and molecular pharmacology. Phytother Res 19:173-182
Williamson EM (2003) Drug interactions between herbal and prescription medicines. Drug Saf 26:1075-1092
Zhou S, Gao Y, Jiang W e coll (2003) Interactions of herbs with cytochrome P450. Drug Metab Rev 35:35-98
Zhou S, Lim LY, Chowbay B (2004) Herbal modulation of P-glycoprotein. Drug Metab Rev 36:57-104

Parte speciale

Capitolo 21 Piante medicinali e sistema nervoso centrale

21.1 Introduzione

Il sistema nervoso è, da un punto di vista anatomico, suddiviso in centrale (cervello e midollo spinale) e periferico (dodici paia di nervi cranici, trentun paia di nervi spinali, gangli nervosi periferici ed autonomi) mentre da un punto di vista fisiologico è suddiviso in volontario o di relazione ed involontario o vegetativo.

I particolari anatomici, come anche gli intimi meccanismi funzionali di questo sistema, sono descritti nei dettagli nei più comuni testi di anatomia e fisiologia. Pertanto in questa sede non approfondiremo tali aspetti come anche non ci dilungheremo sul simpatico e parasimpatico, due sistemi antagonisti tra loro, che presiedono alla vita vegetativa, cioè ai processi metabolici, alla regolazione termica, al tono della muscolatura liscia, alle secrezioni ghiandolari e ad altre attività di organi e tessuti che sfuggono al controllo della vita di relazione. Il sistema nervoso ha il compito di collegare "organi" specializzati che ricevono e riconoscono stimoli provenienti dall'esterno (e dall'interno) con i centri nervosi che elaborano risposte effettrici.

Questo collegamento tra la periferia ed il centro, e viceversa, è stabilito da nervi sensoriali e motori che coordinano qualsiasi movimento ed azione.

L'unità fondamentale del sistema nervoso è il neurone, mentre la sinapsi garantisce la connessione tra un neurone ed il successivo. In generale i segnali neuronali sono trasmessi da messaggeri chimici (neurotrasmettitori) che, liberati dal neurone presinaptico, si legano al recettore situato sul neurone postsinaptico. I principali neurotrasmettitori del sistema nervoso centrale (SNC) sono il glutammato, l'acido γ-aminobutirrico (GABA), la glicina, l'acetilcolina, la 5-idrossitriptamina (5-HT, nota anche con il termine di serotonina) e la noradrenalina. I farmaci del sistema nervoso centrale includono gli stimolanti centrali, gli ansiolitici ed ipnotici, gli anestetici generali, gli antidepressivi, gli antipsicotici, gli antiepilettici, gli oppiacei ed i farmaci utilizzati per il trattamento del morbo di Parkinson.

L'attività del sistema nervoso inizia nel grembo materno e procede ininterrottamente fino alla morte. Questa ininterrotta attività esige sempre una perfetta funzionalità e spiega la necessità per ognuno di noi di prestare particolare cura ed attenzione a questo così complesso e delicato sistema del nostro corpo, specie quando risulta eccessivamente affaticato. Le cause che più di frequente affaticano l'attività nervosa sono: lavoro eccessivo, particolari situazioni psicologiche (preoccupazioni, dispiaceri, stress), rumori eccessivi (inquinamento acustico), ecc.

Un rimedio semplice, naturale, che consente il pronto recupero del nostro sistema nervoso è il riposo che si ottiene con il sonno. Durante il sonno c'è una sospensione delle funzioni della vita di relazione ed un rallentamento di quelle della vita vegetativa (contrazione del cuore, atti respiratori, ecc.). La durata del sonno varia nel corso della vita: un neonato dorme circa 12 ore; un bambino 8-10 ore; un adulto 6-8 ore; per un anziano possono essere sufficienti 5-6 ore.

21.2 Ansia ed insonnia

21.2.1 Quadro clinico

L'**ansia** è un'emozione molto simile alla paura, ma priva del fattore scatenante. È molto diffusa (è presente nel 15-20% degli individui), è rivolta al futuro ed è una condizione di attesa di un pericolo non ben definito.

I sintomi includono tristezza, disagio, insonnia, modificazioni del carattere, disturbi a carico della sfera sessuale, emicrania, sudorazione, palpitazione. In questi casi è sempre bene appurare se lo stato di ansia è in relazione ad una situazione reale di estrema difficoltà (ad esempio perdita di un familiare, divorzio, insuccessi scolastici e professionali, perdite finanziarie) oppure se è l'espressione di una nevrosi iniziale o di una schizofrenia o di uno stato allucinatorio.

L'ansia è comune in molte malattie mentali ed è il sintomo predominante in fobie (terrore ricorrente e irrazionale nei confronti di specifici oggetti, attività o situazioni), nei disturbi da panico (improvvisa, inaspettata e opprimente sensazione di terrore o apprensione associata a numerosi sintomi somatici) e nel disturbo ossessivo-compulsivo (malattia grave caratterizzata da ossessioni e comportamenti ripetitivi che il paziente avverte come involontari, privi di senso o incoerenti). Altri disturbi ansiosi comprendono il disturbo ansioso generalizzato (ansia cronica persistente, ma senza i sintomi specifici dei disturbi fobici, di panico od ossessivo-compulsivo), il disturbo da stress post-traumatico (che si verifica in un sottogruppo di pazienti esposti ad un grave trauma) ed i disordini psicosomatici (per es. disturbo di conversione, ipocondria).

I due neurotrasmettitori più comunemente implicati nell'eziologia dell'ansia sono l'acido γ-aminobutirrico (GABA) e la 5-HT. In particolare, il GABA è il principale neurotrasmettitore inibitorio nel sistema nervoso centrale ed agisce sui recettori $GABA_A$ e $GABA_B$. Anche la noradrenalina ha un suo ruolo, in particolare nei disturbi da panico. I principali farmaci ansiolitici sono le benzodiazepine, le quali esercitano i loro effetti potenziando l'azione del GABA sul recettore del $GABA_A$ ed il buspirone, un agonista parziale dei recettori $5\text{-}HT_{1A}$.

L'**insonnia** è un disturbo del sonno che si riscontra nel 40-50% delle persone di ogni fascia d'età. Si soffre d'insonnia quando si ha difficoltà a prendere sonno, quando ci si sveglia di frequente, quando si ha un risveglio precoce o quando si ha un'inversione del ritmo sonno-veglia.

Il controllo centrale del sonno è legato ai neuroni serotoninergici, noradrenergici e colinergici, mentre la sua attività elettrica, registrata dall'EEG, è rappresentata da 5 stadi: gli stadi 1-4 si riferiscono al periodo del sonno in cui si ha lento movimento dell'occhio (NREM: *non rapid eye movement*), mentre l'ultimo stadio riguarda il periodo di sonno in cui si ha movimento veloce dell'occhio (REM: *rapid eye movement*). La perdita della fase REM provoca di solito irritabilità e stati letargici.

Per curare questi disturbi del sonno bisogna innanzi tutto procedere ad

Tabella 21.1 Principali cause di insonnia e loro incidenza [Da: Page e coll. (2002) Integrated Pharmacology, 2nd ed, Mosby]

Cause	*Percentuale*
Psichiatriche	30-35
Alcol e farmaci	10-15
Scosse ritmiche degli arti	10-15
Apnea del sonno	5-10
Malattia	5-10
Psicofisiologiche o primarie	15-20

Tabella 21.2 Principali farmaci adoperati per il trattamento dell'ansia e dell'insonnia

Farmaci	*Meccanismo d'azione*	*Effetti collaterali*
Benzodiazepine [per es. alprazolam, diazepam (ansiolitici); midazepam, flurazepam (ipnotici)]	Potenziano la trasmissione GABAergica	Sonnolenza, confusione mentale, dipendenza psichica
Azapironi (per es. buspirone)	Agiscono sul recettore 5-HT_{1A} della serotonina	Cefalea, capogiri, senso di testa leggera
Antagonisti β-adrenergici (per es. propranololo)	Antagonizzano l'eccesso delle catecolamine sui recettori β-adrenergici	Broncocostrizione, aritmie, disturbi del metabolismo

un esame accurato del paziente, per eliminare le eventuali cause (Tab. 21.1).

È chiaro poi che una dieta leggera, un comodo letto ed una terapia "occupazionale", sono accorgimenti che da soli spesso aiutano a risolvere l'insonnia senza necessariamente ricorrere al farmaco. Comunque, trovata la causa e risolti eventuali problemi dietetici e di natura socio-occupazionale, il persistere dell'insonnia, se va a compromettere l'efficienza psico-fisica del paziente durante la giornata, rende necessario l'impiego di un farmaco che sia di rapida eliminazione e privo di effetti collaterali e tossici. La Tabella 21.2 elenca i principali farmaci che vengono consigliati in queste circostanze, nonostante gli inconvenienti che provocano in caso di uso prolungato.

21.2.2 Fitoterapia dell'ansia e dell'insonnia

Le droghe vegetali adoperate per il trattamento di ansia e/o insonnia sono elencate nella Tabella 21.3. Le più studiate, sia dal punto di vista sperimentale che clinico, sono la kava per il trattamento dell'ansia e la valeriana per il trattamento dell'insonnia.

Kava

Botanica/Costituenti chimici. La kava (o kava-kava) è data dai rizomi e dalle radici di *Piper methysticum* Forst (Fam. *Piperaceae*), un arbusto perenne che cresce nelle isole della Polinesia occidentale (Fiji, Samoa, Nuova Guinea, Tonga, Papua, Vanuatu) e Tahiti. Le parti sotterranee venivano usate dagli aborigeni australiani nella preparazione di una bibita ottenuta immergendo il rizoma e/o i frammenti delle radici nell'acqua dopo averli frantumati con l'ausilio di pestelli, o masticandoli. La kava contiene amidi ed una resina da cui sono stati isolati 15 latto-

Tabella 21.3 Piante medicinali comunemente impiegate per il trattamento dell'ansia e/o dell'insonnia

Nome comune della droga	*Nome latino della pianta*	*Parte della pianta utilizzata*	*Principali costituenti chimici*	*Dose giornaliera*
Camomilla	*Matricaria recutita*	Capolini	Cumarine, flavonoidi, olio essenziale, mucillagini	3 g
Escoltzia	*Eschscholtzia californica*	Parti aeree	Alcaloidi isochinolinici	2 g
Iperico*	*Hypericum perforatum*	Parti aeree	Diantroni (ipericina), derivati floroglucinolici (iperforina), flavonoidi	2-4 g
Kava**	*Piper methysticum*	Rizoma	Kavapironi, calconi	60-240 mg di kavapironi
Lavanda**	*Lavandula angustifolia*	Fiori	Olio essenziale, tannini, cumarine, derivati dell'acido caffeico	20-80 mg di olio
Luppolo**	*Humulus lupulus*	Peli ghiandolari	Acidi amari, olio essenziale, resine, acidi fenolici, flavonoidi	1-1,5 g
Melissa**	*Melissa officinalis*	Foglie	Olio essenziale, glicosidi, derivati dell'acido caffeico, flavonoidi	1,5-4,5 g
Passiflora**	*Passiflora incarnata*	Parti aeree	Flavonoidi, olio essenziale	4-8 g
Valeriana**	*Valeriana officinalis*	Radici	Olio essenziale, valepotriati	4-6 g

* Consigliata dalla Commissione E tedesca per il trattamento dell'ansia
** Consigliata dalla Commissione E tedesca per il trattamento dell'ansia e dell'insonnia

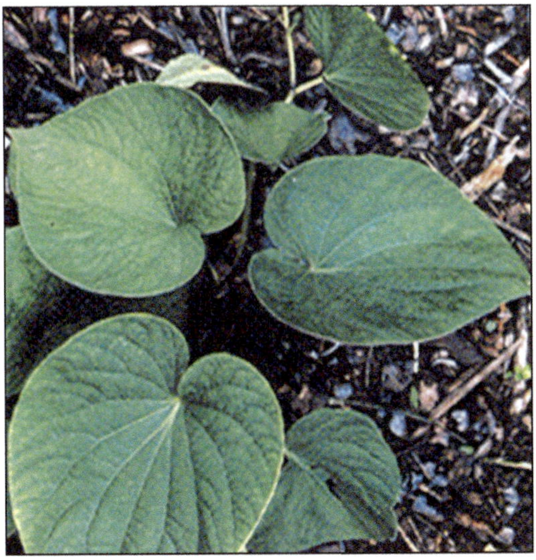

Tavola 21.1 Piper methysticum

ni, denominati kavalattoni o kavapironi, quali kavaina (1-2% della droga secca), diidrokavaina (0,6-1%), metisticina (1,2-2%), diidrometisticina (0,5-0,8%). La kava contiene anche composti inattivi colorati, denominati calconi (flavokavine A, B, e C). Il contenuto resinoso della kava può variare dal 3 al 20% e ciò dipende dalle specie coltivate e dalla parte della pianta usata (rizomi, radici). La droga secca dovrebbe contenere almeno il 3,5% di kavapironi, calcolati come kavaina.

Farmacologia/Meccanismo d'azione. Gli estratti di kava possiedono proprietà sedative, anticonvulsivanti, anestetico locali e miorilassanti (muscolatura scheletrica); la kavaina e la metisticina riducono l'eccitabilità del sistema limbico, proprio come le benzodiazepine. I principali meccanismi sono rappresentati (i) dall'inibizione dei canali del sodio voltaggio dipendenti a livello centrale (che determina una riduzione dell'eccitabilità neuronale) e (ii) dall'aumento del legame del GABA per i recettori $GABA_A$ (con conseguente facilitazione della trasmissione GABAergica inibitoria) (Fig. 21.1). Inoltre gli estratti di kava sono in grado di inibire il rilascio di neurotrasmettitori per azione sui canali del calcio, di ridurre la ricaptazione di noradrenalina dai terminali nervosi e di inibire le monoamino ossidasi (MAO).

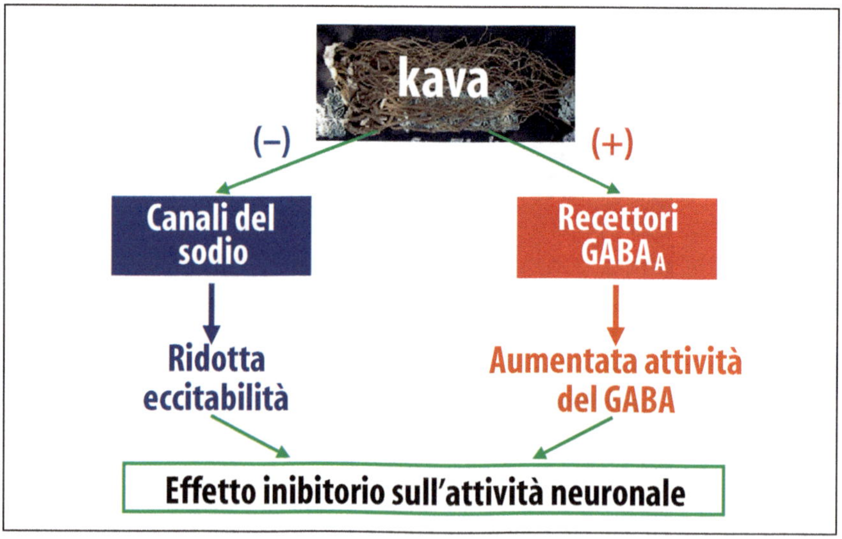

Fig. 21.1 Possibile sito d'azione della kava. Gli estratti di kava sono in grado di inibire i canali del sodio localizzati sui neuroni, con conseguente diminuzione dell'eccitabilità neuronale; inoltre, essi determinano una facilitazione della trasmissione GABAergica attraverso un aumento del legame del GABA per il proprio recettore ($GABA_A$). Queste azioni potrebbero spiegare l'effetto inibitorio della kava sull'attività neuronale

Le kavaine mostrano anche effetti anestetico locali, comparabili alla cocaina ed alla benzocaina. Dei 15 kavalattoni presenti nella kava soltanto 6 (kavaina, 5,6-diidrokavaina, metisticina, diidrometisticina, iangonina e desmetossiiangonina) sono responsabili del 95% dell'attività farmacologica totale. La biodisponibilità dipende molto dalla formulazione galenica e può variare anche di 10 volte. Nonostante la scarsa solubilità in acqua, sia la kavaina che la diidrokavaina vengono rapidamente assorbite dal tratto gastrointestinale (30-40 min). L'emivita dei kavapironi varia da 90 minuti a diverse ore.

Efficacia clinica. Le prove sull'efficacia clinica della kava nel trattamento dell'ansia sono molto incoraggianti. La kava è raccomandata dalla Commissione E tedesca per il trattamento dell'insonnia e degli stati nervosi. Una revisione sistematica (Box 21.1) ha evidenziato l'esistenza di undici studi clinici randomizzati, in doppio cieco con placebo, per un totale di 645 soggetti che ricevevano estratti di kava (105-800 mg al giorno per un periodo variabile da una a 24 settimane). La qualità degli studi era generalmente buona. Una metanalisi condotta su sei di questi studi ha dimostrato la superiorità della kava rispetto al placebo nel ridurre i sintomi dell'ansia, adoperando come parametro di misura la scala Hamilton per l'ansia. Inoltre, due degli studi clinici analizzati nella revisione sistematica suggeriscono che l'efficacia della kava possa essere simile a quella delle benzodiazepine. L'equivalenza tra farmaci convenzionali e la kava è stata anche evidenziata in un ulteriore studio randomizzato [Boerner e coll. (2003) Phytomedicine 10(Suppl 4):38-49] effettuato su 129 pazienti. In questo studio è stato dimostrato che un estratto di kava (LI150, 400 mg/die per 8 settimane) era efficace come

Box 21.1 Revisione sistematica[1] relativa all'efficacia clinica della kava nel trattamento dell'ansia

Articoli selezionati	11 studi randomizzati con placebo, in doppio cieco
Soggetti	645 soggetti con insonnia (4 studi) o sani (5 studi)
Qualità degli studi	Generalmente accettabile
Trattamento	150-800 mg di estratto (105-240 mg di kavalattoni/die) per 1-24 settimane
Conclusione	Kava superiore al placebo
Effetti collaterali	Simili al placebo

[1] Pittler & Ernst (2003) Cochrane Database Syst Rev 1:CD003383

il buspirone (10 mg/die, un agonista parziale dei recettori 5-HT_{1A}) e l'opipramolo (100 mg/die, un antidepressivo triciclico) nel ridurre la sintomatologia del disturbo d'ansia generalizzato. Infine è da segnalare che l'efficacia della kava (particolarmente dell'estratto denominato WS1490) in pazienti affetti da disturbi ansiosi di tipo non psicotico è stata confermata dai risultati di una recente metanalisi [Witte e coll. (2005) Phytother Res 19:183-188].

Se è pur vero che gli esperimenti condotti sugli animali ed il meccanismo d'azione della kava suggeriscono un possibile effetto ipnotico, le prove sull'efficacia clinica della kava nel trattamento dell'insonnia, seppur incoraggianti, sono ancora preliminari. In uno studio randomizzato, in doppio cieco, effettuato su 61 pazienti, è stato dimostrato che la kava (estratto WS1490, 200 mg/die per quattro settimane) era superiore al placebo nel ridurre i disturbi del sonno associati a fenomeni ansiosi di tipo non-psicotico [Lehrl J (2004) Affect Disord 78:101-110].

Effetti collaterali/Controindicazioni. Gli studi clinici randomizzati suggeriscono che gli effetti collaterali della kava sono lievi, transitori ed infrequenti. Due studi di farmacovigilanza post-marketing (pubblicati in lingua tedesca), nei quali sono stati coinvolti più di 3000 pazienti, hanno evidenziato effetti collaterali nel 2,3% e nell'1,5% dei pazienti durante il trattamento con estratti di kava. Gli effetti collaterali frequentemente riportati sono rappresentati da disturbi gastrointestinali, reazioni allergiche, emicrania e fotosensibilizzazione. La kava non influenza negativamente le funzioni cognitive. In uno studio clinico sono stati paragonati gli effetti collaterali della kava con quelli dell'oxazepam, una benzodiazepina [Munte e coll. (1993) Neuropsychobiology 27:46-53]. Gli Autori di questo studio hanno riportato che la benzodiazepina influenzava negativamente i processi di apprendimento; viceversa, la kava era in grado di aumentare la memoria, i processi di apprendimento e la capacità d'attenzione.

Se assunta per lunghi periodi di tempo (oltre i 3 mesi) ed a dosi elevate, la kava può causare colorazione giallastra reversibile della cute. In alcuni casi si può verificare una dermopatia nota come "dermopatia da kava". La manifestazione inizia ad evidenziarsi sul viso e procede in modo discendente verso i piedi, con successiva desquamazione e formazione di scaglie. In passato è stato anche riportato che la bevanda di kava potesse causare dilatazione delle pupille e riduzione dei riflessi visivi; tuttavia questi presunti effetti collaterali non sono stati riscontrati in studi clinici. Secondo la

Commissione E tedesca la kava è controindicata in gravidanza, durante l'allattamento e nei pazienti affetti da depressione ed in terapia con farmaci attivi sul SNC.

Sono stati riportati alcuni casi clinici di interazione farmacologica tra la kava ed alcuni farmaci convenzionali; per esempio è stato riportato un caso di disorientamento e letargia in un soggetto che aveva assunto contemporaneamente l'alprazolam (una benzodiazepina) e la kava. Un altro caso ha illustrato la possibilità di una riduzione di efficacia della levodopa (un farmaco antiparkinsoniano) se assunta insieme alla kava.

In alcuni Paesi europei la kava è stata ritirata dal commercio per presunti disturbi epatici riconducibili probabilmente all'utilizzo di estratti molto concentrati di kava (75% di kavapironi). I casi di epatotossicità includevano epatite colestatica, ittero, aumento degli enzimi epatici ed epatiti con necrosi e danno irreversibile (con conseguente trapianto di fegato). Resta tuttavia ancora da stabilire la causalità e la reale incidenza di questi effetti tossici quando la kava viene assunta a dosi terapeutiche.

Preparazioni/Dose. La Commissione E tedesca raccomanda una dose giornaliera di preparati fitoterapici corrispondenti a 60-120 mg di kavapironi (da non adoperare per un periodo non superiore ai tre mesi senza il consulto medico). La dose giornaliera utilizzata negli studi clinici varia dai 300 agli 800 mg di estratto (suddivisa in tre dosi), corrispondente a 60-240 mg di kavapironi. Il contenuto di kavapironi dipende dal tipo di estratto; infatti estratti contenenti il 30% di kavapironi vengono preparati mediante estrazione con una miscela di acqua ed etanolo, mentre estratti contenenti il 70% e più di kavapironi si preparano per estrazione con una miscela di acqua ed acetone. In entrambe le preparazioni, il rapporto droga-estratto è di circa 12-20:1. I kavapironi sono poco solubili in acqua; pertanto, affinché essi possano essere assorbiti dal tratto intestinale, devono essere in soluzione colloidale oppure in forme micronizzate. Sono presenti sul mercato, specialmente su quello tedesco, circa 25 preparazioni contenenti estratti di kava. WS1490 (nome commerciale Laitan®) è un ben noto estratto di kava, contenente il 75% di kavapironi.

Valeriana

Botanica/Costituenti chimici. La valeriana è il nome comune che si dà alla droga grezza che consiste nel rizoma secco, nelle radici e negli stoloni (organi sotterranei) di diverse specie di *Valeriana* (Fam. *Valerianaceae*). La droga ufficiale per la Farmacopea Europea e per quella italiana è data dalla *V. officinalis* L., ma in altre parti del mondo vengono usate altre specie; tra le più note ricordiamo la valeriana indiana (*V. wallichii DC),* la valeriana cinese e giapponese (*V. angustifolia* Tausch o *V. faurieri* Briq). Una specie simile che ha un importante ruolo nella medicina tradizionale del subcontinente indiano e nel Medio Oriente è il nardo indiano (*Nardostachys jatamansi DC*). La specie più conosciuta è comunque la *V. officinalis,* una pianta erbacea perenne molto comune nei boschi umidi. Viene raccolta lungo i fiumi in Europa. Le radici ed il rizoma di questa pianta vengono essiccati con cura ad una temperatura al di sotto dei 40° C. La droga contiene un olio volatile (0,3-0,7%) i cui principali componenti sono acido valerenico, valerenale e valeranone; inoltre, valepotriati [(0,5-2%) miscela di iridoidi come il valtrato ed il diidrovaltrato], lignani ed alcaloidi (Box 21.2).

Box 21.2 Composizione chimica della valeriana

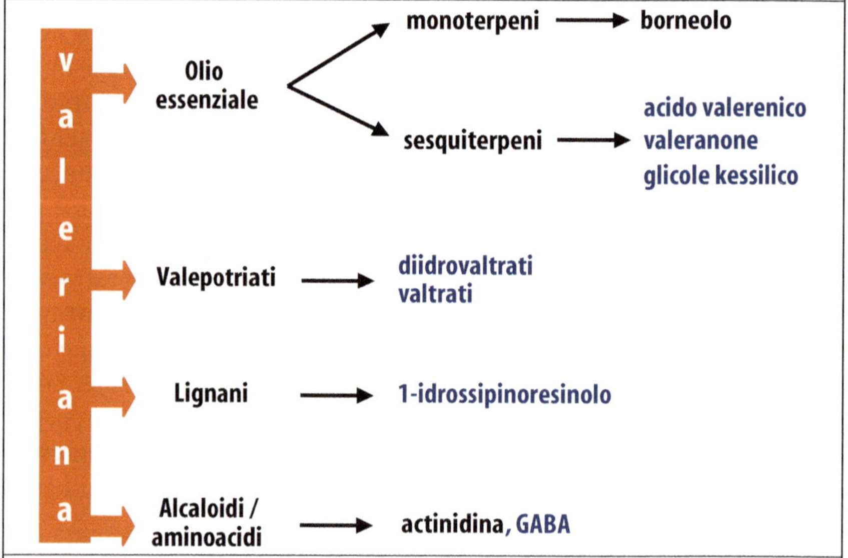

1) *Olio volatile*

La frazione volatile rappresenta 2-20 ml/kg di droga secca. I componenti chimici includono monoterpeni, principalmente borneolo, e sesquiterpeni che sono caratteristici ed hanno ricevuto maggiore attenzione in relazione alla loro attività biologica. Sono state

→ *segue*

Box 21.2 *seguito*

identificate tre strutture chimiche principali di sesquiterpeni, ovvero la struttura dell'acido valerenico, del valeranone e quella del glicole kessilico. L'acido valerenico è specifico, non essendo stato riscontrato in nessun altro organismo diverso dalla *V. officinalis*, mentre il valeranone è il maggior componente dell'olio di *V. wallichii* e del nardo indiano (*Nardostachys jatamansi*). I composti con il sistema ad anello kessilico sono i principali elementi costitutivi dell'olio volatile di *V. fauriei*, ma sono presenti anche nella *V. officinalis*.

2) *Valepotriati*

I valepotriati sono degli iridoidi; i più importanti sono il valtrato, il diidrovaltrato e l'acido isovalerenico. I valepotriati, il cui livello generalmente è stimato tra 0,8 e 1,7%, sono instabili e pertanto presenti solo nella droga fresca o nella droga essiccata ad una temperatura inferiore ai 40° C; essi, infatti, si decompongono sotto l'influsso dell'umidità, del calore (40° C) o dell'acidità (pH=3). Una tintura di valeriana conservata ad una temperatura di 20° C perde i 2/3 dei valepotriati originariamente presenti in circa due settimane. Il processo di degradazione dei diidrovaltrati e dei valtrati, che può avvenire non solo nella soluzione acquosa della tintura, ma anche ad opera della flora batterica intestinale in seguito alla somministrazione orale di preparati a base di valeriana, determina la formazione di prodotti denominati baldrinali ed omobaldrinali, considerati le forme attive dei valepotriati. I valepotriati possiedono effetti citotossici *in vitro* e sono pertanto composti a potenziale cancerogeno: questi studi hanno fatto sì che la presenza dei valepotriati nelle preparazioni di valeriana rappresentasse un fattore negativo. Comunque studi *in vivo* non hanno dimostrato gli effetti cancerogeni dei valepotriati, anche a dosi molto elevate.

Il caratteristico odore della droga secca, inesistente nella droga fresca, è dovuto alla presenza di acido isovalerico, un acido carbossilico a 5 atomi di carbonio. L'acido isovalerico è comunemente esterificato a diidrovaltrato e valtrato, e tale legame è facilmente idrolizzabile.

3) *Lignani*

I lignani sono presenti in piccole quantità. Uno di questi, l'idrossipinoresinolo, ha un debole effetto sui recettori delle benzodiazepine ed inibisce il legame della serotonina al proprio recettore.

4) *Alcaloidi/aminoacidi*

Gli alcaloidi (come l'actinidina) sono presenti in piccole quantità e non danno un contributo significativo all'effetto farmacologico della valeriana. Inoltre, gli estratti di valeriana contengono elevate concentrazioni di GABA e di glutamina (che può essere metabolizzata a GABA). La quantità di GABA presente nella valeriana è sufficiente ad esplicare un'azione farmacologica *in vitro*. Comunque, dal momento che esso non attraversa la barriera ematoencefalica, la relazione tra presenza di GABA nella droga ed effetto sedativo *in vivo* risulta dubbia.

La FU XI riporta l'estratto secco idroalcolico di valeriana (*Valerianae extractum hydroalcoolicum siccum*), ottenuto dalla radice di *V. officinalis*. Contiene non meno dello 0,42% di acidi sesquiterpenici totali, calcolati come acido valerenico con riferimento all'estratto essiccato. La Farmacopea Europea IV riporta la radice di *V. officinalis*; la droga intera deve contenere non meno di 5 ml/kg di olio essenziale, mentre la droga tagliata non meno di 3 ml/kg, ambedue calcolati con riferimento alla droga essiccata e non meno dello 0.17% di acidi sesquiterpenici espressi come acido valerenico, calcolato sulla droga secca. Questi composti non sono presenti in specie che crescono al di fuori dell'Europa.

Farmacologia/Meccanismo d'azione. La valeriana rappresenta il classico esempio di droga vegetale in cui l'attività farmacologica non è dovuta ad un singolo composto, ma ai diversi componenti che nel loro insieme contribuiscono all'azione farmacologica. Pur se la ricerca sul meccanismo d'azione della valeriana ha evidenziato risultati contraddittori, gli studi condotti su animali da laboratorio si sono concentrati sulla possibile influenza della valeriana sulla trasmissione GABAergica. Gli estratti di valeriana hanno affinità per il recettore $GABA_A$, ne stimolano la sintesi ed il rilascio e ne inibiscono il *re-uptake* ed il catabolismo (Fig. 21.2). Tra gli altri meccanismi postulati sono da menziona-

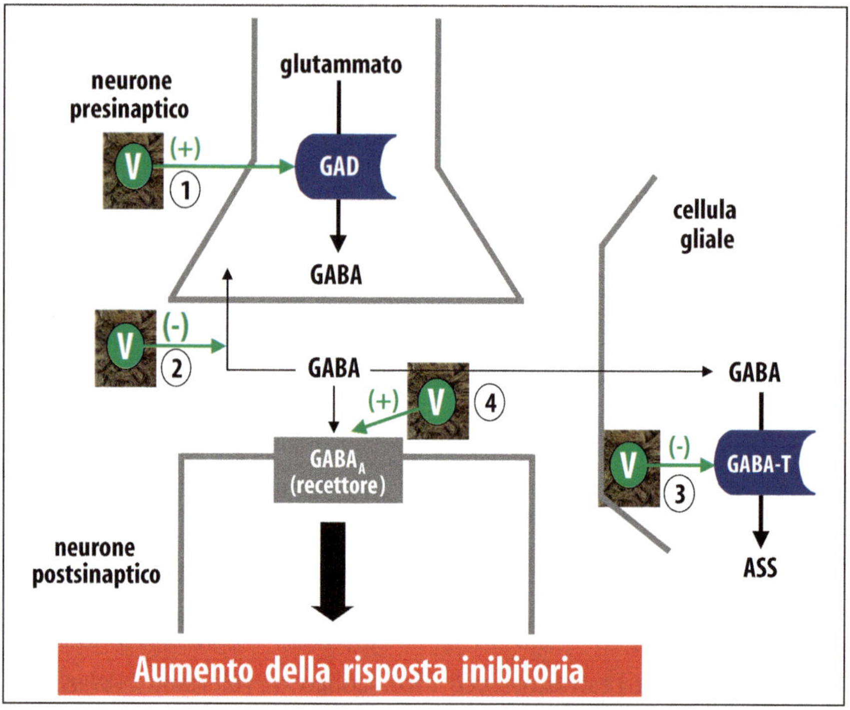

Fig. 21.2 Possibile sito d'azione della valeriana. È stato dimostrato che estratti di valeriana: 1) attivano l'enzima glutammato decarbossilasi (GAD), che è coinvolto nella sintesi del GABA nei neuroni presinaptici; 2) inibiscono la ricaptazione del GABA nelle cellule gliali e nei neuroni, 3) inibiscono l'enzima GABA transaminasi (GABA-T), che è coinvolto nel catabolismo del GABA e 4) si legano ai recettori $GABA_A$. Questi effetti provocano un potenziamento della trasmissione mediata dal GABA; *ASS* = aldeide semisuccinica

re il legame al recettore dell'adenosina e l'affinità per il recettore della 5-HT da parte di alcuni lignani.

Efficacia clinica. La valeriana è raccomandata dalla Commissione E tedesca per il trattamento dell'insonnia e del nervosismo, mentre nella Farmacopea degli Stati Uniti (USP) del 1998 è riportato che le prove a favore di un uso della valeriana nel trattamento a breve termine dell'insonnia sono insufficienti. Gli Autori di una revisione sistematica (Box 21.3) hanno identificato nove studi randomizzati, con placebo, in doppio cieco per un totale di 390 persone. I soggetti coinvolti negli studi clinici erano sia individui affetti da insonnia (in quattro studi) che volontari sani (in 5 studi). La valeriana veniva somministrata una sola volta (900 mg) in sei studi, e per un periodo prolungato (600-1200 mg/die per 8/28 giorni) nei restanti tre. Le conclusioni di questi studi indicano che, nonostante la valeriana eserciti effetti benefici (particolarmente per trattamenti prolungati), sono necessari ulteriori studi per essere certi della sua reale efficacia.

Gli studi successivi alla pubblicazione della revisione sistematica di Stevinson & Ernst, non sono stati concordi nel confermare l'efficacia della valeriana. Infatti, mentre uno studio randomizzato ha evidenziato come un trattamento prolungato con valeriana potesse essere di beneficio per superare l'insonnia in bambini con deficit intellettuale [Francis & Dempster (2002) Phytomedicine 9:273-279], un ulteriore studio randomizzato ha dimostrato che la valeriana non era superiore al placebo nel ridurre i sintomi dell'insonnia cronica [Coxeter e coll. (2003) Complement Ther Med 11:215-222]. Infine, è da ricordare che uno studio clinico randomizzato [Ziegler e coll. (2002) Eur J Med

Box 21.3 Revisione sistematica[1] relativa all'efficacia clinica della valeriana nel trattamento dell'insonnia

Articoli selezionati	9 studi randomizzati, con placebo, in doppio cieco
Soggetti	390 soggetti; con insonnia (4 studi) o sani (5 studi)
Qualità degli studi	Generalmente medio-bassa
Trattamento	900 mg di estratto acquoso (dose singola) oppure 600-1200 mg/die per 8-28 giorni
Conclusione	Risultati parzialmente positivi (soprattutto per il trattamento prolungato); evidenza di efficacia clinica non definitiva
Effetti collaterali	Simili al placebo

[1] Stevinson & Ernst (2000) Sleep Med 1:91-99

Res 7:480-486] ha riportato un eguale efficacia della valeriana e dell'oxazepam (una benzodiazepina) nel migliorare la qualità del sonno in 75 soggetti affetti da insonnia, mentre un altro studio randomizzato con placebo, effettuato su 16 soggetti, ha riportato effetti positivi soltanto dopo 14 giorni di trattamento [Donath e coll. (2000) Pharmacopsychiatry 33:47-53].

In conclusione si può affermare che un trattamento prolungato nel tempo con valeriana, più che una somministrazione singola, costituisce un promettente approccio per la cura dell'insonnia. Questo conferma un'antica convinzione secondo la quale la valeriana agirebbe gradualmente e pertanto non sarebbe indicata per il trattamento acuto dell'insonnia.

Esistono anche evidenze (seppur molto preliminari) che indicano come la valeriana possa essere un efficace ansiolitico. Infatti, alcuni studi randomizzati hanno riportato la superiorità della valeriana rispetto al placebo nel ridurre i sintomi ansiosi [Del Signore e coll. (1980) 68:437-447; Kohnen & Oswald (1988) Pharmacopsychiatry 21:447-448; Andreatini e coll. (2000) Phytother Res 16:650-654]. Il più recente di questi studi [Andreatini e coll. (2002) Phytother Res 16:650-654], effettuato su 36 pazienti con disturbi ansiosi generalizzati, ha riportato che un trattamento per quattro settimane con un estratto di valeriana (81,3 mg di valepotriati/die) può avere degli effetti ansiolitici sui sintomi psichici dell'ansia.

Effetti collaterali/Controindicazioni. Gli effetti collaterali associati all'utilizzo della valeriana sono lievi e poco frequenti e comunque simili a quelli riportati dal placebo negli studi clinici randomizzati. La sicurezza a breve termine della valeriana è stata confermata in uno studio di farmacovigilanza post-marketing, che ha seguito 3447 pazienti trattati con preparazioni di valeriana. Mal di testa ed occasionali sintomi gastrointestinali sono gli effetti collaterali più frequentemente riportati. In uno studio clinico randomizzato, in doppio cieco, è stato dimostrato che un trattamento acuto (600 mg) o prolungato (2 settimane) con valeriana (estratto secco LI 156) non influenzava il tempo di reazione, la concentrazione e lo stato di allerta in 102 volontari sani [Kuhlmann e coll. (1999) Pharmacopsychiatry 32:235-241]. Alcuni studi hanno paragonato gli effetti collaterali della valeriana con quelli delle benzodiazepine, quali flunitrazepam, triazolam, temazepam [Dorn e coll. (2000) Forsch Komplement Klass Naturheilkd 7:79-84; Hallam e coll. (2003) Human Psychopharmacol 18:619-625; Glasse e coll. (2003) J Clin Psycopharmacol 23:260-268]; i risultati di questi studi suggeriscono che la valeriana possiede un profilo di tollerabilità migliore, particolarmente alla luce della mancanza di un effetto *hangover* (stato di confusione successivo al trattamento); inoltre non altera i processi cognitivi, non provoca sedazione e non altera le performance psicomotorie. A dosi elevate la valeriana può provocare disturbi transitori e reversibili quali confusione, sonnolenza, eccitabilità, insonnia, visione alterata, mal di testa, nausea, vomito, midriasi e disturbi cardiaci; tuttavia un'overdose di valeriana, pari a circa 20 volte la dose terapeutica raccomandata, non dovrebbe avere effetti particolarmente preoccupanti per la salute. Nella monografia ESCOP (1997) è specificato che la valeriana andrebbe usata con prudenza nei bambini al di sotto dei tre anni e nelle donne incinte o che allattano (gli iridoidi sono citotossici e mutageni). Come altre droghe ansiolitiche/ipnotiche, la valeriana potrebbe potenziare gli effetti di depressivi centrali come l'etanolo.

Preparazioni/Dose. I prodotti fitoterapici a base di valeriana sono in genere estratti acquosi o estratti idroalcolici (70% di alcol) con un rapporto droga-estratto di 4-7:1; tuttavia questi due estratti non sono affatto equivalenti e vengono utilizzati a diverse dosi. La dose comunemente utilizzata negli studi clinici è di 400-900 mg di estratto acquoso, mentre non sono disponibili dati clinici per stabilire la dose degli estratti idroalcolici. L'estratto secco deve contenere 0,25-0,35% di acidi sesquiterpenici (espressi come acidi valerenici). Poiché i valepotriati sono composti instabili in soluzione acquosa, è preferibile somministrare gli estratti di valeriana in forme solide (preferibilmente in compresse gastroresistenti) piuttosto che in preparati liquidi, quali tinture. La Commissione E tedesca raccomanda una dose di estratto equivalente a 2-3 g di droga secca (da assumere una o più volte nella giornata).

Passiflora

Botanica/Costituenti chimici. La passiflora è data dalle infiorescenze e dall'infruttescenza di *Passiflora incarnata* L. (Fam. *Passifloraceae*), una pianta rampicante, ramificata, perenne. La droga include anche frammenti di fusto con steli sottili e cirri lisci. La pianta cresce in cespugli nei deserti degli Stati Uniti ed in Messico e contiene principalmente flavonoidi (25%) come vitexina, isovitexina, iperoside e piccole quantità di alcaloidi indolici (armalina, armalolo, probabilmente armina e soprattutto armano) e di derivati del γ-pirone (maltolo, etilmaltolo); inoltre acidi grassi (linoleico, linolenico, miristico, palmitico, oleico), umbelliferone, ecc. Secondo la Farmacopea Europea IV la passiflora deve contenere non meno dell'1,5% di flavonoidi totali, espressi come vitexina, calcolati sulla droga secca. Inoltre, la

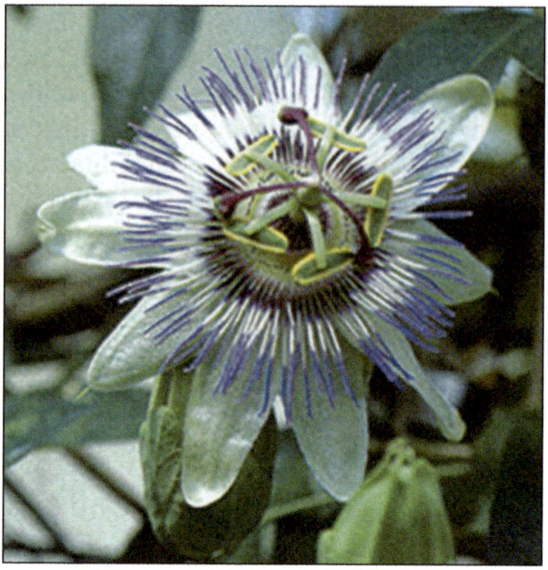

Tavola 21.2 *Passiflora incarnata*

Commissione E tedesca stabilisce che il contenuto in alcaloidi dell'armano non sia superiore allo 0,01%.

Farmacologia/Meccanismo d'azione. Gli effetti sedativi della passiflora sono ben documentati in animali da laboratorio; tuttavia i componenti responsabili dell'azione sedativa della passiflora non sono noti. Tra i costituenti chimici della passiflora, il maltolo e l'etilmaltolo possiedono un'azione sedativa, ma la loro concentrazione nella droga è estremamente bassa. Così pure, la concentrazione degli alcaloidi indolici (che sono stimolanti centrali) è molto bassa. Un flavone isolato da *P. caerulea*, il 5,7-diidrossiflavone, possiede effetti ansiolitici, ma alcuni esperimenti effettuati sull'estratto di passiflora dimostrano che i componenti attivi della passiflora non corrispondono ad alcuna struttura dei flavonoidi o alcaloidi descritti fino ad oggi nella passiflora.

Efficacia clinica. Gli effetti sedativi della passiflora sono noti a partire dal XIX secolo. La passiflora è raccomandata dalla Commissione E tedesca per il trattamento dell'irrequietezza nervosa e dei disturbi del sonno. Gli studi relativi all'efficacia ansiolitica della passiflora sono preliminarmente incoraggianti. In passato, alcuni studi randomizzati, controllati, di preparazioni fitoterapiche contenenti passiflora hanno riportato effetti ansiolitici in volontari sani. Trattandosi di un'associazione di droghe vegetali, non è possibile estrapolare il ruolo reale della passiflora nel determinare questi effetti. Più recentemente, in uno studio pilota (n=36 pazienti con disordini di ansia generalizzata) randomizzato ed in doppio cieco è stata dimostrata l'efficacia di un estratto di passiflora [Akhondzadeh e coll. (2001) J Clin Pharm Ther 26:363-367] somministrato per un periodo di 4 settimane; inoltre, lo stesso studio ha evidenziato che, a differenza dell'oxazepam, la passiflora non influenzava negativamente l'esecuzione del lavoro. Infine esistono evidenze cliniche che indicano come la passiflora possa incrementare l'azione della clonidina nel trattamento della sindrome da astinenza da oppiacei [Akhondzadeh e coll. (2001) J Clin Pharm Ther 26:369-373].

Effetti collaterali/Controindicazioni. Non esistono dati clinici inerenti gli effetti indesiderati e tossici della passiflora. Si ritiene che la passiflora sia una droga relativamente sicura, anche se sono da ricordare alcuni casi di nausea, vomito, sonnolenza e tachicardia ventricolare descritti in soggetti facenti uso di passiflora. Dosi eccessive possono portare a sedazione. Come altre droghe ansiolitiche ed ipnotiche, la passiflora può potenziare gli effetti di altri sedativi centrali, incluso l'etanolo.

Preparazioni/Dose. La Commissione E tedesca raccomanda una dose giornaliera corrispondente a 4-8 g di droga secca, da somministrarsi come infuso o in altre preparazioni per uso interno.

Luppolo

Botanica/Costituenti chimici. Il luppolo è rappresentato dalle infiorescenze secche pistillifere (strobili) di *Humulus lupulus* L. (Fam. *Cannabinaceae/Moraceae*), una pianta erbacea ramificante, perenne, alta 6 m, che cresce spontanea nei boschi dell'Europa e del Nord America. Tale pianta, largamente coltivata, è correlata da un punto di vista botanico alla *Cannabis sativa*; questo porta qualcuno a ritenere che il luppolo, una volta fumato, possa provocare una blanda euforia come la canapa. La droga contiene flavonoidi, calconi, un olio volatile (0,3-1%, contenente più di cento terpenoidi, principalmente β-cariofillene, farnescene e umulene) e soprattutto un'oleoresina (15-30%) che è costituita prevalentemente da principi amari, come gli α-acidi (umulone, coumulone, adumulone), i β-acidi (lupulone, colupulone, adlupulone) ed i prodotti della loro degradazione ossidativa. Il luppolo contiene quantità apprezzabili di tannini (2-4%), mentre la presenza di sostanze estrogeniche non è stata confermata. La Farmacopea Europea IV riporta le infiorescenze femminili (*Lupuli flos*), dal caratteristico odore aromatico. La Commissione E tedesca stabilisce che la droga debba contenere almeno lo 0,35% di olio essenziale.

Farmacologia/Meccanismo d'azione. Il meccanismo dell'azione sedativa del luppolo ed i costituenti chimici responsabili di tale attività non sono ancora noti. È stato ipotizzato che il 2-metil-3-buten-2-olo (un prodotto della degradazione ossidativa dei principi amari della frazione oleoresinosa, particolarmente gli α-acidi), possa essere uno dei componenti responsabili dell'attività farmacologica del luppolo, Infatti, questo composto possiede proprietà ipnotiche in animali da laboratorio. È da notare che il 2-metil-3-buten-2-olo può formarsi *in vivo* in seguito al metabolismo degli α-acidi. È stato anche suggerito che i residui di acido isovalerico presenti nel luppolo possano contribuire alla sua azione sedativa.

Efficacia clinica. Il luppolo è raccomandato dalla Commissione E tedesca per il trattamento dei disturbi associati all'ansia ed all'insonnia. Comunque non esistono in letteratura studi clinici randomizzati riguardanti il trattamento di sintomi specifici o disturbi come l'ansia o l'insonnia. È da notare che in uno studio clinico randomizzato, pubblicato negli anni settanta [Muller-Limmroth e coll. (1977) Med Klin 72:1119-1125], il luppolo, in combinazione con la valeriana, è risultato superiore al placebo nel migliorare alcuni parametri soggettivi riguardanti il sonno in 40 volontari sani. Ovviamente, in questo studio, è difficile evidenziare il reale contributo del luppolo.

Effetti collaterali/Controindicazioni. Il luppolo è considerata una droga relativamente sicura; non sono noti effetti collaterali di rilievo associati all'uso appropriato di dosi terapeutiche di luppolo. Tuttavia sono stati riportati casi di allergie respiratorie e di reazioni anafilattiche in seguito all'inalazione o al contatto esterno con la droga o con il suo olio essenziale. Reazioni positive al *patch test* sono stati riportati per l'olio di luppolo, per l'umulone e per il lupulone. Il mircene, un prodotto instabile presente nell'olio appena prodotto, rappresenta l'agente sensibilizzante del luppolo. La droga può causare dermatite da contatto e questa reazione è stata attribuita al suo polline. Inoltre si ritiene che il luppolo possa alterare il ciclo mestruale, anche se al riguardo non esistono dati scientifici attendibili.

Preparazioni/Dose. La Commissione E tedesca raccomanda una dose singola giornaliera corrispondente a 0,5 g di droga secca, da somministrarsi sotto forma di infuso, decotto o in altre preparazioni equivalenti. Una nota della Commissione E tedesca indica che la somministrazione del luppolo assieme ad altre droghe può essere utile in campo terapeutico (con valeriana nell'insonnia di natura nervosa; con menta e cicoria nei dolori in pazienti con colecistiti croniche; con uva ursina nell'incontinenza urinaria).

Camomilla

La camomilla è data dai capolini di *Matricaria recutita* L. = *Matricaria chamomilla* L. (camomilla comune o tedesca) o da quelli di *Anthemis nobilis* L. = *Chamaemelum nobile* L. (Fam. *Asteraceae/Compositae*). I principali costituenti chimici sono rappresentati dalle cumarine, dai flavonoidi e da un olio volatile. La camomilla contiene inoltre sesquiterpeni, mucillagini, ecc. L'olio volatile della camomilla comune contiene come elementi distintivi il bisabololo (50% circa) ed il camazulene (che si forma a partire dalla matricina durante il processo di distillazione), mentre quello della camomilla romana contiene prevalentemente esteri dell'acido angelico.

La camomilla romana e quella tedesca possiedono azioni farmacologiche simili. Le proprietà sedative della camomilla potrebbero essere attribuite ad alcuni flavonoidi, in quanto è stato riportato che l'apigenina possiede un'affinità per i recettori delle benzodiazepine. Tuttavia è da notare che l'azione ansiolitica dell'apigenina è inferiore di circa 10 volte a quella del diazepam. L'apigenina possiede anche un effetto anticonvulsivante. La possibile presenza nella camomilla di triptofano, precursore della 5-HT, è da tenere poi in considerazione, soprattutto alla luce della possibile attività ipnotico/ansiolitica della camomilla. Comunque sono in molti a ritenere che le proprietà della camomilla più che ad un singolo componente siano dovute all'insieme di sostanze presenti nella droga.

La camomilla ha una forte tradizione nei Paesi latini come droga ansiolitico/ipnotica. Tuttavia non esistono attualmente studi clinici affidabili che giustifichino l'uso della camomilla nel trattamento di ansia ed insonnia. Un vecchio studio riporta l'effetto ipnotico della camomilla tedesca in 12 pazienti cardiopatici. L'uso della camomilla è poi molto diffuso nei disturbi mestruali (anche in questo caso l'uso è empirico).

La camomilla è una droga sicura. Tuttavia sono state riportate reazioni allergiche (orticaria, edema, difficoltà respiratorie) ed in rari casi reazioni anafilattiche. Pertanto gli individui con condizioni allergiche dovrebbero assumere la camomilla con cautela. Le proprietà allergeniche della camomilla sono state attribuite all'antecotulide (un lattone sesquiterpenico presente in piccole quantità) e alla matricarina, un proazulene. Considerando la possibilità di reazioni allergiche crociate, la camomilla dovrebbe essere evitata da individui che presentano una ipersensibilità ad alcune droghe provenienti da piante appartenenti alla famiglia delle *Asteraceae/Compositae* (ad esempio tanaceto, echinacea e calendula). I lattoni sesquiterpenici rappresentano i composti allergizzanti di questa famiglia di piante. Alcuni sconsigliano l'uso di camomilla a pazienti in terapia con anticoagulanti anche se tale interazione non è documentata in campo clinico.

Non esistono dati affidabili sulla dose di camomilla per il trattamento dell'insonnia. È d'uso un decotto da prepararsi con 3 g di droga secca in 150 ml di acqua.

Vedi Cap. 29 per le proprietà gastroprotettive della camomilla.
Vedi Cap. 31 per gli usi dermatologici della camomilla.

Lavanda

La lavanda è data dalle sommità fiorite di *Lavandula angustifolia* Mill. (= L. *officinalis* Chaix, Fam. *Lamiaceae*), frutto profumato, cespuglioso originario della regione mediterranea. La pianta presenta rami erbacei, quadrangolari, foglie verde-cenere, opposte, lineari o lanceolate, fiori bluastri, leggermente vellutati. La droga è costituita anche dai fiori isolati. In questo caso la droga è data quasi unicamente dai calici gamosepali, tomentosi. Per distillazione si estrae l'olio di lavanda, liquido incolore o giallo pallido-verdastro, di odore grato e di sapore amaro. La lavanda contiene un olio essenziale, idrossicumarine, tannini (13%) e derivati dell'acido caffeico. I principali costituenti dell'olio essenziale, presente in misura dell'1-3%, sono il linalolo (20-25%), l'acetato di linalile e la canfora (che dà alla pianta un odore canforato che l'avvicina a quello del rosmarino). La Farmacopea Europea IV riporta i fiori essiccati (*Lavandulae flos*) di *L. angustifolia*, che devono contenere non meno di 13 ml/kg di olio essenziale, calcolato sulla droga anidra. Inoltre, viene riportata la monografia dell'olio di lavanda (*Lavandulae aetheroleum*), che si ottiene per distillazione in corrente di vapore dalle sommità fiorite. La composizione chimica dell'olio di lavanda è riportato nella Tabella 21.4.

Tabella 21.4 Composizione chimica dell'olio di lavanda, secondo la Farmacopea Europea IV

Componente	*Quantità*
Limonene	< 1%
Cineolo	< 2,5%
3-Ottanone	< 2,5%
Canfora	< 2,5%
Linalolo	20-25%
Linalile acetato	25-46%
Terpinen-4-olo	1,2-6%
Lavandulolo	> 0,1%
α-Terpineolo	< 2 %

L'azione sedativa della lavanda è stata documentata in esperimenti su animali da laboratorio. L'olio essenziale possiede infatti effetti anticonvulsivanti, riduce l'attività motoria spontanea ed è inoltre in grado di prolungare la durata del sonno indotto dai barbiturici. Il meccanismo d'azione non è noto; tuttavia si ritiene che l'acetato di linalile ed il linalolo siano responsabili di tale azione. Non esistono studi riguardanti in modo specifico la farmacocinetica dell'olio di lavanda, bensì dati relativi alla biodisponibilità ed alla farmacocinetica dei terpeni, presenti comunemente negli oli essenziali, incluso quello di lavanda. I dati disponibili suggeriscono che le sostanze terpeniche sono rapidamente assorbite (nel giro di un'ora), indipendentemente dalla via di somministrazione adoperata (orale, cutanea, polmonare). Inoltre, mentre una piccola parte viene eliminata immodificata attraverso i polmoni, la gran parte viene escreta in forma coniugata attraverso il rene oppure metabolizzata a diossido di carbonio.

Gli effetti ansiolitici ed ipnotici della lavanda sono radicati nella medicina empirica e documentati da studi sperimentali. Non esistono a tutt'oggi studi clinici randomizzati che attestino l'efficacia della lavanda o del suo olio essenziale nel trattamento dell'ansia o dell'insonnia. Nella sua monografia sulla lavanda, la Commissione E tedesca riporta come indicazioni per uso interno stati di agitazione, difficoltà ad addormentarsi e disturbi funzionali degli addominali superiori. Studi clinici limitati riportano effetti benefici dell'olio di lavanda (aromaterapia) nel trattamento dell'ansia o dell'insonnia.

Somministrazioni di dosi terapeutiche di lavanda non presentano nessun pericolo per la salute, né effetti collaterali di rilievo. Tuttavia è da tener presente che l'olio essenziale può provocare nausea, vomito, mal di testa e brividi. Dosi eccessive possono produrre un effetto narcotico.

La Commissione E tedesca raccomanda 1-2 cucchiaini di droga secca per tazza di tè oppure 1-4 gocce di olio essenziale (circa 20-80 mg), somministrato insieme ad una zolletta di zucchero. Una nota della Commissione E tedesca indica che la somministrazione della lavanda assieme ad altre droghe sedative può essere di beneficio.

21.3 Depressione

21.3.1 Quadro clinico

La depressione è un disturbo dell'umore e delle emozioni, piuttosto che del pensiero, caratterizzato da disforia o perdita di interesse (e dispiacere) per tutte le attività usuali del soggetto. La depressione esordisce in genere in pazienti tra i 30 e i 40 anni, ma può presentarsi a qualsiasi età, anche se il rischio maggiore esiste dopo i 55 anni. Le donne sono più esposte (circa il 20%) degli uomini (9-15%) al disturbo depressivo. La classificazione clinica attuale distingue fra depressione maggiore e disturbo distimico (depressione minore). Le due forme corrispondono rispettivamente alla depressione endogena e alla depressione reattiva (o nevrotica) della psichiatria classica, differendo tra loro soprattutto per gravità e durata dei sintomi (il disturbo distimico è una forma di depressione più lieve e generalmente meno disabilitante, che però dura più di 2 anni). La depressione maggiore è caratterizzata dalla presenza quotidiana di umore depresso (Tab. 21.5) per un periodo di almeno due settimane. In ciascuno degli episodi possono essere presenti tristezza, indifferenza o apatia e irritabilità, generalmente in associazione con alterazioni di alcune funzioni neurovegetative (sonno, appetito e peso), nonché agitazione o rallentamento motorio, stanchezza, difficoltà di concentrazione e nel prendere decisioni, sentimenti di vergogna o colpa e pensieri di morte o di assenza di prospettiva. In molti studi clinici (ed in generale nella pratica clinica), a pazienti ai quali sia stato diagnosticato un disturbo depressivo, viene adoperata la "scala di

Tabella 21.5 Sintomi depressivi (secondo l'*American National Institute of Health*)

Umore perennemente triste (o senso di vuoto)
Assenza di piacere nelle comuni attività quotidiane
Senso di stanchezza
Disturbi del sonno (insonnia, risveglio anticipato)
Disturbi legati all'alimentazione (perdita o incremento di peso)
Senso di colpa e di impotenza
Irritabilità
Eccesso di pianto
Pensieri ricorrenti di suicidio o di morte
Indolenzimento e dolori cronici resistenti ad ogni trattamento
Mancanza di senso collaborativo

Hamilton per la depressione". Attraverso questa scala vengono indagate 21 diverse aree (*items*) che sono determinanti per la valutazione dello stato depressivo del soggetto. Le aree sono: umore depresso, senso di colpa, idee di suicidio, insonnia iniziale, insonnia intermedia, insonnia prolungata, lavoro e interessi, rallentamento di pensiero e parole, agitazione, ansia di origine psichica, ansia di origine somatica, sintomi somatici gastrointestinali, sintomi somatici generali, sintomi genitali, ipocondria, introspezione, perdita di peso, variazione diurna della sintomatologia, depersonalizzazione, sintomatologia paranoide, sintomatologia ossessiva. Sulla base di un punteggio che l'esaminatore attribuirà ad ogni singola area, la depressione maggiore viene cosi classificata: depressione lieve (punteggio da 8 a 13), depressione moderata (punteggio da 14 a 18), depressione grave (punteggio da 19 a 22) e depressione molto grave (punteggio superiore a 23). Se invece vengono attribuiti i punteggi soltanto alle prime 17 aree, la depressione viene classificata in depressione lieve (punteggio da 10 a 13), depressione moderata (punteggio da 14 a 17) e depressione da moderatata a grave (punteggio superiore a 17).

La neurobiologia e l'eziologia della depressione non sono state ancora completamente delucidate. Un'ipotesi iniziale sulla depressione suggeriva che essa fosse il risultato di variazioni nei livelli dei neurotrasmettitori aminici (noradrenalina, dopamina, 5-HT), in quanto i farmaci antidepressivi aumentano i livelli di questi neurotrasmettitori nello spazio sinaptico. Studi successivi, condotti su modelli animali, hanno dimostrato che gli antidepressivi riducono la sensibilità dei recettori β-adrenergici e dei recettori $5\text{-}HT_{2A}$. Inoltre l'esame autoptico nei pazienti morti per suicidio suggerisce un aumento della sensibilità del recettore $5\text{-}HT_{2A}$ e dei recettori α_1, α_2 e β adrenergici. Quindi è possibile che siano i recettori per le amine, e non i livelli assoluti dei trasmettitori stessi, ad essere correlati alla depressione.

La terapia farmacologica è l'intervento più efficace per ottenere la remissione e la prevenzione delle ricadute, ma è stato dimostrato che i risultati migliori si possono raggiungere associando la psicoterapia alla classica terapia antidepressiva, al fine di aiutare il paziente a far fronte alla ridotta autostima ed alla demoralizzazione. I principali farmaci sono i bloccanti non specifici della ricaptazione delle monoamine (per es. imipramina), gli inibitori selettivi della ricaptazione della serotonina (per es. fluoxetina), gli inibitori della ricaptazione della serotonina e della noradrenalina (per es. venlafazina), gli inibitori non selettivi delle MAO e gli inibitori reversibili delle MAOA (Tab. 21.6).

Questi farmaci manifestano effetti collaterali che possono ridurre la *compliance* del paziente.

Tabella 21.6 Principali farmaci adoperati nel trattamento della depressione

Farmaci	*Meccanismo d'azione*	*Effetti collaterali*
Antidepressivi triciclici (per es. imipramina, amitriptilina, desipramina, triprimamina)	Inibiscono la ricaptazione delle monoamine	Vista annebbiata, bocca secca, costipazione, ritenzione urinaria, pazzia, ipotensione, aritmie
Inibitori selettivi della ricaptazione di serotonina (per es. fluoxetina, paroxetina, sertralina, citalopram)	Inibiscono selettivamente la ricaptazione della serotonina	Nausea, vomito, bocca secca, agitazione
Inibitori della ricaptazione della serotonina e della noradrenalina (per es. venlafazina, mirtazepina)	Inibiscono la ricaptazione di serotonina e noradrenalina	Sedazione, pazzia
Inibitori MAO non selettivi, non competitivi (per es. fenelzina, tranilcipromina, isocarbossazide)	Inibiscono in modo non competitivo le isoforme MAOA e MAOB, enzimi deputati alla metabolizzazione delle monoamine	Come gli antidepressivi triciclici, più crisi ipertensiva se associata ad alimenti contenenti tiramina
Inibitori reversibili MAOA (per es. moclobemide)	Inibiscono selettivamente ed in modo competitivo l'isoforma A degli enzimi MAO	Insonnia, nausea, agitazione, confusione

21.3.2 Fitoterapia della depressione

Le piante medicinali tradizionalmente adoperate nel trattamento degli stati depressivi sono riportate nella Tabella 21.7. Tra queste, l'iperico è l'unica raccomandata dalla Commissione E tedesca in quanto molti studi clinici hanno dimostrato la sua efficacia nell'alleviare i sintomi della depressione lieve o moderata. In molti Paesi l'iperico ed altre droghe antidepressive sono commercializzate come "integratori alimentari" e pertanto facilmente disponibili per l'automedicazione. L'iperico, come le altre droghe antidepressive, deve essere utilizzato solo dopo aver fatto una diagnosi sulla gravità della depressione, visto che questa malattia può causare, tra l'altro, disagio sociale fino al suicidio (quest'ultimo evento si verifica nel 15% dei pazienti non curati). Comunque, di recente, sono stati anche riportati studi clinici relativi all'attività antidepressiva dello zafferano.

Tabella 21.7 Piante medicinali usate nel trattamento della depressione. Con eccezione dell'iperico (ed in parte dello zafferano), non esistono studi clinici che ne giustifichino l'utilizzo

Nome comune della droga	*Nome latino della pianta*	*Parte della pianta utilizzata*	*Principali costituenti chimici*	*Dose giornaliera*
Assenzio	*Artemisia vulgaris*	Rizoma	Olio essenziale, lattoni sesquiterpenici, flavonoidi	1,5-6 g
Coriandolo	*Corydalis cava*	Bulbo	Alcaloidi isochinolinici	1 g
Iperico	*Hypericum perforatum*	Parti aeree	Diantroni, flavonoidi, derivati floroglucinolici	2-4 g
Maggiorana	*Origanum majorana*	Parti aeree	Olio essenziale, flavonoidi, triterpeni	[a]
Melissa	*Melissa officinalis*	Foglie	Olio essenziale, glicosidi, derivati dell'acido caffeico	1,5-4,5 g
Mordigallina (gallinella)	*Anagallis arvensis*	Pianta fiorita	Saponine triterpeniche, cucurbitacine, flavonoidi	6-8 g
Passiflora	*Passiflora incarnata*	Parti aeree	Flavonoidi, olio essenziale	4-8 g
Zafferano	*Crocus sativus*	Stimmi	Crocina, picrococina, safranale	0,6-0,7 mg (di safranale)

[a] Non disponibili dati attendibili

Iperico

Botanica/Costituenti chimici. L'iperico è costituito dalle foglie e dalle sommità fiorite essiccate di *Hypericum perforatum* L. (Fam. *Clusiaceae*), una pianta erbacea che cresce spontanea nei campi e lungo le strade di campagna nell'Europa e nel Nord America. Presenta un caule esile e ramificato, con foglie opposte, intere, caratterizzate dalla presenza di ghiandole secretici, traslucide, che fanno assumere alla foglia un aspetto punteggiato (da cui il termine *perforatum*). Ben evidenti sono i fiori, con 5 petali di colore giallo e numerosi stami lunghi. Il nome anglosassone della pianta (erba di San Giovanni) è attribuito al fatto che la pianta fiorisce in corrispondenza della festività di San Giovanni (24 giugno). La droga contiene derivati naftodiantronici (ipericina, pseudoipericina), flavonoidi (iperoside, rutina, quercitrina, isoquercitrina e quercetina) e derivati floroglucinolici (iperforina, adiperforina). Il contenuto di derivati naftodiantronici è dello 0,05-0,15%, quello dei flavonoidi varia dal 2 al 5%, mentre quello dei derivati floroglucinolici può raggiungere il 4,5%. L'iperforina è un composto instabile in quanto si ossida facilmente. Comunque nella pianta l'iperforina è protetta dai flavonoidi, composti antiossidanti. L'iperico contiene inoltre elevate quantità di tannini (fino al 9%) ed un olio essenziale (0,05-0,9%) il cui componente principale (non meno del 30%) è rappresentato dal 2-metilottano. L'olio essenziale si ottiene per distillazione degli steli mentre l'olio di iperico, descritto nel Capitolo 31, si prepara lasciando macerare i fiori freschi in olio di oliva (rapporto 25:100). La Farmacopea Europea IV riporta l'iperico sommità fiorite (*Hyperici herba*), che deve contenere non meno dello 0,08% di ipericine totali, espresse come ipericina, calcolate sulla droga secca.

Meccanismo d'azione/Farmacologia. Studi condotti negli anni passati hanno lasciato intendere che l'effetto antidepressivo dell'iperico fosse dovuto all'inibizione delle MAO e che l'ipericina fosse il principale costituente responsabile di questa attività. Studi più recenti, tuttavia, non hanno confermato questa ipotesi; infatti, se è pur vero che l'ipericina è un inibitore delle MAO, la sua scarsa potenza non giustifica l'efficacia clinica dell'iperico a dosi terapeutiche. Ricerche più rigorose hanno successivamente evidenziato la capacità dei derivati floroglucinolici, in particolare dell'iperforina, di inibire la ricaptazione di numerosi neurotrasmettitori a livello centrale, quali serotonina, noradrenalina, dopamina, glutammato e GABA (Fig. 21.3). L'iperforina è l'unico antidepressivo in grado di inibire la ricaptazione di serotonina, noradrenalina e dopamina con la stessa potenza ed è inoltre l'u-

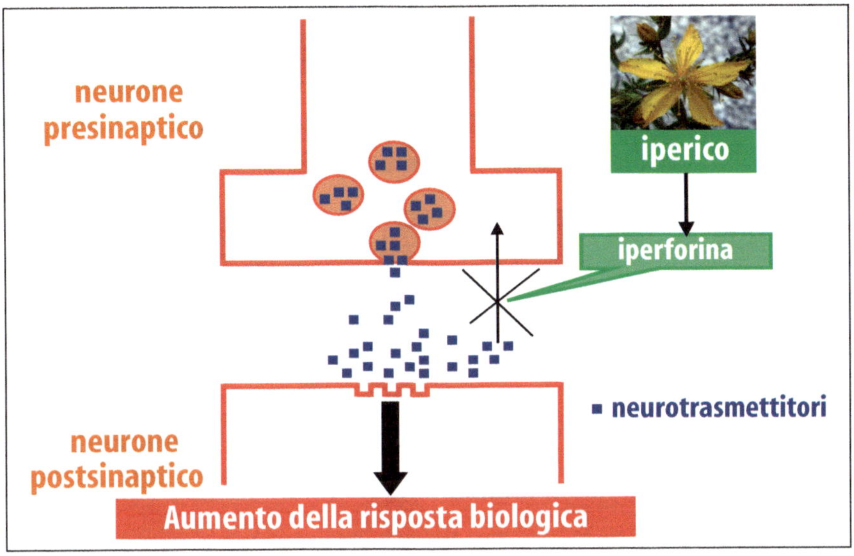

Fig. 21.3 Effetto dell'iperforina, uno dei principali composti chimici dell'iperico, sui livelli di neurotrasmettitori nello spazio sinaptico.
L'iperforina inibisce la ricaptazione di numerosi neurotrasmettitori (serotonina, noradrenalina, dopamina, glutammato e GABA) nelle terminazioni nervose presinaptiche. Bloccando la principale via di rimozione dei neurotrasmettitori, l'iperforina determina un aumento delle concentrazioni sinaptiche dei neurotrasmettitori

nico antidepressivo ad esibire un profilo di inibizione della ricaptazione così ampio. Quest'ampio profilo suggerisce che l'iperforina non agisce su specifici trasportatori associati alla ricaptazione dei singoli neurotrasmettitori, ma con un meccanismo più generale di trasporto delle molecole.

L'aumento della concentrazione sinaptica dei neurotrasmettitori, che si osserva in seguito all'inibizione della ricaptazione, comporta nel tempo fenomeni di plasticità neuronale, ovvero variazione nella sintesi dei recettori 5-HT_1 e 5-HT_2 e dei recettori β_1 adrenergici. Si ritiene che la variazione dell'espressione dei recettori sia responsabile dell'effetto antidepressivo dell'iperico (Fig. 21.4). È inoltre opportuno ricordare che diversi flavonoidi estratti dall'iperico possiedono attività antidepressiva in modelli animali, lasciando ipotizzare che questi composti possano contribuire all'azione antidepressiva dell'iperico.

La farmacocinetica dell'iperforina e dell'ipericina è stata studiata in dettaglio, sia nell'animale che nell'uomo. In seguito alla somministrazione orale nell'uomo, sia l'iperforina che l'ipericina vengono assorbite lentamente: il picco plasmatico dell'iperforina viene rag-

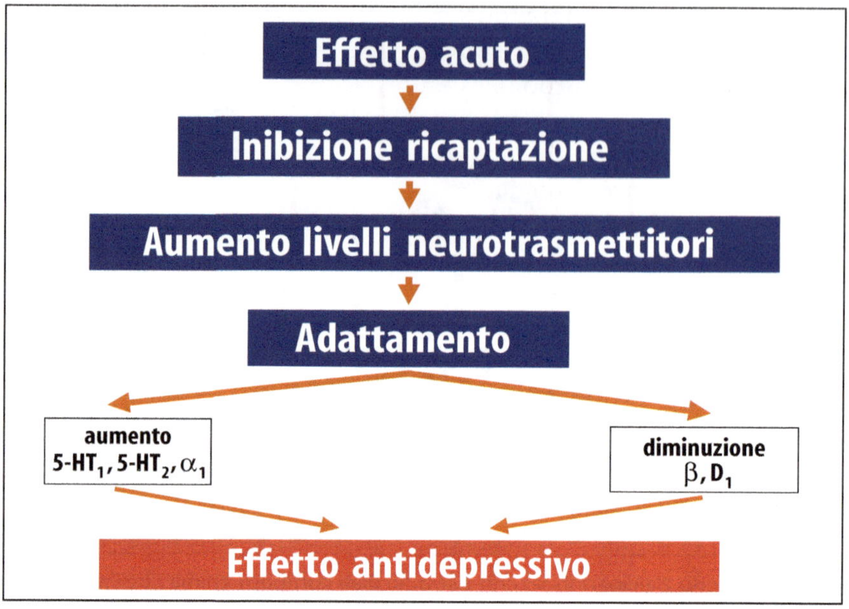

Fig. 21.4 Effetto antidepressivo dell'iperico.
La somministrazione acuta di iperico determina un'inibizione della ricaptazione di numerosi neurotrasmettitori; ciò comporta un aumento dei livelli di neurotrasmettitori nello spazio sinaptico a cui fanno seguito fenomeni di adattamento neuronale (variazione nella sintesi recettoriale)

giunto infatti dopo 3-4 ore, mentre quello dell'ipericina dopo 6-7 ore; l'emivita dell'iperforina di 9-12 ore, quella dell'ipericina di 24-48 ore. Inoltre, i dati pubblicati consentono altre considerazioni ancora: i) i livelli plasmatici di iperforina sono almeno 10 volte più elevati di quelli dell'ipericina in seguito a somministrazione orale di estratti di iperico; ii) la lenta eliminazione dell'ipericina può causare un suo accumulo nel plasma in seguito ad un uso di estratto di iperico superiore alle due settimane; viceversa, l'iperforina non sembra accumularsi nel plasma anche in seguito a ripetute somministrazioni.

Efficacia clinica. L'iperico è raccomandato dalla Commissione E tedesca per il trattamento degli stati depressivi e dell'ansia; la sua efficacia, nel trattamento della depressione lieve e moderata, è stata dimostrata da numerose revisioni sistematiche e metanalisi. Una di queste revisioni (Box 21.4) ha evidenziato l'esistenza di 27 studi clinici randomizzati, in cui sono stati coinvolti 2291 pazienti con disordini depressivi (punteggio della scala di Hamilton generalmente compreso tra 16 e 17) che ricevevano iperico per un periodo che andava dalle quattro alle sei settimane. La dose giornaliera media di iperico era di 900 mg di estratto

Box 21.4 Revisione sistematica[1] relativa all'efficacia clinica dell'iperico nel trattamento della depressione lieve o moderata

Articoli selezionati	27 studi randomizzati controllati (17 con placebo)
Soggetti	2291 pazienti con depressione lieve o moderata
Qualità degli studi	Generalmente buona
Trattamento	900 mg di estratto idroalcolico (LI160)/die per 4-6 settimane
Conclusione	Iperico superiore al placebo ed efficace come l'imipramina
Effetti collaterali	Simili al placebo (26%), ma inferiori agli antidepressivi di sintesi (45%)

[1] Linde & Mulrow (2000) Cochrane Database Syst Rev 2:CD000448

di iperico standardizzato in termini di ipericina (0,3%). I risultati di questa revisione sistematica suggeriscono che l'iperico sia superiore al placebo ed efficace quanto gli antidepressivi di sintesi (inibitori della ricaptazione delle monoamine) nel trattamento della depressione lieve o moderata. Come per gli antidepressivi di sintesi, l'effetto terapeutico non si manifesta prima di 10-14 giorni dall'inizio del trattamento.

Esistono anche studi clinici che indicano un'eguale efficacia dell'iperico e degli inibitori selettivi della ricaptazione della serotonina. Infatti uno studio randomizzato in doppio cieco, effettuato su 240 pazienti con depressione lieve o moderata, ha evidenziato un'eguale efficacia dell'iperico e della fluoxetina (Prozac®) [Kaufeler e coll. (2001) Pharmacopsychiatry (34 Suppl 1):S49-50]. È stato anche dimostrato che l'iperico è più efficace dell'imipramina nel ridurre i sintomi ansiosi in pazienti con depressione lieve e moderata [Woelk (2000) BMJ 321:536-539].

È importante enfatizzare che esistono forti dubbi sull'efficacia dell'iperico nelle forme più gravi di depressione, come suggerito da due autorevoli studi randomizzati, in doppio cieco [Shelthon e coll. (2001) JAMA 285:1978-1986; Hypericum Depression Trial Study Group (2001) JAMA 287:1807-1814]. In uno di questi, effettuato su 340 pazienti con sintomi depressivi (punteggio della scala di depressione di Hamilton ≥20), è stato osservato un effetto dell'iperico (alla dose giornaliera variabile tra i 900 ed i 1500 mg di estratto per un periodo di otto settimane) non differente da quello del placebo [Hypericum Depression Trial Study Group (2002) JAMA 287:1807-1814]. Viceversa, uno studio più recente, effettuato su pazienti con depressione moderata o grave (punteggio della scala di depressione di Hamilton ≥22) ha evidenziato l'equivalenza terapeutica dell'iperico e della paroxetina (un inibitore selettivo della ricaptazione della serotonina) in seguito ad un trattamento farmacologico della durata di sei settimane [Szegedi e coll. (2005) BMJ 330:503-507].

In conclusione, si può affermare che l'iperico è efficace come gli antidepressivi di sintesi nel trattamento della depressione lieve o moderata, mentre esistono ancora forti dubbi sull'efficacia dell'iperico nelle forme più gravi di depressione. Questa conclusione emerge anche da due revisioni sistematiche recentemente pubblicate. Infatti gli Autori di una revisione sistematica, effettuata su 37 studi clinici randomizzati e controllati, hanno così concluso: i) gli studi non più recenti, effettuati prevalentemente su pazienti con depressione lieve o moderata, hanno dimostrato l'efficacia dell'iperico (iperico superiore al placebo ed efficace come gli antidepressivi di sintesi); ii) gli studi più recenti, effettuati su un numero maggiore di soggetti con diagnosi di depressione grave, hanno evidenziato minimi effetti benefici [Linde e coll. (2005) Br J Psychiatry 186:99-107]. Analogamente, una revisione sistematica effettuata analizzando 17 studi osservazionali (per un totale di 34.804 pazienti con depressione) ha ribadito l'efficacia e la tollerabilità dell'iperico in pazienti con depressione lieve o moderata [Linde & Knuppel (2005) Phytomedicine 12:148-157].

Effetti collaterali/Controindicazioni. L'iperico presenta un margine di sicurezza incoraggiante. Negli studi clinici controllati la frequenza degli effetti collaterali si è mostrata la stessa del placebo (4-12%) e comunque inferiore a quella riscontrata con gli antidepressivi di sintesi (Tab. 21.8); inoltre, 17 studi osservazionali, che hanno coinvolto 35.562 pazienti, non hanno evidenziato l'esistenza di seri effetti collaterali [Knuppel & Linde (2004) J Clin Psychiatry 65:1470-1479]. Infatti, gli effetti collaterali dell'iperico sono lievi e transitori ed includono sintomi gastrointestinali, mal di testa, vertigini, stanchezza, affaticamento, secchezza delle fauci ed irrequietezza. La fotosensibilizzazione è un evento clinico raro, sebbene possa manifestarsi a dosi elevate; pertanto alle persone con pelle chiara si raccomanda di evitare un'esposizione prolungata al sole. Sono stati inoltre segnalati rari casi di crisi ipertensive, di collasso durante l'anestesia, di elevati livelli di tireotropina e di episodi maniacali in seguito all'assunzione di iperico da parte di individui suscettibili. Quest'ultimo inconveniente è comune a tutti gli antidepressivi di sintesi. Tuttavia, la causalità di questi eventi risulta essere incerta. Non ci sono dati riguardanti la sicurezza dell'iperico in gravidanza. Uno studio di coorte ha evidenziato la sicurezza dell'iperico durante l'allattamento, sia per la madre che per il neonato [Lee e coll. (2003) J Clin Psychiatry 64:966-968].

Tabella 21.8 Confronto tra l'iperico e vari antidepressivi sintetici: percentuale dei pazienti che manifestano effetti collaterali in studi clinici randomizzati e controllati [Da: Di Carlo e coll. (2001) Trends Pharmacol Sci 22:292-297]

Effetti indesiderati	*Iperico*	*Dotiepina*	*Fluoxetina*	*Moclobemide*	*Mirtazapina*
Sintomi gastrointestinali	8,5	1,6	8,2	0	6
Affaticamento	4,6	1,2	0	0	0
Vertigini	4,5	4,9	12,2	7,8	8,0
Secchezza delle fauci	4,0	15,9	19,7	16,6	34,0
Irrequietezza	2,6	0,7	0	0	16,0
Mal di testa	1,7	1,9	18,6	13,1	10,0
Insonnia	0,9	2,2	13,8	9,8	8,0
Ipersensibilità cutanea	0,9	0,2	0	0	0
Fotofobia	0,6	0	0	0	0
Tremori	0,6	4,7	13,2	5,4	6,0
Nausea	0	0	24,1	8,6	6,0
Diarrea	0	1,5	9,2	3,3	0
Stitichezza	0	1,6	9,3	6,4	16,0
Sonnolenza	0	10,5	19,2	5,4	20,0
Sedazione	0	1,7	0	0	13,0
Agitazione	0	0	0	3,6	6,0
Nervosismo	0	0	15,0	0	0
Ansia	0	1,9	10,5	2,5	0
Disturbi visivi	0	2,9	6,3	3,9	7,0
Sudorazione	0	2,6	9,1	6,5	5,0
Anoressia	0	0	7,2	0,3	0
Aumento del peso corporeo	0	1,4	0,1	0	1,0

Dotiepina, fluoxetina e moclobemide sono tra i farmaci più frequentemente usati: il primo è un antidepressivo triciclico, il secondo (nome commerciale Prozac®) è un inibitore selettivo della ricaptazione della serotonina, il terzo è un inibitore selettivo e reversibile delle MAO. La mirtazapina è un rappresentante della classe di antidepressivi più recente, ovvero gli inibitori della ricaptazione della serotonina e della noradrenalina

Studi recenti hanno evidenziato la possibilità di importanti interazioni farmacologiche tra l'iperico e numerosi farmaci convenzionali (per es. ciclosporina, contraccettivi orali, irinotecano, indinavir, digossina), particolarmente quelli che sono metabolizzati dagli enzimi epatici del citocromo P450 o che sono un substrato della glicoproteina P (Tab. 21.9, Fig. 21.5). Particolarmente rilevante, da un pun-

Tabella 21.9 Casi clinici o studi clinici di interazione tra iperico e farmaci convenzionali [Da: Izzo (2004) Int J Clin Pharmacol Ther 42:139-148]

Farmaco	*Uso*	*Risultato dell'interazione*	*Possibile meccanismo*
Ciclosporina	Immunosoppressore	Diminuzione della concentrazione plasmatica della ciclosporina, associata ad episodi di rigetto d'organo	Induzione degli enzimi epatici; induzione della glicoproteina P
Etinilestradiolo, desogestrel	Contraccettivo orale	Sanguinamento intermestruale; gravidanza indesiderata	Induzione degli enzimi epatici
Teofillina	Antiasmatico	Diminuzione della concentrazione plasmatica della teofillina	Induzione degli enzimi epatici
Fenprocumone/ warfarina	Anticoagulante	Diminuzione dell'effetto anticoagulante	Induzione degli enzimi epatici
Fexofenadina	Antiallergico (antistaminico H_1)	Diminuzione della concentrazione plasmatica della fexofenadina	Induzione della glicoproteina P
Irinotecano	Antitumorale	Diminuzione della concentrazione plasmatica dell'irinotecano	Induzione degli enzimi epatici; induzione della glicoproteina P
Amitriptilina	Antidepressivo	Diminuzione della concentrazione plasmatica dell'amitriptilina	Induzione degli enzimi epatici
Indinavir	Antivirale (anti-AIDS)	Diminuzione della concentrazione plasmatica dell'indinavir	Induzione degli enzimi epatici; induzione della glicoproteina P
Nevirapina	Antivirale (anti-AIDS)	Diminuzione della concentrazione plasmatica della nevirapina	Induzione degli enzimi epatici
Metadone	Trattamento della sindrome da astinenza da oppiacei	Riduzione dell'efficacia del metadone	Induzione degli enzimi epatici
Digossina	Cardioattivo	Diminuzione della concentrazione plasmatica della digossina	Induzione della glicoproteina P
Nefazodone/ sertralina/ paroxetina	Antidepressivi (inibitori della ricaptazione della 5-HT)	Sindrome serotoninergica	Effetto additivo sulla ricaptazione della 5-HT
Simvastatina	Antilipidemico	Diminuzione della concentrazione plasmatica della simvastatina	Induzione degli enzimi epatici
Tacrolimus	Immunosoppressore	Diminuzione della concentrazione plasmatica del tacrolimus	Induzione degli enzimi epatici; induzione della glicoproteina P

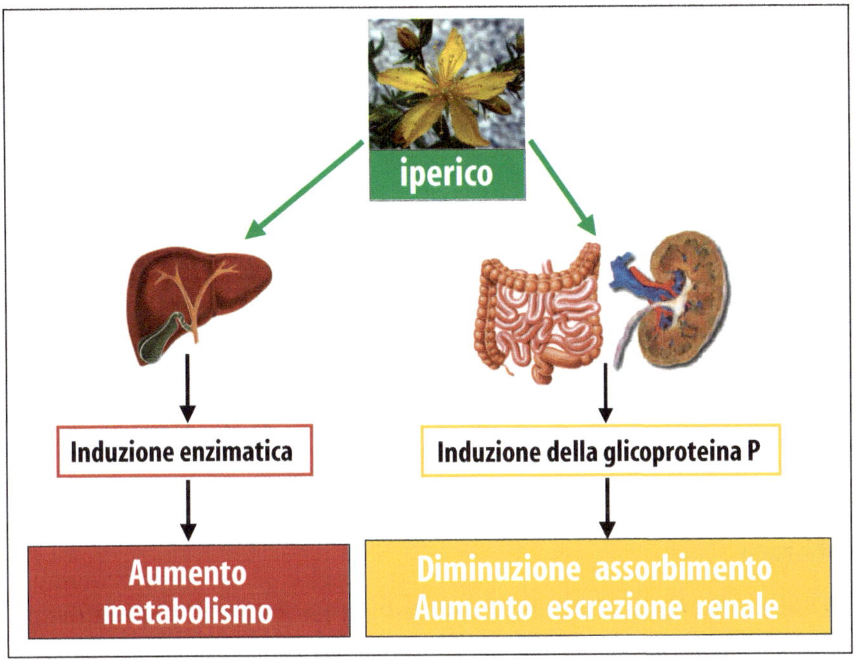

Fig. 21.5 Meccanismo delle interazioni farmacologiche dell'iperico.
Gli estratti d'iperico attivano gli enzimi epatici del citocromo P450 provocando un aumento del metabolismo dei farmaci che vengono metabolizzati dal citocromo P450; inoltre, questi estratti possono indurre la sintesi della glicoproteina P a livello intestinale (provocando una diminuzione dell'assorbimento dei farmaci) o a livello renale (provocando un aumento dell'escrezione dei farmaci). Pertanto, il concomitante uso di iperico e farmaci metabolizzati dal citocromo P450 o che sono un substrato della glicoproteina P, può portare ad una diminuzione dei livelli plasmatici di questi farmaci, effetto che può determinare una ridotta efficacia

to di vista clinico, è l'interazione con la ciclosporina, in quanto sono stati descritti numerosi casi clinici di episodi di rigetto d'organo in seguito alla somministrazione contemporanea dell'iperico e del farmaco immunosoppressore. Inoltre sono stati descritti episodi di sindrome serotoninergica (variazione dello stato mentale, tremore, instabilità, irrequietezza) quando l'iperico veniva somministrato in associazione con inibitori della ricaptazione della 5-HT (paroxetina, sertralina e nefazodone). Tale sindrome, che può essere potenzialmente fatale soprattutto negli anziani, è il probabile risultato di un effetto additivo sulla ricaptazione della 5-HT a livello centrale.

Preparazioni/Dose. La Commissione E tedesca indica una dose giornaliera di 2-4 g di droga grezza, oppure preparazioni contenenti 0,2-1 mg di ipericina totale (somma di ipericina e pseudoipericina). Sono disponibili estratti idroalcolici (nei quali il rapporto iperico:estratto va da 4:1 a 7:1) che possono contenere lo 0,1-0,3% di ipericina, il 2-4% di flavonoidi e fino al 6% di iperforina. Nella maggior parte degli studi clinici è stato utilizzato un estratto idroalcolico (denominato LI160), standardizzato ad ipericina (0,3%), alla dose giornaliera di 900 mg (equivalenti a 2,7 mg di ipericina), suddivisa in tre dosi singole. Va ricordato che l'attuale standardizzazione dell'iperico, sulla base del suo contenuto in ipericina, è alquanto obsoleto in quanto oggi si ritiene che il principale componente attivo sia l'iperforina. Per questo in commercio si trovano prodotti standardizzati al 2-6% di iperforina nonché estratti standardizzati sia ad ipericina che ad iperforina (ad esempio l'estratto WS5570 contiene il 3-6% di iperforina e lo 0,12-0,28% di ipericina).

Zafferano

Lo zafferano è costituito dagli stimmi essiccati di *Crocus sativus* L. Fam *Iridaceae*), una pianta bulbosa originaria del Mediterraneo orientale e spontanea in Italia in alcune varietà. Non ha frutti e si propaga per via vegetativa per mezzo dei bulbi che si piantano in luglio-agosto e fioriscono in settembre-ottobre dell'anno successivo. I fiori sono di un viola pallido ed i pistilli di colore arancione, con lobi molto lunghi (3-3,5 cm). I lobi dello stimma costituiscono la droga, che si presenta sotto forma di fili intrecciati, fragili, di odore caratteristico e di sapore amaro. Per ottenere 1 kg di zafferano sono necessari 100.000 fiori. Per questo motivo lo zafferano è un prodotto molto costoso e spesso viene adulterato. I principali composti chimici presenti nello zafferano sono: (i) la crocina con i suoi derivati (glicosidi carotenoidici), di colore giallo e responsabili quindi del colore dello zafferano, (ii) la picrocrocina, un glicoside amaro presente fino al 4% e responsabile del gusto ed (iii) un olio essenziale (0,4-1,3%) contenente il safranale (responsabile dell'odore dello zafferano). Lo zafferano è un rimedio tradizionale adoperato come sedativo, per contrastare gli spasmi e nei casi di asma. Tuttavia, nella monografia della Commissione E tedesca pubblicata nel 1987, viene riportato che l'efficacia dello zafferano per queste indicazioni non è stata dimostrata scientificamente. Al contrario, risultano interessanti le proprietà chemiopreventive attribuite allo zafferano sulla base di studi sperimentali.

Lo zafferano è stato utilizzato nella medicina persiana per il trattamento della depressione ed i risultati riportati recentemente in tre studi clinici randomizzati, in doppio cieco, sono incoraggianti (seppur molto preliminari). Il primo di questi studi, effettuato su 30 pazienti con depressione lieve o moderata (punteggio della scala di Hamilton di almeno 18) ha evidenziato equivalenza terapeutica tra lo zafferano (30 mg/die di un estratto idroalcolico per una durata di sei settimane) e l'imipramina [Akhondzadeh e coll. (2004) BMC Complement Altern Med 4:12]. Gli stessi Autori hanno poi dimostrato, in due ulteriori studi, utilizzando lo stesso dosaggio e la stessa durata di trattamento, che lo zafferano era superiore al placebo [Akhondzadeh e coll. (2005) Phytother Res 19:148-151] e terapeuticamente equivalente alla fluoxetina [Noorbata e coll. (2005) J Ethnopharmacol 97:281-284] in pazienti con depressione lieve o moderata (punteggio della scala di Hamilton di almeno 18; 20 pazienti per ciascun gruppo). Quando veniva paragonato al placebo, lo zafferano diminuiva il punteggio della scala di Hamilton da 23 a 10, mentre nei pazienti che ricevevano il placebo si osservava una diminuzione da 23 a 18. In questi studi sono stati utilizzati estratti idroalcolici (30 mg/die) standardizzati a safranale (il contenuto di safranale, per ogni capsula contenente 15 mg di estratto, era di 0,30-0,35 mg). La dose giornaliera di safranale adoperata è stata di 0,60-0,70 mg.

Dall'analisi degli studi clinici risulta che gli effetti collaterali dello zafferano non differiscono significativamente da quelli del placebo. Tuttavia si può osservare una certa tendenza all'aumento dell'appetito, nonché ansia e mal di testa. La Commissione E tedesca riporta che la dose letale dello zafferano è di 20 g e che una dose di 10 g provoca aborto. L'effetto abortivo viene preceduto dai seguenti sintomi: porpora (emorragia sotto la cute e sotto le membrane mucose) con necrosi del naso, trombocitopenia, ipotrombinemia, collasso grave ed uremia. Sintomi addizionali di tossicità (alla dose di 5 g di droga) sono: sanguinamento dell'utero, diarrea sanguinolenta, ematuria, sanguinamento dal naso, dalle labbra e dalle palpebre, vertigine, ronzio e colorazione della pelle (che può somigliare ad un ittero).

21.4 Demenza

21.4.1 Quadro clinico

La demenza è un danno che interessa l'intelletto, la memoria e la personalità, ma senza grave offuscamento della coscienza. Essa comporta danneggiamento globale delle funzioni della corteccia superiore, memoria inclusa, della capacità di risolvere i problemi del vivere quotidiano, delle esecuzioni di tecniche percettivo-motorie apprese (ad esempio suonare uno strumento), dell'uso corretto di capacità sociali e del controllo di reazioni emotive. Le cause più comuni di demenza sono la malattia di Alzheimer e la demenza vascolare (demenza multi-infarto e la demenza aterosclerotica).

La malattia di Alzheimer rappresenta la causa più frequente di demenza nelle popolazioni occidentali. Circa il 10% dei soggetti al di sopra dei 70 anni presenta una perdita significativa della memoria ed in oltre la metà di questi la demenza è secondaria alla malattia di Alzheimer. La frequenza della malattia aumenta ogni decade ed interessa dal 20 al 40% della popolazione al di sopra degli 85 anni. Dal punto di vista clinico la malattia esordisce più frequentemente con una lieve perdita della memoria, seguita da una demenza lenta e progressiva che ha un decorso di alcuni anni. Dal punto di vista anatomo-patologico, è presente una marcata atrofia della corteccia cerebrale con ampliamento dei ventricoli laterali. La durata della malattia è di circa 8-10 anni, ma può variare da 1 a 25 anni e la morte sopravviene per malnutrizione, infezioni o disturbi cardiaci.

Da un punto di vista biochimico la malattia di Alzheimer è associata ad una variazione dei livelli di varie proteine e neurotrasmettitori, in particolare dell'acetilcolina, dell'acetilcolinesterasi (l'enzima che degrada l'acetilcolina) e dei recettori dell'acetilcolina. Il rilievo microscopico più importante è certamente la presenza di placche neuritiche senili (costituite da un nucleo centrale contenente la proteina amiloide $A\beta$). La proteina amiloide $A\beta$, infatti, induce neurotossicità attraverso la produzione di radicali liberi. Studi preliminari hanno suggerito che l'uso di antinfiammatori non steroidei potrebbe essere associato ad un rischio ridotto di malattia di Alzheimer in quanto l'infiammazione potrebbe svolgere un ruolo nella patogenesi della malattia.

Il trattamento farmacologico della malattia della demenza di tipo Alzheimer prevede attualmente l'uso di farmaci che aumentano i livelli di acetilcolina, in particolare gli inibitori della colinesterasi, quali tacrina, velnacrina, rivastigmina e galantamina. Questi farmaci hanno effetti clinici modesti, mentre gli effetti collaterali sono piuttosto rilevanti: crampi addominali, nausea, poliuria e diarrea. La tacrina può causare tossicità epatica. Altri approcci terapeutici riguardano l'uso di precursori dell'acetilcolina (lecitincolina) e di sostanze che aumentano il rilascio di acetilcolina (idergina). Queste sostanze, comunque, non sono state sufficientemente sperimentate sull'uomo.

21.4.2 Fitoterapia della demenza tipo Alzheimer

Nella medicina tradizionale numerose piante sono state utilizzate per il trattamento dei deficit cognitivi, inclusa la demenza di tipo Alzheimer. Inoltre esistono farmaci che sono stati isolati da piante o che derivano da strutture presenti nel mondo vegetale. Ad esempio la galantamina, un inibitore della colinesterasi, è stata isolata da *Galanthus nivalis* L. Esistono inoltre numerose piante che sulla base di studi sperimentali sono di potenziale utilizzo per il trattamento della demenza (Tab. 21.10), soprattutto in virtù delle loro proprietà antiossidanti, anticolinesterasiche ed antinfiammatorie. Tra queste, certamente il ginkgo risulta essere la droga più studiata da un punto di vista clinico ed i risultati di alcune revisioni sistematiche sulla sua efficacia sono alquanto incoraggianti. Esistono inoltre evidenze cliniche molto preliminari per una possibile efficacia della salvia e della melissa.

Ginkgo

Botanica/Costituenti chimici. Il ginkgo è costituito dalle foglie dell'albero cinese *Ginkgo biloba* L. (Fam. *Ginkgoaceae*), un albero dioi-

Tabella 21.10 Droghe vegetali che, sulla base di studi sperimentali, hanno mostrato effetti benefici sulla memoria. Queste droghe contengono principi attivi antiossidanti, antinfiammatori o ad attività anticolinesterasica e pertanto potenzialmente utili nel trattamento della demenza di tipo Alzheimer. Tuttavia il ginkgo, ed in misura minore la melissa e la salvia, sono le uniche droghe vegetali per le quali sono stati condotti studi clinici su pazienti affetti da malattia di Alzheimer

Nome comune della droga	*Nome latino della pianta*	*Parte della pianta utilizzata*	*Principali costituenti chimici*
Bacopa	*Bacopa monniera*	Parti aeree	Saponine (bacoside A e B)
Centella	*Centella asiatica*	Foglie	Triterpeni, flavonoidi, olio essenziale
Ginkgo	*Ginkgo biloba*	Foglie	Flavonoidi, ginkgolidi
Melissa	*Melissa officinalis*	Foglie	Olio essenziale, derivati dell'acido caffeico, flavonoidi
Salvia	*Salvia officinalis*	Parti aeree	Olio essenziale, derivati dell'acido caffeico, diterpeni, flavonoidi
Salvia spagnola	*Salvia lavandulifolia*	Parti aeree	Olio essenziale, derivati dell'acido caffeico, diterpeni, flavonoidi
Witania	*Withania somnifera*	Radici	Alcaloidi, lattoni steroidei

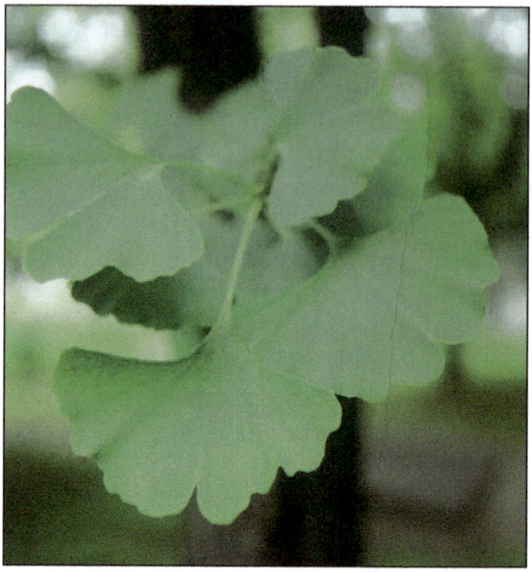

Tavola 21.3 *Ginkgo biloba*

co, originario della Cina, ma coltivato da noi nei giardini e nei parchi, in quanto è molto resistente all'inquinamento delle grandi città. Nel Giappone è considerato albero sacro e si trova nei pressi dei templi. L'albero del ginkgo è l'unica specie vegetale sopravvissuta di un gruppo molto antico di Gimnosperme, le *Ginkgoine,* che si estinse circa 100 milioni di anni fa; essendo presente sulla terra da più di 200 milioni di anni, quest'albero è il più vecchio della terra ed è inoltre estremamente longevo, raggiungendo anche i 1000 anni di vita. Il *G. biloba* può raggiungere anche i 40 m di altezza ed il tronco 1 m di diametro. La parte interna del seme di *G. biloba* è commestibile, mentre quella esterna, fortemente irritante, contiene sostanze tossiche [ad esempio l'acido ginkgolico, un glicoside cianogenetico e l'alcaloide 4-O-metilpiridossina (o ginkgotossina)]. Le foglie sono caduche, a forma di ventaglio, con nervatura libera, di colore dal verde al giallo oro in autunno (le foglie ricordano più certe felci che le piante decidue, in quanto sono prive della nervatura centrale e della nervatura trasversale tipiche delle latifoglie). Le foglie di *G. biloba* contengono flavonoidi (ad esempio kaempferolo, isoramnetina e quercetina), lattoni terpenici (ginkgolide A, B, C, J, ed M), sesquiterpeni (ad esempio il bilobalide), aminoacidi (acido 6-idrossichinurenico, un metabolita del triptofano), proantocianidine. Il contenuto maggiore di flavonoidi è quello che si trova nelle foglie fresche raccolte in maggio, quando sono ancora di colore verde intenso. Altri componenti sono: acido benzoico, polifenoli, zuccheri, un peptide, ecc. La Farmacopea Europea IV riporta la monografia relativa a *Ginkgo folium*, che deve contenere non meno dello 0,5% di flavonoidi, calcolati sulla droga secca come glicosidi flavonici.

Farmacologia/Meccanismo d'azione. Le ben documentate proprietà farmacologiche del ginkgo (Box 21.5) ovvero la capacità di

Box 21.5 Principali proprietà farmacologiche del ginkgo

Effetti sulla memoria e sull'apprendimento
Gli effetti del ginkgo sulla memoria, sull'apprendimento e sul comportamento, in relazione al recupero dell'organismo in seguito a danno cerebrale, sono ben documentati negli animali da esperimento. Studi sui ratti hanno dimostrato che le proprietà cognitive sono preferenzialmente migliorate negli animali anziani (12-18 mesi) rispetto a quelli giovani (2 mesi). È stato suggerito che gli effetti benefici riportati possono essere collegati a fenomeni di rigenerazione neuronale.

Proprietà antiossidanti
È stato dimostrato che il ginkgo inattiva vari radicali liberi, tra cui le specie reattive dell'ossigeno (radicali idrossilici, superossidi e perossidi) ed inibisce la perossidazione dei lipidi. I flavonoidi sono i principali componenti responsabili di quest'attività. Tale proprietà può essere benefica sia per quanto riguarda gli effetti neurotossici dei radicali liberi, sia per quanto riguarda gli effetti inibenti sull'ossidazione delle lipoproteine del sangue, a cui segue la deposizione e l'aggregazione di placche aterosclerotiche.

Attività anti-PAF (fattore di attivazione piastrinica)
I ginkgolidi sono antagonisti competitivi del PAF; infatti il ginkgolide B è in grado di antagonizzare la broncocostrizione, l'aggregazione piastrinica, le reazioni di ipersensibilità, l'infiltrazione di cellule infiammatorie, lo shock settico e l'ipotensione indotta dal PAF. Queste scoperte hanno avuto un ruolo importante per la comprensione degli effetti antinfiammatori/antiasmatici del ginkgo.

Proprietà antischemiche
I ginkgolidi prevengono il danno metabolico causato da ischemia cerebrale e riducono gli infarti causati da occlusione vasale. Il bilobalide, più che il ginkgolide B, esercita un potente effetto protettivo nei confronti del danno ischemico. Chiaramente, le proprietà antiossidanti e neuroprotettive del ginkgo sono importanti nei casi di ipossia, ischemia e danno neuronale.

Effetto sul metabolismo cerebrale del glucosio
Il ginkgo è in grado di indurre variazioni nell'utilizzazione del glucosio a livello cerebrale, particolarmente nella corteccia frontoparietale somatosensoriale. Questa proprietà potrebbe spiegare l'utilizzo clinico del ginkgo nel trattare problemi associati a deficit dei processi somatosensoriali (come ad esempio la compromissione della vigilanza) e dei meccanismi vestibolari (ad esempio il tinnito).

aumentare il flusso ematico cerebrale, le proprietà antiossidanti e "*scavenger*" dei radicali liberi e la capacità di antagonizzare il PAF (un mediatore pro-infiammatorio e neurotossico) sono compatibili con i suoi effetti terapeutici nel trattamento delle malattie vascolari cerebrali e nel trattamento della demenza. Il probabile meccanismo degli effetti neuroprotettivi del ginkgo è riportato nella Figura 21.6. Inoltre, poiché è stata recentemente riportata una ridotta incidenza della malattia di Alzheimer in pazienti anziani artritici, curati con elevate dosi di farmaci antinfiammatori, è ragionevole supporre che le proprietà antinfiammatorie del ginkgo possano contribuire agli effetti terapeutici osservati in pazienti con Alzheimer. È inoltre da notare che gli estratti di ginkgo ed

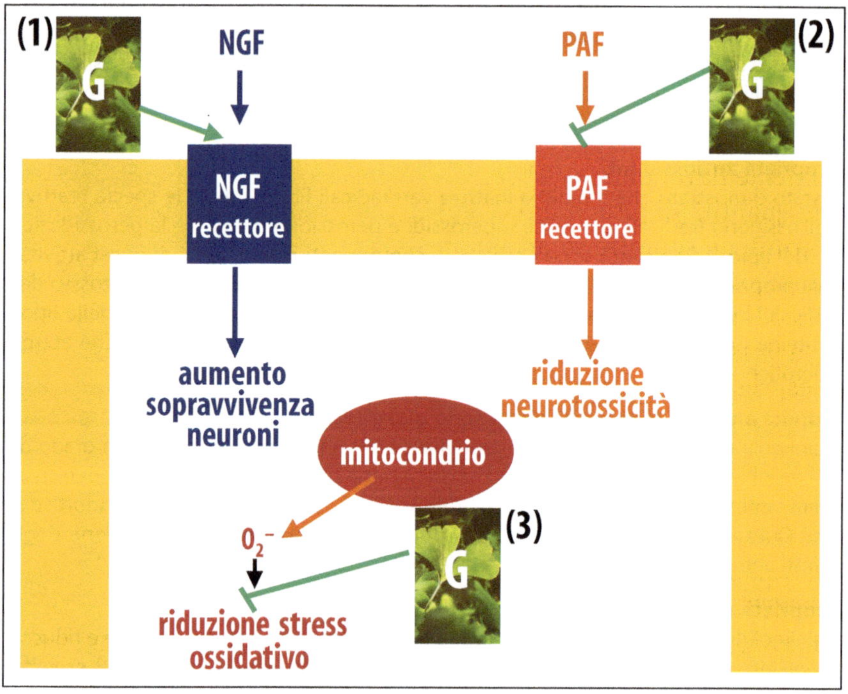

Fig. 21.6 Potenziali meccanismi attraverso i quali il ginkgo (G) esercita i suoi effetti neuroprotettivi.

(1) Il ginkgo potrebbe stimolare il recettore per il NGF (fattore di crescita dei neuroni) ed esercitare un effetto benefico sulla sopravvivenza dei neuroni

(2) Il ginkgo potrebbe inibire l'azione del PAF sul proprio recettore. Il PAF induce apoptosi e rilascio di glutammato (un fattore neurotossico) ed i recettori del PAF sono stati identificati sui neuroni

(3) Il ginkgo, grazie alla sua azione di "scavenger" di radicali, potrebbe prevenire il danno cellulare indotto da specie ossigeno reattive prodotte a livello mitocondriale

alcuni suoi componenti sono in grado di inibire la neurotossicità indotta dalla proteina β-amiloide. Poiché il danno indotto da questa proteina è mediato dalla produzione di radicali liberi, è probabile che le proprietà antiossidanti del ginkgo abbiano un ruolo predominante.

Come per la maggior parte degli estratti vegetali, è difficile stabilire quali siano i composti responsabili delle azioni farmacologiche del ginkgo; tuttavia si può ritenere che i flavonoidi siano responsabili dell'attività antiossidante e di quella "scavenger" dei radicali liberi, mentre i ginkgolidi antagonizzino gli effetti del PAF e pertanto possono contribuire agli effetti antinfiammatori del ginkgo; inoltre, questi composti, insieme al bilobalide, possiedono proprietà neuroprotettive.

In sintesi si può affermare che sono tre le azioni del ginkgo rilevanti da un punto di vista terapeutico: (i) dilatazione dei capillari, con conseguente aumento del flusso ematico; (ii) antagonismo del PAF, che porta ad un miglioramento delle proprietà reologiche del sangue (oltre a produrre un effetto antinfiammatorio) e (iii) riduzione dei radicali liberi, con conseguente effetto neuroprotettivo. Tutte queste azioni ricoprono un ruolo importante nelle patologie caratterizzate da deficit cognitivo, nelle quali si osserva una riduzione del flusso ematico, associato a produzione di radicali liberi e neurodegenerazione.

Studi di farmacocinetica condotti nell'uomo in seguito alla somministrazione orale dell'estratto EGb761 evidenziano una biodisponibilità pari al 98-100% per il ginkgolide A, al 79-93% per il ginkgolide B e a circa il 70% per il bilobalide. I livelli plasmatici raggiungono i valori più alti dopo 30-60 min e l'emivita è di 1,7-3 ore. I massimi livelli plasmatici dei flavonoidi, in seguito a somministrazione orale dell'estratto LI1370, vengono raggiunti dopo 2-3 ore.

Efficacia clinica. La Commissione E tedesca raccomanda il ginkgo per tre categorie di disturbi: quelli relativi ai deficit cognitivi (indebolimento della memoria, demenza vascolare e degenerativa, difficoltà di concentrazione), quelli relativi alle difficoltà motorie (*claudicatio intermittens*) e per il trattamento di vertigine e ronzio auricolare. Sono state eseguite sei revisioni sistematiche relative agli studi clinici randomizzati riguardanti l'efficacia del ginkgo (Tab. 21.11); in tre di queste revisioni sono stati analizzati gli studi relativi ai deficit cognitivi (demenza, demenza di tipo Alzheimer e memoria in soggetti sani, riportate qui di seguito in questo paragrafo), mentre nelle altre tre sono stati esaminati il tinnito

Tabella 21.11 Efficacia clinica del ginkgo sulla base di revisioni sistematiche di studi clinici randomizzati

Patologia	*Tipo di studi clinici (n=numero pazienti)*	*Qualità degli studi*	*Trattamento*	*Conclusione*	*Bibliografia*
Demenza	Nove studi in doppio cieco con placebo (n= 891)	Buona o eccellente	120-240 mg di estratto/die per 1-12 mesi	Ginkgo superiore al placebo	Ernst & Pittler (1999) Clin Drug Invest 17: 301-308
Demenza tipo Alzheimer	Quattro studi con placebo in doppio cieco (n=424)	Buona	120-240 mg di estratto/die per 3-6 mesi	Ginkgo superiore al placebo (effetto modesto)	Oken e coll. (1998) Arch Neurol 55:1409-1415
Claudicatio intermittens	Otto studi con placebo in doppio cieco (n=415)	Buona o eccellente	120-160 mg di estratto/die per 6-24 settimane	Ginkgo superiore al placebo	Pittler & Ernst (2000) Am J Med 108:276-281
Tinnito	Sei studi con placebo in doppio cieco (n=1056)	Variabile	29,2-200 mg di estratto/die per 2-12 settimane	Nessuna differenza tra ginkgo e placebo	Hilton & Stuart (2004) Cochrane Database Syst Rev 2:CD003852
Degenera-zione maculare	Uno studio (n=20)	Sufficiente	240 mg di estratto/die	Risultati pre-liminarmente positivi, ma poco chiari	Evans (2000) Cochrane Database Syst Rev 2:CD001775
Memoria in soggetti sani	Nove studi con placebo di cui 8 randomizzati (n=224)	Mediocre	Durata massima di 30 giorni	Nessuna evidenza di un consistente aiuto alla memoria	Canter & Ernst (2002) Psycho pharmacol Bull 36:108-123

(Box 21.6) (che è spesso associato alla demenza), la *claudicatio intermittens* (riportata nel Cap. 22) e la degenerazione maculare (riportata nel Cap. 32).

In una revisione sistematica [Ernst & Pittler (1999) Clin Drug Invest 17:301-308], che includeva nove studi randomizzati in doppio-cieco, è stato dimostrato che il ginkgo (120-240 mg di estratto per un periodo variabile da 1 a 12 mesi) era superiore al placebo nel trattamento della demenza (demenza multinfarto, demenza di origine aterosclerotica e demenza di tipo Alzheimer). Questi studi sono incoraggianti, anche se richiedono la conferma attraverso l'esecuzione di

Box 21.6 Ginkgo e tinnito

Il tinnito (ronzio auricolare) è la percezione soggettiva fastidiosa di suono in assenza di una fonte esterna reale. Le cause includono suoni muscoloscheletrici e vascolari, che producono ronzio auricolare obiettivo e disturbi dei sistemi uditivi periferico e centrale, che producono, di solito, ronzio auricolare soggettivo. Può essere un segno di trauma acustico, di malattia di Méniere, otosclerosi, presbiacusia o di accumulo di cerume che urta contro la membrana del timpano oppure occlude il condotto uditivo esterno. Talvolta si presenta anche senza causa apparente. L'obiettivo terapeutico, una volta esclusa l'esistenza di una malattia sottostante, è alleviare il fastidio causato dal ronzio. La terapia farmacologica prevede l'uso di anestetici locali (tocainide), benzodiazepine (diazepam, alprazolam, clonazepam), baclofene, antidepressivi triciclici (amitriptilina), e calcioantagonisti. Tutti questi farmaci sono caratterizzati da effetti collaterali potenzialmente seri; infatti gli anestetici locali possono manifestare effetti avversi sul cuore (la tocainide è l'unico anestetico locale che si può somministrare per via orale), le benzodiazepine dovrebbero essere usate con parsimonia in quanto possono causare abitudine e gli antidepressivi triciclici hanno effetti avversi antimuscarinici e cardiaci. Esistono anche trattamenti con mezzi terapeutici alternativi, come ad esempio l'agopuntura. Il ginkgo è stato utilizzato per il trattamento del tinnito ed è l'unica droga vegetale ad essere raccomandata dalla Commissione E tedesca, alla dose giornaliera di 120-160 mg di estratto, per il trattamento del tinnito di origine vascolare. La Commissione E tedesca raccomanda di interrompere il trattamento se non si osservano benefici dopo 6-8 settimane. Una recente revisione sistematica [Rejali e coll. (2004) Clin Otolaryngol 29:226-231] ha evidenziato l'esistenza di 5 studi clinici randomizzati, in doppio cieco, con placebo, per un totale di 1062 pazienti. Il ginkgo veniva utilizzato a dosi giornaliere variabili dai 29,2 ai 160 mg, per un periodo di almeno tre mesi. I risultati di questa revisione hanno evidenziato la superiorità del ginkgo nei confronti del placebo soltanto in tre dei cinque studi. In particolare, risultava negativo lo studio qualitativamente migliore e con maggior numero di pazienti (n=978). Una metanalisi effettuata su questi studi non ha riportato differenze significative tra ginkgo e placebo. Risultati analoghi sono stati riportati in un'ulteriore revisione sistematica (Tab. 21.11). La variabilità dei risultati osservati negli studi clinici non esclude tuttavia la possibilità che il ginkgo possa essere efficace soltanto in pazienti con tinnito ad eziologia ischemica.

studi che coinvolgano un maggior numero di pazienti. Le stesse conclusioni sono state formulate dagli Autori di una revisione sistematica più recente, nella quale è stata evidenziata l'attività promettente del ginkgo nel migliorare le funzioni cognitive, anche se è da sottolineare che i tre studi più recenti hanno riportato risultati inconclusivi [Birks e coll. (2002) Cochrane Database Syst Rev 4:CD003120].

Gli Autori di un'altra revisione sistematica di studi randomizzati, in doppio cieco, con placebo, hanno identificato più di 50 articoli riguardanti la possibile efficacia del ginkgo nella demenza di tipo Alzheimer. Tuttavia la maggior parte di questi studi sono stati esclusi dall'analisi a causa della mancanza di diagnosi sul tipo di demenza. Solo quattro studi, di qualità soddisfacente, per un totale di 212 pazienti, sono stati analizzati. Da questa revisione sistematica è emerso un lieve ma significativo miglioramento oggettivo della funzione cognitiva nei pazienti con Alzheimer in seguito ad un trattamento giornaliero di 120-240 mg di estratto per un periodo variabile dai tre ai sei mesi [Oken e coll. (1998) Arch Neurol 55:1409-1415]. Gli studi randomizzati, eseguiti dopo la pubblicazione di questa revisione sistematica, sono alquanto discordanti; infatti, mentre alcuni confermano gli effetti benefici del ginkgo [Itil e coll. (1998) Psychopharmacol Bull 34:391-397; Le Bars e coll. (2002) Neuropsychobiology 45:19-26; Kanowski & Hoerr (2003) Pharmacopsychiatry 36:297-303], altri hanno riportato risultati negativi [Van Dongen e coll. (2000) J Am Geriatr Soc 48:1183-1194; Van Dongen e coll. (2003) J Clin Epidemiol 56:367-376].

Infine è da ricordare che il ginkgo viene pubblicizzato come "aiuto alla memoria" e pertanto viene assunto da individui sani. Gli Autori di una recente revisione sistematica hanno identificato nove studi (di cui otto randomizzati), in doppio cieco, relativi all'effetto del ginkgo in 224 soggetti giovani, di età compresa tra i 20 e i 40 anni e privi di deficit cognitivi. La durata del trattamento era in genere breve (al massimo 30 giorni). I risultati di questa revisione sistematica suggeriscono, tuttavia, che il ginkgo non esercita un effetto positivo sulla memoria, anche se è da notare l'assenza di studi a lungo termine [Canter & Ernst (2002) Psychopharmacol Bull 36:108-123].

Effetti collaterali/Controindicazioni. I dati disponibili in letteratura suggeriscono che il ginkgo sia ben tollerato se utilizzato alle dosi raccomandate. Gli effetti collaterali non sono frequenti e negli studi clinici sono simili a quelli riportati dal placebo; inoltre, uno studio post-marketing effettuato su 10.815 pazienti che ricevevano un estratto standardizzato di ginkgo (LI 1370) ha riportato che la frequenza degli effetti avversi era dell'1,7%. Gli effetti indesiderati riportati erano nausea, mal di testa, dolori gastrointestinali e diarrea; reazioni allergiche dermatologiche, disturbi del sonno e stati ansiosi erano eventi rari. Sono stati descritti casi isolati di sanguinamento, di mal di testa (associato ad alterazioni della visione) e di mioglobinuria acuta in seguito all'assunzione di ginkgo. Tuttavia la causalità di questi effetti avversi è incerta.

Poiché il ginkgo può interferire con i processi di coagulazione del sangue (i ginkgolidi sono antagonisti del PAF), è necessaria la massima cautela nella contemporanea somministrazione di farmaci anticoagulanti o di farmaci antiaggreganti piastrinici. Infatti sono stati riportati casi di ipoema (sanguinamento oculare) quando il ginkgo veniva somministrato insieme all'aspirina ed emorragia intracranica quando veniva associato alla warfarina. Inoltre, il ginkgo, associato a trazodone, ha provocato depressione in una donna di 80 anni.

È da ricordare che l'ingestione o il contatto con la polpa del frutto può provocare reazioni allergiche gravi, quali eritema, edema, prurito e vesciche; inoltre i semi contengono la 4-O-metilpiridossina, una sostanza responsabile di un'intossicazione alimentare denominata '*gin-nan*', molto comune in Giappone e Cina, che si manifesta con un attacco apoplettico. I principali sintomi sono rappresentati da convulsioni e perdita di coscienza; la letalità si manifesta nel 27% dei casi (i bambini sono particolarmente vulnerabili). Inoltre, alcuni estratti non standardizzati possono contenere concentrazioni più elevate di acidi ginkgolici (tossici) rispetto a quelli standardizzati. Poiché la tossicità del ginkgo non è stata studiata in donne gravide o che allattano, se ne sconsiglia l'uso in questi soggetti.

Preparazioni/Dose. Gli estratti di ginkgo sono standardizzati in base al contenuto di glicosidi flavonici [22-27%, determinati come quercetina, kaempferolo e isoramnetina e calcolati come acilflavonoidi con peso molecolare pari a 756,7 (quercetina) e 740,7 (kaempferolo)] e di lattoni terpenici (5-7%); questi ultimi comprendono i ginkgolidi A, B e C nella misura del 2,8-3,4% ed il bilobalide, nella misura del 2,6-3,2%. Questi estratti devono contenere non più di 5 ppm di acidi ginkgolici. La Commissione E tedesca stabilisce che gli estratti debbano avere un rapporto droga:estratto compreso nell'intervallo 35:1 e 67:1 (media: 50:1), preparati con una miscela acqua/acetone ed ulteriormente purificati senza l'aggiunta di costituenti chimici isolati o di estratti concentrati. Questo processo standardizzato elimina anche i componenti che rendono il prodotto meno stabile o tossico (tannini, cere, grassi, proantocianidine, bioflavonoidi, ginkgolo, acidi ginkgolici, proteine e minerali). Gli estratti così preparati vengono designati come EGb 761 (Tobonin®, Tenakan®) o LI 1370 (Kavari®) e sono stati utilizzati nella maggior parte degli studi clinici. Negli USA i nomi commerciali di questi estratti sono Ginkgold®, Ginkoba® e Ginkai®. Le dosi consigliate possono variare a seconda del tipo di condizione trattata. Per quanto riguarda i deficit cognitivi, la Commissione E tedesca stabilisce una dose giornaliera di 120-240 mg di estratto, per una durata non inferiore alle otto settimane nel caso di patologie di tipo cronico. Il ginkgo non è un rimedio per l'autoprescrizione.

Vedi Cap. 22 per l'impiego del ginkgo nel trattamento delle arteriopatie ostruttive.
Vedi Cap. 28 per l'impiego del ginkgo nel trattamento della disfunzione erettile.
Vedi Cap. 32 per l'impiego del ginkgo nel trattamento dei disturbi oculari.

Salvia

Botanica/Costituenti chimici. La salvia è costituita dalle sommità fiorite essiccate di *Salvia officinalis* L. (Fam. *Labiatae*), una pianta erbaceae spontanea e comune in tutta la regione mediterranea, dove viene spesso utilizzata per aromatizzare le carni. La salvia contiene flavonoidi (5-metossisalvigenina), terpeni (abietani come l'acido carnosico e carnasolo, l'acido oleanolico, ecc.), tannini (3-8%; idrolizzabili e condensati), derivati dell'acido caffeico (ad es. l'acido rosmarinico) e un olio essenziale (1-2,8%) i cui componenti principali (35-50%) sono costituiti dall'α- e dal β-tujone (principalmente α). Altri componenti presenti nell'olio sono l'1,8-cineolo, il borneolo, la canfora ed il cariofillene. La Farmacopea Europea IV riporta le foglie essiccate (*Salviae officinalis folium*); la droga intera deve contenere non meno di 15 ml/kg di olio essenziale e la droga trinciata non meno di 10 ml/kg di olio essenziale, sempre calcolato in riferimento alla droga essiccata. La droga è ricca in tujone. La Farmacopea Europea IV riporta anche la salvia trilobata (*Salviae trilobate folium*), costituita dalle foglie di *Salvia fruticosa* Mill. (=*S. triloba* L. fil). La droga intera contiene non meno di 18 ml/kg di olio essenziale e la droga trinciata non meno di 12 ml/kg di olio essenziale, sempre calcolato in riferimento alla droga essiccata. Delle altre specie di *Salvia* è da ricordare: la *S. lavandulifolia* Vahl. (salvia spagnola), il cui olio essenziale non contiene grosse quantità di tujone, ma contiene quantità apprezzabili (6,5%) di α-pinene e la *S. triloba*, il cui olio essenziale contiene soprattutto 1,8-cineolo, mentre l'α-tujone è presente per l'1-5%.

Farmacologia/Meccanismo d'azione. Diversi studi sperimentali sono compatibili con l'utilizzo della salvia nel trattamento dell'Alzheimer. Infatti, estratti etanolici di *S. officinalis* inibiscono la colinesterasi a concentrazioni più basse rispetto a quelle della taurina e della fisostigmina. Inoltre, diversi componenti della salvia (ad es. gli acidi caffeico, carnosico e rosmarinico, il carnasolo, l'1-8-cineolo e gli acidi salvianolici I, K ed L) possiedono attività antiossidante. È da ricordare che l'1,8-cineolo e l'α-pinene, presenti in elevate concentrazioni nella salvia spagnola (*S. lavandulifolia* Vahl.), possiedono sia attività antiossidante che anticolinesterasica. Quest'ultima azione si manifesta selettivamente in alcune aree del cervello (ippocampo, corteccia dell'emisfero sinistro, corpo striato).

Efficacia clinica. L'efficacia clinica della salvia è, seppur con molta cautela, promettente. In un recente studio randomizzato, in doppio cieco con placebo, è stato dimostrato che una tintura alcolica di salvia (60 gocce, rapporto droga:alcol 1:1), somministrata per 4 mesi a 39 pazienti con malattia di Alzheimer lieve o moderata, era superiore al placebo nel ridurre i deficit cognitivi della malattia [Akhondzadeh e coll. (2003) J Clin Pharm Ther 28:53-59]. È interessante osservare che in uno studio pilota, in doppio cieco con placebo, è stato dimostrato che la salvia spagnola (*S. lavandulifolia*, 50 µl/die di olio essenziale) migliorava le capacità cognitive in 20 giovani sani già poche ore dopo la somministrazione [Perry e coll. (2003) Pharmacol Biochem Behav 75:651-659].

Effetti collaterali/Controindicazioni. Gli effetti collaterali della salvia sono risultati simili al placebo nell'unico studio clinico finora eseguito. Secondo la Commissione E tedesca, l'ingestione prolungata di estratti alcolici o dell'olio essenziale può causare convulsioni (probabilmente per la presenza di tujone e di canfora); inoltre, nella stessa monografia, viene riportato che la droga è controindicata in gravidanza (i tujoni possono provocare aborto). È da notare che nell'olio ricavato dalla salvia spagnola le concentrazioni di tujone sono minime. L'olio di salvia può causare irritazione della cute e pertanto è sconsigliato per l'aromaterapia.

Preparazioni/Dose. La dose di salvia utilizzata è di 60 gocce di una tintura alcolica (rapporto droga:alcol 1:1). La Commissione E tedesca raccomanda (per il trattamento della dispepsia o come antidiaforetico) preparazioni corrispondenti a 4-6 g di droga secca. In Italia sono disponibili estratti secchi liofilizzati standardizzati ad acido rosmarinico (9,9%).

Melissa

Botanica/Costituenti chimici. La melissa è data dalle foglie di *Melissa officinalis* L. (Fam. *Labiatae*), pianta erbacea perenne, dall'intenso odore di limone, che cresce nell'area mediterranea. La melissa contiene flavonoidi (0,5%: luteolina, quercetina, apigenina, ecc.), polifenoli (acido caffeico e derivati) ed un olio essenziale (0,06-0,375%) costituito principalmente da monoterpeni (60%, tra cui le aldeidi citronellale, geraniale, nerale ed i relativi alcoli) e da sesquiterpeni (>35%, tra cui β-cariofillene e germacrene D). La Farmacopea Europea IV riporta le foglie essiccate (*Melissae folium*), che devono contenere non meno del 4% di derivati idrossicinnamici totali, espressi come acido rosmarinico, calcolati sulla droga secca.

Farmacologia/Meccanismo d'azione. Per ciò che concerne il suo potenziale utilizzo nell'Alzheimer, la melissa è stata meno studiata rispetto al ginkgo ed alla salvia. In alcuni studi è stato dimostrato che essa possiede proprietà antiossidanti (è da notare la presenza nella melissa degli acidi caffeico e rosmarinico, composti ad attività antiossidante); inoltre alcuni componenti della melissa possono interagire con i recettori muscarinici e nicotinici. È da notare che i principali monoterpeni identificati nell'olio essenziale di melissa, ovvero il geraniale ed il nerale, sono deboli inibitori delle colinesterasi.

Efficacia clinica. Le prove sull'efficacia clinica della melissa nel trattamento dell'Alzheimer sono incoraggianti, seppur preliminari. Un solo studio clinico è stato effettuato. In questo studio randomizzato, in doppio cieco con placebo, è stato dimostrato che il trattamento per quattro mesi con un estratto di *M. officinalis* produce effetti benefici sui deficit cognitivi (nonché sullo stato di agitazione) associati alla malattia di Alzheimer di grado lieve o moderato [Akhondzadeh e coll. (2003) J Neurol Neurosurg Psychiatry 74:863-866]. La melissa è una droga ad azione sedativa e la Commissione E tedesca la raccomanda per i disturbi nervosi del sonno; quest'azione potrebbe essere di aiuto visto che i pazienti con Alzheimer hanno problemi comportamentali quali l'agitazione.

Effetti collaterali/Controindicazioni. Gli effetti collaterali della melissa sono risultati simili al placebo. Quando la melissa è stata adoperata in una preparazione contenente anche la valeriana ed il luppolo (per il trattamento dei disturbi del sonno), questa combinazione di droghe è stata giudicata "ben tollerata" o "molto ben tollerata" dal 96% dei pazienti.

Preparazioni/Dose. La dose di melissa utilizzata per la demenza di tipo Alzheimer è di 60 gocce di una tintura alcolica (rapporto droga: alcol 1:1), standardizzata in base al contenuto di citrale (500 μg/ml). In Italia sono disponibili estratti secchi liofilizzati, standardizzati ad acido rosmarinico (11,3%). Per il trattamento di ansia ed insonnia la Commissione E tedesca raccomanda preparazioni corrispondenti a 1,5-4,5 g di droga secca.

Vedi Cap. 31 per l'utilizzo della melissa nelle infezioni cutanee.

Letture di approfondimento

Canter PH, Ernst E (2002) Ginkgo biloba: a smart drug? A systematic review of controlled trials of the cognitive effects of Ginkgo biloba extracts in healthy people. Psychopharmacol Bull 36:108-123

Cavanagh HM, Wilkinson JM (2002) Biological activities of lavender essential oil. Phytother Res 6:301-208

Clouatre DL (2004) Kava kava: examining new reports of toxicity. Toxicol Lett 150:85-96

Di Carlo G, Borrelli F, Ernst E, Izzo AA (2001) St John's wort: Prozac from the plant kingdom. Trends Pharmacol Sci 22:292-297

Kurz A, Van Baelen B (2004) Ginkgo biloba compared with cholinesterase inhibitors in the treatment of dementia: a review based on meta-analyses by the cochrane collaboration. Dement Geriatr Cogn Disord 18:217-226

Ernst E (2002) The risk-benefit profile of commonly used herbal therapies: Ginkgo, St. John's Wort, Ginseng, Echinacea, Saw Palmetto, and Kava. Ann Intern Med 136:42-53

Gertz HJ, Kiefer M (2004) Review about Ginkgo biloba special extract EGb 761 (Ginkgo). Curr Pharm Des 10:261-264

Hadley S, Petry JJ (2003) Valerian. Am Fam Physician 67:17551758

Hilton M, Stuart E (2004) Ginkgo biloba for tinnitus. Cochrane Database Syst Rev 2:CD003852

Howes MJ, Perry NS, Houghton PJ (2003) Plants with traditional uses and activities, relevant to the management of Alzheimer's disease and other cognitive disorders. Phytother Res 17:1-18

Izzo AA (2004) Drug interactions with St. John's Wort (Hypericum perforatum): a review of the clinical evidence. Int J Clin Pharmacol Ther 42:139-148

Linde K, Knuppel L (2005) Large-scale observational studies of hypericum extracts in patients with depressive disorders - a systematic review. Phytomedicine 12:148-57

Linde K, Berner M, Egger M, Mulrow C (2005) St John's wort for depression: Meta-analysis of randomised controlled trials. Br J Psychiatry 186:99-107

Mennini T, Gobbi M (2004) The antidepressant mechanism of Hypericum perforatum. Life Sci 75:1021-1027

Perry NS, Bollen C, Perry EK, Ballard C (2003) Salvia for dementia therapy: review of pharmacological activity and pilot tolerability clinical trial. Pharmacol Biochem Behav 75:651-659

Rejali D, Sivakumar A, Balaji N (2004) Ginkgo biloba does not benefit patients with tinnitus: a randomized placebo-controlled double-blind trial and meta-analysis of randomized trials. Clin Otolaryngol 29:226-231

Rodriguez-Landa JF, Contreras CM (2003) Review of clinical and experimental observations about antidepressant actions and side effects produced by Hypericum perforatum extracts. Phytomedicine 10:688-699

Singh YN, Singh NN (2002) Therapeutic potential of kava in the treatment of anxiety disorders. CNS Drugs 16:731-743

Teschke R, Gaus W, Loew D (2003) Kava extracts: safety and risks including rare hepatotoxicity. Phytomedicine 10:440-446

Ulbricht C, Basch E, Boon H et al (2005) Safety review of kava (Piper methysticum) by the Natural Standard Research Collaboration. Expert Opin Drug Saf 4:779-794

Vermani M, Milosevic I, Smith F, Katzman MA (2005) Herbs for mental illness: Effectiveness and interaction with conventional medicine. J Fam Pract 54:789-800

Wheatley D (2005) Medicinal plants for insomnia: a review of their pharmacology, efficacy and tolerability. J Psychopharmacol 19:414-421

Capitolo 22 **Sistema cardiovascolare**

22.1 Introduzione

Il sistema cardiovascolare è formato dal cuore, organo che presiede alla circolazione sanguigna, e dai vasi sanguigni. Il cuore, che pesa circa 300 g nell'adulto, è costituito da tessuto muscolare (miocardio; lo strato interno del miocardio è detto endocardio, mentre lo strato esterno è detto epicardio) disposto in modo tale da delimitare quattro cavità, due atri (in alto) e due ventricoli (in basso). Ciascun atrio comunica con il rispettivo ventricolo per mezzo di un orifizio valvolare. Le valvole permettono il passaggio del sangue dall'atrio al ventricolo (ma non viceversa) e quindi al vaso, per cui il sangue può fluire solo in una direzione. La funzione del cuore è quella di sospingere il sangue nei vasi; questo avviene mediante rivoluzioni cardiache ritmiche (normalmente un cuore umano ha 60-80 rivoluzioni al minuto). Ovviamente il sangue circola secondo i bisogni dell'organismo, ora più rapidamente (durante un lavoro muscolare), ora più lentamente (durante il riposo notturno). Il sistema nervoso autonomo regola l'attività del cuore tramite il vago ed il simpatico. Il vago è il nervo che frena il cuore, diminuendo la frequenza (effetto cronotropo negativo), la forza delle contrazioni (effetto inotropo negativo) e la velocità di conduzione degli eccitamenti (effetto dromotropo negativo), mentre il simpatico è il nervo che stimola il cuore, portando ad effetti opposti.

Il sistema vascolare è formato da un sistema di vasi (arterie, capillari e vene) che portano il sangue dal cuore alla periferia e viceversa, in maniera continua e ad una certa pressione e velocità. I vasi presentano una tunica esterna, data da una guaina di tessuto connettivale nel cui spessore corrono i capillari ed i plessi nervosi, sia del simpatico che del parasimpatico, una tunica media, costituita da due strati di tessuto elastico (fibre elastiche) tra i quali s'inseriscono le fibre muscolari lisce ed una tunica interna, formata da uno strato di cellule endoteliali (che regolano la pressione arteriosa attraverso il rilascio di sostanze vasoattive, quali l'ossido d'azoto e la prostaciclina) e da un tessuto connettivo elastico. Le arterie sono elastiche (questo consente il deflusso continuo del sangue) e contrattili (questo consente al sangue di raggiungere i capillari).

Le vene sono, da un punto di vista strutturale, diverse dalle arterie in quanto l'organizzazione delle tuniche è più semplice (le fibre muscolari sono, ad esempio, presenti nelle vene degli arti inferiori e servono a spingere il sangue verso il centro); inoltre sono munite di valvole che impediscono il riflusso del sangue verso il basso. Il passaggio del sangue nei vasi è determinato (i) dall'energia sviluppata dal cuore, che consente al sangue di scorrere nel letto vasale; (ii) dalla resistenza allo scorrimento opposta dalle pareti vasali e (iii) dalla viscosità del sangue, che ostacola il passaggio e causa un aumento della pressione a monte. Il calibro dei vasi è variabile e questo fa variare la portata, la velocità e la pressione del sangue.

Le principali malattie cardiovascolari per le quali si è fatto ricorso a droghe vegetali sono l'angina, l'insufficienza cardiaca congestizia, l'ipertensione, le arteriopatie ostruttive e alcune patologie specifiche del sistema venoso quali l'insufficienza venosa cronica e la malattia emorroidaria.

22.2 Insufficienza cardiaca congestizia

22.2.1 Quadro clinico

L'insufficienza cardiaca congestizia (ICC) è la principale causa di ospedalizzazione per le persone al di sopra dei 65 anni di età. L'insufficienza cardiaca congestizia consiste in una riduzione graduale della funzione cardiaca; il risultato è una diminuzione dell'apporto di sangue ai tessuti. Nella ICC si osserva una progressiva disfunzione ventricolare (sistolica e diastolica) associata ad una serie di sintomi che dipendono dalla gravità della malattia (pallore, cianosi, tachicardia, brevità del respiro, edema periferico/polmonare, cardiomegalia, aritmia, ipertensione).

La ICC viene classificata dalla *New York Heart Association* (NYHA) in quattro stadi (o classi): nel primo stadio si osserva un'alterata funzione del ventricolo sinistro, ma il paziente non avverte sintomi specifici e presenta una normale tolleranza all'esercizio fisico; nel secondo stadio il paziente presenta sintomi ed alterata funzione del ventricolo sinistro associati a lieve riduzione della tolleranza all'esercizio fisico; nel terzo stadio i sintomi (ad esempio dispnea) sono osservabili anche in seguito a lievi sforzi; nel quarto stadio si osserva una grave riduzione della tolleranza all'esercizio fisico ed i sintomi sono presenti anche a riposo.

L'obiettivo terapeutico per la ICC è quello di incrementare il rendimento cardiaco. Pertanto vengono utilizzati farmaci che aumentano la forza di contrazione del muscolo cardiaco (farmaci inotropi positivi, come i digitalici, e gli inibitori delle fosfodiesterasi), i vasodilatatori e farmaci che provocano una diminuzione del volume di fluido extracellulare (diuretici) (Tab. 22.1).

Tabella 22.1 Farmaci utilizzati per il trattamento dell'insufficienza cardiaca congestizia

Farmaci	*Meccanismo d'azione*	*Effetti collaterali*
Digitatici (per es. digossina, digitossina)	Inibiscono la ATP-asi di membrana con conseguente aumento del calcio intracellulare. Hanno azione inotropa positiva	Basso indice terapeutico, aritmie
Inibitori delle fosfodiesterasi (isoforma 3) (per es. amrinone, milrinone)	Hanno azione inotropa positiva in quanto aumentano i livelli intracellulari di AMP ciclico	Possono causare trombocitopenia e aritmie
ACE inibitori (per es. captopril, enalapril)	Inibiscono l'enzima ACE con conseguente riduzione dei livelli di angiotensina II, un potente agente vasocostrittore	Ipotensione, possibile tosse
Diuretici (per es. bumetanide, furosemide, idroclortiazide)	Riducono il volume plasmatico e conseguentemente riducono il ritorno venoso al cuore (precarico)	Possono produrre gravi squilibri elettrolitici (per es. ipokalemia) associati ad aritmie ventricolari

22.2.2 Fitoterapia dell'insufficienza cardiaca congestizia

Tra le sostanze inotrope oggi disponibili, i glicosidi digitalici mantengono la caratteristica di aumentare la forza di contrazione del muscolo cardiaco (azione inotropa positiva). Queste sostanze che si affiancano ai nuovi presidi terapeutici (ACE-inibitori in particolare), nella terapia a breve e lungo termine dell'ICC, sono presenti nella digitale ed in alcune altre droghe vegetali (Tab. 22.2).

La digitale (vedi Box 22.1) è costituita dalle foglie di *Digitalis purpurea* L. o *D. lanata* Ehrh. (Fam. *Scrophulariaceae*). Questa droga, che contiene una miscela difficilmente standardizzabile di glicosidi, è soggetta ad assorbimento intestinale incompleto e non prevedibile, come pure poco prevedibili sono metabolismo ed eliminazione. Di conseguenza erano frequenti fenomeni di accumulo e gli effetti collaterali di preparazioni a base di digitale. Tali caratteristiche sono condivise anche dallo strofanto, dalla scilla e da altre droghe contenenti glicosidi cardioattivi. Soltanto l'uso di glicosidi purificati e con caratteristiche farmacocinetiche note ha permesso di ovviare in parte a questi inconvenienti. Attualmente s'impiegano quasi esclusivamente la digossina, la digitossina e la β-metil digossina (Tab. 22.3). Il

Tabella 22.2 Droghe potenzialmente utili nel trattamento dell'insufficienza cardiaca

Nome comune della droga	*Nome latino della pianta*	*Parte della pianta utilizzata*	*Principali costituenti chimici*	*Dose giornaliera*
Adonide*	*Adonis vernalis*	Parti aeree	Cardenolidi, flavonoidi	0,6 g
Biancospino*	*Crataegus* spp	Fiori, foglie	Flavonoidi, procianidine	160-900 mg di estratto
Cardiaca**	*Leonurus cardiaca*	Parti aeree	Bufenolide, alcaloidi (stachidrina), glicosidi amari	4,5 g
Digitale	*Digitalis* spp	Foglie	Glicosidi steroidei cardioattivi	0,1 g
Mughetto*	*Convallaria majalis*	Rizoma con radici	Cardenolidi	0,6 g
Oleandro	*Nerium oleander*	Foglie	Cardenolidi, pregnani	0,1-0,5 g
Scilla*	*Urginea maritima*	Bulbo	Bufadienolidi, flavonoidi, antocianine	0,1-0,5 g
Strofanto	*Strophantus* spp	Semi	Cardenolidi, saponine, olio grasso	0,1 g

* Consigliata dalla Commissione E tedesca per l'insufficienza cardiaca

** Consigliata dalla Commissione E tedesca per i disturbi cardiaci nervosi

Box 22.1 Storia della digitale

- **Antichità.** Nonostante la diffusione della digitale, le sue proprietà medicinali erano sconosciute ai greci ed ai romani. Già note agli egizi erano invece le proprietà diuretiche della scilla, il cui uso si diffuse in Grecia ed a Roma.
- **Medioevo.** Il primo impiego codificato della digitale risale al XIII secolo in Irlanda, senza che però ne siano state riconosciute le effettive proprietà (la digitale è citata nel "Meddygon medwai", la prima Farmacopea vegetale).
- **1785.** William Withering introduce in medicina l'uso della digitale, dopo averla identificata come l'unica droga fornita di attività terapeutica.
- **1841.** È riconosciuta come farmaco cardiotonico da R.P. Debreyne.
- **1869.** Nativelle isola la digitalina cristallizzata.
- **1911.** Mackenzie osserva la particolare efficacia della digitale nel rallentare la frequenza di risposta ventricolare nella fibrillazione atriale.
- **1934.** Stoll e Kreiss dimostrano che tutti i principi attivi finora isolati sono prodotti di scissione dei glicosidi primari contenuti nella digitale.
- **1969.** Smith introduce il dosaggio radioimmunologico della digossina nel siero.
- **1985.** Si introducono in terapia gli anticorpi antidigossina.

Tabella 22.3 Farmacocinetica e dosaggi della digossina, digitossina e β-metildigossina

Principio attivo	Digossina	Digitossina	β-metildigossina
Assorbimento	60-80% (cps) 90-95% (gel o cps)	Pressoché totale	90-95%
Legame sieroproteico	25%	97%	25%
Emivita	36 ore	4-7 gg	40 ore
Eliminazione	Renale (1/3 della totale somministrazione/die)	Inattivazione epatica	Renale + circolo enteroepatico
Azione	Inizio: 1-3 ore Picco: 6 ore	Inizio: 3-5 ore Picco: 6-12 ore	Inizio: 20 min Picco: 4 ore
Dosaggio	Dose di carico: 0,5 mg 2 volte/die per 2 giorni oppure 0,5 mg 3 volte/die per un giorno	Dose di carico: 0,8-1,2 mg/die in 4 somministrazioni a distanza di 6 ore	Dose di carico: 0,6 mg/die in 3 somministrazioni a distanza di 8 ore
	Dose di mantenimento: 0,125-0,25 mg/die	Dose di mantenimento: 0,1-0,15 mg/die	Dose di mantenimento: 0,1-0,3 mg/die

principale meccanismo d'azione di questi principi attivi è riportato nella Figura 22.1.

Delle vie di somministrazione impiegate per il passato hanno resistito al vaglio della critica la via orale e la via endovenosa. La via intramuscolare è dolorosa, la biodisponibilità è dell'80% ed il passaggio del principio attivo in circolo appare lento al punto che i livelli sierici sono inferiori a quelli ottenuti con i preparati orali. In passato veniva somministrata una dose di attacco (digitalizzante), allo scopo di raggiungere rapidamente le concentrazioni plasmatiche desiderate. Questa procedura, che trova la sua giustificazione nella relativamente lunga emivita del principio attivo e nel tempo richiesto per raggiungere l'equilibrio tra concentrazioni plasmatiche e tissutali, è stata responsabile dell'elevata frequenza di intossicazione digitalica (Tab. 22.4).

Il trattamento della intossicazione digitalica, a parte la sospensione tempestiva del digitalico, si avvale delle seguenti misure: (i) controllo

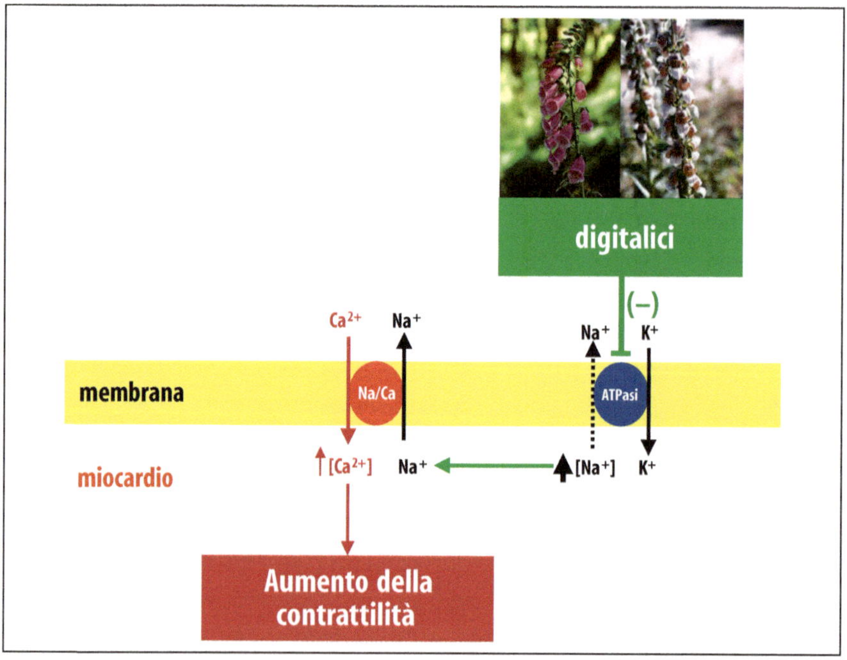

Fig. 22.1 Meccanismo d'azione dei glicosidi cardioattivi.
I glicosidi cardioattivi inibiscono reversibilmente la sodio-potassio (Na/K) ATPasi (ATPasi) della membrana cellulare cardiaca. Questo causa un aumento della concentrazione del sodio intracellulare che favorisce il trasporto del calcio nella cellula e ne diminuisce l'uscita, attraverso il meccanismo dello scambio sodio/calcio (Na/Ca). Il risultato finale è un aumento del calcio intracellulare che causa un aumento della forza della contrazione sistolica

Tabella 22.4 Intossicazione da digitalici

Manifestazioni extra cardiache
Effetti a carico dell'apparato digerente (anoressia, nausea, vomito, più raramente diarrea e malassorbimento)
Effetti neurologici (affaticamento e debolezza muscolare, alterazioni nella percezione dei colori, irrequietezza, insonnia o apatia, allucinazioni)
Effetti endocrini (ginecomastia)
Manifestazioni cardiache
Aritmie (tachicardia atriale con blocco atrio-ventricolare; tachicardia bidirezionale ed extrasistole ventricolari)

della potassemia (l'ipokalemia favorisce gli effetti tossici) e degli altri elettroliti plasmatici (Na^+, Ca^{++}, Mg^{++} in particolare); (ii) somministrazione di resine scambiatrici (colestiramine) che legano il farmaco nel tubo digerente; (iii) uso di anticorpi antidigitalici. In letteratura sono descritti numerosi avvelenamenti fortuiti e tentativi di suicidio causati da ingestione di piante che contengono glicosidi cardiaci. Tra questi, la percentuale maggiore è stata attribuita all'oleandro, una droga la cui pianta viene coltivata a scopo ornamentale in Italia ed in altri Paesi del bacino del Mediterraneo. Le manifestazioni cliniche di intossicazione da oleandro sono virtualmente identiche a quelle osservabili in seguito ad un'overdose di digossina. La morbilità e la mortalità sono causate principalmente dagli effetti cardiotossici, che di solito includono tachiaritmia ventricolare, bradicardia ed arresto cardiaco.

Comunque in fitoterapia la droga che attualmente viene considerata di riferimento per il trattamento della ICC è il biancospino. Questa droga vegetale ha mostrato effetti terapeutici molto incoraggianti nel trattamento adiuvante dell'insufficienza cardiaca congestizia (stadio I e II). La Commissione E tedesca raccomanda anche l'utilizzo dell'adonide, della scilla e del mughetto, mentre la cardiaca viene consigliata per i "disturbi cardiaci nervosi" (Tab. 22.2). Infine, da ricordare che alcuni studi clinici preliminari hanno evidenziato effetti potenzialmente benefici per la *Terminalia arjuna* (Roxb.) W. & A. (Fam. *Combretaceae*) e per il ginseng (*Panax ginseng* CA. Meyer, Fam. *Araliaceae*).

Biancospino

Botanica/Costituenti chimici. Il biancospino è dato dalle foglie e dalle sommità fiorite di *Crataegus laevigata* (Poiret) DC (= *C. oxyacantha* L.) o *C. monogyna* Jacq. (Fam *Rosaceae*). *C. laevigata e C. monogyna* sono arbusti o piccoli alberi spinosi, con foglie di un verde brillante e fiori bianchi o un po' rosati e profumati; il frutto è una piccola drupa che diventa rossa a maturità. Le due specie di *Crataegus* possono essere distinte sulla base della forma delle foglie, dal peduncolo fiorale, dal colore delle antere, dal numero di stili e dal numero di noccioli presenti nella drupa; infatti, nella *C. laevigata*, le foglie hanno 3-5 lobi poco profondi, ottusi e finemente dentati, il peduncolo fiorale è glabro, l'antera è rossa, gli stili sono due o tre ed il frutto contiene 2-3 noccioli; *C. monogyna* ha foglie con 3-7 lobi acuti e poco dentati, peduncoli fiorali vellutati, antere nere, un unico stilo e una drupa con un solo nocciolo. La droga contiene procianidine (1-3%), flavonoidi (kaempferolo, quercetina, apigenina, luteolina, vitexina, iperoside; 0,1% nelle bacche e 1% nelle parti aeree), proantocianidine, catechine, triterpenoidi, acidi carbossilici aromatici, derivati aminici e purinici ed altre sostanze ancora. La Farmacopea Europea IV riporta il frutto (*Crataegi fructus*), che deve contenere non meno dell'1% di procianidine, calcolate sulla droga essiccata come cianidina cloruro ed inoltre le foglie ed il fiore (*Crataegi folium cum flore*). Quest'ultima è costituita da *C. monogyna*, *C. laevigata* o dai loro ibridi, oppure, seppur più raramente, da altre specie europee di *Crataegus* come *C. pentagyna* Waldst. e Kit. Ex Willd., *C. nigra* Waldst. e Kit. o *C. azarolus* L. La droga deve contenere non meno dell'1,5% di flavonoidi, calcolati sulla droga secca come iperoside.

Farmacologia/Meccanismo d'azione. Nella maggior parte degli studi di farmacologia sperimentale sono stati utilizzati estratti idroalcolici standardizzati e singole frazioni contenenti procianidine oligomeriche. Questi studi hanno evidenziato un effetto inotropo positivo, dromotropo positivo, batmotropo negativo nonché un aumento della perfusione e della circolazione coronarica (potenzialmente utile nell'angina) ed un effetto antipertensivo. In genere gli effetti cardiovascolari sono stati attribuiti alla frazione flavonoidica, in particolare alla componente procianidinica. Dei flavonoidi del biancospino studiati, la luteolina-7-glucoside, l'iperoside e la rutina sono risultati attivi come la teofillina nell'aumentare la contrattilità cardiaca ed il flusso coronarico, mentre la vitexina ed i suoi derivati si sono rivelati meno potenti. Le proprietà ben dimostrate e tipiche del biancospino sono quella inotropa positiva e quella antiaritmica; inoltre è da segnalare che il biancospino possiede attività antiossidante (quest'azione è particolarmente rilevante alla luce del fatto che le specie reattive dell'ossigeno sono coinvolte nella patogenesi dell'aterosclerosi, dell'angina e dell'ischemia cerebrale).

L'azione inotropa positiva del biancospino è stata storicamente attribuita all'inibizione delle fosfodiesterasi (con aumento dell'AMP ciclico intracellulare) (Fig. 22.2); infatti alcuni flavonoidi del biancospino inibiscono questi enzimi. Tuttavia, negli studi effettuati su pazienti affetti da ICC, è stato dimostrato che il biancospino è in grado di aumentare la forza di contrazione con un meccanismo che non coinvolge l'AMP ciclico e che non richiede un aumento dei flussi di calcio attraverso i canali di tipo L o effetti β-simpaticomimetici. Inoltre sono state riportate per il biancospino un'azione ACE inibente ed un'azione antagonistica sulla tachicardia indotta (attraverso l'attivazione dei recettori β_1 adrenergici) dall'adrenalina (antagonismo correlato al contenuto di procianidine). Tuttavia non risulta chiaro se queste azioni possano contribuire agli effetti cardiovascolari benefici del biancospino.

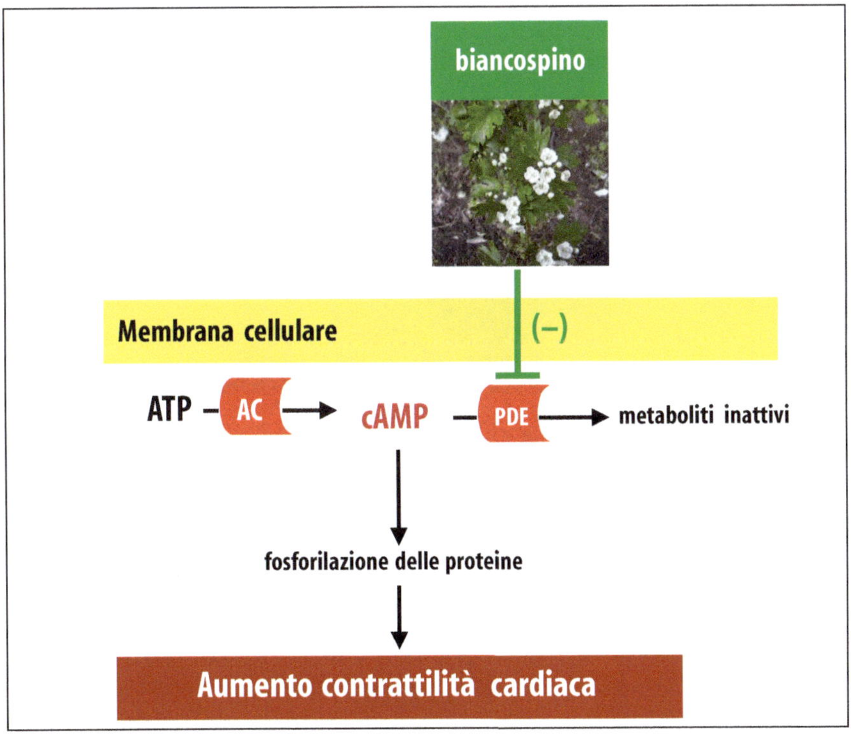

Fig. 22.2 Azioni del biancospino sulle fosfodiesterasi del miocardio.
L'AMP ciclico (cAMP) è formato dall'ATP grazie all'azione dell'enzima adenilato ciclasi (AC) e degradato dall'enzima AMP ciclico fosfodiesterasi (PDE). Il biancospino inibisce la PDE ed aumenta così la concentrazione intracellulare di cAMP nel miocardio. L'aumento di cAMP induce la fosforilazione delle proteine (tramite protein-chinasi) ed incrementa la forza di contrazione (effetto inotropo positivo)

Una proprietà peculiare del biancospino è quella antiaritmica in quanto è noto che la maggior parte dei farmaci ad azione inotropa positiva può produrre aritmie (in genere i farmaci antiaritmici hanno azione inotropa negativa). Invece il biancospino è un inotropo positivo capace di stabilizzare il ritmo cardiaco. L'effetto antiaritmico del biancospino potrebbe essere dovuto al prolungamento del periodo di refrattarietà che questa droga vegetale induce attraverso il blocco delle correnti di potassio ripolarizzanti nei miociti ventricolari (quest'effetto è simile a quello degli antiaritmici di classe III).

In sintesi si può affermare che il biancospino agisce sul sistema cardiovascolare in due modi: (i) dilata la muscolatura dei vasi (in particolare coronarici) e quindi riduce la resistenza periferica ed abbassa la pressione arteriosa (pertanto limita gli attacchi di angina); (ii) agisce direttamente sul miocardio provocando un'azione inotropa positiva. Il biancospino, inoltre, protegge l'endotelio vascolare e riduce il colesterolo ed i trigliceridi plasmatici (Fig. 22.3).

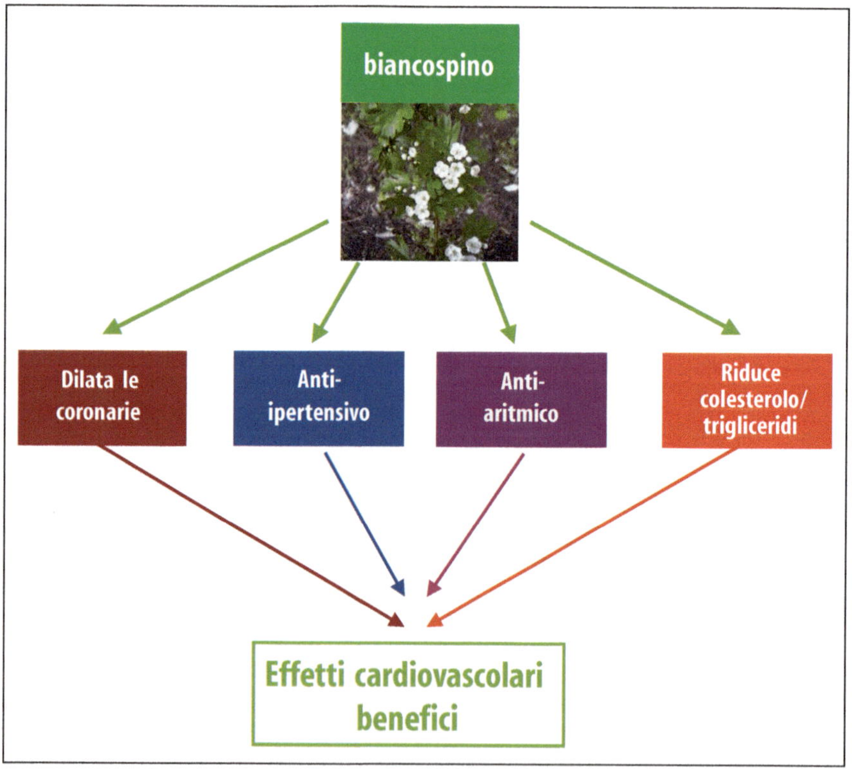

Fig. 22.3 Azioni cardiovascolari del biancospino

Efficacia clinica. I dati clinici a sostegno dell'efficacia terapeutica del biancospino nel trattamento della ICC sono molto incoraggianti. La Commissione E tedesca consiglia l'uso delle foglie e dei fiori nel caso di riduzione della gittata cardiaca associata allo stadio II dell'insufficienza cardiaca, raccomandando però di consultare il medico qualora, nonostante il trattamento, i sintomi dovessero protrarsi per più di sei settimane e nel caso in cui si dovesse osservare un rigonfiamento delle gambe. La diagnosi medica, secondo la Commissione E tedesca, è assolutamente necessaria in presenza di un dolore nella regione cardiaca che si estende verso le braccia, l'addome superiore e nella regione del collo o nel caso di dispnea. La Commissione E tedesca non consiglia: le preparazioni ottenute dai soli fiori (*Crataegi flos*), quelle ottenute dalle sole foglie (*Crataegi folium*) e l'impiego dei frutti (*Crataegi fructus*), adoperati questi ultimi per il trattamento dei disturbi delle coronarie, dei disturbi cardiaci e della circolazione, nonché nei casi di ipotensione e nell'arterosclerosi (impiego non suffragato da evidenze cliniche).

Gli Autori di una recente revisione sistematica hanno identificato 13 studi clinici randomizzati, in doppio cieco con placebo, per un totale di 997 pazienti con insufficienza cardiaca congestizia (classe I-III), di cui 3 studi classe I-II, 8 studi classe II, uno studio classe II-III ed uno studio classe III (Box 22.2). È da notare, tuttavia, che in molti di questi studi il trattamento con biancospino era coadiuvante alla terapia preesistente (diuretici, antagonisti dei canali del calcio, ACE inibitori). Questi studi nell'insieme suggeriscono l'effetto benefico del biancospino nel ridurre i sintomi della ICC. I risultati di una metanalisi condotta su 8 di questi studi (n=632 pazienti con ICC preva-

Box 22.2 Revisione sistematica relativa all'efficacia clinica del biancospino nel trattamento adiuvante dell'insufficienza cardiaca congestizia

Articoli selezionati	13 studi randomizzati in doppio cieco, con placebo
Soggetti	997 pazienti con insufficienza cardiaca congestizia (classe I-III, prevalentemente classe II) sotto trattamento con farmaci convenzionali
Qualità degli studi	Generalmente buona o eccellente
Trattamento	160-1800 mg di estratto/die per 3-16 settimane
Conclusione	Biancospino superiore al placebo
Effetti collaterali	Rari, lievi e transitori (nausea, vertigine, disturbi gastrointestinali e cardiaci)

[1] Pittler e coll. (2003) Am J Med 114:665-674

lentemente classe II) indicano che il biancospino possa essere superiore al placebo nell'aumentare il massimo carico di lavoro e nel diminuire il rapporto pressione-ritmo cardiaco nonché sintomi, quali affaticamento e dispnea. La dose giornaliera di biancospino utilizzata in questi studi era compresa tra i 160 ed i 1800 mg di estratto (estratti denominati con le sigle WS 1442 ed LI 132) per un periodo di 3-16 settimane. Una dose giornaliera di 1800 mg è stata utilizzata in un solo studio per il trattamento dell'insufficienza cardiaca congestizia classe III. I dati di questa metanalisi sono certamente incoraggianti; tuttavia bisogna ricordare che i dati positivi sulla *performance* fisica non sono sempre correlabili con il tasso di mortalità; pertanto è in corso un ampio studio clinico nel quale verrà valutato l'effetto di un estratto di biancospino (900 mg/die per due anni) sul tasso di mortalità, sull'incidenza dell'infarto del miocardio e sul periodo di ospedalizzazione. Infine è da segnalare che in uno studio comparativo, effettuato su 132 pazienti, non è stata riscontrata alcuna differenza tra un trattamento con estratto di biancospino (900 mg/die) ed il captopril (37,5 mg/die) [Tauchert e coll. (1994) Munch Med Wschr 136(Suppl 1):27-34].

Effetti collaterali/Controindicazioni. Il biancospino è una droga sicura, con un rischio terapeutico inferiore a quello dei digitalici (Tab. 22. 5). La somministrazione orale o intraperitoneale di 3 g/kg di un estratto idroalcolico (rapporto droga:estratto 5:1, standardizzato in termini di procianidine oligomeriche) non provoca morte nei roditori. Questa dose corrisponde a 210 g negli uomini, ovvero ad una dose che è 233 volte superiore alla massima dose consiglia-

Tabella 22.5 Confronto tra i rischi terapeutici associati all'uso del biancospino e dei digitali cardiaci [Da: Schulz e coll. (2001) Rational Phytotherapy. Springer-Verlag, Heidelberg]

Rischio	*Biancospino*	*Digitalici*
Intervallo terapeutico	Molto ampio	Molto ristretto
Errori nel dosaggio	Nessun pericolo	Rischio alto
Potenziale aritmogeno	Nessuno	Relativamente ampio
Diminuzione della funzionalità renale	Nessun problema	Rischio intossicazione
Somministrazione contemporanea con lassativi o diuretici	Nessun problema	Monitoraggio del potassio
Tolleranza al deficit di ossigeno	Aumentato	Ridotto

ta dalla Commissione E tedesca. La Commissione E tedesca non riporta effetti collaterali, né controindicazioni né interazioni con farmaci. Effetti collaterali lievi e reversibili (nausea, vertigini, disturbi gastrointestinali e cardiaci, anche alla dose giornaliera di 1800 mg di estratto, ovvero il doppio della dose raccomandata) sono stati riportati negli studi clinici. La scarsa tossicità del biancospino è stata confermata da studi post-marketing. In uno di questi studi [Taucher e coll. (1999) Herz 24:465-474], condotto su 1011 pazienti che assumevano un estratto di biancospino alla dose giornaliera di 900 mg sono stati segnalati effetti avversi nell'1,4% dei pazienti. In un altro studio post-marketing [Schmidt e coll. (1998) Z Phytother 19:22-30], condotto su 3664 pazienti che assumevano una dose giornaliera di 900 mg di estratto per 8 settimane, l'incidenza degli effetti avversi è stata dell'1,3%. Gli effetti avversi più frequentemente riportati sono stati vampate di calore, disturbi gastrici, palpitazioni, vertigine, dispnea, mal di testa ed epistassi. Evidenze cliniche preliminari suggeriscono che il biancospino possa essere somministrato insieme ai digitalici, senza l'insorgenza di effetti tossici; infatti, in uno studio clinico randomizzato, condotto su 8 volontari, è stato dimostrato che il biancospino (estratto WS 1442, 900 mg/die) non alterava i parametri farmacocinetici della digossina in seguito a tre settimane di terapia concomitante [Tankanow e coll. (2003) J Clin Pharmacol 43:637-642].

Preparazioni/Dose. La Commissione E tedesca raccomanda una dose giornaliera di 160-900 mg di un estratto secco idroalcolico (etanolo al 45% o metanolo al 70%, rapporto droga:estratto 4-7:1) standardizzato in flavonoidi o procianidine (ovvero contenente 30-168,7 mg di procianidine, calcolate come epicatechine, o 3,5-19,8 mg di flavonoidi, calcolati come iperoside). L'azione del biancospino generalmente non è immediata, ma si instaura lentamente e dopo un uso prolungato; pertanto la durata del trattamento non deve essere inferiore alle sei settimane. Negli studi clinici sono stati utilizzati estratti denominati con le sigle WS 1442 ed LI 132, in genere alla dose giornaliera di 180-900 mg (in uno studio l'estratto WS 1442 è stato utilizzato alla dose giornaliera di 1800 mg). L'estratto WS 1442 è standardizzato al 18,8% in procianidine oligomeriche mentre l'estratto LI 132 è standardizzato al 2,2% in flavonoidi. In Italia sono disponibili opercoli di gelatina o capsule contenenti un estratto standardizzato in flavonoidi (0,8% calcolati come iperoside oppure con contenuto minimo dell'1,5% di vitexina-2-ramnoside) ottenuto dalle sommità fiorite di *C. monogyna.*

Adonide

È data dalle parti aeree essiccate di *Adonis vernalis* L. (Fam. *Ranunculaceae*), raccolte durante la stagione di fioritura. Si tratta di una pianta erbacea perenne (diffusa anche in Italia) con un caule eretto (10-15 cm), foglie alterne, squamose le inferiori, erbacee le altre; i fiori sono solitari sul caule, di colore giallo o rosso. La droga contiene flavonoidi e glicosidi cardioattivi (cardenolidi). I principali cardenolidi sono adonitossina, cismarina e k-strofantoside. La Commissione E tedesca riporta che la droga ha azione inotropa positiva (nonché un effetto tonico sulle vene dimostrato però sugli animali) ed è indicata "nei disturbi lievi della funzione cardiaca, specialmente quando questi sono accompagnati da sintomi nervosi". La Commissione E tedesca riporta che, se assunta in dosi eccessive, l'adonide può causare nausea, vomito ed alterazioni del ritmo cardiaco, mentre tra le potenziali interazioni farmacologiche viene riportato che la droga può aumentare l'efficacia e la tossicità della chinidina (un antiaritmico), dei lassativi e dei glucocorticoidi. La dose giornaliera consigliata è di 0,6 g di polvere standardizzata (la massima dose singola non deve superare 1 g, mentre la massima dose giornaliera è di 3 g).

Mughetto

È dato dalle parti aeree essiccate di *Convallaria majalis* L. (Fam. *Liliaceae*), raccolte durante il periodo di fioritura. Si tratta di una pianta erbacea perenne, con un rizoma lungamente strisciante nel terreno. Cresce spontanea dalla zona submontana a quella subalpina, preferendo i luoghi ombrosi e freschi; è anche coltivata per i suoi fiori profumati. La pianta è formata da due foglie e dal fusto fiorale alto 15-20 cm; le due foglie (con superficie glabra e nervature parallele) partono dalla base della pianta, hanno un lungo picciolo e sono di forma ovale-lanceolata con apice acuto. I fiori sono riuniti in un racemo unilaterale (fori rivolti tutti dallo stesso lato); il frutto è una bacca tondeggiante di colore rosso vivo contenente alcuni semi. La droga contiene glicosidi cardioattivi (cardenolidi) la cui presenza può variare a seconda dell'area geografica di raccolta; infatti il principale glicoside è la convallatossina se la droga proviene da piante che vegetano nell'Europa occidentale e nordoccidentale, mentre la convalloside è più diffusa nella droga che proviene da piante che allignano nell'Europa orientale e nel nord dell'Europa. La Commissione E tedesca riporta per il mughetto le seguenti proprietà farmacologiche: azione inotropa positiva, aumento del rendimento cardiaco, diminuzione della pressione diastolica o della pressione venosa, natriuretico, kaliuretico e tonico per le vene. Il mughetto viene raccomandato nei casi d'insufficienza cardiaca lieve (in particolare quella causata dall'età). La Commissione E tedesca riporta che la droga può causare nausea, vomito ed aritmie cardiache ed è controindicata nei casi di ipokalemia ed in pazienti sotto trattamento con i digitalici. La Commissione E tedesca riporta anche che il mughetto può aumentare l'efficacia e la tossicità della chinidina (un antiaritmico), dei lassativi e dei glucocorticoidi. La dose giornaliera consigliata è di 0,6 g di polvere standardizzata.

22.3 Angina

22.3.1 Quadro clinico

L'angina (o *angina pectoris*) è una sindrome clinica caratterizzata dal tipico dolore stenocardico, che può insorgere spontaneamente o essere scatenato da particolari condizioni (sforzo fisico, freddo, emozioni, pasto, decubito, ecc.). Il dolore è la conseguenza di un'ischemia acuta transitoria provocata da uno squilibrio tra apporto e richiesta miocardica di ossigeno. L'angina può essere causata: (i) da un aumento dell'attività cardiaca (angina da sforzo) a cui non corrisponde un'adeguata ossigenazione coronarica; (ii) dall'ipertensione (che aumenta la domanda di ossigeno del cuore); (iii) da uno stato febbrile (che determina un'aumento dell'attività cardiaca); (iv) dall'ipertiroidismo (che aumenta l'attività cardiaca); (v) da stenosi aortica prodotta da una placca aterosclerotica e/o da vasospasmo. Quando le arterie coronariche sono completamente occluse (ad esempio a causa di un trombo) il flusso del sangue al cuore cessa ed il tessuto miocardico muore (infarto del miocardio).

L'angina è trattata con (i) nitrati, che sono dei vasodilatatori capaci di dare un rapido sollievo nei casi di attacchi acuti, (ii) antagonisti dei recettori β-adrenergici, che aumentano il flusso coronarico e sono utili nell'angina indotta da sforzo e (iii) antagonisti dei canali del calcio, utili nella profilassi e/o nel trattamento dell'angina vasospastica ed indotta da sforzo. Pazienti affetti da un infarto del miocardio possono richiedere un intervento chirurgico di *by-pass* coronarico.

22.3.2 Fitoterapia dell'angina

Nella letteratura pubblicata in lingua inglese non esistono studi randomizzati relativi all'efficacia delle piante medicinali nel trattamento

Tabella 22.6 Principali piante cinesi utilizzate nel trattamento dell'angina

Nome latino della pianta	*Nome cinese della pianta*	*Parte della pianta utilizzata*	*Principali costituenti chimici*
Astragalus membranaceus	Huang qi	Radici	Astragalosidi
Carthamus tinctorius	Hong hua	Fiori	Cartarmina, safflomina A
Panax notoginseng	Tian qui	Radici	Ginsenosidi
Paeonia lactiflora	Bai shao	Radici	Paeoniflorina
Prunus persica	Tao ren	Semi	Emulsina
Pueraria lobata	Geh gen	Radici	Daidzina, puerarina, xilopuerarina, asparagina
Salvia miltiorrhiza	Dan shen	Rizoma	Tanshinoni

dell'angina. Tuttavia diversi studi randomizzati sono stati eseguiti utilizzando piante cinesi ed i risultati ottenuti sono stati pubblicati in lingua cinese. Alcune di queste piante sono elencate nella Tabella 22.6. Il biancospino (*Crataegus* spp) è considerata la principale droga per il trattamento dell'angina, seppur non vi siano studi randomizzati specifici che ne confermino i benefici. Il biancospino dilata i vasi coronarici, riduce la richiesta di ossigeno del miocardio e può potenzialmente ridurre i sintomi dell'angina.

Salvia cinese

La salvia cinese (*Salvia miltiorrhiza* Bge, Fam. *Labiatae*) è un rimedio della MTC; la droga è costituita dalle radici e/o dal rizoma, contenenti diversi chetoni o alcoli (tanshinoni e tanshinoli). La salvia cinese è in grado di dilatare le arterie coronariche e pertanto può essere di giovamento nel trattamento dell'angina: è stata anche descritta un'azione benefica sull'ischemia miocardica, che si esercita attraverso un effetto protettivo sulla membrana cellulare al danno perossidativo (effetto antiossidante). Inoltre la salvia cinese inibisce l'aggregazione piastrinica ed il rilascio di serotonina *in vitro*. Nella MTC la salvia cinese viene utilizzata per "stabilizzare il cuore e calmare i nervi" e per "alleggerire il sangue e rimuovere quello coagulato". Gli usi più moderni riguardano però l'*angina pectoris*, l'aterosclerosi, l'infarto, l'ictus e le tromboflebiti. I potenziali effetti benefici della salvia cinese nei casi di ictus ischemico sono stati recentemente oggetto di una revisione sistematica [Wu e coll. (2004) Cochrane Database Syst Rev 4:CD004295]. Gli Autori di questa revi-

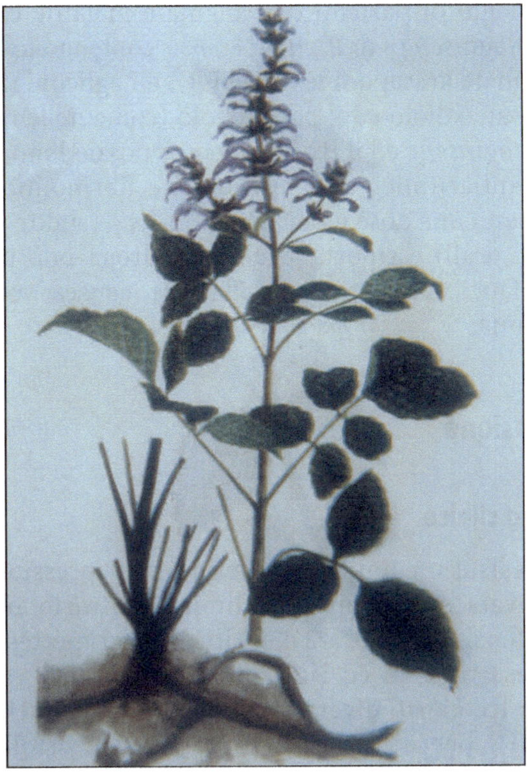

Tavola 22.1 *Salvia miltiorrhiza*

sione hanno concluso che, allo stato attuale, non possono essere tratte conclusioni attendibili sui possibili benefici della salvia cinese in quanto gli studi clinici disponibili sono pochi, con pochi pazienti e di scarso rigore metodologico.

Poiché la salvia cinese è in grado di interferire con la funzione piastrinica, essa non deve essere somministrata a pazienti che assumono farmaci anticoagulanti o antiaggreganti piastrinici. Infatti sono descritti casi in letteratura di interazione farmacologica tra la salvia cinese e warfarina, con conseguente aumento dell'effetto anticoagulante.

Vedi Cap. 32 per l'utilizzo della salvia cinese nel trattamento dei disturbi oculari.

Piante del genere *Panax*

Nella MTC le radici essiccate di *Panax notoginseng* (Burk.) F.H. Cheng e di *P. zingiberensis* Wu et Feng (Fam. *Araliaceae)* vengono adoperate per il trattamento di pazienti con angina e malattie coronariche. Le radici di *P. notoginseng* e di *P. zingiberensis* contengono il 12% di saponine (denominate arasaponine A-E ed R); gli agliconi di queste saponine sono il panaxdiolo ed il panaxtriolo (come nelle radici di *P. ginseng*). Il *P. notoginseng* ed il *P. zingiberensis* possiedono effetti coronarodilatatori, antiaritmici, antiaterogenici e fibrinolitici. I testi della MTC consigliano una dose giornaliera di 1-1,5 g (suddivise in tre somministrazioni orali) e riportano che tale droga può provocare secchezza delle fauci, arrossamento della cute, nausea, vomito, nervosismo ed insonnia.

22.4 Ipertensione

22.4.1 Quadro clinico

Poiché non esiste un limite ben definito tra pressione normale e pressione elevata, si è stabilito un limite arbitrario, oltre il quali si parla di ipertensione. In pratica si ritiene oggi iperteso un soggetto d'età compresa tra i 30 ed i 60 anni che presenta valori pressori, riscontrati in tre giorni diversi, superiori ai 140 mmHg per la sistolica e 80 mmHg per la diastolica. L'ipertensione sistolica è la conseguenza di una ridotta distensibilità aortica o di una aumentata contrazione sistolica (insufficienza aortica, fistola arterovenosa, tireotossicosi, ecc.) mentre quella diastolica è la conseguenza di un aumento delle resistenze periferiche (Fig. 22.4). È a quest'ultima che si presta oggi maggior attenzione perché aumenta di frequente anche in pazienti apparentemente sani e non si normalizza facil-

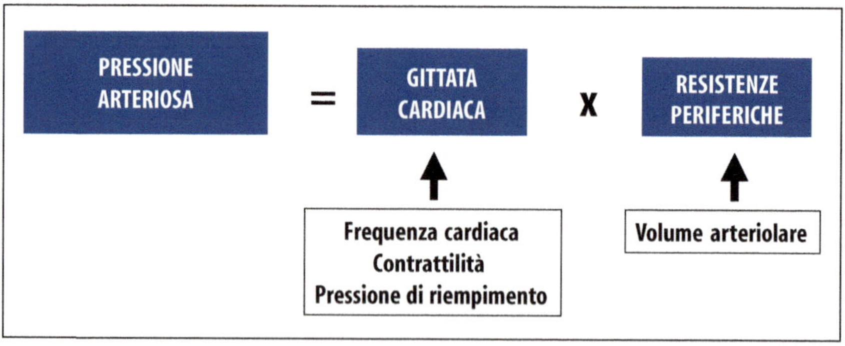

Fig. 22.4 Principali fattori che influenzano la pressione arteriosa. La pressione arteriosa è proporzionale alla gittata cardiaca ed alle resistenze periferiche

mente con un trattamento. L'ipertensione è considerata lieve quando i valori diastolici sono inferiori a 100 mmHg, moderata quando i valori diastolici sono compresi tra 100 e 110 mmHg e grave se supera i 110 mmHg.

L'ipertensione è sostanzialmente primaria (essenziale) in quanto non è riconducibile ad una causa (95% dei casi). La diagnosi dell'ipertensione arteriosa primaria viene fatta tenendo conto dei dati dell'anamnesi e degli esami clinici (glicemia, uricemia, colesterolemia, creatininemia, elettroliti plasmatici, fondo oculare, ecc.) oltre che da un ECG. Se però l'ipertensione insorge improvvisamente (nel 5% dei casi) e per di più in un soggetto giovane, allora è necessario appurare la causa di questa improvvisa alterazione pressoria (ipertensione secondaria). Le cause possono essere diverse: renali (stenosi dell'arteria renale con elevata produzione di renina, glomerulonefrite e pielonefrite cronica, rene policistico ed alterata secrezione di Na^+) ed endocrine (uso di contraccettivi orali, iperproduzione di glucocorticoidi, sindrome di Cushing, iperplasia surrenalica con iperproduzione di aldosterone, aumentata secrezione di adrenalina, tossiemia gravidica, ecc.).

La maggior parte dei pazienti ipertesi non presenta sintomi. La malattia diventa sintomatica quando subentrano disturbi (cefalea, vertigini, disturbi visivi) e complicazioni secondarie quali emorragie oculari e cerebrali, scompenso cardiaco congestizio, angina, infarto, insufficienza renale. Il trattamento farmacologico occupa uno spazio molto ristretto nell'ipertensione secondaria; in questo caso è il trattamento eziologico quello che conta. Al contrario, la terapia farmacologica è di fondamentale importanza nel caso di ipertensione primaria. I farmaci ai quali si ricorre sono: i) i diuretici (che in generale diminuiscono il volume del sangue, pur avendo altri meccanismi d'azione specifici); ii) i simpaticolitici (ovvero gli antagonisti α_1 e β adrenergici, che bloccano l'effetto della noradrenalina); iii) i bloccanti dei canali del calcio (che inibiscono l'afflusso di ioni calcio nelle cellule muscolari liscie vascolari e diminuiscono così la resistenza periferica); iv) gli ACE inibitori, che bloccano la conversione di angiotensina I in angiotensina II, un potente vasocostrittore) e v) gli antagonisti dell'angiotensina II (Tab. 22.7). Il trattamento si considera in genere soddisfacente quando la pressione arteriosa non supera i valori di 140/90 mmHg e non provoca disturbi da ipotensione ortostatica. Il trattamento è comunque sintomatico perché si limita a modificare i valori pressori minimi e massimi: questo attenua i disturbi funzionali (vertigini, ronzii auricolari, cefalee, disturbi visivi) e ritarda o annulla (prevenzione) la comparsa di complicanze che sono alla base

Tabella 22.7 Principali farmaci antipertensivi

Farmaci	*Meccanismo d'azione*	*Effetti collaterali*
Diuretici (per es. diuretici tiazidici)	I diuretici tiazidici aumentano l'escrezione del sodio e dell'acqua con conseguente riduzione della gittata cardiaca e delle resistenze periferiche	Ipokalemia, aritmie
Bloccanti dei recettori β-adrenergici (per es. propranololo, atenololo)	Riducono la gittata cardiaca in quanto antagonizzano l'azione della noradrenalina a livello cardiaco	Depressione, senso di stanchezza, bradicardia, insonnia, disfunzione sessuale, alterazione nel profilo dei lipidi sierici
Bloccanti dei recettori α_1-adrenergici (per es. prazosina, terazosina)	Riducono le resistenze vascolari periferiche in quanto antagonizzano l'azione della noradrenalina sui recettori α_1 vasali	Tachicardia riflessa, sincope da prima dose, ipotensione ortostatica, vertigini
ACE inibitori (per es. captopril, enalapril)	Inibizione dell'enzima ACE con conseguente riduzione dei livelli di angiotensina II, un potente agente vasocostrittore	Ipotensione, possibile tosse
Antagonisti dell'angiotensina II (per es. losartan)	Antagonizzano l'azione dell'angiotensina II	Tossico per il feto
Bloccanti dei canali del calcio (per es. verapamil, diltiazem, nifedipina)	Bloccano l'ingresso di calcio nel muscolo cardiaco e nei vasi sanguigni	Stipsi, capogiri, cefalea, senso di affaticamento

della gravità dell'ipertensione arteriosa. In casi di lieve ipertensione possono risultare molto utili interventi non farmacologici, quali riduzione del peso corporeo in obesi, riduzione dell'apporto di sodio con la dieta, supplemento di potassio alla dieta, esercizio fisico costante. In questi casi potrebbe risultare utile anche il ricorso a droghe vegetali.

22.4.2 Fitoterapia dell'ipertensione

L'ipertensione non è considerata uno dei principali campi di applicazione della fitoterapia. Tuttavia la maggior parte delle droghe vegetali adoperate tradizionalmente nel trattamento dell'ipertensione agiscono in genere da vasodilatatori periferici (Tab. 22.8). Ad ogni modo, sono pochi gli studi clinici relativi all'efficacia dei rimedi fitoterapici nel trattamento degli stati ipertensivi. L'aglio rappresenta la droga vegetale più studiata, anche se gli studi al riguardo risalgono a qualche anno fa. Più di recente sono stati condotti studi clinici randomizzati per valutare il potenziale antipertensivo del carcadè e dell'achillea iraniana. La Commissione E tedesca raccomanda ancora l'utilizzo della rauwolfia, da cui si estrae l'alcaloide reserpina, uno dei primi farmaci adoperati nel trattamento dell'i-

Tabella 22.8 Piante medicinali ad attività antipertensiva

Nome comune della droga	*Nome latino della pianta*	*Parte della pianta utilizzata*	*Principali costituenti chimici*	*Dose giornaliera*
Achillea iraniana	*Achillea wilhelmsii*	Parti aeree	Flavonoidi, lattoni sesquiterpenici, olio essenziale	a
Aglio*	*Allium sativum*	Bulbo	Alliina, fruttosani, saponine	0,6-0,9 g di polvere
Carcadè (ibisco)	*Hibiscus sabdariffa*	Calice dei fiori	Antocianine, acidi, tannini	10 g
Cipolla	*Allium cepa*	Bulbo	Alliina, fruttosani, saccarosio, flavonoidi	20 g
Elleboro	*Veratrum* spp	Rizoma, radici	Alcaloidi steroidei	0,02-0,1 g
Evodia	*Evodia rutaecarpa*	Frutti	Alcaloidi (rutacarpina), tannini	3-9 g
Ginestra dei carbonai	*Cytisus scoparius*	Parti aeree	Alcaloidi chinolizidinici, amine, flavonoidi	1-2 g
Ligustico	*Ligusticum wallichii*	Radici	Alcaloidi (tetrametilpirazina), olio essenziale	5 g
Mughetto	*Convallaria majalis*	Rizoma con radici	Cardenolidi	0,15 g
Olivo	*Olea europea*	Foglie	Glicosidi secoiridoidi, flavonoidi	30-40 g (infuso)
Rauwolfia*	*Rauvolfia serpentina*	Radice secca	Alcaloidi indolici, ioimbina	0,6 g
Tetranda	*Stefania tetranda*	Radici	Alcaloidi (tetrandina)	a
Uncaria	*Uncaria tomentosa*	Corteccia delle radici	Triterpeni, acidi organici, glicosidi, procianidine, alcaloidi	3-9 g
Veratro europeo (elleboro bianco)	*Veratrum album*	Rizoma con radici	Alcaloidi stereoidei	0,02-0,1 g
Vischio	*Viscum album*	Foglie, rametti	Viscotossine	10 g

* Raccomandata dalla Commissione E tedesca
a = non sono disponibili dati attendibili

pertensione. Le foglie essiccate dell'olivo sono utilizzate nella medicina tradizionale italiana come rimedio per il trattamento dell'ipertensione, sebbene non esistano studi clinici randomizzati che ne confermino l'efficacia.

Aglio

L'aglio (bulbo di *Allium sativum* L., Fam. *Liliaceae*) contiene un olio essenziale (0,1-0,36%), i cui componenti principali sono i composti contenenti zolfo, quali l'alliina ed i composti che si formano enzimaticamente dall'alliina (come ad esempio l'allicina) o altri prodotti che si formano a partire dall'allicina per degradazione non enzimatica (ajoene e vinilditieni). L'olio contiene anche S-allilmercaptocisteina e S-metilmercaptocisteina. Nell'aglio sono presenti enzimi, quali allinasi, perossidasi e mirosinasi. Gli effetti antipertensivi dell'aglio sono ben documentati sperimentalmente, sebbene non sia noto con precisione il meccanismo d'azione.

La somministrazione endovenosa di estratti di aglio a roditori determina una riduzione della pressione sistolica e diastolica, così come l'allicina determina un effetto normalizzante della pressione arteriosa in ratti spontaneamente ipertesi; somministrato per cinque giorni l'aglio determina un'inibizione della vasocostrizione polmonare indotta da ipossia. L'effetto antipertensivo dell'aglio sembra essere il risultato dei suoi effetti vasodilatatori; infatti l'aglio provoca una dilatazione vasale endotelio-dipendente, con un ruolo predominante dell'ossido d'azoto (comunque l'allicina provoca vasodilatazione con un meccanismo indipendente dalla sintesi di ossido d'azoto).

Le evidenze cliniche a favore dell'efficacia dell'aglio nell'ipertensione sono incoraggianti, anche se la maggior parte degli studi risale a più di dieci anni fa. Una metanalisi, pubblicata nel 1994, è stata effettuata utilizzando i dati di otto studi clinici randomizzati (n=415 soggetti; in tutti gli studi veniva adoperata polvere d'aglio essiccato, 600-900 mg al giorno, con una durata del trattamento di almeno 4 settimane). In tre di questi studi si osservava una riduzione significativa della pressione sistolica, mentre in quattro si osservava una riduzione della pressione diastolica (Box 22.3). Dati clinici incoraggianti sono stati ottenuti più di recente: in uno studio randomizzato, in singolo cieco, con placebo, effettuato su cento donne nel primo trimestre di gravidanza, è stato dimostrato che la somministrazione giornaliera di 800 mg di polvere d'aglio era efficace nel ridurre il rischio d'ipertensione ed i livelli di colesterolo totale (sebbene lo stesso trattamento non fosse in grado di prevenire la preeclampsia)

Box 22.3 Revisione sistematica relativa all'efficacia clinica dell'aglio nel trattamento dell'ipertensione

Articoli selezionati	8 studi randomizzati, in doppio cieco (7 con placebo)
Soggetti	415 soggetti con ipertensione
Qualità degli studi	Generalmente buona
Trattamento	600-900 mg di polvere d'aglio/die per almeno 4 settimane
Conclusione	Aglio superiore al placebo in soggetti con ipertensione lieve
Effetti collaterali	Lievi e reversibili

[1] Silagy & Neil (1994) J Hypertens 12:463-468

[Ziaei e coll. (2001) Eur J Obstet Gynecol Reprod Biol 99:201-206]. Inoltre, in uno studio randomizzato, in doppio cieco, con placebo (pubblicato in lingua russa) è stata riportata l'abilità del prodotto Allicor® (600 mg/die) nel ridurre la pressione sistolica e diastolica [a differenza del prodotto Kwai® (900 mg/die) che riduceva solo la pressione sistolica] in pazienti con ipertensione lieve e moderata [Adrianova e coll. (2002) Ter Arkh 74:76-78]. Si può dunque affermare che la polvere d'aglio potrebbe essere di giovamento in pazienti con ipertensione lieve o moderata, anche se le evidenze cliniche non sono così rilevanti da raccomandarlo nella pratica clinica (anche alla luce dell'efficacia e della relativa sicurezza dei farmaci antipertensivi di sintesi).

Vedi Cap. 23 per gli effetti ipocolesterolemizzanti dell'aglio.
Vedi Cap. 33 per l'utilizzo dell'aglio nella prevenzione dei tumori.

Rauwolfia

Questa droga è costituita dalla radice di *Rauvolfia serpentina* L. Benth. ex Kurz (Fam. *Apocynaceae*), un arbusto alto fino ad un metro, originario dell'India, Pakistan, Sri Lanka, Birmania, Thailandia ed Indonesia. La rauwolfia, utilizzata da secoli nella medicina popolare asiatica per il trattamento di molte malattie, incluse quelle mentali, contiene circa venti alcaloidi, il principale dei quali è costituito dalla reserpina. La Commissione E tedesca stabilisce che la droga secca debba contenere almeno l'1% di alcaloidi, calcolati come reserpina. La reserpina è stata uno dei primi farmaci adoperati nel trattamento dell'ipertensione; quest'alcaloide blocca il trasporto delle amine biogene (in particolare la noradrenalina) dal citoplasma alle vescicole di deposito dei neuroni adrenergici centrali e periferici (Fig. 22.5). Questo comporta una deplezione dei livelli di noradrenalina nei neuroni adrenergici, poiché la noradrenalina al di fuori delle vescicole può essere facilmente degradata dalle MAO. Il risultato finale è quindi una ridotta funzionalità del sistema simpatico, causato da una ridotta liberazione di noradrenalina. A causa degli effetti collaterali (difficoltà nel dormire, allucinazioni, depressione, tendenze suicide, interazioni farmacologiche), l'uso di reserpina è da alcuni anni vietato in Italia. La rauwolfia viene raccomandata dalla Commissione E tedesca per il trattamento dell'ipertensione essenziale lieve, specialmente se causata da iperattività del sistema simpatico (tensione ansiosa, irritazione psicomotoria e tachicardia sinusale), allorquando le sole misure dietetiche non siano sufficienti a regolarizzare la pressione arteriosa. La dose giornaliera raccomandata è di 600 mg, corrispondenti a 6 mg di alcaloidi totali.

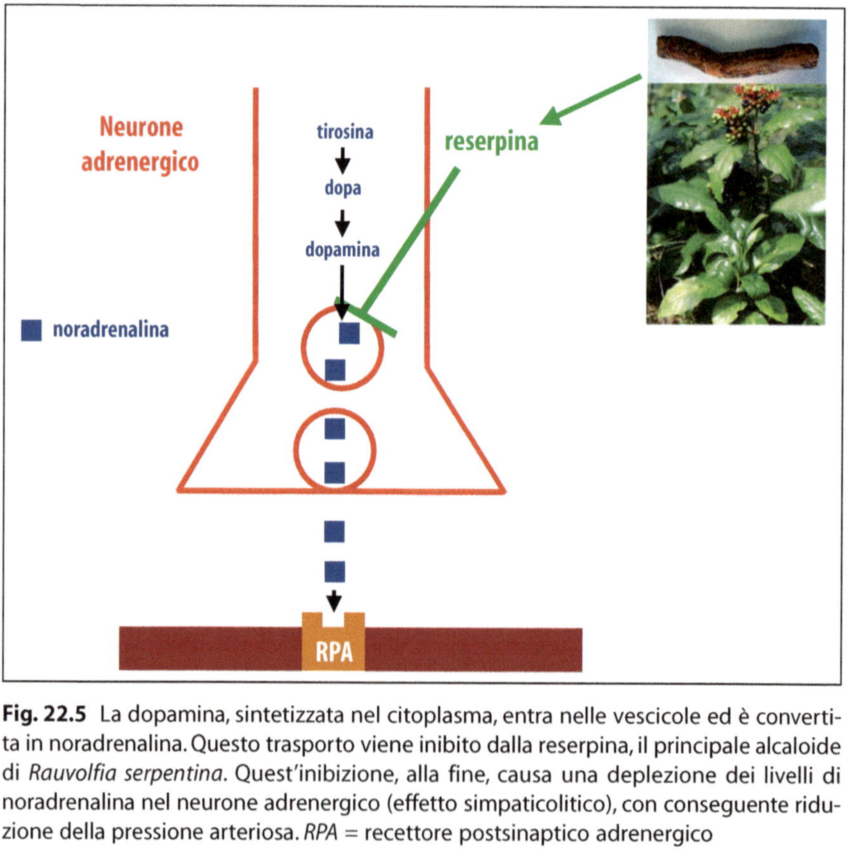

Fig. 22.5 La dopamina, sintetizzata nel citoplasma, entra nelle vescicole ed è convertita in noradrenalina. Questo trasporto viene inibito dalla reserpina, il principale alcaloide di *Rauvolfia serpentina*. Quest'inibizione, alla fine, causa una deplezione dei livelli di noradrenalina nel neurone adrenergico (effetto simpaticolitico), con conseguente riduzione della pressione arteriosa. *RPA* = recettore postsinaptico adrenergico

Olivo (foglie)

Le foglie di olivo derivano dall'albero di olivo, ovvero *Olea europea* L. (Fam. *Pedaliaceae*). Si tratta di un albero di 8-10 m di altezza, con un tronco grigiastro a foglie lanceolate, persistenti, coriacee, verdi cupe superiormente, biancastre argentee inferiormente per la presenza di peli squamiformi. Si riconoscono due sottospecie: 1) *Olea europea* L., var *europaea* DC., che è l'olivo coltivato e 2) *Olea europea* L. var *sylvestris* Brot., detto oleastro, ovvero olivo selvatico, che ha rami spinosi e drupe piccole e poco oleose. Anche le piante coltivate, una volta inselvatichite riprendono l'aspetto selvatico. Le foglie contengono glicosidi secoiridoidi (oleuropeina e prodotti correlati) e flavonoidi. Sono disponibili estratti che contengono il 20% di oleuropeina, un composto ad attività vasodilatatrice ed antiossidante. Le foglie di olivo possono ridurre la pressione arteriosa in virtù delle azioni vasodilatatrici. Decotti di olivo, infatti, rilassano i preparati di aorta *in vitro* mediante un'azione diretta sulla muscolatura, indipendente dalla produzione di mediatori vasoattivi da parte dell'endotelio vasale. Le foglie essiccate dell'olivo sono utilizzate nella medicina tradizionale italiana come rimedio per il trattamento dell'ipertensione, sebbene non esistano studi clinici randomizzati che ne confermino l'efficacia. In uno studio pubblicato in lingua francese [Cherif e coll. (1996) J Pharm Belg 51:69-71] è stato riportato che un estratto acquoso di foglie d'olivo, somministrato per tre mesi, era in grado di ridurre la pressione arteriosa in 30 pazienti. Non venivano notati effetti collaterali. La Commissione E tedesca, pur riportando che le foglie di olivo possiedono proprietà antispastiche, broncodilatatrici, ipotensive, coronarodilatatrici, antiaritmiche, antipiretiche, ipoglicemiche e diuretiche, non giustifica il loro uso come antipertensivo, in quanto l'efficacia clinica non è stata sufficientemente documentata. Non si conoscono eventi avversi o rischi associati all'uso di foglie di olivo.

Carcadè (ibisco)

Hibiscus sabdariffa L. (Fam. *Malvaceae*) è un arbusto originario dell'India e ora coltivato anche nello Sri Lanka, nel Sudan ed in Etiopia. Viene utilizzato il calice, rosso o verde a seconda della varietà, accresciuto e divenuto succulento dopo la fecondazione, per farne un decotto dal gradevole gusto acido (veniva utilizzato, nel periodo di guerra, come sostituto del tè). Contiene soprattutto acidi (ibiscico 23%, ascorbico, citrico, malico, tartarico) ed antociani-

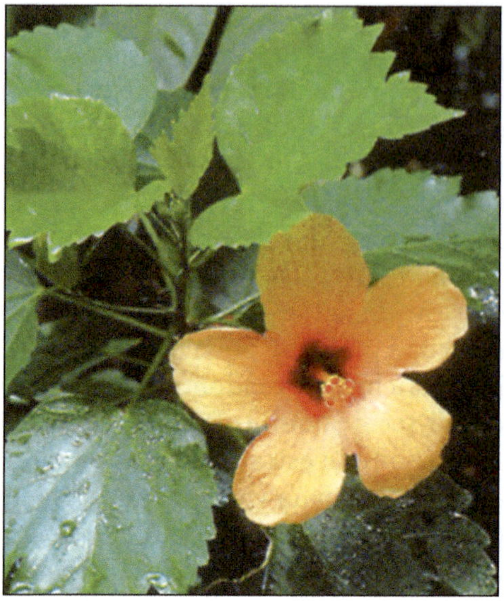

Tavola 22.2 *Hibiscus sabdariffa*

ne. Secondo la Farmacopea Europea IV la droga è costituita dai calici e dagli epicalici secchi, interi o tagliuzzati (*Hibisci sabdariffae flos*), raccolti durante il periodo di frutescenza; la droga deve contenere un massimo di 13,5% di acidi, espressi come acido citrico, in riferimento alla droga essiccata. Caratteristico per la droga è il sapore acidulo. Nella monografia pubblicata nel 1990, la Commissione E tedesca riporta che l'uso del carcadè nei casi di mancanza di appetito, raffreddore, catarro, disturbi circolatori e come blando lassativo e diuretico non è suffragato da evidenze cliniche. Più recentemente, tuttavia, sono stati pubblicati dati clinici incoraggianti sull'efficacia clinica del carcadè nel trattamento dell'ipertensione lieve o moderata. Infatti, in uno studio clinico randomizzato, è stata osservata una diminuzione della pressione sistolica e diastolica in 31 pazienti con ipertensione essenziale moderata 12 giorni dopo il trattamento con una tisana a base di carcadè. La pressione arteriosa aumentava tre giorni dopo l'interruzione del trattamento [Haji Faraji e coll. (1999) J Ethnopharmacol 65:231-236]. Più recentemente, in uno studio clinico randomizzato, effettuato su 90 pazienti con ipertensione moderata, è stato dimostrato che un infuso di carcadè (corrispondente ad una dose giornaliera di 10 g di droga), contenente 9,6 mg di antocianine, era in grado di ridurre la pressione sistolica e quella diastolica, dimostrandosi efficace come il captopril, un ACE inibitore utilizzato come farmaco di riferimento [Herrera-Arellano e coll. (2004) Phytomedicine 11:375-382]. L'azione antipertensiva del carcadè era associata ad un effetto natriuretico. Non sono noti effetti collaterali associati ad un impiego appropriato di carcadè. Negli studi clinici, la tollerabilità del carcade è stata giudicata eccellente.

Achillea iraniana

Achillea wilhelmsii C. Koch (Fam. *Asteraceae*) è una pianta diffusa in diverse zone dell'Iran. Contiene flavonoidi e lattoni sesquiterpenici capaci di ridurre la pressione arteriosa ed i lipidi ematici. Da questa droga si ricava anche un olio essenziale ricco in carvacrolo (25%). In uno studio clinico randomizzato, in doppio cieco e con placebo, condotto su 120 soggetti con ipertensione essenziale, è stato dimostrato che un estratto idroalcolico dell'achillea iraniana, somministrato quotidianamente per un periodo di sei mesi, riduceva la pressione sistolica e diastolica. Gli effetti benefici erano osservabili anche sul metabolismo lipidico. Infatti l'effetto antipertensivo era associato ad un aumento del colesterolo HDL e ad una diminuzione del colesterolo LDL [Asgary e coll. (2000) Drugs Exp Clin Res 26:89-93].

22.5 Arteriopatia ostruttiva periferica

22.5.1 Quadro clinico

Con l'avanzamento dell'età si assiste spesso ad un aumento dell'incidenza dei problemi circolatori periferici (arteriosi e venosi) con ripercussioni anche gravi sulle capacità funzionali e sulla qualità della vita. È questo il caso dell'arteriopatia ostruttiva periferica degli arti inferiori, una patologia conseguente ad un ridotto apporto di sangue ai tessuti periferici. Diversi fattori possono facilitare o promuovere l'insorgenza di questa malattia: innanzitutto il diabete mellito ed il fumo di sigarette, quindi l'iperlipidemia, l'ipertensione arteriosa, l'iperfibrinogenemia e soprattutto l'aterosclerosi. L'arteriopatia ostruttiva periferica è il risultato di anormalità dei vasi o del sangue che determina una riduzione del flusso ematico e conseguentemente ischemia. In base all'entità del danno funzionale e in relazione alla compromissione del perimetro di marcia (quantità di strada percorsa prima che compaia il dolore alla gamba e/o crampo), l'arteriopatia ostruttiva periferica può essere suddivisa in quattro stadi (classificazione Leriche-Fontaine): I stadio, assenza di *claudicatio*; II stadio, con la tipica *claudicatio intermittens* (suddiviso in stadio IIa se la distanza percorsa in assenza di dolore è di almeno 150 m, stadio IIb se è inferiore a 150 m); III stadio, con dolore a riposo; IV stadio, con lesioni tissutali periferiche (necrosi, gangrena).

Il sintomo più frequente e specifico dell'arteriopatia ostruttiva è pertanto la *claudicatio intermittens* (II stadio della classificazione di Leriche-Fontaine). Si presenta sotto forma di dolore (crampo doloroso) durante la deambulazione, localizzato a livello del polpaccio, se è interessata l'arteria femoropoplitea, o a livello del fianco o della natica se è interessata l'arteria iliaca. Il dolore cessa prontamente con il riposo. Sintomi meno specifici sono rappresentati da una sensazione di intorpidimento a livello dell'intero piede o delle dita (durante la deambulazione), di freddo alle estremità e dalla presenza di dolore anche a riposo. Nei pazienti asintomatici, cioè quelli che non lamentano alcun sintomo (sono la maggioranza), può trovare una giustificazione l'impiego di antiaggreganti (per es. aspirina) anche sé è indispensabile intervenire sui fattori di rischio (per es. fumo). Nei pazienti che lamentano *claudicatio*, unitamente all'intervento sui fattori di rischio, si consigliano farmaci (per es. prostaglandina E_1, pentossifillina, buflomedil) capaci di migliorare il flusso ematico nel microcircolo. In genere pazienti con *claudicatio* a 100-300 metri rispondono bene al trattamento farmacologico, mentre una distanza di marcia inferiore ai 50 metri è spesso correlata ad uno stadio avanzato di malattia e ad una più veloce progressione delle lesioni arteriose. Nei casi di evoluzione della *claudicatio*, la terapia chirurgica (riapertura o *by-pass* dei segmenti stenotici) è l'unica valida.

22.5.2 Fitoterapia dell'arteriopatia ostruttiva periferica

Le piante medicinali contenenti principi attivi ad attività antiaggregante piastrinica sono potenzialmente utili nei casi di arteriopatia ostruttiva periferica. Il ginkgo è la droga vegetale per eccellenza nel trattamento dell'arteriopatia ostruttiva periferica (II stadio secondo Leriche-Fontaine). Grazie alle sue proprietà benefiche sulla circolazione, può determinare una riduzione dei sintomi centrali (per es. vertigine, tinnito, memoria indebolita) e periferici (per es. *claudicatio intermittens*) dell'insufficienza arteriosa occlusiva. Inoltre, le proprietà antiaggreganti piastriniche dell'aglio potrebbero giovare a pazienti con *claudicatio intermittens* [Kiesewetter e coll. (1993) Clin Investig 71:383-386].

Ginkgo

È dato dalle foglie di *Ginkgo biloba* L. (Fam. *Ginkgoaceae)*. Il ginkgo contiene principalmente lattoni terpenici (bilobalide, ginkgolidi) e flavonoidi. Il meccanismo d'azione della droga è collegato all'inibizione competitiva esercitata dai ginkgolidi sul legame PAF recettore ed alla rimozione di radicali liberi dovuta ai flavonoidi (vedi Cap. 21). La Commissione E tedesca consiglia il ginkgo per una serie di disturbi legati ad alterazioni del flusso arterioso centrale e periferico; tra questi, viene menzionato che il ginkgo aumenta la distanza percorsa (senza avvertire dolore) da pazienti con disturbi occlusivi delle arterie periferiche (II stadio della classificazione Leriche-Fontane, ovvero la *claudicatio intermittens*), con l'avvertenza di non trascurare altre misure, quali ad esempio l'esercizio fisico, in particolare il camminare. Una recente metanalisi (Box 22.4), effettuata su otto studi clinici randomizzati, con placebo ed in doppio cieco per un totale di 415 pazienti con *claudicatio intermittens,* ha evidenziato la superiorità di un estratto di ginkgo (120-160 mg/die per 24 settimane) rispetto al placebo nel trattamento sintomatico della *claudicatio intermittens* (aumento della distanza percorsa senza dolore). Tuttavia l'effetto complessivo del trattamento con ginkgo è risultato modesto (la distanza percorsa senza dolore era di 34 metri superiore al placebo). Quando l'effetto del ginkgo veniva paragonato a quello della pentossifillina, i due trattamenti farmacologici risultavano equivalenti; l'efficacia di questi trattamenti non risulta di molto inferiore a quella ottenibile con un esercizio fisico regolare (con l'esercizio, infatti, la distanza percorsa in assenza di dolore aumenta dall'88% al 190%). L'efficacia del ginkgo nel trattamento della *claudicatio intermittens* (II stadio) è stata confermata da un'ulteriore revisione sistematica, nella quale è stata evidenziata l'esistenza di nove studi clinici randomizzati, in doppio cieco con placebo. Gli Autori di questa revisione

Box 22.4 Revisione sistematica relativa all'efficacia clinica del ginkgo nella *claudicatio intermittens*[1]

Articoli selezionati	8 studi randomizzati con placebo, in doppio cieco
Soggetti	415 pazienti con *claudicatio intermittens*
Qualità degli studi	Generalmente buona o eccellente
Trattamento	120-160 mg di estratto/die per 12-24 settimane
Conclusione	Ginkgo superiore al placebo (effetto modesto)
Effetti collaterali	Lievi e reversibili

[1] Pittler & Ernst (2000) Am J Med 108:276-281

[Horsh & Walther (2004) Int J Clin Pharmacol Ther 42:63-72] hanno concluso che il trattamento con ginkgo (estratto EGb 761) è clinicamente rilevante in pazienti con *claudicatio intermittens* (II stadio).

Il ginkgo è considerato una droga sicura. Gli effetti avversi riportati negli studi clinici sono dolori gastrici, nausea e mal di testa. La Commissione E tedesca raccomanda, per la *claudicatio intermittens*, una dose giornaliera di 120-160 mg di un estratto secco ottenuto mediante estrazione con una miscela di acetone ed acqua e standardizzato in glicosidi flavonici (22-27%) ed in lattoni terpenici (5-7%) (il rapporto droga:estratto è in media 50:1). La durata del trattamento non deve essere inferiore alle sei settimane.

Vedi Cap. 21 per l'utilizzo del ginkgo nelle demenze.
Vedi Cap. 28 per l'utilizzo del ginkgo nella disfunzione erettile.
Vedi Cap. 32 per l'utilizzo del ginkgo nei disturbi oculari.

22.6 Insufficienza venosa cronica

22.6.1 Quadro clinico

L'insufficienza venosa cronica (IVC) è una patologia molto comune, con una incidenza del 10-15% negli uomini e del 20-25% nelle donne. Si tratta di una condizione nella quale le vene non favoriscono il ritorno del flusso sanguigno e pertanto il sangue tende a ristagnare nei tessuti; questa situazione si verifica più spesso nelle vene delle estremità inferiori. Esso è più di un mero "problema estetico" poiché i pazienti, spesso, ricorrono al ricovero ospedaliero ed al trattamento chirurgico; almeno due terzi delle ulcere della gamba evidenziano insufficienza venosa nell'arto affetto. La IVC può essere suddivisa in due grandi categorie, a seconda delle cause: IVC organica, che è causata da vere e proprie patologie delle vene (varici, esiti di trombosi venosa, ecc.) ed IVC funzionale, che è invece l'espressione di un sovraccarico funzionale delle vene che, seppur normali, sono chiamate ad un lavoro eccessivo. In tutti i casi, la IVC comporta una serie di sintomi che vanno dal semplice gonfiore fino ad alterazioni che comportano disagi per il paziente: pesantezza delle gambe, crampi specialmente notturni, senso di tensione, eczema da stasi, dolore serotino, fino alla comparsa di vere e proprie complicanze, quali le flebiti, le trombosi o le ulcerazioni.

Per l'insufficienza venosa cronica sono state proposte, in base alla gravità dei sintomi, numerose classificazioni (Widmer, Langeron,

Porter), ma a tutt'oggi nessuna di queste è stata universalmente accettata. Questa è una delle ragioni per la quale tanti problemi nella diagnostica e nella terapia delle malattie venose sono ancora senza soluzione. Gli studi clinici dei fitoterapici fanno spesso riferimento alla classificazione di Widmer. Secondo questa classificazione lo stadio I della IVC, caratterizzato da lieve edema e corona flebectasica, a livello capillaroscopico, è connotato da alterazioni microcircolatorie poco evidenti poiché esistono ancora meccanismi di tipo reattivo per combattere gli stadi iniziali della stasi. Nello stadio II, contraddistinto da edema severo, iperpigmentazione ed ipercheratosi, l'aspetto dei capillari cutanei cambia profondamente poiché esiste già uno scompenso microcircolatorio ed i capillari appaiono dilatati, con aspetto glomerulare e con un alone pericapillare dovuto al microedema dai contorni comunque ancora definiti. Lo stadio III è caratterizzato da lesioni trofiche e l'alone pericapillare è molto più esteso ed indistinto tra capillari adiacenti, indicando la presenza di un edema pericapillare che altera gli scambi ematotissutali portando alla ipossia tissutale e quindi alle ulcerazioni cutanee.

La terapia della IVC è in relazione alle cause dalle patologia. In caso di semplici varici, la loro asportazione o sclerosi comporta una guarigione totale con scomparsa dei sintomi; nei casi di problemi del circolo profondo vanno invece prescritte calze elastiche. I farmaci (antinfiammatori, vasoprotettori) sono utilizzati soprattutto per diminuire l'entità dei disturbi, ma non sono in genere risolutivi della causa. L'uso dei diuretici è solo occasionalmente indicato nella cura dell'edema in pazienti affetti da IVC, in quanto la terapia diuretica presenta numerose controindicazioni.

Una delle più comuni manifestazioni dell'insufficienza venosa è costituita dalle **vene varicose** (varici), sebbene l'insufficienza venosa cronica possa manifestarsi senza vene varicose o capillari evidenti. Le vene varicose sono il risultato della distruzione della rete dei proteoglicani nel tessuto elastico della parete venosa ad opera degli enzimi lisosomiali. Questo faciliterebbe il passaggio di elettroliti, fluido e proteine attraverso la parete vasale con conseguente formazione di edema; si assiste, inoltre, ad una riduzione della componente del collagene, una dilatazione della parete vasale ed alterazioni microcircolatorie con conseguente stasi venosa. Le vene varicose si presentano come vene superficiali dilatate e dal decorso tortuoso, la cui comparsa fa seguito ad anomalie strutturali e funzionali delle valvole appartenenti alla safena, ad anomalie intrinseche alla parete venosa, ad elevata pressione intraluminale oppure, seppur raramente, alla presenza di fistole arterovenose. Si è soliti distinguere tra varici primitive e varici secondarie. La varici venose primitive originano nel sistema venoso superficiale e presentano un'incidenza più che doppia nelle donne; nel 50% dei pazienti l'anamnesi familiare è positiva per la presenza di varici venose. Le varici venose secondarie conseguono all'insufficienza di vene profonde e vasi perforanti, oppure a occlusione venosa profonda seguita dalla dilatazione di vene superficiali che fungono da circolo collaterale. La sintomatologia consiste nella presenza di un dolore sordo o di un senso di compressione a livello degli arti inferiori dopo periodi prolungati di stazione eretta, che recede con il sollevamento dell'arto. Il soggetto sente le gambe "pesanti", a volta con lieve edema alle caviglie o con ulcerazioni cutanee. Rari sono gli episodi di trombosi venosa superficiale o di emorragia in seguito a rottura.

Il trattamento delle vene varicose prevede lunghi riposi quotidiani (con le gambe sollevate), astensione da prolungate posizioni erette, deambulazione quotidiana, uso di medicamenti che agiscono sulle vene (per es. flavonoidi); in presenza di piccole varici sintomatiche si fa ricorso alla scleroterapia (iniezione di sodiotetradecilsolfato nella vena che di solito è occlusa). La terapia chirurgica, che comporta la legatura con "stripping" delle safene, va riservata ai pazienti con sintomatologia importante, episodi ricorrenti di trombosi venosa superficiale e/o ulcerazioni cutanee; in alcuni casi vi si può ricorrere a fini estetici.

22.6.2 Fitoterapia dell'insufficienza venosa cronica

Le piante medicinali tradizionalmente impiegate per il trattamento dell'insufficienza venosa cronica sono riportate nella Tabella 22.9. Queste sono caratterizzate dalla presenza di tannini (ad azione astringente), flavonoidi, antocianine e procianidine (ad azione vasoprotettiva ed antinfiammatoria). Queste piante possono però soltanto alleviare i sintomi, aumentando la resistenza capillare ed il tono venoso, senza provocare variazioni nelle strutture organiche. Molti studi farmacologici e clinici si sono occupati degli estratti di ippocastano, che si è rivelato un eccellente rimedio nel trattamento sintomatico dell'insufficienza venosa cronica. Risultati incoraggianti sono stati osservati anche per la centella, il rusco, le foglie di vite, il pino marittimo francese ed il mirtillo nero. L'utilizzo del ginkgo o del grano saraceno non ha fornito, per il momento, risultati incoraggianti. La Commissione E tedesca raccomanda l'utilizzo del rusco, dell'ippocastano e del meliloto per l'insufficienza venosa e dell'amamelide e dell'ippocastano per le il trattamento delle vene varicose. Queste droghe vegetali sono utili anche nel trattamento della malattia emorroidaria.

Tabella 22.9 Piante medicinali utilizzate nell'insufficienza venosa cronica

Nome comune della droga	*Nome latino della pianta*	*Parte della pianta utilizzata*	*Principali costituenti chimici*	*Dose giornaliera*
Amamelide*	*Hamamelis virginiana*	Foglie, corteccia	Tannini, procianidine	a
Centella	*Centella asiatica*	Parti aeree	Triterpeni, flavonoidi, olio essenziale	120 mg di FTTCA
Ginkgo	*Ginkgo biloba*	Foglie	Ginkgolidi, flavonoidi	120-240 mg di estratto
Grano saraceno	*Fagopyrum esculentum*	Parti aeree	Flavonoidi, derivati antracenici	1,5-2 g
Ippocastano*	*Aesculus hippocastanum*	Semi	Flavonoidi, saponine triterpeniche (escina)	100-150 mg di escina
Meliloto*	*Melilotus officinalis (M. altissimus)*	Parti aeree	Cumarine, flavonoidi, saponine triterpeniche	3-30 mg di cumarina
Mirtillo	*Vaccinium myrtillus*	Frutti	Tannini, antocianosidi, flavonoidi	240-520 mg di estratto
Pino marittimo francese	*Pinus pinaster*	Corteccia	Procianidine, acidi fenolici	90-360 mg di estratto
Rusco*	*Ruscus aculeatus*	Radici, rizoma	Saponine steroidee (ruscogenina), benzofurani	7-11 mg di ruscogenina totale
Vite	*Vitis vinifera*	Semi, foglie	Procianidine	150-600 mg di estratto (semi) 360-720 mg di estratto (foglie)

* Raccomandata dalla Commissione E tedesca; FTTCA = frazione triterpenica totale di *Centella asiatica*
a = applicazione locale

Per quanto riguarda invece i principi attivi vegetali isolati e modificati chimicamente che, per definizione, non rappresentano degli agenti fitoterapici, il composto idrossietilrutina ha dimostrato effetti positivi quanto meno a breve termine. Da ricordare, infine, l'utilizzo per uso topico, di diversi principi attivi vegetali, quali l'escina (una saponina) ed i flavonoidi rutina, diosmina ed esperidina (gli ultimi due sono tipici delle specie *Citrus*) (vedi Tab. 11.8); questi vengono associati talvolta a prodotti di derivazione animale (per es. eparina).

Ippocastano

Botanica/Costituenti chimici. È dato dai semi di *Aesculus hippocastanum* L. (Fam. *Hippocastanaeae*), una pianta originaria dell'Asia minore, coltivata nei viali e nei parchi. È un albero deciduo con la corteccia grigia che cresce fino a 25 m e con foglie molto caratteristiche, grandi e palmato-composte, lungamente picciolate. Il frutto è una capsula tonda carnosa, a pericarpo spinoso, che racchiude 1-3 grossi semi di colore marrone, simili alla castagna, da cui anche il nome di castagna d'India. Essi però non sono commestibili, anzi sono stati segnalati dei casi di intossicazione, dovuti alla presenza di esculoside. La droga contiene una miscela di saponine chiamata escina (i principali glicosidi sono l'α-escina e la β-escina; la β-escina rappresenta quella parte della miscela che tende a cristallizzare ed è a sua volta una miscela di diversi glicosidi), tannini, flavonoidi (kaempferolo, quercetina, rutina) e cumarine (esculetina, frassina). La FU XI riporta che la droga (*Aesculi semen*) è costituita dal seme disseccato, che deve contenere non meno del 3% di glicosidi triterpenici calcolati come escina anidra con riferimento alla droga essiccata.

Farmacologia/Meccanismo d'azione. L'efficacia clinica dell'ippocastano dipende dal suo contenuto in escina, particolarmente dalla β-escina (l'α-escina si forma per idrolisi a caldo dalla β-escina); tuttavia, se è vero che l'efficacia degli estratti di ippocastano è correlata al loro contenuto di escina (estratti privi di escina sono infatti cento volte meno attivi degli stessi estratti contenenti escina), si deve considerare che nell'ippocastano sono presenti anche flavonoidi ad azione antinfiammatoria e protettiva vasale che contribuiscono all'efficacia degli estratti. Negli studi di farmacocinetica è stato dimostrato che l'escina ha un'emivita di circa 6-8 ore e che il picco plasmatico viene raggiunto due ore dopo la sua somministrazione orale. La biodisponibilità orale dell'escina, però, è di circa l'1% (l'escina è scarsamente assorbita a livello intestinale ed è anche sottoposta a metabolismo epatico di primo passaggio). Nel caso di estratti di ippocastano, il picco plasmatico di escina si osserva dopo circa 3 ore e l'emivita è di circa 20 ore.

L'escina possiede diverse proprietà farmacologiche che sono di potenziale beneficio nei casi di insufficienza venosa cronica: queste includono l'azione antiedemigena, antinfiammatoria e venotonica (Fig. 22.6).

Le proprietà antiedemigene dell'escina sono particolarmente evidenti nelle prime fasi del processo infiammatorio; queste sono il

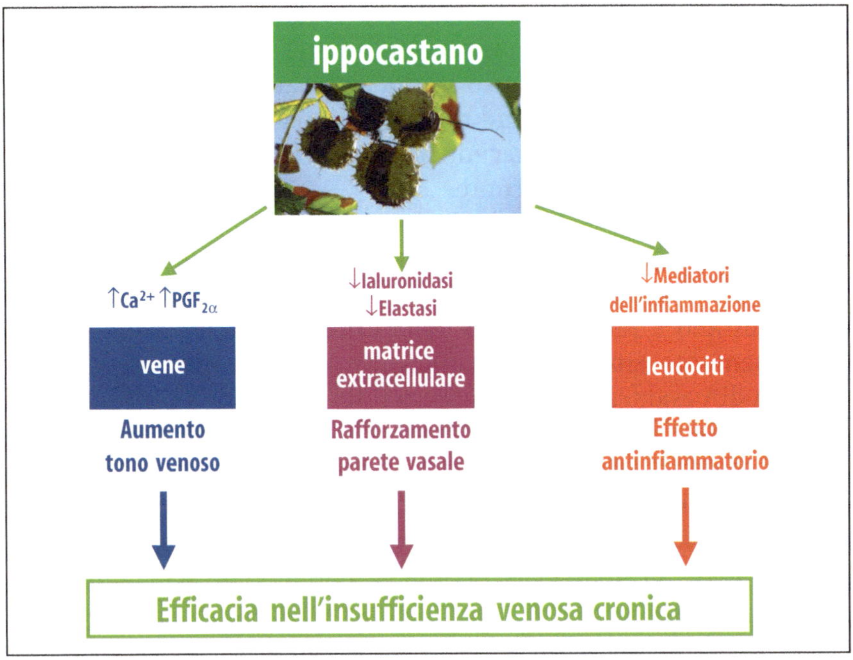

Fig. 22.6 Meccanismi attraverso i quali l'ippocastano riduce i sintomi dell'insufficienza venosa cronica. ↑ aumento; ↓ diminuzione

risultato dell'abilità dell'escina di sensibilizzare gli ioni calcio, producendo così un "effetto di sigillatura" della parete vasale (riduzione della permeabilità vascolare). L'escina inibisce anche gli enzimi elastasi e ialuronidasi, che sono coinvolti nella degradazione dei proteoglicani (che sono importanti costituenti dell'endotelio dei capillari oltre ad essere i principali componenti della matrice extracellulare). L'aumento dei proteoglicani è associato ad un rafforzamento della parete dei capillari nonché alla prevenzione dell'aumento della permeabilità vascolare.

Gli effetti antinfiammatori dell'escina sono stati osservati in diversi modelli sperimentali di infiammazione (edema, granuloma) e non sono facilmente distinguibili dalle proprietà antiedemigene descritte precedentemente. Infatti è ben noto che l'escina, inibendo la migrazione leucocitaria, interferisce con la fase cellulare del processo infiammatorio. Esistono poi delle evidenze sperimentali che lasciano supporre che l'escina possa interferire con l'azione della serotonina, un ben noto mediatore dell'infiammazione.

Ben documentate sono anche le proprietà venotoniche. Infatti l'escina determina un aumento della contrattilità venosa che si manifesta sperimentalmente attraverso un potenziamento delle contrazioni indotte dalla noradrenalina in tessuti isolati; l'effetto dell'escina sulla contrattilità del tessuto venoso risulta associato ad un aumento della produzione delle prostaglandine $F_{2\alpha}$. L'aumento del tono delle vene causato dall'escina può determinare una variazione positiva del flusso di sangue di ritorno al cuore.

Efficacia clinica. Le evidenze sull'efficacia clinica dell'ippocastano nel trattamento dell'insufficienza cronica sono molto incoraggianti. L'ippocastano è raccomandato dalla Commissione E tedesca per il trattamento dei sintomi di insufficienza venosa cronica, ovvero sensazione di pesantezza alle gambe, crampi notturni ai polpacci, prurito e gonfiore delle gambe. Una nota della monografia raccomanda inoltre di non trascurare altri eventuali trattamenti, come ad esempio la compressione, l'uso di calze elastiche o gli impacchi di acqua fredda. La stessa Commissione E tedesca non raccomanda invece l'uso delle foglie di *A. hippocastanum*, in quanto l'efficacia clinica non è stata dimostrata.

Gli Autori di una recente revisione sistematica hanno identificato l'esistenza di 13 studi clinici randomizzati, in doppio cieco, con placebo, per un totale di 1051 pazienti affetti da insufficienza venosa cronica (Box 22.5). In questi studi il periodo di trattamento variava dai venti giorni alle otto settimane. La superiorità dell'ippocastano rispetto al placebo era evidente in tutti gli studi clinici. L'uso dell'ippocastano era associato ad una diminuzione del volume degli arti inferiori, della circonferenza delle gambe, del polpaccio e delle cavi-

Box 22.5 Revisione sistematica relativa all'efficacia clinica dell'ippocastano nell'insufficienza venosa cronica[1]

Articoli selezionati	13 studi randomizzati con placebo, in doppio cieco
Soggetti	1051 pazienti con insufficienza venosa cronica
Qualità degli studi	Generalmente buona o eccellente
Trattamento	100-150 mg di escina/die per 3-8 settimane
Conclusione	Ippocastano superiore al placebo in tutti gli studi. Studi comparativi dimostravano eguale efficacia tra ippocastano ed il β-idrossietilrutoside (4 studi), la diosmina (uno studio) e con la terapia di compressione (1 studio)
Effetti collaterali	Simili al placebo

[1] Siebert e coll. (2002) Int Angiol 21:305-315

glie. L'effetto sul dolore ed il prurito erano meno pronunciati, mentre non si osservavano grosse differenze per quanto riguarda il senso di fatica/pesantezza delle gambe e per i crampi ai polpacci. Nei quattro studi, nei quali veniva paragonato l'effetto dell'ippocastano a quello del β-idrossietilrutoside (adoperato come farmaco di riferimento), si osservava un'eguale efficacia dei due trattamenti. Altri studi comparativi evidenziavano equivalenza terapeutica tra ippocastano e diosmina (uno studio) e tra ippocastano e terapia basata sulla compressione (uno studio). Nella stessa revisione sistematica sono riportati tre studi coorte, effettuati su 10.725 pazienti. Questi studi confermano l'efficacia clinica dell'ippocastano nel ridurre i sintomi dell'insufficienza venosa cronica.

In conclusione, sulla base degli studi clinici randomizzati e degli studi coorte precedentemente descritti, si può affermare che l'efficacia clinica dell'ippocastano è ben documentata ed il suo effetto è paragonabile a quello ottenuto in seguito ad un trattamento farmacologico con diosmina, β-idrossietilrutoside o in seguito ad una terapia di compressione. È da notare, infine, che in numerosi studi clinici randomizzati è stata dimostrata l'efficacia della preparazione Essaven® (un gel contenente escina, eparina e fosfatidilcolina) in diverse manifestazioni dell'insufficienza venosa cronica [Belcaro e coll. (2001) Angiology 52(Suppl 3):S1-4]. Questo gel viene commercializzato come coadiuvante nel trattamento sintomatico delle dilatazioni delle piccole vene, nei casi di piccoli disturbi da varici e da alterata permeabilità capillare (senso di pesantezza, tensione, dolore e stanchezza degli arti) e nei casi di lesioni a cui vanno incontro gli sportivi (contusioni, lividi e distorsioni).

Effetti collaterali/Controindicazioni. Il trattamento con ippocastano è pressoché sicuro. La DL_{50} dell'ippocastano negli animali è di 100 mg/kg, che corrisponde, negli uomini, ad una dose 59 volte superiore a quella raccomandata. La Commissione E tedesca riporta come effetti collaterali prurito, nausea e disturbi gastrici in casi isolati; non riporta controindicazioni né speciali cautele per l'uso, interazioni farmacologiche o restrizioni durante la gravidanza e l'allattamento. Negli studi clinici randomizzati gli effetti collaterali riportati sono stati considerati lievi e reversibili e comunque simili a quelli osservabili nel gruppo che ricevevano il placebo (12,4% per il gruppo placebo e 14,4% per il gruppo dell'ippocastano). Disturbi gastrointestinali (costipazione, diarrea, vomito e nausea), mal di testa, vertigini, vampate di calore, prurito e senso di affaticamento sono gli eventi avversi più frequentemente riportati. Nei tre studi coorte, effettuati su

10.725 pazienti che utilizzavano quotidianamente ippocastano, sono stati descritti effetti avversi lievi (prevalentemente sintomi gastrointestinali e crampi ai polpacci) soltanto nell'1,5% dei pazienti [Siebert e coll. (2002) Int Angiol 21:305-315]. Sono stati segnalati alcuni casi di nefrotossicità, ma questi sono probabilmente causati dalla somministrazione di dosi elevate di escina (e non di ippocastano). La Commissione E tedesca riporta un caso clinico di danno epatico colestatico causato da una somministrazione intramuscolare di un estratto di foglie (non di semi) di *A. hippocastanum.*

Preparazioni/Dose. La Commissione E tedesca raccomanda l'utilizzo di un estratto contenente il 16-20% di glicosidi triterpenici, calcolati come escina. La dose giornaliera di escina è di 100 mg corrispondenti a 500-731 mg di estratto, da suddividersi in due dosi singole da 250-365,5 mg, in forme a rilascio controllato (infatti forme a rilascio non controllato possono causare disturbi gastrici). Questo dosaggio è stato utilizzato nella maggior parte degli studi clinici. In Italia sono in commercio estratti secchi a contenuto minimo in escina (15%); la dose giornaliera raccomandata dal produttore è di 90 mg di escina (da suddividersi in tre dosi). Sono in commercio anche pomate contenenti estratti di ippocastano (Venostatin N®). Essaven gel® è un gel contenente escina (1 g/100 g), eparina sodica (10.000 U.I./100 g) e fosfatidilcolina (0,8 g/100 g).

Pino marittimo francese

Botanica/Costituenti chimici. Il pino marittimo francese è costituito dalla corteccia di *Pinus pinaster* Aiton, subsp *atlantica* des Villar (detto anche *Pinus maritima* Lamk., Fam. *Pinaceae*), una specie di pino che cresce lungo il golfo di Biscaglia, nel sud-est della Francia. La corteccia è spessa, di un colore rosso-brunastro, con profonde fessure ed è ottenuta da monoculture che crescono per un periodo di 30-50 anni. I principali composti chimici del pino marittimo sono le procianidine (catechina, tassifolina e oligomeri con 7 o più unità flavonoidiche) ed acidi fenolici, come ad esempio i derivati degli acidi benzoico e cinnamico. Dalla corteccia si ottiene un estratto standardizzato (Pycnogenol®), che è un concentrato di polifenoli, principalmente procianidine ed acidi fenolici.

Farmacologia/Meccanismo d'azione. Il pino marittimo possiede diverse proprietà farmacologiche che potrebbero contribuire a ridurre i sintomi dell'insufficienza venosa cronica (Fig. 22.7); le pro-

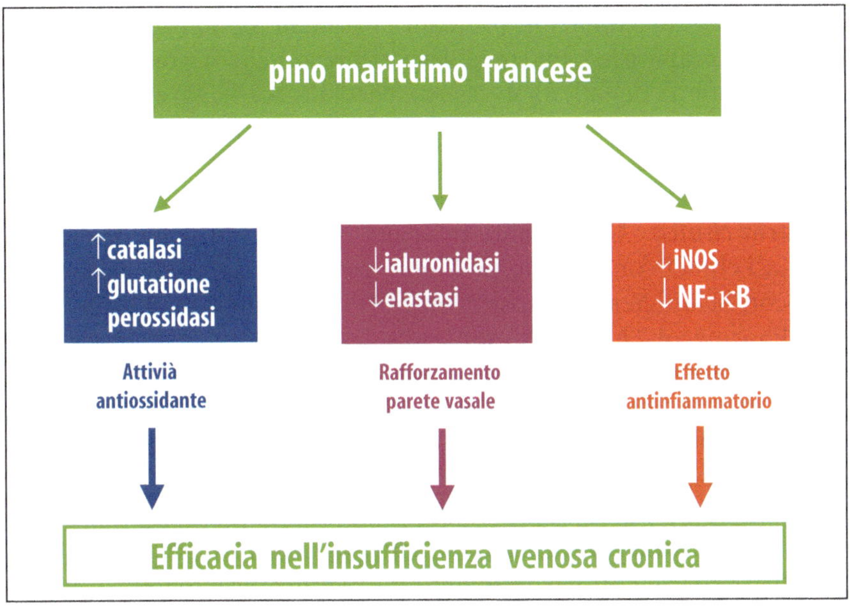

Fig. 22.7 Meccanismi attraverso i quali il pino marittimo francese riduce i sintomi dell'insufficienza venosa cronica. ↑ aumento; ↓ diminuzione

cianidine sono i costituenti chimici più importanti. A differenza dei composti fenolici a basso peso molecolare, le procianidine vengono lentamente assorbite e successivamente escrete per via urinaria (sotto forma di glucuronide o solfati) 8-15 ore dopo la somministrazione orale.

Estratti di pino marittimo esercitano effetti protettivi nei confronti dello stress ossidativo, sia in quanto essi aumentano la sintesi di enzimi antiossidanti (è stata osservata la sintesi *de novo* di enzimi quali catalasi, superossido dismutasi e glutatione perossidasi), sia in virtù delle proprietà di *scavenger* di radicali liberi. In generale, si ritiene che le procianidine siano antiossidanti migliori dei flavonoidi. Il pino marittimo possiede anche attività antinfiammatoria, osservabile sperimentalmente in modelli quali l'edema dell'orecchio del topo o l'eritema da raggi UV. Quest'effetto viene esercitato attraverso l'inibizione di mediatori, enzimi e/o fattori coinvolti nel processo infiammatorio, quali ad esempio l'enzima NO sintasi inducibile (che produce elevate quantità di NO ad attività proinfiammatoria) e l'NF-κB, un fattore intracellulare che viene attivato da diversi mediatori dell'infiammazione, come ad esempio il TNFα. Inoltre le procianidine e la catechina sono degli inibitori degli enzimi che degradano gli elementi strutturali della pelle e dei vasi, ovvero gli enzimi elastasi e ialuronidasi (questi enzimi proteolitici aumentano nel corso del processo infiammatorio). Infine si deve ricordare che il pino marittimo possiede effetti benefici sui vasi poiché inibisce l'aggregazione piastrinica e migliora la microcircolazione attraverso un aumento del diametro dei vasi di piccolo calibro.

Efficacia clinica. Una recente rassegna ha evidenziato l'esistenza di sei studi clinici con placebo in doppio cieco, per un totale di 189 soggetti con insufficienza venosa cronica [Rohdewald e coll. (2002) Int J Clin Pharmacol Ther 40:158-168]. In questa rassegna è stato riportato che il pino marittimo (Pycnogenol®, trattamento giornaliero della durata di 30-60 giorni) era in grado di ridurre il dolore, la frequenza dei crampi, il senso di pesantezza delle gambe, nonché il gonfiore delle caviglie e delle gambe. Uno studio comparativo ha evidenziato la maggiore efficacia del Pycnogenol® rispetto all'ippocastano. Questi studi sono incoraggianti, ma certamente non del tutto affidabili da un punto di vista scientifico, in quanto il disegno sperimentale non prevedeva la randomizzazione. Il Pycnogenol® è stato anche valutato per il trattamento delle retinopatie del diabete, per l'asma, per la disfunzione erettile, per la prevenzione dei trombi che si possono verificare durante i lunghi viaggi aerei in soggetti predisposti nonché in adulti con deficit di attenzione.

Effetti collaterali/Controindicazioni. Il pino marittimo è, in genere, ben tollerato. Su di un totale di più di 2000 pazienti, soltanto l'1,5% ha riportato effetti indesiderati lievi (disturbi gastrointestinali, vertigini, nausea e mal di testa). Negli studi di dermatologia, non si osservava irritazione della pelle, degli annessi cutanei o degli occhi. La DL_{50} nel topo, in seguito a somministrazione orale di Pycnogenol®, è di 2290 mg/kg, che corrisponde ad una dose 445 volte superiore alla massima dose giornaliera utilizzata in campo clinico.

Preparazioni/Dose. La quasi totalità degli studi sperimentali e clinici è stata effettuata con un estratto idroalcolico standardizzato (Pycnogenol®), con titolo variabile tra l'80 ed il 90% di procianidine oligomeriche. La dose giornaliera di Pycnogenol® è di 90-360 mg, suddivisa in tre somministrazioni orali.

Vedi Cap. 28 per l'utilizzo del pino marittimo francese nella disfunzione erettile.
Vedi Cap. 32 per l'utilizzo del pino marittimo francese nel trattamento dei disturbi oculari.

Pungitopo (rusco)

Botanica/Costituenti chimici. La droga è data dal rizoma di *Ruscus aculeatus* L. (Fam. *Liliaceae*), una pianta perenne, dioica, alta 30-40 cm, che cresce spontanea nei boschi e nei sottoboschi di tutta Europa. Possiede un rizoma ed uno o più fusti eretti che portano numerosi cladodi (cauli modificati, di forma appiattita che sembrano foglie); il frutto è una bacca rossa che conferisce alla pianta un aspetto molto decorativo. La droga contiene saponine steroidee (6%, principalmente ruscogenina e neoruscogenina), flavonoidi, derivati benzofuranoidici ed un olio essenziale.

Farmacologia/Meccanismo d'azione. Il rusco inibisce l'aumento della permeabilità del letto venoso indotta sperimentalmente da agenti quali bradichinina, leucotriene B_4 ed istamina. Ruscogenina e neoruscogenina, due saponine steroidee, sono i principali componenti responsabili dell'attività farmacologica del pungitopo. Sia la droga che la ruscogenina causano costrizione delle venule senza influenzare in modo apprezzabile le arteriole. Si ritiene che gli effetti vascolari delle saponine siano dovuti, almeno in parte, al blocco dei recettori α-adrenergici e dei canali del calcio sulle cellule muscolari liscie venose. Al contrario dell'ippocastano, il pungitopo possiede anche attività anti-elastasi, mentre ha un lieve effetto sulla ialuronidasi. Il pungitopo possiede anche proprietà astringenti ed antinfiammatorie che possono essere di giovamento nel caso di insufficienza venosa cronica.

Efficacia clinica. Il pungitopo viene raccomandato dalla Commissione E tedesca per il trattamento dei problemi associati all'insufficienza venosa cronica, come dolore, senso di pesantezza, crampi alle gambe, gonfiore e prurito. Viene inoltre consigliato per i disturbi tipici della malattia emorroidaria, quali prurito e bruciore. Tuttavia, non esistono molti studi clinici randomizzati riguardanti l'efficacia del pungitopo in queste patologie. In uno studio randomizzato, con placebo, in doppio cieco, effettuato su 166 donne con insufficienza venosa cronica (stadio I e II) è stato riportato che un estratto di pungitopo (72-75 mg), somministrato per 12 settimane, era in grado di ridurre il volume e la circonferenza di gambe e caviglie [Vanscheidt e coll. (2002) Arzneimittelforschung 52:243-250].

Cyclo 3 Fort® è un preparato formato da rusco (150 mg/capsula), esperidina metilcalcone (150 mg/capsula) ed acido ascorbico (100 mg/capsula). I risultati di una recente metanalisi, effettuata su venti studi clinici randomizzati, in doppio cieco con placebo (ed in più cinque studi randomizzati che paragonavano l'efficacia di Cyclo 3 Fort® a farmaci di riferimento oltre ad altri sei studi privi di placebo), per un totale di 10.246 soggetti, suggeriscono che questo preparato possa ridurre la gravità dei sintomi (dolore, crampi, parestesia, edema, pesantezza di gambe e circonferenza) in pazienti con insufficienza venosa cronica [Boyle e coll. (2003) Int Angiol 22:250-262].

Effetti collaterali/Controindicazioni. Se assunto in modo appropriato, non sono prevedibili effetti collaterali. Gli effetti collaterali riscontrati negli studi clinici (anche quando il rusco veniva utilizzato in combinazione) sono risultati simili al placebo. La Commissione E tedesca riporta che il rusco può provocare, in rari casi, disturbi gastrici e nausea. Non sono note né controindicazioni né interazioni farmacologiche.

Preparazioni/Dose. La Commissione E tedesca raccomanda dosi giornaliere corrispondenti a 7-11 mg di ruscogenina totale (ovvero la somma di ruscogenina e neoruscogenina ottenuta in seguito ad idrolisi acida o fermentazione). Questo rappresenta anche la posologia impiegata negli studi clinici. In Italia sono disponibili estratti liofilizzati che hanno un titolo elevato in principi attivi (ruscogenine al 10%); questi estratti sono presenti in preparati da assumersi per via orale (opercoli e gocce) oppure vengono utilizzati per preparare prodotti per uso topico (pomate e gel). Il pungitopo è un componente del preparato Cyclo 3 Fort® (ogni capsula contiene rusco 150 mg, acido ascorbico 100 mg ed esperidina metilcalcone 150 mg).

Centella

Botanica/Costituenti chimici. La centella è data dalle parti aeree (foglie, piccioli e stoloni) di *Centella asiatica* L. Urban. (= *Hydrocotyle asiatica* L., Fam. *Umbelliferae*), una pianta erbacea spontanea delle aree tropicali e subtropicali ed oggi coltivata nei Paesi orientali. Differisce nell'aspetto dalla maggior parte delle *Umbelliferae* in quanto si presenta con fusto strisciante, lunghi stoloni, foglie palminervie lungamente picciolate, rotondeggianti o reniformi, di colore grigio-verde, con margine dentato. Le foglie variano in dimensioni; infatti, il picciolo è in genere 5-10 volte (a volte 15) più lungo della lamina fogliare, che in genere è di 10-40 mm (a volte anche 70 mm). La droga contiene triterpeni (es. asiaticoside, centelloside, madecassoside, acido madecassico, ecc.), flavonoidi (quercetina, kaempferolo), aminoacidi

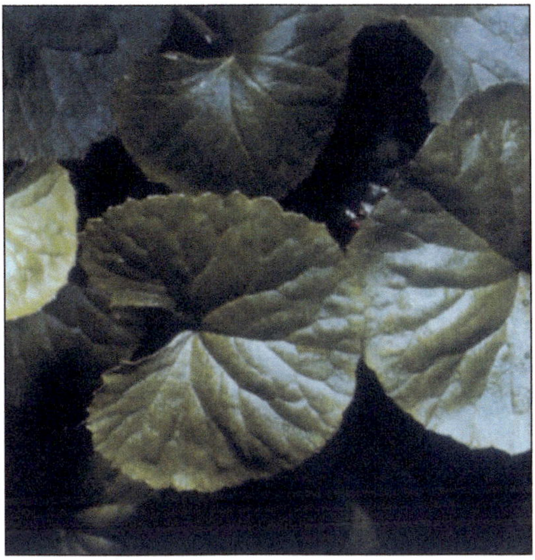

Tavola 22.3 *Centella asiatica*

(alanina e serina) ed un olio essenziale contenente vari terpenoidi (es. β-cariofillene, β-farnesene). La Farmacopea Europea IV riporta che la droga, costituita dalle parti aeree essiccate e frammentate (*Centellae asiaticae herba*) deve contenere non meno del 6% di derivati triterpenoidi totali, espressi come asiaticoside, calcolati in riferimento alla droga essiccata.

Farmacologia/Meccanismo d'azione. La maggior parte degli studi farmacologici sono stati eseguiti adoperando la frazione triterpenica totale di *Centella asiatica* (denominata FTTCA) della seguente composizione: acido asiatico (30%), acido madecassico (30%) ed asiaticoside (40%); la biodisponibilità orale di questi composti, che sono considerati i principi attivi della centella, va dal 30 al 50%. Sia l'asiaticoside che il madecassoside possiedono attività antinfiammatoria; inoltre l'asiaticoside favorisce la guarigione delle ferite (promozione della cheratinizzazione ed effetto benefico sull'epidermide). La centella porta ad un aumento dell'elasticità delle vene e ad una riduzione della capacità di dilatazione, grazie agli effetti benefici sulla circolazione del sangue negli arti inferiori; questi effetti sono associati ad un aumento della sintesi di collagene e di mucopolisaccaridi. In sintesi, le azioni farmacologiche che possono contribuire all'efficacia clinica sono: (i) azione sul collagene, (ii) attivazione della fibrinolisi e (iii) aumento della sintesi della fibronectina (Fig. 22.8).

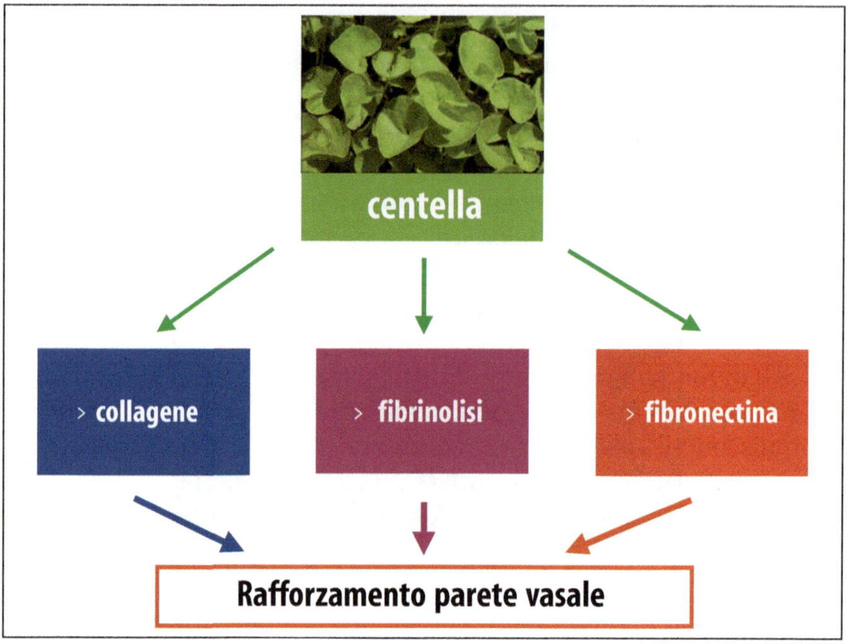

Fig. 22.8 La centella porta ad un aumento della resistenza e del tono venoso vasale attraverso una serie di effetti farmacologici. Essa, infatti: (i) stimola la produzione di collagene da parte dei fibroblasti; (ii) attiva la fibrinolisi, riducendo la formazione di fibrina che, formando un manicotto attorno al vaso, ostacola la normale nutrizione del vaso e (iii) incrementa la produzione di fibronectina, uno dei principali componenti proteici della membrana basale dell'intima. ↑ aumento

Efficacia clinica. La centella si è rivelata efficace in diversi disturbi legati all'insufficienza venosa cronica, quali la formazione di placche femorali, l'ipertensione venosa, la microangiopatia diabetica. Questi studi sono riassunti nella Tabella 22.10. Il miglioramento soggettivo dei sintomi è associato a variazioni di alcuni parametri oggettivi; in particolare, la centella determina un aumento della pressione transcutanea dell'ossigeno, una diminuzione della pressione transcutanea di CO_2, una diminuzione della circonferenza o dell'edema delle caviglie ed una diminuzione della permeabilità capillare. In tutti gli studi clinici è stata adoperata la FTTCA, somministrata per via orale, generalmente alla dose giornaliera di 120 mg (suddivisa in due dosi).

Effetti collaterali/Controindicazioni. Dall'analisi degli studi clinici si evince che la centella risulta ben tollerata, sia in seguito a somministrazione orale che dopo applicazione topica. La centella può provocare dolore e sensazione di bruciore in seguito a somministrazio-

Tabella 22.10 La centella nell'insufficienza venosa cronica: sommario degli studi clinici randomizzati

Patologia	*Disegno sperimentale (n= numero di pazienti)*	*Trattamento*	*Parametri misurati*	*Risultati*	*Bibliografia*
Placche femorali	Con placebo (n=50)	FTTCA per 12 mesi	Misura delle placche aterosclerotiche	Centella superiore al placebo (stabilizzazione delle placche femorali)	Angiology (2001) 52 (Suppl 2):S69-S73
Microangiopatia venosa	Con placebo	FTTCA 120 mg/die	FLD, PO_2, PCO_2	Centella superiore al placebo (effetto significativo su tutte le misure)	Angiology (2001) 52 (Suppl 2):S61-67
Ipertensione venosa	Con placebo (n=42)	FTTCA 180 mg/die per 4 settimane	Velocità di filtrazione capillare, circonferenza della caviglia, edema della caviglia	Centella superiore al placebo (diminuzione dei parametri valutati associati a migliora-mento sintomatico)	Angiology (2001) 52 (Suppl 2):S55-59
Microangiopatia diabetica	Con placebo (n=70)	FTTCA 120 mg/die per 6 mesi	FLD, PO_2, PCO_2, VAR, RAS	Centella superiore al placebo (miglioramento della micro-circolazione e diminuzione della permeabilità capillare)	Angiology (2001) 52 (Suppl 2):S49-54
Microangiopatia diabetica	Con placebo	FTTCA 120 mg/die per 12 mesi	FLD, VAR, RAS	Centella superiore al placebo (diminuzione della filtrazione capillare ed edema)	Angiology (2001) 52 (Suppl 2):S27-31
Microangiopatia venosa	Con placebo (n=40)	FTTCA 120 mg/die per 6 settimane	FLD, PO_2, PCO_2 volume delle gambe	Centella superiore al placebo (miglioramento della micro-circolazione e del volume delle gambe nell'ipertensione venosa)	Angiology (2001) 52 (Suppl 2):S45-48
Microangiopatia venosa	Con placebo (n=40)	FTTCA 120 mg/die per 8 settimane	FLD, RAS	Centella superiore al placebo (miglioramento della micro-angiopatia)	Angiology (2001) 52 (Suppl 2):S15-18
Disturbi venosi durante i voli aerei	Con placebo	FTTCA 120 mg/die per tre giorni	FLD, PO_2, PCO_2, volume caviglia	Centella superiore al placebo (diminuzione dell'edema e miglioramento della circolazione)	Angiology (2001) 52 (Suppl 2):S33-37
Insufficienza venosa degli arti inferiori	Doppio cieco, con placebo (n=94)	Estratto standardiz-zato 60-120 mg/die per due mesi	Pesantezza delle gambe, edema, distensibilità venosa, sintomatologia generale	Centella superiore al placebo	Angiology (1987) 38:46-50
Microangiopatia venosa ipertensiva	Con placebo (n= 87)	FTTCA 60-120 mg/die per 6 settimane	FLD, PO_2, PCO_2	Centella superiore al placebo (miglioramento della micro-angiopatia)	Minerva Cardioangiol (1994) 42:299-304

PO_2 = pressione transcutanea dell'ossigeno; PCO_2 = pressione transcutanea della CO_2; FLD = flussimetria laser doppler; VAR = risposta venoarteriolare; RAS = velocità di rigonfiamento della caviglia; FTTCA = frazione triterpenica totale di *Centella asiatica* ne intramuscolare, dermatite allergica da contatto dopo applicazione topica e dolori gastrici e nausea in seguito a somministrazione orale.

Preparazioni/Dose. Centellase® è un prodotto contenente la FTTCA [acido madecassico (30%), acido asiatico (30%) ed asiaticoside (40%)]. È disponibile in compresse (da 10 e 30 mg), gocce (10 mg/ml) o sotto forma di pomata all'1%. Questo prodotto è stato utilizzato negli studi clinici alla dose giornaliera orale di 120 mg (suddivisa in due dosi singole).

Vedi Cap. 31 per l'utilizzo della centella nel trattamento delle ferite, delle ustioni e delle contusioni.

Vite (foglie)

Botanica/Costituenti chimici. *Vitis vinifera* L. (Fam. *Vitaceae*) è un arbusto rampicante con fusti lunghi fino a 20-30 m e con foglie alterne e tondeggianti con la base profondamente incisa; la superficie superiore delle foglie è glabra, l'inferiore varia da molto pelosa a quasi glabra. Il frutto è una bacca tondeggiante od ovale, con polpa succosa [si ricava un succo (mosto) che fermentato dà il vino] e che contiene uno-quattro semi di consistenza legnosa. I componenti più importanti delle foglie sono le proantocianidine (inclusi i costituenti monomerici), i flavonoidi (4,5%, quercitrina, quercetina, isoquercitrina, kaempferolo) e composti stilbenici, quali il resveratrolo (quest'ultimo presente soprattutto nelle radici e nei rami oltre che nel vino). Le foglie vengono raccolte dopo la vendemmia, quando presentano il caratteristico colore rosseggiante. La Farmacopea francese stabilisce che le foglie di vite rossa debbano contenere almeno il 4% di polifenoli totali e lo 0,2% di antocianine. È da notare, comunque, che anche i semi sono ricchi in proantocianidine.

Farmacologia/Meccanismo d'azione. L'azione protettiva delle proantocianidine (o dei loro prodotti di idrolisi, le procianidine) viene esercitata attraverso la stabilizzazione dei vasi capillari, un'azione che previene l'aumento della permeabilità vascolare; le procianidine stabilizzano le fibre di collagene e l'elastina, rafforzando così la matrice del tessuto connettivo vascolare. Le proantocianidine estratte da *V. vinifera* possiedono attività antinfiammatoria, che è attribuibile alla capacità di queste molecole di inibire la perossidazione lipidica, di antagonizzare le specie reattive di ossigeno e di inibire la formazione di molecole proinfiammatorie, quali le citochine. In particolare, l'attività antiossidante è stata dimostrata in volontari sani che ricevevano una dose giornaliera di 110 mg di procianidine per 30 giorni.

Efficacia clinica. Gli effetti benefici della droga in pazienti con insufficienza venosa cronica sono stati dimostrati in alcuni studi clinici randomizzati. In uno studio randomizzato, in doppio cieco, con placebo, effettuato su 219 soggetti, è stato dimostrato che un estratto di foglie (noto con la sigla AS 195), alla dose di 360 o 720 mg (singola somministrazione giornaliera per un periodo di 12 settimane) riduceva i sintomi dell'insufficienza venosa cronica lieve (stadi I e II della classificazione Widmer); in questo studio si osservava una diminuzione della circonferenza delle gambe, dei polpacci e delle caviglie, associata ad una riduzione dei sintomi soggettivi della patologia (stanchezza, pesantezza, dolore, formicolio e sensazione di tensione alle gambe) [Kiesewetter e coll. (2000) Arzneimittelforschung 50:109-117]. Questi risultati incoraggianti sono stati confermati da uno studio osservazionale effettuato su 65 pazienti [Schaefer e coll. (2003) Arzneimittelforschung 53:243-246], nel quale è stato dimostrato come un trattamento con l'estratto AS 195 (360 mg di estratto al giorno per sei settimane) migliorasse i sintomi soggettivi associati all'insufficienza venosa cronica (stadi I e II della classificazione Widmer). Infine è da ricordare che l'efficacia di preparazioni ottenute dai semi di *V. vinifera* è stata anche dimostrata in alcuni studi clinici non randomizzati.

Effetti collaterali/Controindicazioni. Non sono noti effetti avversi rilevanti associati all'uso delle foglie di vite. L'eccellente tollerabilità delle foglie di *V. vinifera* è stata dimostrata in uno studio osservazionale, effettuato su 65 pazienti che ricevevano capsule contenenti l'estratto AS-195 (360 mg di estratto al giorno per sei settimane).

Preparazioni/Dose. Sono disponibili estratti standardizzati preparati dalle foglie di *V. vinifera* (dai caratteristici acini blu tendenti al nero e polpa rossa), quando queste assumono il caratteristico colore rosso. Uno di questi estratti, denominato con la sigla AS-195 (Antistat®), con un contenuto in flavonoidi non inferiore al 4%, viene comunemente impiegato alla dose giornaliera di 360-720 mg. Lo stesso estratto è disponibile anche sotto forma di pomata o gel per uso topico. In Italia sono anche disponibili estratti concentrati totali delle foglie di vite rossa, titolati in antocianosidi totali (1%), calcolati come 3-glucoside cianidolo.

Mirtillo nero

Botanica/Costituenti chimici. Droga data dal frutto di *Vaccinium myrtillus* L. (Fam. *Ericaceae*), un piccolo arbusto con rami verdi appuntiti, alto da 15 a 50 cm. È particolarmente abbondante sulle Alpi e sugli Appennini, nel sottobosco fino a 1500-1800 m. I frutti del mirtillo sono violetti, con semi sagomati a mezzaluna. I costituenti chiave sono gli antocianosidi (delfinidina, cianidina, petunidina e malvidina); essi sono presenti nel frutto fresco ad una concentrazione che va dallo 0,1 allo 0,25%. Sono presenti anche flavonoidi (iperoside e quercetina), nonché pectine, vitamina C e tannini. La FU XI riporta la monografia dell'estratto idroalcolico secco titolato (*Vaccinii fructus extractum hydroalcoolicum siccum normatum*), che si ottiene dai frutti freschi di *V. myrtillus*. Contiene non meno del 23,8% e non più del 26,2% di antocianosidi, calcolati come antocianidine.

Farmacologia/Meccanismo d'azione. Gli estratti di *V. myrtillus* si comportano da *scavenger* dei radicali liberi ed inibiscono l'aggregazione piastrinica, un effetto che potrebbe essere legato alla capacità degli antocianosidi di potenziare l'attività della prostaciclina (un agente antiaggregante piastrinico). Inoltre questi estratti diminuiscono la permeabilità vascolare e migliorano il tono venoso ed il flusso ematico. Gli antocianosidi sono considerati i composti farmacologicamente più importanti. Questi composti provocano delle variazioni ritmiche del diametro dei vasi del microcircolo (che si traduce in una regolarizzazione del flusso ematico e nella formazione del liquido interstiziale) e migliorano i disturbi funzionali dei vasi sanguigni, specialmente dei vasi capillari, stimolandone la capacità riparatrice e stabilizzando le fibre di collagene (con aumento anche della sintesi). L'attività vasoprotettiva degli antocianosidi sembra essere superiore a quella dei flavonoidi.

Efficacia clinica. Non esistono attualmente studi randomizzati relativi all'efficacia del mirtillo nell'insufficienza venosa cronica. Le potenziali proprietà benefiche del mirtillo in pazienti con insufficienza venosa cronica sono state riassunte in una rassegna di studi clinici non controllati, mediante l'analisi degli studi eseguiti tra il 1979 ed il 1985, per un totale di 568 pazienti. Questi studi hanno evidenziato l'efficacia del mirtillo nel ridurre la sintomatologia e nel migliorare sia la microcircolazione venosa che il drenaggio linfatico [No Author listed (2001) Altern Med Rev 6:500-504]. La Commissione E tedesca non menziona in modo specifico l'insufficienza venosa cronica o le vene varicose tra gli usi consigliati; infatti la Commissione E tedesca raccomanda questa droga per gli stati infiammatori lievi della mucosa orale e della gola, nonché per il trattamento della diarrea (per uso interno). Infine, si deve ricordare che gli antocianosidi di *V. myrtillus* sono adoperati nei casi di disturbi della visione notturna.

Effetti collaterali/Controindicazioni. Il mirtillo è una droga sicura. La somministrazione di antocianosidi per via orale non provoca la morte negli animali anche quando vengono somministrati al ratto alla dose di 1 g/kg, dose che è ben 140 volte superiore a quella adoperata in campo clinico. La Commissione E tedesca non riporta né effetti collaterali né controindicazioni. In uno studio post-marketing condotto su 2295 soggetti con insufficienza venosa, emorroidi o disturbi della retina, che avevano assunto il complesso Myrtocyan (contenente il 36% di antocianosidi), alla dose giornaliera di 320 mg per un periodo di 1-2 mesi, gli effetti indesiderati sono stati riportati soltanto nel 4% dei pazienti. Gli effetti indesiderati descritti riguardavano i sistemi cutaneo, gastrointestinale e nervoso. Possono verificarsi dolori gastrici per l'alto contenuto in tannini. L'ingestione dei frutti freschi interi può irritare l'intestino in individui particolarmente sensibili.

Preparazioni/Dose. La Commissione E tedesca raccomanda una dose giornaliera di 20-60 g di frutto secco maturo per uso interno (trattamento della diarrea) oppure decotti al 10% per uso esterno (trattamento degli stati infiammatori del cavo orale e della faringe). Un complesso antocianosidico del mirtillo al 36% di antocianosidi (Myrtocyan) è stato utilizzato in diversi studi clinici. Questo complesso è noto con il nome commerciale di Tegens®. Molti degli estratti standardizzati disponibili contengono il 25% di antocianosidi e vengono utilizzati alla dose giornaliera di 240-520 mg (in tre dosi). Sono anche disponibili estratti secchi contenenti il 15% di antocianosidi, sottoforma di capsule contenenti 4,5 mg di antocianosidi (il produttore raccomanda l'assunzione di 2-4 capsule al giorno).

Vedi Cap. 32 per l'utilizzo del mirtillo nei disturbi della visione.

Meliloto

È dato dalle foglie fresche o essiccate e dalle sommità fiorite di *Melilotus officinalis* L. Pallas e/o *M. altissimus* Thuillier (Fam. *Fabaceae*).

Si tratta di piante erbacee bienni, alte fino ad 80 cm, con fusto cavo, esile e ramificato, con foglie composte da tre foglioline lanceolate con margine irregolarmente seghettato-dentato. Fiori caratteristici, piccoli, numerosi, del tipo papillionato, di colore giallo pallido e disposti in racemi terminali unilaterali. Il frutto è un legume di piccole dimensioni. Le due specie sono molto simili e si distinguono perché *M. altissimus* ha un ovario e legumi pubescenti ed il baccello maturo provvisto di venature reticolate, mentre *M. officinalis* ha ovario e legumi glabri e baccello maturo provvisto di venature trasversali. La droga contiene cumarine (per es. cumarina, melilotina) e derivati cumarinici (per es. il glicoside melilotoside), flavonoidi e saponine. Il meliloto possiede effetti antiedematosi, antinfiammatori, venotropico, cicatrizzanti; inoltre aumenta il flusso linfatico. La Commissione E tedesca raccomanda il meliloto nei disturbi associati all'insufficienza venosa cronica (dolore, senso di pesantezza alle gambe, crampi notturni, prurito e gonfiore delle gambe) e per il trattamento adiuvante di tromboflebiti, sindrome post-trombotica, congestione linfatica e malattia emorroidaria. Usato esternamente, viene raccomandato in presenza di contusioni e di versamento di sangue superficiale. L'unico effetto collaterale riportato nella monografia della Commissione E tedesca è il mal di testa (in rari casi), mentre non sono note controindicazioni o interazioni farmacologiche. La Commissione E tedesca raccomanda una dose giornaliera di 3-30 mg (via orale) o di 1-7,5 mg (via parenterale) di cumarina. Il meliloto può essere anche utilizzato per via rettale (sotto forma di supposte) o esternamente in unguenti, linimenti e cataplasmi. Il meliloto è anche disponibile in associazione con rutina, centella ed α-tocoferolo (vitamina E). Questo preparato, somministrato per via orale, si è rivelato efficace in 32 pazienti affetti da insufficienza venosa cronica [Cataldi e coll. (2001) Minerva Cardioangiol 49:159-163].

22.7 Malattia emorroidaria

22.7.1 Quadro clinico

Le emorroidi sono rappresentate da due normali strutture anatomiche vascolari: il plesso emorroidario interno, localizzato nella sottomucosa all'interno del canale, al di sopra delle valvole di Morgagni ed il plesso emorroidario esterno, localizzato in sede sottocutanea ai margini dell'orifizio anale. Ogni volta che il plesso emorroidario interno si dilata, si osserva un aumento della massa del tessuto di sostegno e la tumefazione venosa che ne risulta viene detta **emorroide interna.** Le emorroidi interne sono organizzate in tre o quattro cuscinetti che realizzano l'occlusione del canale anale e sono importanti nel mantenimento della continenza delle feci. Quando le vene emorroidarie esterne diventano ectasiche (dilatate) e vanno incontro a trombosi, la risultante massa bluastra viene definita **emorroide esterna.** Tale distinzione, tuttavia, è spesso sovvertita dall'evoluzione della malattia per cui anche le emorroidi interne dopo un certo periodo prolassano all'esterno.

La **malattia emorroidaria** è una patologia ad alta frequenza che colpisce prevalentemente la popolazione occidentale. Le emorroidi vanno trattate quando provocano sintomi. I sintomi vanno incontro a remissioni e riesacerbazioni e sono dovuti a vasodilatazione, rigonfiamento e prolasso dei cuscinetti venosi emorroidali. I segni che indicano la probabile presenza di emorroidi sono perdite di sangue rosso vivo e dolore al momento della defecazione. Spesso sono presenti sintomi quali sensazioni di fastidio, prurito, prolasso, edema, dolore e perdite di muco. La sintomatologia si aggrava quando le emorroidi si dilatano o prolassano attraverso l'ano; frequentemente il prolasso si accompagna ad edema ed a spasmo sfinterale. Le emorroidi prolassate possono infettarsi ed andare incontro a trombosi e la mucosa sovrastante può sanguinare profusamente secondariamente al trauma determinato dalla defecazione. Il sintomo maggiormente riscontrato in pazienti affetti da malattia emorroidaria è rappresentato dallo stillicidio ematico (perdita di sangue dal colore rosso vivo). Esso si verifica per lo più durante e/o dopo la defecazione ed è frequente in caso di stipsi o di alvo diarroico. In una classificazione di gravità, si distinguono quattro gradi: 1) emorroidi di primo grado: sono visibili solo all'esame proctoscopico; possono protundere dall'orifizio anale all'atto della defecazione, ma non sono prolassate; danno solo sanguinamento e sensazione di ripienezza; 2) emorroidi di secondo grado: prolassano dall'orifizio anale all'atto della defecazione, ma ritornano in sede quando il paziente termina lo sforzo; danno luogo anche a prurito e secrezioni; 3) emorroidi di terzo grado: prolassano dall'orifizio anale e devono essere riposte manualmente; oltre ai precedenti disturbi, provocano perdita di feci all'esterno con insudiciamento della biancheria; 4) emorroidi di quarto grado: sono caratterizzate da prolasso non riducibile; oltre ai precedenti disturbi, provocano anche dolore.

La terapia delle emorroidi è orientata a prevenire i meccanismi del dislocamento dei cuscinetti venosi all'interno del canale anale ed a combattere le riesacerbazioni dei sintomi. Nel primo caso è importante regolarizzare l'alvo impedendo gli sforzi durante la defecazione; va pertanto combattuta la stipsi. Nel secondo caso è da considerare che, nella maggior parte delle evenienze, le emorroidi rispondono favorevolmente ad una terapia conservativa a base di semicupi o applicazione di altre forme di calore umido. Un eventuale trattamento farmacologico, che, se necessario, non deve mai essere disgiunto da provvedimenti dietetico-comportamentali, prevede l'impiego di preparazioni topiche a base di cortisonici (che leniscono l'infiammazione, il prurito e l'edema) e di anestetici locali, per alleviare il dolore; tuttavia l'applicazione prolungata può indurre sensibilizzazione. Se la terapia farmacologia è senza esito, si ricorre al trattamento strumentale (legatura, crioterapia, coagulazione); solo in caso di ripetuto fallimento di queste misure, si può far ricorso alla terapia chirurgica (emorroidectomia) che non è esente da rischi e da sequele (incontinenza).

22.7.2 Fitoterapia della malattia emorroidaria

Nell'intraprendere un trattamento fitoterapico si deve considerare che la sintomatologia della malattia emorroidaria è sostenuta da venodilatazione, fragilità capillare ed infiammazione locale. Pertanto l'uso di estratti vegetali contenenti flavonoidi, antocianidine, tannini e saponine può risultare utile. In genere il trattamento prevede l'uso di (i) fibre alimentari, per il trattamento della stipsi (le emorroidi sono aggravate dalla stipsi), (ii) droghe vegetali contenenti mucillagini, che hanno un'azione lenitiva ed inoltre possono regolarizzare l'alvo (diminuendo così lo sforzo durante la defecazione); (iii) droghe vegetali, come l'ippocastano, contenenti principi attivi in grado di migliorare il tono venoso (somministrazione orale ed applicazione topica); (iv) droghe vegetali ad azione astringente. Nella Tabella 22.11 sono elencate le principali droghe vegetali consigliate dalla Commissione E tedesca per il trattamento della malattia emorroidaria. Tra queste, il rusco, l'ippocastano ed il meliloto sono stati descritti precedentemente nel trattamento dell'insufficienza venosa cronica.

Amamelide

Botanica/Costituenti principali. L'amamelide è data dalle foglie e dalla corteccia di *Hamamelis virginiana* (Fam. *Hamamelidaceae*), un arbusto o piccolo albero di 2-7 metri che cresce spontaneo nell'Ame-

Tabella 22.11 Droghe vegetali antiemorroidarie consigliate dalla Commissione E tedesca

Nome comune della droga	*Nome latino della pianta*	*Parte della pianta utilizzata*	*Principali costituenti chimici*
Amamelide	*Hamamelis virginiana*	Foglie, corteccia	Tannini, procianidine
Balsamo del Perù	*Myroxylon balsamum*	Balsamo	Cinnameina, resine, olio essenziale
Ippocastano	*Aesculus hippocastanum*	Semi	Flavonoidi, saponine triterpeniche (escina)
Meliloto	*Melilotus officinalis (M. altissimum)*	Sommità fiorite	Cumarine, flavonoidi, saponine triterpeniche
Pioppo	*Populus* spp	Corteccia, foglie	Glicosidi salicilici
Rusco	*Ruscus aculeatus*	Radici, rizoma	Saponine steroidee (ruscogenina), benzofurani

rica nord-orientale. I costituenti principali sono i tannini, in particolare l'amamelitannino (un gallotannino) ed, in misura minore, i tannini condensati (proantocianidine). Altri costituenti sono i flavonoidi (kaempferolo e quercetina, presenti particolarmente nelle foglie) ed un olio essenziale (circa 0,5%) contenente esenolo, eugenolo, safrolo e sesquiterpeni. La Commissione E tedesca riporta sia le foglie che la corteccia di *H. virginiana* (*Hamamelidis folium et cortex*): le foglie essiccate devono contenere il 3-8% di tannini, principalmente gallotannini; la corteccia contiene come composti caratteristici il β- ed il γ-amamelitannino, l'ellagitannino, derivati della catechina ed acido gallico libero. Per la produzione di distillati, si utilizzano le foglie fresche ed i ramoscelli. La Farmacopea Europea riporta la monografia relativa alle foglie essiccate, intere o tagliate di *H. virginiana* (*Hamamelidis folium*), che devono contenere non meno del 3% di tannini, espressi come pirogallolo e calcolati in riferimento alla droga essiccata.

Farmacologia/Meccanismo d'azione. I tannini presenti nell'amamelide sono responsabili delle proprietà astringenti ed emostatiche dell'amamelide. Quando vengono applicati localmente ed in basse concentrazioni, questi composti provocano vasocostrizione ed una notevole diminuzione della permeabilità vascolare. Infatti questi inducono precipitazione delle proteine serrando gli strati cellulari superficiali e restringendo le strutture colloidali (azione emostatica). Il calo di permeabilità vascolare si traduce in un effetto antinfiammatorio locale. I tannini svolgono anche una blanda azione anestetica locale che dà sollievo a dolore e prurito. L'amamelide, una sua frazione procianidinica e l'amamelitannino sono potenti *scavenger* dei radicali liberi, inibiscono l'enzima β-elastasi ed esercitano effetti antinfiammatori locali. L'amamelitannino e le procianidine possiedono attività antinfiammatoria attraverso l'inibizione della 5-lipossigenasi e della biosintesi del PAF, rispettivamente; inoltre l'amamelitannino protegge le cellule endoteliali vasali dalla tossicità indotta dal TNFα, un mediatore proinfiammatorio in grado di causare necrosi emorragiche vasali. Infine è da ricordare che l'amamelide può esercitare effetti antinfiammatori che sono indipendenti dall'azione tipica dei tannini. Infatti, alcuni estratti di amamelide, somministrati per via orale, esercitano attività antinfiammatoria sistemica in alcuni modelli sperimentali di infiammazione, quali ad esempio l'edema da carragenina.

Efficacia clinica. L'amamelide è raccomandata dalla Commissione E tedesca per il trattamento delle emorroidi, delle vene varicose, nonché per gli stati infiammatori della pelle e delle mucose. Viene generalmente adoperata per la malattia emorroidaria di primo e di secondo grado. Benché sia stata adoperata tradizionalmente per questa patologia, mancano studi clinici randomizzati che ne confermino l'attività. In due studi clinici controllati non randomizzati, per un totale di 165 pazienti con malattia emorroidaria di primo grado, è stato utilizzato un unguento contenente il 10% di tannini ottenuti dalla corteccia di *H. virginiana* (noto con il nome commerciale di Eulatin®). In seguito ad un trattamento della durata di tre settimane, si è osservato un miglioramento sostanziale dei sintomi tipici della malattia (sanguinamento, bruciore, dolore, prurito), paragonabile a quello ottenuto da una pomata contenente corticosteroidi [Knoch e coll. (1991) Munch Med Wschr 31/32:481-484]. In altri studi non controllati è stato similmente dimostrata l'efficacia di un distillato al 5% ottenuto dalla corteccia di *H. virginiana*. Da ricordare che l'amamelide è utilizzata nel trattamento della dermatite atopica.

Effetti collaterali/Controindicazioni. La Commissione E tedesca non riporta né effetti collaterali, né controindicazioni. Sono stati riportati, tuttavia, rari casi di dermatite da contatto susseguenti l'uso topico di amamelide. In uno studio coorte effettuato su 1032 pazienti, le reazioni indesiderate associate all'uso di un unguento contenente il 25%

di estratto di amamelide sono state riportate solo da quattro pazienti (due di questi pazienti risultavano però allergici al grasso di lana contenuto nella base dell'unguento). Le preparazioni orali possono causare irritazione gastrica. L'olio volatile contiene safrolo, una sostanza a potenziale cancerogeno; tuttavia la quantità è troppo piccola per causare seri problemi.

Preparazioni/Dose. La Commissione E tedesca raccomanda l'uso esterno di diverse preparazioni a base di amamelide; estratti per preparazioni semisolide e liquide, contenenti il 5-10% della droga, o decotti preparati da 5-10 g di droga secca in 250 ml di acqua e supposte contenenti 0,1-1 g di droga, da applicare 1-3 volte al giorno. La corteccia e le foglie fresche possono essere adoperate per la preparazione di un distillato da adoperarsi per uso esterno o interno, in forma non diluita o diluita (1:3 con acqua).

Letture di approfondimento

Chagan L, Ioselovich A, Asherova L, Cheng JW (2002) Use of alternative pharmacotherapy in management of cardiovascular diseases. Am J Manag Care 8:270-285

Chang WT, Dao J, Shao ZH (2005) Hawthorn: potential roles in cardiovascular disease. Am J Chin Med 33:1-10

Cos P, De Bruyne T, Hermans N, Apers S, Berghe DV, Vlietinck AJ (2004) Proanthocyanidins in health care: current and new trends. Curr Med Chem 11:1345-1359

Gardner CD, Messina M, Lawson LD, Farquhar JW (2003) Soy, garlic, and ginkgo biloba: their potential role in cardiovascular disease prevention and treatment. Curr Atheroscler Rep 5:468-475

Horsch S, Walther C (2004) Ginkgo biloba special extract EGb 761 in the treatment of peripheral arterial occlusive disease (PAOD) – a review based on randomized, controlled studies. Int J Clin Pharmacol Ther 42:63-72

Lyseng-Williamson KA, Perry CM (2003) Micronised purified flavonoid fraction: a review of its use in chronic venous insufficiency, venous ulcers and haemorrhoids. Drugs 63:71-100

Kris-Etherton PM, Hecker KD, Bonanome A, Coval SM, Binkoski AE, Hilpert KF, Griel AE, Etherton TD (2002) Bioactive compounds in foods: their role in the prevention of cardiovascular disease and cancer. Am J Med 113 (Suppl 9B):71S-88S

Min B, White CM (2004) Hawthorn. Conn Med 68:161-164

Pittler MH, Ernst E (2005) Complementary therapies for peripheral arterial disease: systematic review. Atherosclerosis 181:1-7

Rohdewald P (2002) A review of the French maritime pine bark extract (Pycnogenol), a herbal medication with a diverse clinical pharmacology. Int J Clin Pharmacol Ther 40:158-168

Simonetti P, Ciappellano S, Gardana C, Bramati L, Pietta P (2002) Procyanidins from Vitis vinifera seeds: in vivo effects on oxidative stress. J Agric Food Chem 50:6217-6221
Sirtori CR (2001) Aescin: pharmacology, pharmacokinetics and therapeutic profile. Pharmacol Res 44:183-193
Sungnoon R, Chattipakorn N (2005) Anti-arrhythmic effects of herbal medicine. Indian Heart J 57:109-113
Valli G, Giardina EG (2002) Benefits, adverse effects and drug interactions of herbal therapies with cardiovascular effects. J Am Coll Cardiol 39:1083-1095
Wilburn AJ, King DS, Glisson J, Rockhold RW, Wofford MR (2004) The natural treatment of hypertension. J Clin Hypertens 6:242-248

Capitolo 23 Piante medicinali e disturbi metabolici

23.1 Introduzione

Le malattie metaboliche, molto diffuse nei Paesi ricchi ed evoluti, sono nella quasi totalità dei casi attribuite a deficit enzimatici ereditari. Di questi alcuni non hanno rilevanza clinica, mentre altri determinano malattie più o meno serie. L'espressione clinica delle malattie metaboliche è comunque influenzata dalle abitudini dietetiche e, in misura minore, dalla scarsa attività fisica, dalla sedentarietà, dallo stress quotidiano e da altre abitudini di vita. Il prolungamento della vita facilita poi la comparsa di queste patologie e questo spiega la sempre maggiore attenzione delle Autorità Sanitarie verso questo tipo di problema.

I segni ed i sintomi delle malattie metaboliche appaiono vaghi, soprattutto nelle fasi iniziali; comunque un'adeguata anamnesi familiare indirizza spesso la diagnosi della patologia in atto.

Iperlipidemia, diabete ed obesità sono complesse patologie che rientrano nel vasto capitolo delle malattie metaboliche. Negli Stati Uniti d'America circa 98 milioni di individui hanno elevate concentrazioni ematiche di lipidi, 58 milioni di persone presentano problemi di sovrappeso e 16 milioni di pazienti soffrono di diabete. Questi dati epidemiologici ci offrono, in termini quantitativi, una visione del problema che appare anche più drammatico se si tiene conto della stretta correlazione tra alterazioni dei lipidi e malattie coronariche, delle complicanze micro (retinopatia, nefropatia e neuropatia) e macrovascolari (malattie coronariche, periferiche e cerebrovascolari) della malattia diabetica ed infine dell'influenza negativa dell'obesità sui maggiori sistemi d'organo. Infatti l'obesità è direttamente responsabile dell'accelerazione dello sviluppo dell'ipertensione, delle malattie coronariche, del diabete mellito di tipo II, delle malattie della colecisti, dell'osteoartrite e di alcune neoplasie.

Da molti anni sono noti studi che hanno evidenziato come l'abbassamento del colesterolo, il miglioramento del controllo glicemico e la diminuzione del peso corporeo riducono il rischio di eventi legati alle malattie coronariche (infarto miocardico fatale e non fatale, angina instabile, morte per malattie coronariche). Alcuni studi hanno dimostrato anche una riduzione dell'incidenza di ischemia cerebrale, come anche una riduzione di tutte le cause di mortalità.

23.2 Malattie del metabolismo lipidico

23.2.1 Quadro clinico

Colesterolo, trigliceridi e fosfolipidi sono i principali lipidi presenti in circolo. Il **colesterolo** svolge una duplice funzione biologica nell'organismo essendo un componente strutturale della membrana plasmatica cellulare ed il precursore degli ormoni steroidei e degli acidi biliari. Può presentarsi sia in forma libera, non esterificata, sia come estere di un acido grasso a catena lunga. Il colesterolo libero è la forma metabolicamente attiva dello steroide, mentre l'estere del colesterolo serve per il trasporto plasmatico ed il deposito cellulare dello steroide.

Il colesterolo plasmatico deriva da tre fonti: esiste un colesterolo proveniente dalla dieta, un colesterolo di provenienza dai tessuti periferici e trasportato al fegato con un meccanismo mediato dalle HDL ("trasporto centripeto" del colesterolo) ed un colesterolo di origine endogena, sintetizzato principalmente nel fegato a partire dall'acetilCoA. Quando il quantitativo giornaliero di colesterolo introdotto con la dieta è inferiore ad un grammo (la dieta media giornaliera dell'italiano contiene circa 500 mg di colesterolo), solo il 30-40% viene assorbito dall'intestino; quando invece il quantitativo supera il grammo, la percentuale di colesterolo assorbito si riduce ulteriormente.

I **trigliceridi** derivano dall'esterificazione del glicerolo con acidi grassi a catena lunga. Il trigliceride di origine endogena viene sintetizzato soprattutto nel fegato ed è il principale fattore determinante la sintesi e la biodisponibilità di acidi grassi liberi nell'epatocita.

Gli acidi grassi liberi presenti nel fegato possono derivare: 1) dagli acidi grassi circolanti legati all'albumina, provenienti dal tessuto adiposo a seguito della lipolisi; 2) dagli acidi grassi provenienti dall'idrolisi dei trigliceridi contenuti nei chilomicroni di origine dietetica e 3) dagli acidi grassi ottenuti per sintesi dai carboidrati contenuti nella dieta. I carboidrati contenuti nella dieta vengono convertiti in acidi grassi quando il loro quantitativo supera la capacità epatica del fegato di immagazzinarli.

Nel corso della vita i livelli di colesterolo rimangono uguali e costanti nei due sessi fra i dieci ed i venti anni, poi aumentano in entrambi i sessi, ma soprattutto nei maschi tra i 20 e i 50 anni; in seguito i livelli mantengono un andamento a *plateau* nei maschi mentre continuano a salire nelle femmine, la cui colesterolemia supera quella dei maschi dopo i 55 anni. Livelli di colesterolo superiori ai 250 mg/100 dL (e soprattutto 300 mg/100 dL) costituiscono un fattore di rischio per l'insorgenza di malattie cardiovascolari, quali l'infarto, l'aterosclerosi e l'ictus cerebrale.

Poiché il colesterolo è scarsamente solubile, esso viene trasportato nel torrente circolatorio da sostanze solubili, le lipoproteine. Queste sono le LDL, lipoproteine a bassa densità, cioè il cosiddetto "colesterolo cattivo" e le HDL, lipoproteine ad alta densità, cioè il cosiddetto "colesterolo buono". Il metabolismo delle lipoproteine, con i movimenti del colesterolo e dei trigliceridi è illustrato in dettaglio nel Box 23.1. In sintesi, il punto di partenza è costituito dai chilomicroni che si formano nella mucosa intestinale e mediano il trasporto dei lipidi alimentari dall'intestino ai tessuti. Nei muscoli e nel tessuto adiposo perdono la maggior parte dei loro trigliceridi per azione di una lipoproteina lipasi. Si trasformano così in residui di chilomicroni che vengono assorbiti dal fegato. Le VLDL (lipoproteine a densità molto bassa), le IDL (lipoproteine a densità intermedia) e le LDL trasportano colesterolo e trigliceridi dal fegato ai tessuti. La densità delle lipoproteine è inversamente proporzionale alla quantità di trigliceridi che esse contengono. Mediante cessione degli acidi grassi, le VLDL si trasformano in IDL e poi in LDL. Le LDL formate forniscono colesterolo ai tessuti. Le HDL invece riportano al fegato il colesterolo in eccesso formatosi nei tessuti.

Con il termine di **iperlipidemia** s'indica una condizione caratterizzata da un livello eccessivamente elevato di lipidi nel sangue, di

Box 23.1 Metabolismo delle lipoproteine e sito d'azione di alcune droghe vegetali

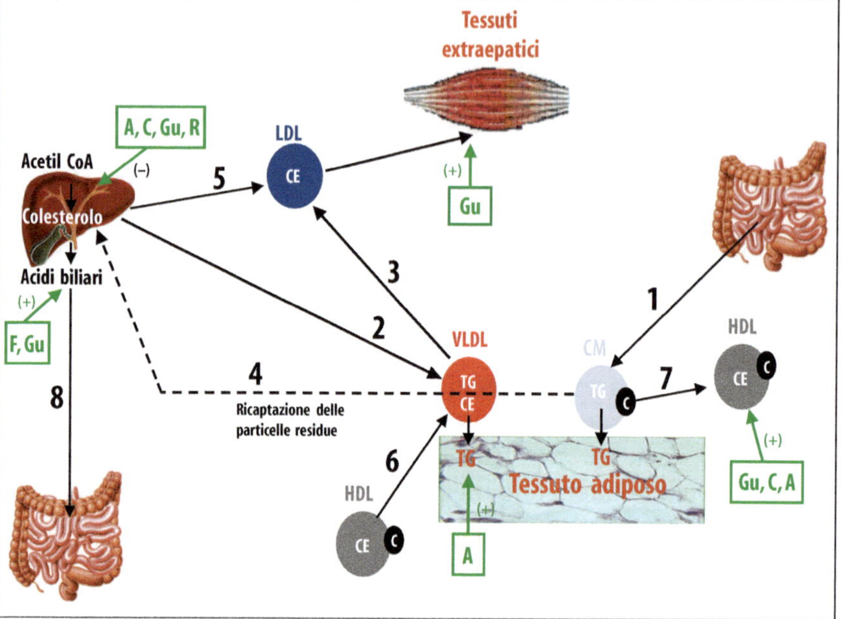

Trasporto dei trigliceridi (TG)

1. Gli acidi grassi assunti con la dieta sono trasformati in trigliceridi (TG); questi, combinandosi con le apoproteine e ricoperti di uno strato di fosfolipidi, formano i chilomicroni (CM) che vengono rilasciati nel sangue attraverso il sistema linfatico.

2. Allo stesso modo, i TG sintetizzati nel fegato si combinano con le apoproteine e formano le lipoproteine a bassa densità (VLDL). CM e VLDL hanno il più alto contenuto in TG e pertanto la più bassa densità.

3. Nei muscoli e nel tessuto adiposo, sia VLDL che CM perdono rapidamente la maggior parte dei loro TG per azione di una lipoproteina lipasi. Conseguentemente la densità delle lipoproteine aumenta con la formazione di lipoproteine a densità intermedia (IDL, non mostrate nella figura) e lipoproteine a bassa densità (LDL).

4. CM e residui delle VLDL vengono captati dal fegato. Le apoproteine servono da cofattori per l'attività delle lipasi nel tessuto adiposo e per il riconoscimento e la captazione da parte del fegato.

Trasporto del colesterolo

5. Il fegato sintetizza delle LDL per il trasporto del colesterolo ai tessuti periferici. I tessuti extraepatici ricevono estere del colesterolo (CE) mediante un meccanismo recettore-mediato. Deficit dei recettori per le LDL porta ipercolesterolemia familiare.

6. Il fegato sintetizza anche componenti delle HDL che facilitano l'esterificazione del colesterolo ed il trasferimento di CE a particelle ricche di trigliceridi. L'HDL non trasporta colesterolo ai tessuti periferici.

7. L'HDL recupera anche il colesterolo non esterificato (C) da chilomicroni e residui delle VLDL. Questo rappresenta un meccanismo per rimuovere colesterolo dalla circolazione periferica e riusarlo in particelle di lipoproteine ricche di trigliceridi, che

→ *segue*

Box 23.1 *seguito*

sono meno aterogene delle LDL. Sebbene le HDL contengano elevate quantità di colesterolo, esse non sono in grado di rilasciare colesterolo ai tessuti periferici.

8. Infine il colesterolo rappresenta il precursore degli acidi biliari sintetizzati nel fegato e trasportati nell'intestino. Questo meccanismo rappresenta l'unica via di eliminazione del colesterolo dal corpo umano.

Sito d'azione di alcune droghe vegetali

La **gomma guggul** (**Gu**) (i) inibisce la biosintesi del colesterolo nel fegato, (ii) aumenta l'escrezione del colesterolo attraverso la bile ed (iii) aumenta i livelli di HDL.

L'**aglio** (**A**) inibisce (i) la biosintesi epatica di colesterolo (vedi anche la Fig. 23.3), (ii) aumenta l'attività della lipasi nel tessuto adiposo ed (iii) aumenta le HDL.

Il **carciofo** (**C**) inibisce la biosintesi di colesterolo nel fegato ed aumenta le HDL.

Il **fieno greco** (**F**) aumenta l'escrezione biliare ed inibisce il riassorbimento di colesterolo da parte dell'intestino (vedi anche la Fig. 23.4).

Il riso rosso fermentato (**R**) inibisce la sintesi di colesterolo (vedi anche la Fig. 23.3).

solito causato da una mancanza di lipasi lipoproteica o da un difetto nella conversione delle LDL ad HDL. In genere si riscontra un aumento di LDL, VLDL, o di entrambe le lipoproteine, causato da predisposizione familiare, associata ad iperalimentazione. Le iperlipidemie possono essere primarie oppure il risultato di problemi metabolici, quali diabete mellito, alcolismo, ipotiroidismo o cirrosi biliare (iperlipidemia secondaria). I principali meccanismi specifici di iperlipidemia sono: 1) recettori di LDL difettosi (ipercolesterolemia familiare); 2) carenza di lipoproteina lipasi (iperlipidemia di tipo I, ipertrigliceridemia primaria); 3) *clearance* insufficiente di particelle residue (iperlipidemia di tipo III, disbetalipoproteinemia familiare).

È ovvio che la dieta rappresenta il trattamento iniziale delle iperlipidemie [eliminazione di cibi fritti con grassi animali, riduzione dell'apporto di grassi saturi, integrazione della dieta con alimenti ricchi di fibre (frutta, verdura, legumi, ecc.)]. Anche l'aggiunta di mucillagini (psillio, guar, ecc.), lecitina (di soia) e/o pectine (presenti nelle mele e nelle specie di *Citrus*) potrebbe facilitare la riduzione dei livelli ematici dei lipidi.

Allo stato attuale è difficile delineare un esatto meccanismo d'azione della fibra. È comunque ipotizzabile che agisca con un duplice meccanismo, diretto ed indiretto (Tab. 23.1). Gli effetti benefici di una dieta ricca di fibre (circa 30 g al giorno) compaiono solo dopo 5-6 settimane, ma perché l'intervento dietetico abbia un effetto apprezzabile è necessario che le modificazioni della dieta si verifichino in età precoce.

Tabella 23.1 Meccanismi dell'azione ipocolesterolemizzante della fibra [Da: Capasso e Castaldo (2004) La fibra, Springer-Verlag Italia, Milano]

Azione diretta

(i) aumentata escrezione fecale di colesterolo e di sali biliari
- stimolata sintesi *de novo* di acidi biliari
- diminuita disponibilità di acidi biliari per la formazione di micelle

(ii) ridotto transito intestinale

Azione indiretta

(i) inibizione della lipasi pancreatica

(ii) effetti degli acidi grassi a catena corta

(iii) modificazioni strutturali dell'intestino

(iv) interferenza con il metabolismo delle lipoproteine

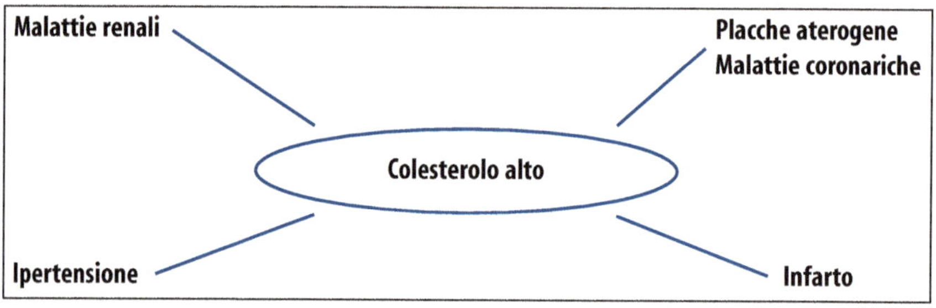

Fig. 23.1 Rischi dell'ipercolesterolemia [Da: Capasso e Castaldo (2004) La fibra. Springer-Verlag Italia, Milano]

Risultati modesti ed il rischio di complicazioni (Fig. 23.1) richiedono l'uso contemporaneo di farmaci ipocolesterolemizzanti (Tab. 23.2) che purtroppo non sono esenti da effetti collaterali. Nei casi di iperlipidemia è frequente poi l'uso di oli di pesce che contengono acidi grassi ω-3 come l'acido eicosapentaenoico (EPA) e l'acido docosaesaenoico (DHA). Si ritiene che l'effetto ipolipidemico di questi acidi grassi essenziali contribuisca alla bassa prevalenza di malattie cardiovascolari in molte popolazioni marine.

23.2.2 Fitoterapia delle malattie del metabolismo lipidico

Le droghe vegetali tradizionalmente adoperate allo scopo di diminuire i livelli dei lipidi ematici sono numerose (Tab. 23.3) ed alcune di

Tabella 23.2 Principali farmaci adoperati per il trattamento dell'ipercolesterolemia

Farmaci	*Meccanismo d'azione*	*Effetti collaterali*
Inibitori della HMG CoA riduttasi (per es. simvastatina, pravastatina, lovastatina, fluvastatina)	Inibiscono l'enzima chiave della biosintesi del colesterolo in quanto sono degli analoghi strutturali del 3-idrossi-3-metilglutarato, un precursore del colesterolo	Innalzamento di enzimi epatici e creatinfosfochinasi
Resine sequestranti gli acidi biliari (per es. colestiramina, colestipolo)	Inibiscono il riassorbimento di acidi biliari, consentendo la perdita di colesterolo nelle feci	Gonfiore gastrointestinale, stitichezza, ridotto assorbimento dei farmaci
Derivati dell'acido fibrico (per es. gemfibrozil, clofibrato)	Aumentano l'attività della lipoproteina lipasi periferica, che facilita l'ingresso dei trigliceridi nei tessuti bersaglio	Colelitiasi, innalzamento dell'enzima creatin fosfochinasi, miosite
Acido nicotinico (per es. niacina)	Riduce la produzione di VLDL per abbassamento del flusso di acidi grassi dal tessuto adiposo al fegato (riduce la lipolisi nel tessuto adiposo)	Vampate vasomotorie, prurito, iperuricemia, intolleranza al glucosio, ulcera peptica, itterizia colestatica, iperpigmentazione
Probucolo	Riduce l'ossidazione di LDL. L'LDL ossidato viene assorbito più avidamente dai macrofagi per produrre cellule schiumose e placche aterosclerotiche	Fastidio gastrointestinale, prolunga l'intervallo QT dell'elettrocardiogramma

esse sono state valutate in studi clinici randomizzati (Tab. 23.4). Tra queste, l'aglio è certamente la più studiata, ma i risultati clinicamente più promettenti sono stati descritti per il fieno greco, per la gomma guggul e per il riso rosso fermentato. Inoltre risultati preliminarmente positivi (in studi clinici non randomizzati) sono stati riportati per la curcuma (*Curcuma longa*), per l'igname selvatico (*Dioscorea villosa*) e per l'erba medica (*Medicago sativa*).

La Commissione E tedesca raccomanda l'aglio e la soia per il trattamento delle iperlipidemie (in associazione alle misure dietetiche), mentre la cipolla viene raccomandata nella prevenzione dell'aterosclerosi. I meccanismi attraverso i quali le droghe vegetali possono potenzialmente ridurre i livelli ematici di colesterolo e trigliceridi sono molteplici (Box 23.1) Questi includono: (i) inibizione della biosintesi del

Tabella 23.3 Piante medicinali tradizionalmente adoperate per il trattamento delle iperlipidemie

Nome comune della droga	*Nome latino della pianta*	*Parte della pianta utilizzata*	*Principali costituenti chimici*	*Dose giornaliera*
Achillea wilhelmsii	*Achillea wilhelmsii*	Parti aeree	Flavonoidi, lattoni sesquiterpenici, saponine	a
Aglio*	*Allium sativum*	Bulbo	Composti solforati	4 g
Arjuna	*Terminalia arjuna*	Parti aeree	Fibre, sitostanoli	1-3 g
Basilico sacro	*Ocimum sanctum*	Foglie	Saponine, flavonoidi, olio essenziale	1,5-2 g
Carciofo	*Cynara scolymus*	Foglie	Derivati dell'acido caffeico, flavonoidi, lattoni sesquiterpenici	1,92 mg di estratto
Cardo mariano	*Silybum marianum*	Frutti	Flavonolignani (silimarina)	12-15 g
Cipolla	*Allium cepa*	Bulbo	Composti solforati, quercetina	20 g
Curcuma	*Curcuma longa*	Rizoma	Olio essenziale, curcuminoidi	2 g
Erba medica	*Medicago sativa*	Parti aeree	Acidi, alcaloidi, aminoacidi, flavonoidi, saponine, steroidi	5-10 g
Fieno greco	*Trigonella foenum-graecum*	Semi	Saponine steroidee, flavonoidi, fibre	2,8 g di estratto
Ginseng	*Panax ginseng*	Radici	Saponine triterpeniche	1-2 g
Gomma guggul	*Commiphora mukul*	Resina	Olio essenziale, triterpeni, mucillagini	b
Igname selvatico	*Dioscorea villosa*	Radici	Saponine, alcaloidi	a
Melanzana	*Solanum melongena*	Frutto	Fibre, flavonoidi, saponine	20 g
Psillio	*Plantago psyllium, P. indica*	Semi	Mucillagini	10-30 g
Psillio biondo	*Plantago ovata*	Semi	Mucillagini	12-40 g
Riso rosso fermentato	*Oryza sativa*	Seme fermentato	Monacoline	c
Soia*	*Glycine max*	Lecitina dai semi	Fosfolipidi, acidi grassi, fitosteroli	d

* Consigliata dalla Commissione E tedesca
a = non sono disponibili dati attendibili; b = 75 mg di guggulsteroni; c = 1,2-2,4 g di un estratto contenente 0,4% di inibitori della HMG CoA riduttasi e 0,8% di acidi grassi insaturi; d = 3,5 g di fosfolipidi

Tabella 23.4 Droghe vegetali ed ipercolesterolemia: sommario degli studi clinici randomizzati [Da: Thompson Coon & Ernst (2003) Perfusion 16:40-55]

Nome comune	*NS*	*NP*	*Diagnosi*	*Trattamento*	*Principali risultati*
Aglio	13	781	Ipercolesterolemia	900 mg/die Kwai® per 8-20 settimane	Riduzione del colesterolo totale (effetto modesto)
Gomma guggul	5	265	Ipercolesterolemia, iperlipidemia, obestità	1-6 g/die per 3-24 settimane	Riduzione del colesterolo totale (10-27%) rispetto al placebo
Fieno greco	5	140	Ipercolesterolemia, volontari sani, diabete	50-100 g/die per 1,5-12 settimane	Riduzione del colesterolo totale (15-33%) rispetto ai valori basali
Riso rosso fermentato	4	773	Volontari sani, ipercolesterolemia, iperlipidemia	1,2-2,4 g/die per 8-12 settimane	Riduzione del colesterolo totale (16-31%) rispetto al placebo
Carciofo	2	183	Volontari sani, iperlipoproteinemia	1,8-1,92 g/die per 6 o 12 settimane	Riduzione del colesterolo totale (8,6 e 18,5%) rispetto al placebo
Melanzana	2	52	Ipercolesterolemia	20 mg/die per 5 settimane	Riduzione del colesterolo totale
Arjuna	1	105	Disturbi coronarici	500 mg/die per 4 settimane	Riduzione del colesterolo totale (10%) rispetto ai valori basali
Cardo mariano	1	20	Dislipidemia	Silimarina, 30 mg/die per 8 settimane	Riduzione dei trigliceridi (28%) rispetto al placebo; nessuna differenza nei livelli di colesterolo
Basilico sacro	1	40	Diabete NID	2,5 g/die per 8 settimane	Riduzione (6,5%) del colesterolo totale rispetto al placebo
Achillea wilhelmsii	1	60	Ipercolesterolemia	30-40 gocce di estratto/die per 5 settimane	Riduzione significativa del colesterolo totale ed LDL rispetto al placebo
Ginseng	1	36	Diabete NID	100-200 mg/die per 8 settimane	Nessun effetto significativo

NS = numero di studi clinici; NP = numero di pazienti; NID = non insulino dipendente

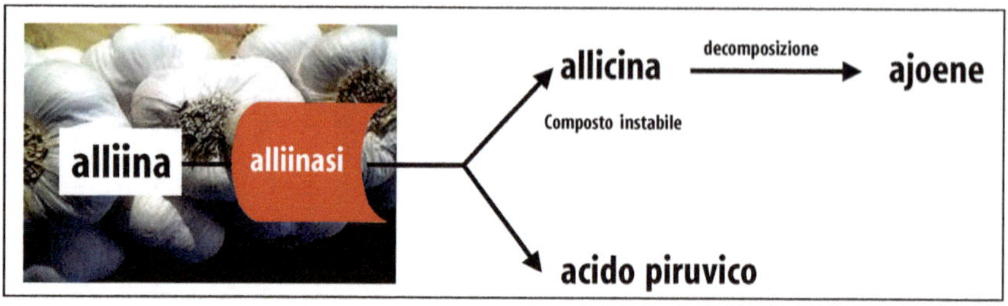

Fig. 23.2 Formazione di allicina ed ajoene.
I bulbi di aglio contengono alliina (situata nel citoplasma) ed il suo enzima idrolitico alliinasi (situato nei vacuoli). La distruzione della struttura cellulare, a seguito di taglio, macinazione o masticazione, libera l'enzima che catalizza la reazione di trasformazione dell'alliina in allicina ed acido piruvico. L'allicina è un prodotto altamente instabile che si decompone in ajoene. L'enzima alliinasi può essere inattivato dal pH gastrico o dal calore (50°)

colesterolo (aglio, carciofo, guggulipide, riso rosso fermentato) (Fig. 23.2), (ii) aumento della lipasi nel tessuto adiposo (aglio), (iii) aumento dell'escrezione e del successivo riassorbimento del colesterolo (fienogreco, guggulipide).

Aglio

Botanica/Costituenti chimici. L'aglio è costituito dal bulbo di *Allium sativum* L. (Fam. *Liliaceae*), una pianta erbacea perenne, di 20-50 cm di altezza, originaria dell'Asia centrale ed attualmente coltivata nelle regioni temperate in quanto è utilizzato come condimento. Il caule, cilindrico, cavo e non ramificato, porta 6-12 foglie allungate, a nervature parallele, cilindriche, fistolose, e termina con un'ombrella di fiori bianchi o rossastri. I fiori sono quasi sempre sterili, per cui la moltiplicazione avviene per mezzo dei bulbilli. Il bulbo è formato da 8-12 bulbilli biancastri o rosati (spicchi), ovoidi, oblunghi, compressi lateralmente ed arcuati, avvolti in una tunica membranosa biancastra; ha odore e sapore forte e caratteristico. La droga viene raccolta nei mesi di maggio-luglio ed essiccata all'ombra ad una temperatura di circa 40° C. L'aglio contiene un olio essenziale (0,10-0,36%), i cui componenti principali sono i composti contenenti zolfo, quali l'alliina ed i composti che si formano enzimaticamente dall'alliina (come ad esempio l'allicina) o altri prodotti che si formano a partire dall'allicina per degradazione non enzimatica (ajoene e vinilditieni). L'olio contiene anche S-allilmercaptocisteina ed S-metilmercaptocisteina. L'aglio contiene inoltre enzimi, quali alliinasi, perossidasi e mirosinasi.

Il principale componente dell'aglio e l'alliina (2-propenil-(allil)-L-cisteina solfossido), che nella droga fresca è presente per lo 0,5-1%, mentre in quella secca può raggiungere anche il 2%. Si tratta di un derivato aminoacidico che è di per sé inodore, ma precursore dei caratteristici prodotti responsabili dell'aroma dell'aglio. Infatti nella cellula intatta l'alliina, e gli altri solfossidi correlati sono situati nel citoplasma, mentre il suo enzima idrolitico alliinasi è confinato nel vacuolo. La distruzione della struttura cellulare, a seguito di taglio, macinazione o masticazione, libera l'enzima che determina l'idrolisi dei solfossidi e la loro trasformazione in disolfuri, il principale dei quali è l'allicina, un prodotto altamente instabile che si decompone rapidamente in un prodotto più stabile, l'ajoene (Fig. 23.2). Si ritiene che 1 mg di alliina sia equivalente a 0,45 mg di allicina. La composizione chimica dell'aglio è riportata in dettaglio nella Tabella 23.5. La Farmacopea Europea IV riporta la monografia relativa all'aglio polvere (*Allii sativi bulbi pulvis*), che si prepara a partire dai bulbi crioessiccati o essiccati ad una temperatura non superiore ai 65° C; la polvere contiene non meno dello 0,45% di allicina, calcolata in riferimento alla droga essiccata.

Tabella 23.5 Composizione chimica dell'aglio [Da: Rhaman (2003) Ageing Res Rev 2:39-56]

Componente	*Quantità (% di peso fresco)*
Acqua	62-68
Carboidrati (principalmente fruttani)	26-30
Proteine	1,5-2,5
Aminoacidi comuni	1-1,5
Aminoacidi (solfossidi della cisteina)	0,6-1,9
γ-Glutamilcisteina	0,5-1,6
Lipidi	0,1-0,2
Fibre	1,5
Composti solforati totali*	1,1-3,5
Solfuri	0,23-0,37
Azoto	0,6-1,3
Minerali	0,7
Vitamine	0,015
Saponine	0,04-0,11
Totale composti liposolubili	0,15 (0,7 nella cuticola)
Totale composti idrosolubili	97

* Con l'esclusione di proteine e solfati inorganici

Meccanismo d'azione/Farmacologia. L'aglio possiede diverse proprietà farmacologiche potenzialmente benefiche per il sistema cardiovascolare e per la prevenzione dell'aterosclerosi. In particolare l'aglio risulta in grado di diminuire i livelli di colesterolo e dei lipidi ematici, un effetto rilevante alla luce del fatto che l'iperlipidemia costituisce il principale fattore eziopatologico per l'aterosclerosi. Gli effetti dell'aglio sul metabolismo lipidico sono descritti in questo paragrafo, mentre le altre proprietà farmacologiche sono riportate nel Box 23.2. L'effetto dell'aglio o

Box 23.2 Principali proprietà farmacologiche dell'aglio

Gli effetti sul metabolismo lipidico sono descritti nel testo, mentre le proprietà chemiopreventive sono riportate nel Capitolo 33.

Attività fibrinolitica

L'inibizione dell'attività fibrinolitica (ed il conseguente accumulo di fibrina) è coinvolta in diverse complicazioni cardiovascolari quali quelle che si verificano nel diabete, nell'ipertensione e nell'ipercolesterolemia. Una diminuzione dell'attività fibrinolitica viene riscontrata in animali nutriti con una dieta ricca in colesterolo e conseguentemente ostacolata da preparati a base di aglio (come ad esempio l'olio essenziale d'aglio o il succo d'aglio) o da una dieta ad alto contenuto d'aglio. Un aumento dell'attività fibrinolitica è stata osservata in studi clinici in soggetti che prevalentemente assumevano l'olio essenziale d'aglio (sia per somministrazioni acute che per periodi variabili fino alle 4 settimane), mentre una simile attività generalmente non si riscontrava in soggetti che assumevano aglio in polvere.

Attività antipiastrinica

Alterazioni nella funzione piastrinica, soprattutto in soggetti con aterosclerosi, possono causare seri problemi, come infarto del miocardio e malattie tromboemboliche. La somministrazione di estratti acquosi d'aglio a conigli è in grado di inibire la sintesi del trombossano B_2 (un potente aggregante piastrinico) e la trombocitopenia indotta dalla somministrazione di collagene o arachidonato. Inoltre gli estratti d'aglio risultano in grado di inibire l'aggregazione delle piastrine umane indotta da diverse sostanze aggreganti, quali ADP, collagene, acido arachidonico, adrenalina e ionofori del calcio. I meccanismi proposti per spiegare l'attività antipiastrinica dell'aglio sono: (i) inibizione dell'attività degli enzimi fosfolipasi e lipossigenasi; (ii) inibizione della sintesi di trombossano; (iii) diminuzione della concentrazione intracellulare di calcio nelle piastrine e (iv) produzione di ossido d'azoto (un antiaggregante piastrinico). Tra i composti dell'aglio, l'ajoene inibisce l'aggregazione piastrinica attraverso l'inibizione degli enzimi ciclossigenasi (inibizione della sintesi di trombossano A_2) e lipossigenasi (inibizione del 12-HETE) ed attraverso una diretta interazione con i recettori del fibrinogeno, mentre l'allicina inibisce l'aggregazione piastrinica attraverso un'interferenza con la mobilizzazione di calcio intracellulare (senza modificare i prodotti della ciclossigenasi o i livelli intracellulari di AMP ciclico).

Effetti sulla pressione arteriosa

Gli effetti dell'aglio sulla pressione arteriosa sono stati dimostrati in animali da laboratorio, sebbene non sia noto con precisione il meccanismo d'azione. Infatti, in animali

→ *segue*

Box 23.2 *seguito*

da laboratorio, la somministrazione endovenosa di estratti di aglio provoca una riduzione sia della pressione sistolica che di quella diastolica; inoltre, l'aglio, somministrato per cinque giorni, provoca un'inibizione della vasocostrizione polmonare indotta dall'ipossia. Negli studi eseguiti su arterie isolate, è stata rilevata l'abilità degli estratti d'aglio di inibire le contrazioni indotte da endotelina. Inoltre, in esperimenti eseguiti per valutare l'effetto dei componenti dell'aglio, è stato dimostrato che l'allicina riduce la pressione arteriosa in ratti ipertesi. L'effetto antipertensivo dell'aglio è probabilmente legato ai suoi effetti sulla contrattilità della muscolatura vasale; infatti l'aglio provoca un rilassamento vasale endotelio-dipendente, con un ruolo predominante dell'ossido d'azoto; invece, in altri studi, è stato riportato che l'allicina provoca rilassamento con un meccanismo indipendente dalla sintesi di ossido d'azoto. Gli studi clinici sul potenziale antipertensivo dell'aglio sono descritti nel Capitolo 22.

Effetti ipoglicemici

L'aglio è in grado di ridurre i livelli ematici di glucosio nei roditori con diabete sperimentale indotto da streptozotocina o da allossana; inoltre, nei roditori, l'alliina ha effetti antidiabetici simili a quelli dell'insulina o della glibenclamide. Sebbene il meccanismo dell'azione antidiabetica non sia completamente noto, studi *in vitro* ed *in vivo* hanno dimostrato che l'aglio è in grado di stimolare il rilascio di insulina nei ratti diabetici; inoltre, i gruppi tiolici presenti nell'aglio potrebbero proteggere l'insulina dalla sua degradazione. Pertanto l'aglio potrebbe aumentare il rilascio di insulina e proteggerne la degradazione.

Effetti antiossidanti

È ben noto il ruolo della perossidazione dei lipidi nella formazione del processo aterosclerotico. Alcuni costituenti dell'aglio si comportano da *scavenger* dei radicali liberi, possiedono attività antiossidante, incrementano l'attività di alcuni enzimi antiossidanti (superossido dismutasi, catalasi, glutatione perossidasi), inibiscono l'ossidazione delle LDL ed inibiscono l'attivazione dell'NF-κB, un fattore trascrizionale coinvolto nelle reazioni di ossidazione. Le proprietà antiossidanti dell'aglio sono importanti non solo per quanto riguarda il processo aterosclerotico, ma anche per gli effetti antiepatotossici ed antitumorali dell'aglio e dei suoi costituenti.

Proprietà antimicrobiche

È ben documentata in letteratura l'attività antibatterica, antivirale, antifungina, antiprotozoaria ed antiparassitaria dell'aglio. L'allicina è il principale componente responsabile dell'attività antimicrobica dell'aglio. Studi *in vitro* hanno riportato l'inibizione di diverse specie batteriche, quali *Staphylococcus, Escherichia, Proteus, Salmonella, Providencia, Citrobacter, Klebsiella, Hafnia, Aeromonas, Vibrio* e *Bacillus*, ma non *Pseudomonas aeruginosa*. *In vivo*, l'attività antibatterica è stata dimostrata nei confronti di *Bacillus subtilis, Staphylococcus aureus, Staphylococcus faecalis, Escherichia coli, Proteus mirabilis, Salmonella typhi e Vibrio cholerae*. In altri studi è stata dimostrata l'attività antibatterica per i componenti diallilsulfidrici e per l'olio d'aglio; inoltre, la crescita di *Helicobacter pylori* isolato da pazienti con ulcera peptica, può essere inibita sia da estratti acquosi d'aglio, sia da alcuni composti isolati, come i composti contenenti zolfo. L'aglio esibisce anche attività antibatterica ed antifungina su diverse specie, tra cui *Mycobacterium tuberculosis* e *Candida albicans*.

di preparazioni a base d'aglio è stato valutato nel modello sperimentale di aterosclerosi indotto da una dieta ipercolesterolemica. Nella maggior parte di questi studi è stata riportata una riduzione significativa delle lesioni aterosclerotiche, particolarmente nell'aorta. In altri studi sperimentali preparazioni a base di aglio, somministrate ad animali nutriti con un'alimentazione ricca di colesterolo, riducevano i livelli di colesterolo, di trigliceridi e di colesterolo LDL, mentre non si osservava alcun effetto sui livelli sierici di HDL. Inoltre si osservava anche una riduzione dei livelli totali lipidici e di colesterolo nel fegato in seguito al consumo cronico di aglio. Gli effetti protettivi dell'aglio sui fenomeni aterosclerotici sono stati attribuiti alla sua capacità di ridurre i livelli lipidici nelle pareti arteriose. L'aglio, infatti, è in grado di inibire diversi enzimi epatici coinvolti nella biosintesi del colesterolo e dei lipidi; in particolare l'aglio è in grado di inibire l'enzima 3-idrossimetilglutaril CoA, un enzima chiave nella biosintesi del colesterolo (Fig. 23.3) e gli

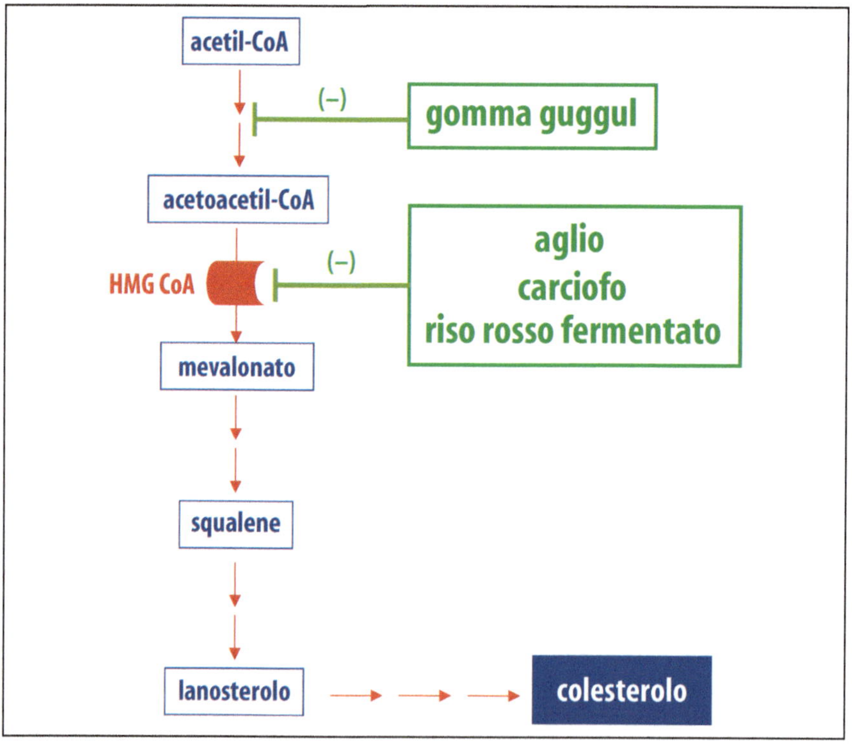

Fig. 23.3 Effetto di alcune droghe vegetali sulla biosintesi epatica del colesterolo. La gomma guggul riduce l'incorporazione di acetato. L'aglio, il carciofo ed il riso rosso fermentato inibiscono l'enzima idrossimetilglutaril (HMG) CoA, l'enzima che limita la velocità della biosintesi del colesterolo

enzimi malico ed acido grasso sintasi, entrambi coinvolti nella biosintesi degli acidi grassi. Oltre all'azione sugli enzimi coinvolti nella biosintesi dei lipidi, altri meccanismi potrebbero essere coinvolti nell'effetto ipolipidemizzante dell'aglio. Infatti, l'aglio (i) aumenta l'attività della lipasi nei tessuti adiposi e pertanto aumenta la degradazione dei trigliceridi, (ii) aumenta l'escrezione di colesterolo, (iii) riduce i livelli delle LDL mentre aumenta quelli delle HDL e (iv) inibisce l'ossidazione delle LDL, un effetto importante alla luce del potenziale dell'aglio nella prevenzione dell'aterosclerosi.

L'allicina e l'ajoene sono considerati storicamente i principali composti responsabili dell'attività antilipidemica; tuttavia anche altri composti organosolforici idrosolubili, come S-allil-cisteina (presente nell'estratto di aglio invecchiato) ed il diallilsolfuro (presente nell'olio d'aglio) sono dei potenti inibitori della biosintesi del colesterolo.

Negli studi di farmacocinetica condotti nel ratto è stato osservato che il picco plasmatico viene raggiunto 10 minuti dopo la somministrazione orale; inoltre dall'analisi dei metaboliti urinari risulta che l'allicina viene assorbita per il 65%. Infine il 20% circa di allicina si trova nelle feci e solo tracce vengono eliminate per via polmonare.

Efficacia clinica. La Commissione E tedesca raccomanda l'aglio per il trattamento delle iperlipidemie, a supporto delle misure dietetiche e per la prevenzione delle alterazioni vascolari legate all'età (per es. aterosclerosi). L'efficacia clinica dell'aglio nel trattamento delle iperlipidemie è stata oggetto di alcune revisioni sistematiche e metanalisi. La più autorevole tra queste (Box 23.3), nella quale sono stati ana-

Box 23.3 Revisione sistematica relativa all'efficacia dell'aglio nel trattamento dell'ipercolesterolemia[1]

Articoli selezionati	13 studi randomizzati, in doppio cieco con placebo
Soggetti	781 pazienti con livelli di colesterolo di almeno 200 mg/dL (5,17 mmol/L)
Qualità degli studi	Variabile, eccellente in 6 studi, scarsa in uno studio
Trattamento	Generalmente 900 mg/die (Kwai®) per periodi variabili (8-20 settimane)
Conclusione	La metanalisi effettuata sui 13 studi riportava effetti benefici modesti (riduzione significativa media di 0,41 mmol/L)
Effetti collaterali	Pochi, seppur lievemente superiori al placebo. Sintomi gastrointestinali, respiro e sudorazione d'aglio sono tra i più comuni

[1] Stevinson e coll. (2000) Ann Intern Med 133:420-429

lizzati e discussi gli studi relativi al colesterolo totale, ha evidenziato l'esistenza di 13 studi randomizzati, in doppio cieco, con placebo, per un totale di 781 pazienti con colesterolo totale di almeno 5,17 mmol/L (200 mg/dL). Una metanalisi riguardante questi studi ha dimostrato che l'aglio (generalmente 900 mg/die della polvere d'aglio Kwai®) era superiore al placebo nel ridurre i livelli di colesterolo totale. Tuttavia, l'effetto veniva giudicato modesto e di incerto significato clinico. Inoltre i sei studi clinici più rigorosi, che associavano il trattamento con aglio ad una dieta controllata, non riportavano effetti significativi [Stevinson e coll. (2000) Ann Intern Med 133:420-429]. Più di recente, gli effetti dell'aglio sui livelli delle lipoproteine plasmatiche e di colesterolo sono stati oggetto di una revisione sistematica. Su un totale di 10 studi analizzati, soltanto sei dimostravano l'efficacia dell'aglio. Questi studi riportavano che l'aglio diminuiva il colesterolo totale di 24,8 mg/dL (9,9%), le LDL di 15,3 mg/dL (11,4%) ed i trigliceridi di 38 mg/kL (9,9%). Gli Autori di questa revisione sistematica hanno concluso che i risultati clinici ottenuti non permettono di raccomandare l'aglio come agente antilipidemico, in quanto gli studi clinici sono metodologicamente scadenti (ad es. assenza di controllo dietetico, breve durata) [Alder e coll. (2003) J Am Acad Nurse Pract 15:120-129].

L'aglio è stato anche valutato clinicamente per i suoi potenziali benefici nel trattamento delle patologie arteriose occlusive periferiche. Una revisione sistematica ha rivelato l'esistenza di un solo studio randomizzato, con placebo, relativo all'efficacia dell'aglio nelle patologie arteriose occlusive periferiche. Questo studio, effettuato su 78 pazienti con aterosclerosi agli arti inferiori, che ricevevano aglio per 12 settimane, non ha evidenziato un effetto significativo sulla distanza percorsa in assenza di dolore [Jepson e coll. (2000) Cochrane Database Syst Rev 2:CD000095].

Infine, bisogna ricordare che l'effetto benefico dell'aglio sui fattori tipici del rischio aterosclerotico ha spinto diversi ricercatori a valutare l'effetto di questa droga vegetale sulla progressione dell'aterosclerosi. Negli anni novanta sono stati condotti alcuni studi non randomizzati che hanno evidenziato l'effetto antiaterosclerotico della polvere d'aglio [Orekhow e coll. (1996) Nutr Metab Cardiovasc Dis 6:2131; Koscienlny e coll. (1999) Atherosclerosis 144:237-249]. Più recentemente, gli Autori di uno studio pilota, randomizzato, in doppio cieco con placebo, effettuato su 19 soggetti ad elevato rischio coronarico, hanno riportato che la somministrazione di estratto d'aglio invecchiato, somministrato per un periodo di un anno, era in grado di ridurre la progressione della calcificazione coronarica [Buddoff e coll. (2004) Prev Med 39:985-991]. Questi studi sono incoraggianti e sono pertanto da confermare attraverso l'esecuzione di studi clinici che arruolino un maggior numero di pazienti.

Effetti collaterali/Controindicazioni. La Commissione E tedesca riporta che l'aglio può provocare in rari casi sintomi gastrointestinali, variazioni della flora batterica intestinale o reazioni allergiche. Negli studi clinici sono stati riportati pochi effetti collaterali (prevalentemente disturbi gastrointestinali) e comunque simili al placebo. L'effetto indesiderato più comune è costituito dall'odore dell'aglio (che può essere presente nel sudore e nel respiro). Sono state descritte dermatiti da contatto, casi isolati di congiuntivite allergica, rinite o broncospasmo in seguito all'ingestione o all'inalazione d'aglio. I composti contenenti zolfo (diallilsolfuro, allilpropilsolfuro ed allicina, quest'ultimo anche irritante) sono sostanze potenzialmente allergeniche. Sono stati anche segnalati effetti avversi, quali meteorismo, mal di testa, ronzio auricolare ed eccessiva sudorazione. A causa dei molteplici effetti sulla funzione piastrinica e sulla formazione di fibrina, l'aglio può potenzialmente provocare sanguinamento in soggetti sotto terapia anticoagulante o antipiastrinica. L'aglio non dovrebbe essere assunto durante l'allattamento in quanto può influire sull'odore del latte materno; inoltre il caratteristico odore d'aglio è stato rilevato nel liquido amniotico di donne in gravidanza in seguito all'assunzione di estratti d'aglio.

Studi sugli animali hanno evidenziato una valore di DL_{50} di 60-120 mg/kg per l'allicina, in seguito a somministrazione intraperitoneale o endovenosa. Ratti che ricevevano estratti d'aglio (2 g/kg per sei mesi) non manifestavano perdita di peso, mentre evidenziavano un'assunzione lievemente ridotta di cibo rispetto agli animali di controllo. Non si osservavano, comunque, alterazioni nei parametri ematici ed urinari, né tantomeno veniva riscontrata tossicità all'esame istopatologico.

Preparazioni/Dose. La Commissione E tedesca raccomanda una dose giornaliera corrispondente a 4 g di droga fresca. Nella maggior parte degli studi clinici è stato utilizzato aglio in polvere (Kwai®) alla dose giornaliera di 600-900 mg (che corrispondono a 2,4-3,7 g di aglio fresco), disponibile in compresse da 300 mg contenenti lo 0,6% di allicina. Altri preparati commercializzati sono l'olio d'aglio, l'olio essenziale d'aglio e l'aglio fermentato (Box 23.4).

Vedi Cap. 22 per l'utilizzo dell'aglio nel trattamento dell'ipertensione.
Vedi Cap. 33 per l'utilizzo dell'aglio nella prevenzione dei tumori.

Box 23.4 Aglio: preparazioni

Aglio in polvere
L'aglio in polvere viene ottenuto eliminando lo strato più esterno dagli spicchi, tagliandoli a fette ed essiccandoli per 3-4 giorni ad una temperatura massima di 50° C fino ad ottenere un residuo umido inferiore al 5%. Nel corso del processo di essiccamento, l'aglio perde circa i due terzi del suo peso fresco. Il processo di essiccamento così effettuato determina solo una lieve degradazione dei composti contenenti zolfo o dell'enzima alliinasi, responsabile della loro degradazione. Tuttavia l'umidità residua presente nella polvere porta ad una graduale, ma costante degradazione enzimatica dei composti contenenti zolfo, responsabili dell'attività farmacologica dell'aglio. Pertanto la polvere d'aglio deve essere assunta in tempi opportuni.

Olio d'aglio
L'olio d'aglio si prepara a partire dall'aglio, che viene triturato e sottoposto a macerazione in olio vegetale (esempio l'olio di semi di mais) in modo che i composti lipofili possano dissolversi nell'olio; quindi si utilizza una pressa per separare l'olio dai residui solidi. Chiaramente l'olio non contiene i composti idrosolubili dell'aglio. L'efficacia dell'olio è stata solo parzialmente dimostrata. L'olio d'aglio si consuma in capsule di gelatina molle.

Olio essenziale d'aglio
L'olio essenziale d'aglio viene ottenuto mediante distillazione in corrente di vapore dell'aglio fresco macinato. I bulbi hanno un contenuto di composti solubili in acqua dello 0,1-0,5% circa. Poiché il procedimento di distillazione richiede elevate temperature, è molto verosimile che la composizione chimica dell'olio essenziale non rifletta quella della droga originaria. Infatti i costituenti originari, come ad esempio l'alliina, per decomposizione enzimatica o termica vengono degradati ad altri composti contenenti zolfo. L'efficacia di questa preparazione non è stata dimostrata.

Aglio fermentato (o aglio invecchiato)
I prodotti a base d'aglio fermentato sono disponibili sul mercato europeo, in particolar modo in Germania. L'aglio fermentato si prepara tagliando a fette e lasciando macerare l'aglio in una soluzione acquosa per più di 10 mesi a temperatura ambiente. Questo processo determina la degradazione di diversi composti attivi dell'aglio in composti più o meno inerti. L'aglio così preparato contiene circa il 15% di materiale solido e non meno dello 0,1% di S-allilcisteina. Anche se è stato oggetto di studi di farmacologia sperimentale, l'efficacia di questo preparato risulta alquanto dubbia.

Carciofo

Botanica/Costituenti chimici. Il carciofo è dato dalle foglie di *Cynara scolymus* L. (Fam. *Asteraceae/Compositae*), pianta erbacea perenne, rizomatosa, con più gemme basali dalle quali si sviluppano foglie e fusti. Le foglie possono essere lobate (foglie giovani) o pennatopartite (foglie adulte), di colore verde più o meno intenso, talvolta grigiastro, nella pagina superiore, verde più chiaro o grigio nella

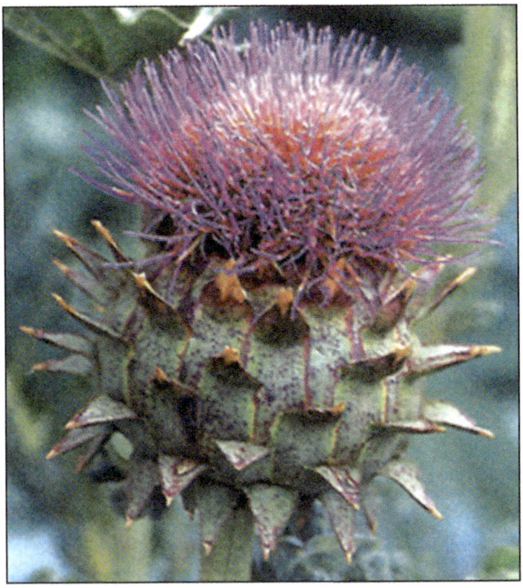

Tavola 23.1 *Cynara scolymus*

pagina inferiore per la presenza di peluria. Le foglie pennatopartite sono basali, lunghe 30-60 cm e larghe 5-10 cm, con nervatura centrale prominente e segmenti dentati provvisti di spine; le foglie lobate sono alla sommità del caule e sono di dimensioni minori. Il fusto si presenta eretto, con striature in senso longitudinale, alto fino a 80-160 cm, termina con una infiorescenza solitaria che costituisce la parte edibile della pianta. I fiori, azzurri, ermafroditi, tubolosi, sono riuniti in una infiorescenza a capolino detta anche "calatile".

I principali componenti attivi del carciofo sono divisi in tre classi di sostanze: composti caffeilchinici, lattoni sesquiterpenici e flavonoidi. Questi composti sono descritti nel Box 23.5.

Farmacologia/Meccanismo d'azione. Al carciofo si attribuiscono diverse proprietà farmacologiche; ricordiamo quelle antiossidanti, epatoprotettive, coleretiche, colagoghe e soprattutto antilipidemiche. I principali responsabili di queste azioni biologiche sono gli acidi dicaffeilchinici (es. cinarina), i lattoni sesquiterpenici ed i flavonoidi come la luteolina. Per quanto riguarda le proprietà ipocolesterolemizzanti, è stato dimostrato che il carciofo potrebbe diminuire i livelli dei lipidi ematici attraverso molteplici meccanismi. Infatti è stato dimostrato che preparati a base di carciofo possono inibire l'ossidazione delle LDL, favorire l'escrezione del colesterolo grazie all'azione

Box 23.5 Composizione chimica del carciofo

I principali costituenti chimici del carciofo possono essere suddivisi in tre gruppi.

1. Acidi caffeilchinici fino al 2%: sono questi composti che hanno un'unità di acido chinico (molecola simile ai monosaccaridi) che viene esterificata da una o due molecole di acido caffeico. Sulla base di tale esterificazione, si distinguono i monocaffeilchinici (come ad esempio l'acido clorogenico) ed i dicaffeilchinici, il cui componente principale è la cinarina. Questi composti degradano facilmente o si trasformano isomerizzandosi per transesterificazione. Infatti la cinarina non esiste in quantità apprezzabile nella pianta, ma si forma per isomerizzazione durante il processo di estrazione. Gli acidi mono rappresentano generalmente il 55-60% del totale di composti caffeilchinici; l'acido 3-caffeilchinico predomina nelle foglie fresche, mentre in quelle essiccate prevale l'acido 5-caffeilchinico. Gli acidi dicaffeilchinici, che sono il 35-40% del totale, sono noti come frazione orto-difenolica e sono presenti nelle foglie principalmente alla fine del primo anno, mentre decadono progressivamente durante tutto il secondo anno. Gli acidi caffeilchinici sono importanti per la determinazione del titolo della droga.

2. Flavonoidi. Sono presenti in concentrazioni comprese tra lo 0,1 e l'1% e sono prevalentemente derivati del luteolo. Si tratta in pratica di glicosidi come la luteolina-7β-rutinoside (scolimoside), la luteolina-7β-D-glucoside e la luteolina-4β-D-glucoside.

3. Lattoni sesquiterpenici. Sono di sapore amaro ed a struttura guaianolidica. Insieme alla frazione orto-difenolica, i lattoni sesquiterpenici contribuiscono alle proprietà amare e colagoghe del carciofo, potenzialmente utili nel trattamento della dispepsia (vedi Cap. 29). Possono essere presenti in misura variabile, da piccole percentuali fino al 4%. Il più importante di questa classe di composti è la cinaropicrina (0,01% rispetto alla droga essiccata); altri composti sono la deidrocinaropicrina, il cinatriolo e la groseimina.

colagoga ed inibire la biosintesi del colesterolo attraverso molteplici meccanismi, inclusi l'inibizione dell'enzima HMG CoA riduttasi e l'inibizione dell'incorporazione dell'acetato. La cinarina è uno dei principali componenti dell'attività antilipidemica; infatti questo composto è in grado di ridurre i livelli di colesterolo nei ratti; allo stesso modo, si ritengono importanti gli effetti della luteolina (un flavonoide), composto in grado di inibire la biosintesi del colesterolo.

Efficacia clinica. Per i suoi effetti coleretici il carciofo viene raccomandato dalla Commissione E tedesca per il trattamento della dispepsia. Per quanto riguarda gli studi sul potenziale anti-iperlipidemico, i dati disponibili sono ancora preliminari. Una recente revisione sistematica [Thompson Coon & Ernst (2003) Perfusion 16:40-55] ha evidenziato l'esistenza di due studi clinici randomizzati, effettuati rispettivamente su 44 volontari per un periodo di 12 mesi e su 143 pazienti con iperlipoproteinemia per un periodo di 6 mesi. I risultati del primo studio, effettuato su volontari sani, indicavano l'assenza di una differenza significativa rispetto ai valori basali nei livelli di colesterolo dopo 12 mesi di trattamento (1,92 g/die Hepar-SL® forte). Tuttavia un lieve effetto significativo veniva riscontrato in un sottogruppo di volontari con livelli di colesterolo superiori ai 5,4 mmol/L. In questo studio veniva anche osservata una tendenza all'aumento dei livelli di colesterolo HDL. Il secondo studio, in doppio cieco e con placebo, effettuato su pazienti con livelli di colesterolo totale superiori ai 7,3 mmol/L ha evidenziato una riduzione del colesterolo totale (riduzione del 18,5%) e del colesterolo LDL (23%) nel gruppo trattato per sei mesi con carciofo (18 g/die; Valverde Artischocke®).

Effetti collaterali/Controindicazioni. Il carciofo è ben tollerato. Infatti non sono stati riportati effetti collaterali di rilievo negli studi clinici effettuati. Sono stati condotti tre studi post-marketing, in pazienti che assumevano 1,92 g/die di Hepar-SL® forte per periodi fino ai sei mesi; il primo, effettuato su 417 pazienti, ha evidenziato una tollerabilità eccellente nel 95% dei casi [Fintelmann (1996) Z Allg Med 72:3-19], il secondo, effettuato su 203 pazienti, non ha evidenziato effetti avversi e la tollerabilità è stata giudicata buona o eccellente nel 98,5% dei casi [Fintelman & Petrowicz (1998) Natura Med 13:17-26], mentre il terzo, effettuato su 553 pazienti, ha evidenziato lievi effetti avversi (flatulenza, debolezza e senso di fame) nell'1,3% dei pazienti [Fintelman e coll. (1998) Dtsch Apoth Ztg 136:1405-1414].

La Commissione E tedesca riporta che il carciofo è controindicato nei soggetti allergici alla pianta o ad altri membri delle *Asteraceae*, in soggetti con ostruzione dei dotti biliari e nei casi di calcoli alla colecisti (in quest'ultimo caso utilizzare il carciofo sotto supervisione medica). La cinaropicrina ed altri lattoni sesquiterpenici sono i composti potenzialmente allergenici.

Preparazioni/Dose. La Commissione E tedesca raccomanda per il trattamento della dispepsia una dose di 6 g di droga. In genere vengono utilizzati estratti standardizzati in termini di acidi caffeilchinici. Il principale estratto utilizzato è noto col nome commerciale di Hepar-SL® forte, un estratto standardizzato contenente il 3,2% di acidi caffeilchinici, disponibile in capsule da 320 mg (2 capsule tre volte al giorno). La dose utilizzata negli studi clinici è stata di 640 mg di estratto di carciofo tre volte al giorno. Cinaran® è il nome commerciale di un altro estratto standardizzato ad alta concentrazione di acidi caffeilchinici (13-18%). La FU XI riporta l'estratto idroalcolico secco titolato (*Cynarae extractum hydroalcoolicum siccum normatum*), che si ottiene dai capolini freschi non dischiusi del carciofo (non dalle foglie, come riportato dalla Commissione E tedesca). Contiene non meno del

13% e non più del 18% di acidi caffeilchinici, calcolati come acido clorogenico, con riferimento all'estratto essiccato. L'estratto si prepara dalla droga ridotta in frammenti per trattamento con alcol al 75%.

Vedi Cap. 30 per le proprietà coleretiche e colagoghe del carciofo.

Gomma guggul

Botanica/Composizione chimica. La gomma guggul è una oleoresina giallina che si ricava da *Commiphora mukul* Hook. (Fam. *Burseraceae*), una pianta tropicale spinosa, nativa dell'Arabia e del nordest dell'India (appartiene alla stessa famiglia *C. molmol*, ovvero l'albero della mirra). *C. mukul* presenta canali secretori contenenti una gommo-oleoresina nel cribo della foglia e del fusto (ogni albero, battuto durante l'inverno, produce circa 700-900 g di oleoresina). A partire dall'oleoresina, si prepara per estrazioni successive il guggulipide, come riportato in dettaglio nel Box 23.6. I principali costi-

Box 23.6 Estrazione del guggulipide

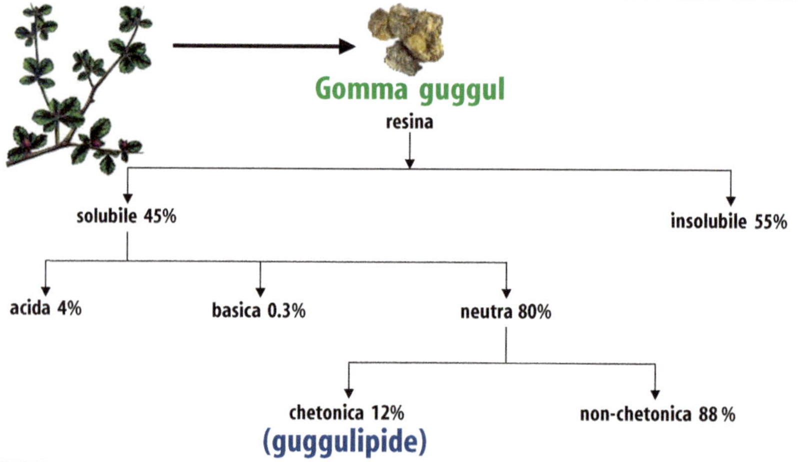

La resina (gomma guggul) viene frazionata dapprima mediante miscelazione con acetato di etile, un solvente non polare, in modo da ottenere due frazioni, una solubile e l'altra insolubile. La frazione insolubile contiene alcuni carboidrati che sono responsabili dei disturbi gastrointestinali (che si osservano quando si utilizza la gommoresina totale) e viene pertanto scartata, mentre la frazione solubile viene ulteriormente frazionata in frazione acida, alcalina e neutra. La frazione acida contiene composti ad azione antinfiammatoria (ad esempio l'acido ferulico, fenoli ed altri acidi aromatici non fenolici). La frazione neutra viene suddivisa in due frazioni (frazione chetonica e frazione non chetonica). La frazione chetonica è quella attiva e contiene i guggulsteroni ed i guggulsteroli. Il guggulipide è la frazione chetonica standardizzata contenente almeno il 5% di guggulsteroni.

tuenti chimici del guggulipide sono composti steroidei denominati guggulsteroni (guggulsteroni Z ed E, guggulsteroli I-V).

Farmacologia/Meccanismo d'azione. Nonostante siano stati effettuati numerosi studi, non è ancora chiaro l'esatto meccanismo dell'azione ipocolesterolemizzante ed ipolipidemizzante del guggulipide. Il guggulipide potrebbe interferire con il metabolismo lipidico in diversi modi: (i) riducendo i livelli plasmatici di trigliceridi e colesterolo ed aumentando la captazione di lipoproteine VLDL e LDL nel fegato; (ii) inibendo la biosintesi epatica del colesterolo (riduzione dell'incorporazione di acetato); (iii) aumentando l'escrezione biliare di colesterolo ed (iv) aumentando i livelli di HDL nel sangue. È stata anche proposta un'azione stimolante sulla funzione tiroidea da parte del guggulipide. I guggulsteroni sono i principali composti responsabili degli effetti del guggulipide sul metabolismo lipidico.

Efficacia clinica. Gli Autori di una recente revisione sistematica [Thompson Coon & Ernst (2003) Perfusion 16:40-55] hanno evidenziato l'esistenza di sei studi randomizzati relativi all'efficacia del guggulipide nel trattamento delle ipercolesterolemie. Su un totale complessivo di 388 pazienti con differente diagnosi, 103 erano volontari sani. Cinque di questi studi sono stati condotti in India ed uno negli Stati Uniti; la qualità degli studi era varia, con due studi di qualità eccellente, tre studi di scarsa qualità ed uno studio di discreta qualità; inoltre quattro studi prevedevano l'esistenza di un placebo mentre in uno studio veniva paragonata l'efficacia del guggulipide a due farmaci di riferimento. La durata del trattamento variava dalle 3 alle 34 settimane. Nella loro globalità i risultati indicano una riduzione del colesterolo totale dal 10 al 27%, rispetto ai valori basali. Le HDL venivano misurate in tre studi ed uno di questi ne evidenziava un aumento significativo dopo 8 settimane di trattamento; un altro studio riportava una diminuzione significativa della perossidazione lipidica. Tuttavia in uno studio più recente [Szapary e coll. (2003) JAMA 290:765-772], non incluso nella revisione precedente, un estratto di guggullipide (contenente 2,5% di guggulsteroni), somministrato a 103 soggetti con ipercolesterolemia, non ha mostrato alcun effetto benefico.

Effetti collaterali/Controindicazioni. Il guggulipide è in generale un prodotto ben tollerato. Negli studi clinici sono stati osservati eventi avversi in forma lieve, quali rash cutanei, nausea, vomito, diarrea, eruttazione, singhiozzo, mal di testa, stanchezza, apprensione. Tra questi, le reazioni dermatologiche di ipersensibilità sono le più comuni. Non sono stati osservati eventi avversi sulla funzione renale o epatica, su parametri ematologici e sui livelli di glucosio ematico in pazienti diabetici. Tuttavia viene generalmente asserito che il guggulipide debba essere somministrato con cautela nei casi di disturbi epatici o di disturbi gastrointestinali (diarrea). Il guggulipide può ridurre l'assorbimento intestinale di farmaci assunti contemporaneamente; infatti dati clinici suggeriscono che questo preparato possa ridurre le concentrazioni plasmatiche del propranololo e del diltiazem.

Preparazioni/Dose. Il guggulipide viene generalmente somministrato in compresse da 500 mg contenenti 25 mg di guggulsteroni. La dose giornaliera abituale è di 1500 mg (suddivisa in tre dosi), corrispondenti a 75 mg di guggulsteroni.

Fieno greco

Botanica/Costituenti chimici. Il fieno greco è dato dai semi di *Trigonella foenum graecum* L. (Fam. *Fabaceae*), pianta erbacea annuale nativa del sud-oriente e dell'Asia occidentale. È anche detta erba medica, ma non va confusa con *Medicago sativa* (anch'essa ad attività ipocolesterolemizzante). La pianta è alta fino a 50 cm, con radice a fittone, fusto eretto con qualche ramificazione. Le foglie sono alterne e trifoliate, con picciolo corto; i fiori, con calice a campanula, sono di colore bianco-giallo. Il frutto è un legume lungo e stretto, con semi appiattiti, quasi quadrati, ricchi di proteine e lecitine, in alcuni casi impiegati come alimento ingrassante nonostante il loro odore sgradevole, in quanto ricchi di proteine fosforate. I principali costituenti della droga, oltre alle proteine (presenti in misura del 23-25% e contenenti grandi quantità di lisina e triptofano), sono le saponine (0,6-1,7%), i flavonoidi, gli alcaloidi, le mucillagini (fino al 50%), i lipidi (5-8%), l'acido nicotinico e le cumarine. Tra le saponine risulta interessante la presenza di un estere peptidico di una saponina steroidea, la fienogrechina; è presente anche la diosgenina, utilizzata nell'industria farmaceutica per la sintesi degli ormoni steroidei. La concentrazione tuttavia non è competitiva con quella di altre fonti vegetali (agave, dioscorea). Gli alcaloidi presenti nel fieno greco sono di tipo piridinico; i principali sono la gentianina e la trigonellina (fino allo 0,13%).

Farmacologia/Meccanismo d'azione. L'attività ipocolesterolemizzante è stata attribuita alla presenza di mucillagini e alle saponine. Dopo un trattamento con acqua bollente, i semi liberano una grande quantità di mucillagini. La mucillagine contenuta nella droga molto probabilmente determina un ispessimento del muco che riveste il tratto intestinale e quindi, proprio come i galattomannani della gomma guar, può impedire l'assorbimento di sostanze nutritive con conseguente riduzione della glicemia e dei tassi di colesterolo. Inoltre il fieno greco aumenta l'escrezione di acidi biliari (probabilmente grazie alla presenza di saponine) con diminuzione delle riserve di colesterolo nel fegato (Fig. 23.4). Oltre alla presenza di mucillagini, l'azio-

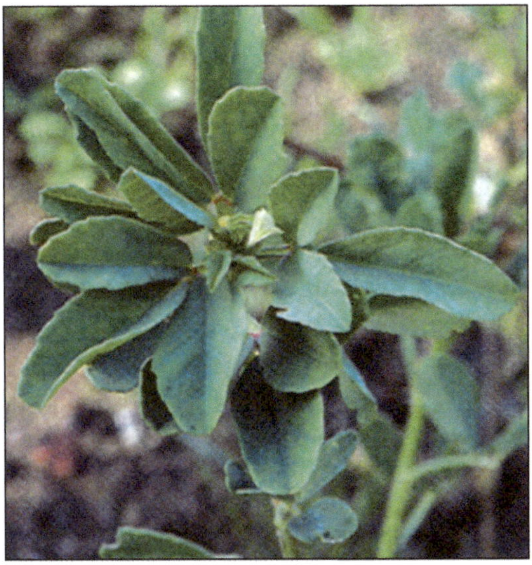

Tavola 23.2 *Trigonella foenum graecum*

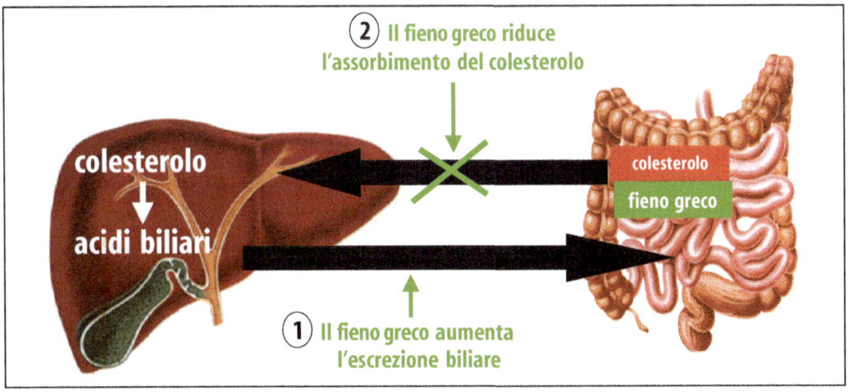

Fig. 23.4 Effetti antilipidemici del fieno greco.
Il fieno greco potrebbe ridurre i lipidi ematici attraverso due meccanismi principali: 1) aumento dell'escrezione biliare (che costituisce l'unica via di eliminazione del colesterolo) e 2) interazione con il colesterolo intestinale proveniente dalla dieta, con conseguente riduzione dell'assorbimento

ne ipoglicemica del fieno greco, osservata su animali da laboratorio, è stata attribuita anche alla trigonellina, all'acido nicotinico, alle cumarine ed alla frazione di fieno greco priva di grassi.

Efficacia clinica. Per la presenza di principi amari, il fieno greco viene raccomandato dalla Commissione E tedesca per contrastare la carenza d'appetito. Numerosi ricercatori hanno valutato il potenziale del fieno greco nel trattamento delle iperlipidemie. Gli Autori di una recente revisione sistematica [Thompson Coon & Ernst (2003) Perfusion 16:40-55] hanno evidenziato l'esistenza di cinque studi randomizzati relativi all'utilizzo del fieno greco nel trattamento dell'ipercolesterolemia, per un totale di 140 pazienti ipercolesterolemici (Tab. 23.4). La dose somministrata era di 50-100 g di preparato per un periodo variabile da 1,5 a 12 settimane. Anche se la qualità metodologica degli studi veniva giudicata generalmente scarsa, si osservavano in tutti gli studi riduzioni significative nei livelli di colesterolo comprese tra il 15 ed il 33% rispetto ai valori basali. Uno studio effettuato su 20 volontari ha invece evidenziato un aumento (9%) non significativo del colesterolo totale in soggetti che ricevevano preparati a base di foglie (non semi) di fieno greco [Abdel-Barry e coll. (2000) East Mediterr Health J 6:83-88]. È stato inoltre dimostrato che il fieno greco possiede effetti ipoglicemici sia in pazienti con diabete di tipo 1 che in pazienti con diabete di tipo 2 (Tab. 23.10).

Effetti collaterali/Controindicazioni. Studi di tossicologia sperimentale hanno evidenziato una DL_{50} superiore ai 5 g nei ratti; la scarsa tossicità è stata confermata negli studi di tossicità subacuta. Da un punto di vista clinico, non esistono in letteratura effetti tossici riguardanti un uso appropriato di fieno greco. La Commissione E tedesca riporta che l'applicazione esterna di preparati a base di fieno greco (utilizzato come emolliente ed antinfiammatorio) può provocare effetti spiacevoli a carico della cute. Negli studi clinici sono stati riportati lievi sintomi gastrointestinali (flatulenza, nausea, senso di pienezza e diarrea), ma nessuno di questi effetti ha richiesto l'interruzione del trattamento. In uno studio condotto su volontari sani è stata osservata una riduzione del 14% nei livelli sierici di potassio in seguito alla somministrazione di un estratto acquoso ottenuto dalle foglie (non dai semi) di *T. foenum graecum* [Abdel-Barry e coll. (2000) East Mediterr Health J 6:83-88]. Per la presenza di mucillagini, il fieno greco potrebbe ritardare l'assorbimento di farmaci, mentre, per le sue proprietà ipoglicemiche, potrebbe aumentare l'attività degli ipoglicemizzanti. Il fieno greco è in grado di stimolare la motilità uterina e pertanto se ne sconsiglia l'uso in gravidanza.

Preparazioni/Dose. Negli studi clinici è stata utilizzata la droga sotto forma di polvere priva di grassi, alla dose giornaliera di 50-100 g. Sono disponibili anche estratti acquosi, che sono stati utilizzati negli studi clinici alla dose giornaliera di 2,8 g (da suddividersi in tre dosi). Nei casi di perdita d'appetito, la Commisione E tedesca raccomanda una dose giornaliera di 6 g.

Riso rosso fermentato

Preparazione/Costituenti chimici. Il riso rosso fermentato viene prodotto lasciando fermentare per nove giorni il riso cotto (*Oryza sativa* L., Fam. *Poaceae*) con il micete *Monascus purpureus.* Il riso rosso fermentato è un alimento comune in Cina, dove viene utilizzato come colorante e conservante, nonché a scopo medicinale per i disturbi del sistema digerente e per alcuni disturbi vascolari. Il riso rosso fermentato è costituito principalmente da amido (73%); tuttavia i composti biologicamente rilevanti sono costituiti dalle monacoline, presenti in numero di almeno dieci ed in percentuale dello 0,4%. Il riso rosso fermentato contiene anche proteine (5,8%), acidi grassi (fino al 2%), fibre (0,8%) e fosforo.

Farmacologia/Meccanismo d'azione. Il riso rosso fermentato contiene monacoline, in particolare la monacolina K, che inibisce la HMG CoA riduttasi e quindi la biosintesi di colesterolo. Da un punto di vista chimico la monacolina K è identica alla lovastatina (Mevacor®), una statina ampiamente utilizzata per le sue proprietà antilipidemiche. Il contributo della monacolina K nell'azione ipolipidemica è stato però messo in discussione a causa della sua bassa concentrazione nel riso rosso fermentato. È ovvio che altre sostanze (incluse altre monacoline) devono considerarsi coinvolte nell'azione ipocolesterolemizzante del riso fermentato.

Efficacia clinica. Una recente revisione sistematica [Thompson Coon & Ernst (2003) Perfusion 16:40-55] ha evidenziato l'esistenza di quattro studi clinici randomizzati, per un totale di 773 soggetti (Tab. 23.4); in uno di questi studi, i partecipanti (n=83) erano volontari sani. La qualità degli studi, tuttavia, non era soddisfacente; inoltre non risultava chiaro se in tutti gli studi venisse utilizzato lo stesso processo di fermentazione e lo stesso specifico ceppo di *Monascus* *purpureus*. In tutti gli studi è stata osservata una riduzione statisticamente significativa dei livelli di colesterolo rispetto al placebo o ai valori basali. In alcuni studi si osservavano anche riduzioni significative di colesterolo LDL con aumento dei livelli delle HDL.

Effetti collaterali/Controindicazioni. Gli effetti collaterali osservati negli studi clinici includono bruciore di stomaco, vertigine e flatulenza. Non si sono rilevate variazioni nei parametri epatici indicativi di tossicità. Rispetto alle statine, l'incidenza degli eventi avversi del riso rosso fermentato risulta molto bassa. È stato anche riportato un caso isolato di anafilassi in un soggetto che utilizzava riso rosso fermentato per fini culinari. Tuttavia questa reazione di ipersensibilità immediata non dovrebbe preoccupare se il preparato è incapsulato ed utilizzato per scopi farmaceutici. È stato anche descritto un caso di rabdomiolisi in un trapiantato di rene sotto trattamento farmacologico con l'immunosoppressore ciclosporina. Per prudenza, si consiglia di considerare tutti gli effetti avversi della lovastatina come possibili per il riso rosso fermentato.

Preparazioni/Dose. Sono disponibili in commercio preparazioni a base di riso rosso fermentato standardizzato in modo da contenere lo 0,4% di monacolina K. Negli studi clinici è stato generalmente utilizzato un preparato standardizzato allo 0,4% di inibitori della HMG CoA riduttasi e con una quantità uguale o superiore allo 0,8% di acidi grassi insaturi (Cholestin®), alla dose giornaliera di 1,2-2,4 g.

23.3 Sovrappeso ed obesità

23.1 Quadro clinico

L'obesità è oggi, nei Paesi occidentali, un problema epidemiologico in quanto si calcola che più della metà della popolazione in Europa e negli USA è in sovrappeso o addirittura obesa. Un soggetto viene definito obeso se il peso corporeo supera il 20% del peso corporeo ideale. L'obesità viene definita lieve se il peso è compreso tra il 20 ed il 40%, media se è compreso tra il 40 ed il 100% del peso corporeo ideale. Un'altra classificazione, più utile perché correlata al rischio di patologie associate ed alle opzioni terapeutiche da adottare, è quella basata sull'indice di massa corporea (IMC). L'IMC viene calcolato dividendo il peso corporeo del paziente espresso in kg per l'altezza espressa in metri elevata al quadrato.

$$IMC = peso\ (kg)/altezza\ (m)^2$$

Utilizzando l'IMC ed in accordo con l'OMS si considera desiderabile (ideale) per entrambi i sessi un valore di IMC tra 20 e 25. Si definisce in sovrappeso un soggetto con un valore di IMC tra 25 e 29. Se l'IMC è compreso tra 30 e 34 si parla di obesità lieve, se è compreso tra 35 e 40 si parla di obesità media, mentre per valori superiori a 40 si parla di obesità grave. Questa classificazione è importante, in quanto i pazienti con obesità grave presentano un rischio elevato di patologie concomitanti e per essi vi è indicazione alla terapia chirurgica.

Un altro importante parametro è rappresentato dalla distribuzione del grasso corporeo nel paziente obeso. Una localizzazione del grasso corporeo prevalentemente al tronco (obesità viscerale o tronculare, precedentemente classificata come androide) è associata ad un aumentato rischio di cardiopatia ischemica. Per determinare questo tipo di obesità si determina la circonferenza della vita misurata nel punto di mezzo tra il margine costale inferiore e la cresta iliaca e la circonferenza dei fianchi, misurata all'altezza del grande trocantere. Secondo queste misure un uomo con obesità tronculare possiede una circonferenza della vita superiore a 102 cm e/o un rapporto circonferenza vita/circonferenza fianchi superiore ad 1; nel caso delle donne si parla di obesità tronculare quando la circonferenza della vita è superiore a 88 cm e/o il rapporto circonferenza vita/circonferenza fianchi è superiore a 0,90.

L'aumento di peso è determinato da uno squilibrio tra introito di energia (cibo assunto) e dispendio energetico. Per esempio, uno squilibrio positivo giornaliero dello 0,3% in 30 anni determinerà un aumento di peso di 9 kg. Il dispendio energetico comprende le seguenti componenti: 1) metabolismo basale o a riposo; 2) costo energetico per la metabolizzazione e la conservazione dei nutrienti; 3) effetto termico dell'esercizio fisico; 4) termogenesi adattativa (dispersione di energia sotto forma di calore) che si verifica nel tessuto adiposo bruno. In genere nel mondo occidentale il metabolismo basale rappresenta il 70% del dispendio energetico giornaliero, mentre l'attività fisica contribuisce per il 5-10%. In pratica, una quota molto significativa del consumo di energia giornaliero è fissa.

La cura dell'obesità è per un verso semplice, perche è sufficiente in teoria ridurre l'apporto calorico per far dimagrire i pazienti, e per l'altro complessa, in quanto i pazienti tendono, dopo un periodo di tempo più o meno lungo, a riprendere le vecchie abitudini alimentari e perché si trascurano le cause dell'obesità che, a parte i casi di obesità secondaria a ben definite alterazioni endocrine (morbo di Cushing, ipotiroidismo, neoplasie ipotalamiche), nel caso di obesità primaria, non sono ancora del tutto note e a volte di tipo psicologico (conflitti familiari, shock affettivo, senso di colpa, ecc.) e quindi non semplici da correggere. Ad ogni modo nei pazienti in sovrappeso o con obesità di grado lieve o moderato, la terapia consigliata è rappresentata innanzitutto da una dieta ipocalorica (apporto calorico inferiore di 500-1000 kcal rispetto a quello abituale del paziente) e ipolipidica (contenuto di grassi inferiore al 30%). L'obiettivo è di ottenere una perdita di peso pari al 5-10%, che, se pur non riporterà il paziente al peso corporeo ideale, ridurrà in maniera significativa l'incidenza e la gravità delle patologie associate (es. diabete mellito tipo 2, dislipidemia, cardiopatia ischemica, ipertensione arteriosa). Se il tentativo di variare le abitudini alimentari non dovesse dare i risultati sperati, si ricorre al trattamento farmacologico.

I farmaci potenzialmente utili per il trattamento dell'obesità possono avere uno o più meccanismi. In particolare essi possono esercitare effetti benefici attraverso una: 1) riduzione dell'energia incorporata, diminuendo l'appetito; 2) riduzione dell'energia incorporata diminuendo l'assorbimento; 3) aumento dell'energia spesa e 4) modulazione del grasso immagazzinato. In pratica i farmaci impiegati comunemente sono gli anoressizzanti (fentermina, sibutramina) e i farmaci che riducono l'assorbimento dei nutrienti (orlistat). Questi farmaci presentano effetti collaterali importanti (Tab. 23.6); inoltre, gli anoressizzanti, dopo un uso prolungato, possono provocare tolleranza e quindi vanno sospesi.

Tabella 23.6 Principali farmaci utilizzati nel trattamento dell'obesità

Farmaci	*Meccanismo d'azione*	*Effetti collaterali*
Anoressizzanti (per es. fentermina, sibutramina)	Gli anoressizzanti vengono classificati in noradrenergici e serotoninergici, a seconda di quale neurotrasmettitore influenzano. Ad esempio la fentermina è un inibitore della ricaptazione della noradrenalina, mentre la sibutramina è un inibitore della ricaptazione di serotonina e noradrenalina	Ipertensione, cefalea, insonnia, bocca secca, stipsi
Inibitori dell'assorbimento (per es. orlistat)	L'orlistat è un inibitore delle lipasi pancreatiche	Flatulenza, steatorrea, incontinenza fecale, ridotto assorbimento di vitamine liposolubili

23.3.2 Fitoterapia del sovrappeso e dell'obesità

Sono diversi i prodotti vegetali che vengono utilizzati per il trattamento del sovrappeso o dell'obesità (Tab. 23.7). Si tratta di prodotti che contengono 1) metilxantine (per es. matè, guaranà), che influenzano prevalentemente il metabolismo, 2) amine simpaticomimetiche (efedra, arancio amaro), in grado di aumentare la termogenesi e che possono avere anche effetti anoressizzanti, 3) mucillagini (gomma guar, psillio) che possono impedire l'assorbimento di nutrienti oltre che aumentare il senso di sazietà. Tuttavia gli studi clinici randomizzati sono limitati a pochi di questi rimedi (gomma guar, garcinia, psillio biondo, efedra) e nessun rimedio vegetale ha dato prova certa di efficacia.

Tabella 23.7 Piante medicinali tradizionalmente impiegate come dimagranti

Nome comune della droga	*Nome latino della pianta*	*Parte della pianta utilizzata*	*Principali costituenti chimici*	*Dose giornaliera*
Arancia amara	*Citrus aurantium*	Frutto acerbo	Sinefrina	a
Efedra	*Ephedra sinica*	Parti aeree	Efedrina, pseudoefedrina	b
Fuco	*Fucus vesiculosus*	Tallo	Iodio, polisaccaridi	c
Garcinia	*Garcinia cambogia*	Pericarpo del frutto	Acido idrossicitrico	1,5-3 g
Gomma guar	*Cyamopsis tetragonolobus*	Endosperma dei semi	Galattomannano, proteine	9-30 g
Guaranà	*Paullinia cupana*	Semi	Alcaloidi purinici (caffeina), tannini	1-3 g
Matè	*Ilex paraguariensis*	Foglie	Alcaloidi purinici (caffeina), flavonoidi, derivati dell'acido caffeico	3 g
Psillio	*Plantago psyllium, P. indica*	Semi	Mucillagini	10-30 g
Psillio biondo	*Plantago ovata*	Semi	Mucillagini	12-40 g
Rabarbaro	*Rheum palmatum*	Rizoma, radici	Antrachinoni, tannini, flavonoidi	1,0-2,0 g
Yohimbe	*Pausinystalia yohimbe*	Corteccia del fusto	Ioimbina	c

a = non superare i 30 mg di sinefrina; b = 120 mg di efedrina; c = non sono disponibili dati attendibili

Gomma guar

Botanica/Composizione chimica. La gomma guar si ottiene dall'endosperma del seme di *Cyamopsis tetragonolobus* L. Taub. (= *C. psoralioides* DC.) (Fam. *Fabaceae*), una pianta coltivata a lungo in India ed in Pakistan e che al giorno d'oggi vegeta anche in diverse zone dell'America centrosettentrionale (in particolare nel Texas). Si tratta di una pianta erbacea alta circa 60 cm, con un frutto che è un baccello lungo 5-12 cm, contenente 5-6 semi tondi, bruno lucenti. Per la gomma guar, il termine gomma è piuttosto improprio in quanto si tratta in realtà di una sostanza mucillaginosa, ovvero di un normale (non patologico) componente cellulare. La gomma si ottiene separando l'albume dall'embrione e dal tegumento del seme (Box 23.7). Contiene galattomannano (70-80%), acqua (10-13%), proteine (4-5%), fibre grezze (1,5-2%), ceneri (0,5-0,9%), grassi (0,5-0,75%) e tracce di ferro. Il galattomannano (*Guar galactomannanum*), comprende unità di D-galattosio e di D-mannosio nel rapporto molecolare di 1:1,4 a 1:2. Nella monografia della Farmacopea Europea IV si riporta che la gomma guar (*Cyamopsidis seminis pulvis*) è una polvere bianca che produce una mucillagine di viscosità variabile quando viene disciolta in acqua. La viscosità della gomma guar è costante in un intervallo di pH compreso tra 4 e 10,5. La massima viscosità viene raggiunta ad una temperatura compresa tra i 20 ed i 40° C. La gomma guar viene utilizzata in ambito cosmetico come addensante e gelificante per le

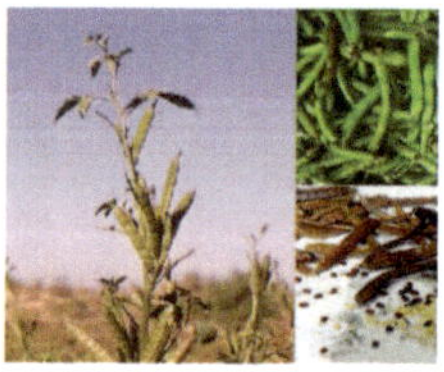

seme
↓ fiamma
endosperma
↓ macinatura
farina di guar
↓ autoclave
↓ estrazione
gomma guar

Box 23.7 Produzione della gomma guar

Per la produzione della gomma guar, il seme è dapprima rapidamente passato su di una fiamma per privarlo del rivestimento, quindi frantumato, per liberare l'endosperma. Dopo la rimozione dell'embrione, l'endosperma viene macinato per dare il prodotto grezzo, la farina di guar, che viene infine passata in autoclave per distruggere gli enzimi e microrganismi contaminanti. La farina di guar contiene circa l'86% di mucillagine solubile in acqua, che può essere estratta e frazionata mediante precipitazione con etanolo. Il principale componente è il galattomannano, un polisaccaride lineare ad alto peso molecolare di D-mannosio legato in β-1,4 con un residuo di D-galattosio e legato in α-1,6 a ciascuna altra unità di D-mannosio.

proprietà emollienti ed ammorbidenti (creme idratanti, detergenti, schiume e creme per capelli).

Farmacologia/Meccanismo d'azione. La gomma guar è definita una "fibra dietetica" in quanto può ridurre l'assorbimento dei glucidi e lipidi della dieta. Inoltre può aumentare la viscosità del contenuto intestinale e pertanto dare una sensazione di pienezza che può ridurre l'appetito e quindi l'ulteriore assunzione di cibo. Esistono anche evidenze sperimentali che suggeriscono un aumento postprandiale della colecistochinina, un mediatore della sazietà. La gomma guar influenza l'assorbimento dei glucidi presenti nella dieta e pertanto viene utilizzata nella preparazione di pasti per diabetici. Alcuni studi hanno dimostrato una riduzione dei livelli di glucosio pre- e postprandiale ed una riduzione dei livelli di colesterolo e delle LDL (effetto associato alla inibizione della biosintesi e dell'assorbimento di colesterolo, nonché ad una maggiore escrezione di sali biliari con le feci).

Efficacia clinica. Gli Autori di una recente revisione sistematica hanno valutato il potenziale della gomma guar (a dosi variabili dai 9 ai 30 g) nel ridurre il peso corporeo [Pittler & Ernst (2001) Am J Med 110:724-730]. Sono stati identificati 20 studi randomizzati, in doppio cieco con placebo, in 392 pazienti con ipercolesterolemia, iperlipidemia, diabete, donne in menopausa o volontari sani (Box 23.8). In pratica, tranne poche eccezioni, nella maggioranza degli studi non sono state riportate riduzioni significative del peso corporeo. A conferma di ciò, una metanalisi condotta su undici dei venti studi selezionati ha chiaramente dimostrato l'assenza di qualsiasi effetto benefico.

Box 23.8 Revisione sistematica relativa all'efficacia clinica della gomma guar nella riduzione del peso corporeo[1]

Articoli selezionati	20 studi randomizzati, in doppio cieco con placebo
Soggetti	392 soggetti con malattie metaboliche o volontari sani
Qualità degli studi	Soddisfacente
Trattamento	9-30 g/die per periodi variabili (2 settimane-2 anni)
Conclusione	Solo due studi riportavano effetti benefici. Una metanalisi effettuata su 11 studi non evidenziava riduzioni significative del peso corporeo
Effetti collaterali	Flatulenza, dolori addominali, diarrea

[1] Pittler & Ernst (2001) Am J Med 110:724-730

Effetti collaterali/Controindicazioni. Nella maggior parte degli studi non sono stati segnalati effetti collaterali. Problemi gastrointestinali, quali flatulenza, diarrea, dolori addominali e crampi sono gli eventi avversi più frequentemente riportati. Nel 3% dei casi, questi effetti scoraggiavano i pazienti dal continuare lo studio clinico. La gomma guar non dovrebbe essere utilizzata nei casi di ostruzione intestinale o disturbi esofagei. Per i suoi effetti sul contenuto intestinale (aumento della viscosità) e sulla motilità gastrica (diminuzione dello svuotamento), la gomma guar potrebbe interferire con l'assorbimento dei farmaci assunti contemporaneamente. Infatti studi clinici hanno evidenziato una riduzione dell'assorbimento di diversi farmaci, quali digossina, paracetamolo, nitrofurantoina e penicillina V. Tuttavia il significato clinico di queste interazioni rimane incerto.

Preparazioni/Dose. Sulla base degli studi clinici, la dose giornaliera consigliata è di 9-30 g (da suddividersi in più dosi e da assumere con molta acqua).

Vedi Cap. 29 per l'uso della gomma guar nel trattamento della costipazione.

Garcinia

Botanica/Costituenti chimici. La garcinia è data dalla buccia del frutto di *Garcinia cambogia* (Gaertn.) Desr (Fam. *Clusiaceae*), una piccola pianta, spontanea nelle zone a clima tropicale dell'India meridionale, del Vietnam, della Cambogia e delle Filippine. Presenta foglie opposte, fiori solitari e grandi frutti giallastri a forma di zucca, di sapore salato astringente, provvisti di buccia dura e contenenti grossi semi racchiusi in un arillo polposo. Il frutto, generalmente globulare e schiacciato, presenta profonde scanalature verticali che definiscono sei-otto lobi smussati. Il pericarpo è grosso e carnoso, giallo o arancio. Grazie alla sua qualità acidificante, il pericarpo secco è un'eccellente condimento. I semi contengono fino al 31% di un grasso commestibile. La droga contiene pectine, calcio, carboidrati e fino al 30% di acido idrossicitrico, con riferimento al peso secco; diversamente dall'acido citrico, che si trova in diverse piante, l'acido idrossicitrico è estremamente raro in natura; esso tuttavia si può ritrovare nei frutti di altre specie di *Garcinia*, quali *G. indica* e *G. atroviridis*.

Meccanismo d'azione/Farmacologia. L'acido idrossicitrico è il principale componente responsabile dell'attività biologica. Infatti esso riduce la sintesi degli acidi grassi, la lipogenesi e l'assunzione di cibo con conseguente riduzione del peso corporeo negli animali. L'acido idrossicitrico inibisce l'enzima citrato liasi così da bloccare la formazione di acetil-CoA (Fig. 23.5), un substrato utilizzato nel fegato ed in altri distretti per la biosintesi di acidi grassi e di colesterolo. Questo comporta, tra l'altro, una riduzione della sintesi di acidi grassi e senso di sazietà. Si ritiene che il senso di sazietà derivi dall'accumulo nel fegato di glicogeno che si forma dalle unità carboniose che non sono impiegate nella sintesi degli acidi grassi dopo l'inibizione della citrato liasi. Tuttavia, negli animali, la riduzione dell'assunzione di cibo va

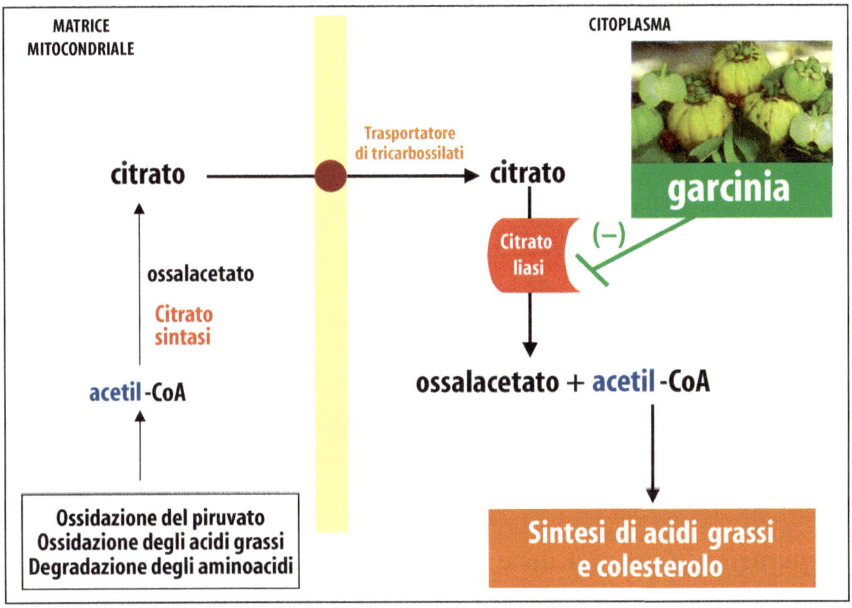

Fig. 23.5 Effetto dell'acido idrossicitrico (il principale componente della garcinia) sulla biosintesi degli acidi grassi.
La quasi totalità dell'acetil-CoA si forma nei mitocondri dall'ossidazione del piruvato, dall'ossidazione degli acidi grassi e dalla degradazione degli scheletri carboniosi degli aminoacidi. L'acetil-CoA non è in grado di passare attraverso la membrana mitocondriale per raggiungere il citoplasma (che è la sede della sintesi degli acidi grassi); pertanto esso deve essere convertito prima in citrato (ad opera dell'enzima citrato sintasi); il citrato riesce ad oltrepassare la membrana mitocondriale per raggiungere il citoplasma sfruttando il sistema specifico di trasporto dei tricarbossilati. Una volta nel citoplasma il citrato può riformare l'acetil-CoA, grazie all'azione della citrato liasi, noto anche come enzima di scissione del citrato. Dopo che l'acetil-CoA si è formato nel citoplasma, esso può essere impiegato nella sintesi degli acidi grassi.
L'inibizione della citrato liasi da parte dell'acido idrossicitrico riduce quindi la sintesi di acidi grassi. Inoltre si ritiene che le molecole di citrato (sottratte all'azione della citrato liasi) vengano dirottate per la sintesi di glicogeno, che, accumulandosi nel fegato, può determinare senso di sazietà

incontro ad una rapida tolleranza, mentre permangono gli effetti sulla riduzione del peso corporeo.

Efficacia clinica. Nonostante i numerosi dati incoraggianti della farmacologia preclinica, gli effetti della garcinia non sono stati dimostrati chiaramente in campo clinico. Una recente revisione sistematica [Pittler & Ernst (2004) Am J Clin Nutr 79:529-536] ha evidenziato l'esistenza di quattro studi clinici randomizzati, in doppio cieco con placebo, per un totale di 402 soggetti (in uno studio, effettuato su 60 soggetti, veniva utilizzato acido idrossicitrico, alla dose di 1,32 g). La dose giornaliera utilizzata era compresa tra i 1,5 ed i 3 g, per un periodo di 8-12 settimane. Tre dei quattro studi hanno riportato effetti positivi, mentre lo studio qualitativamente migliore, effettuato su 135 soggetti con IMC medio di 32 non ha evidenziato differenze significative tra garcinia (3 g/die per 12 settimane) e placebo. La stessa revisione sistematica ha evidenziato l'esistenza di studi contraddittori, quando la garcinia veniva somministrata in combinazione con altri integratori o sostanze utilizzate per il trattamento del sovrappeso (caffeina, cromo, polinicotinato, L-carnitina, picolinato, gomma guggul).

Effetti collaterali/Controindicazioni. La garcinia non presenta effetti collaterali di rilievo. L'acido idrossicitrico, alla dose di 5 g/kg, non provoca segni visibili di tossicità o morte in animali da laboratorio. Gli effetti collaterali associati all'uso della garcinia, riportati negli studi clinici, includono mal di testa, sintomi respiratori e sintomi gastrointestinali (dolori gastrici).

Preparazioni/Dose. La dose giornaliera di garcinia utilizzata negli studi clinici è stata di 1,5- 3 g di un estratto contenente per il 50% acido idrossicitrico. L'acido idrossicitrico (come composto puro) è stato utilizzato negli studi clinici alla dose giornaliera di 1,32 g. In Italia sono disponibili capsule (140 mg di estratto/capsula) contenenti un estratto secco a contenuto minimo di acido idrossicitrico (50%). Il produttore consiglia l'assunzione di 2-4 capsule al giorno, lontano dai pasti.

Fuco (quercia marina, alga marina)

È dato dal tallo di *Fucus vesiculosus* L. (Fam. *Fucaceae*), alga marina feoficea frequente lungo le coste dell'Oceano Atlantico e Pacifico. Contiene iodio inorganico (0,05%) e proteico (0,07%) e polisaccaridi, quali acido alginico come principale componente (12-45%), ed altri polisaccaridi solforati, quali il fucoidano e la laminarina. Contiene inoltre minerali e vitamine, particolarmente la vitamina C (0,013-0,077%). La Farmacopea Europea riporta che il fuco (*Fucus*) si ottiene dal tallo secco essiccato, polverizzato o frammentato di *F. vesiculosus* o *F. serratus* L., o *Ascophyllum nodosum* Le Jol. La droga deve contenere non meno dello 0,03% e non più dell'0,2% di iodio totale, calcolato in riferimento alla droga essiccata. Da notare nel fuco la presenza di acido alginico, un normale componente della parete cellulare delle alghe brune. Questo polisaccaride consiste di unità di acido D-mannuronico e di varie quantità di residui di acido L-guluronico. L'acido alginico può aumentare la viscosità del contenuto gastrico e pertanto provocare un senso di sazietà; inoltre l'acido alginico possiede proprietà lassative in quanto, rigonfiandosi nell'intestino, agisce come un lassativo formante massa (il rigonfiamento stimola la peristalsi intestinale). Molta importanza è stata data al contenuto di iodio presente nel fuco, visto che questo elemento è parte integrante degli ormoni tiroidei e quindi potrebbe aumentarne la sintesi (Fig. 23.6). Infatti la bassa incidenza del gozzo tiroideo tra i popoli marittimi è stata attribuita alla presenza del-

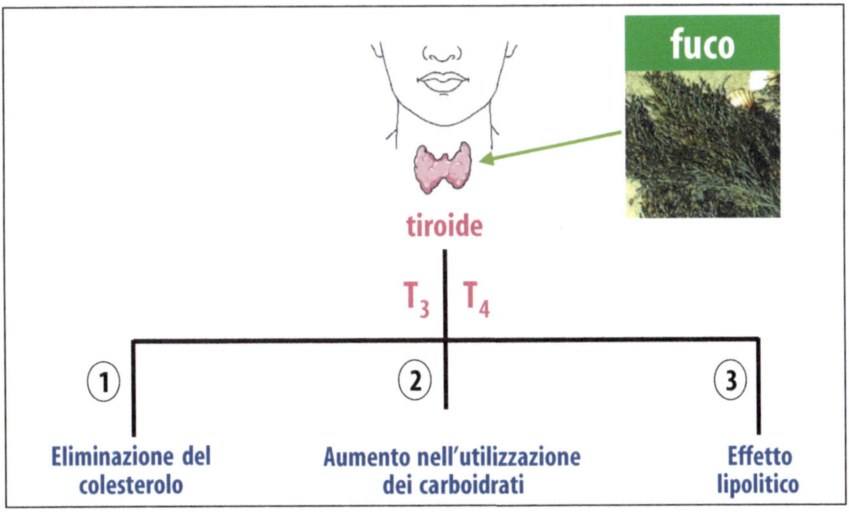

Fig. 23.6 Probabile sito d'azione del fuco.
Il fuco contiene iodio, che è coinvolto nella sintesi degli ormoni tiroidei triiodotironina (T_3) e tiroxina (T_4). Questi ormoni possono influire sul metabolismo glucidico e lipidico in diversi modi:

1) formazione degli acidi biliari a partire dal colesterolo, con conseguente aumento dell'eliminazione di quest'ultimo;
2) aumento nell'utilizzazione dei carboidrati, forse a causa dell'aumento della domanda calorica da parte dell'organismo;
3) aumento della lipolisi nel tessuto adiposo.

le alghe nella dieta alimentare. A conferma dell'importanza dello iodio nella sintesi degli ormoni tiroidei, è stato osservato (in uno studio clinico randomizzato, in doppio cieco con placebo, effettuato su 36 volontari sani) un aumento della produzione dell'ormone tireotropina, l'ormone che stimola la tiroide in seguito a somministrazioni di fuco [Clark e coll. (2003) Endocr Pract 9:363-369]. L'azione degli ormoni tiroidei sulla produzione di calore (metabolismo basale) è ben nota. Infatti, essi possono ridurre l'accoppiamento della fosforilazione ossidativa all'interno dei mitocondri, producendo un aumento nell'energia dissipata sotto forma di calore e sottratta quindi alla biosintesi dei lipidi. A livello del tessuto adiposo, gli ormoni tiroidei aumentano il catabolismo dei trigliceridi che sono i principali tipi di grassi che costituiscono la cellula adiposa. Tuttavia i dati della letteratura sembrano escludere un rapporto causale tra eccesso ponderale e ridotta funzione tiroidea. Inoltre l'introduzione di iodio potrebbe stimolare il metabolismo solo in caso di ipotiroidismo e quindi solo qualora ci si trovi di fronte ad una obesità in mixedema. Non esistono studi clinici randomizzati relativi al potenziale beneficio del fuco nel trattamento dell'obesità o del sovrappeso.

Il fuco non è potenzialmente esente da rischi. L'assunzione del fuco è stata associata ad ipertiroidismo. I sintomi tipici dell'ipertiroidismo (perdita di peso, sudorazione, affaticamento, feci molli) sono stati descritti in un soggetto anziano in seguito all'assunzione di un prodotto commerciale a base di fuco per un periodo di 6 mesi. Inoltre, è ben nota l'associazione tra alogenuri (ioduri, cloruri ecc.) ed acne. Infatti l'assunzione di fuco è stata associata ad un peggioramento di fenomeni acneiformi preesistenti. Inoltre, le alghe marine possono accumulare metalli pesanti ed altri elementi tossici, nonché adsorbire sostanze radioattive. È stata infatti segnalata la presenza di arsenico nell'urina di soggetti che assumevano compresse a base di fuco. Infine, il fuco potrebbe diminuire l'assorbimento di ferro, in quanto questo elemento può essere legato dal fucoidano. In genere si raccomanda di utilizzare dosaggi che non superino un'assunzione media di iodio di 100 mg. In Italia sono disponibili estratti standardizzati con contenuto minimo dello 0,05% di iodio totale (0,15 mg/capsula). La dose consigliata dal produttore è di 2-4 capsule al giorno.

Psillio biondo

È costituito dai semi di *Plantago ovata* Forssk. (= *P. ispaghula* Roxb.) (Fam. *Plantaginaceae*), una pianta erbacea originaria della regione mediterranea e del Nord Africa ed ora coltivata in Iran e India. L'epidermide che riveste il seme (chiamata *husk*, *ispagula* o *ispagula husk*) contiene una mucillagine che si rigonfia quando il seme viene a contatto con i liquidi e questa capacità rigonfiante potrebbe determinare un senso di sazietà. Inoltre questa mucillagine può aumentare l'eliminazione fecale di colesterolo e di acidi biliari e può ridurre l'assorbimento intestinale di zuccheri.

Una recente revisione sistematica [Pittler & Ernst (2004) Am J Clin Nutr 79:529-536] ha evidenziato l'esistenza di un solo studio clinico randomizzato, con placebo. In questo studio lo psillio, somministrato alla dose giornaliera di 15 g a 125 pazienti con diabete di tipo 2 e con IMC di 29, non produceva variazioni nel peso corporeo rispetto al placebo. La tollerabilità dello psillio, in questo studio, veniva definita eccellente. Tuttavia, un uso prolungato di preparati contenenti psillio potrebbe portare ad una riduzione dell'assorbimento di nutrienti ed a reazioni allergiche.

Vedi Cap. 29 per l'uso dello psillio (o dello psillio biondo) nel trattamento della costipazione, della sindrome dell'intestino irritabile e della colite ulcerosa.

Efedra

Droga data dalle parti aeree di *Ephedra sinica* Stapf (Fam. *Ephedraceae*), pianta largamente diffusa in Cina, India, Europa ed America. La pianta è un arbusto, alto 60-90 cm, con foglie ridotte a scaglie, ma con caule e rami verdi gracili ed angolosi, con evidenti striature longitudinali. Contiene alcaloidi (circa 1%, di cui il 60-80% è costituito da efedrina ed il 20-34% da pseudoefedrina) ad attività simpaticomimetica e derivati ciclici (efedrossano, efedradine, furuloilistamina) ad attività ipotensiva.

L'efedrina è un agonista adrenergico ad azione mista: non solo provoca la liberazione della noradrenalina immaganizzata dalle terminazioni nervose, ma stimola anche direttamente i recettori α e β adrenergici. L'efedrina provoca vasocostrizione, stimola il miocardio, induce broncodilatazione ed è anche uno stimolante del sistema nervoso centrale. Gli effetti dell'efedrina sul peso corporeo sono attribuibili prevalentemente alle sue azioni sulla termogenesi (conversione di cibo in calore) (Fig. 23.7). Infatti è stato osservato negli animali che l'efedrina stimola la termogenesi (con conseguente lipolisi) nel tessuto bruno adiposo attraverso l'attivazione dei recettori β_3 adrenergici (si deve considerare, però, che le rea-

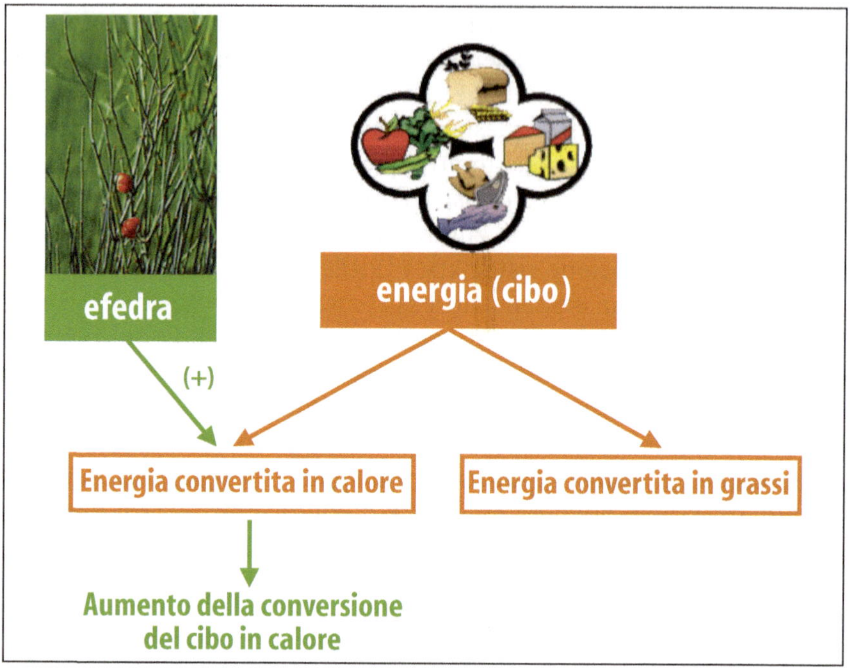

Fig. 23.7 Effetto dell'efedra sulla termogenesi.
La termogenesi è la diretta conversione dei nutrienti in calore. Un individuo normale può disperdere l'energia assunta sotto forma di calore per circa il 40%, mentre, in un individuo obeso, questa quota è del 10%. In questi soggetti l'energia assunta sotto forma di cibo viene conservata sotto forma di grassi e non dispersa con il calore. L'efedrina aumenta la termogenesi attraverso la stimolazione dei recettori β_3 adrenergici nel tessuto adiposo

zioni sulla termogenesi negli uomini avvengono prevalentemente nel muscolo scheletrico, in quanto gli uomini possiedono poco tessuto adiposo bruno); l'efedrina è in grado anche di ridurre la lipogenesi, ovvero la conversione dei carboidrati in grassi. Infine l'efedrina diminuisce l'assunzione di cibo, prevalentemente per un'azione a livello centrale, e probabilmente periferica, attraverso la riduzione dello svuotamento gastrico. Gli effetti dell'efedrina sull'appetito comunque non sono così rilevanti come quelli sulla termogenesi.

In una recente revisione sistematica [Shekelle e coll. (2003) JAMA 289:1537-1545] sono stati analizzati gli studi con placebo riguardanti la sicurezza e l'efficacia dell'efedra e del suo principio attivo efedrina nel trattamento del sovrappeso. Questa revisione sistematica ha evidenziato l'esistenza di uno studio per l'efedra e di 5 studi per l'efedrina, nonché di 12 studi che utilizzavano efedrina e caffeina in combinazione. Nessuno di questi studi era di durata superiore ai sei mesi. Gli Autori di questa revisione sistematica hanno concluso che sia l'efedrina che l'efedra producono una modesta riduzione (circa 0,9 kg/mese) di peso rispetto al placebo. L'uso di queste sostanze è tuttavia associato ad effetti avversi psichiatrici, cardiovascolari (palpitazioni) e gastrointestinali. La FDA consente l'utilizzo massimo di 24 mg di efedrina/die, dosaggio nettamente inferiore a quello degli studi clinici. In Italia la vendita di efedra è proibita.

Vedi Cap. 26 per l'utilizzo dell'efedra nel trattamento dell'asma.

Arancia amara (frutto)

L'albero che fornisce l'arancia amara (*Citrus aurantium* L. subsp. *amara* Engler, Fam. *Rutaceae*) è molto simile e della stessa famiglia dell'arancio dolce (*Citrus sinensis* var. *dulcis* L.) e del limone [*Citrus limon* (L.) Burm.]. Originario dell'India, cresce in parecchie regioni subtropicali (Sicilia, Spagna e Francia meridionale). Si tratta di una pianta di 4-5 m, a tronco molto ramificato, con rami spinosi, a foglie ovali, intere, leggermente coriacee, lucenti. Dal fiore (*Aurantii amari flos*, che, secondo la Farmacopea Europea IV deve avere un contenuto in flavonoidi totali, espressi come naringina, non inferiore all'8%, in riferimento alla droga essicata), si ricava un'essenza chiamata di Néroli, usata in profumeria, mentre la scorza del frutto viene utilizzata in liquoreria nonché tradizionalmente come eupeptico. La Farmacopea Europea IV prevede l'uso dell'epicarpo e del mesocarpo del frutto per la preparazione di una tintura (*Aurantii amari epicarpii et mesocarpii tintura*, che si ottiene da una parte di droga, polverizzata al momento, e 5 parti di alcol al 70%). Il frutto, più piccolo di quello dell'arancio dolce, ha la superficie rugosa ed è rosso-arancione a maturità. Il succo è amaro. I frutti acerbi contengono sinefrina, un'amina simpaticomimetica in grado di provocare nel ratto un aumento della termogenesi, una significativa riduzione dell'assunzione di cibo e del peso corporeo. I dati sulla possibile efficacia clinica dell'arancia amara sono scarsi e poco incoraggianti. Una recente revisione sistematica [Bent e coll. (2004) Am J Cardiol 94:1359-1361] infatti, ha evidenziato l'esistenza di un solo studio clinico randomizzato, effettuato su venti pazienti con indice IMC superiore a 25 kg/m^2. In questo studio, l'arancia amara (975 mg/die di una preparazione standardizzata al 6% in sinefrina), associata all'iperico ed alla caffeina, e somministrata per sei mesi, non provocava una diminuzione significativa del peso corporeo (rispetto al placebo).

Pur in assenza di dati scientifici certi, è da supporre che gli effetti collaterali della sinefrina siano qualitativamente simili a quelli dell'efedrina. Il Ministero della Salute consente una dose giornaliera massima di 30 mg. Si ritiene, tuttavia, che la sinefrina possegga meno effetti centrali dell'efedrina.

Matè e guaranà

Analogamente al caffè (*Coffea arabica* L., Fam *Rubiaceae*), al tè (*Thea sinensis* L., Fam *Theaceae*), al cacao (*Theobroma cacao* L., Fam. *Sterculiaceae*) ed alla kola [*Cola acuminata* (P. Beauv.) Schott et Endl., Fam. *Sterculiaceae*], matè e guaranà contengono metilxantine, in particolare la caffeina.

Il **matè** è la foglia essiccata di *Ilex paraguariensis* A. St. Hil (Fam. *Aquifoliaceae*), un albero alto 6-12 m, originario del Brasile meridionale, Paraguay ed Argentina settentrionale. Per la produzione del matè, si tagliano le parti terminali dei rami e si fanno passare sul fuoco in modo tale da inattivare gli enzimi delle foglie che conserveranno il color verde nei processi di essiccamento successivi. Queste foglie essiccate e spezzettate vengono usate in Sud America per preparare una bevanda stimolante. Il matè contiene circa l'1% di caffeina.

Il **guaranà** si prepara dai semi di *Paullinia cupana* K. (Fam. *Sapindaceae*), una liana del bacino dell'Amazzonia, dov'è anche coltivata. Il frutto è una piccola cassula che racchiude di solito un solo seme che è principalmente costituito dai cotiledoni dell'embrione. Il seme viene tostato, frantumato e immerso in acqua per formare una pasta che viene poi modellata in bastoncini o altre forme, come figure di animali, ed essiccata. Di solito si incorpora della farina di manioca (*Manihot utilissima*) o polvere di cacao (*Theobroma cacao*). La droga generalmente si presenta in cilindri rosso-bruni, a superficie lucente, di odore debole e sapore amaro-astringente. Il guaranà contiene il 4-8% di caffeina, tannini catechinici (8%) ed amido. In Brasile viene adoperato per la preparazione di una bevanda stimolante; nel guaranà la caffeina è contenuta in quantità notevolmente superiori rispetto alle altre droghe contenenti metilxantine.

La caffeina, uno stimolante centrale, è la responsabile degli effetti farmacologici del matè e del guaranà. La caffeina possiede effetti termogenici ed è inoltre in grado di aumentare gli effetti termogenici delle amine simpaticomimetiche (efedrina, sinefrina) nonché delle catechine presenti nel tè. Il meccanismo non è completamente noto; si ritiene che quest'azione possa esercitarsi attraverso l'inibizione delle fosfodiesterasi; inoltre la caffeina è in grado di aumentare la concentrazione di catecolamine e così stimolare indirettamente i recettori β_3.

Non esistono studi clinici randomizzati riguardanti l'efficacia di droghe contenenti caffeina nel trattamento del sovrappeso o dell'obesità. Tuttavia una recente revisione sistematica [Pittler & Ernst (2004) Am J Clin Nutr 79:529-536] ha evidenziato l'esistenza di uno studio randomizzato, in doppio cieco con placebo, nel quale veniva valutata una combinazione di matè, guaranà e damiana (*Turnera diffusa* Willd. var *aphrodisiaca*, Fam. *Turneraceae*). Questa combinazione (dose giornaliera: matè 672 mg, guaranà 570 mg, damiana 210 mg) causava una riduzione di 5,1 kg (contro una variazione di 0,3 kg che si riscontrava nel placebo) dopo 45 giorni di trattamento in 47 soggetti. Inoltre uno studio controllato, non randomizzato, in doppio cieco, ha evidenziato una significativa riduzione dell'IMC in 38 pazienti in soprappeso che assumevano per un anno una bottiglia di tè *oolong* (corrispondente a 690 mg di catechina) al giorno [Nagao e coll. (2005) Am J Clin Nutr 81:122-129].

Yohimbe

Si tratta della corteccia del fusto di *Pausinystalia yohimbe* K. Schum. (Fam. *Rubiaceae*), un albero di medie dimensioni (10-15 m) dell'Africa occidentale (Nigeria e Gabon), con foglie grandi, glabre e fiori raccolti in infiorescenze ombrelliformi. La droga si presenta in pezzi appiattiti o leggermente arrotolati. Contiene soprattutto alcaloidi indolici (2,7-5,9%), di cui il principale è la ioimbina, accompagnata da sostanze correlate (ioimbinina, ioimbenina). La ioimbina è un agonista dei recettori α_2 adrenergici. Non esistono studi clinici randomizzati relativi all'efficacia dello yohimbe nella riduzione di peso. Tuttavia una recente revisione sistematica [Pittler & Ernst (2004) Am J Clin Nutr 79:529-536] ha evidenziato l'esistenza di tre studi clinici randomizzati relativi all'efficacia del principio attivo ioimbina in 86 soggetti con peso superiore al 15-20% a quello ideale (soggetti con IMC compreso tra 28 e 48). La ioimbina veniva somministrata a dosi variabili dai 16 ai 43 mg per periodi che andavano dalle tre settimane ai sei mesi. Uno solo di questi studi ha riportato effetti benefici. La ioimbina può causare eccitazione nervosa, insonnia, ansia, ipertensione, tachicardia, broncospasmo, nausea e vomito. A dosi di 20-30 mg la ioimbina può aumentare il ritmo cardiaco ed aumentare la pressione sanguigna.

Vedi Cap. 28 per l'utilizzo dello yohimbe nel trattamento della disfunzione erettile.

23.4 Diabete mellito

23.4.1 Quadro clinico

Il **diabete mellito** è una malattia cronica caratterizzata da iperglicemia, cioè da un aumento degli zuccheri (glucosio) presenti nel sangue, causata principalmente da una ridotta secrezione di insulina da parte del pancreas talora associata ad una aumentata resistenza dei tessuti periferici alla stessa insulina.

Il glucosio è normalmente presente nel sangue e rappresenta la nostra principale fonte di energia per i muscoli e per altri organi. Per il cervello è addirittura l'unica fonte di energia. Le altre fonti energetiche sono le proteine ed i grassi. Il glucosio è fornito dall'alimentazione al momento dei pasti. L'utilizzazione di questo "carburante" è possibile solo in presenza di insulina.

L'insulina è un ormone prodotto dalle cellule β delle isole di Langerhans del pancreas. L'insulina possiede molte funzioni; una di questa è quella di trasportare glucosio nei tessuti. Promuove quindi il trasporto di glucosio all'interno delle cellule dove viene utilizzato od immagazzinato ed agisce anche sul metabolismo delle proteine e dei grassi. Durante i pasti il glucosio assorbito e riversato nel torrente circolatorio provoca un rialzo della glicemia; il pancreas secerne, a sua volta, una quantità di insulina sufficiente a determinare una rapida assunzione, immagazzinamento o utilizzazione del glucosio da parte di quasi tutti i tessuti dell'organismo, ma specialmente del fegato, dei muscoli e del tessuto adiposo. La glicemia viene quindi riportata ai valori normali (80-100 mg/dl).

Il fegato immagazzina circa il 60% del glucosio presente nel pasto per rimetterlo nel sangue in condizioni di bisogno quali il digiuno, l'intensa attività fisica e le situazioni di stress. Nel diabetico ciò non avviene: la glicemia si eleva ed una parte dello zucchero in eccesso viene eliminato attraverso le urine (glicosuria). La glicemia però non aumenta solo dopo i pasti, ma anche durante il giorno, grazie alla produzione di glucosio da parte del fegato. Nel diabetico quindi si ha un rialzo della glicemia postprandiale, ma anche della glicemia a digiuno. L'iperglicemia può provocare danni praticamente in tutti i tessuti.

Due tipi di diabete mellito condividono le caratteristiche di iperglicemia e patologia vascolare. Essi differiscono nella patogenesi e nella capacità dell'insulina residua di deprimere la formazione di chetoni da acidi grassi (chetoacidosi). Tuttavia, pur con queste differenze, entrambi i tipi di diabete producono gli stessi segni patologici, come retinopatia, insufficienza renale, disfunzione nervosa periferica, malattia vascolare periferica ed arteriosclerosi.

1) il **diabete di tipo 1** (o diabete mellito insulina dipendente) deriva dalla distruzione autoimmune delle cellule pancreatiche β, che avviene di solito ad un'età inferiore ai 30 anni, da cui la descrizione antica di diabete mellito "a comparsa giovanile". Questa forma di diabete, pertanto, necessita di insulina in quanto il pancreas non ne produce per sopprimere la formazione di chetoni e quindi degli episodi di chetoacidosi diabetica.
2) il **diabete di tipo 2** colpisce una popolazione prevalentemente anziana, caratterizzata (spesso, ma non sempre) da un eccesso di peso. Sebbene l'insulina sia secreta, essa non è in grado di normalizzare in modo efficiente l'aumento di glicemia. Questo fenomeno è detto "resistenza all'insulina". Le concentrazioni di insulina circolante sono, però, adeguate per sopprimere la formazione di chetoni nella maggior parte dei casi, cosicché i pazienti non manifestano attacchi ripetuti di chetoacidosi diabetica. Si stima che fino al 3% della popolazione sia affetto da diabete di tipo 2.

Il diabete di tipo 2 viene trattato con diete ipolipidiche, antidiabetici orali (Tab. 23.8) ed in rari casi con insulina (se esistono controindicazioni all'uso degli ipoglicemizzanti orali, oppure se è esaurita la riserva

Tabella 23.8 Principali farmaci adoperati per il trattamento del diabete di tipo 2 (ipoglicemizzanti orali)

Farmaci	*Meccanismo d'azione*	*Effetti collaterali*
Sulfaniluree (per es. glibenclamide, glipizide, tolbutamide, clorpropamide, glimepiride)	Stimolano la liberazione di insulina dalle cellule β del pancreas; riducono i livelli sierici di glucagone ed aumentano il legame dell'insulina ai recettori bersaglio	Ipoglicemia, disturbi gastrointestinali, prurito, nausea, anemia
Biguanidi (per es. metformina, fenformina)	Non stimolano la sintesi di insulina, bensì accrescono la sensibilità verso l'insulina dei tessuti bersaglio	Acidosi lattica, diarrea, sapore metallico, anoressia
Inibitori dell'α-glucosidasi (per es. acarbosio)	Inibiscono l'α-glucosidasi presente sull'orletto a spazzola intestinale e, perciò, riducono l'assorbimento di amido e disaccaridi	Flatulenza, diarrea, crampi addominali

di insulina prodotta dal pancreas in altre condizioni particolari, quali ad esempio l'insorgenza di malattie con importante rialzo glicemico).

23.4.2 Fitoterapia del diabete mellito

Prima della scoperta dell'insulina e degli ipoglicemizzanti orali, le piante medicinali rappresentavano il principale trattamento per il diabete mellito. L'utilizzo di queste piante è oggi tuttavia limitato ai Paesi in via di sviluppo. Alcune popolazioni con un'elevata prevalenza di patologia diabetica, come ad esempio gli asiatici ed i latino-americani, provengono da culture con una lunga storia di utilizzo di piante medicinali ipoglicemizzanti. Esistono almeno 1200 piante medicinali con effetti ipoglicemizzanti dimostrati in animali da laboratorio (le più comuni sono riportate nella Tabella 23.9); solo nel Messico ce ne sono 800, mentre in India sono state descritte 150 piante appartenenti a 50 differenti famiglie. Tuttavia gli studi clinici randomizzati sono limitati ad un numero esiguo di droghe vegetali (Tab. 23.10).

Opunzia

È data dai cladodi di *Opuntia streptacantha* (Lem.) (Fam. *Cactaceae*), pianta grassa originaria del Messico ed ora naturalizzata negli Stati Uniti, nell'America meridionale e nel bacino del Mediterraneo. Può essere alta fino a 3-4 metri e possiede dei rami-foglie trasformati in pale appiattite munite di corte spine. Produce dei bei fiori di colore giallo dai quali si sviluppano frutti carnosi edibili, ovoidali, rossastri, muniti di spine irritanti. Nei tessuti spugnosi dei cladodi sono presenti polisaccaridi (50%) ad alto peso molecolare, quali pectine, cellulosa, arabinosio, ramnosio, xilosio, galattosio, acido galatturonico; inoltre sono presenti protidi e lipidi. La frazione polisaccaridica, denominata opuntiamannano, adsorbe nel lume intestinale nutrienti, zuccheri e colesterolo impedendone di fatto l'assorbimento. Per tale motivo si ritiene che l'opunzia sia utile ai diabetici iperlipidemici ed obesi. Studi condotti sugli animali hanno evidenziato una diminuzione di glucosio postprandiale; inoltre l'opunzia è in grado di esercitare effetti ipoglicemizzanti anche in animali pancreotomizzati, e pertanto si ritiene che l'attività ipoglicemica sia indipendente dalla produzione di insulina. L'opunzia (detta anche Nopal) è tradizionalmente impiegata nella medicina popolare messicana per il trattamento del diabete mellito. Inoltre l'alta concentrazione di sali minerali potrebbe spiegare l'uso tradizionale come diuretico. Le evidenze cliniche a favore dell'efficacia dell'opunzia nel trattamento del diabete sono preliminarmente

Tabella 23.9 Piante medicinali tradizionalmente adoperate nel trattamento del diabete mellito

Nome comune della droga	*Nome latino della pianta*	*Parte della pianta utilizzata*	*Principali costituenti chimici*	*Dose giornaliera*
Aglio	*Allium sativum*	Bulbo	Composti solforati	4 g (fresco)
Aloe	*Aloe vera*	Succo dalle foglie	Derivati antrachinonici, flavonoidi	0,1-0,2 g
Basilico sacro	*Ocimum sanctum*	Foglie	Olio essenziale, flavonoidi, acido ursolico	1-2 g
Bauhinia (Pata de vaca)	*Bauhinia forficata*	Foglie	Bauhinoside, β-sitosterolo astragalina, flavonoidi, alcaloidi	a
Carciofo	*Cynara scolymus*	Foglie	Derivati dell'acido caffeico, flavonoidi	4-9 g
Cardo mariano	*Silybum marianum*	Frutti	Flavonolignani (silimarina), flavonoidi, acidi grassi	12-15 g
Cipolla	*Allium cepa*	Bulbo	Composti solforati	20 g
Coccinia	*Coccinia indica*	Foglie	Fibre, carboidrati, enzimi, cucurbitacina β-glucoside	3-6 g
Fico	*Ficus carica*	Foglie	Mucillagini, pectine, furano-cumarine, acidi organici	13 g
Fieno greco	*Trigonella foenum-graecum*	Semi	Saponine steroidee, flavonoidi, fibre	6 g
Galega	*Galega officinalis*	Foglie	Derivati guanidinici, alcaloidi chinazolinici	2 g
Gimnema	*Gymnema sylvestre*	Foglie	Resine, acido gimnemico, saponine, flavonoidi	2-4 g
Ginseng americano	*Panax quinquefolius*	Radici	Saponine triterpeniche	3-9 g
Gomma guar	*Cyamopsis tetragonolobus*	Endosperma dei semi	Galattomannani, proteine	15 g
Jambul	*Syzygium cumini*	Semi	Tannini, acidi grassi	2-4 g
Melone amaro	*Momordica charantia*	Semi	Polipeptide P, saponine, glicosidi, lectine	a
Mircia uniflora	*Myrcia uniflora*	Foglie	Flavonoidi, fibre	3 g
Opunzia	*Opuntia streptacantha*	Cladodi	Polisaccaridi	1-2 g
Pino marittimo francese	*Pinus pinaster*	Corteccia	Procianidine, acidi fenolici	100 mg di estratto
Psillio	*Plantago psyllium, P. afra*	Semi	Mucillagini	10-30 g
Psillio biondo	*Plantago ovata*	Semi	Mucillagini	12-40 g
Verga d'oro	*Solidago virgaurea*	Sommità fiorite	Saponine triterpeniche, flavonoidi, olio essenziale	6-12 g

a = non sono disponibili dati attendibili

Tabella 23.10 Droghe vegetali e diabete: sommario degli studi clinici randomizzati [Da: Yeh e coll. (2003) Diabetes Care 26:1277-1294]

Nome comune	*NS*	*NP*	*Diagnosi*	*Trattamento*	*Principali risultati*	*Effetti collaterali*
Aglio	1	33	Diabete tipo 2	700 mg/die per 4 settimane (preparazione non specificata)	Nessun effetto significativo sulla glicemia e sui livelli di insulina	Nessuno
Bauhinia	1	10	Diabete tipo 2	3 g/die per 8 settimane	Nessun effetto significativo sulla glicemia e sui livelli di insulina	Nessuno
Coccinia	1	32	Diabete tipo 2	1800 mg/die di polvere per 6 settimane	Diminuzione significativa della glicemia	Nessuno
Fico (foglie)	1	10	Diabete tipo 1	Decotto (13 g di droga) per 4 settimane	Diminuzione significativa della glicemia	Nessuno
Ginseng americano	3	43	Diabete tipo 2	3-9 g in dosi singole o per 8 settimane	Diminuzione significativa della glicemia	Lieve insonnia in uno studio
Mircia uniflora	1	18	Diabete tipo 2	3 g/die per 8 settimane	Nessun effetto significativo sulla glicemia; diminuzione dell'insulina	Nessuno
Basilico sacro	1	40	Diabete tipo 2	2,5 g di polvere di droga fresca per 8 settimane	Diminuzione della glicemia	Nessuno
Opunzia	1	14	Diabete tipo 2	500 mg, dose singola	Diminuzione della glicemia e dell'insulina	Non riportati
Cardo mariano	1	60	Diabete tipo 2	600 mg/die per 12 mesi	Diminuzione della glicemia e dell'insulina	Nessuno
Fieno greco	3	30	Diabete tipo 1 (n=10) e tipo 2 (n=20)	100 g/die di polvere priva di grassi per 10 giorni	Diminuzione della glicemia e dell'insulina	Non riportati
Pino marittimo francese*	1	77	Diabete tipo 2	100 mg/die (Pycnogenol®) per 12 settimane	Diminuzione della glicemia	Non riportati

NS = numero di studi clinici; NP = numero di pazienti
* Da: Liu e coll. (2004) Life Sci 75:2505-2513

incoraggianti. Gli Autori di una recente revisione sistematica [Yeh e coll. (2003) Diabetes Care 26:1277-1294] hanno evidenziato l'esistenza di un solo studio clinico, condotto su 14 pazienti con diabete di tipo 2. In questo studio è stato dimostrato che l'opunzia era in grado di ridurre la glicemia ed i livelli di insulina quando veniva somministrata alla dose singola di 500 mg. Questi risultati sono stati confermati da un altro studio clinico, non randomizzato, effettuato su 32 pazienti con diabete di tipo 2 [Frati-Munari e coll. (1988) Diabetes Care 11:63-66]. Non sono stati segnalati, fino ad oggi, effetti collaterali o controindicazioni. Esistono in commercio degli estratti secchi titolati da somministrarsi 15 minuti prima dei pasti (1 g, 2-3 volte al giorno).

Gimnema

È data dalle foglie di *Gymnema sylvestre* (Retz) R. Br. Ex Schultes (= *Asclepias geminata* Roxb) (*Asclepiadaceae*). In lingua Hindu viene chiamata *gurmar* che vuol dire letteralmente "mangia zucchero". Infatti le foglie, una volta masticate, hanno la proprietà di inibire la percezione del sapore dolce, senza modificare quella del salato e dell'amaro. *G. sylvestre* è una pianta rampicante, ramificata, che raggiunge la cima dei grandi alberi nelle foreste dell'India e dell'Africa tropicale. Possiede foglie opposte, ovali o ellittiche, picciolate, più o meno pubescenti su entrambi i lati, dal sapore amaro ed acre. I fiori, gialli, sono raggruppati generalmente in racemi peduncolati. La droga contiene acidi gimnemici, aminoacidi, colina, betaina, adenina, ossido di trimetilamina.

Gli effetti ipoglicemici della gimnema sono stati dimostrati in animali sottoposti a parziale pancreotomizzazione, mentre l'effetto non si manifestava negli animali totalmente pancreotomizzati. Studi effettuati con l'estratto etanolico GS4 hanno riportato una rigenerazione delle cellule di Langerhans in animali con diabete sperimentale, un effetto associato alla riduzione del glucosio ematico. Il meccanismo d'azione della gimnema non è completamente noto. La capacità di bloccare la percezione dolce dello zucchero (e quindi di ridurne l'assunzione) non è rilevante alla luce del fatto che i preparati a base di gimnema sono in genere somministrati sotto forma di capsule. Tuttavia gli acidi gimnemici ed in parte le saponine (gimnesiane) possiedono diverse azioni farmacologiche che possono contribuire all'azione ipoglicemizzante; infatti questi composti possono ridurre l'assorbimento intestinale di glucosio, sono in grado di stimolare la secrezione pancreatica di insulina (nonché il numero e la funzione delle cellule β) ed inoltre possono favorire la captazione e l'utilizzazione tissutale di glucosio (Fig. 23.8).

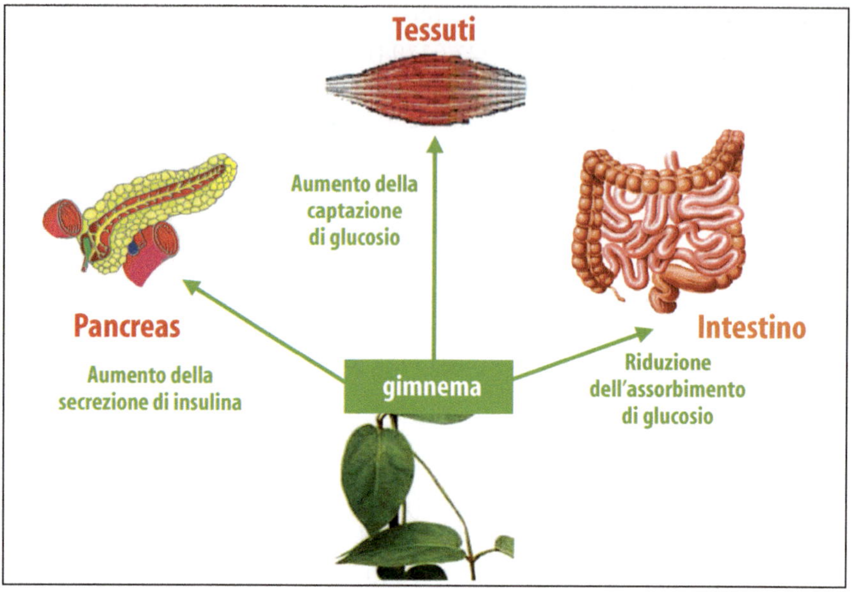

Fig. 23.8 Effetti ipoglicemici della gimnema.
La gimnema potrebbe esercitare effetti ipoglicemici (i) riducendo l'assorbimento di glucosio, (ii) incrementando la secrezione di insulina e (iii) aumentando la captazione tissutale di glucosio

La gimnema è utilizzata da più di 2000 anni nella medicina ayurvedica per il trattamento degli "eccessi di zucchero" o "dell'urina dolce", ora noto come diabete mellito. Tuttavia una recente revisione sistematica [Yeh e coll. (2003) Diabetes Care 26:1277-1294] non ha evidenziato l'esistenza di studi clinici randomizzati. L'efficacia della droga in pazienti con diabete di tipo 1 (n=64) o diabete di tipo 2 (n=47) è stata invece valutata in due studi non randomizzati, in aperto ed a gruppi paralleli, eseguiti da ricercatori indiani [Shanmugasundaram e coll. (1990) J Ethnopharmacol 30:281-294; Baskaran e coll. (1990) J Ethnopharmacol 30:295-305]. In questi studi è stato dimostrato che l'estratto GS4, somministrato alla dose giornaliera di 400 mg, per periodi fino a 20 mesi, era in grado di esercitare effetti ipoglicemici. È interessante notare come quest'estratto non producesse alterazioni della glicemia in volontari sani.

La gimnema sembra essere una droga sicura. Non sono stati osservati effetti avversi negli studi clinici. I testi di medicina ayurvedica raccomandano una dose giornaliera di 2-4 g. Gli studi clinici sono stati effettuati utilizzando capsule contenenti l'estratto etanolico GS4 standardizzato in acido gimnemico (25%), alla dose giornaliera di 400 mg. In Italia sono disponibili estratti secchi con contenuto minimo di acido gimnemico (25%, 75 mg/capsula). Il produttore raccomanda 2-4 capsule al giorno, da assumersi 30 min prima dei pasti.

Ginseng americano

Il ginseng americano è la droga data dalle radici di *Panax quinquefolius* L. (Fam. *Araliaceae*), pianta erbacea che cresce nelle ricche zone forestali degli USA orientali e centrali e in Canada. Come il ginseng coreano, il ginseng americano contiene ginsenosidi. L'azione ipoglicemica del ginseng è stata attribuita sia alla presenza di ginsenosidi che di polisaccaridi. Effetti ipoglicemici in animali con diabete indotto da streptozotocina sono stati descritti per varie specie di ginseng. Diversi sono i meccanismi attraverso i quali il ginseng americano potrebbe esercitare i suoi effetti ipoglicemizzanti; infatti il ginseng americano riduce l'assorbimento dei carboidrati, favorisce il rilascio di insulina da cellule pancreatiche isolate ed aumenta la captazione tissutale di glucosio, probabilmente attraverso un aumento nel numero dei recettori per l'insulina.

Gli studi clinici sulla possibile efficacia clinica del ginseng americano sono promettenti anche se l'effetto è stato valutato su un numero esiguo di pazienti ed in seguito ad una breve durata di trattamento. Una recente revisione sistematica [Yeh e coll. (2003) Diabetes Care 26:1277-1294] ha evidenziato l'esistenza di 3 studi clinici, per un totale di 43 pazienti con diabete di tipo 2 (Tab. 23.10). Questi studi hanno evidenziato l'effetto ipoglicemico del ginseng americano in seguito alla somministrazione di dosi di 3-9 g a pazienti sottoposti al test di tolleranza al glucosio. Generalmente non venivano riportati effetti collaterali. Tuttavia uno studio clinico riportava l'insonnia come evento avverso. Inoltre altri studi randomizzati effettuati su volontari sani hanno evidenziato l'effetto ipoglicemico del ginseng americano in volontari sani (vedi Tabella 26.6, Capitolo 27).

Vedi Cap. 27 per le proprietà adattogene del ginseng.
Vedi Cap. 28 per l'uso del ginseng nel trattamento della disfunzione erettile.
Vedi Cap. 33 per gli effetti chemioprevetivi del ginseng.

Melone amaro

Il melone amaro è il frutto di *Momordica charantia* L. (Fam. *Cucurbitaceae*), pianta spontanea in India, Cina, Africa e parte degli Stati Uniti. Si tratta di un arbusto rampicante, sottile, con foglie reniformi, lobate. Il frutto, ampiamente utilizzato in Asia ed Africa, ha l'aspetto di un cetriolo ricoperto da protuberanze ed ha un intenso sapore amaro. Il melone amaro viene mangiato come una verdura e viene anche utilizzato per la preparazione di salse. Esso è disponibile soprattutto nei negozi alimentari in Asia.

Il melone amaro contiene una serie di composti biologicamente attivi, quali saponine steroidee, alcaloidi, polipeptidi, oli, triterpeni (tipo cucurbitano), glicosidi (momordicosidi A-L), proteine e lectine (momordina a e momorcarine α, β e γ).

Il melone amaro possiede diverse proprietà farmacologiche (antidiabetiche, antibatteriche, antivirali, antiulcera ed immunomodulanti). Gli effetti ipoglicemici del melone amaro sono stati dimostrati nel modello sperimentale di diabete indotto da allossana. I composti chimici responsabili di quest'attività sono un miscela di saponine steroidee note col nome di carantine, di peptidi simili all'insulina (polipeptide-P) e di alcaloidi. Inoltre effetti benefici del melone amaro sono stati dimostrati in modelli animali di nefropatia, neuropatia, cataratta e gastroparesi (tipiche complicazioni del diabete). Si ritiene che l'azione ipoglicemizzante della droga possa essere dovuta ad un aumento della secrezione di insulina, aumento della captazione di glucosio, aumento dell'ossidazione di glucosio e della sintesi di glicogeno e diminuzione della gluconeogenesi epatica.

Nonostante vi siano numerosi studi sperimentali, una recente revisione sistematica ha evidenziato la completa assenza di studi clinici randomizzati [Yeh e coll. (2003) Diabetes Care 26:1277-1294]. In due studi clinici non randomizzati, per un totale di 27 pazienti con diabete di tipo 1 o tipo 2, è stato dimostrato che il succo del melone amaro (così come un estratto proteico purificato) era in grado di ridurre i livelli ematici di glucosio [Welhinda e coll. (1986) J Ethnopharmacol 30:295-305; Baldwa e coll. (1977) Usala J Med Sci 82:39-41].

Il melone amaro è generalmente ben tollerato. Esso non provocava tossicità in animali in seguito a somministrazioni ripetute per un periodo di 2 mesi. Tuttavia negli animali è stato osservato un effetto contraccettivo. Non sono stati osservati effetti avversi negli studi clinici; tuttavia sono stati riportati casi isolati di coma ipoglicemico in seguito all'assunzione di elevate quantità di melone amaro; inoltre esistono evidenze cliniche che indicano che questa droga potrebbe potenziare gli effetti ipoglicemizzanti della clorpropamide. L'uso deve essere evitato in gravidanza, poiché il succo può causare aborto.

Coccinia

La coccinia è costituita dalle foglie di *Coccinia indica* Wight et Arun (Fam. *Cucurbitaceae*), una pianta che cresce in diverse zone dell'India. Nella medicina ayurvedica vengono utilizzati foglie, radici, frutto e corteccia. Componenti tipici della coccinia sono fibre, carboidrati, enzimi e cucurbitacina β glicoside.

Nel diabete indotto nel ratto da streptozotocina o da allossana, la coccinia riduce la glicemia ed i livelli ematici dei lipidi. Inoltre la somministrazione di pectine isolate dal frutto di *C. indica* induce un effetto ipoglicemico nei ratti e questo effetto è attribuibile alla stimolazione della glicogeno sintetasi ed alla riduzione dell'attività fosforilasica. Il meccanismo d'azione della coccinia non è stato studiato in dettaglio, anche se è stato ipotizzato che questa droga possegga proprietà "insulinomimetiche".

La coccinia è un tradizionale rimedio ayurvedico per il trattamento dell'"urina dolce" (madhumeha). Una recente revisione sistematica [Yeh e coll. (2003) Diabetes Care 26:1277-1294] ha evidenziato l'esistenza di un solo studio clinico randomizzato effettuato su 32 pazienti con diabete di tipo 2 (Tab. 23.10). In questo studio sono stati riportati gli effetti benefici di una somministrazione (1800 mg/die) di polvere di coccinia per un periodo di sei settimane. Inoltre la stessa revisione riportava l'esistenza di uno studio non randomizzato che confermava gli effetti ipoglicemizzanti della coccinia. La coccinia è ben tollerata; infatti non sono stati segnalati effetti collaterali negli studi clinici. I testi di medicina ayurvedica raccomandano una dose giornaliera di 3-6 g.

Basilico sacro

Il basilico sacro è costituito dalle foglie di *Ocimum sanctum* L. (Fam. *Lamiaceae*), una pianta erbacea perenne spontanea delle montagne dell'Himalaya ad un'altitudine di duemila metri, dove viene considerata sacra e coltivata nei giardini di molte case e nelle vicinanze dei templi. È dello stesso genere di *O. basilicum* L., ovvero il basilico. Il basilico santo contiene un olio essenziale, flavonoidi (apigenina, luteolina) ed acido ursolico. Studi sugli animali suggeriscono un effetto ipoglicemizzante in modelli di diabete sperimentale indotto da allossana e streptozotocina; tuttavia il meccanismo di quest'azione non è completamente noto. È probabile che questa droga vegetale stimoli la secrezione di insulina da parte delle cellule β del pancreas; inoltre essa potrebbe influenzare importanti enzimi del metabolismo dei carboidrati, quali gli enzimi glucochinasi, esochinasi e fosfofruttochinasi. Il basilico sacro possiede anche attività ipocolesterolemizzante, potenzialmente importante in pazienti obesi con diabete.

Il basilico santo è stato tradizionalmente impiegato nella medicina ayurvedica. Una recente revisione sistematica [Yeh e coll. (2003) Diabetes Care 26:1277-1294] ha evidenziato l'esistenza di uno studio clinico randomizzato, effettuato su 40 pazienti con diabete di tipo 2. Questo studio ha riportato che 2,5 g di polvere di droga fresca, somministrata per 4 settimane, riduceva le concentrazioni postprandiali ed a digiuno di glucosio (Tab. 23.10), nonché i livelli di colesterolo totale dopo 8 mesi di trattamento. Non venivano segnalati effetti collaterali. I testi di medicina ayurvedica raccomandano una dose giornaliera di 1-2 g.

Letture di approfondimento

Abourashed EA, El-Alfy AT, Khan IA, Walker L (2003) Ephedra in perspective – a current review. Phytother Res 17:703-712

Andrade-Cetto A, Heinrich M (2005) Mexican plants with hypoglycaemic effect used in the treatment of diabetes. J Ethnopharmacol 99:325-348

Banerjee SK, Mukherjee PK, Maulik SK (2003) Garlic as an antioxidant: the good, the bad and the ugly. Phytother Res 17:97-106

Bent S, Padula A, Neuhaus J (2004) Safety and efficacy of citrus aurantium for weight loss. Am J Cardiol 94:1359-1361

Grover JK, Yadav SP (2004) Pharmacological actions and potential uses of Momordica charantia: a review. J Ethnopharmacol 93:123-132

Grover JK, Yadav S, Vats V (2002) Medicinal plants of India with anti-diabetic potential. J Ethnopharmacol 81:81-100

Elder C (2004) Ayurveda for diabetes mellitus: a review of the biomedical literature. Altern Ther Health Med 10:44-50

Fugh-Berman A, Myers A (2004) Citrus aurantium, an ingredient of dietary supplements marketed for weight loss: current status of clinical and basic research. Exp Biol Med 229:698-704

Heber D (2003) Herbal preparations for obesity: are they useful? Prim Care 30:441-463

Jena BS, Jayaprakasha GK, Singh RP, Sakariah KK (2002) Chemistry and biochemistry of (–)-hydroxycitric acid from Garcinia. J Agric Food Chem 50:10-22

Li WL, Zheng HC, Bukuru J, De Kimpe N (2004) Natural medicines used in the traditional Chinese medical system for therapy of diabetes mellitus. J Ethnopharmacol 92:1-21

Liu X, Feng C (2005) Recent advances in TCM treatment of diabetic gangrene. J Tradit Chin Med 25:70-77

Pittler MH, Ernst E (2004) Dietary supplements for body-weight reduction: a systematic review. Am J Clin Nutr 79:529-536

Pittler MH, Schmidt K, Ernst E (2005). Adverse events of herbal food supplements for body weight reduction: systematic review. Obes Rev 6:93-111

Preuss HG, Di Ferdinando D, Bagchi M, Bagchi D (2002) Citrus aurantium as a thermogenic, weight-reduction replacement for ephedra: an overview. J Med 33:247-264

Saper RB, Eisenberg DM, Phillips RS (2004) Common dietary supplements for weight loss. Am Fam Physician 70:1731-1738

Saxena A, Vikram NK (2004) Role of selected Indian plants in management of type 2 diabetes: a review. J Altern Complement Med 10:369-378

Shapiro K, Gong WC (2002) Natural products used for diabetes. J Am Pharm Assoc 42:217-226

Shekelle PG, Hardy ML, Morton SC, Maglione M, Mojica WA, Suttorp MJ, Rhodes SL, Jungvig L, Gagne J (2003) Efficacy and safety of ephedra and ephedrine for weight loss and athletic performance: a meta-analysis. JAMA 289:1537-1545

Thompson Coon J, Ernst E (2003) Herbal medicinal products for the treatment of hypercholesterolemia: a systematic review. Perfusion 16:40-55

Capitolo 24 Piante medicinali e sistema urinario

24.1 Introduzione

La funzione del sistema urinario è quella di eliminare, attraverso la produzione di urina, i prodotti del metabolismo intermedio, in particolare quelli azotati provenienti dalla degradazione delle sostanze proteiche (per es. urea, acido urico e creatinina). Il sistema urinario costituisce anche la principale via di eliminazione di acqua e di ioni (sodio, potassio, ecc.) ed è pertanto indispensabile per mantenere inalterato l'equilibrio idrosalino, il pH ematico, la pressione sanguigna e la composizione del sangue. Allontana inoltre sostanze estranee, farmaci e loro metaboliti, introdotti volutamente o accidentalmente nell'organismo.

Il sistema urinario è formato dai reni, localizzati ai lati della colonna vertebrale (nella regione lombare) e deputati alla produzione dell'urina; a parte questa funzione primaria i reni possiedono un'attività endocrina (per es. secrezione di renina ed eritropoietina).

L'urina prodotta dai reni viene portata all'esterno dalle vie urinarie che iniziano con i calici e il pelvi o bacinetto renale e proseguono con gli ureteri; questi ultimi terminano nella vescica urinaria che funge da vero e proprio serbatoio dell'urina.

La vescica comunica con l'esterno attraverso l'uretra, assai breve nella donna (si apre all'esterno in corrispondenza della porzione anteriore del vestibolo della vagina), molto più lunga nell'uomo (si apre all'esterno in corrispondenza dell'apice del pene dopo aver ricevuto lo sbocco delle vie spermatiche e delle ghiandole prostatiche).

Determinate malattie del rene o delle vie urinarie e particolari condizioni fisiologiche (gravidanza) danno luogo a delle sindromi di facile identificazione con le indagini cliniche di uso comune e con le valutazioni radiologiche e/o urologiche (insufficienza renale, sindrome nefritica, nefrolitiasi).

24.2 Infezioni del tratto urinario

24.2.1 Quadro clinico

Le infezioni delle vie urinarie possono interessare (i) le basse vie (uretrite, cistite) e (ii) le alte vie urinarie (pielonefrite acuta ed ascessi intrarenali e perirenali) (Fig. 24.1). Le infezioni dell'uretra e della vescica sono spesso considerate infezioni superficiali (o della mucosa), mentre la pielonefrite e gli ascessi renali implicano un'invasione tissutale. I sintomi che caratterizzano una infezione del tratto urinario sono diversi: 1) sensazione di bruciore al passaggio dell'urina

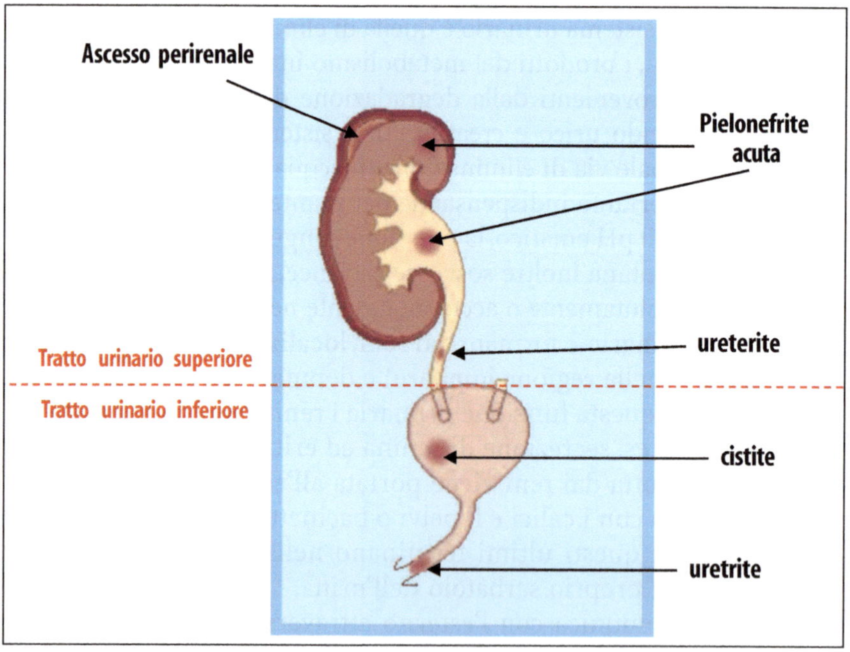

Fig. 24.1 Siti comuni d'infezione nel tratto urinario

(disuria), 2) minzione frequente, 3) aumentata minzione notturna, 4) iperpiressia, 5) dolore ai reni se l'infezione interessa il tratto urinario superiore. L'infezione acuta più comune è quella localizzata alla vescica (cistite).

Le infezioni acute sono molto comuni e colpiscono il 3% delle bambine in età scolare e la loro incidenza aumenta notevolmente durante l'adolescenza, con l'inizio dell'attività sessuale. Anche i bambini sono predisposti a tali infezioni, in particolare quelli al di sotto dei due anni. La grande maggioranza delle infezioni acute sintomatiche insorge nelle donne di età compresa tra i 20 ed i 50 anni; è comunque raro il riscontro di queste infezioni nei maschi al di sotto dei 50 anni. La batteriuria asintomatica è invece molto comune in uomini e donne anziane (40-50% dei casi).

Differenti microrganismi possono infettare le vie urinarie, ma i bacilli Gram-negativi sono di gran lunga i più comuni. *Escherichia coli* (tipico della flora batterica intestinale) è la causa di circa l'80% delle infezioni acute: altri bacilli Gram-negativi, specialmente *Proteus* e *Klebsiella,* occasionalmente *Enterobacter*, possono essere implicati in una piccola percentuale di infezioni non complicate. Le varie specie di *Proteus* e di *Klebsiella*, attraverso la produzione di detriti e polisaccaridi extracellulari, predispongono alla formazione di calcoli e sono più spesso isolabili dalle urine di pazienti con litiasi.

Le infezioni del tratto urinario sono più comuni nelle donne che negli uomini sia per la limitata lunghezza dell'uretra femminile, sia per il suo sito d'apertura, più facilmente contaminabile da organismi fecali. Comunque altri fattori possono predisporre alle infezioni del tratto urinario: la gravidanza (gli estrogeni causano dilatazione dell'uretere e riducono il flusso d'urina; il diabete mellito (la glicosuria favorisce la crescita batterica); i calcoli renali (i calcoli possono ridurre il flusso urinario e i batteri invadono gli interstizi dei calcoli); la cateterizzazione (cateteri posti in sede predispongono spesso a infezioni batteriche e fungine). Le infezioni del tratto urinario vengono curate con antisettici urinari. Il trimetroprim è un farmaco di prima scelta per la prevenzione e la cura di infezioni acute del tratto urinario inferiore e superiore. Può essere usato da solo o insieme a sulfametossazolo. Amoxicillina, nitrofurantoina e fluorochinoloni (ciprofloxacina, norfloxacina) sono valide alternative.

24.2.2 Fitoterapia delle infezioni del tratto urinario

Le piante medicinali che possiedono un effetto antimicrobico sono diverse. Ciò sembra plausibile se si considera che gli organismi vegetali, nel loro ambiente naturale, combattono contro infezioni microbiche e pertanto sono costrette ad apportare le adeguate contromisure. I componenti di diverse piante possono esercitare la loro azione antisettica non appena raggiungono il tratto urinario. Due sono i principali meccanismi attraverso i quali le droghe vegetali esercitano il loro effetto: (i) azione antimicrobica diretta e (ii) inibizione dell'adesione batterica alle cellule epiteliali.

La Tabella 24.1 riporta alcune droghe vegetali adoperate nel trattamento o nella prevenzione delle infezioni del tratto urinario. Con l'eccezione del mirtillo americano non esistono studi clinici randomizzati che attestino la loro efficacia clinica. Il loro utilizzo, in particolare quello dell'uva ursina, poggia sostanzialmente su una solida base tradizionale.

Tabella 24.1 Piante medicinali adoperate come antisettici urinari. Nel trattamento delle infezioni o degli stati infiammatori del tratto urinario, la Commissione E tedesca raccomanda anche la "terapia diluente" utilizzando le piante medicinali riportate nella Tabella 24.2

Nome comune della droga	*Nome latino della pianta*	*Parte della pianta utilizzata*	*Principali costituenti chimici*	*Dose giornaliera*
Barbaforte*	*Armoracia rusticana*	Radici	Glucosinolati (sinigrina e gluconasturtina)	20 g
Bardana	*Arctium majus*	Radici	Olio essenziale, steroli, tannini	0,5-1 g
Bucco	*Barosma betulina*	Foglie	Flavonoidi, mucillagine, olio essenziale	3-6 g
Echinacea*	*Echinacea purpurea*	Parti aeree	Flavonoidi, polisaccaridi	0,9 g
Mirtillo americano	*Vaccinium macrocarpon*	Frutti	Fruttosio, acidi, antocianine, flavonoidi	500-750 ml di succo
Nasturzio*	*Tropaeolum majus*	Pianta intera	Glucosinolati, acido ascorbico, oli grassi, cucurbitacine	30 g
Sandalo*	*Santalum album*	Corteccia, legno	Olio essenziale, tannini, resine	10 g
Uva ursina*	*Arcostaphylos uva-ursi*	Foglie	Glicosidi idrochinonici, tannini, acidi fenolici	a

* Consigliata dalla Commissione E tedesca
a = 400-800 mg di derivati idrochinonici

La Tabella 24.2 riporta le droghe vegetali raccomandate dalla Commissione E tedesca per la "terapia diluente" nei casi di stati infiammatori e/o infettivi del tratto urinario e per il trattamento della renella. La "terapia diluente" consiste in un lavaggio del tratto urinario attraverso l'assunzione orale di elevate quantità di acqua (la forma farmaceutica più indicata è la tisana) in modo da allontanare, per diluizione, sostanze eventualmente nocive. Ovviamente la terapia diluente non deve essere effettuata nei casi di pazienti con edema periferico per insufficienza cardiaca o renale.

Tabella 24.2 Piante medicinali raccomandate dalla Commissione E tedesca per la "terapia diluente". La terapia diluente con piante medicinali viene consigliata nel trattamento delle infezioni del tratto urinario e nel trattamento dei calcoli renali o della renella

Nome comune della droga	*Nome latino della pianta*	*Parte della pianta utilizzata*	*Principali costituenti chimici*	*Dose giornaliera*
Asparago	*Asparagus officinalis*	Rizoma, radici	Saponine steroidee, fruttani, aminoacidi	45-80 g
Betulla	*Betulla* spp	Foglie	Flavonoidi, proantocianidine, esteri di alcoli triterpenici	2-3 g
Equiseto	*Equisetum arvense*	Parti aeree	Flavonoidi, esteri dell'acido caffeico, acido silicico, alcaloidi piridinici	6 g
Gramigna	*Agropyron repens*	Rizoma	Carboidrati, olio essenziale, flavonoidi, saponine, minerali	6-9 g
Levistico	*Levisticum officinale*	Rizoma, radici	Olio essenziale, cumarine	4-8 g
Ononide spinosa	*Ononis spinosa*	Radici, rami fioriti	Isoflavonoidi, olio essenziale, triterpeni	6-12 g
Ortosifon	*Ortosiphon spicatus*	Foglie	Olio essenziale, flavonoidi, derivati dell'acido caffeico, saponine triterpeniche	6-12 g
Ortica	*Urtica dioica*	Pianta fiorita, radici	Flavonoidi, acido silicico, olio volatile, amine	8-12 g
Prezzemolo	*Petroselinum crispum*	Parti aeree, radici	Miristicina, flavonoidi, furanocumarine, olio essenziale	6 g
Verga d'oro	*Solidago canadensis*	Sommità fiorite	Saponine triterpeniche, polisaccaridi, flavonoidi, olio essenziale	6-12 g
Verga d'oro europea	*Solidago virgaurea*	Sommità fiorite	Saponine triterpeniche, polisaccaridi, flavonoidi	6-12 g

Uva ursina

Botanica/Costituenti chimici. L'uva ursina (o orsina) è costituita dalle foglie essiccate di *Arctostaphylos uva-ursi* L. Spreng (Fam. *Ericaceae),* un piccolo arbusto sempreverde, a rami striscianti, le cui foglie sono coriacee, di un verde scuro, munite di nervature laterali che nella pagina inferiore impartiscono un caratteristico aspetto zigrinato. Il frutto è una bacca globosa, di colore rosso, con polpa farinosa fortemente acida e non commestibile, che contiene alcuni semi reniformi. È diffuso nell'Europa centrale e boreale; in Italia è comune nelle Alpi e negli Appennini settentrionali e centrali fino alla Campania. Sono state riportate sofisticazioni con le foglie di *Buxus sempervirens* L. e *Vaccinium vitis ideae* L., entrambi della famiglia delle *Ericaceae,* da cui però si distinguono per le caratteristiche zigrinature. I principali componenti dell'uva ursina sono i glicosidi fenolici (5-15%), particolarmente arbutina e metilarbutina, i cui agliconi sono costituiti da molecole di idrochinone e metilidrochinone. Nella droga è presente anche l'enzima idrolitico arbutinasi, in grado di scindere i componenti attivi. Inoltre sono presenti: flavonoidi (miricetina, quercetina, quercitrina, miricitrina); tannini idrolizzabili (6-20%, in media 6-7%) come la corilagina e gli acidi ellagico e gallico; terpenoidi come amirina ed acido ursolico ed inoltre iridoidi, acido malico e chinico, allantoina, sostanze resinose

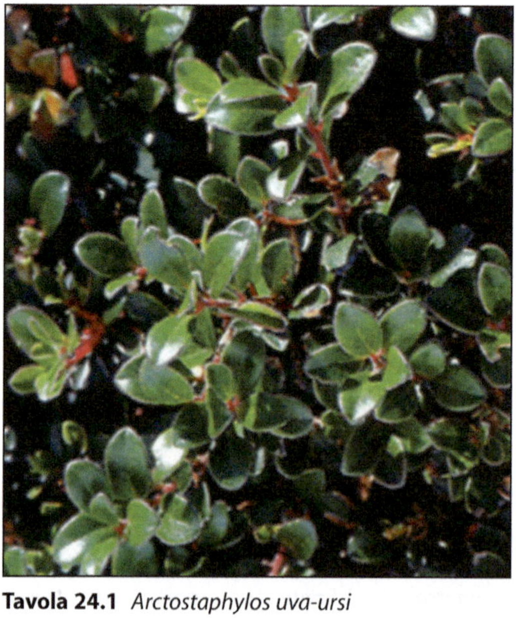

Tavola 24.1 *Arctostaphylos uva-ursi*

e tracce di un olio volatile. La Farmacopea Europea IV riporta le foglie intere o tagliuzzate, essiccate (*Uvae ursi folium*), che devono contenere non meno del 7% di arbutina anidra calcolata sulla droga essiccata.

Farmacologia/Meccanismo d'azione. Le proprietà medicinali dell'uva ursina sono attribuite ai glicosidi fenolici, ovvero arbutina e metilarbutina. In uno studio randomizzato, effettuato su 16 volontari, è stato dimostrato che circa il 65% di arbutina viene escreta nelle urine in seguito a somministrazione orale, indipendentemente dalla forma farmaceutica utilizzata: infuso o compresse rivestite [Schindler e coll. (2002) J Clin Pharmacol 42:920-927]. È ben noto che l'arbutina viene idrolizzata nel lume intestinale in un composto (il difenolo) che si ossida immediatamente ad idrochinone (Fig. 24.2). Una volta assorbito, l'idrochinone è coniugato e raggiunge l'urina come glucuronide e solfato. È stato anche ipotizzato che l'arbutina possa essere assorbita immodificata a livello intestinale e che durante l'escrezione renale venga

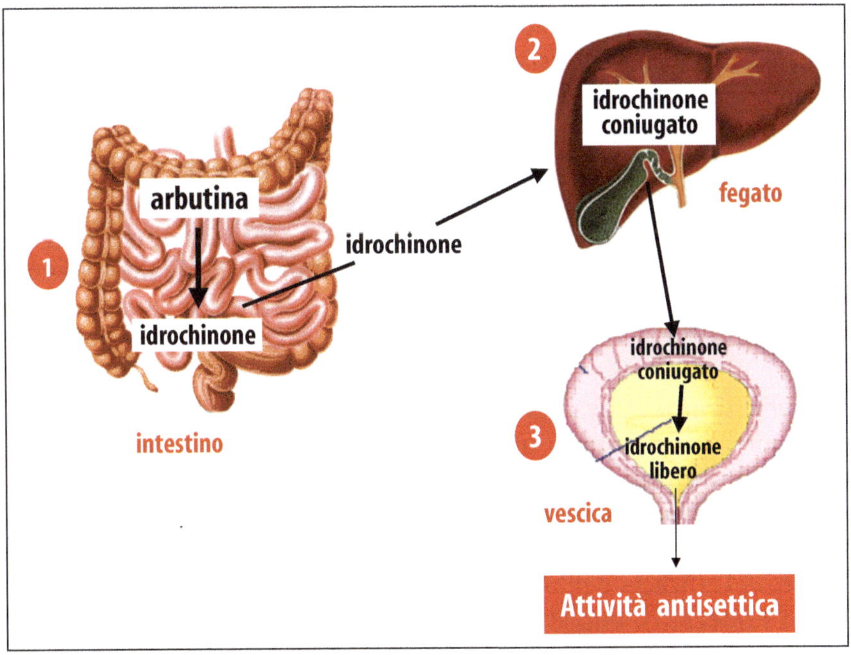

Fig. 24.2 Farmacocinetica dell'arbutina, principio attivo dell'uva ursina.
1. L'arbutina è un glicoside (formato da una parte zuccherina e da una non zuccherina detta aglicone) che viene idrolizzato nell'intestino ad idrochinone. 2. L'idrochinone è assorbito nel plasma e coniugato come glucuronide e solfato nel fegato. 3. L'idrochinone coniugato è idrolizzato nell'urina (pH > 8); l'idrochinone libero esercita un'azione antisettica

idrolizzata ad idrochinone. Se le urine sono alcaline (pH 8) i composti coniugati idrolizzano parzialmente dando di nuovo l'idrochinone che, a determinate concentrazioni, esercita un'azione antisettica ed astringente sulla mucosa delle vie urinarie (> 60 µg/ml). La Commissione E tedesca raccomanda di non assumere sostanze che possano acidificare le urine (in quanto ciò potrebbe determinare una riduzione dell'efficacia antimicrobica); tuttavia uno studio clinico effettuato su 4 volontari ha dimostrato che l'alcalinizzazione delle urine non sembra essere un prerequisito per migliorare l'attività antisettica degli idrochinoni [Siegers e coll. (2003) Phytomedicine (10 Suppl 4):58-60]. Inoltre si deve considerare che i fenoli e quindi gli idrochinoni esercitano i loro effetti antisettici nello stato indissociato ad un pH urinario acido. Queste considerazioni fanno presupporre che il meccanismo d'azione dell'uva ursina meriti ulteriori approfondimenti.

Estratti di uva ursina, nonché l'arbutina, esercitano attività antimicrobica nei confronti di diversi microrganismi responsabili delle infezioni del tratto urinario, tra cui *Escherichia coli, Staphylococcus aureus, Bacillus subtilis, Mycobacterium smegmatis*, ecc. La concentrazione minima inibente di arbutina è di 0,4-0,8%. Estratti acquosi e metanolici di uva ursina mostrano anche un'attività molluschicida nei confronti di *Biomphalaria glabrata*, grazie alla presenza di tannini condensati ed idrolizzabili. Inoltre composti polifenolici, come la corilagina e la tellimagrandina I, sono in grado di potenziare l'attività degli antibiotici β-lattamici nei confronti di ceppi resistenti di *Staphylococcus aureus*. Queste osservazioni ed il fatto che l'estratto grezzo di uva ursina sia più attivo dell'arbutina come antisettico, lasciano supporre che più dell'arbutina è il *pool* di sostanze presenti nella droga ad essere, molto probabilmente, responsabile dell'attività antimicrobica.

Efficacia clinica. L'uva ursina è stata ampiamente adoperata per curare le infezioni del tratto urinario. La Commissione E tedesca raccomanda l'uva ursina per il trattamento (ma non per la prevenzione) degli stati infiammatori delle vie urinarie. Alla luce di ciò, è sorprendente che non esistano in letteratura adeguati studi randomizzati che attestino l'efficacia dell'uva ursina nel trattamento delle infezioni del tratto urinario. In uno studio clinico randomizzato, con placebo ed in doppio cieco, effettuato su 57 donne con cistite ricorrente, è stato dimostrato che la somministrazione di un estratto di uva ursina per un mese era in grado di prevenire gli episodi di cistite durante il mese successivo [Larson e coll. (1993) Curr Ther Res Clin Exp 53:441-443]. Questo studio è alquanto inusuale in quanto l'uva ursina viene tradizionalmente utilizzata per il trattamento e non per la prevenzione delle infezioni del tratto urinario. In un altro studio randomizzato, in doppio cieco, con placebo, è stato dimostrato che l'uva ursina, in combinazione con il tarassaco (*Taraxacum officinale*) riduceva la ricorrenza della cistite in donne anziane. L'uva ursina è stata anche associata a luppolo e menta per curare pazienti afflitti da stranguria (bruciore all'emissione di urina), enuresi e minzione dolorosa. La somministrazione quotidiana di questa preparazione per 6 settimane ha prodotto un beneficio nel 70% dei pazienti (n=915) [Lenau e coll. (1984) Therapiewoche 34:6054-6059].

Effetti collaterali/Controindicazioni. L'uva ursina provoca una colorazione marrone dell'urina che all'aria si scurisce. La Commissione E tedesca riporta, tra gli effetti collaterali, nausea e vomito occasionali in soggetti sensibili (presumibilmente per l'elevato contenuto di tannini) e, tra le controindicazioni, la gravidanza, l'allattamento ed i soggetti di età inferiore ai 12 anni. Bisogna considerare che gli idrochinoni sono tossici se assunti a dosi elevate; infatti 1 g di idrochinone (equivalente a 6-20 g di droga) può causare tinnito, nausea, vomito e senso di soffocamento, con cianosi, convulsioni, delirio e collasso. Una dose di 5 g di idrochinone (equivalente a circa 100 g di droga) può provocare morte. Infine la Commissione E tedesca consiglia di non adoperare la droga per più di una settimana (o per più di cinque volte l'anno) senza consultare il medico.

Preparazione/Dose. La Commissione E tedesca raccomanda una dose giornaliera di preparazioni contenenti 400-800 mg di derivati idrochinonici (dose singola di 100-210 mg di idrochinoni); la preparazione consigliata è l'infuso o il macerato freddo (3 g di droga secca in 150 ml di acqua) da somministrare 4 volte al giorno. In Italia sono disponibili opercoli contenenti 305 mg di estratto concentrato corrispondenti a 30 mg di arbutina (determinata mediante HPLC) nonché compresse contenenti un estratto standardizzato ad arbutina (20%); in entrambi i casi, i produttori raccomandano di assumere 4 compresse (o opercoli) al giorno, in due somministrazioni, preferibilmente lontano dai pasti, anche se si tratta di prodotti a diverso contenuto di arbutina.

Mirtillo americano

Botanica/Costituenti chimici. Si tratta del frutto di *Vaccinium macrocarpon* Ait. (Fam. *Ericaceae*), un piccolo arbusto spontaneo nel nord degli Stati Uniti d'America, dalla Carolina al Canada. Questa pianta produce delle bacche globose rosse (frutti), che vengono consumate come tali e come succo (puro o mescolato a sciroppo d'avena). I principali composti del mirtillo americano sono le antocianine (3-O-galattoside e 3-O-arabinoside di cianidina e peonidina) e le proantocianidine; sono presenti anche carboidrati (particolarmente fruttosio), acidi organici (acido malico, ossalico, citrico, benzoico) e flavonoidi. Un'altra specie di *Vaccinium*, ovvero *V. angustifolium*, contiene componenti chimici e proprietà antibatteriche simili.

Farmacologia/Meccanismo d'azione. L'attività antibatterica del mirtillo americano è stata attribuita alla sua capacità di acidificare l'urina. Tuttavia, in studi successivi, è stato dimostrato che il pH urinario rimane pressoché inalterato in seguito all'assunzione di dosi terapeutiche di mirtillo americano. Più recentemente, per il mirtillo americano, l'attenzione è stata rivolta alla possibile inibizione dell'adesione batterica alla mucosa della vescica, importante nello sviluppo delle infezioni del tratto urinario (Fig. 24.3); l'adesione viene facilitata dalle fimbrie (strutture simili ai flagelli, ma più corti e rigidi, che permettono ai batteri di aderire all'ambiente in cui si trovano), le quali producono adesine che si legano a specifici recettori presenti sulle cellule dell'epitelio della vescica. È stato dimostrato che il mirtillo americano è in grado di provocare un'inibizione irreversibile dell'adesione di un ceppo di *Escherichia coli* che esprime due tipi di fimbrie (tipo 1 e tipo P); si ritiene che il fruttosio possa essere responsabile dell'inibizione della fimbria di tipo 1. In altri studi è stato poi dimostrato che le proantocianidine estratte dal mirtillo americano inibiscono l'adesione di ceppi di *E. coli* con fimbrie di tipo P.

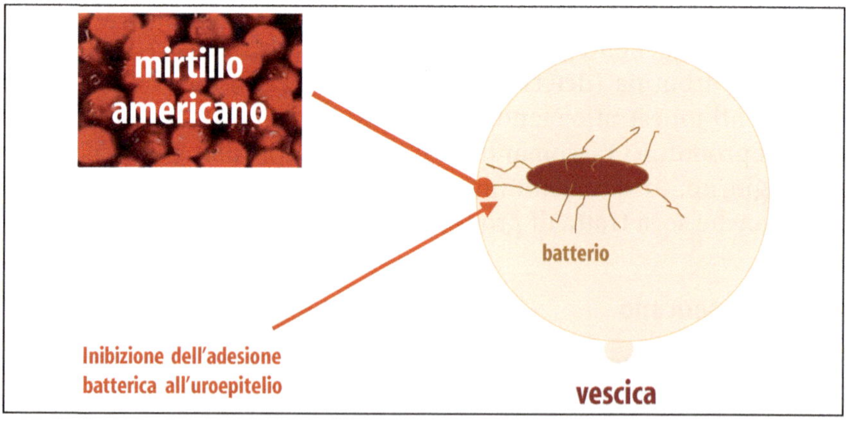

Fig. 24.3 Meccanismo dell'azione antisettica urinaria del mirtillo americano. Il mirtillo americano inibisce l'adesione del batterio all'epitelio della vescica

Box 24.1 Revisione sistematica[1] relativa all'efficacia clinica del mirtillo americano nella prevenzione delle infezioni del tratto urinario

Articoli selezionati	7 studi randomizzati con placebo (4 a gruppi incrociati, 3 a gruppi paralleli)
Soggetti	Soggetti suscettibili alle infezioni urinarie
Qualità degli studi	Generalmente buona
Trattamento	Generalmente succo di mirtillo (500-750 ml/die)
Conclusione	Il mirtillo americano è in grado di diminuire l'incidenza delle infezioni urinarie per un periodo di 12 mesi
Effetti collaterali	Presenti in tutti gli studi (frequenti i *dropout*)

[1] Jepson e coll. (2004) Cochrane Database Syst Rev 2:CD001321

Efficacia clinica. Gli studi clinici sull'efficacia del mirtillo nella prevenzione delle infezioni del tratto urinario sono alquanto incoraggianti (Box 24.1). In una recente revisione sistematica sono stati identificati sette studi randomizzati con placebo relativi alla prevenzione del mirtillo americano nelle infezioni del tratto urinario in soggetti predisposti. In cinque di questi studi è stato utilizzato succo di mirtillo, in uno studio sono state utilizzate delle compresse, mentre in uno studio a tre gruppi paralleli sono stati utilizzati sia il succo che le compresse. Quattro di questi studi erano a gruppi incrociati, mentre tre erano a gruppi paralleli. I risultati di questa revisione sistematica suggeriscono che il mirtillo americano possa ridurre il numero di infezioni sintomatiche nelle donne per un periodo di 12 mesi. Tuttavia non risulta chiaro se lo stesso trattamento sia efficace in altri gruppi di soggetti, quali bambini ed anziani. Gli studi clinici riguardanti invece il trattamento delle infezioni del tratto urinario non sono affatto incoraggianti; tra l'altro i pochi studi pubblicati non sono controllati e sono caratterizzati da numerosi errori metodologici. Pertanto, allo stato attuale, mentre sono incoraggianti gli studi che riguardano la prevenzione, non vi sono dati a favore di un possibile utilizzo del mirtillo nel trattamento delle infezioni del tratto urinario.

Va infine ricordato che recentemente è stata valutata la capacità del mirtillo americano di prevenire le infezioni del tratto urinario in individui con vescica neurogenica conseguente a danno del midollo spinale. In uno studio pilota, effettuato su 15 pazienti con danno al midollo spinale, sono stati riportati risultati positivi [Reid e coll. (2001) Spinal Cord 39:26-30]. Al contrario, gli Autori di due studi clinici, randomizzati, in doppio cieco con placebo [Waites e coll. (2004) J Spinal Cord Med 27:35-40; Linsenmeyer e coll. (2004) J Spinal Cord Med 27:29-34], condotti su di un totale di 79 pazienti, hanno concluso che il mirtillo americano non è appropriato per questo tipo di condizione; infatti il mirtillo americano non era superiore al placebo nel ridurre la batteriuria, la piuria ed il pH urinario in questi pazienti.

Effetti collaterali/Controindicazioni. Pur essendo un droga generalmente sicura, evidenze cliniche suggeriscono che il mirtillo americano potrebbe non essere ben tollerato se dato per lunghi periodi di tempo. Infatti gli studi clinici sono caratterizzati dalla presenza di effetti collaterali e da pazienti che si ritiravano dallo studio (*dropouts*).

Se assunto in grosse quantità, il mirtillo americano può causare diarrea. Poiché viene consumato anche come alimento, si ritiene che esso sia sicuro durante la gravidanza. In uno studio recente, effettuato su 5 volontari sani, è stato dimostrato che un estratto di mirtillo americano, somministrato sottoforma di compresse per 7 giorni, alla dose giornaliera di 900 mg, può aumentare i livelli urinari di ossalato. Quest'effetto è dovuto alla presenza nelle preparazioni di mirtillo di elevate quantità di ossalato di calcio [Terris e coll. (2001) Urology 57:26-29]. Inoltre è stato riportato un caso di colica renale (causato dalla formazione di calcoli di ossalato di calcio) associato all'assunzione di mirtillo americano. Pertanto i soggetti predisposti all'urolitiasi dovrebbero evitare l'utilizzo di mirtillo. Infine alcuni casi clinici suggeriscono che il mirtillo americano potrebbe aumentare l'effetto anticoagulante della warfarina.

Preparazione/Dose. La dose abituale giornaliera utilizzata negli studi clinici per la prevenzione è di 500-750 ml di succo. La droga può essere anche somministrata sotto forma di compresse contenenti un estratto concentrato ed essiccato (rapporto droga:estratto 34:1), standardizzato in antocianidine (5%) ed acidi organici (30%). Si ritiene che le capsule siano meglio tollerate.

Bucco

È costituito dalla foglia essiccata di *Barosma* (= *Agathosma*) *betulina* (Berg). Bartl. and Wendl. (piccolo bucco), *B. crenulata* L. Hook (bucco ovale) e *B. serratifolia* Willd. (grande bucco) (Fam. *Rutaceae*). Si tratta di piccoli arbusti diffusi nelle altitudini intorno a Città del Capo in Sud-Africa. Le foglie contengono flavonoidi (diosmina), mucillagine ed un olio essenziale (1-3,5%) contenente diosfenolo, limonene e pulegone. In alcuni studi *in vitro* è stata dimostrata una qualche attività dell'olio essenziale contro la microflora tipica delle infezioni del tratto urinario (*Escherichia coli*, *Pseudomonas aeruginosa*, *Enterococcus hirae*, *Saccharomyces cerevisiae*, *Staphylococcus aureus*); tuttavia l'effetto non è stato considerato farmacologicamente rilevante. Il bucco possiede una blanda azione diuretica ed è tradizionalmente usato per aumentare la diuresi e per combattere le infezioni del tratto urinario come infuso (1-2 g in 50 ml di acqua 2-3 volte nella giornata), estratto liquido [0,3-1,2 ml (1:1 in alcol al 90%)] o tintura [2-4 ml (1:5) in alcol al 60%]. Tuttavia la Commissione E tedesca rileva che l'efficacia del bucco in queste condizioni non è stata documentata; infatti non esistono studi clinici sugli effetti diuretici e antisettici del bucco e gli studi sperimentali sono scarsi. Secondo la Commissione E tedesca, l'olio essenziale di bucco può provocare irritazione delle vie urinarie e più in generale delle mucose, anche se non sono descritti danni renali e gastrointestinali. Resta comunque il fatto che il pulegone è epatotossico.

Barbaforte (*cren*)

È la radice di *Armoracia rusticana* P. Gaertner, B. Meyer, Scherb (= *Cochlearia armoracia* L.) (Fam. *Brassicaceae*) una pianta erbacea, originaria probabilmente dell'Europa orientale e dell'Asia, ma ora naturalizzata anche in alcune zone prealpine, con una grossa radice carnosa a fittone e caule eretto di 80-100 cm. La radice contiene un olio volatile i cui componenti più significativi sono i glucosinolati (gluconasturzina e sinigrina, che sono degli S-glicosidi) i quali, in seguito ad idrolisi, formano feniletilisotiocianato ed allilisotiocianato. Il contenuto di isotiocianati nella radice è compreso tra i 12,2 ed i 20,4 mg/kg. La droga contiene anche fenoli (derivati dell'acido caffeico), acido ascorbico e sostanze resinose. Il barbaforte è considerato dalla Commissione E tedesca un antimicrobico ed iperemico e viene raccomandato per uso interno per il trattamento adiuvante delle infezioni del tratto urinario, nonché per il catarro. Per uso esterno il barbaforte viene raccomandato per il trattamento dei dolori muscolari. Il barbaforte non è esente da rischi: la Commissione E tedesca riporta i disturbi gastrointestinali tra gli effetti collaterali; inoltre, in accordo con la Commissione E tedesca, il barbaforte è controindicato nei casi di ulcera gastrica ed intestinale ed in soggetti con disturbi renali, nonché nei bambini al di sotto dei quattro anni di età. I disturbi gastrointestinali, molto probabilmente, sono causati dagli allilisotiocianati, composti irritanti per le mucose. La dose giornaliera raccomandata dalla Commissione E tedesca è di 20 g di droga.

24.3 Diuretici

24.3.1 Quadro clinico

Circa il 16-20% del plasma che passa attraverso i reni viene filtrato dai capillari glomerulari nella capsula di Bowman. Il filtrato glomerulare contiene glucosio, bicarbonato di sodio, aminoacidi ed altri soluti organici, oltre a elettroliti come sodio, potassio e cloro. Il rene regola la composizione ionica ed il volume dell'urina per mezzo del riassorbimento o della secrezione di ioni ed acqua lungo il nefrone (Fig. 24.4); in particolare: 1) nel tubulo contorto prossimale vengono riassorbiti completamente glucosio, bicarbonato, aminoacidi e circa i due terzi del sodio (cloruro ed acqua seguono il sodio per ristabilire un equilibrio osmotico); 2) il filtrato rimanente entra nell'ansa di Henle, dove aumenta di circa tre volte la sua concentrazione salina; 3) il filtrato viene diluito nell'ansa ascendente di Henle in quanto circa il 25-30% del cloruro di sodio tubulare ritorna nel liquido interstiziale; i farmaci che agiscono in questa sede sono i diuretici più attivi; 4) nel tubulo contorto distale, circa il 10% del cloruro sodico filtrato viene riassorbito attraverso un trasportatore Na^+/Cl^-; 5) infine, nel dotto collettore, viene riassorbito il sodio (e quindi acqua) e secreto il potassio, grazie all'azione dell'ormone antidiuretico.

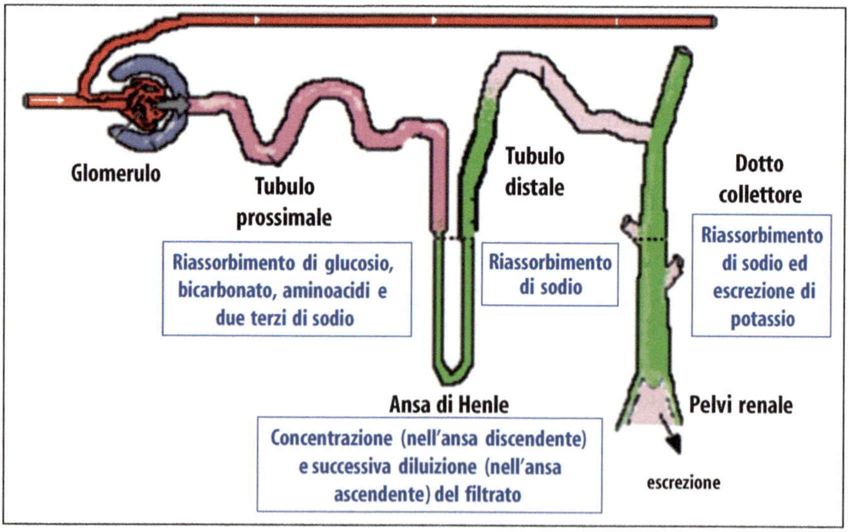

Fig. 24.4 Trasporto di acqua ed elettroliti lungo il nefrone

In molte patologie, la quantità di cloruro sodico riassorbita dai tubuli renali è alta; ciò porta a ritenzione di acqua, aumento del volume ematico ed espansione del compartimento dei liquidi extravasali che si traduce in edema dei tessuti. L'insufficienza cardiaca congestizia, l'ascite epatica, la sindrome nefrosica e l'edema premestruale sono patologie che hanno in comune la presenza di edema periferico.

24.3.2 Diuretici

Per quanto, in senso stretto, diuresi significhi solo aumento del volume d'urina, con il termine diuretico s'indicano quei farmaci che aumentano la secrezione renale di acqua e Na^+ (natriuresi); l'effetto primario della maggior parte dei diuretici è la riduzione del riassorbimento di Na^+, mentre quello secondario è l'aumento di perdita d'acqua. L'eliminazione del sodio è associata ad un anione ad esso accoppiato, generalmente Cl^-. Nell'organismo l'NaCl è il principale responsabile del volume dei liquidi extracellulari e la maggior parte delle applicazioni cliniche dei diuretici è finalizzata alla riduzione del volume di questi fluidi, conseguente alla diminuzione del contenuto corporeo totale di NaCl. I principali usi clinici dei diuretici sono il trattamento di disturbi che comportano un'anormale ritenzione di liquidi (edema) o il trattamento dell'ipertensione, in cui l'azione diuretica causa una diminuzione del volume ematico, che porta ad una riduzione della pressione arteriosa.

Tutti i farmaci diuretici, esclusi quelli osmotici, agiscono direttamente sulle cellule del tubulo renale in regioni anatomiche separate all'interno del neurone.

24.3.3 Piante medicinali diuretiche

Numerose piante medicinali vengono tradizionalmente adoperate come diuretici. Nella Tabella 24.3 sono riportate alcune droghe vegetali considerate diuretiche dalla Commissione E tedesca. Mentre esiste in letteratura qualche studio clinico preliminare e non-randomizzato che conferma che alcune droghe vegetali possono aumentare la produzione di urina (per es. equiseto), non esiste alcuno studio clinico che attesti che queste droghe vegetali possiedono un effetto diuretico, ovvero eliminazione di acqua associata a sodio. In fitoterapia si utilizza spesso il termine "acquaretico" per indicare quelle droghe vegetali che aumentano la produzione di urina senza nel contempo causare un aumento nell'escrezione di elettroliti. Si ritiene che gli acquaretici possano provocare un aumento della quantità d'urina

Tabella 24.3 Piante medicinali diuretiche (secondo la Commissione E tedesca)

Nome comune della droga	*Nome latino della pianta*	*Parte della pianta utilizzata*	*Principali costituenti chimici*	*Dose giornaliera*
Asparago	*Asparagus officinalis*	Rizoma	Flavonoidi, saponine steroidee, fruttani, aminoacidi	45-60 g
Betulla	*Betula pendula o B. pubescens*	Foglie	Flavonoidi, proantocianidine, esteri di alcoli triterpenici	2-3 g
Cola	*Cola* spp	Semi (endosperma)	Metilxantine (caffeina, teobromina), tannini	2-6 g
Fagiolo	*Phaseolus vulgaris*	Baccelli	Lectine, saponine, flavonoidi, acido pipecolico, sali di cromo	5-15 g
Ginepro	*Juniperus communis*	Frutti	Olio essenziale, acidi, flavonoidi, tannini	2-10 g
Equiseto	*Equisetum arvense*	Parti aeree	Flavonoidi, esteri dell'acido caffeico, acido silicico, alcaloidi piridinici	6 g
Matè	*Ilex paraguariensis*	Foglie e rametti foliari	Metilxantine (caffeina, teobromina, teofillina), flavonoidi, terpenoidi	3 g
Ononide	*Ononis spinosa*	Radici e rizoma	Flavonoidi, olio essenziale	6-12
Ortosifon	*Orthosiphon spicatus*	Foglie	Olio essenziale, flavonoidi, derivati dell'acido caffeico, saponine triterpeniche	6-12 g
Rusco	*Ruscus aculeatus*	Radici e rizoma	Saponine steroidee (ruscogenina), benzofurani	7-11 mg (in ruscogenina)
Tarassaco	*Taraxacum officinale*	Pianta intera	Flavonoidi, cumarine, acidi organici, minerali (potassio), terpenoidi	3-4 g (decotto)
Verga d'oro	*Solidago* spp	Sommità fiorite	Saponine triterpeniche, polisaccaridi, flavonoidi, olio essenziale	6-12 g
Verga d'oro europea	*Solidago virgaurea*	Sommità fiorite	Saponine triterpeniche, polisaccaridi, flavonoidi, olio essenziale	6-12 g

escreta in quanto provocano dilatazione delle arteriole glomerulari con conseguente aumento della filtrazione glomerulare. Oltre al fatto che questa ipotesi non è supportata da dati scientifici, si deve considerare che l'assunzione di notevoli quantità di acqua di per sé provoca un aumento nella produzione d'urina; ciò è importante se si considera che molte droghe vegetali vengono somministrate sotto forma di tisana.

Tuttavia in alcuni studi sugli animali è stato dimostrato che alcune droghe vegetali (per es. prezzemolo) possiedono un effetto diuretico e non semplicemente acquaretico. La distinzione tra acquaretico e diuretico è molto importante in quanto gli acquaretici non sono in grado di modificare l'edema periferico o gli stati ipertensivi poiché il sodio è il principale fattore che determina il volume del fluido extracellulare e gli acquaretici non influenzano i livelli di elettroliti. Esiste un solo studio clinico, pubblicato in lingua tedesca agli inizi degli anni ottanta, nel quale è stato dimostrato che una droga vegetale considerata diuretica (ovvero le foglie di *Urtica dioica)* era in grado di ridurre la pressione arteriosa in pazienti con scompenso cardiaco [Kirchhoff (1983) Z Phytother 4:621-626]; tale attività è compatibile con un effetto diuretico vero e proprio e non con un effetto acquaretico. Infine sono da ricordare le droghe ad attività antimicrobica che vengono utilizzate, se assunte con molta acqua (terapia diluente), per il trattamento delle infezioni del tratto urinario e nel trattamento dei calcoli renali e della renella (Tab. 24.2).

Ginepro

È dato dai frutti di *Juniperus communis* L. (Fam. *Cupressaceae*), un arbusto (o albero) di 1-6 m, diffuso in Europa, Asia ed America del Nord, dal mare alla montagna. Ha foglie disposte in verticilli di tre, lineari e rigide. La droga è costituita dai galbuli (chiamati impropriamente frutti), di 6-8 mm di diametro, dapprima verdi e poi blu-neri, ricoperti di cera a maturità e di sapore molto aromatico. Nell'interno si trovano tre semi duri, triangolari, immersi in una polpa verdastra. Nella droga è presente un olio essenziale (0,2-3,42%), tannini (proantocianidine, gallocatechine ed epigallocatechine), flavonoidi (amentoflavone, quercetina, isoquercitrina, apigenina) e zuccheri. L'olio essenziale contiene, per il 60% circa, monoterpeni quali α-pinene, β-pinene, mircene, sabinene, tujone e limonene); inoltre idrocarburi sesquiterpenici (es. cariofillene, cadinene, elemene) ed alcoli terpenici (4-terpineolo). La Farmacopea Europea IV riporta i coni fruttiferi carnosi, maturi (*Iuniperi pseudo-fructus*), che devono contenere non meno di 10 ml/kg di olio essenziale, calcolato in riferimento alla droga essiccata. La droga ha un forte odore aromatico, specialmente se strofinata.

In numerosi studi condotti sugli animali è stato riportato un aumento nella produzione di urina in seguito a somministrazione di ginepro e questa attività è stata attribuita ad alcuni composti dell'olio essenziale, che risultano capaci di aumentare la velocità di filtrazione glomerulare, in particolare il terpinen-4-olo. Tuttavia è stato anche dimostrato che gli infusi di ginepro sono più attivi rispetto all'essenza; pertanto l'attività è da ricercarsi anche in altri componenti non presenti nell'olio essenziale. Anche se la Commissione E tedesca riporta le proprietà diuretiche del ginepro, questa droga non viene raccomandata per i disturbi del tratto urogenitale (infatti la Commissione E tedesca la consiglia ad esempio per il trattamento della dispepsia). Tuttavia, in una nota, viene riportato che tisane di ginepro, in combinazione con altre droghe (non menzionate), sono di beneficio per i disturbi della vescica e del rene.

La Commissione E tedesca riporta che l'uso prolungato dell'essenza di ginepro può provocare danno renale e che la droga vegetale è controindicata in gravidanza e negli stati infiammatori del parenchima renale. Tuttavia, benché si sostenga che l'essenza di ginepro contenga sostanze nefrotossiche (in particolare i componenti terpenici, come il pinene), gli studi sugli animali hanno chiaramente evidenziato che la nefrotossicità si manifesta a dosi molto elevate e ben lontane da quelle terapeutiche. Inoltre non sono segnalati in letteratura casi clinici affidabili di nefrotossicità a dosi terapeutiche. I sintomi di intossicazione da "overdose" da essenza di ginepro sono: dolore ai fianchi in corrispondenza dei reni, abbondante diuresi, ematuria, urina di colore porporino, tachicardia, ipertensione e raramente convulsione, metrorragia ed aborto. La nefrotossicità attribuita al ginepro è piuttosto tipica dell'essenza di sabina (*Juniperus sabina* L.) che spesso viene confusa con quella di ginepro. È stato inoltre accertato che l'irritazione ed il danno renale (in particolare albuminuria ed ematuria) dell'essenza di ginepro dipende dal rapporto tra terpeni irritanti (idrocarburi) e non (alcoli); se questo è basso (3:1) il ginepro non è nefrotossico, se al contrario è alto (55:1) è nefrotossico e quindi da proscrivere. Sono stati infine riportati casi di dermatiti allergiche. La Commissione E tedesca raccomanda una dose di 2-10 g di droga secca, che corrispondono a 20-100 mg di essenza.

Equiseto

È costituito dalle parti aeree di *Equisetum arvense* L. (Fam. *Equisetaceae*), arbusto alto circa 2 m, ampiamente diffuso in Europa in località umide ed acquitrinose. La pianta porta assi fertili in primavera, privi di clorofilla e recanti uno sporangio con una punta oblunga, ed assi sterili nella tarda estate. L'equiseto contiene flavonoidi (principalmente isoquercitina), acidi organici (per es. ascorbico, cinnamico e dicaffeicotartarico), sali minerali (18-20%, abbondanti quelli di potassio), saponine e tracce di alcaloidi. La pianta è inoltre ricca di silice (5-6%).

L'equiseto è considerato dalla Commissione E tedesca un blando diuretico da adoperare per il trattamento dell'edema statico e post-traumatico, nonché per la "la terapia diluente" nei casi di stati infiammatori ed infettivi del tratto urinario inferiore, del rene e per il trattamento della renella; per uso esterno viene raccomandato per favorire la guarigione delle ferite. La Commissione E tedesca non riporta effetti collaterali, né interazioni farmacologiche né controindicazioni; tuttavia si nota che la "terapia diluente" non deve essere effettuata nei casi di edema periferico causato da scompenso cardiaco o renale. La dose giornaliera raccomandata dalla Commissione E tedesca è di 6 g di droga, da assumere con molta acqua per favorire il lavaggio delle vie urinarie.

Verga d'oro europea

È costituita dalle sommità fiorite di *Solidago virgaurea* L. (Fam. *Asteraceae*), pianta erbacea caratterizzata da un lungo fusto che nella parte superiore raccoglie numerosi fiori di colore giallo dorato. Vegeta nei pascoli collinari e montani delle regioni centro-settentrionali d'Italia fino ai 2000 m; a quote superiori s'incontra la sottospecie *alpestris*, di dimensioni minori. Con il termine **verga d'oro** si fa riferimento anche ad altre specie di *Solidago,* quali *S. serotina* Ait. (= *S. gigantea* Willd.) e *S. canadensis* L. (verga d'oro canadese). La verga d'oro europea contiene saponine triterpeniche (0,2-0,3%) come le saponine virgaurea I e II ed esteri dell'acido 3,28-bisdesmosidico, flavonoidi (1,1-2%), polisaccaridi solubili (6-8%), acidi fenolici (acido clorogenico, virgureside A, leiocarposide), diterpeni, olio essenziale, tannini. La Farmacopea Europea IV riporta che la droga (*Solidaginis herba*), che si ottiene dalle parti aeree fiorite essiccate (intere o trinciate) di *S. serotina, S. canadensis* e dai lori ibridi (o da una mescolanza di questi) deve contenere non meno di 10 ml/kg di flavonoidi, espressi come iperoside, in riferimento alla droga essiccata.

Il meccanismo d'azione della verga d'oro europea non è stato ancora determinato. È stato sperimentalmente dimostrato che un estratto etanolico di *S. gigantea* esercita un effetto modesto sulla secrezione di elettroliti nelle urine, ma un effetto antinfiammatorio simile a quello del diclofenac. La verga d'oro europea (nonché la verga d'oro) è considerata un diuretico dalla Commissione E tedesca ed è raccomandata negli stati infiammatori del tratto urinario inferiore nonché per il trattamento e la profilassi dei calcoli urinari e della renella (terapia diluente). La Commissione E tedesca non riporta effetti collaterali, né interazioni farmacologiche né controindicazioni; tuttavia, si nota nella monografia della Commissione E tedesca che la "terapia diluente" è da evitare nei casi di edema causato da disfunzioni cardiaca o renale. La dose giornaliera raccomandata dalla Commissione E tedesca è di 6-12 g di droga, da assumere con molta acqua per favorire la diuresi.

Ortosifon (tè di giava)

È dato dalle foglie di *Orthosiphon spicatus* (Thundb.) Bak. (= *O. stamineus* Benth = *O. aristatus* Miq.) (Fam. *Lamiaceae*), un suffrutice alto fino a 60 cm, originario dell'Asia tropicale. Vengono in genere adoperate le foglie, ma anche le sommità dei cauli: queste parti aeree contengono un olio essenziale (0,02-0,7%), flavonoidi (0,2-0,3%, sinensetina, tetrametilscutellareina, tetrametossiflavone), diterpeni (ortosifoli, staminoli), benzocromoni (ortocromene A, ecc.) ed una quantità significativa di sali di potassio (3%). La Farmacopea Europea IV riporta che la droga (*Orthosiphonis folium*) deve avere un contenuto minimo di 0,05% di sinensetina, in riferimento alla droga essiccata. In alcuni studi sperimentali è stata riportata l'attività diuretica di estratti di ortosifon e di alcuni flavonoidi isolati dalla droga, quali sinensetina e tetrametossiflavone. È stata anche riportata un'attività antibatterica. La Commissione E tedesca considera l'ortosifon un diuretico ed un blando spasmolitico; tuttavia gli studi clinici sull'attività diuretica dell'ortosifon non hanno ancora dato risultati positivi. Anzi, in uno studio randomizzato, in doppio cieco con placebo, non è stato osservato alcun aumento di urina o di escrezione di sodio 12 e 24 ore dopo un'infusione di 600 ml di *O. stamineus* (corrispondente a 10 g di droga) [Du Dat e coll. (1992) J Ethnopharmacol 36:225-231]. Un altro studio, effettuato su 67 pazienti con diatesi urica che ricevevano per tre mesi ortosiphon, non ha evidenziato alcun effetto sulla diuresi, sulla filtrazione glomerulare, sulla concentrazione osmotica dell'urina e sull'escrezione di calcio, fosforo inorganico ed acido urico [Tiktinsky e coll. (1983) Urol Nefrol 48:47-50]. La Commissione E tedesca raccomanda l'ortosifon per la "terapia diluente" nei casi di infezioni batteriche, infiammazione del tratto urinario inferiore ed in presenza di renella. Non sono riportati effetti collaterali, né interazioni farmacologiche né controindicazioni; tuttavia la "terapia diluente" non deve essere praticata nei casi di edema causato da disfunzioni cardiaca o renale. La dose giornaliera raccomandata dalla Commissione E tedesca è di 6-12 g di droga, da assumere con molta acqua per favorire la diuresi. In Italia sono disponibili capsule da 300 mg contenenti per il 69% un estratto secco (rapporto estratto:droga = 1:4); il produttore raccomanda di assumere 2-4 capsule al giorno, preferibilmente lontano dai pasti.

Prezzemolo

È dato dalle parti aeree o dalle radici di *Petroselinum crispum* (Mill.) Nyman ex A.W. Hill. (Fam. *Umbelliferae*), un'erba bienne, alta 20-80 cm, con foglie lungamente picciolate, di forma generalmente triangolare, divise due-tre volte in segmenti trilobati-dentati. La specie, spontanea nel sud-est dell'Europa, è ampiamente coltivata in Italia ed in tutti i Paesi temperati. In campo medico si utilizzano sia le radici che le parti aeree (frutto, foglie) che contengono: flavonoidi (apigenina, luteolina); furanocumarine, i cui principali componenti sono il bergaptene (fino allo 0,02%) e l'ossipeucedanina (fino allo 0,01%) ed un olio essenziale, nella misura dello 0,05% nelle foglie e 2-7% nei semi; vitamina A, soprattutto nelle foglie. I principali costituenti dell'olio essenziale sono miristicina (fino all'85% nelle foglie) ed apiolo. È stato sperimentalmente dimostrato sui ratti che estratti di prezzemolo aumentano la produzione di urina mediante un aumento dell'escrezione di potassio che si realizza attraverso un'inibizione della Na^+/K^+-ATPasi. Questo meccanismo, insolito per un farmaco diuretico, suggerisce che il prezzemolo sia più di un semplice acquaretico. Si ritiene inoltre che i responsabili dell'azione diuretica siano l'apiolo ed il flavonoide apigenina.

La Commissione E tedesca raccomanda il prezzemolo per la "terapia diluente" nei disordini del tratto urinario e nella prevenzione e nel trattamento della renella. Gli unici effetti collaterali riportati sono reazioni allergiche occasionali della pelle o delle mucose. Il prezzemolo è controindicato nei casi di infiammazione renale e durante la gravidanza; infatti il prezzemolo è in grado di modificare l'attività uterina ed inoltre, uno dei suoi componenti, la miristicina, è in grado di attraversare la barriera placentare e potenzialmente indurre una tachicardia fatale. Si raccomanda, infine, di non effettuare la "terapia diluente" nei casi di edema periferico causato da disfunzioni cardiaca o renale, e di non adoperare l'olio essenziale puro, a causa della sua tossicità. La dose giornaliera raccomandata dalla Commissione E tedesca è di 6 g di droga, da assumere con molta acqua per favorire la diuresi.

Levistico

È dato dalle radici e dal rizoma di *Levisticum officinale* Koch (Fam. *Umbelliferae*), detto anche "sedano di montagna", pianta erbacea perenne che si trova in molte zone collinari italiane. La droga contiene un olio essenziale (0,65-1,7%, i cui componenti principali sono gli alchilptalidi), cumarine e furanocumarine (bergaptene, apterina). La Farmacopea Europea IV riporta che la droga (*Levistici radix*) deve contenere non meno di 4 ml/kg di olio essenziale se intera e non meno di 3 ml/kg di olio essenziale se trinciata (in riferimento alla droga essiccata). Il levistico è raccomandato dalla Commissione E tedesca per la "terapia diluente" negli stati infiammatori del tratto urinario e per il trattamento della renella (la "terapia diluente" non deve essere effettuata nei casi di edema per insufficienza cardiaca o renale). La monografia della Commissione E tedesca non riporta effetti collaterali, né interazioni farmacologiche, ma riporta che la droga è controindicata nei casi di infiammazione acuta del parenchima renale. Inoltre la Commissione E tedesca raccomanda che durante l'utilizzo prolungato del levistico è opportuno limitare l'esposizione al sole ed ai raggi ultravioletti (il levistico contiene infatti furanocumarine che sono potenzialmente fotosensibilizzanti). La dose giornaliera raccomandata dalla Commissione E tedesca è di 4-8 g di droga, da assumere con molta acqua per favorire la diuresi.

Gramigna

È data dalle radici e dai cauli di *Agropyron repens* L. Beauv. (= *Elymus repens* L. Gould.) (Fam. *Poaceae*), pianta infestante diffusa in Europa, Asia, Africa e Nord America. La droga deve essere mondata con cura e privata di terriccio prima di essere essiccata. La monografia della Farmacopea Europea IV riporta che la droga (*Graminis rhizoma*) si ottiene dal rizoma intero o tagliato, lavato ed essiccato, dopo rimozione delle radici avventizie. La gramigna contiene carboidrati (10%, principalmente fruttosio, glucosio, inositolo, mannitolo, pectine, triticina e sostanze mucillaginose), un olio essenziale (0,05%, composto per il 95% da agropirene), flavonoidi, saponine e minerali. La presenza di zuccheri non riassorbibili potrebbe spiegare l'effetto diuretico della gramigna (Fig. 24.5). L'agropirene è considerato un principio attivo importante in considerazione del suo effetto antimicrobico. La Commissione E tedesca raccomanda la "terapia diluente" con tisane a base di gramigna negli stati infiammatori del tratto urinario e per il trattamento della renella. La Commissione E tedesca non riporta effetti collaterali, né interazioni farmacologiche né controindicazioni; tuttavia si nota che il ricorso alla "terapia diluente" deve essere evitato nei casi di edema periferico causato da insufficienza cardiaca o renale. La dose giornaliera raccomandata dalla Commissione E tedesca è di 6-9 g di droga, da assumere con molta acqua per favorire la diuresi.

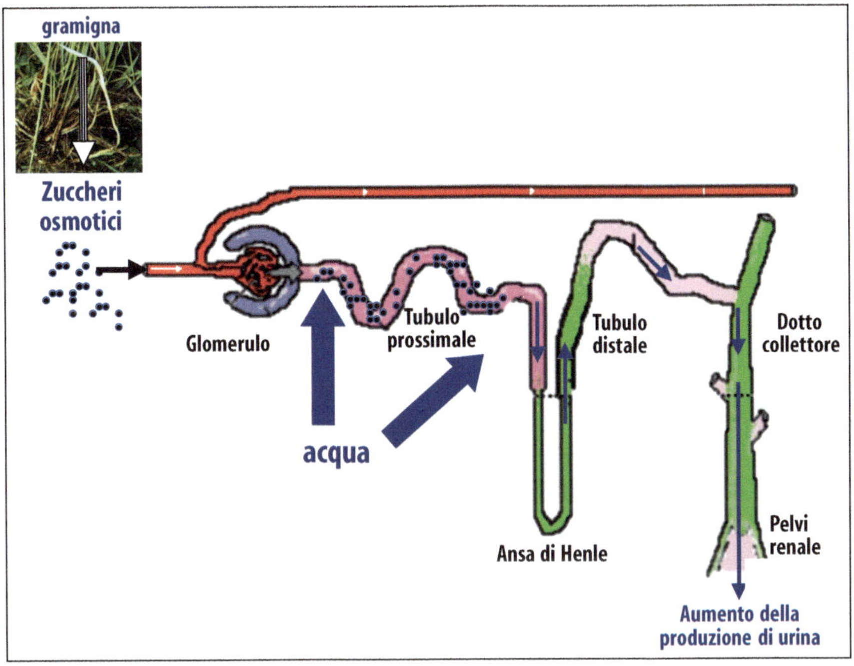

Fig. 24.5 Meccanismo d'azione degli zuccheri osmotici.
Gli zuccheri osmotici (per es. fruttosano, inulina) presenti nella gramigna vengono filtrati dal glomerulo senza subire apprezzabile riassorbimento tubulare; gli zuccheri nel filtrato, per effetto osmotico, richiamano acqua e quindi aumentano la produzione di urina

24.4 Calcoli urinari

24.4.1 Quadro clinico

I calcoli renali, ureterali o urinari (Fig. 24.6) si sviluppano quando sostanze scarsamente solubili cristallizzano nell'urina ed i cristalli si aggregano per formare particelle sufficientemente grandi da depositarsi nel sistema urinario. I sali di calcio, l'acido urico, la cistina e la struvite ($MgNH_4PO_4$) sono i costituenti fondamentali della maggior parte dei calcoli renali nei Paesi occidentali. I calcoli di ossalato di calcio e di fosfato di calcio rappresentano il 75-85% di tutte le calcolosi; questi due sali possono essere presenti puri o in combinazione nello stesso calcolo. Durante il loro accrescimento sulla superficie delle papille renali o nel sistema collettore, i calcoli possono non causare sintomi. Nella maggior parte dei casi, tuttavia, i calcoli si spostano e si immettono nell'uretere o bloccano il giunto pieloureterale, provocando dolore ed ostruzione. Il dolore può essere così violento

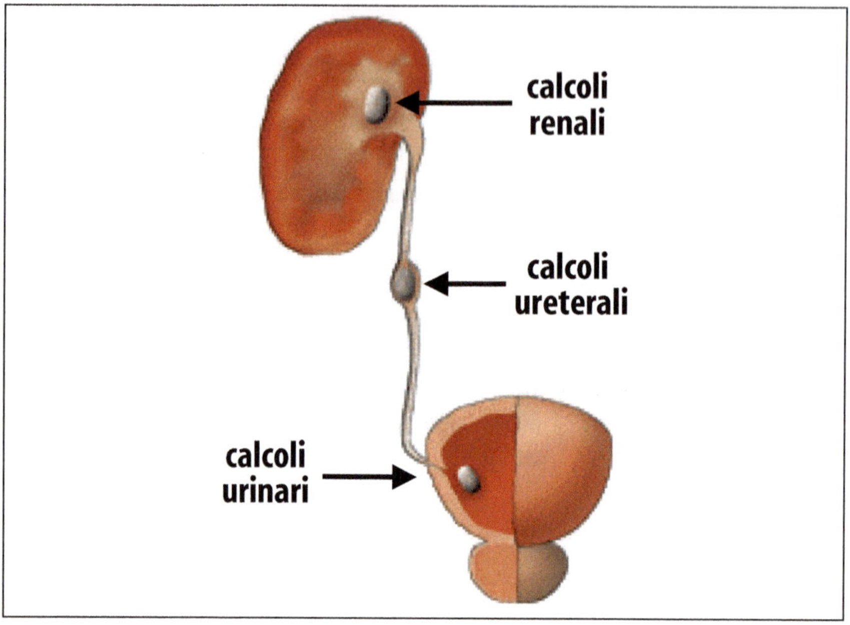

Fig. 24.6 Localizzazione dei calcoli renali, ureterali e urinari

da richiedere l'uso di un potente analgesico per via endovenosa. L'acido urico e la cistina possono essere presenti nelle urine in quantità sufficiente da precipitare ed ostruire entrambi gli ureteri. La terapia farmacologica si basa sull'utilizzo di antisettici urinari, diuretici (in particolare i diuretici tiazidici poiché diminuiscono, nel lungo termine, l'escrezione urinaria di Ca^{2+}), di allopurinolo, un inibitore dell'enzima xantina ossidasi, che riduce i livelli di acido urico nell'urina e l'incidenza di formazione di calcoli o di D-penicillamina, che previene la formazione dei calcoli da cistina (la D-penicillamina solubilizza la cistina).

24.4.2 Fitoterapia dei calcoli urinari

Come precedentemente riportato, la "terapia diluente" a base di droghe vegetali (Tab. 24.2) viene raccomandata dalla Commissione E tedesca nel trattamento dei calcoli renali e della renella. Una droga vegetale specificatamente raccomandata dalla Commissione E tedesca, per il trattamento dei dolori acuti di tipo colico alle vie urinarie (soprattutto quelli causati dalla calcolosi), è il farfaraccio.

Farfaraccio

È dato dai rizomi di *Petasites hybridus* L. Gartner, B. Meyer, Scherb (= *P. officinalis* Moench) (Fam. *Asteraceae*), pianta erbacea dioica, alta 50-60 cm, dotata di rizoma e fusti prostrati cavi. Cresce in luoghi umidi, presso ruscelli o fossi delle Alpi e degli Appennini. Presenta larghe foglie palmatinervie, pelose nella pagina inferiore, ma soprattutto caratteristici sono i capolini terminali gialli o rossicci, presenti in gran numero a grappoli terminali. La droga contiene sesquiterpeni (petasina ed isopetasina) ad attività analgesica ed antispastica, un olio essenziale ed alcaloidi pirrolizidinici (senencionina ed integerrimina). La petasina si è dimostrata più attiva della stessa papaverina come spasmolitico. La Commissione E tedesca ne raccomanda l'uso nei casi di spasmi (acuti) del tratto urinario, particolarmente in presenza di calcoli. Anche se non sono riportati effetti collaterali, se ne sconsiglia l'uso in gravidanza e durante l'allattamento. La dose giornaliera raccomandata è di 4,5-7 g di droga, sottoforma di infuso (la dose giornaliera di alcaloidi pirrolizidinici non deve essere superiore ad 1 µg), da non assumersi per periodi superiori alle 4-6 settimane nell'arco di un intero anno.

Vedi Cap. 25 per l'utilizzo del farfaraccio nel trattamento dell'emicrania.
Vedi Cap. 26 per l'utilizzo del farfaraccio nel trattamento della rinite.

Letture di approfondimento

Griffiths P (2003) The role of cranberry juice in the treatment of urinary tract infections. Br J Community Nurs 8:557-561
Howell AB (2002) Cranberry proanthocyanidins and the maintenance of urinary tract health. Crit Rev Food Sci Nutr 42(3 Suppl):273-278
Hrastinger A, Dietz B, Bauer R, Sagraves R, Mahady G (2005) Is there clinical evidence supporting the use of botanical dietary supplements in children? J Pediatr 146:311-317
Jepson RG, Mihaljevic L, Craig J (2004) Cranberries for preventing urinary tract infections. Cochrane Database Syst Rev 2:CD001321
Krieger JN (2002) Urinary tract infections: what's new? J Urol 168:2351-2358
Lynch DM (2004) Cranberry for prevention of urinary tract infections. Am Fam Physician 70:2175-2177
Newton M, Combest W, Kosier JH (2001) Select herbal remedies used to treat common urologic conditions. Urol Nurs 21:232-234
Raz R, Chazan B, Dan M (2004) Cranberry juice and urinary tract infection. Clin Infect Dis 38:1413-1419
Reid G (2002) The role of cranberry and probiotics in intestinal and urogenital tract health. Crit Rev Food Sci Nutr 42:293-300
Yarnell E (2002) Botanical medicines for the urinary tract. World J Urol 20:285-293

Capitolo 25 Piante medicinali e malattie infiammatorie

25.1 Introduzione

L'infiammazione è una normale reazione protettiva ad una lesione del tessuto causata da un trauma fisico, da prodotti chimici nocivi oppure da agenti microbiologici. Il processo infiammatorio può essere innescato da numerosi stimoli (per es. agenti infettivi, ischemia, interazione antigene-anticorpo o altri stimoli termici o meccanici). L'infiammazione rappresenta lo sforzo compiuto dal corpo per inattivare o sopprimere gli organismi invasori, per eliminare le sostanze irritanti e per creare le condizioni per il recupero del tessuto. Quando la guarigione è completa, di solito l'infiammazione si risolve.

Il processo infiammatorio presenta delle caratteristiche che vengono universalmente riconosciute come tipiche. Le risposte infiammatorie si manifestano in tre fasi distinte, ciascuna apparentemente mediata da meccanismi differenti: 1) una fase acuta transitoria, caratterizzata da vasodilatazione locale ed aumento della permeabilità vascolare; 2) una fase ritardata subacuta, principalmente caratterizzata da infiltrazione di leucociti e fagociti; 3) una fase cronica proliferativa, durante la quale si osserva degenerazione tissutale e fibrosi. A livello macroscopico, la risposta è generalmente accompagnata dai classici segni clinici di eritema, edema, iperalgesia e dolore.

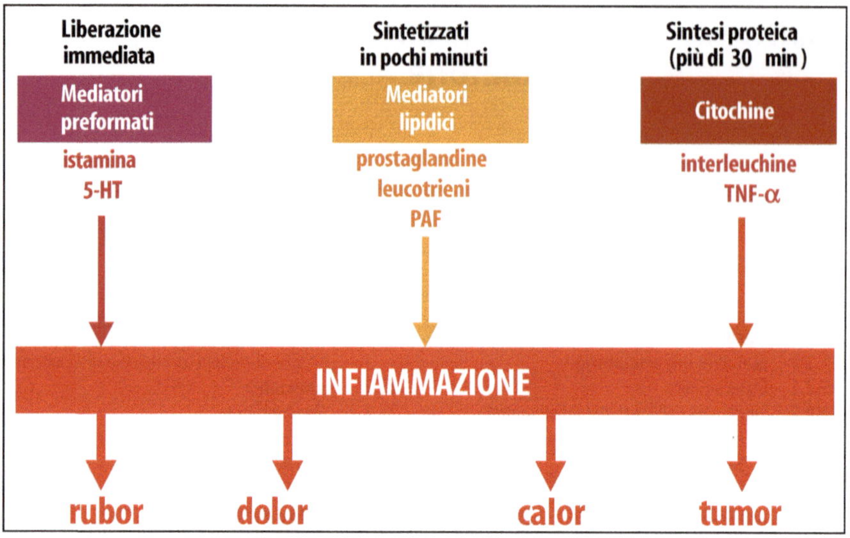

Fig. 25.1 Mediatori dell'infiammazione.
L'infiammazione è provocata dal rilascio di mediatori chimici da parte di cellule danneggiate e cellule infiammatorie. I principali mediatori del processo infiammatorio sono le amine (istamina e 5-HT), che sono dei mediatori preformati e pertanto vengono immediatamente rilasciati dai granuli citoplasmatici, i lipidi (prostaglandine, leucotrieni e PAF) che si possono formare in pochi minuti in seguito ad uno stimolo nocivo ed i mediatori proteici (le citochine come le interleuchine ed il TNF-α) la cui sintesi richiede più di 30 minuti. I segni caratteristici dell'infiammazione sono l'arrossamento (*rubor*), il dolore (*dolor*), il calore (*calor*) e l'edema (*tumor*)

L'infiammazione è provocata dal rilascio di mediatori chimici da parte del tessuto lesionato e delle cellule infiammatorie (Fig. 25.1). I principali mediatori infiammatori sono le amine [istamina e 5-idrossitriptamina (5-HT)], i lipidi (prostaglandine, leucotrieni, PAF) ed i mediatori proteici, quali interleuchina-1 e TNF-α. La grande varietà dei mediatori chimici spiega perché determinati farmaci sono più efficaci di altri nel trattamento dei vari stati infiammatori.

25.2 Malattie infiammatorie

25.2.1 Quadro clinico

L'**artrite reumatoide** è una malattia cronica caratterizzata da diverse manifestazioni sistemiche, la più importante delle quali è rappresentata da un'infiammazione cronica della sinovia che riveste l'articolazione (sinovite). L'infiammazione sinoviale determina distruzione della cartilagine, erosioni ossee e, in seguito, deformazioni articolari. Gli stadi dell'artrite reumatoide sono suddivisi in tre fasi: (i) fase di inizio, caratterizzata da un processo infiammatorio non specifico; (ii) fase di amplificazione, dovuta all'attivazione delle cellule T e (iii) fase di infiammazione cronica e danno tissutale. L'incidenza dell'artrite reumatoide è di circa lo 0,8% nella popolazione generale (l'incidenza può variare tra lo 0,3 e il 2,1%; le donne sono colpite circa tre volte più dei maschi e l'incidenza continua ad aumentare oltre i 60 anni di età). Gli obiettivi della terapia dell'artrite reumatoide sono i seguenti: 1) attenuare il dolore; 2) ridurre l'infiammazione; 3) proteggere le strutture articolari; 4) mantenerne la capacità funzionale; 5) controllare l'eventuale coinvolgimento sistemico e 6) tentare di bloccare l'evoluzione della malattia o almeno rallentarne il decorso.

La terapia farmacologica dell'artrite reumatoide comprende generalmente cinque diversi approcci (Tab. 25.1). Il primo si basa sull'uso di farmaci antinfiammatori non steroidei e di semplici analgesici per controllare i sintomi ed i segni legati al processo infiammatorio localizzato. Sono stati sviluppati specifici inibitori dell'isoforma della ciclossigenasi che è iperespressa nelle sedi d'infiammazione (COX-2); questi farmaci, rispetto agli inibitori non selettivi, causano ulcere gastroduodenali in misura assai minore. Il secondo si basa sull'utilizzo di glucocorticoidi per via orale a basso dosaggio. Il terzo approccio terapeutico comprende una varietà di sostanze che sono state denominate "farmaci antireumatici che modificano la malattia" o "farmaci antireumatici ad azione lenta". Questo gruppo di farmaci comprende il metotrexato, i sali d'oro, la D-penicillamina, gli antimalarici e la sulfasalazina. Il quarto gruppo di agenti terapeutici è costituito da composti che legano e neutralizzano il TNF-α, come ad esempio l'anticorpo monoclonale infliximab. Un quinto gruppo è costituito da farmaci immunosoppressori e citotossici, come l'azatioprina, la leflunomide, la ciclosporina e la ciclofosfamide. Nel tentativo di controllare la malattia sono stati utilizzati anche altri approcci, come l'utilizzo nella dieta di acidi grassi ω-3 (come l'acido eicosapentaenoico, che si ritrova in certi oli di pesce) in sostituzione degli acidi grassi ω-6 propri della carne.

L'**osteoartrite** è una forma di artrite cronica caratterizzata dalla degradazione della cartilagine, da un'infiammazione lieve o assente del liquido articolare, dalla riduzione della cavità articolare e dalla sclerosi ossea. L'osteoartrite è la forma più comune di artrite: compare generalmente negli anziani oppure in coloro che presentano deformazioni articolari regresse. Il principale sintomo dell'osteoartrite è la perdita graduale e progressiva della cartilagine. Alla distru-

Tabella 25.1 Principali farmaci adoperati per il trattamento dell'artrite reumatoide

Farmaci	*Meccanismo d'azione*	*Effetti collaterali*
FANS (per es. aspirina, sulindac, tolmetina, diclofenac)	Inibiscono l'enzima ciclossigenasi e conseguentemente riducono la sintesi di prostaglandine	Vari e dipendono dal tipo di FANS. Per l'aspirina, i più comuni sono alterazione della funzione piastrinica ed irritazione gastrointestinale
Inibitori della ciclossigenasi 2 (per es. parecoxib, celecoxib)	Inibiscono l'isoforma 2 dell'enzima ciclossigenasi e conseguentemente riducono soltanto la sintesi di prostaglandine proinfiammatorie	Dolori addominali, diarrea, dispepsia, problemi cardiovascolari
Corticosteroidi (per es. desametasone, betametasone)	Inibiscono la fosfolipasi A_2 e neutralizzano i fattori di trascrizione per la sintesi di citochine	Osteoporosi, aumento del rischio d'infezione, aumento dell'appetito, ipertensione, edema, ulcere peptiche, euforia, psicosi
Modificatori della malattia (per es. sali d'oro, D-penicillamina, metotrexato, leflunomide)	Sali d'oro: inibiscono la sintesi di prostaglandine, interferiscono con l'attivazione del complemento, inibiscono l'attività lisosomiale. D-penicillamina: sopprime gli anticorpi IgM. Metotrexato: non completamente noto. Leflunomide: arresto cellulare dei linfociti autoimmuni.	Sali d'oro: dermatite della cute e delle mucose, proteinuria, depressione del midollo osseo. D-penicillamina: problemi dermatologici, nefrite, anemia aplastica, trombocitopenia, agranulocitosi. Metotrexato: danno epatico, nausea, ulcere orali, perdita di capelli, depressione del midollo osseo. Leflunomide: cefalea, diarrea, nausea.
Anti-TNFα (per es. etanercept, infliximab)	Riducono l'azione del TNF-α (l'infliximab è un anticorpo monoclonale)	Etanercept: infiammazione nella sede d'inezione Infliximab: reazioni all'infusione (febbre, brividi, prurito)
Immunosoppressori (per es. azatioprina, ciclosporina)	Interferiscono con la funzione linfocitaria (inibiscono la produzione di interleuchine, la proliferazione di cellule T e l'attivazione delle cellule T_H)	Depressione del midollo osseo, danno epatico

zione della cartilagine partecipano anche alcuni fattori locali, come le proteasi lisosomiali, le metalloproteinasi neutre e le citochine (ad es. l'interleuchina-1). Come per l'artrite reumatoide, il trattamento farmacologico dell'osteoartrite si basa generalmente sull'uso di farmaci antinfiammatori non steroidei ed in alcuni casi di iniezioni intrarticolari di corticosteroidi.

25.2.2 Fitoterapia delle malattie infiammatorie

Le piante medicinali ad attività antinfiammatoria e le rispettive droghe sono elencate nella Tabella 25.2. Rispetto ai farmaci antinfiammatori steroidei (ad esempio il cortisone) e non steroidei (ad esempio l'aspirina), le piante medicinali hanno un utilizzo minore. Ciononostante, negli ultimi anni, sono stati pubblicati numerosi studi clinici randomizzati, relativi all'efficacia clinica di estratti vegetali nel trattamento di stati infiammatori come l'artrite reumatoide, l'o-

Tabella 25.2 Piante medicinali ad attività antinfiammatoria

Nome comune della droga	*Nome latino della pianta*	*Parte della pianta utilizzata*	*Principali costituenti chimici*	*Dose giornaliera*
Abete bianco*	*Abies alba*	Legno	Limonene, α-pinene, canfene, bornil acetato	a
Abete rosso*	*Picea* spp	Olio essenziale dalle foglie e dai giovani rami	Bornil acetato, limonene, canfene, α-pinene	a
Aglio	*Allium sativum*	Bulbo	Alliina, fruttosani, saponine	4 g
Anamu	*Petiveria alliacea*	Radici, foglie	Olio essenziale, tannini	b
Arnica*	*Arnica montana*	Fiori	Lattoni sesquiterpenici (elenalina), olio essenziale, flavonoidi	a
Artiglio del diavolo*	*Harpagophytum procumbens*	Radici secondarie tuberizzate	Iridoidi (arpagoside, arpagide), triterpeni, fenoli	4,5 g
Betulla*	*Betulla* spp	Foglie	Flavonoidi, proantocianidine, glicosidi monoterpenici	6-9 g
Borragine	*Borago officinalis*	Olio dai semi	Olio fisso (acido γ-linolenico)	c
Boswellia	*Boswellia serrata*	Resina dalla corteccia	Acidi boswellici	2-3 g
Cajeput*	*Melaleuca leucadendra*	Olio essenziale dalle foglie e dai rami	Cineolo, α-terpineolo, β-terpineolo	a
Canfora*	*Cinnamomum camphora*	Olio essenziale dal legno	Canfora	a
Capsico*	*Capsicum annuum*	Frutti	Capsaicina, flavonoidi, saponine triterpeniche	a
Consolida maggiore*	*Symphytum officinale*	Parti aeree, foglie	Alcaloidi pirrolizidinici, carboidrati, tannini, acido rosmarinico, allantoina	a
Enotera	*Oenothera biennis*	Olio dai semi	Olio fisso (acido γ-linolenico)	c
Eucalipto*	*Eucalyptus globulus*	Olio essenziale dalle foglie	Cineolo	0,3-0,6 g

segue →

→ *seguito*

Nome comune della droga	*Nome latino della pianta*	*Parte della pianta utilizzata*	*Principali costituenti chimici*	*Dose giornaliera*
Guaiaco* (legno santo)	*Guaiacum officinale*	Resina dal legno	Saponine triterpeniche, resina, isoguaiacina, olio essenziale	4-5 g
Frassino	*Fraxinus excelsior*	Corteccia	Cumarine (isofraxidina), tannini, iridoidi	10 g
Larice*	*Larix decidua*	Corteccia	Olio essenziale, resina	a
Ortica*	*Urtica dioica*	Parti aeree	Flavonoidi, acido salicilico, olio essenziale, amine	8-12 g
Pino*	*Pinus* spp	Olio essenziale dalle foglie	α-pinene, limonene, canfene	a
Ribes nero	*Ribes nigrum*	Olio dai semi	Olio fisso (acido γ-linolenico, α-linoleico)	c
Rosmarino*	*Rosmarinus officinalis*	Olio essenziale dalle foglie, foglie	Derivati dell'acido caffeico, diterpeni, flavonoidi, olio essenziale (cineolo, α-pinene, canfora)	a
Senape bianca*	*Sinapis alba*	Semi	Glucosinolati, olio fisso, proteine	a
Salice*	*Salix* spp	Corteccia	Glicosidi ed esteri dell'acido salicilico, tannini	d
Tanaceto	*Tanacetum parthenium*	Parti aeree	Olio essenziale, lattoni sesquiterpenici (partenolide), flavonoidi	0,25 g
Verga d'oro europea	*Solidago virgaurea*	Parti aeree	Saponine triterpeniche, polisaccaridi, flavonoidi, olio essenziale	6-12 g
Vischio europeo*	*Viscum album*	Foglie, giovani rami	Lectine, polipeptidi, mucillagini, flavonoidi	10 g
Vite del dio del tuono	*Tripterygium wilfordii*	Radici	Saponine, tannini	e
Zenzero	*Zingiber officinale*	Radici	Gingeroli, shogaoli	1 g

* Consigliata dalla Commissione E tedesca come antireumatico o per altri stati infiammatori
a = generalmente per uso esterno; b = non disponibili dati attendibili; c = 0,5-2,8 g di acido γ-linolenico; d = 120-240 mg di salicina; e = 180- 360 mg di estratto

steoartrite ed il dolore alla schiena. Questi studi sono riassunti nelle Tabelle 25.3 e 25.4. Le droghe vegetali che hanno evidenziato risultati più promettenti sono l'artiglio del diavolo, il salice e quelle contenenti acidi grassi essenziali, nonché la formulazione Phytodolor®.

Artiglio del diavolo (arpagofito)

Botanica/Costituenti chimici. L'artiglio del diavolo è dato dalle escrescenze laterali delle radici (dette radici secondarie) di *Harpa-*

Tabella 25.3 Droghe vegetali (o formulazioni) ed artrite reumatoide: sommario degli studi clinici randomizzati [Da: Soeken e coll. (2003) Rheumatology 42:652-659 e Soeken (2004) Clin J Pain 20:13-18]

Nome comune (droga) o formulazione	*NS*	*NP*	*Trattamento*	*Risultato*
Borragine	2	96	1,4-2,8 g/die di AGL per 6 mesi	Borragine superiore al placebo in entrambi gli studi
Enotera	3	117	540 mg/die di AGL per 3-12 mesi	Enotera superiore al placebo in un solo studio
Ribes	1	24	2 g/die di AGL per 6 mesi	Ribes superiore al placebo
Tanaceto	1	41	70-80 mg/die per 6 mesi	Nessuna differenza tra tanaceto e placebo
Boswellia	1	37	1200-3600 mg (H15)/die per 11 settimane	Nessuna differenza tra boswellia e placebo
Vite del dio del tuono	1	70	60 mg/die per 3 mesi	Vite superiore al placebo
RA-1*	1	165	444 mg/die per 4 mesi	Nessuna differenza tra Ra-1 e placebo
Reumalex®**	1	20	Due compresse/ die per 2 mesi	Reumalex® superiore al placebo

NS = numero di studi; NP = numero di pazienti; AGL = acido γ-linolenico
* RA-1 è formulazione ayurvedica contenente *Withania somnifera, Boswellia serrata, Zingiber officinale* e *Curcuma longa*
** Reumalex® è una formulazione contenente salice (*Salix* spp), cimicifuga (*Cimicifuga racemosa*), salsapariglia (*Smilax* spp), pioppo (*Populus* spp) e guaiaco (*Guaiacum officinale*)

gophytum procumbens (Burch.) DC ex Meisson (Fam. *Pedaliaceae*), una pianta perenne rampicante proveniente dalle regioni desertiche dell'Africa Sud-occidentale (Kalahari, Namibia, Transvaal), che viene usata nella medicina tradizionale sudafricana come bevanda amaro-tonica e per la cura di vari disturbi, tra i quali febbre, fastidi allo stomaco, dolori da parto e malattie reumatiche. È stato introdotto in Europa solo all'inizio del secolo appena trascorso. I germogli striscianti portano foglie alterne e fiori isolati tubulari rosso-violetti. Da questi si sviluppano frutti legnosi (8-20 cm), forniti di escrescenze adunche e taglienti. La radice, che è tuberizzata, tagliata trasversalmente a "rotelle", è di un colore marrone chiaro, di odore debole e di sapore astringente amaro. I principali

Tabella 25.4 Droghe vegetali (o formulazioni) ed osteoartrite: sommario degli studi clinici randomizzati [Da: Ernst (2003) Clin Rheumatol 22:285-288; Soeken (2004) Clin J Pain 20:13-18; Long e coll. (2001) Rheumatology 40:779-793]

Nome comune (droga) o formulazione	*NS*	*NP*	*Trattamento*	*Risultato*
Avocado/soia*	4	750	300-600 mg/die per 6 mesi	Efficacia dimostrata per tre dei quattro studi
Artiglio del diavolo	1	122	2610 mg/die per 4 mesi	Studio comparativo: artiglio del diavolo efficace come la diacereina
Zenzero	1	67	510 mg/die per 3 settimane	Nessuna differenza tra zenzero e placebo
Ortica	1	27	Applicazione topica per 1 settimana	Ortica superiore al placebo
Salice	1	78	240 mg di salicina/die per 2 settimane	Salice superiore al placebo
Ezamof**	1	60	50 mg/die per 6 mesi	Studio comparativo: Ezamof inferiore al farmaco di riferimento (diclofenac)
Gytadil***	1	35	3 compresse/die per 21 giorni	Studio comparativo: Gytadil efficace come il farmaco di riferimento (ibuprofene)
Phytodolor®****	1	45	Phytodolor per 4 settimane	Phytodolor superiore al placebo ed efficace come il diclofenac (farmaco di riferimento)
Reumalex®*****	1	51	2 compresse di Reumalex (20-40 mg di acido salicilico/die per due mesi)	Reumalex superiore al placebo

NS = numero di studi; NP = numero di pazienti
* Frazione insaponificabile dell'olio di soia (*Glycine max*) e di avocado (*Persea gratissima*)
** Formulazione ayurvedica contenente *Cyperus rotundus, Tinospora cordifolia, Saussurea lappa, Picrorhiza kurroa, Zingiber officinale*
*** Formulazione contenente tanaceto, pioppo tremulo e achillea
**** Phytodolor® è una preparazione standardizzata contenente pioppo tremulo, frassino e verga d'oro europea
***** Reumalex® è una formulazione contenente pioppo, salice, guaiaco, cimicifuga e sarsapariglia

costituenti sono gli iridoidi (procumbide, arpagoside e arpagide), i carboidrati ed alcuni fenoli (acetoside, isoacetoside). Gli iridoidi sono presenti in quantità variabili che vanno dallo 0,5 all'1,6% nella droga secca. Va evidenziato che le altre parti della pianta (il fiore, il fusto ed il frutto maturo) sono prive di arpagoside o contengono tracce di iridoidi (foglie). La Farmacopea Europea IV riporta che la droga (*Harpagophyti radix*), dal caratteristico sapore amaro, deve contenere non meno dell'1,2% di arpagoside, calcolato sulla droga essiccata.

Farmacologia/Meccanismo d'azione. L'artiglio del diavolo manifesta proprietà analgesiche ed antinfiammatorie nei roditori. L'effetto analgesico sembra di tipo periferico piuttosto che centrale, visto che la droga inibisce le contrazioni addominali indotte da acido acetico (*writhing test*), mentre risulta inefficace nel test della piastra calda (*hot plate test*), un modello sperimentale di analgesia specifico per i farmaci analgesici ad azione centrale. In ulteriori studi *in vitro* è stato poi dimostrato che, a differenza dell'aspirina, l'artiglio del diavolo non inibisce la ciclossigenasi, l'enzima responsabile della sintesi delle prostaglandine. Gli studi di farmacologia preclinica hanno fornito evidenze che indicano come l'azione antinfiammatoria dell'artiglio del diavolo dipenda dall'inibizione della lipossigenasi (Fig. 25.2), l'enzima responsabile della biosintesi dei leucotrieni (l'arpagoside è responsabile solo in parte di tale azione). Inoltre un estratto idroalcolico di artiglio del diavolo (denominato SteiHap 69), ma non l'arpagide o l'arpagoside, riduce il rilascio del TNF-α dalle cellule infiammatorie stimolate con lipopolisaccaride. È stata anche evidenziata un'attività cardioprotettiva in modelli sperimentali di aritmia ventricolare nonché un effetto ipotensivo.

Gli studi di farmacocinetica sono stati effettuati in volontari sani utilizzando compresse rivestite contenenti un estratto denominato WS1531 (standardizzato al 9% in arpagoside). È stato osservato che la concentrazione plasmatica massima di arpagoside viene raggiunta dopo 1,3-2,5 ore dalla somministrazione orale, con un'emivita che può andare dalle 3,7 alle 6,4 ore. In altri studi è stato osservato che l'assorbimento orale dei componenti dell'artiglio del diavolo è piuttosto scarso; inoltre è stato ipotizzato che alcuni componenti dell'artiglio del diavolo siano soggetti a metabolismo di primo passaggio.

Efficacia clinica. La Commissione E tedesca riporta che l'artiglio del diavolo è indicato per il trattamento della dispepsia, per l'anoressia e per il trattamento adiuvante delle malattie muscoloscheletriche degenerative. Gli Autori di una recente revisione sistematica di studi controllati [Chrubasik e coll. (2004) Phytother Res 18:187-189] hanno analizzato sette studi (di cui 2 non randomizzati), per un totale di 968 pazienti, relativi all'efficacia dell'artiglio del diavolo in alcuni stati infiammatori, quali il dolore alla schiena e l'osteoartrite

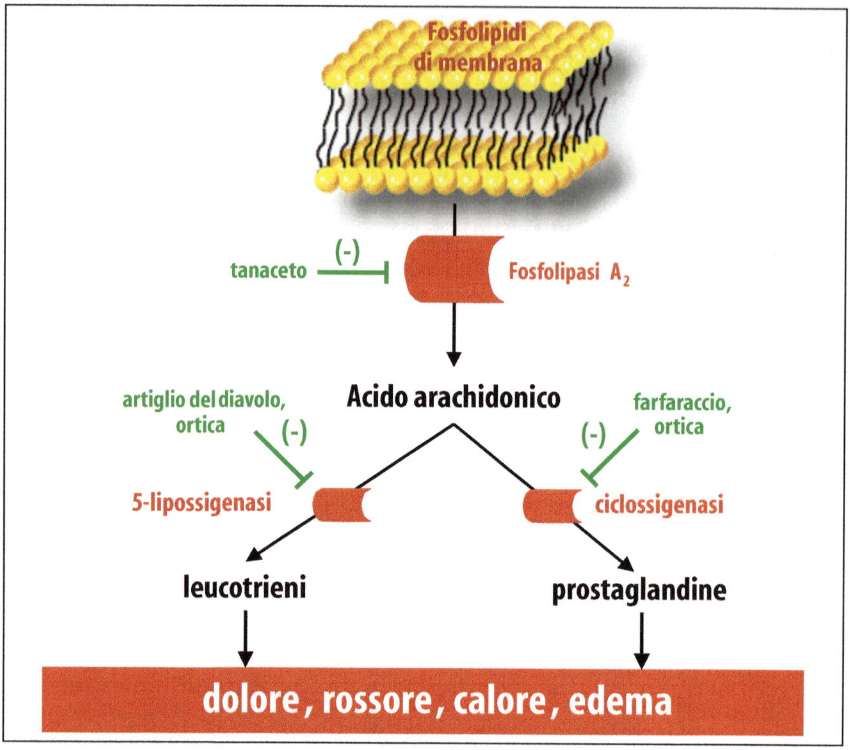

Fig. 25.2 Effetti di alcune droghe vegetali sul metabolismo dell'acido arachidonico. La fosfolipasi A_2, che viene attivata in seguito a stimoli nocivi, è in grado di liberare acido arachidonico dai fosfolipidi di membrana. L'acido arachidonico è il substrato di due enzimi, la ciclossigenasi (responsabile della produzione di prostaglandine) e la lipossigenasi (responsabile della produzione di leucotrieni). Le prostaglandine ed i leucotrieni sono molecole proinfiammatorie e pertanto possono indurre infiammazione, dolore e febbre. L'inibizione dei metaboliti dell'acido arachidonico porta ad un effetto antinfiammatorio

(Box 25.1). Sono stati utilizzati estratti acquosi (in quattro studi), estratti etanolici (in due studi) e la droga in polvere (in uno studio). I risultati di questa revisione sistematica possono essere così riassunti: (i) l'artiglio del diavolo si è rivelato superiore al placebo in tutti gli studi; (ii) studi preliminari suggeriscono che l'artiglio del diavolo sia efficace come alcuni farmaci convenzionali, quali il rofecoxib (un inibitore selettivo della COX-2) e la diacereina (un inibitore delle citochine); (iii) le evidenze cliniche a favore dell'estratto acquoso sono superiori a quelle ottenute per l'estratto etanolico (iv) l'artiglio del diavolo allevia, in ugual modo, il dolore alla schiena, all'anca e alle ginocchia.

Gli Autori di una revisione sistematica più recente [Gagnier e coll. (2004) BMC Complement Alter Med 4:13], nella quale sono stati analizzati dodici studi clinici randomizzati relativi all'efficacia dell'artiglio

Box 25.1 Revisione sistematica[1] relativa all'efficacia clinica dell'artiglio del diavolo nel trattamento del dolore alla schiena o alle articolazioni

Articoli selezionati	7 studi controllati di cui 5 randomizzati (5 con placebo, 2 con farmaci di riferimento)
Soggetti	968 soggetti con dolore alla schiena (n = 846, sei studi) o osteoartrite (n = 122, 1 studio)
Qualità degli studi	Generalmente buona
Trattamento	Generalmente estratti contenenti 50-100 mg/die di arpagoside per 4-16 settimane
Conclusione	Artiglio del diavolo superiore al placebo ed efficace come il rofecoxib o la diacereina
Effetti collaterali	Lievi ed infrequenti

[1] Chrubasik e coll. (2004) Phytother Res 18:187-189

del diavolo in alcune malattie infiammatorie (osteoartrite e dolore alla schiena), hanno discusso l'efficacia dell'artiglio del diavolo in relazione al tipo di estratto ed al contenuto in arpagoside. Le conclusioni possono essere cosi riassunte: (i) le prove dell'efficacia clinica dell'artiglio del diavolo, somministrato sotto forma di estratto etanolico, corrispondente ad una dose giornaliera di 30 mg di arpagoside, sono alquanto scarse; (ii) le prove sono più convincenti per la polvere di artiglio del diavolo (60 mg di arpagoside/die) e per l'estratto acquoso (100 mg di arpagoside/die); (iii) gli estratti acquosi (dose giornaliera: 60 mg di arpagoside/die) sono terapeuticamente equivalenti al rofecoxib (12,5 mg/die) per il trattamento del dolore alla schiena; iv) in generale, le prove sull'efficacia dell'artiglio del diavolo sono più evidenti per l'estratto acquoso, se somministrato a dosi giornaliere corrispondenti a 50 mg di arpagoside, specialmente per il dolore alla schiena.

Effetti collaterali/Controindicazioni. La Commissione E tedesca non riporta effetti collaterali specifici, anche se stabilisce che l'artiglio del diavolo è controindicato in caso di ulcere gastriche e duodenali (l'artiglio del diavolo contiene sostanze amare che possono stimolare la secrezione gastrica). È però opportuno ricordare che non sono stati riportati casi di ulcera peptica o sanguinamento gastrointestinale associati all'uso dell'artiglio del diavolo. Inoltre viene riportato nella monografia che l'artiglio del diavolo deve essere adoperato solo dopo consultazione medica nei casi di calcoli alla colecisti. La frequenza degli effetti collaterali descritti negli studi clinici è bassa e gli effetti collaterali sono rappresentati dai sintomi gastrointestinali (flatulenza, diarrea). L'effetto più frequente è la diarrea, che può manifestarsi anche nell'8% dei pazienti. Raramente può manifestarsi mal di testa, tinnito, anoressia e perdita del sapore. Uno studio post-marketing della durata di un anno, effettuato su 51 donne con dolore alla schiena, ha evidenziato la buona tollerabilità dell'artiglio del artiglio (Doloteffin®, tre capsule al giorno) [Chrubasik e coll. (2005) Phytomedicine 12:1-9]. Sono riportati in letteratura alcuni casi clinici di possibili eventi avversi; in particolare sono stati descritti: sintomi respiratori, congiuntivite e rinite in una donna di 50 anni esposta, per lavoro, all'artiglio del diavolo; un caso di asma in seguito all'esposizione a prodotti a base di artiglio del diavolo ed un caso di porpora in seguito all'assunzione contemporanea dell'anticoagulante warfarina e dell'artiglio del diavolo. Tuttavia la relazione causa effetto di questi casi non è stata pienamente dimostrata. Alcuni testi riportano poi che l'artiglio del diavolo è controindicato nei diabetici (per l'azione ipoglicemica) ed in gravidanza (per l'azione ossitocica), pur se non esistono dati scientifici a supporto di tali asserzioni.

La scarsa tossicità dell'artiglio del diavolo è stata anche evidenziata da studi di tossicologia negli animali. Ad esempio, nel topo, la DL_{50} è maggiore di 13,5 g/kg di estratto e, nel ratto, non sono state riscontrate anomalie in seguito a somministrazione di 7,5 g/kg di estratto per sette giorni.

Preparazioni/Dose. La Commissione E tedesca raccomanda una dose di 4,5 g di droga secca (per l'anoressia viene raccomandata una dose di 1,5 g). Nella maggior parte degli studi clinici è stato adoperato l'estratto acquoso (rapporto droga:estratto 2,5:1) di artiglio del diavolo (Doloteffin®) (600-1200 mg al giorno, corrispondenti a 50-100 mg di arpagoside). Sono stati utilizzati anche estratti crioessiccati polverizzati, estratti etanolici a dosi corrispondenti a 60-100 mg di arpagoside ed una tintura [1 ml (1:5, 25% di etanolo) tre volte/die]. Tuttavia va precisato che nei preparati commerciali il contenuto di arpagoside generalmente varia dal 2 all'8%. In Italia sono disponibili opercoli contenenti 262 mg di estratto corrispondenti a 4 mg di arpagoside, così come capsule a contenuto minimo di arpagoside dell'1%. Infine, bisogna ricordare che alcuni estratti commerciali possono contenere anche le radici di *Harpagophytum zeyheri*, morfologicamente simile a *H. procumbens*. Le due specie possono essere distinte determinando il rapporto arpagoside: 8-O-p-cumarilarpagide, che è 1 in *H. zeyheri*, mentre può variare tra 20 e 38 in *H. procumbens*.

Salice

Botanica/Costituenti chimici. Il salice è la corteccia di *Salix alba* L. (salice bianco o salice comune), *S. purpurea* (salice rosso) L., *S.*

fragilis L. e di altre specie di *Salix* (Fam. *Salicaceae*). Si tratta di alberi o arbusti che hanno foglie lanceolate, caduche e frutto a cassula. Il più comune è il salice bianco, alto fino a 15 m, con chioma larga e tronco robusto dalla corteccia suberificata e fessurata longitudinalmente (il salice rosso è invece un arbusto o piccolo albero alto al massimo quattro metri); i rami sono flessibili, ma tenaci. Le foglie sono picciolate, opposte e coperte nella pagina inferiore da peli sericei che danno alla chioma dell'albero il caratteristico colore grigio-argenteo. Cresce dal mare alla zona montana di tutta Italia; si trova frequentemente lungo i corsi d'acqua. I fiori sono separati: i maschili hanno stami sporgenti e sono giallastri, quelli femminili sono verdi. La droga è costituita dalla corteccia che viene staccata dai rami ogni 2-3 anni e si presenta in pezzi coriacei, ma flessibili che tendono a sfaldarsi. Contiene tannini condensati (8-20%), flavonoidi (flavoni, calcone, catechine), glicosidi fenolici (salicina 0,1-2%, salicortina 0,01-0,11%, tremulacina, salireposide, piceina, ecc.) che per idrolisi liberano acido salicilico. I salicilati (calcolati come salicina) variano da specie a specie (*S. alba* 0,5%, *S. fragilis* 1-10%, *S. purpurea* 3-9%). La Farmacopea Europea IV riporta che la droga (*Salicis cortex*) deve contenere non meno dell'1,2% di derivati salicilici totali, espressi come salicina, calcolati in riferimento alla droga essiccata, mentre la Commissione E tedesca riporta che la droga deve contenere almeno l'1% di derivati della salicina, calcolati come salicina, in riferimento alla droga essiccata. È da ricordare che i salicilati non sono specifici delle piante del genere *Salix* (Tab. 25.5).

Tabella 25.5 Piante contenenti glicosidi salicilici

Nome latino (pianta)	*Nome comune (droga)*	*Famiglia*	*Parte della pianta utilizzata*
Betula alba L.	Betulla	*Betulaceae*	Corteccia
Fraxinus excelsior	Frassino	*Oleaceae*	Foglie, corteccia
Gaultheria procumbens L.	Tè del Canada	*Ericaceae*	Foglie
Populus alba L.	Pioppo	*Salicaceae*	Foglie, corteccia
Populus tremula L.	Pioppo tremulo	*Salicaceae*	Foglie, corteccia
Salix purpurea L.	Salice rosso	*Salicaceae*	Corteccia
Salix alba L.	Salice bianco	*Salicaceae*	
Salix fragilis L.	Salice fragile	*Salicaceae*	
Spiraea ulmaria L.	Spirea	*Rosaceae*	Radici

Farmacologia/Meccanismo d'azione. Le proprietà antinfiammatorie del salice sono note sin dai tempi antichi ed il percorso che ha condotto alla sintesi dei moderni farmaci antinfiammatori non steroidei è illustrato nella Figura 25.3. Le proprietà farmacologiche dei salicilati sono ben note e tra queste predominano gli effetti antinfiammatori, analgesici, uricosurici ed antiaggreganti piastrinici. Le proprietà antinfiammatorie del salice sono dovute non solo alla salicina (che rappresenta tuttavia il componente più attivo), ma anche agli altri glicosidi fenolici (salicortina, tremulina, tremulacina). Questi composti hanno dimostrato attività antinfiammatoria in diversi modelli sperimentali di infiammazione. Si ritiene che la salicina ed i composti cor-

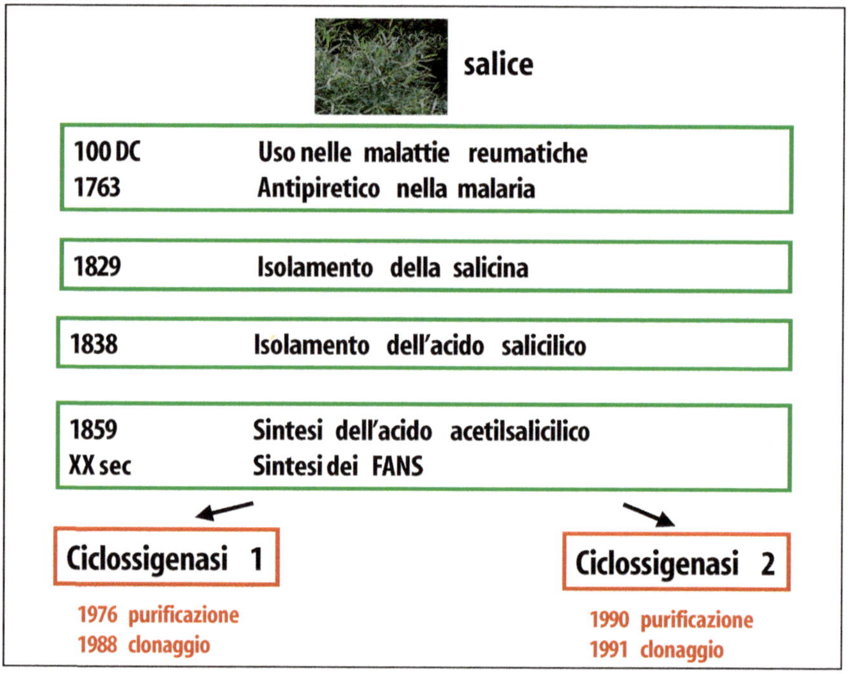

Fig. 25.3 Sviluppo dei farmaci antinfiammatori non steroidei (FANS) a partire dal salice. Il principio attivo presente nel salice (salicina) è stato isolato per la prima volta nel 1829 da Leroux, che dimostrò anche il suo effetto antipiretico. Il salicilato di sodio è stato utilizzato per primo nel 1875 per il trattamento della febbre reumatica e come antipiretico e poi come uricosurico. L'enorme successo di questo farmaco suggerì a Hoffman, un chimico impiegato alla Bayer, di produrre acido acetilsalicilico basandosi su un precedente, ma dimenticato, lavoro di Gerhardt del 1853. Dopo la dimostrazione dei suoi effetti antinfiammatori, questo composto venne introdotto da Dreser nel 1899 in terapia con il nome di aspirina. Il nome sembra sia derivato da *Spiraea*, dalla quale l'acido salicilico era inizialmente estratto. Da allora sono stati sintetizzati numerosi composti ad azione simile all'aspirina, fino al recente sviluppo degli inibitori selettivi della ciclossigenasi 2

relati agiscano da profarmaci; infatti essi vengono convertiti nel fegato (subiscono una degradazione enzimatica ad opera di β-glucosidasi e β-esterasi) ad acido salicilico (Fig. 25.4). Per questa ragione, l'azione della droga vegetale è più lenta, rispetto ai derivati sintetici dell'acido salicilico comunemente utilizzati, ma più duratura. L'acido salicilico inibisce la formazione di prostaglandine, con un meccanismo non del tutto chiaro; infatti l'acido salicilico, a differenza dell'acido acetilsalicilico, non ha effetti inibitori sull'attività degli enzimi COX-1 e COX-2 (anche se i due composti sono egualmente attivi in vivo come analgesici ed antinfiammatori). Di recente è stato ipotizzato che l'acido salicilico, insieme ad altri composti del salice, possa inibire l'induzione (ma non l'attività) della COX-2 e ridurre in tal modo la biosintesi del-

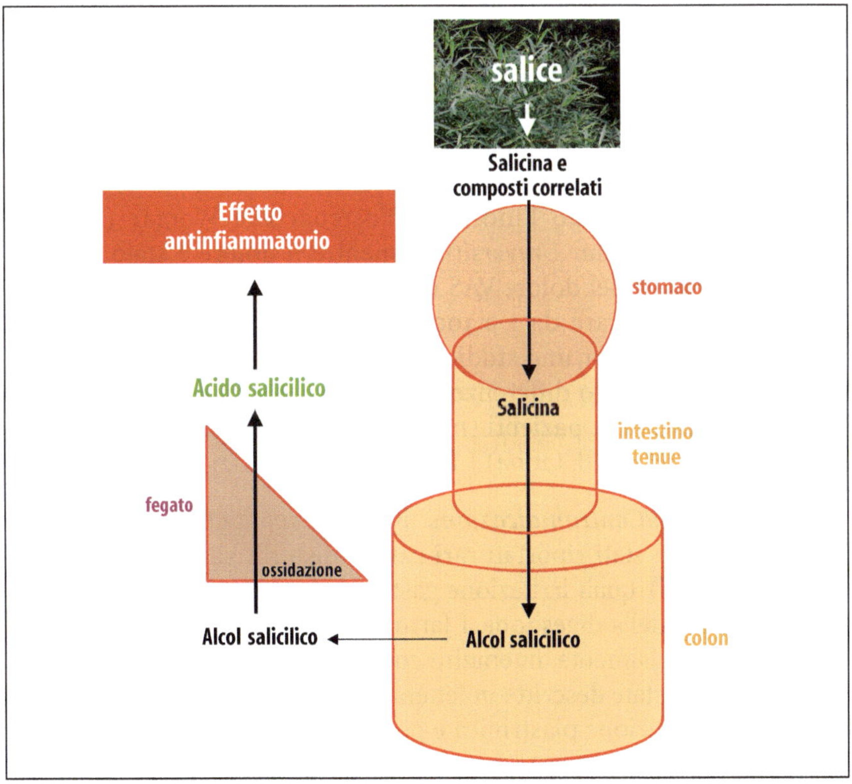

Fig. 25.4 Farmacocinetica della salicina e dei composti correlati.
I composti correlati alla salicina (salicortina, tremulina, tremulacina) vengono in primo luogo convertiti in salicina nello stomaco o nell'intestino tenue. La salicina può così essere assorbita dall'intestino tenue, ma negli esseri umani viene principalmente trasportata all'ileo distale o nel colon, dove i batteri intestinali trasformano questo glicoside nel suo aglicone, ovvero l'alcol salicilico. Quest'ultimo viene assorbito ed ossidato (principalmente nel fegato) ad acido salicilico, che è la forma farmacologicamente attiva

le prostaglandine proinfiammatorie, mentre ha effetti minori sulla produzione di citochine proinfiammatorie. Tuttavia gli effetti sulla COX-2 sono riscontrabili a dosi superiori rispetto a quelle utilizzate clinicamente. Inoltre sia la salicina che gli estratti di salice hanno effetti antiaggreganti minori rispetto all'aspirina.

Efficacia clinica. Il salice è raccomandato dalla Commissione E tedesca per gli stati febbrili, i disturbi reumatici ed il mal di testa. Studi clinici hanno evidenziato l'efficacia del salice nel trattamento dell'osteoartrite e del dolore alla schiena, anche se gli ultimissimi dati della letteratura non sono molto incoraggianti. Due studi clinici randomizzati, per un totale di 324 pazienti, hanno dimostrato che il salice, somministrato per un periodo di 4 settimane, era superiore al placebo ed efficace come il rofecoxib nel ridurre il dolore alla schiena [Chrubasik e coll. (2001) Rheumatology 40:1388-1393; Chrubasik e coll. (2000) Am J Med 109:9-14]. Un altro studio clinico randomizzato [Schmid e coll. (2001) Phytother Res 15:344-350], in doppio cieco, ha altresì dimostrato che un estratto di salice (equivalente a 240 mg di salicina al giorno), somministrato per 2 settimane, era superiore al placebo in 78 pazienti con osteoartrite. In questo studio la progressione della patologia è stata valutata impiegando l'indice dell'osteoartrite Womac (*Western Ontario and McMaster Universities*), mentre il dolore è stato valutato attraverso la scala del dolore VAS (scala analogica visiva, nella quale il paziente deve indicare da 1 a 100 quanto è forte il suo dolore). Più recentemente, tuttavia, uno studio clinico randomizzato, in doppio cieco, non ha evidenziato differenze tra placebo ed estratto di salice (240 mg di salicina/die) in pazienti (n = 127) con osteoartrite o artrite reumatoide [Biegert e coll. (2004) J Rheumatol 31:2121-2130].

Effetti collaterali/Controindicazioni. Il salice è reputato una droga vegetale sicura. Sono stati riportati rari casi di disturbi gastrici (per la presenza di tannini), quali irritazione gastrica, nausea, vomito e poi mal di testa e disturbi della digestione. I farmaci che interagiscono con i FANS possono, potenzialmente, interagire con il salice; tuttavia queste interazioni non sono state descritte in letteratura. D'altra parte la salicina non inibisce l'aggregazione piastrinica e pertanto il salice è più sicuro dell'aspirina per quanto concerne interferenze con la coagulazione. Il salice è comunque controindicato nei pazienti con ipersensibilità ai salicilati.

Preparazioni/Dose. La Commissione E tedesca raccomanda una dose giornaliera corrispondente a 60-120 mg di salicina totale. Tuttavia, negli studi clinici sono stati utilizzati estratti corrispondenti a dosi giornaliere di 120-240 mg di salicina. L'ESCOP raccomanda una dose giornaliera di 240 mg di salicina al giorno. Tenendo conto del diverso peso molecolare, una dose singola efficace di aspirina (di 500 mg) equivale a 794 mg di salicina. Ciò lascia supporre che la salicina non rappresenti l'unico componente attivo presente nel salice. Il tradizionale dosaggio della droga come tale è di 1,5-3 g al giorno.

Boswellia

Botanica/Costituenti chimici. *Boswellia serrata* Roxb. (Fam. *Burseraceae*) è un albero deciduo che cresce in India, Nord Africa e Medio Oriente. Presenta una chioma abbastanza grande, una corteccia facilmente sfaldabile, di color cenere, grosse foglie composte, ovato-lanceolate, più o meno pubescenti e fiori bianchi e profumati raggruppati in racemi. Il frutto è una drupa contenente tre semi a forma di cuore. La gommoresina fresca, ottenuta per incisione della corteccia, indurisce lentamente e mantiene la sua trasparenza ed il suo odore aromatico, simile a quello dell'incenso (*Boswellia carterii*). La gommoresina, che rappresenta la parte medicinale della pianta, contiene un olio essenziale (16%), i cui costituenti principali sono α-tujene e p-cimene ed acidi triterpenici pentaciclici (50%), denominati acidi boswellici, che sono considerati i principi attivi della boswellia. Gli acidi boswellici includono l'acido β-boswellico, l'acido cheto-β-boswellico, l'acido acetil-11-cheto-β-boswellico e l'acido 3-oxo-tirucallico. La gommoresina contiene anche polisaccaridi.

Farmacologia/Meccanismo d'azione. Gli effetti antinfiammatori di estratti di boswellia sono stati osservati in diversi modelli sperimentali di infiammazione tra cui l'edema indotto nella zampa del ratto da irritanti quali carragenina e destrano e la pleurite indotta da carragenina. Nel modello della pleurite la boswellia inibisce l'infiltrazione dei leucociti polimorfonucleati. Inoltre, gli acidi boswellici sono in grado di proteggere i topi dal danno epatico indotto da endotossina e di inibire l'ileite sperimentale nel ratto. Gli effetti antinfiammatori della boswellia e degli acidi boswellici sono stati collegati alla loro abilità di inibire la biosintesi dei leucotrieni. Infatti gli acidi boswellici sono dei potenti e selettivi inibitori della lipossigenasi, l'enzima responsabile della biosintesi dei leucotrieni. L'acido cheto-β-boswellico inibisce poi l'attività dell'elastasi leucocitaria umana (le elastasi sono proteinasi coinvolte nel processo di infiammazione cronica). È stato infine dimostrato che la boswellia e gli acidi boswellici possiedono attività antitumorale sia *in vitro* che *in vivo*.

Efficacia clinica. Gli estratti della gommoresina di *B. serrata* vengono usati nella medicina tradizionale ayurvedica per diverse patologie, incluse l'artrite reumatoide, la diarrea ed i disturbi premestruali. Diversi studi clinici sono stati effettuati con l'intento di valutarne la possibile efficacia in diversi stati infiammatori come l'artrite reumatoide, l'asma, la malattia di Crohn e la colite ulcerosa. Gli Autori di una recente revisione sistematica [Soeken e coll. (2003) Rheumatology 42:652-659] hanno evidenziato l'esistenza di uno studio clinico, effettuato su 37 soggetti con artrite reumatoide. Diciotto pazienti ricevevano una dose giornaliera di 1200 mg nella prima settimana e 3600 mg oppure 2400 mg per le successive undici settimane. I pazienti di controllo (n = 19) ricevevano il solo placebo. Non venivano osservate differenze significative tra il gruppo di pazienti che riceveva la boswellia (estratto denominato con la sigla H15) ed il gruppo di pazienti che riceveva il solo placebo. Tuttavia l'utilizzo dei FANS risultava ridotto nei pazienti che ricevevano la boswellia (5,8% di riduzione rispetto al 3,1% del placebo). Invece, uno studio randomizzato in doppio cieco, effettuato su 30 pazienti con osteoartrite, ha evidenziato la superiorità della boswellia rispetto al placebo nel ridurre i sintomi della patologia in seguito ad un trattamento della durata di otto settimane [Kimmatkar e coll. (2003) Phytomedicine 10:3-7].

Un altro studio randomizzato, in doppio cieco con placebo, effettuato su 80 pazienti con asma bronchiale, ha evidenziato risultati positivi in seguito ad un trattamento per sei settimane [Gupta e coll. (1998) Eur J Med Res 3:511-514]. Gli stessi ricercatori hanno evidenziato effetti benefici della boswellia nel trattamento della colite ulcerosa in due studi clinici. In entrambi gli studi, della durata di sei settimane, è stata dimostrata equivalenza terapeutica tra sulfasalazina e boswellia (dose giornaliera 900-1050 mg, in tre dosi) [Gupta e coll. (2001) Planta Med 67:391-395; Gupta e coll. (1997) Eur J Med Res 2:37-43]. In questi casi però, l'assenza di randomizzazione costituisce un evidente limite di affidabilità. Infine uno studio randomizzato, in doppio cieco, ha confermato equivalenza terapeutica tra l'estratto di boswellia, denominato H15, e la mesalazina in 102 pazienti con malattia di Crohn [Gerhardt e coll. (2001) Z Gastroenterol 39:11-17]. Gli Autori di questo studio hanno concluso che la tollerabilità della boswellia e conseguentemente il rapporto beneficio-rischio è superiore a quello della mesalazina.

Nell'insieme questi studi suggeriscono una certa efficacia della boswellia nelle malattie infiammatorie. Comunque questi dati clinici devono essere confermati con studi che coinvolgano un maggior numero di pazienti.

Effetti collaterali/Controindicazioni. Non sono noti effetti collaterali o rischi per la salute associati ad un uso appropriato di boswellia.

È stato dimostrato, in alcuni studi effettuati sui roditori e sui primati, che dosi fino a 1 g/kg non modificano parametri istologici, biochimici ed ematologici. La DL_{50} nel ratto è superiore ai 2 g/kg.

Preparazioni/Dose. I testi di medicina ayurvedica raccomandano una dose giornaliera di 2-3 g di gommoresina. La tipica dose utilizzata negli studi clinici è di 900-1200 mg di un estratto standardizzato al 37,5% in acidi boswellici. In alcuni studi sono state utilizzate dosi giornaliere fino a 3600 mg. In Italia sono disponibili capsule contenenti un estratto secco ottenuto dall'oleoresina con contenuto minimo del 70% in acidi boswellici.

Vedi Cap. 26 per l'utilizzo della boswellia nel trattamento dell'asma. Vedi Cap. 29 per l'utilizzo della boswellia nel trattamento delle malattie infiammatorie intestinali.

Ortica (parti aeree)

La droga è costituita dalle parti aeree di varie specie di *Urtica* (ad es. *Urtica dioica* L. e/o *U. urens* L., Fam. *Urticaceae*), piante perenni che crescono nelle zone desertiche. La sensazione urticante prodotta dal contatto con la peluria è dovuta alla presenza di particolari amine (istamina, serotonina e colina) e probabilmente di acido formico. La pianta di ortica contiene amine, lignani, flavonoidi, acidi come l'acido silicico e un olio volatile. L'ortica presenta proprietà antinfiammatorie che possono essere esercitate attraverso diversi meccanismi; è stato infatti dimostrato che gli estratti di *Urtica* inibiscono gli enzimi della ciclossigenasi e della lipossigenasi (Fig. 25.2), responsabili della produzione, rispettivamente, delle prostaglandine e dei leucotrieni. Inoltre l'ortica inibisce la produzione di citochine (TNF-α, IL-1β, IL-4). Il suo stelo contiene elevate quantità di un acido fenolico, che inibisce la lipossigenasi.

L'ortica (parti aeree) viene raccomandata dalla Commissione E tedesca per la terapia adiuvante dei disturbi reumatici, sia per uso interno (dose giornaliera: 8-12 g di droga) che per uso esterno; inoltre viene raccomandata per gli stati infiammatori delle vie urinarie (terapia diluente) e per il trattamento dei calcoli renali. Le evidenze cliniche sulla possibile efficacia dell'ortica negli stati infiammatori sono incoraggianti. Studi non controllati hanno evidenziato un miglioramento dei sintomi in una buona percentuale di pazienti che assumevano estratti di ortica. Più recentemente studi controllati e randomizzati, seppur preliminari, hanno confermato l'efficacia dell'ortica. Uno studio pilota ha riportato le osservazioni di 18 pazienti utilizzatori di ortica per i dolori articolari. Tutti i pazienti, eccetto uno, si ritenevano sicuri dell'efficacia della droga. Inoltre non si segnalavano effetti avversi, ad eccezione di un transitorio rash cutaneo [Randall e coll. (1999) Complement Ther Med 7:126-131]. In uno studio randomizzato, effettuato su 37 pazienti con artrite acuta, sia il trattamento con diclofenac 200 mg che quello con diclofenac 50 mg più ortica 50 g, dava lo stesso risultato, cioè un identico miglioramento dei segni clinici dell'artrite cronica [Chrubasik e coll. (1997) Phytomedicine 4:105-108]. In un altro studio randomizzato, in doppio cieco, effettuato su 27 pazienti con dolore osteoartritico alla base del pollice, è stato dimostrato che l'ortica, applicata quotidianamente per una settimana sulla zona dolorante, era superiore al placebo (ortica bianca, *Lamium album*) nel ridurre il dolore [Randall e coll. (2000) J R Soc Med 93:305-309]. L'ortica è stata valutata anche in pazienti con rinite. I risultati sono però preliminari e contraddittori: infatti, in uno studio randomizzato, in doppio cieco, con placebo, è stato dimostrato che la somministrazione di 600 mg/die di parti aeree di ortica per un periodo di una settimana era superiore al placebo nella valutazione dell'efficacia globale, anche se non si riscontravano differenze significative nel diario giornaliero dei sintomi [Mittman e coll. (1990) Planta Med 56:44-47].

La Commissione E tedesca non riporta effetti collaterali. Studi post-marketing effettuati in Germania su più di 2000 pazienti che utilizzavano un estratto delle parti aeree di ortica (estratto IDS-23) hanno evidenziato la buona tollerabilità dell'ortica [Sommer e coll. (1996) Therapiewoche 1:44-49; Ramm e coll. (1996) Therapiewocke 28:1575-1578]. In Italia sono disponibili estratti fluidi acquosi plurimacerati ottenuti dalle foglie fresche.

Vedi Cap. 26 per l'utilizzo dell'ortica (parti aeree) nel trattamento della rinite.
Vedi Cap. 28 per l'utilizzo dell'ortica (radici) nel trattamento dell'iperplasia prostatica benigna.

Formulazione di piante medicinali (Phytodolor)

Frassino, pioppo tremulo, verga d'oro europea

Phytodolor® è una preparazione standardizzata di piante medicinali a base di foglie e di corteccia di *Populus tremula* (pioppo tremulo), di corteccia di *Fraxinus excelsior* (frassino) e di parti aeree di *Solidago virgaurea* (verga d'oro europea) (rapporto 3:1:1). I composti di riferimento per la standardizzazione sono la salicina (0,75 mg/ml), l'alcol salicilico (0,042 mg/ml), l'isofrassidina (0,015 mg/ml) ed il flavonoide rutina (0,06 mg/ml). Il Phytodolor sembra esercitare la sua azione antinfiammatoria attraverso l'inibizione del metabolismo dell'acido arachidonico, grazie

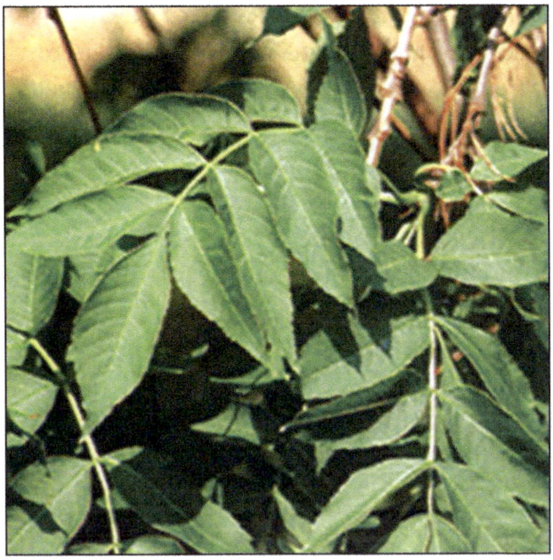

Tavola 25.1 *Fraxinus excelsior*

alla sua azione inibente sulla ciclossigenasi e sulla lipossigenasi. Tuttavia il Phytodolor può esercitare i suoi effetti antinfiammatori anche attraverso altri meccanismi, tra cui quello di protezione dallo stress ossidativo. Infatti il frassino ed il pioppo tremulo si sono rivelati attivi nei modelli sperimentali di danno ossidativo, a differenza della verga d'oro, che è inattiva. L'efficacia del Phytodolor è provata da numerosi studi clinici, sia controllati che non controllati. L'Autore di una revisione sistematica [Ernst (1999) Nat Med J 2:14-17] ha identificato sei studi clinici randomizzati (n = 215 pazienti), in doppio cieco, con placebo, relativi alla possibile efficacia del Phytodolor nel trattamento dei dolori muscolo-scheletrici (osteoartrite, epicondilite cronica ed altri disturbi reumatici). I risultati di questa revisione sistematica hanno evidenziato come la formulazione fitoterapica, somministrata per un periodo di 2-4 settimane, fosse più attiva del placebo e di efficacia paragonabile ai farmaci antinfiammatori non steroidei (come ad esempio il diclofenac, l'indometacina ed il piroxicam) nel ridurre la sintomatologia dolorosa. Rassegne più recenti hanno confermato l'efficacia del Phytodolor [Soeken (2004) Clin J Pain 20:13-18]. La cura con il Phytodolor non è associata ad effetti collaterali di rilievo. La percentuale dei pazienti che ha manifestato effetti collaterali, durante gli studi clinici, è molto bassa e simile a quella riportata dal gruppo di controllo. Possono verificarsi rari casi di reazioni allergiche in seguito all'ingestione di pioppo tremulo. Si ritiene che il Phytodolor non debba essere assunto da individui con una nota sensibilità ai salicilati. La dose giornaliera raccomandata è di 20 gocce, tre/quattro volte al giorno, in acqua o in altra bevanda. I risultati migliori si ottengono dopo 2-4 settimane dall'inizio della cura.

25.2.2.1 Piante contenenti acidi grassi essenziali

Gli acidi grassi essenziali (EFA) sono considerati "essenziali" perché il nostro corpo non riesce a produrli e pertanto sono da acquisire da fonti esterne (ad es. con l'alimentazione o attraverso preparazioni farmaceutiche). La manipolazione alimentare degli EFA o l'integrazione di dosi terapeutiche di EFA può risultare efficace per la cura di malattie infiammatorie. Gli EFA [ad es. acido γ-linolenico (AGL)] possono mitigare l'infiammazione attraverso almeno due meccanismi distinti (Box 25.2):

Box 25.2 Possibile meccanismo dell'azione antinfiammatoria esercitata dall'acido γ-linolenico (AGL), un componente dell'olio di enotera, dell'olio di borragine e dell'olio di ribes nero

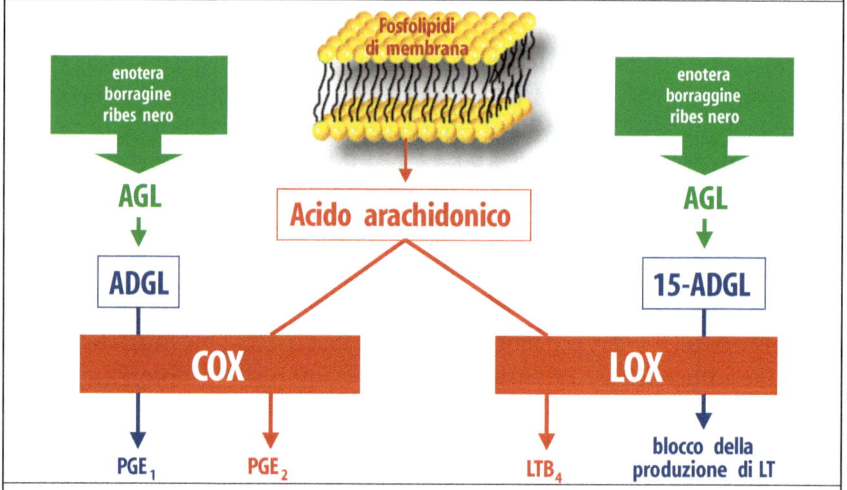

L'AGL può essere convertito metabolicamente ad acido diomo-γ-linolenico (ADGL), che è un substrato della ciclossigenasi (COX), l'enzima che genera le prostaglandine della serie 2 (per es. la PGE_2). L'ADGL, ad elevate concentrazioni, può inibire l'azione della COX sul suo naturale substrato, cioè l'acido arachidonico. Ciò comporta una significativa riduzione delle prostaglandine della serie 2. Inoltre l'ADGL, mediante l'azione della COX, può essere convertito in prostaglandine della serie 1 (per es. la PGE_1). Come la PGE_2, anche la PGE_1 è un mediatore proinfiammatorio e la sua somministrazione acuta determina infiammazione. Tuttavia è stato ipotizzato che la PGE_1 possa esercitare degli effetti antinfiammatori nei processi di infiammazione cronica. Pertanto la PGE_1, mentre da un lato comporta un'iniziale comparsa dei classici segni dell'infiammazione (rossore, edema, dolore e bruciore), riduce i processi infiammatori quando questi cronicizzano. Allo stesso modo, l'AGL può essere convertito in un derivato 15-idrossilico (15-ADGL) che blocca la conversione dell'acido arachidonico in leucotrieni (LT) agendo sulla lipossigenasi (LOX).

Box 25.3 Revisione sistematica[1] relativa all'efficacia clinica delle droghe vegetali contenenti acidi grassi essenziali nel trattamento dell'artrite reumatoide

Articoli selezionati	6 studi randomizzati, con placebo
Soggetti	237 pazienti con artrite reumatoide
Qualità degli studi	Buona
Trattamento	0,5-2,8 g di AGL/die per 3-12 mesi
Conclusione	Le evidenze cliniche suggeriscono un moderato effetto positivo delle droghe contenenti AGL
Effetti collaterali	Generalmente simili al placebo

[1] Soeken e coll. (2003) Rheumatology 42:652-659

(i) inibizione competitiva dell'attività degli enzimi ciclossigenasi e lipossigenasi, con conseguente riduzione di prostaglandine e leucotrieni;
(ii) produzione di prostaglandine della serie E_1, che, sebbene abbiano un forte effetto infiammatorio, possono avere degli effetti antinfiammatori nelle fasi croniche del processo infiammatorio.

In una recente revisione sistematica [Soeken e coll. (2003) Rheumatology 42:652-659], sono stati identificati sei studi randomizzati, tutti relativi all'efficacia di droghe contenenti acidi grassi essenziali nel trattamento dell'artrite reumatoide (Box 25.3). Di questi, 3 si riferiscono all'olio di enotera, 2 all'olio di borragine ed uno all'olio di ribes nero. Nell'insieme, i risultati suggeriscono che 0,5-2,8 g di AGL, somministrati per un periodo di 3-12 mesi, risultavano moderatamente efficaci in pazienti con artrite reumatoide. Due di questi sei studi riportavano risultati negativi; entrambi utilizzavano l'olio di enotera ad una dose più bassa (0,5 g di AGL/die) rispetto all'olio di borragine (1,5-2,8 g di AGL/die) ed all'olio di ribes nero (2 g di AGL/die).

Olio di borragine

Si ottiene dai semi di *Borago officinalis* L. (Fam. *Boraginaceae*), una pianta annuale, comune in tutt'Italia, soprattutto nei luoghi incolti. Presenta un fusto carnoso, alto fino a 60 cm, con superficie ricoperta di peli lunghi e rigidi e con fiori a pannocchia sostenuti da un lungo peduncolo. La pianta viene attualmente coltivata per produrre i semi, che sono la fonte di un olio contenente acidi grassi insaturi. Il rivestimento del seme contiene di solito circa il 17-25% di olio, particolarmente ricco in AGL. Le foglie contengono alcaloidi pirrolizidinici che sono epatotossici (presenti tuttavia in piccolissime concentrazioni), acido silicico, mucillagini e tannini.

Una recente revisione sistematica [Soeken e coll. (2003) Rheumatology 42:652-659] ha evidenziato l'esistenza di due studi clinici randomizzati relativi all'efficacia dell'olio di borragine nel trattamento dell'artrite reumatoide. Entrambi gli studi (per un totale di 96 pazienti) hanno riportato che il trattamento con olio di borragine (alla dose giornaliera di 1,4-2,8 g di AGL) risultava superiore al placebo nel ridurre i sintomi della patologia. I parametri valutati erano: abnorme sensibilità dell'articolazione, gonfiore dell'articolazione, dolore e valutazione medica globale.

Vedi Cap. 31 per gli usi dermatologici dell'olio di borragine.

Olio di ribes nero

Si ottiene dai semi di *Ribes nigrum* L. (Fam. *Grossulariaceae*), pianta caratteristica della zona alpina. Si tratta di un arbusto senza spine, alto fino a due metri, con foglie che hanno un lungo picciolo e con lamina fogliare cuoriforme e divisa in tre-cinque lobi. Il frutto è una bacca globosa nera, con porzione carnosa verdastra, che contiene numerosi piccoli semi. Dai semi si ricava un olio che contiene un'alta concentrazione di AGL, ma anche un'elevata concentrazione di acido α-linolenico (ALA), entrambi dotati di proprietà antinfiammatorie.

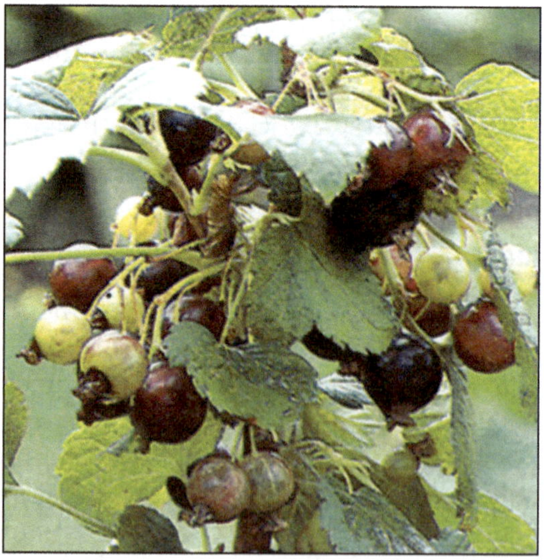

Tavola 25.2 *Ribes nigrum*

Gli Autori di una recente revisione sistematica [Soeken e coll. (2003) Rheumatology 42:652-659] hanno evidenziato l'esistenza di uno studio clinico randomizzato, effettuato su 24 pazienti con artrite reumatoide. In questo studio è stato dimostrato che l'olio di ribes nero, somministrato alla dose giornaliera di 10,5 g (corrispondenti a 2 g di AGL) per un periodo di sei mesi, era superiore al placebo nel ridurre i sintomi della patologia. L'unico inconveniente segnalato era dato dalla riluttanza dei pazienti ad assumere molte capsule di preparato (15 capsule contengono 10,5 g di olio). La ESCOP raccomanda un infuso (20-50 g/l, infusione per 15 min), fino a 500 ml al giorno.

Olio di enotera (di enagra o di rapunzia)

Si ottiene dai semi delle piante appartenenti alla specie *Oenothera*, in particolare *Oenothera biennis* L. (Fam. *Onagraceae*), una pianta originaria dell'America del nord e naturalizzatasi in Europa fin dal 1600; si trova specialmente nel nord Italia, lungo le spiagge, sugli argini e nei greti dei fiumi, mentre è sporadica nel centro sud. Si tratta di una pianta erbacea bienne; nel primo anno produce una rosetta di foglie sdraiate al suolo tra le quali, nel secondo anno, si erge il fusto, alto fino a 150 cm. Le foglie basali, riunite in rosetta, sono oblungo-ovali, hanno un lungo picciolo, con superficie sovente punteggiata da macchioline rosse, mentre le foglie del fusto sono alterne, hanno un picciolo corto o sono sessili e la forma è oblungo-lanceolata. Il frutto è una capsula subcilindrica che a maturità si apre per il lungo in quattro pezzi; contiene numerosi semi irregolari, grigi o marrone scuro. La droga è costituita dai semi nei quali è contenuto un olio presente nella misura del 14%. I principali componenti dell'olio sono l'acido cis-linoleico (65-80%) e l'AGL (2-16%), nonché alcuni acidi grassi saturi, come l'acido palmitico e stearico.

Una recente revisione sistematica [Soeken e coll. (2003) Rheumatology 42:652-659] ha evidenziato l'esistenza di tre studi clinici randomizzati (per un totale di 117 pazienti) relativi all'efficacia dell'olio di enotera nel trattamento dell'artrite reumatoide. Tuttavia l'olio di enotera (somministrato alla dose giornaliera di 540 mg di AGL per periodi variabili di 3-12 mesi) si è rivelato superiore al placebo soltanto in uno dei tre studi. In generale sembra che l'olio di enotera sia ben tollerato e negli studi clinici sono stati riportati pochi effetti collaterali (mal di testa e sintomi gastrointestinali, come ad esempio indigestione, nausea ed effetto lassativo). Il sovradosaggio di olio provoca perdita di feci e dolore addominale. Infine è da ricordare il potenziale epilettogeno dell'olio, specialmente se assunto con farmaci epilettogeni, come ad esempio le fenotiazine (adoperate nel trattamento della schizofrenia). In Italia sono disponibili opercoli contenenti olio standardizzato, con un contenuto minimo (9%) di AGL.

Vedi Cap. 31 per gli usi dermatologici dell'olio di enotera.

25.3 Emicrania

25.3.1 Quadro clinico

L'emicrania è una sindrome comune caratterizzata da attacchi parossistici ricorrenti di mal di testa, spesso a carattere pulsante e talvolta, ma non sempre, unilaterali. Gli attacchi, che spesso durano per ore, raramente per alcuni giorni, sono preceduti da fenomeni visivi o sensoriali (aura), accompagnati da nausea o vomito e fotofobia. L'aura o preavviso è dovuto alla contrazione arteriosa, il mal di testa è invece causato dalla dilatazione extracraniale ed intercraniale. Spesso il mal di testa compare senza un'aura, ma raramente all'aura non segue il mal di testa.

I mal di testa da emicrania sono preceduti, solitamente, da una fase asintomatica, nella quale non sono evidenti sintomi o fattori patologici. L'attacco acuto prevede una fase prodromica (caratterizzata da disturbi visivi ed associata a vasocostrizione arteriosa, con rilascio di serotonina) ed una fase di mal di testa (caratterizzata da dolore, nausea e vomito associati a vasodilatazione cerebrale e con livelli di serotonina inferiori alla norma).

I farmaci utili alla cura ed alla profilassi del mal di testa da emicrania sono: i β-bloccanti adrenergici (ad es. il propranololo), gli antagonisti dei canali del calcio e gli antagonisti del recettore 5-HT_2 della serotonina, usati nella profilassi; gli analgesici/antinfiammatori (ad es. l'aspirina oppure gli oppioidi, come la codeina, quando il dolore è più forte), i triptani ed i derivati dell'ergot usati per curare l'attacco acuto (Tab. 25.6). Esiste anche un approccio non farmacologico all'emicrania (Tab. 25.7).

25.3.2 Fitoterapia dell'emicrania

I rimedi vegetali, tradizionalmente adoperati nella prevenzione e nel trattamento dell'emicrania, sono elencati nella Tabella 25.8; tra questi, il salice è l'unico raccomandato dalla Commissione E tedesca per il "mal di testa". Tuttavia studi clinici randomizzati sono disponibili per due altre droghe vegetali, ovvero il tanaceto ed il farfaraccio. Il tanaceto è certamente più studiato, anche se gli studi più recenti han-

Tabella 25.6 Principali farmaci adoperati nella terapia dell'emicrania (gli antagonisti β-adrenergici, gli antagonisti del recettore 5-HT_2 della serotonina e gli antagonisti dei canali del calcio vengono adoperati nella profilassi)

Farmaci	*Meccanismo d'azione*	*Effetti collaterali*
Antagonisti del recettore β-adrenergico (per es. propranololo, metoprololo)	Non completamente noto	Broncocostrizione, aritmie, disturbi del metabolismo, disfunzione sessuale
Antagonisti del recettore 5-HT_2 (per es. pizotifene, metisergide)	Antagonizzano l'azione della serotonina, un neurotrasmettitore coinvolto nella patogenesi dell'emicrania	Fibrosi retroperitoneale (metisergide)
Antagonisti dei canali del calcio (per es. flunarizina)	Proteggono dall'ipossia cerebrale	Rallentamento motorio, sedazione, incremento ponderale, depressione
Triptani (per es. sumatriptan, rizatriptan, zolmitriptan)	Sono agonisti del recettore 5-HT_{1D} della serotonina. Esplicano la loro azione attraverso la costrizione dei grossi vasi cerebrali e inibiscono la produzione di mediatori dell'infiammazione nel nervo trigemino	Palpitazioni, nausea, vertigini, dolore o senso di oppressione al torace o alla gola, diarrea, sonnolenza
Derivati dell'ergot (per es. ergotamina, diidroergotamina)	Provocano vasocostrizione sui vasi centrali e periferici. Sono ligandi non selettivi della serotonina	Nausea, vomito, dolori addominali, diarrea, vertigini, crampi muscolari e parestesie distali
FANS (per es. paracetamolo, aspirina)	Inibiscono l'enzima ciclossigenasi e conseguentemente riducono la sintesi di prostaglandine	Vari e dipendono dal tipo di FANS. Per l'aspirina, i più comuni sono alterazione della funzione piastrinica ed irritazione gastrointestinale

no messo in dubbio la sua efficacia nella prevenzione dell'emicrania. Risultati più promettenti, seppur preliminari, sono stati invece riportati per il farfaraccio.

Tanaceto

Botanica/Costituenti chimici. Il tanaceto (o partenio) consiste nelle foglie secche (o parti aeree) di *Tanacetum parthenium* L. Schultz Bip. (= *Chrysanthemum parthenium* L. Benth.) (Fam. *Asteraceae*), una pianta erbacea perenne, fortemente aromatica, indigena dell'Asia

Tabella 25.7 Approccio non farmacologico all'emicrania [Da: Braunwald e coll. (Ed) Harrison's Manual of Medicine (2001) The McGraw-Hill Companies Inc New York]

Identificare e quindi evitare i seguenti fattori scatenanti
- Alcol (per es. vino rosso)
- Alimenti (per es. cioccolato, alcuni formaggi, glutammato monosodico, alimenti contenenti nitrati)
- Fame (evitare di saltare i pasti)
- Irregolari ritmi di sonno (sia mancanza che eccesso di sonno)
- Odori organici
- Esercizio fisico intenso
- Variazioni acute del livello di stress
- Luci abbaglianti, improvvise

Tentare di trattare le modificazioni ambientali
- Cambi di fuso orario
- Elevate altitudini
- Variazioni barometriche
- Cambiamento delle condizioni atmosferiche

Valutare le relazioni con il ciclo mestruale

Minore e comune nelle terre disabitate dei Balcani. Presenta un fusto eretto striato, pubescente nella parte superiore, alto fino a 80 cm, con capolini raccolti in corimbi e recanti fiori esterni ligulati, femminili, bianchi e fiori interni ermafroditi, tubulosi, gialli. L'interesse verso questa pianta è nato in seguito ad una serie di articoli pubblicati su quotidiani inglesi che riportavano l'abitudine, per chi soffriva di emicrania, di masticare piccole quantità di foglie per prevenire o lenire l'intensità degli attacchi di mal di testa. Il tanaceto contiene lattoni sesquiterpenici (ad esempio il partenolide), un olio essenziale (0,02-0,07%) ed altri costituenti quali flavonoidi, tannini e piretrina. La Farmacopea Europea IV riporta che la droga (*Tanaceti parthenii herba*), costituita dalle parti aeree essiccate, intere o frammentate, deve contenere non meno dello 0,2% di partenolide, calcolato sulla droga essiccata.

Farmacologia/Meccanismo d'azione. Gli estratti di tanaceto possiedono diverse proprietà farmacologiche che potrebbero spiegare il suo utilizzo nell'emicrania e negli stati infiammatori (Fig. 25.5). Ad esempio, il tanaceto inibisce il rilascio di serotonina dalle piastrine e quello di istamina dai mastociti, riduce la biosintesi degli eicosanoidi mediante un'azione sulla fosfolipasi A_2 (Fig. 25.2), inibisce l'espressione delle molecole di adesione pro-infiammatorie ed inoltre esercita

Tabella 25.8 Piante medicinali tradizionalmente utilizzate per l'emicrania

Nome comune della droga	*Nome latino della pianta*	*Parte della pianta utilizzata*	*Principali costituenti chimici*	*Dose giornaliera*
Anemone	*Pulsatilla pratensis*	Pianta intera	Protoanemonina, saponine triterpeniche	0,2-0,6 g
Arquebuse	*Tanacetum vulgare*	Parti aeree	Olio essenziale, sesquiterpeni, flavonoidi, cumarine	a
Cataria (erba gattaia)	*Nepeta cataria*	Parti aeree	Olio essenziale	1 g
Cola	*Cola acuminata*	Semi	Purine, alcaloidi, catechine, tannini, proantocianidine	2-6 g
Farfaraccio	*Petasites hybridus*	Foglie	Sesquiterpeni, alcaloidi pirrolizidinici, olio essenziale	100-150 mg di estratto
Ginkgo*	*Ginkgo biloba*	Foglie	Ginkgolidi, flavonoidi	120-240 mg di estratto
Maggiorana	*Origanum majorana*	Parti aeree	Olio essenziale, flavonoidi	a
Melissa	*Melissa officinalis*	Foglie	Olio essenziale, derivati dell'acido caffeico, flavonoidi	1,5-4,5 g
Peonia	*Paeonia officinalis*	Radici	Monoterpeni (paeoniflorina)	1 g
Salice*	*Salix* spp	Corteccia	Glicosidi ed esteri dell'acido salicilico, tannini	5-10 g
Tanaceto	*Tanacetum parthenium*	Parti aeree	Olio essenziale, lattoni sesquiterpenici (partenolide), flavonoidi	1 g

* Raccomandata dalla Commissione E tedesca per "il mal di testa". Il ginkgo è consigliato per il mal di testa associato a demenza
a = Non disponibili dati attendibili

effetti analgesici ed antinfiammatori in diversi modelli sperimentali *in vivo*, quali le contrazioni addominali da acido acetico nel topo e l'edema da carragenina nella zampa del ratto. Attualmente non si conosce quale sia il componente o i componenti responsabili di queste attività. Il partenolide è stato storicamente considerato il principio attivo del tanaceto; infatti questo composto è in grado di attenuare l'attivazione dell'NF-κB (un fattore transcrizionale coinvolto nei processi infiammatori e negli attacchi di emicrania), di inibire l'espressione delle molecole di adesione, di inibire la NO sintasi (ossido d'azoto sintasi)

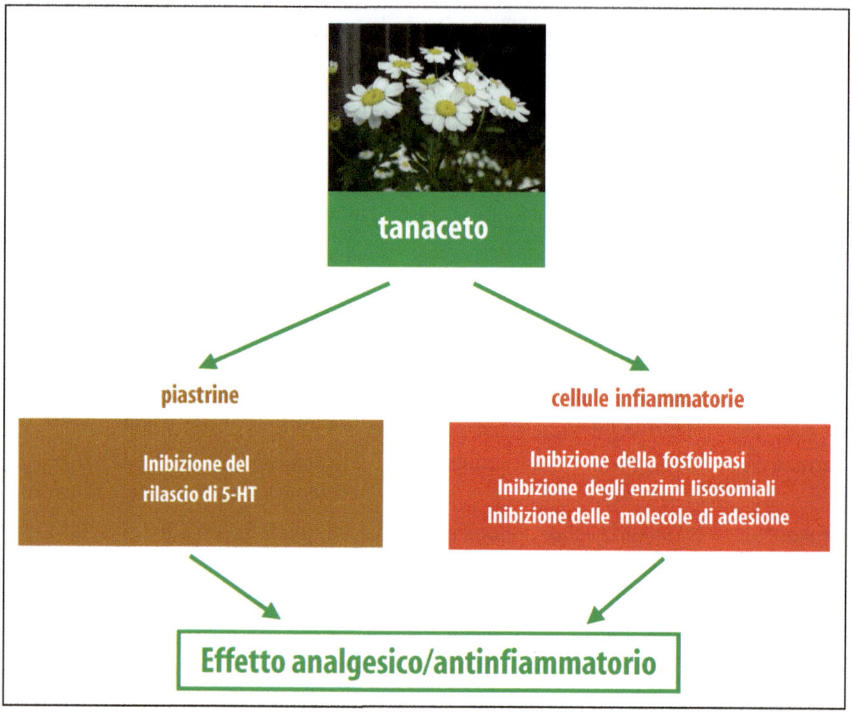

Fig. 25.5 Possibile meccanismo d'azione del tanaceto (ulteriori dettagli sono riportati nel testo)

un'enzima coinvolto nei processi infiammatori, di interferire con i meccanismi di contrazione e di rilassamento dei vasi sanguigni e di esercitare effetti analgesici ed antinfiammatori *in vivo*. Tuttavia, nonostante queste attività, è certamente una generalizzazione ritenere che il partenolide sia l'unico principio attivo del tanaceto.

Efficacia clinica. I dati clinici disponibili non sono sufficienti a raccomandare l'uso del tanaceto nella profilassi dell'emicrania. Gli Autori di una recente revisione sistematica hanno evidenziato l'esistenza di 5 studi clinici randomizzati, in doppio cieco, con placebo, per un totale di 343 pazienti affetti da emicrania (Box 25.4). I principali parametri valutati sono stati la frequenza e l'intensità del mal di testa, l'incidenza di nausea e vomito, il numero di giorni di lavoro persi a causa del mal di testa e la sensibilità agli stimoli visivi o uditivi. Tre di questi studi hanno riportato effetti positivi, ovvero la superiorità del tanaceto rispetto al placebo, mentre in due di questi studi non è stata osservata alcuna differenza tra placebo e tanaceto. Tuttavia in uno di questi studi negativi è stato osservato che il tanaceto era efficace solo in un piccolo sottogruppo di pazienti con un minimo di quattro attacchi di

Box 25.4 Revisione sistematica[1] relativa all'efficacia clinica del tanaceto nella prevenzione dell'emicrania

Articoli selezionati	5 studi randomizzati, in doppio cieco, con placebo
Soggetti	343 pazienti
Qualità degli studi	Generalmente buona
Trattamento	50-140 mg di estratto/die per 1-6 mesi
Conclusione	Le evidenze cliniche non sono sufficienti per consigliare il tanaceto nella prevenzione dell'emicrania
Effetti collaterali	Lievi ed infrequenti

[1] Pittler & Ernst (2004) Cochrane Database Syst Rev CD002286

emicrania per mese. Sulla base di questi risultati, gli Autori di questa revisione sistematica hanno concluso che non vi sono dati clinici sufficienti per raccomandare l'uso del tanaceto nella profilassi dell'emicrania. Il tanaceto è stato anche valutato come possibile rimedio in alcune malattie infiammatorie. Tuttavia uno studio randomizzato, in doppio cieco, con placebo, non ha evidenziato effetti benefici di questa pianta medicinale nel trattamento dell'artrite reumatoide [Pattrick e coll. (1989) Ann Rheum Dis 48:547-549].

Effetti collaterali/Controindicazioni. Gli effetti collaterali associati all'uso del tanaceto sono in genere lievi e reversibili. L'ulcerazione della bocca ed i disturbi gastrointestinali sono gli effetti collaterali più frequenti riscontrati in seguito ad un uso prolungato. Infatti, in uno studio effettuato su 300 consumatori di tanaceto, i disturbi gastrointestinali e l'ulcerazione del cavo orale venivano rispettivamente riportati dal 6,5 e dall'11% degli utilizzatori [Johnson e coll. (1985) BMJ 291:569-573]. L'ulcerazione del cavo orale, associata all'uso di tanaceto, non rappresenta una manifestazione di una dermatite da contatto, ma è piuttosto una reazione sistemica. L'uso di tanaceto può essere anche accompagnato da un processo infiammatorio più generalizzato della mucosa orale e della lingua, con gonfiore delle labbra e occasionalmente perdita del gusto. Quest'effetto, tuttavia, è il risultato di un diretto contatto del tanaceto con la mucosa orale e pertanto non si manifesta in seguito alla somministrazione di capsule o compresse rivestite. Si ritiene che i lattoni sesquiterpenici siano i componenti allergizzanti del tanaceto. Un'improvvisa interruzione del tanaceto può scatenare una sindrome "post tanaceto" caratterizzata da mal di testa, nervosismo, dolore alle articolazioni e stanchezza (sindrome da post-tanaceto). È stato osservato che questa sindrome può manifestarsi nel 10% dei pazienti che interrompono la somministrazione della droga vegetale. Si ritiene che il tanaceto sia controindicato negli individui affetti da una nota ipersensibilità ad altri membri delle famiglie delle *Asteraceae/Compositae* (ad es. la camomilla) o in pazienti con problemi di coagulazione (il tanaceto può alterare l'attività delle piastrine in quanto è un antiaggregante piastrinico). Tuttavia non sono riportati in letteratura casi clinici documentati di interazioni farmacologiche. Il tanaceto, a dosi 100-150 volte superiori a quelle adoperate in campo clinico, non provoca manifestazioni tossiche nei ratti o nelle cavie.

Preparazioni/Dose. La dose giornaliera tradizionale del tanaceto è di 1 g di droga secca. Sono disponibili, specialmente sul mercato americano, capsule da 200-350 mg di tanaceto polverizzato, standardizzato allo 0,5-0,9% in partenolide. Negli studi clinici sono stati utilizzati generalmente estratti a dosi giornaliere che andavano dai 50 ai 140 mg di partenolide. In uno studio è stato utilizzato un estratto in CO_2, denominato con la sigla MIG-99, alla dose giornaliera di 18,75 mg (equivalente a 1,05 g di droga secca, ovvero la dose adoperata tradizionalmente). In alcuni Paesi, come ad esempio il Canada, è stato stabilito che il contenuto minimo del partenolide nei preparati a base di tanaceto debba essere dello 0,2%.

Farfaraccio

Petasites hybridus L. P Gaertn., B. Meyer et Scherb. (Fam. *Asteraceae/Compositae*) è un arbusto che cresce fino ad un'altezza di un metro, un metro e mezzo e lo si trova di solito nei terreni umidi e paludosi, nelle foreste piovose e lungo fiumi o ruscelli. Le sue foglie ondulate possono raggiungere il diametro di un metro, un metro e mezzo, per cui è la pianta più grande di tutta la flora indigena e prende il suo nome comune dalle sue caratteristiche tuniche. Le radici e le foglie sono le parti che vengono normalmente adoperate in medicina. I principali composti, presenti sia nelle foglie che nelle radici, sono i sesquiterpeni (ad esempio, petasina e isopetasina), un olio volatile e gli alcalodi pirrolizidinici (ad esempio, senecionina e integerrimina). Petasina e isopetasina sono potenti vasodilatatori ed esercitano un potente effetto analgesico/antinfiammatorio; queste azioni sono in parte esercitate attraverso l'inibizione della sintesi dei leucotrieni. Esistono dati preliminari riguardanti l'efficacia del farfaraccio nella prevenzione dell'emicrania. In quattro studi clinici randomizzati [Grossmann & Schmidramsl (2000) Int J Clin Pharmacol Ther 38:430-435; Diener e coll. (2004) Eur Neurol 51:89-97; Grossmann & Schmidramsl (2001) Altern Med Rev 6:303-310; Lipton e coll. (2004) Neurology 63:2240-2244] è stato dimostrato che un estratto ottenuto per estrazione con CO_2 di *P. hybridus* (Petadolex®, standardizzato ad un contenuto minimo del 15% di petasine) riduceva la frequenza, l'intensità e la durata degli attacchi di emicrania. Nello studio più recente [Lipton e coll. (2004) Neurology 63:2240-2244], effettuato su tre gruppi paralleli (placebo, farfaraccio 50 mg due volte al giorno e farfaraccio 75 mg, due volte al giorno), per un totale di 245 pazienti che avevano lamentato 2-6 attacchi di mal di testa al mese nei precedenti tre mesi, è stato dimostrato che il farfaraccio (75 mg, due volte al giorno) era superiore al placebo nel prevenire gli attacchi di emicrania. Tuttavia non venivano osservate differenze significative tra placebo e farfaraccio se quest'ultimo veniva somministrato alla dose di 50 mg, due volte al giorno. Il farfaraccio sembra essere ben tollerato. Non sono stati riportati effetti collaterali di rilievo negli studi clinici. Va precisato che gli alcaloidi pirrolizidinici sono epatotossici e cancerogeni; pertanto è altamente sconsigliata la somministrazione del farmaco in gravidanza e durante l'allattamento. Attualmente si coltivano anche varietà di *Petasites* prive di alcaloidi.

Vedi Cap. 26 per l'uso del farfaraccio nel trattamento della rinite.

25.4 Cefalea tensiva

25.4.1 Quadro clinico

Con il termine cefalea tensiva (o da tensione) s'indica una sindrome cefalgica cronica caratterizzata da dolore di tipo costrittivo bilaterale a fascia. I pazienti possono riferire di sentirsi la testa come stretta in una morsa o di avvertire una tensione ai muscoli posteriori del collo. Generalmente il dolore è fluttuante per gravità, può persistere per più giorni ed è peggiorato dal movimento; può inoltre essere episodico o cronico (presente per più di 15 giorni al mese). Il rilassamento (es. riposo a letto, massaggi e/o training di biofeedback) quasi sempre allevia la cefalea tensiva. Il trattamento farmacologico si fonda sia sui semplici analgesici (generalmente ibuprofene, paracetamolo o naproxene) sia sui miorilassanti. Generalmente l'efficacia degli analgesici viene migliorata dall'aggiunta di caffeina. Per la cefalea tensiva cronica viene consigliata una profilassi a base di basse dosi di amitriptilina.

25.4.2 Fitoterapia della cefalea tensiva

I fitoterapici valutati in soggetti con cefalea tensiva sono l'olio di menta ed il "balsamo della tigre".

L'**olio di menta** si ottiene per distillazione in corrente di vapore delle sommità fiorite, appena raccolte, di *Mentha piperita* L. (Fam. *Labiatae*), che rappresenta un ibrido di tre specie di *Menta* (ovvero *M. silvestris, M. acquatica* e *M. rotundifolia*). Due studi clinici randomizzati, effettuati dallo stesso gruppo di ricerca, suggeriscono che l'applicazione esterna di olio di menta potrebbe avere effetti benefici in soggetti con cefalea tensiva. I principali parametri valutati sono stati l'intensità del dolore in funzione del tempo trascorso dopo l'applicazione, il miglioramento clinico significativo nell'intensità del dolore (scala da 0 = assenza di dolore a 4 = dolore forte) e la debilitazione correlata al dolore. Nel primo studio, in doppio cieco ed a gruppi incrociati, effettuato su 32 soggetti, venivano valutati diversi preparati, applicati sulla fronte e sulle tempia con l'ausilio di una piccola spugna. Un effetto analgesico veniva osservato in seguito all'applicazione di olio di menta in etanolo [Gabel e coll. (1994) Cephalalgia 14:228-234]. Nel secondo studio, effettuato su 41 soggetti con cefalea tensiva l'efficacia dell'olio di menta veniva paragonata a quella di un placebo o a quella del paracetamolo per via orale. L'olio di menta risultava superiore al placebo e terapeuticamente equivalente al paracetamolo [Gabel e coll. (1996) Nervenartz 67:672-681].

Il "**balsamo della tigre**" è una formulazione contenente canfora, olio di menta, cajeput (olio di *Melaleuca leucadendron* L.) e olio di chiodi di garofano (*Syzygium aromaticum* L. Merr. et Perry). Questo rimedio è comunemente utilizzato in Cina come analgesico topico. L'efficacia del "balsamo della tigre" è stata valutata in uno studio multicentrico randomizzato effettuato su 57 pazienti che venivano suddivisi in tre gruppi: 1) gruppo di pazienti che ricevevano il placebo, 2) gruppo dei pazienti che ricevevano il "balsamo della tigre" (applicazione topica) e 3) gruppo di pazienti che ricevevano farmaci di riferimento. Si osservava che il balsamo era superiore al placebo e terapeuticamente equivalente ai farmaci di riferimento nel ridurre l'intensità del mal di testa; si deve notare, tuttavia, che l'applicazione del balsamo della tigre provoca calore e questo rende problematico il disegno sperimentale in doppio cieco [Schattner & Randerson (1996) Aust Fam Physician 25:216-220].

Vedi Cap. 29 per l'utilizzo dell'olio di menta nel trattamento della sindrome dell'intestino irritabile.

Letture di approfondimento

Basch E, Boon H, Davies-Heerema T, Foppo I, Hashmi S, Hasskarl J, Sollars D, Ulbricht C (2004) Boswellia: an evidence-based systematic review by the Natural Standard Research Collaboration. J Herb Pharmacother 4:63-83

Chrubasik S, Conradt C, Black A (2003) The quality of clinical trials with Harpagophytum procumbens. Phytomedicine 10:613-623

Chrubasik S, Conradt C, Roufogalis BD (2004) Effectiveness of Harpagophytum extracts and clinical efficacy. Phytother Res 18:187-189

Darshan S, Doreswamy R (2004) Patented antinflammatory plant drug development from traditional medicine. Phytother Res 18:343-357

Ernst E (2003) Complementary medicine. Curr Opin Rheumatol 5:151-155

Ernst E (2003) Avocado-soybean unsaponifiables (ASU) for osteoarthritis - a systematic review. Clin Rheumatol 22:285-288

Ernst E (2004) Musculoskeletal conditions and complementary/alternative medicine. Best Pract Res Clin Rheumatol 18:539-556

Gagnier JJ, Chrubasik S, Manheimer E (2004) Harpgophytum procumbens for osteoarthritis and low back pain: a systematic review. BMC Complement Altern Med 4:13

No authors listed (2003) Petasites - Zeller: ZE 339. Drugs R D 4:378-379

Pittler MH, Ernst E (2004) Feverfew for preventing migraine. Cochrane Database Syst Rev 1:CD002286

Rios J, Passe MM (2004) Evidenced-based use of botanicals, minerals, and vitamins in the prophylactic treatment of migraines. J Am Acad Nurse Pract 16:251-256

Schneider I, Bucar F (2005) Lipoxygenase inhibitors from natural plant sources. Part 2: medicinal plants with inhibitory activity on arachidonate 12-lipoxygenase, 15-lipoxygenase and leukotriene receptor antagonists. Phytother Res 19:263-272

Setty AR, Sigal LH (2005) Herbal medications commonly used in the practice of rheumatology: mechanisms of action, efficacy, and side effects. Semin Arthritis Rheum 34:773-784

Soeken KL (2004) Selected CAM therapies for arthritis-related pain: the evidence from systematic reviews. Clin J Pain 20:13-18

Soeken KL, Miller SA, Ernst E (2003) Herbal medicines for the treatment of rheumatoid arthritis: a systematic review. Rheumatology 42:652-659

Thomet OA, Simon HU (2002) Petasins in the treatment of allergic diseases: results of preclinical and clinical studies. Int Arch Allergy Immunol 129:108-112

Weiner DK, Ernst E (2004) Complementary and alternative approaches to the treatment of persistent musculoskeletal pain. Clin J Pain 20:244-255

Capitolo 26 **Piante medicinali e sistema respiratorio**

26.1 Introduzione

Il sistema respiratorio è costituito dai polmoni, dai bronchi e dai bronchioli. Il compito principale del sistema respiratorio è fornire ossigeno sufficiente per il metabolismo cellulare, attraverso il quale l'ossigeno viene consumato per favorire la produzione di ATP ed anidride carbonica.

L'anidride carbonica viene espulsa attraverso i polmoni durante la respirazione, evitando così l'accumulo di ioni idrogeno nei liquidi corporei. Lo scambio di gas avviene attraverso gli alveoli polmonari: essendo sferici ed estremamente numerosi (circa 300 milioni in totale), gli alveoli forniscono una vasta superficie (circa 70 m^2) per gli scambi gassosi con il sangue.

Il tono del muscolo bronchiale liscio viene determinato dai neuroni stimolanti parasimpatici e non adrenergici non colinergici (NANC) (che causano broncocostrizione), dai neuroni inibitori NANC e dall'adrenalina circolante (che causano broncodilatazione).

Asma, rinite, bronchite, raffreddore ed influenza sono i più comuni disturbi del tratto respiratorio. Essi possono provocare tosse, respiro affannoso o corto e scambi gassosi anomali. Queste patologie possono essere il risultato di una variazione nel tono del muscolo liscio delle vie aeree (per es. asma bronchiale), di un ristagno di muco (bronchite) o di una congestione vascolare nel naso (rinite).

26.2 Asma bronchiale

26.2.1 Quadro clinico

L'asma bronchiale è una malattia cronica delle vie aeree caratterizzata da un'aumentata reattività dell'albero tracheobronchiale a stimoli di vario genere. Da un punto di vista fisiopatologico, l'asma è caratterizzato da diminuzione del diametro delle vie aeree per contrazione della muscolatura liscia, congestione vascolare, edema della parete bronchiale e secrezione densa e tenace. La sintomatologia dell'asma è costituita da una triade caratterizzata da dispnea, tosse e respiro sibilante: quest'ultimo è spesso considerato essenziale per effettuare una diagnosi di asma. L'asma è quindi una malattia episodica, le cui fasi acute possono intervallarsi a periodi sintomatologicamente silenti. L'asma bronchiale è una malattia molto comune che colpisce il 4-5% della popolazione. L'asma bronchiale può insorgere a qualunque età, ma è prevalente nei giovani. In circa la metà dei pazienti la comparsa avviene prima dei 10 anni ed in un altro terzo prima dei 40 anni di età. Nell'infanzia vi è una prevalenza di maschi, con un rapporto maschi/femmine di 2:1; poi, a partire dai 30 anni di età in poi, l'incidenza è identica.

Il comune denominatore nella patogenesi dell'asma è l'abnorme reattività aspecifica dell'albero tracheobronchiale. Quando la reattività delle vie aeree è elevata, la sintomatologia si fa più grave e persistente e la terapia è necessaria per controllare i disturbi. L'ipotesi attualmente più accreditata per spiegare la patogenesi dell'asma è che questa malattia derivi da un persistente stato d'infiammazione acuta delle vie aeree. Le vie aeree risultano edematose e presentano infiltrati di eosinofili, neutrofili e linfociti (Fig. 26.1). Gli stimoli che, acuendo

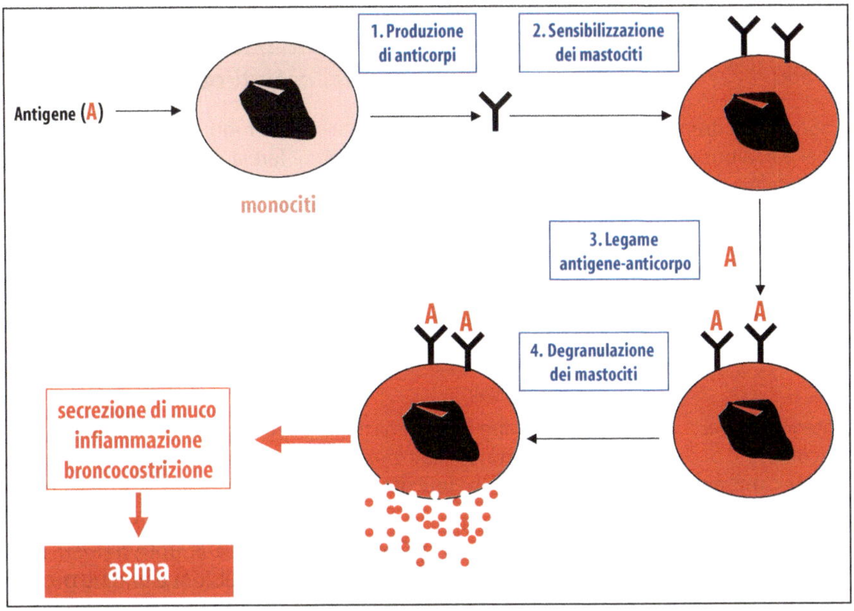

Fig. 26.1 Rappresentazione schematica di un attacco asmatico.
1. L'esposizione di un antigene comporta la produzione di uno specifico anticorpo
2. Gli anticorpi si legano alla superficie dei mastociti (sensibilizzazione dei mastociti)
3. In una successiva esposizione, l'antigene si lega all'anticorpo presente sulla superficie dei mastociti
4. I mastociti sensibilizzati rilasciano granuli contenenti molecole preformate (per es. istamina), sintetizzano entro pochi minuti prostaglandine, leucotrieni e PAF e, nel giro di 30 minuti, sintetizzano citochine. Questi mediatori provocano secrezione di muco, infiammazione e broncocostrizione, i segni tipici dell'asma

la reattività delle vie aeree, possono scatenare un attacco d'asma si raggruppano in sette principali categorie: allergenici, farmacologici (acido acetilsalicilico, β-bloccanti), ambientali, occupazionali (asma come espressione di patologia professionale per esposizione a sostanze, quali polveri vegetali, prodotti chimici, sali di metalli, secrezioni di animali ed insetti, detergenti, materie plastiche, ecc.), infettivi, correlati all'esercizio fisico e psichici.

L'allontanamento dell'agente causale (o degli agenti causali) dall'ambiente di vita di un asmatico allergico è la terapia di maggior successo. La desensibilizzazione o immunoterapia con estratti di allergeni sospetti ha ottenuto ovunque un'approvazione generale, ma gli studi controllati sono pochi e la sua reale efficacia non sembra effettivamente provata. I farmaci attualmente disponibili per la terapia antiasmatica possono essere suddivisi in due classi principali: farmaci che inibiscono le contrazioni della muscolatura liscia, cioè i farma-

Tabella 26.1 Principali farmaci adoperati nella terapia dell'asma bronchiale

Farmaci	*Meccanismo d'azione*	*Effetti collaterali*
Agonisti β_2 adrenergici (per es. salbutamolo, terbutalina, salmeterolo)	Provocano broncodilatazione per attivazione dei recettori β_2 della muscolatura liscia delle vie respiratorie	Tremori, tachicardia, ipokalemia
Antagonisti colinergici (per es. ipratropio)	Provocano broncodilatazione perché antagonizzano l'azione dell'acetilcolina sui muscoli lisci bronchiali	Usati per via inalatoria sono praticamente privi di effetti collaterali
Antagonisti dei leucotrieni (per es. montelukast, zafirlukast)	Bloccano l'infiammazione e la broncodilatazione indotta dai leucotrieni	Eosinofilia, rash cutanei, peggioramento dei sintomi polmonari, complicanze cardiache o neuropatia periferica
Metilxantine (per es. teofillina)	Rilassano la muscolatura liscia bronchiale (inibiscono le fosfodiesterasi III e IV, con conseguente accumulo di AMP ciclico); hanno anche azione antinfiammatoria	Nausea, aritmie, tremori. Convulsioni e aritmie potenzialmente fatali in caso di sovradosaggio
Corticosteroidi (per es. beclometasone, fluticasone, flunisolide, triamcinolone	Hanno azione antinfiammatoria (inibiscono la fosfolipasi A_2 e neutralizzano i fattori di trascrizione per la sintesi di citochine)	Irritazione nasale, sanguinamento nasale, mal di gola, candidosi orofaringea (se usati per via inalatoria), osteoporosi, aumento dell'appetito, edema, ipertensione, ulcera peptica, euforia psicosi (se usati per via sistemica)
Cromoglicato e nedocromile	Bloccano la degranulazione dei mastociti	Gusto amaro, irritazione della faringe e della laringe

ci "ad azione immediata" (agonisti β_2-adrenergici, metilxantine ed anticolinergici) e farmaci che prevengono e/o fanno regredire l'infiammazione, ovvero i "farmaci a lunga durata d'azione" (glucocorticoidi, antagonisti recettoriali o della sintesi dei leucotrieni ed agenti stabilizzanti i mastociti, come il cromoglicato sodico) (Tab. 26.1).

26.2.2 Fitoterapia dell'asma bronchiale

L'importanza storica delle piante medicinali nel trattamento dell'asma è incontestabile. La maggior parte dei farmaci utilizzati per curare o prevenire gli attacchi asmatici, ovvero gli agonisti β_2-adrenergici, gli anticolinergici, le metilxantine ed il cromoglicato sodico, deriva da piante medicinali tradizionalmente adoperate nel trattamento dell'asma. Ad esempio, il cromoglicato sodico fu sintetizzato nel 1965 in seguito a ricerche il cui scopo iniziale era quello di potenziare l'attività broncodilatatrice della kellina, una furanocumarina a proprietà broncodilatatrice presente nel frutto di *Amni visnaga* L. (Fam. *Apiaceae*); le metilxantine (es. teofillina) sono presenti in bevande comuni, quali tè, cioccolata, cola e caffè; gli alcaloidi anticolinergici (compresa l'atropina) hanno rappresentato il caposaldo per il trattamento dell'asma ed i derivati sintetici di questi alcaloidi sono ancora utilizzati (es. ipratropio bromuro).

Le piante medicinali, e le relative droghe, tradizionalmente adoperate per il trattamento dell'asma sono riportate nella Tabella 26.2. Alcune di queste, adoperate nella MTC e nella medicina ayurvedica, sono state anche valutate in studi clinici randomizzati (Tab. 26.3). Risultati preliminarmente positivi sono stati riportati per il ginkgo, il ligustico, per piante del genere *Solanum* (*S. xanthocarpum*, *S. trilobatum*), per la boswellia e per l'edera. Tuttavia la qualità degli studi clinici è generalmente scarsa. Risultati preliminarmente positivi sono stati ottenuti anche per il farfaraccio (*Petasites hybridus*), descritto più avanti in questo capitolo. In molti studi è stato valutato il volume espiratorio forzato al secondo (FEV_1), un parametro della funzionalità tracheobronchiale e polmonare. In soggetti normali, il FEV_1 raggiunge il massimo intorno ai 25 anni e diminuisce successivamente di circa 35 ml per anno. La perdita annuale in individui suscettibili con broncopneumopatia cronica ostruttiva è invece di 50-100 ml/anno. Questa diminuzione è più veloce in caso di ipersecrezione della mucosa e di ipereattività delle vie aeree. Infine è da ricordare che l'unica droga vegetale raccomandata dalla Commissione E tedesca per il trattamento dell'asma è l'efedra.

Efedra

È data dalle parti aeree di *Ephedra sinica* Stapf. (Fam. *Ephedraceae*), pianta largamente diffusa in Cina, India, Europa ed America. Contiene alcaloidi ad attività simpaticomimetica (circa 1%, di cui il 60-80% è costituito da efedrina ed il 20-34% da pseudoefedrina) e derivati ciclici ad attività ipotensiva (efedrossano, furuloilistamina).

L'efedrina è un agonista adrenergico ad azione mista: non solo provoca la liberazione della noradrenalina immagazzinata dalle terminazioni nervose, ma attiva anche direttamente i recettori α e β adrenergici. Attraverso la sua azione sui recettori α_1 adrenergici,

Tabella 26.2 Piante medicinali ad azione spasmolitica bronchiale tradizionalmente adoperati nel trattamento dell'asma

Nome comune della droga	*Nome latino della pianta*	*Parte della pianta utilizzata*	*Principali costituenti chimici*	*Dose giornaliera*
Artemisia	*Artemisia argyi*	Olio essenziale dalle foglie	Carveolo, α-terpineolo, canfene	0,1-0,2 ml di olio
Belladonna	*Atropa belladonna*	Foglie	Alcaloidi tropanici (atropina, scopolamina), flavonoidi	0,2-0,4 g
Boswellia	*Boswellia serrata*	Resina	Acidi boswellici	2-3 g
Edera	*Hedera helix*	Foglie	Saponine triterpeniche, olio essenziale	0,3 g
Efedra*	*Ephedra sinica*	Parti aeree	Alcaloidi (efedrina, pseudoefedrina)	45-90 mg di alcaloidi
Euforbio	*Euphorbia hirta*	Parti aeree	Flavonoidi, terpenoidi, acidi fenolici	1 g
Inula (o enula)	*Inula helenium*	Rizoma	Olio essenziale, polieni, polisaccaridi	1 g
Ginkgo	*Ginkgo biloba*	Foglie	Terpeni (ginkgolidi), flavonoidi	120-240 mg di estratto
Giusquiamo	*Hyoscyamus niger*	Foglie	Alcaloidi tropanici, flavonoidi	0,5-1 g
Grindelia	*Grindelia camporum*	Parti aeree	Acidi diterpenici, saponine, tannini, olio essenziale, flavonoidi	4-6 g
Ipecacuana indiana	*Tylophora indica*	Foglie	Alcaloidi	a
Ligustico	*Ligusticum wallichii*	Pianta intera	Tetrametilpirazina	a
Marrubio	*Marrubium vulgare*	Parti aeree	Marrubina, flavonoidi, derivati dell'acido caffeico	4,5 g
Picrorriza	*Picrorhiza kurroa*	Rizoma	Iridoidi	900 mg di polvere
Rosolida	*Drosera rotundifolia*	Parti aeree, parti ipogee	Derivati naftochinonici	3 g
Solanum	*Solanum xanthocarpum* *S. trilobatum*	Varie parti della pianta	Glucoalcaloidi, carpesterale	1-2 g
Stramonio	*Datura stramonium*	Foglie	Alcaloidi tropanici, flavonoidi	0,05-0,1 g
Timo	*Thymus vulgaris*	Foglie, sommità fiorite	Olio essenziale, flavonoidi, derivati dell'acido caffeico	10 g
Visnaga	*Amni visnaga*	Frutti	Furanocumarine, flavonoidi	a

a = Non sono disponibili dati attendibili; * raccomandata dalla Commissione E tedesca per il trattamento dell'asma

Tabella 26.3 Droghe vegetali ed asma: sommario degli studi clinici randomizzati [Da: Huntley & Ernst (2000) Thorax 55:925-929]

Nome comune	*NS*	*NP*	*Trattamento*	*Risultato*
			Medicina occidentale	
Edera	1	24	35 mg di estratto/die per 3 giorni	Edera superiore al placebo (diminuzione della resistenza delle vie aeree)
			Medicina ayurvedica	
Picrorriza	1	72	900 mg di polvere/die per 14 settimane	Nessuna differenza significativa tra picrorriza e placebo
Piante del genere *Solanum*	1	60	Polvere (somministrazione singola, dose non riportata)	Aumento significativo del FEV_1, ma in misura minore rispetto ai farmaci convenzionali di riferimento
Ipecacuana indiana	5	593	Varie preparazioni (foglie masticate, polvere) per 2-12 settimane	Risultati non conclusivi
Boswellia	1	80	Polvere incapsulata per 6 settimane (dose non riportata)	Boswellia superiore al placebo (aumento del FEV_1)
			Medicina cinese	
Ginkgo	1	61	15 g di liquore di ginkgo, tre volte al giorno per 8 settimane	Ginkgo superiore al placebo (aumento del FEV_1)
Ligustico	1	150	Tisana per 1 mese	Lieve aumento del FEV_1 ma di dubbio significato clinico

NS = numero di studi clinici; NP = numero di pazienti; FEV_1 = volume espiratorio forzato al secondo

l'efedrina provoca vasocostrizione producendo così decongestione nasale; inoltre l'efedrina provoca broncodilatazione per attivazione dei recettori β_2 adrenergici (Fig. 26.2). L'efedrina provoca anche un aumento dell'attività ciliare ed un'abbondante fluidificazione del muco che si traduce in un'azione espettorante. La pseudoefedrina possiede simili proprietà (più specifiche per i recettori α che per i recettori β), ma è meno attiva dell'efedrina. L'efedra è stata adoperata per molti anni nella MTC, anche se non esistono studi clinici randomizzati che ne confermino l'efficacia. Il suo principio attivo, l'efedrina, è un noto farmaco antiasmatico, ma il suo impiego è drasti-

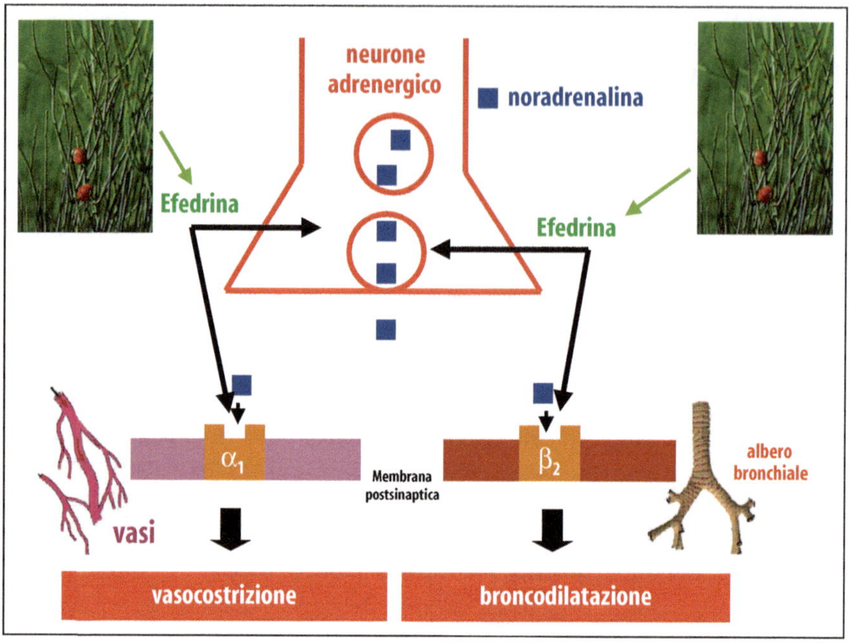

Fig. 26.2 Sito d'azione dell'efedrina, il principale alcaloide dell'efedra.
L'efedrina è un agonista adrenergico ad azione mista. Infatti, l'efedrina, oltre ad attivare i recettori adrenergici α e β, causa la liberazione di noradrenalina dai terminali nervosi. L'efredina provoca vasocostrizione dei vasi della mucosa per attivazione dei recettori α_1 e broncodilatazione per attivazione dei recettori β_2

camente calato con l'introduzione degli agonisti β_2 adrenergici. Sia la pseudoefedrina che l'efedrina sono utilizzate nel trattamento delle congestioni nasali di varia origine.

L'efedra è l'unica droga vegetale consigliata dalla Commissione E tedesca per il trattamento dell'asma (disturbi del tratto respiratorio caratterizzati da broncospasmo per gli adulti e per i bambini al di sopra dei sei anni). La dose singola raccomandata, per uso interno, è di 15-30 mg di alcaloidi totali (negli adulti), calcolati come efedrina, mentre è di 0,5 mg di alcalodi per kg di peso corporeo per i bambini. La massima dose giornaliera raccomandata è di 300 mg di alcaloidi negli adulti e di 2 mg/kg di alcaloidi nei bambini. L'efedra dovrebbe essere assunta solo per brevi periodi, a causa dell'instaurarsi del fenomeno di tachifilassi, nonché per il pericolo di dipendenza. Tra gli effetti collaterali, la Commissione E tedesca riporta insonnia, irrequietezza, irritabilità, mal di testa, nausea, vomito, disturbi della minzione, tachicardia; a dosi elevate si può osservare un drastico aumento della pressione sanguigna, aritmia, nonché svi-

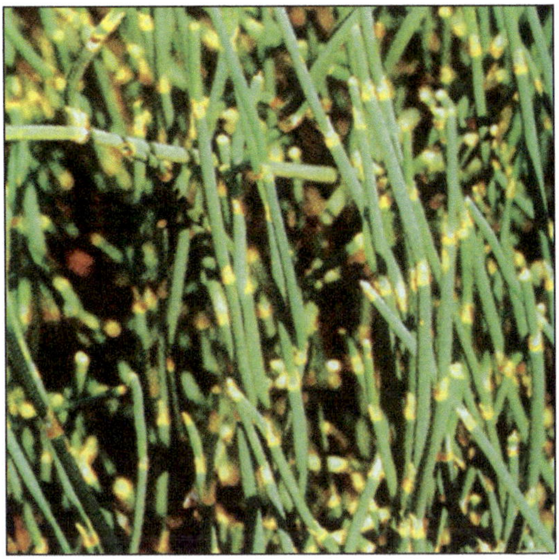

Tavola 26.1 *Ephedra sinica*

luppo di dipendenza. Secondo la Commissione E tedesca, l'efedra è controindicata nei casi di ansia ed irrequietezza, nei soggetti con ipertensione, glaucoma, disturbi della circolazione cerebrale, adenoma prostatico con urina residua nella vescica, feocromocitoma e tireotossicosi. La Commissione E tedesca riporta le seguenti potenziali interazioni farmacologiche: disturbi del ritmo cardiaco, se l'efedra viene somministrata insieme ai glicosidi cardiaci o con l'anestetico generale alotano; aumento dell'azione simpaticomimetica, se somministrata insieme alla guanetidina o agli inibitori MAO; ipertensione, se somministrata insieme agli alcaloidi della segale cornuta o all'ossitocina. Tuttavia non esistono in letteratura dati clinici che confermino queste interazioni farmacologiche. Infine è da ricordare che le preparazioni contenenti efedrina sono considerate sostanze dopanti dal Comitato Internazionale Olimpico. In Italia è proibita la vendita di efedra.

Vedi Cap. 23 per l'uso dell'efedra nell'obesità.

Ginkgo

La droga è data dalle foglie di *Ginkgo biloba* L. *(Fam. Ginkgoaceae)*, un albero dioico, originario della Cina. Le foglie di *Ginkgo biloba* contengono flavonoidi (ad esempio kaempferolo, isoramnetina e quercetina), diterpeni (ginkgolide A, B, C, J, ed M) e sesquiterpeni (ad esempio il bilobalide). I ginkgolidi sono antagonisti competitivi del PAF, un importante mediatore dell'asma (Fig. 26.3), ed esercitano effetti protettivi sulla broncocostrizione e sull'iperattività bronchiale indotte da antigeni bronchiali; inoltre i flavonoidi contenuti nel ginkgo possiedono attività broncodilatatrice. Il ginkgo è un rimedio antiasmatico nella MTC. Gli Autori di una revisione sistematica [Huntley & Ernst (2000) Thorax 55:925-929] hanno identificato l'esistenza di uno studio clinico randomizzato, della durata di otto settimane, effettuato su 61 pazienti con asma bronchiale. È stato riportato un aumento significativo del FEV_1 nel gruppo di pazienti trattati con un liquore di ginkgo (15 g, tre volte al giorno) rispetto al gruppo di pazienti che ricevevano il solo placebo (Tab. 26.3). Il ginkgo è ben tollerato; gli effetti collaterali sono lievi ed includono nausea, mal di testa, dolori gastrointestinali e diarrea; reazioni allergiche dermatologiche, disturbi del sonno e stati ansiosi sono eventi rari. Sono stati descritti casi isolati di sanguinamento, di mal di testa (associato ad alterazioni della visione) e di mioglobinuria acuta in

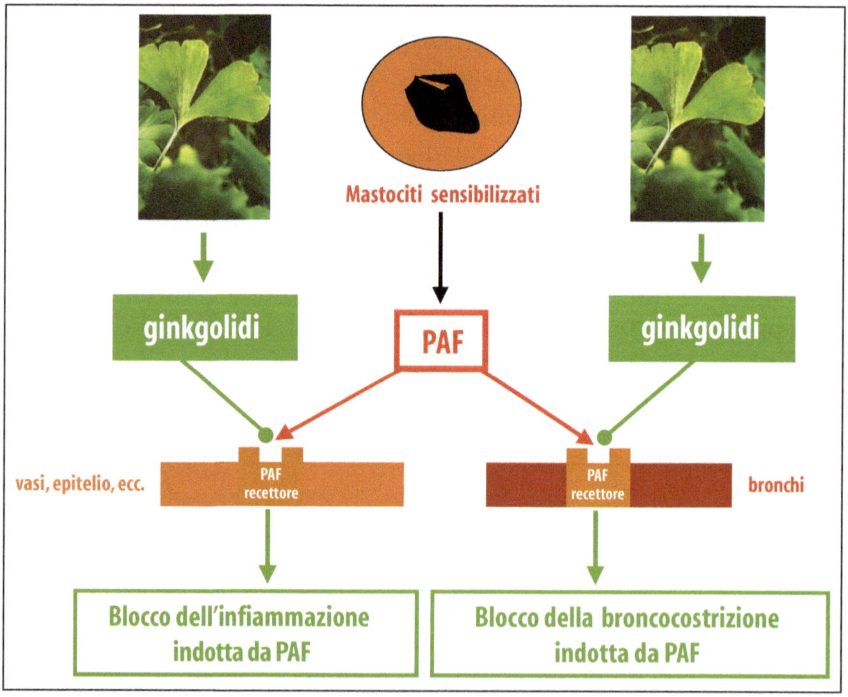

Fig. 26.3 Sito d'azione dei ginkgolidi, principi attivi del ginkgo.
I ginkgolidi sono antagonisti competitivi del recettore del PAF. Pertanto essi possono bloccare l'infiammazione e la broncocostrizione indotta da questo mediatore lipidico

seguito all'assunzione di ginkgo. Tuttavia la relazione causa/effetto è incerta. A causa dei suoi effetti sulla coagulazione del sangue, il ginkgo può interferire con gli anticoagulanti e con gli antiaggreganti piastrinici.

Vedi Cap. 21 per gli effetti del ginkgo sulla demenza.
Vedi Cap. 22 per l'uso del ginkgo nelle patologie arteriose occlusive.
Vedi Cap. 28 per l'uso del ginkgo nella disfunzione erettile.

Ipecacuana indiana

Le foglie di *Tylophora indica* (Burm.) Merr. (= *T. asthmatica*) (Fam. *Apocynaceae*) vengono adoperate nella medicina ayurvedica per il trattamento di asma, bronchite ed artrite. La droga, nota con il nome di ipecacuana indiana, esercita effetti antinfiammatori ed espettoranti in virtù del contenuto in alcaloidi (tiloforina e tiloforinina). La tiloforina, infatti, inibisce la degranulazione dei mastociti, l'artrite e le reazioni anafilattiche sistemiche sperimentali. È stato ipotizzato che questo alcaloide possa incrementare la sintesi di corticosteroidi endogeni per azione diretta sulla corteccia del surrene. Gli Autori di una revisione sistematica [Huntley & Ernst (2000) Thorax 55:925-929] hanno identificato l'esistenza di cinque studi clinici randomizzati, a gruppi paralleli o a gruppi incrociati, per un totale di 593 pazienti con asma bronchiale. Diverse preparazioni a base di *T. indica* venivano somministrate per periodi che andavano dalle 2 alle 12 settimane; nell'insieme, i risultati sono incerti e pertanto questi studi non ci consentono di formulare una conclusione definitiva sulla possibile efficacia dell'ipecacuana indiana (Tab. 26.3). L'ipecacuana indiana è in genere un rimedio sicuro; tuttavia, a dosi elevate, può irritare la mucosa gastrointestinale ed agire da emetico.

Boswellia

Boswellia serrata Roxb. (Fam. *Burseraceae*) è un albero con una chioma abbastanza grande che cresce in India, Nord Africa e Medio Oriente. La gommoresina, che rappresenta la parte medicinale della pianta, è formata per il 16% da un olio essenziale, i cui costituenti principali sono α-tujene e p-cimene e per più del 50% da acidi triterpenici pentaciclici (acidi boswellici), che sono considerati i principi attivi della boswellia. Gli acidi boswellici includono l'acido β-boswellico, l'acido cheto-β-boswellico, l'acido acetil-11-cheto-β-boswellico e l'acido 3-oxo-tirucallico. La gommoresina contiene anche polisaccaridi. Le proprietà antinfiammatorie della boswellia e degli acidi boswellici sono ben documentate e sono state attribuite all'inibizione della biosintesi dei leucotrieni (gli acidi boswellici sono dei potenti e selettivi inibitori della lipossigenasi). Gli Autori di una revisione sistematica [Huntley & Ernst (2000) Thorax 55:925-929] hanno identificato l'esistenza di uno studio clinico randomizzato, della durata di sei settimane, effettuato su 80 pazienti con asma bronchiale. Lo studio ha evidenziato un aumento significativo del FEV_1 nel gruppo di pazienti trattati con boswellia, rispetto al gruppo di pazienti che ricevevano soltanto il placebo (Tab. 26.3). Non sono noti effetti collaterali o rischi per la salute associati ad un uso appropriato di boswellia. Dosi fino a 1 g/kg (ai roditori o ai primati) non alterano i parametri istologici, biochimici ed ematologici indicativi di tossicità. La DL_{50} è superiore ai 2 g/kg. I testi di medicina ayurvedica raccomandano una dose giornaliera di 2-3 g di resina.

Vedi Cap. 25 per le proprietà antinfiammatorie della boswellia.

Piante del genere *Solanum* (*S. xanthocarpum, S. trilobatum, S. indicum*)

Le piante del genere *Solanum*, quali *S. xanthocarpum* Schrad e Wendl., *S. trilobatum* e *S. indicum* L. (Fam. *Solanaceae*) sono ampiamente diffuse nell'India tropicale. La polvere ottenuta dalle piante intere essiccate viene comunemente impiegata, nella medicina ayurvedica, per la preparazione di un decotto adoperato per il trattamento dei disturbi del tratto respiratorio (tosse secca, asma e dolori al torace). I principali costituenti sono il carpesterale e glucoalcaloidi (1.3%, solanocarpina e solanina-S), presenti soprattutto nei frutti. Si ritiene che i benefici prodotti da queste piante siano attribuibili agli effetti broncodilatatori, antinfiammatori (riduzione dell'edema bronchiale) e di riduzione delle secrezioni bronchiali. Gli Autori di una revisione sistematica [Huntley & Ernst (2000) Thorax 55:925-929] hanno identificato uno studio clinico randomizzato effettuato su 60 pazienti con asma bronchiale suddivisi in quattro gruppi: due di controllo (pazienti che ricevevano salbutamolo o derifillina), un gruppo di pazienti trattato con *S. xanthocarpum* ed uno con *S. trilobatum;* la valutazione clinica veniva effettuata due ore dopo la somministrazione dei farmaci. Entrambe le droghe vegetali producevano un aumento significativo (65-67%) del FEV_1, sebbene questo aumento fosse inferiore rispetto al salbutamolo o alla derifillina. Inoltre, sintomi soggettivi di benessere venivano riportati nei pazienti che ricevevano le droghe vegetali e quest'effetto durava 6-8 ore. Non sono noti effetti avversi associati all'uso delle piante del genere *Solanum*. La dose giornaliera consigliata dai testi di medicina ayurvedica è di 1-2 g.

Ligustico

È dato dalle radici di *Ligusticum wallichii* Franch. (Fam. *Umbelliferae*), una pianta perenne con fiori ermafroditi impollinati dagli insetti. *L. wallichii* è una delle piante più popolari in Cina e Corea; nella MTC viene considerata tra le 50 piante medicinali fondamentali ed usata principalmente per disfunzioni del sistema cardiovascolare (adoperata particolarmente nei casi di ipertensione). Nel ligustico è presente la tetrametilpirazina, un alcaloide che, in virtù delle sue proprietà calcio antagonistiche, determina rilassamento dei muscoli lisci, inclusi quelli tracheobronchiali. Il ligustico possiede anche attività antibatterica e ceppi sensibili sono *E. coli*, *Bacillus dysenteriae*, *B. typhi*, *B. paratyphi*, *Pseudomonas*, *Vibrio cholerae* e *V. proteus*. Gli Autori di una revisione sistematica [Huntley & Ernst (2000) Thorax 55:925-929] hanno identificato uno studio clinico randomizzato, della durata di un mese, effettuato su 150 pazienti con asma bronchiale (moderata e grave) nel quale è stato riportato un modesto (13%) ma significativo aumento del FEV_1 rispetto ai valori basali (Tab. 26.3). Tuttavia il significato clinico di questa variazione risulta incerto.

Edera

È data dalle foglie di *Hedera helix* L. (Fam. *Araliaceae*), un arbusto rampicante comune in tutta Europa; caratteristici sono i rami vegetativi (dotati di radici avventizie che servono alla pianta per sostenersi sui muri o sugli alberi) con le foglie alterne, lungamente picciolate, a lembo coriaceo, verde-scuro, divise in 3-5 lobi (i fusti fioriferi hanno invece foglie ovali ed intere). I fiori, di colore giallo-verdastro, sono raggruppati in ombrelle semplici, i frutti sono delle drupe nere. Le foglie contengono principalmente saponine (5-8%, incluse quelle denominate saponine dell'edera B e C e l'α-ederina), ma anche steroli, esteri dell'acido caffeico, flavonoidi (per es. rutina), polialcoli (per es. falcarinolo e falcarinone) ed alcaloidi (per es. emetina). L'edera possiede proprietà espettoranti, antispastiche, mucolitiche ed irritanti per la pelle e per le mucose. Alcune di queste proprietà, come ad esempio quelle antispastiche, sono state dimostrate per l'α-ederina. La Commissione E tedesca consiglia l'edera per il catarro e per il trattamento sintomatico delle infezioni croniche del tratto respiratorio. Gli Autori di una revisione sistematica [Huntley & Ernst (2000) Thorax 55:925-929] hanno identificato l'esistenza di uno studio clinico randomizzato, in doppio cieco, a gruppi incrociati della durata di tre giorni, effettuato su 24 bambini con asma bronchiale. In questo studio è stata osservata una diminuzione significativa delle resistenze delle vie aeree (rispetto al placebo) in pazienti che ricevevano 35 mg di estratto d'edera. Tuttavia, quando veniva misurato il FEV_1, non si riscontravano differenze significative tra il gruppo di pazienti che ricevevano edera ed il gruppo che riceveva il placebo. La Commissione E tedesca raccomanda, per uso interno, una dose giornaliera di 0,3 g di droga secca. Non sono noti effetti collaterali associati ad un uso appropriato di edera; l'uso prolungato potrebbe causare reazioni allergiche e nausea. Il falcarinolo è uno dei componenti dell'edera responsabile degli eventi avversi.

Rosolida

È data dalle parti aeree e sotterranee di *Drosera rotundifolia* L. (Fam. *Droseraceae*), una piccola erba perenne, munita di una rosetta di foglie, lungamente picciolate, a lembo orbicolare, coperto da emergenze ghiandolose vischiose, rossastre, capaci di invischiare piccoli insetti, che poi digeriscono (piante carnivore). Dalla digestione degli insetti trae il suo fabbisogno in composti azotati, scarsi nell'ambiente in cui vive. Dal centro della rosetta fogliare sorge un fusto sottile, di 6-12 cm di altezza, che porta dei piccoli fiori bianchi o rosati. Il frutto è una cassula ovale. La pianta cresce nella zona montana e submontana delle Alpi e dell'Appennino settentrionale, raramente scende più in basso; vive nei luoghi umidi e nelle torbiere. La droga contiene flavonoidi (kaempferolo, miricetina, quercetina ed iperoside), chinoni (plumbagina) ed acidi. La Commissione E tedesca riporta che la rosolida consiste nelle parti aeree e sotterranee di *D. rotundifolia* L., *D. ramentacea* Burch. ex Harv. et Sound., *D. longifolia* L. e *D. intermedia* Hayne, stabilendo che la droga debba contenere lo 0,14-0,22% di derivati naftochinonici, calcolati come juglone. La rosolida è in grado di inibire il broncospasmo indotto da acetilcolina ed istamina e di esercitare un'azione antitussiva in alcuni modelli sperimentali; questi effetti sono stati attribuiti alla presenza dei costituenti a struttura naftochinonica. Inoltre i naftochinoni possiedono attività antibatterica (sensibili sono sia i batteri gram positivi che quelli gram negativi), antivirale, antifungina ed antiprotozoaria. Da notare, infine, che estratti di *D. rotundifolia,* nonché la plumbagina, possiedono effetti citotossici ed immunosoppressivi osservabili in granulociti e linfociti umani isolati (a basse concentrazioni prevale invece l'effetto immunostimolante). Per le documentate azioni antitussive e broncodilatatrici, la Commissione E tedesca consiglia l'uso di rosolida per attenuare la tosse secca, raccomandando una dose giornaliera, per uso interno o esterno, di 3 g di droga secca. Non si prevedono effetti collaterali di rilievo associati ad un uso appropriato di rosolida; tuttavia è da segnalare il potenziale irritante della plumbagina.

26.3 Bronchite

26.3.1 Quadro clinico

La bronchite è un termine generico che indica infiammazione dell'albero tracheobronchiale. La bronchite acuta è infettiva e si contrae specialmente d'inverno in seguito ad infezione delle vie aeree superiori. Si presenta con i tipici sintomi di malessere generalizzato, febbre, mal di gola, brividi, dispnea, dolori muscolari. La bronchite cronica colpisce pazienti intorno ai 40 anni ed è più comune nelle donne che nei maschi. In genere causa ipoventilazione alveolare, ipercapnia e ipossia. I pazienti producono molto muco e presentano un respiro affannoso ed ostruzione delle vie aeree. L'infiammazione respiratoria è comune e può peggiorare con l'evolversi della malattia. Il trattamento della bronchite prevede l'uso di broncodilatatori (per ridurre la resistenza delle vie aeree), di espettoranti (per favorire la fuoriuscita di muco), di antitussivi (per dare sollievo alla tosse che spesso accompagna la bronchite), di antibiotici (per combattere la proliferazione batterica nel muco bronchiale) e di antipiretici (per ridurre la febbre).

26.3.2 Fitoterapia della bronchite

Diversi rimedi fitoterapici ad azione espettorante o antitussiva possono essere di aiuto nel caso di bronchite (Tabb. 26.4-26.6). Molti degli espettoranti elencati nelle Tabelle 26.4 e 26.5 vengono consigliati dalla Commissione E tedesca per contrastare o eliminare il catarro bronchiale e pertanto possono essere di giovamento nei casi di bronchite. Tuttavia, per il trattamento della bronchite, la Commissione E tedesca raccomanda in modo particolare soltanto due droghe vegetali: l'edera ed il timo. Inoltre, di recente, si è diffuso in Germania l'utilizzo del Pelargonium, un immunostimolante adoperato nel trattamento di tonsilliti e bronchiti.

Tabella 26.4 Piante medicinali ad azione espettorante (espettoranti indiretti o di riflesso)

Nome comune della droga	*Nome latino della pianta*	*Parte della pianta utilizzata*	*Principali costituenti chimici*	*Dose giornaliera*
Edera*/**	*Hedera helix*	Foglie	Saponine triterpeniche, olio essenziale	0,3-0,8 g
Ipecacuana	*Cephaelis ipecacuanha*	Radici	Alcaloidi isochinolinici (emetina)	a
Liquirizia*	*Glycyrrhiza glabra*	Radici	Saponine triterpeniche, flavonoidi	5-15 g
Marrubio	*Marrubium vulgare*	Parti aeree	Marrubina, flavonoidi, olio essenziale	4,5 g
Ortica bianca*	*Lamium album*	Fiori	Iridoidi, saponine	3 g
Poligala*	*Polygala senega*	Radici	Saponine triterpeniche	1,5-3,0 g
Pratolina	*Bellis perennis*	Pianta fiorita	Saponine triterpeniche, polieni, flavonoidi	b
Primula*	*Primula veris*	Fiori, rizoma	Flavonoidi, saponine triterpeniche	2-4 g (fiori) 0,5-1,5 g (rizoma)
Quillaja	*Quillaja saponaria*	Corteccia interna	Tannini, saponine triterpeniche	0,4-0,6 g
Saponaria*	*Saponaria officinalis*	Radici	Saponine triterpeniche	0,03-0,15 g
Verbasco*	*Verbascum* spp	Fiori	Saponine, polisaccaridi	3-4 g

* Raccomandata dalla Commissione E tedesca per il trattamento del catarro
** Raccomandata dalla Commissione E tedesca per il trattamento della bronchite
a = 10 ml di un infuso allo 0,5%
b = 2-4 tazze di un infuso (un cucchiaio da tè in una tazza d'acqua)

Pelargonium

Le radici di *Pelargonium sidoides* DC, una pianta appartenente alla famiglia delle *Geraniaceae*, vengono adoperate nella medicina popolare sudafricana, con il nome di *Umckaloabo* (che nella lingua Zulu significa "tosse severa"), per combattere la tosse; sul finire degli anni novanta la droga è stata introdotta in Germania per ridurre i sintomi delle patologie delle vie aeree (bronchite, sinusite, tonsillite). I principali costituenti chimici sono le cumarine (la umckalina è una cumarina tipica della droga) ed i tannini. Le basi farmacologiche sull'utilizzo del

Tabella 26.5 Piante medicinali contenenti oli essenziali ad azione espettorante. Molti di questi oli vengono utilizzati per inalazione

Nome comune della droga	*Nome latino della pianta*	*Parte della pianta utilizzata*	*Principali costituenti dell'olio essenziale*
Abete*	*Picea* e *Abies* spp	Ramoscelli con foglie	Acetato di bornile, limonene, canfene
Anice*	*Pimpinella anisum*	Frutti	Anetolo
Anice stellato*	*Illicium verum*	Frutti	Trans-anetolo, limonene, d-fencone, d-pinene
Cajeput*	*Melaleuca leucadendra*	Foglie, ramoscelli	Eucaliptolo
Citronella	*Cymbopogon nardus*	Foglie	Citronellale, geraniolo, geranile acetato
Eucalipto*	*Eucalyptus globulus*	Foglie	Eucaliptolo
Niaouli*	*Melaleuca viridiflora*	Foglie	Eucaliptolo, nerolidolo, linalolo, α- e β-pinene
Pino*	*Pinus* spp	Foglie	α-pinene, limonene, canfene
Timo*/**	*Thymus vulgaris*	Parti aeree	Timolo, carvacrolo
Timo selvatico (o timo serpillo)*	*Thymus serpyllum*	Foglie e sommità fiorite	Carvacrolo

* Raccomandata dalla Commissione E tedesca per il trattamento del catarro
** Raccomandata dalla Commissione E tedesca per il trattamento della tosse

pelargonium nelle malattie delle vie aeree poggiano sul cosiddetto "triplice effetto" della droga. Infatti il pelargonium possiede attività antimicrobica, immunostimolante ed inibente l'adesione batterica e virale. L'attività immunostimolante è dovuta alla formazione o al rilascio di molecole citotossiche quali ossido d'azoto, TNF-α ed interferone. Le attività immunostimolanti sono il risultato di un'azione combinata tra i vari principi attivi della droga, piuttosto che di un singolo componente. Due studi clinici randomizzati hanno evidenziato proprietà benefiche del pelargonium nel trattamento della bronchite o della tonsillite acuta. In particolare, uno studio clinico randomizzato, in doppio cieco con placebo, effettuato su 468 adulti con bronchite acuta ha evidenziato la superiorità del pelargonium rispetto al placebo nel ridurre la sintomatologia e la durata della patologia [Matthys e coll. (2003)

Tabella 26.6 Piante medicinali consigliate dalla Commissione E tedesca per il trattamento della tosse

Nome comune della droga	*Nome latino della pianta*	*Parte della pianta utilizzata*	*Principali costituenti chimici*	*Dose giornaliera*
Altea	*Althaea officinalis*	Radici, foglie	Mucillagini, pectine	5 g foglie 6 g radici
Farfara	*Tussilago farfara*	Foglie	Mucillagini, tannini, flavonoidi, steroidi	4,5-6 g
Lichene islandico	*Cetraria islandica*	Tallo	Mucillagini, acidi lichenici	4-6 g
Malva	*Malva sylvestris*	Fiori, foglie	Mucillagini, flavonoidi	4-5 g
Rosolida	*Drosera rotundifolia*	Pianta intera	Derivati naftochinonici	2-3 g
Tiglio	*Tilia cordata*	Fiori	Mucillagini, flavonoidi, cumarine, derivati dell'acido caffeico	2-4 g
Timo	*Thymus vulgaris*	Parti aeree	Olio essenziale, flavonoidi, derivati dell'acido caffeico	8-10 g

Phytomedicine 10(Suppl 4):7-17]. Risultati positivi sono stati ottenuti anche in un altro studio randomizzato, in doppio cieco con placebo, effettuato su 143 bambini con tonsillofaringite causata dallo streptococco beta emolitico (non di gruppo A) (una condizione nella quale gli antibiotici sono poco efficaci) [Bereznoy e coll. (2003) Altern Ther Health 3:68-79]. Questi studi trovano conferma in altri studi clinici controllati pubblicati nella letteratura tedesca. Gli effetti collaterali riportati in alcuni studi osservazionali, condotti in Germania, sono lievi e si manifestano in una percentuale bassa di pazienti (0,6-2,3%). Da segnalare la possibilità di rash cutanei. Negli studi clinici è stato utilizzato l'estratto denominato EPs 7630, somministrato sotto forma di gocce (20 gocce, tre volte al giorno). Questo prodotto è disponibile anche in Italia; le dosi consigliate dal produttore sono le seguenti: 30 gocce 3 volte al giorno per 7 giorni per la cura della bronchite acuta; 20 gocce al giorno per 6 giorni nella cura della tonsillofaringite da streptococco emolitico antibiotico resistente nei bambini da 6 a 10 anni.

26.3.3 Espettoranti

Il muco bronchiale e tracheale ricopre e mantiene il tratto respiratorio umido ed aiuta a riscaldare e purificare l'aria inalata. La sua formazione avviene ad opera di ghiandole tubulo-acinose e cellule caliciformi ed è regolata dalla corrente d'aria respirata e da riflessi provenienti dalla mucosa tracheobronchiale o da zone più distanti. Il muco in parte è riassorbito ed in parte deglutito con la saliva, una volta raggiunta la faringe. In caso di irritazione o infiammazione del tratto respiratorio, il muco viene secreto in quantità maggiore ed assume così i caratteri di un essudato catarrale (costituito da siero, leucociti, prodotti dello sfaldamento e degenerazione della mucosa bronchiale e muco) che impedisce la circolazione dell'aria, provocando la tosse. Dunque gli espettoranti sono utili per diminuire la viscosità dell'essudato catarrale, facilitando la rimozione di secrezioni attraverso la tosse (espettorazione). Gli espettoranti di origine vegetale possono essere suddivisi in due grandi categorie: espettoranti diretti ed indiretti.

26.3.3.1 Espettoranti indiretti

Gli espettoranti indiretti (Tab. 26.4) contengono saponine, sostanze emetiche, acidi o composti amari, sostanze in grado di provocare una lieve irritazione della mucosa gastrica, che determina uno stimolo indiretto di secrezioni bronchiali (riflesso gastropolmonare) (Fig. 26.4).

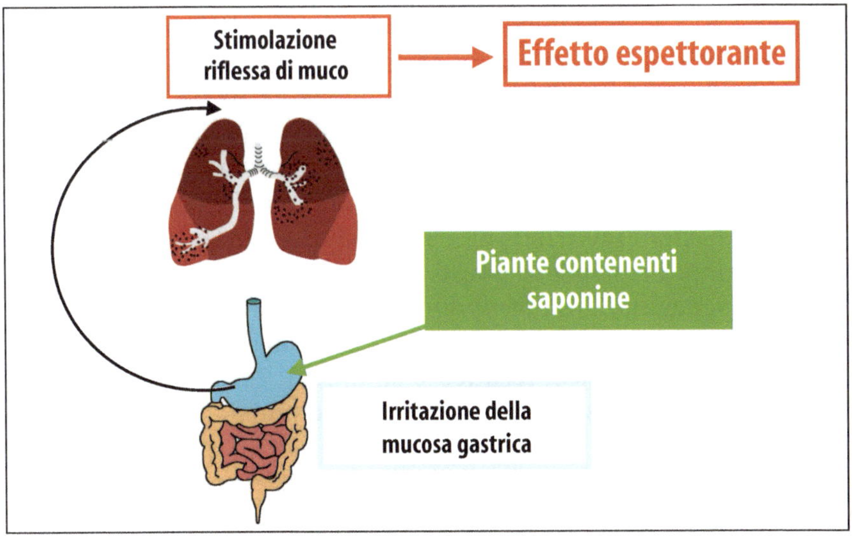

Fig. 26.4 Azione espettorante delle piante medicinali contenenti saponine.
A causa della loro natura polare, le saponine non vengono efficientemente assorbite nel tratto gastrointestinale; pertanto esse non producono generalmente effetti sistemici quando vengono somministrate per via orale. Tuttavia possono causare lieve irritazione della mucosa gastrointestinale. Questa irritazione attiva, attraverso vie del sistema parasimpatico, un riflesso che si traduce in effetto espettorante

A dosi più elevate queste sostanze possono indurre vomito. Tutte le sostanze che inducono vomito possono agire da espettoranti quando assunte in dosi minori (circa 1/10 della dose emetica). Il prototipo di queste sostanze è l'alcaloide bisbenzilisochinolinico emetina, presente nelle radici di *Cephaelis ipecacuanha* (Brot.) Tussac o di *C. acuminata* Karsten (ipecacuana) (Fam. *Rubiaceae*). Da notare che la liquirizia, pur contenendo la saponina glicirrizina, agisce con un meccanismo diverso, che non è stato del tutto chiarito (infatti la liquirizia è gastroprotettiva).

Poligala

È data dalla radice a fittone e parte del rizoma (con gemme e fusti aerei) di *Polygala senega* L. (Fam. *Polygalaceae*), nonché di altre specie correlate di *Polygala* coltivate nel Canada, negli Stati Uniti e nel Giappone. Tra le specie europee di *Polygala*, sono da ricordare *P. chamaebuxus* L. (poligala falso bosso), *P. alpestris* Rchb. (poligala alpina), *P. comosa* Sch. (poligala chiomata) e *P. vayredae* C. La Farmacopea Europea IV riporta che la poligala (*polygalae radix*) deriva da *P. senega* o da specie simili. *P. senega*, che veniva utilizzata dagli Indiani del Nord America contro i morsi dei serpenti e per il mal di gola, è un'erba perenne alta 20-30 cm, a foglie lanceolate, sessili, a fiori bianchi, disposti in racemi. Il frutto è una cassula. La radice, 8-12 cm di lunghezza e 7-10 mm di larghezza, ha colore bruno chiaro, odore nauseabondo ed irritante, sapore prima dolce e poi acre. Caratteristica la superficie grinzosa, spesso percorsa longitudinalmente da una cresta biancastra più o meno distinta ed evidente. I principali componenti della poligala sono un insieme di saponine triterpeniche (6-10%) aventi come aglicone la prosenegina. L'insieme di queste saponine viene identificato con il nome di senegina. Altri componenti sono gli acidi [acido salicilico ed il suo estere metilico (0,1-0,2%) e gli acidi idrossicinnamici come gli acidi caffeico, ferulico e sinapico], carboidrati (arabinosio, fruttosio, glucosio, melibiosio nonché mucillagini e pectine) e xantoni.

L'acido poligamico (una delle saponine triterpeniche) e la senegina causano lieve irritazione gastrica e secrezione riflessa di muco nei bronchioli. La poligala possiede inoltre effetti deprimenti sul sistema nervoso centrale, effetti ipoglicemici ed ipolipidemici (effetti osservati sugli animali); da segnalare, infine, che la senegina è anche in grado di ridurre l'assorbimento di alcol nei ratti. La Commissione E tedesca consiglia la poligala per il trattamento del catarro, raccomandando una dose giornaliera di 1,5-3 g di droga secca polverizzata, da adoperarsi per la preparazione di decotti o di altre preparazioni galeniche per uso interno. Non sono noti effetti collaterali associati ad un impiego appropriato di poligala; tuttavia la Commissione E tedesca riporta che un uso prolungato può provocare irritazione gastrointestinale (le saponine sono generalmente irritanti per la mucosa gastrointestinale).

Liquirizia

È data dalla radice essiccata e dagli stoloni di *Glycyrrhiza glabra* L. (Fam. *Fabaceae*). Le proprietà espettoranti e mucolitiche della liquirizia sono state dimostrate sperimentalmente. Si ritiene che la glicirrizina, il principale componente della liquirizia, aumenti la secrezione bronchiale ed il trasporto del muco per le sue azioni lievemente irritanti sulla mucosa gastrica; tuttavia questo meccanismo sembra contrastare con le proprietà antiulcera della glicirrizina. È da notare, infatti, che la glicirrizina, pur essendo chimicamente una saponina, non possiede tutte le proprietà farmacologiche di questa classe di sostanze. Pertanto, allo stato attuale, la liquirizia non può essere inclusa tra gli espettoranti indiretti. La Commissione E tedesca consiglia la liquirizia per il trattamento degli stati catarrali e per le ulcere gastroduodenali. La dose raccomandata è di 5-15 g di droga secca, equivalente a 200-600 mg di glicirrizina oppure 0,5-1 g di succo di liquirizia (*Succus liquiritiae*) per gli stati catarrali e 1,5-3 g di succo per le ulcere gastroduodenali. La droga polverizzata viene adoperata per la preparazione di infusi, decotti o forme solide o liquide per uso interno. L'uso prolungato di dosi eccessive di liquirizia può provocare effetti mineralcorticoidi (ritenzione di sodio e di acqua, ipertensione, edema, ipokalemia ed in rari casi mioglobinuria). Inoltre, secondo la Commissione E tedesca, la liquirizia è controindicata nei casi di colestasi epatica, cirrosi epatica, ipokalemia, insufficienza renale e gravidanza. Poiché la liquirizia può provocare perdita di potassio, essa potrebbe potenziare l'ipokalemia indotta dai diuretici tiazidici; inoltre, per lo stesso motivo, potrebbe potenziare l'efficacia dei glicosidi digitalici.

Vedi Cap. 29 per le proprietà antiulcera della liquirizia.
Vedi Cap. 30 per le proprietà epatoprotettive della glicirrizina.

Primula

Nota anche con il nome di "primavera", è data dal rizoma essiccato con le radici (o dai fiori essiccati) di *Primula veris* L. (= *P. officinalis* L., Fam. *Primulaceae*), una piccola pianta erbacea a foglie intere, disposte a rosetta alla base, con infiorescenza ombrelliforme, a fiori gialli e frutto a cassula. È diffusa in tutta l'Europa; cresce nella zona montana delle Alpi e dell'Appennino, raramente più in basso. Sia il rizoma che i fiori sono caratterizzati dalla presenza di saponine, il cui massimo contenuto è rinvenibile in piante di due anni di età. L'insieme delle saponine della primula viene comunemente chiamato "acido primulico". Le saponine sono presenti nei sepali, ma sono assenti nelle altre parti del fiore. Inoltre i fiori contengono tannini e flavonoidi. La primula possiede attività espettorante, mucolitica e debolmente antinfiammatoria. Sia i fiori che il rizoma sono consigliati dalla Commissione E tedesca per il trattamento del catarro. Le dosi raccomandate sono 2-4 g di fiori oppure 0,5-1,5 g di rizoma, da utilizzarsi per la preparazione di tisane, macerati freddi o altre preparazioni galeniche per uso interno. La Commissione E tedesca riporta che l'uso della primula può provocare disturbi gastrici e raramente nausea. Inoltre sono documentate allergie da contatto associate all'uso di piante appartenenti al genere *Primula*. Si ritiene che i chinoni siano i composti allergizzanti della primula; tra i chinoni, la primina è un potente allergene. La Commissione E tedesca e la Farmacopea Europea IV riportano che la primula (*Primulae radix*) può derivare anche da *Primula elatior* L. Hill.

Verbasco

È dato dai fiori essiccati di *Verbascum thapsus* L. (Fam. *Scrophulariaceae*). Si tratta di una pianta annuale o bienne, comune in Italia, dal mare alla regione submontana, nei luoghi erbosi e coltivati, nei prati e nei pascoli; forma dapprima una rosetta di foglie basali distese sul terreno dalle quali successivamente (nel secondo anno nel caso delle piante biennali) si origina il fusto semplice, alto da 50 cm fino a 2 m. La droga contiene saponine e polisaccaridi. L'infiorescenza è un lungo racemo semplice o ramificato, con fiori di colore giallo chiaro. La Farmacopea Europea IV riporta che la droga (*Verbasci flos*) consiste nei fiori essiccati, ridotti alla corolla ed all'androceo di *V. thapsus*, *V. densiflorum* Bertol. (= *V. thapsiforme* Schrad.) e *V. phlomoides* L. La Commissione E tedesca riporta l'azione espettorante e demulcente della droga, consigliandola nei casi di catarro e notando l'assenza di effetti collaterali o controindicazioni. La dose raccomandata è di 3-4 g di droga secca, da adoperarsi per la preparazione di tisane o altre preparazioni galeniche per uso interno. La Commissione E tedesca riporta che il verbasco può derivare anche da *Verbascum densiflorum* Bertol.

26.3.3.2 Espettoranti diretti (droghe contenenti oli essenziali)

Gli **espettoranti diretti** contengono oli essenziali (Tab. 26.5). A differenza degli espettoranti indiretti, gli oli essenziali vengono assorbiti, in seguito a somministrazione orale, e parzialmente eliminati per via polmonare, dove stimolano le cellule ghiandolari sierose e l'epitelio ciliato (Fig. 26.5). Le principali proprietà degli oli essenziali che determinano l'effetto espettorante sono: (i) stimolazione delle ghiandole sierose bronchiali e soppressione dell'attività delle cellule ghiandolari mucose; (ii) riduzione della tensione superficia-

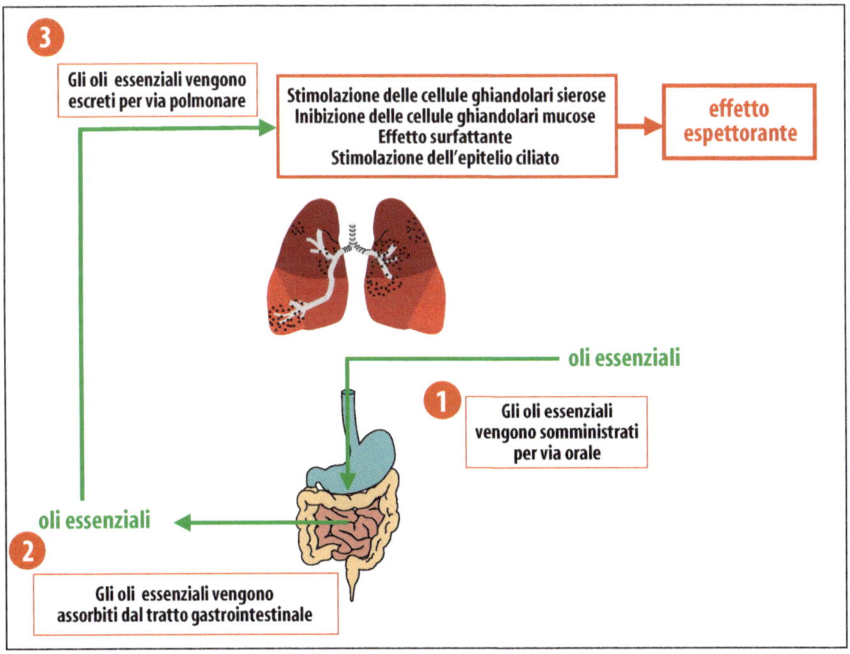

Fig. 26.5 Azione espettorante degli oli essenziali.
Gli oli essenziali, somministrati per via orale, sono assorbiti nel tratto gastrointestinale e attraverso la circolazione sistemica possono essere parzialmente eliminati attraverso il sistema respiratorio. Nell'attraversare l'albero bronchiale, gli oli essenziali stimolano le ghiandole sierose bronchiali, sopprimono le cellule ghiandolari mucose, riducono la tensione superficiale (effetto surfattante) e aumentano l'attività mucociliare

le (effetto surfattante) e (iii) miglioramento dell'attività mucociliare. L'azione espettorante degli oli essenziali dipende dalla dose utilizzata; infatti, a basse dosi, gli oli essenziali stimolano l'attività delle ghiandole bronchiali (effetto mucotropico), mentre a dosi più alte la inibiscono. Gli oli essenziali possono essere somministrati sotto forma di tisane, di compresse rivestite, di capsule o gocce o per inalazione grazie al vapore (il modo più semplice è quello di aggiungere l'olio essenziale ad acqua bollente e inalarne i vapori quanto più profondamente possibile; dato che la temperatura dell'acqua si abbassa rapidamente, il quantitativo maggiore di vapori s'inala all'inizio), per applicazione percutanea (attraverso pomate per massaggi toracici) o da aggiungere all'acqua per fare il bagno. Gli oli essenziali possono provocare reazioni allergiche e la loro inalazione può provocare broncospasmi, soprattutto nei bambini e nei soggetti asmatici. Infine è da ricordare che la capacità degli espettoranti vegetali di ridurre la viscosità del muco dipende anche dal fluido che viene assunto (l'acqua è di per sé un eccellente fluidificante); infatti questi preparati vengono generalmente somministrati sotto forma di tisane, delle quali si possono consumare quotidianamente tre o più litri.

Eucalipto

È dato dalle foglie di *Eucalyptus globulus* Labill. (Fam. *Myrtaceae*), un albero sempreverde che in Italia è alto 20-25 metri, mentre in Australia, da dove fu introdotto in Europa verso il 1860, può raggiungere i 100 metri con un diametro di 10 metri alla base. L'albero possiede foglie dei rami giovani molto diverse da quelle della pianta adulta; infatti le foglie giovanili sono opposte, sessili, a lembo orizzontale, ricoperte da un rivestimento ceroso, mentre le foglie adulte sono alterne, brevemente picciolate, a lembo falciforme, coriaceo, pendenti verticalmente. In Italia veniva coltivato specialmente nei luoghi paludosi poiché si credeva che avesse la possibilità di prosciugarli e di combattere la malaria. L'eucalipto è caratterizzato dalla presenza di un olio essenziale (0,5-3,5%), composto per il 70-85% da eucaliptolo (cineolo). L'eucalipto contiene anche flavonoidi (per es. eucaliptina, iperoside, quercetina, rutina) e tannini. L'olio essenziale, ottenuto per distillazione in corrente di vapore (resa 3-3,5%) delle foglie dei rami adulti e dei rametti giovani raccolti di recente (vanno evitate le foglie dei rami giovanili con resa inferiore e diversa composizione), si presenta come un liquido limpido, da incolore a giallo chiaro, con odore caratteristico dell'eucaliptolo. L'olio contiene anche monoterpeni (per es. α- e β-pinene, limonene, cinene), sesquiterpeni (per es. aromadendrene, alloaromadendrene), aldeidi (per es. mirtenale) e chetoni (per es. carvone, pinocarvone). La Farmacopea Europea IV riporta che la droga (*Eucalypti folium*) intera contiene non meno di 20 ml/kg di olio essenziale e la droga triturata non meno di 15 mg/kg di olio essenziale, ambedue calcolati con riferimento alla droga essiccata. La Farmacopea riporta anche la monografia relativa all'olio di eucalipto (*Eucalypti aetheroleum*), che si ottiene per distillazione in corrente di vapore di varie specie di *Eucalyptus* ricche in 1,8-cineolo. Le specie principalmente adoperate sono *E. globulus*, *E. fruticetorum* F. von Mueller (= *E. polybractea* R.T. Bak.) ed *E. smithii* R.T. Bak. L'olio contiene non meno del 70% di 1,8-cineolo.

L'eucaliptolo e l'olio di eucalipto esercitano azioni espettoranti, antibatteriche, mucolitiche, antinfiammatorie e spasmolitiche. L'eucalipto e l'olio di eucalipto vengono consigliati dalla Commissione E tedesca per il trattamento del catarro bronchiale. La dose giornaliera consigliata è di 4-6 g di foglie oppure 0,3-0,6 g di olio essenziale (da diluire). Le foglie possono essere utilizzate per la preparazione di infusi o altre preparazioni galeniche per uso interno, invece l'olio essenziale può essere utilizzato in preparazioni galeniche per uso interno e per applicazione esterna; per la sua azione rubefacente, l'olio di eucalipto viene consigliato anche per il trattamento dei dolori reumatici (uso esterno). La Commissione E tedesca riporta che l'eucalipto ed il suo olio possono provocare, in casi rari, nausea, vomito e diarrea e che queste preparazioni sono controindicate in soggetti con infiammazione del tratto gastrointestinale e dei dotti biliari e nei casi di seri disturbi epatici. L'olio non diluito non deve essere usato per via interna; una dose di 3,5 ml di olio si è rivelata fatale. I sintomi di avvelenamento da eucalipto sono: bruciore epigastrico, nausea e vomito, stordimento, debolezza muscolare, miosi, sensazione di soffocamento, cianosi, delirio e convulsioni. In alcuni casi l'eucalipto è preferibile all'olio in quanto quest'ultimo contiene aldeidi che irritano le membrane mucose. La Commissione E tedesca riporta che le preparazioni a base di eucalipto non debbono essere applicate sulla faccia e soprattutto sul naso di infanti e bambini.

Timo

È dato dalle foglie e dalle sommità fiorite di *Thymus vulgaris* L. (Fam. *Labiatae*), un piccolo arbusto, alto 20-30 cm, con un robusto sistema radicale da cui origina il fusto abbondantemente ramificato, legnoso nella parte inferiore, con foglie variabili nella forma (da lineari a ellittico-lanceolate o romboidali) e fiori riuniti in specie di spighe all'apice dei rami. Si trova in Italia dal mare alla regione montana, ma preferisce le zone marine, particolarmente nei luoghi aridi soleggiati, tra le rocce. Per la raccolta della droga, effettuata durante il periodo della fioritura (maggio-luglio), si recidono i fusti fiorali 5-10 cm al di sotto dei fiori, evitando le parti legnose. Il timo contiene un olio essenziale (0,2-2,6%) caratterizzato dalla presenza predominante di composti fenolici (20-80%), particolarmente timolo e carvacrolo; inoltre, l'olio contiene monoterpeni (p-cimene e γ-terpinene), alcoli (linalolo, α-terpineolo e 4-tujanolo) e composti difenilici. Il timo contiene inoltre flavonoidi (circilineolo, timonina ed eriodictiolo), mucillagini e gli acidi caffeico, rosmarinico, ursolico ed oleanolico. La Farmacopea Europea IV riporta che la droga (*Thymi herba*), costituita dalle sommità fiorite separate dagli steli e dalle foglie *di Thymus vulgaris*, di *T. zygis* Loefl. ex L., o di una mescolanza delle due specie, debba contenere non meno di 12 ml/kg di olio essenziale e non meno dello 0,5% m/m di fenoli volatili, calcolati come timolo, sempre in riferimento alla droga essiccata. La Farmacopea Europea IV riporta anche la monografia relativa all'essenza di timo (*Thymi aetheroleum*), che si ottiene per distillazione in corrente di vapore dalle sommità fiorite fresche di *T. vulgaris* e *T. zygis* (o di una mescolanza delle due specie). L'essenza, il cui odore ricorda quello del timolo, è un liquido con odore speziato caratteristico ed aromatico. *T. vulgaris* e *T. zygis* possono essere distinti sulla base delle foglie; queste sono ovato-lanceolate e pubescenti nella pagine inferiore e di colore verde-grigiastro in *T. officinalis* e lineari-lanceolate, verdi o grigio-verdi in entrambe le pagine della lamina in *T. zygis*, con una nervatura centrale che può essere viola e, soprattutto in quelle inferiori, con lunghi peli bianchi.

Studi di farmacologia sperimentale hanno evidenziato proprietà espettoranti, spasmolitiche ed antitussive; queste proprietà sono state attribuite principalmente ai componenti dell'olio essenziale (per es. timolo e carvacrolo) ed alla presenza di flavonoidi. I flavonoidi, come la timonina, il circilineolo e l'8-metossicircilineolo, sono potenti agenti spasmolitici in preparati isolati di trachea. L'attività spasmolitica potrebbe essere attribuita ad un'interferenza con i canali del calcio. L'essenza di timo possiede inoltre attività antielmintica, antifungina, antibatterica e, a dosi più elevate, ipotensiva ed analettica. Inoltre gli estratti di timo hanno proprietà antinfiammatorie, analgesiche ed antipiretiche. Il timo viene consigliato dalla Commissione E tedesca nei casi di bronchite, catarro e pertosse. La dose raccomandata è di 1-2 g di droga per tazza di tè, da assumere varie volte al giorno a seconda del bisogno. Il timo può essere anche applicato esternamente. In genere il timo è una droga sicura; tuttavia sono stati segnalati casi di dermatite da contatto. Da ricordare la potenziale tossicità dell'olio essenziale; la DL_{50} orale nel ratto è compresa tra 2,84 e 4,7 g/kg. I sintomi tossici associati ad elevate dosi di timolo includono nausea, vomito, dolore gastrico, mal di testa, convulsioni, coma ed arresto cardiaco e circolatorio.

Essenza di pino

Si ottiene dalle foglie aghiformi o dalle sommità dei rametti di *Pinus sylvestris* L. (pino silvestre), *P. mugo* spp *umilio* (Haenke) Franco (mugo), *P. nigra* Arn. (pino di Corsica) oppure *P. pinaster* Sol. (pino marittimo) (Fam. *Pinaceae)*. Questi alberi sempreverdi sono molto diffusi nella nostra vegetazione. *P. sylvestis* è un albero alto 20-30 metri con chioma rada ed irregolare, corteccia solcata e con gemme racchiuse da numerose squamette. Le foglie aghiformi, riunite a due a due su un rametto molto corto, sono lunghe al massimo 7 cm (la maggior parte degli altri pini ha foglie più lunghe) e sono diritte nella parte basale mentre in alto sono contorte a elica. Il frutto, che proviene dall'infiorescenza femminile, forma una pigna ovale-oblunga con base tondeggiante e apice più o meno acuto. È comune sulle Alpi e lungo l'Appennino. L'olio di pino silvestre è formato per l'80% da idrocarburi monoterpenici, tra cui α-pinene e canfene, e possiede proprietà secretolitiche ed antisettiche. La FU XI riporta l'essenza di pino silvestre (*Pini sylvestris aetheroleum*), che si ottiene per distillazione in corrente di vapore dalle foglie fresche e dai giovani rametti freschi di *Pinus sylvestris.* Contiene non meno del 4% di esteri calcolati come acetato di bornile. L'olio di pino viene raccomandato dalla Commissione E tedesca per il catarro bronchiale (uso interno ed esterno) e per i dolori reumatici (uso esterno). Per il catarro viene consigliato di aggiungere alcune gocce di essenza in acqua e di inalarne i vapori. La Commissione E tedesca riporta tra l'altro che l'olio di pino può predisporre al broncospasmo e pertanto è controindicato nei casi di asma bronchiale e di pertosse.

Per le stesse indicazioni, la Commissione E tedesca raccomanda anche le gemme di *P. sylvestris.* Le gemme sono costituite da un gruppo di 3-5 gemme coniche, generalmente riunite intorno ad una gemma centrale, più lunga e voluminosa. Le gemme, lunghe 2-3 cm e larghe 1 cm, sono formate da numerose scaglie, imbricate, lanceolate, di colore dal bruno chiaro al bruno-rossastro, strettamente aderenti per l'abbondante essudato; esse contengono una resina e l'1-2% di un olio essenziale (*Pini sylvestris aetheroleum*) caratterizzato dalla presenza di pinene, limonene e di un principio amaro (pinipicrina). La Commissione E tedesca riporta che le gemme, ad azione antisettica e secretolitica, vanno assunte sotto forma di tisana, sciroppo o tintura, alla dose giornaliera di 2-3 g (non sono descritti effetti collaterali né controindicazioni).

Molte specie di *Pinus* (tra cui *P. palustris* Mill. e *P. pinaster* Ait.) hanno condotti secretori (canali resiniferi) nella corteccia e nel legno, contenenti una oleoresina vischiosa chiamata generalmente trementina. Il fluido è ottenuto per incisione del tronco in modo che l'oleoresina esca fuori. La distillazione della trementina dà l'**essenza di trementina** (*Terebenthinae aetheroleum rectificatum*), un liquido incolore, con sapore acre e piccante, insolubile in acqua e poco solubile in alcol. L'essenza di trementina viene consigliata dalla Commissione E tedesca nei casi di disturbi delle vie aeree caratterizzati da abbondante secrezione bronchiale, nonché per uso esterno per i dolori reumatici. Per il catarro bronchiale la Commissione E tedesca raccomanda di aggiungere alcune gocce di essenza di trementina in acqua calda e di inalarne poi i vapori. La Commissione E tedesca riporta che l'applicazione topica su una superficie estesa può provocare sintomi di intossicazione (danno renale ed al sistema nervoso centrale); inoltre riporta che l'essenza di trementina è controindicata nei casi di sensibilità accertata verso gli oli essenziali e nei casi d'infiammazione acuta del tratto respiratorio. Il residuo solido della distillazione della trementina prende il nome di **colofonia** (o pece greca), adoperato per la preparazione di unguenti; la colofonia contiene l'80-90% di terpeni acidi, per esempio l'acido abietico, dotato di proprietà antiflogistiche.

Essenza di abete

L'olio essenziale di abete (*Piceae aetheroleum*) si ottiene dai rametti giovani con le foglie aciculari di piante appartenenti al genere *Picea* [*Picea abies* L. Kar. (= *P. excelsa* Lam.)], o al genere *Abies* [*Abies alba* Mill., *A. sachalinensis* (Fr. Schmidt) Masters o *A. sibirica* Ledenb.] (Fam. *Pinaceae*). In Italia sono comuni l'abete rosso (*Picea abies*) e l'abete bianco (*Abies alba*), che hanno portamento piramidale e foglie perenni e possono raggiungere i 40-50 metri di altezza. Si possono distinguere dalle foglie (le foglie dell'abete bianco hanno nella pagine inferiore due linee bianche e sono piatte, mentre quelle dell'abete rosso hanno sezione quasi circolare e pungente) e dai coni dei fiori femminili (eretti nell'abete bianco, penduli nell'abete rosso; a maturità i coni dell'abete rosso, a differenza di quelli dell'abete bianco, si sfasciano). Sono entrambi presenti sulle Alpi e lungo l'Appennino; l'abete rosso viene coltivato dai floricoltori poiché è il tradizionale albero di Natale. Il principale costituente dell'olio essenziale di abete è l'acetato di bornile, presente per il 20-40%. L'olio essenziale possiede proprietà mucolitiche, iperemiche e lievemente antisettiche. La Commissione E tedesca raccomanda l'olio essenziale di abete, per uso interno ed esterno nei casi di catarro delle vie aeree superiori e basse, mentre per uso esterno per i dolori di tipo reumatico. L'olio viene utilizzato sotto forma di unguenti, gel, emulsioni, in inalazioni o aggiunti nel bagno. La Commissione E tedesca riporta inoltre che l'olio essenziale può essere irritante per mucose e per la pelle, nonché può provocare broncospasmo; la dose può variare secondo il tipo e l'intensità della malattia e la via di somministrazione. È controindicato nei casi di asma bronchiale e di pertosse. La Commissione E tedesca consiglia anche l'utilizzo delle foglie aghiformi dell'abete bianco e dell'abete rosso (5-6 g di droga/die per uso interno o 200-300 g di droga nell'acqua per bagno). Le indicazioni sono le stesse di quelle riportate per l'olio essenziale.

Essenza di niaouli

Si ottiene per distillazione in corrente di vapore dalle foglie di *Melaleuca viridiflora* Sol. ex Gaertn. (Fam. *Myrtaceae*), un albero sempreverde dell'Australia e dell'Indonesia. Secondo la FU XI, essa (*Melaleucae aetheroleum*) deve contenere non meno del 50% di 1,8-cineolo, mentre la Commissione E tedesca riporta che questo composto deve essere presente in concentrazioni che vanno dal 35 al 60%. L'essenza contiene inoltre α-terpineolo, limonene, aldeidi e composti solforati. L'essenza di niaouli si presenta come un liquido incolore o di colore giallo-citrino, odore e sapore di canfora e di menta piperita. L'essenza di niaouli possiede una ben documentata attività antibatterica e stimolante la circolazione. Essa viene consigliata dalla Commissione E tedesca per il trattamento del catarro. Tuttavia quest'essenza deve essere adoperata con cautela. Infatti, la Commissione E tedesca riporta che l'essenza, se adoperata per via interna, può provocare, sebbene in rari casi, nausea, vomito e diarrea ed è controindicata nei casi di infiammazione gastrointestinale o delle vie biliari e nei casi di gravi malattie epatiche; inoltre l'1,8-cineolo è un induttore enzimatico e pertanto può modificare il metabolismo di altri farmaci (si deve però considerare che, attualmente, non sono state descritte interazioni farmacologiche tra l'essenza di niaouli e farmaci convenzionali). Inoltre, se adoperata esternamente, la Commissione E tedesca riferisce che l'essenza non deve essere applicata sul viso dei bambini, particolarmente sul naso. La Commissione E tedesca raccomanda, per uso interno una dose giornaliera compresa tra 0.2 e 2 g (la dose singola è di 0,2 g); per uso esterno preparazioni in olio al 10-30%, mentre sotto forma di gocce nasali raccomanda una soluzione al 2-5% in olio vegetale.

26.4 Tosse

26.4.1 Quadro clinico

La tosse è un'espirazione "esplosiva" che consente il drenaggio all'esterno di eventuali secrezioni e corpi estranei presenti nell'albero tracheobronchiale. Essa è un riflesso di difesa, che presuppone una via afferente (recettori specifici a livello delle terminazioni sensitive dei nervi trigemino, glossofaringeo, laringeo superiore e vago) ed una via efferente, che segue il decorso del nervo laringeo ricorrente e dei nervi spinali (Fig. 26.6). La tosse inizia con un atto inspiratorio profondo al quale fanno seguito la chiusura della glottide, il rilassamento del diaframma ed infine la contrazione dei muscoli, che avviene a glottide chiusa. Le cause più comuni di tosse possono essere raggruppate in base alla durata della tosse. La tosse acuta (meno di 3 settimane) è spesso causata da infezioni dell'apparato respiratorio (soprattutto il raffreddore, la sinusite, la pertosse), ma anche malattie più gravi come polmonite o insufficienza cardiaca congestizia. La tosse cronica (più di 3 settimane) è tipica dei fumatori, di soggetti che assumono ACE-inibitori, di soggetti asmatici o con reflusso gastroesofageo.

La risoluzione della tosse dipende dall'identificazione della causa che la provoca e quindi dall'instaurazione di una terapia specifica. La terapia sintomatica o aspecifica della tosse dovrebbe essere limitata quando non sia nota la causa (e quindi non esiste la possibilità di effettuare un trattamento specifico) e nel caso in cui la tosse non svolga una funzione di eliminazione di sostanze presenti nelle vie aeree o provochi grave sofferenza al paziente. La tosse irritativa, non produttiva, può essere soppressa mediante farmaci antitussivi che innalzino la latenza o soglia del centro della tosse (come ad esempio la codeina o il destrometorfano). Questi farmaci non vanno utilizzati nel caso di una tosse molto produttiva, poiché la ritenzione di secrezioni nell'albero tracheobronchiale può comportare una maggiore incidenza di infezioni ed un'alterata distribuzione della ventilazione.

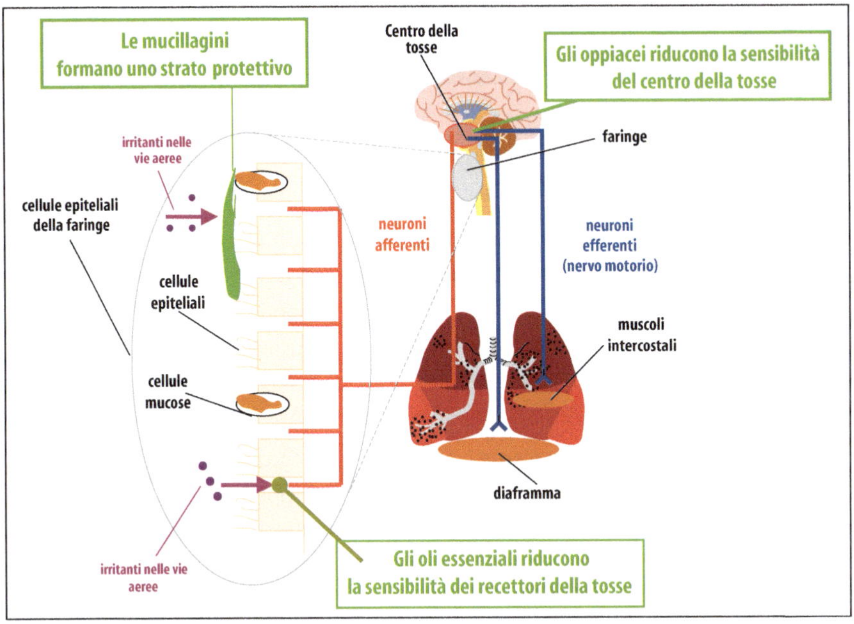

Fig. 26.6 Riflesso della tosse e sito d'azione degli antitussivi vegetali.
La tosse è un riflesso ed è pertanto identificabile una componente afferente sensoria, una efferente ed una centrale. I recettori presenti sui neuroni afferenti (che sono presenti dalla laringe fino ai bronchi) possono essere attivati da stimoli nocivi e pertanto trasmettere l'informazione al centro della tosse. Dal centro della tosse, attraverso i nervi efferenti, partono impulsi che portano alla contrazione dei muscoli respiratori con conseguente aumento della pressione intratoracica. Il tutto si traduce nell'espulsione "esplosiva" dell'aria dagli alveoli attraverso le vie aeree.
Le piante mucillaginose formano uno strato protettivo sulle cellule epiteliali della faringe. Gli oli essenziali riducono la sensibilità dei recettori della tosse sui neuroni afferenti. Gli oppiacei riducono la sensibilità del centro della tosse

Infine è da sottolineare che studi clinici preliminari hanno evidenziato l'efficacia e la sicurezza della teobromina, alcaloide presente nei semi di cacao (*Theobroma cacao*).

26.4.2 Fitoterapia della tosse

I prodotti fitoterapici in grado di calmare la tosse possono ridurre: (i) l'irritazione locale della gola (è questo il caso delle droghe mucillaginose), (ii) il riflesso della tosse a livello periferico (ad esempio le droghe contenenti oli essenziali) e (iii) la sensibilità del centro della tosse (ad esempio l'oppio) (Fig. 26.6 e Tab. 26.7). Le piante medicinali raccomandate dalla Commissione E tedesca per il trattamento della tosse sono riportate nella Tabella 26.6.

Tabella 26.7 Sito d'azione di alcuni antitussivi di origine vegetale [Da: Ziment I (2002) Pulm Pharmacol Ther 15:327-333]

Sito d'azione	*Effetto*	*Esempio*
Sistema nervoso centrale		
Centro della tosse	Deprimente	Oppiacei
Vie aeree superiori		
Naso	Decongestionante	Efedra
Bocca	Amaro	Saponine
Faringe	Demulcente	Mucillagini
	Anestestico locale	Mentolo, eucaliptolo, oli essenziali
Basse vie aeree		
Trachea	Demulcente (vapore)	Mentolo, eucaliptolo
Bronchi	Broncodilatatore	Atropinici, efedra, marijuana
Alveoli bronchiali	Stimolante ciliare	Oli essenziali
	Mucoregolatore	Vasaka (*Adenanthera vasika* Nees)
	Espettorante	Spezie, ipecacuana
	Surfattante	Eucalipto, noce moscata
	Antiallergico	Flavonoidi
	Anti-neurochinine	Capsaicina, visnaga (cromolina)
	Antinfiammatorio	Liquirizia

Piante medicinali contenenti mucillagini

Le droghe mucillaginose vengono impiegate come rimedi tradizionali per alleviare la tosse secca; queste, infatti, formano uno strato protettivo in grado di proteggere la mucosa dalle irritazioni. Le molecole che compongono la mucillagine sono troppo grandi per essere assorbite e trasportate alla mucosa tracheobronchiale, se somministrate per via orale. Tuttavia, in alcuni studi effettuati con l'estratto di altea, è stato dimostrato che l'effetto protettivo delle mucillagini non si limita alla faringe, ma si esercita anche a livello della mucosa e della muscolatura tracheobronchiale. Le droghe mucillaginose consigliate dalla Commissione E tedesca per il trattamento della tosse sono: 1) il lichene islandico (tallo di *Cetraria islandica* L., Fam. *Parmeliaceae*) che contiene il 50% di mucillagini (lichenina e isolichenina) e principi amari; 2) la farfara (foglie di *Tussilago farfara* L., Fam. *Asteraceae*) che contiene il 6-10% di mucillagini e tannini nonché alcaloidi pirrolizidinici; 3) la malva (fiori o foglie di *Malva sylvestris* L. o foglie di *M. neglecta* Wallr., Fam. *Malvaceae*), che contiene il 10% (fiori) o il 5-8% (foglie) di mucillagini; 4) l'altea (radici o foglie di *Althaea officinalis* L. Fam., *Malvaceae*) che contiene il 5-10% di mucillagini; 5) il tiglio (fiori di *Tilia cordata* Mill. e/o *T. platyphyllos* Scop., Fam. *Tiliaceae*), che contiene mucillagini, flavonoidi e tannini. Queste droghe sono in genere sicure; tuttavia, la Commissione E tedesca raccomanda che la farfara non venga somministrata durante la gravidanza e l'allattamento ed, in generale, non si deve superare una dose giornaliera di 1 μg di alcaloidi pirrolizidinici. Le droghe mucillaginose vengono comunemente somministrate sotto forma di infusi, in quanto le mucillagini sono abbastanza solubili in acqua.

Piante medicinali contenenti oli essenziali

Gli oli essenziali sono miscele di composti molto complesse, profumate. Le piante ricche di oli essenziali si possono trovare nel 30% dei vegetali. Particolarmente ricche di oli essenziali sono le *Apiaceae*, le *Laminaceae*, le *Lauraceae*, le *Mirtaceae* e le *Rutaceae*. Gli oli essenziali sono presenti in particolari organi delle piante, come ad esempio nei peli ghiandolari delle foglie e nei fiori. Essi possiedono diverse proprietà farmacologiche, incluse quelle antisettiche, espettoranti ed antitussive. L'azione antitussiva è stata attribuita alla capacità degli oli di ridurre la sensibilità dei recettori della tosse sulle fibre afferenti della laringe (Fig. 26.6), nonché di agire sulle basse vie aeree, esercitando azione dumulcente sulla trachea e stimolante ciliare e surfattante sugli alveoli bronchiali (Tab. 26.7). In genere, non è possibile tracciare un confine netto tra oli essenziali ad azione antitussiva ed oli essenziali ad azione espettorante (Tabb. 26.5 e 26.6); infatti gli espettoranti possiedono un effetto antitussivo indiretto, in quanto favoriscono l'eliminazione di muco, che rappresenta uno stimolo per la tosse. Inoltre, gli oli essenziali possono essere contenuti in pastiglie per la gola; in questo caso la funzione di queste sostanze è quella di produrre una sensazione piacevole al gusto che stimola la secrezione della saliva, che, a sua volta, attiva il riflesso della deglutizione (la deglutizione è in grado di controllare l'impulso della tosse).

Il timo è l'unica droga vegetale, ricca in oli essenziali, ad essere raccomandata dalla Commissione E tedesca per il trattamento della tosse (Tab. 26.6). Tuttavia, diversi sono gli oli essenziali comunemente utilizzati nei rimedi contro la tosse; i principali sono: 1) l'olio essenziale di anice (dai frutti maturi di *Pimpinella anisum* L., Fam. *Apiaceae*), dal sapore dolciastro ed odore pungente caratteristico dell'anice; è formato per il 90% da trans-anetolo; 2) l'olio di eucalipto (dalle foglie fresche di *Eucalyptus globulus* Labill., Fam. *Myrtaceae*), che contiene almeno il 70% di eucaliptolo (cineolo) e caratterizzato dal sapore inizialmente acre e poi rinfrescante e dall'odore simile alla canfora; 3) l'olio di finocchio (dai frutti maturi di *Foeniculum vulgare* Mill. var. *vulgare* (Mill.) Thellung, Fam. *Apiaceae*), che presenta un odore inizialmente simile all'anice, mentre il sapore dapprima è dolce e poi amaro canforaceo; è composto per il 50-70% da trans-anetolo e dal 10-23% da fencone; non deve contenere più del 5% di estragone; 4) l'olio di menta (dalle sommità fiorite di *Mentha piperita* L., Fam. *Labiatae*), composto da mentolo (40-55%), mentone (10-35%) e da esteri del mentolo (10%); 5) olio di timo (dalle sommità fresche fiorite di *Thymus vulgaris* L. Fam. *Labiateae*), un liquido incolore che gradualmente vira al rosso con odore fenolico e sapore acre; è formato principalmente da timolo (30-70%) e carvacrolo (3-15%).

Gli oli menzionati sopra possono manifestare diversi effetti collaterali; ad esempio la Commissione E tedesca riporta che l'anetolo dell'anice può provocare allergie, e conseguentemente l'anice può provocare occasionalmente reazioni allergiche al tratto respiratorio ed al tratto gastrointestinale; l'olio di eucalipto, in rari casi, può indurre nausea, vomito e diarrea ed è controindicato nei casi di disturbi del tratto gastrointestinale e dei dotti biliari, oltre che nei casi di gravi malattie epatiche; l'olio di menta può provocare disturbi allo stomaco in individui sensibili ed è controindicato nei casi di ostruzione biliare, infiammazione della colecisti e grave danno epatico; infine, l'olio di finocchio può provocare, in rari casi, reazioni allergiche della pelle e del sistema respiratorio ed è controindicato in gravidanza e nei bambini.

Oppiacei

Questi composti derivano dal latice condensato delle capsule immature di *Papaver somniferum* L. (Fam. *Papaveraceae*). Nella FU XI viene riportato che l'oppio polvere titolata (*Opiii pulvis normatus*) si ottiene dall'oppio polverizzato; il titolo, dal 9,5% a non più del 10,5% in morfina anidra, è "aggiustato", se necessario, per aggiunta di lattosio o di una polvere di oppio a basso contenuto in morfina anidra; il titolo è calcolato in morfina anidra, con riferimento alla droga essiccata. Gli alcaloidi fenantrenici dell'oppio (morfina e codeina), nonché la noscapina (alcaloide benzilisochinolinico) attivano i recettori degli oppioidi del centro della tosse, determinando un innalzamento della soglia di insorgenza della tosse. L'effetto antitussivo può essere dimostrato sperimentalmente nei confronti della tosse indotta da stimolazione elettrica bulbare oppure da irritazione chimica o meccanica delle vie respiratorie. Generalmente la dose necessaria per sopprimere la tosse è inferiore a quella necessaria per indurre l'analgesia. Una dose orale di 10-20 mg di codeina, quantunque inefficace per indurre l'analgesia, provoca un effetto antitussivo, mentre dosi di codeina più elevate provocano una soppressione ancora più accentuata della tosse cronica. Oltre alla codeina, vengono utilizzati il destrometorfano (un analogo della codeina pressoché privo di azione analgesica), l'idrocodone e l'idromorfone (che si ottengono modificando la struttura della morfina).

26.5 Rinite

26.5.1 Quadro clinico

La rinite è caratterizzata da una sensibilizzazione del tratto respiratorio superiore a uno o più allergeni e può essere stagionale o continua. Nel primo caso la rinite è provocata dall'inalazione di allergeni, soprattutto il polline di varie piante. Nel secondo caso, essa può essere provocata da semplice polvere o terriccio domestico. La rinite allergica è caratterizzata da starnuti, rinorrea, ostruzione nasale, prurito congiuntivale e faringeo e lacrimazione che si manifestano in seguito ad esposizione all'allergene. Benché la forma più comune di rinite allergica sia quella stagionale, strettamente correlata alla concentrazione dei pollini nell'aria, le manifestazioni cliniche della rinite allergica possono presentarsi tutto l'anno, in seguito all'esposizione cronica ad antigeni ambientali. I più comuni allergeni ambientali sono l'epitelio di desquamazione presente nella forfora degli animali domestici, le proteine di alcuni insetti, nonché la polvere che si accumula nell'ambiente di lavoro e nelle case. Gli acari della polvere si nutrono delle desquamazioni della cute umana e ricoprono con sostanze proteiche da loro prodotte il materiale digerito, che viene successivamente escreto sotto forma di bolo fecale. L'incidenza della rinite allergica nel Nord America è di circa il 7% e la frequenza è maggiore tra i bambini e gli adolescenti. La rinite può essere associata all'asma. La rinite può essere causata anche dall'abuso di spray nasali contenenti decongestionanti.

Il più efficiente strumento per il controllo delle malattie allergiche consiste nell'evitare l'esposizione agli allergeni incriminati; tuttavia la terapia farmacologica, effettuata per ridurre i sintomi dell'allergia, rappresenta l'approccio usuale nel caso di rinite allergica stagionale o persistente. Vengono generalmente adoperati farmaci antistaminici (anti

H_1), come la fexofenadina e la cetirizina, gli agonisti α_1-adrenergici, come la fenilefrina o l'oximetazolina, impiegati per via topica per alleviare l'ostruzione e la congestione nasale, il cromoglicato sodico, somministrato sotto forma di spray nasale, utile per la profilassi ed infine gli steroidi somministrabili per via nasale; da ricordare anche l'immunoterapia (iniezioni sottocutanee a concentrazioni gradualmente crescenti dell'allergene) che ha una durata dai 3 ai 5 anni.

26.5.2 Fitoterapia della rinite

Non esistono piante medicinali consigliate dalla Commissione E tedesca per il trattamento della rinite, anche se l'efedra, in virtù delle sue azioni simpaticomimetiche, potrebbe alleviare l'ostruzione nasale. La maggiorana (foglie e fiori essiccati di *Origanum majorana* L., Fam. *Lamiaceae*) è stata adoperata in passato per il trattamento della rinite e del raffreddore nei bambini; tuttavia la Commissione E tedesca riporta che l'utilizzo della maggiorana per quest'indicazione non è stata sufficientemente documentata e pertanto non può essere consigliata. L'olio essenziale di niaouli (dalle foglie di *Melaleuca viridiflora* Sol. [o *M. quinquenervia* (Cav., Fam. *Mirtaceae*)] è presente in diverse preparazioni per inalazione adoperate nel trattamento della rinite o del catarro bronchiale. Tuttavia di rilievo è il farfaraccio (*Petasites hybridus*), che si è dimostrato efficace in pazienti con rinite o altre forme allergiche. Risultati incoraggianti, seppur preliminari, sono stati riportati anche per l'ortica (*Urtica dioica*).

Farfaraccio

Botanica/Costituenti chimici. *Petasites hybridus* L. Gaertn., B. Mey e Scherb. (Fam. *Asteraceae/Compositae*) è un arbusto che cresce fino ad un'altezza di un metro, un metro e mezzo e lo si trova di solito nei terreni umidi e paludosi, nelle foreste piovose e lungo fiumi o ruscelli; è presente in tutt'Italia, tranne che nelle isole. Si origina da un grosso rizoma carnoso da cui, in primavera, si sviluppa il fusto fiorifero senza foglie (queste compaiono al termine della fioritura). Presenta foglie ondulate che possono raggiungere il diametro di un metro, un metro e mezzo, con un lungo picciolo soffuso di porpora ed il margine irregolarmente dentato; caratteristica è anche l'infiorescenza che è un racemo allungato color porpora; il frutto è un achenio. Le parti ipogee e le foglie sono quelle che vengono normalmente adoperate in fitoterapia. I principali composti chimici, presenti sia nelle foglie che nelle radici, sono i sesquiterpeni (ad es.

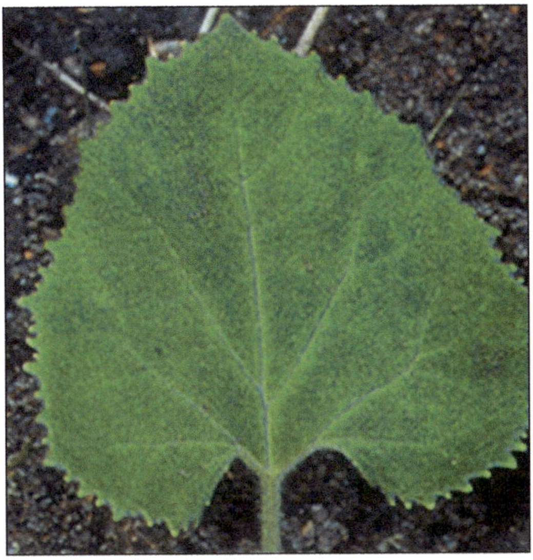

Tavola 26.2 *Petasites hybridus*

petasina e isopetasina), un olio volatile e gli alcaloidi pirrolizidinici (ad es. senecionina ed integerrimina).

Farmacologia/Meccanismo d'azione. I principali costituenti attivi del farfaraccio sono le petasine e le isopetasine. Le petasine sono responsabili delle proprietà spasmolitiche, essendo in grado di ridurre gli spasmi della parete vasale e della trachea, probabilmente per le loro azioni calcio antagonistiche e sequestranti il calcio intracellulare. Questi composti sono anche dotati di attività ipotensiva e deprimente il ritmo cardiaco. L'azione antinfiammatoria del farfaraccio è ben documentata; la petasina, l'isopetasina e la neopetasina sono inibitori della sintesi dei leucotrieni, prevalentemente per inibizione dell'enzima lipossigenasi; inoltre la petasina (ma non l'isopetasina e la neopetasina) inibisce il rilascio di PAF e l'attività della fosfolipasi A_2.

Efficacia clinica. Il farfaraccio è un rimedio tradizionale per i disturbi dell'apparato respiratorio, in particolare per il trattamento della tosse e dell'asma bronchiale. Inoltre la Commissione E tedesca raccomanda le parti ipogee di *P. hybridus* per i dolori spastici acuti del tratto urinario, particolarmente nei casi di calcoli. Gli studi clinici relativi all'efficacia del farfaraccio nel trattamento della rinite o di altre condizioni allergiche (asma, allergia cutanea) sono riassunti nella Tabella 26.8. I dati relativi all'efficacia della droga nel trattamento della rinite sono incoraggianti. In quattro studi su cinque, infatti, il farfaraccio si è rivelato superiore al placebo e/o efficace come gli antiallergici di sintesi nel ridurre i sintomi soggettivi o oggettivi della rinite oppure nell'attenuare i sintomi nasali indotti dalla somministrazione di adenosina. Risultati preliminari alquanto promettenti sono stati osservati anche per il trattamento dell'asma [Lee e coll. (2004) Clin Exp Allergy 34:110-114]. Questi studi incoraggianti sono stati confermati da uno studio in aperto, prospettico, non randomizzato, nel quale è stato dimostrato come il farfaraccio (Petatolex®, 150 mg/die per 8-16 settimane) riducesse sia la gravità dei sintomi in pazienti asmatici (64 adulti e 16 bambini affetti da asma), sia il ricorso a farmaci antiasmatici di sintesi [Danesch (2004) Altern Med Rev 9:54-62]. Diversamente, è improbabile che il farfaraccio possa essere di aiuto nei casi di allergie cutanee; infatti gli Autori di uno studio clinico hanno riportato che il farfaraccio non era in grado di ridurre le allergie cutanee indotte da somministrazioni di istamina [Tab. 26.8, Jackson e coll. (2004) Ann Allergy Asthma Immunol 92:250-254].

Effetti collaterali/Controindicazioni. Il farfaraccio sembra essere ben tollerato. Negli studi clinici non sono stati riportati effetti collaterali di rilievo. Va precisato, tuttavia, che gli alcaloidi pirrolizidinici sono epatotossici e cancerogeni; pertanto è altamente sconsigliata la somministrazione della droga in gravidanza e durante l'allattamento. La Commissione E tedesca raccomanda di non superare 1 μg/die di alcaloidi pirrolizidinici. Attualmente si coltivano anche varietà di *Petasites* prive di alcaloidi e gli estratti commerciali contengono quantità irrisorie di alcaloidi pirrolizidinici.

Preparazioni/Dose. Sono disponibili vari estratti standardizzati di farfaraccio: capsule molli, contenenti 50 mg di un estratto lipofilico ottenuto per estrazione con anidride carbonica e standardizzato ad un contenuto minimo del 15% di petasine, vengono commercializzate con il nome Petadolex®. L'estratto non contiene alcaloidi pirrolizidinici; in genere viene raccomandato di assumere una sola capsula al giorno. Per il trattamento dei disturbi delle vie urinarie, la Commissione E tedesca consiglia una dose giornaliera di 4,5-7 g di droga secca, raccomandando di non superare 1 μg/die di alcaloidi pirrolizidinici. La durata del trattamento, secondo la Commissione E tedesca, non deve superare le 4-6 settimane per anno.

Vedi Cap. 25 per l'uso del farfaraccio nel trattamento dell'emicrania.

Ortica (parti aeree)

Le parti aeree di piante appartenenti al genere *Urtica* (ad es. *Urtica dioica* L., o *U. urens.*, Fam. *Urticaceae*) contengono flavonoidi, acido

Tabella 26.8 Farfaraccio: sommario degli studi clinici randomizzati nel trattamento della rinite o di altre condizioni allergiche

*Bibliografia**	*Disegno sperimentale*	*Pazienti*	*Trattamento*	*Principali risultati*
Gray 2004 Ann Allergy Asthma Immunol 93:56	Doppio cieco, gruppi incrociati (placebo e farfaraccio)	35 pazienti con rinite allergica intermittente	Petaforce® (100 mg/die per 2 settimane)	Nessuna differenza tra farfaraccio e placebo
Lee 2004 Clin Exp Allergy 34:646	Doppio cieco, tre gruppi incrociati (placebo, farfaraccio e fexofenadina)	60 pazienti con rinite allergica	Estratto (100 mg/die per una settimana)	Farfaraccio superiore al placebo ed efficace come la fexofenadina (riduzione dei sintomi nasali indotti da adenosina e miglioramento del flusso di inspirazione nasale)
Jackson 2004 Ann Allergy Asthma Immunol 92:250	Doppio cieco, gruppi incrociati (placebo, farfaraccio, fexofenadina, montelukast)	20 pazienti atopici	Estratto (100 mg/die per una settimana)	La fexofenadina, ma non il farfaraccio o il montelukast, superiore al placebo (riduzione dell'allergia cutanea indotta da istamina)
Lee 2004 Clin Exp Allergy 34:110	Doppio cieco, due gruppi incrociati (placebo e farfaraccio)	16 pazienti con asma atopico trattati con corticosteroidi	Estratto (100 mg/die per una settimana)	Farfaraccio superiore al placebo (riduzione della broncocostrizione indotta da adenosina e di alcuni marker dell'infiammazione)
Lee 2003 Clin Exp Allergy 33:882	Doppio cieco, due gruppi incrociati (placebo e farfaraccio)	20 pazienti con rinite allergica stagionale (febbre da fieno)	Estratto (100 mg/die per due settimane)	Farfaraccio superiore al placebo (riduzione dei sintomi nasali indotti da adenosina)
Schapowal 2002 BMJ 324:144	Due gruppi paralleli (farfaraccio e cetirizina)	125 pazienti con rinite allergica stagionale (febbre da fieno)	Estratto ZE 339 (32 mg di petasina/die per due settimane)	Farfaraccio efficace come la cetirizina (riduzione dei sintomi della rinite allergica)

* Primo autore, anno, rivista, volume, prima pagina. ZE 339 è ottenuto per estrazione con anidride carbonica. Ogni compressa contiene 8 mg di petasine e la dose giornaliera è di 32 mg di petasine

silicico e un olio volatile e possiedono attività antinfiammatoria. L'ortica (parti aeree) viene raccomandata dalla Commissione E tedesca per la terapia adiuvante dei disturbi reumatici, sia per uso interno che per uso esterno; inoltre viene raccomandata per gli stati infiammatori delle vie urinarie (terapia diluente) e per il trattamento dei calcoli renali. Gli Autori di uno studio randomizzato in doppio cieco, effettuato su 98 pazienti, hanno dimostrato che un estratto ottenuto dalle parti aeree di ortica era superiore al placebo nell'alleviare i sintomi della rinite allergica [Mittman (1990) Planta Med 56:44-47]. L'incidenza degli effetti collaterali è bassa; i principali sono dolori gastrointestinali, reazioni allergiche e prurito. La dose raccomandata dalla Commissione E tedesca è di 8-12 g di droga secca.

Vedi Cap. 25 per l'uso dell' ortica nelle malattie infiammatorie.
Vedi Cap. 28 per l'uso dell'ortica nell'iperplasia prostatica benigna.

26.6 Raffreddore ed influenza

26.6.1 Quadro clinico

Il **raffreddore** è un'infezione virale contagiosa delle vie respiratorie superiori, di solito provocata da un ceppo di rinovirus. I sintomi più comuni del raffreddore sono congestione nasale, starnutazione, mal di gola, tosse, laringite, congestione bronchiale, mal di testa e a volte febbre. Il raffreddore viene trattato sintomaticamente con riposo, blandi analgesici, decongestionanti e aumentato apporto di liquidi. L'**influenza** è un'infezione altamente contagiosa del tratto respiratorio provocata da un mixovirus e trasmessa per mezzo di goccioline aeree. Sono stati identificati tre ceppi principali di virus influenzali: il tipo A, il tipo B ed il tipo C. Emergono ad intervalli regolari nuovi ceppi virali che prendono il nome dalla loro origine geografica. L'influenza asiatica, ad esempio, è un tipo di influenza A. L'influenza si può presentare in casi isolati, in epidemie o pandemie. Essa è caratterizzata dai sintomi tipici del raffreddore, con l'aggiunta di febbre elevata, di dolori muscolari e articolari e disturbi gastrointestinali. La terapia è generalmente sintomatica ed include il riposo a letto, la somministrazione di farmaci antinfiammatori non steroidei e l'assunzione di liquidi. Per le persone anziane o indebolite si raccomanda una vaccinazione annuale con i ceppi virali più recenti. Nelle persone ad alto rischio si può usare la chemioprofilassi con l'amantadina o la rimantadina. Sia il raffreddore che l'influenza durano dai cinque ai sette giorni, a meno che non si sovrappongano infezioni batteriche.

26.6.2 Fitoterapia del raffreddore e dell'influenza

Il trattamento di raffreddore e influenza è generalmente sintomatico e prevede l'uso di farmaci antipiretici ed antinfiammatori. L'approccio fitoterapico è invece generalmente diverso; infatti, in fitoterapia, vengono adoperati gli immunostimolanti; attraverso la stimolazione del sistema immunitario, queste sostanze possono diminuire la durata della malattia (o prevenirne i sintomi). Echinacea, andrografis e, in misura minore, astragalo sono droghe vegetali immunostimolanti ampiamente valutate in studi clinici.

Le piante medicinali utilizzate nel trattamento di raffreddore ed influenza sono riportate nella Tab. 26.9. La Commissione E tedesca

Tabella 26.9 Piante medicinali tradizionalmente adoperate per il trattamento del raffreddore e dell'influenza

Nome comune della droga	*Nome latino della pianta*	*Parte della pianta utilizzata*	*Principali costituenti chimici*	*Dose giornaliera*
Andrografis	*Andrographis paniculata*	Parti aeree	Andrografolidi (lattoni diterpenici), diterpeni, flavonoidi	2-3 g
Astragalo	*Astragalus membranaceus*	Radici	Polisaccaridi, saponine triterpeniche, flavonoidi	10 g
Echinacea*#	*Echinacea* spp	Parti aeree, rizoma	Polisaccaridi, flavonoidi, derivati dell'acido caffeico	0,9 g
Efedra*	*Ephedra sinica*	Parti aeree	Alcaloidi (efedrina, pseudoefedrina)	60-90 mg di alcaloidi
Salice**	*Salix* spp	Corteccia	Glucosidi ed esteri dell'acido salicilico, tannini	5-10 g
Sambuco*	*Sambucus nigra*	Fiori	Flavonoidi, olio essenziale, tannini e triterpeni	10-15 g
Spirea olmaria*	*Spirea ulmaria*	Fiori, parti aeree fiorite	Salicilati, flavonoidi (0,5%), tannini ed un olio essenziale	2,5-3,5 g di fiori 4-5 g di parti aeree fiorite
Tiglio*	*Tilia cordata, T. platyphyllos*	Fiori	Flavonoidi, tannini, olio essenziale, acidi organici, mucillagini	2-4 g

* Raccomandata dalla Commissione E tedesca per il trattamento di raffreddore ed influenza;
** Raccomandata dalla Commissione E tedesca per le sindromi febbrili;
\# La Commissione E tedesca raccomanda le radici di *E. pallida* e le parti aeree di *E. purpurea*

raccomanda l'echinacea, l'efedra, la spirea olmaria ed il sambuco per il trattamento di raffreddore ed influenza ed il salice per le sindromi febbrili. Queste piante possono agire prevalentemente con un meccanismo immunostimolante (echinacea), decongestionante (efedra), antipiretico (spirea olmaria e salice) o diaforetico (sambuco, tiglio). In generale le droghe diaforetiche possono dare sollievo attraverso la diminuzione della temperatura corporea; questa proprietà non è stata chiaramente dimostrata e l'effetto diaforetico deriva probabilmente dall'assunzione del liquido caldo (infatti queste droghe sono generalmente somministrate sotto forma di tisane). In questo capitolo verranno descritte la spirea olmaria, il tiglio ed il sambuco (l'efedra è stata descritta tra gli antiasmatici in questo Capitolo, mentre il salice è stato descritto nel Capitolo 25; l'echinacea, l'andrografis e l'astragalo saranno descritte in dettaglio nel Capitolo 27).

Piante medicinali immunostimolanti (echinacea, andrografis, astragalo)

L'**echinacea** è stata valutata per la prevenzione ed il trattamento delle infezioni non complicate del tratto respiratorio superiore [vedi Tabb. 27.11 e 27.12, Cap. 27]. Del genere *Echinacea* sono state utilizzate divese specie e diverse parti della pianta. La qualità metodologica degli studi condotti sull'echinacea è risultata scarsa, soprattutto per quanto riguarda gli studi meno recenti; sulla base di questi studi non è possibile stabilire l'efficacia dell'echinacia nel trattamento o nella prevenzione delle infezioni non complicate del tratto respiratorio superiore. La Commissione E tedesca raccomanda le radici di *E. pallida* per il trattamento adiuvante dei sintomi influenzali e le parti aeree di *E. purpurea* per il trattamento adiuvante di raffreddori ed infezioni croniche del tratto respiratorio e del tratto urinario. La Commissione E tedesca, in una monografia pubblicata nel 1992, non ha valutato positivamente le parti aeree e le radici di *E. angustifolia* e di *E. pallida*, a causa dell'assenza di adeguati studi.

L'efficacia dell'**andrografis** (parti aeree di *Andrographis paniculata* (Burm. F.) Nees (Fam. *Acanthaceae*), è stata valutata in una recente revisione sistematica che ha evidenziato l'esistenza di cinque studi randomizzati, in doppio cieco, con placebo (vedi Box 27.6, Cap. 27) [Poolsup e coll. (2004) J Clin Pharm Ther 29:37-45]. I risultati di questa rassegna suggeriscono che l'andrografis, da solo o in combinazione con l'eleuterococco, è superiore al placebo nel trattamento delle infezioni non complicate del tratto respiratorio superiore. Inoltre in uno studio si riportava che l'efficacia dell'andrographis era paragonabile a quella del paracetamolo, un farmaco antinfiammatorio non steroideo, in pazienti (n = 152) con faringotonsillite. L'andrografolide, il principale componente di *A. paniculata*, viene utilizzato in Scandinavia per la prevenzione del raffreddore.

L'**astragalo** è la radice di *Astragalus membranaceus* (Fish Bge.) e di *A. membranaceus* var. *mongholicus* (Bge) (= *A. mongholicus*) (Fam. *Leguminose*). Entrambe sono riportate nella Farmacopea della Repubblica Popolare Cinese come *Radix astragali*. In una recente rassegna [No Author listed (2003) Altern Med Rev 8:72-77] sono stati riassunti i dati clinici relativi all'efficacia dell'astragalo. Gli studi clinici effettuati, per la maggior parte pubblicati in lingua cinese, hanno evidenziato l'efficacia dell'astragalo nel trattamento delle infezioni virali, incluse le malattie da raffreddamento. Poiché gli studi sono stati pubblicati in lingua cinese, non è stato possibile risalire al disegno sperimentale e quindi valutarne la qualità; pertanto questi risultati, seppur incoraggianti, vanno considerati con la necessaria cautela.

L'echinacea, l'andrografis e l'astragalo sono descritti in dettaglio nel Capitolo 27.

Sambuco

È dato dalle infiorescenze essiccate di *Sambucus nigra* L. (Fam. *Caprifoliaceae*), un arbusto o piccolo albero che cresce fino alla zona montana di tutta Italia nei luoghi ruderali, lungo le siepi e i fossi e nei boschi radi. Presenta foglie opposte a due a due, composte da 3-7 foglioline, con un picciolo dilatato alla base e fiori odorosi, riuniti in un ampio corimbo al termine dei rami. Il frutto è una drupa nera. I fiori si essiccano rapidamente all'aria ed al sole e durante questa operazione assumono un colore giallo bruno ed un odore aromatico speciale, molto più gradevole di quello dei fiori freschi. La droga contiene flavonoidi, un olio essenziale (0,3%, formato per i due terzi da acidi grassi e per il 7% da alcani), tannini e triterpeni. Le foglie di *S. nigra* contengono glicosidi cianogenetici (sambunigrina, prunasina e zigrina), mentre nella corteccia sono presenti lectine. La Farmacopea Europea IV riporta che la droga (*Sambuci flos*) deve contenere non meno dello 0,80% di flavonoidi, calcolati come isoquercitroside, con riferimento alla droga essiccata. Il sambuco possiede proprietà diaforetiche, diuretiche, lassative, debolmente antinfiammatorie e stimolanti la secrezione bronchiale. Il sambuco è consigliato dalla Commissione E tedesca per il trattamento del raffreddore; la dose giornaliera consigliata è di 10-15 g di droga essiccata da assumersi sotto forma di tisana, 1-2 tazze più volte al giorno e da bere quando è caldo. Il sambuco appare una droga sicura. La Commissione E tedesca non riporta effetti collaterali o controindicazioni. Da ricordare, tuttavia, la presenza di alcaloidi cianogenetici nelle foglie e probabilmente nei semi.

Tiglio

È dato dai fiori essiccati di *Tilia cordata* Mill. (= *T. parvifolia* Ehrh. et Hofm.) e/o *T. platyphyllos* Scop. (Fam. *Tiliaceae*). *T. platyphyllos* è anche detto tiglio estivo per la sua fioritura precoce, mentre *T. cordata* fiorisce circa due settimane dopo e viene chiamato tiglio invernale. Sono alberi alti fino a 30 metri, con foglie cuoriformi e asimmetriche, a margine seghettato, che vengono coltivate per ornamento lungo viali e giardini a causa della loro crescita e della loro longevità. I fiori sono riuniti in infiorescenze pendule portate da un lungo peduncolo; essiccati hanno un odore gradevole, caratteristico, diverso da quello dei fiori freschi. Il sapore, piacevole, dolciastro e mucillaginoso è dato dall'interazione di tannini astringenti con mucillagini e sostanze aromatiche. Il frutto è una noce. La droga contiene flavonoidi, tannini (2%), un olio essenziale (contenente fenoli e terpeni), acidi (acido caffeico, clorogenico e p-cumarico) e sostanze mucillaginose (3%). La Farmacopea Europea IV riporta le infiorescenze essiccate (*Tilia flos*) di *T. cordata, T. platyphyllos, Tilia vulgaris* Heyne o una mescolanza di queste; la presenza di altre *Tilia* (*T. tomentosa, T. americana*) viene esclusa con saggi specifici. Il tiglio possiede proprietà diaforetiche ed antispastiche che sono state attribuite all'acido p-cumarico ed ai flavonoidi. Inoltre, all'olio essenziale sono state attribuite proprietà diuretiche, sedative ed antispastiche. Il tiglio è consigliato dalla Commissione E tedesca per il trattamento del raffreddore e della tosse correlata agli stati di raffreddamento; la dose giornaliera consigliata è di 2-4 g di droga essiccata da assumersi sotto forma di tisana o in altre forme galeniche per uso interno. Il tiglio appare una droga sicura. La Commissione E tedesca non riporta effetti collaterali o controindicazioni.

Spirea olmaria (olmaria)

È data dai fiori essiccati (o dalle parti aeree raccolte durante la fioritura ed essiccate) di *Filipendula ulmaria* L. Maxim. (= *Spiraea ulmaria* L.) (Fam. *Rosaceae*). È una pianta erbacea vivace con fusti eretti e alti fino a 150 cm, con superficie glabra; presenta foglie basali lunghe fino a 50 cm, composte, formate da 2-5 paia di foglie tra le quali delle foglioline; le foglie del fusto sono più semplici ed hanno alla base due foglioline a forma di orecchiette. I fiori, profumati, sono riuniti in una pannocchia terminale ampiamente ramificata; essiccati, emanano un lieve odore di salicilato di metile ed un sapore aspro ed astringente. Il frutto è formato da sei-dieci acheni di piccole dimensioni, avvolti a spirale. La pianta è diffusa dalla zona submontana a quella subalpina di tutta Italia, manca nelle isole; si trova nei prati freschi, ai margini di paludi e acquitrini. La droga contiene salicilati, principalmente (70%) aldeide salicilica (ma anche altri salicilati, quali isosalicina, salicilato di metile, acido salicilico, salicina e spireina), tannini, flavonoidi (0,5%) ed un olio essenziale. I salicilati potrebbero conferire alla droga effetti analgesici, antipiretici ed antinfiammatori; tuttavia è da tener presente che la droga viene adoperata per preparare infusi, che contengono solo tracce di salicilati; per questo motivo gli infusi a base di spirea olmaria non vengono considerati rimedi a base di salicilati, ma piuttosto come un rimedio aromatico. La spirea olmaria è consigliata dalla Commissione E tedesca per il trattamento adiuvante del raffreddore; la dose giornaliera consigliata è di 2,5-3,5 g di fiori (o 4-5 g di sommità fiorite), da assumersi sotto forma di infuso e da bere il più caldo possibile. La spirea olmaria è una droga sicura. La Commissione E tedesca riporta che la spirea olmaria non debba essere usata nei casi di sensibilità accertata verso i salicilati.

Letture di approfondimento

Barrett B (2003) Medicinal properties of Echinacea: a critical review. Phytomedicine 10:66-86

Bielory L (2004) Complementary and alternative interventions in asthma, allergy, and immunology. Ann Allergy Asthma Immunol 93(2 Suppl 1):S45-S54

Caruso TJ, Gwaltney JM Jr (2005) Treatment of the common cold with echinacea: a structured review. Clin Infect Dis 40:807-810

Chen XY, Wu TX, Liu GJ, Wang Q, Zheng J, Wei J, Ni J, Zhou LK, Duan X, Qiao JQ (2005) Chinese medicinal herbs for influenza. Cochrane Database Syst Rev CD004559

Hofmann D, Hecker M, Volp A (2003) Efficacy of dry extract of ivy leaves in children with bronchial asthma - a review of randomized controlled trials. Phytomedicine 10:213-220

Jaber R (2002) Respiratory and allergic diseases: from upper respiratory tract infections to asthma. Prim Care 29:231-261

Li XM, Zhang TF, Sampson H e coll (2004) The potential use of Chinese herbal medicines in treating allergic asthma. Ann Allergy Asthma Immunol 93(2 Suppl 1):S35-S44

No authors listed (2003) Petasites – Zeller: ZE 339. Drugs R D. 4:378-379

Passalacqua G, Compalati E, Schiappoli M, Senna G (2005) Complementary and alternative medicine for the treatment and diagnosis of asthma and allergic diseases. Monaldi Arch Chest Dis 63:47-54

Rivera JO, Hughes HW, Stuart AG (2004) Herbals and asthma: usage patterns among a border population. Ann Pharmacother 38:220-225

Schafer T (2004) Epidemiology of complementary alternative medicine for asthma and allergy in Europe and Germany. Ann Allergy Asthma Immunol 93(2 Suppl 1):S5-S10

Szelenyi I, Brune K (2002) Herbal remedies for asthma treatment: between myth and reality. Drugs Today 38:265-303

Wu T, Chen X, Duan X, Juan N, Liu G, Qiao J, Wang Q, Wei J, Zhen J, Zhou L (2005) Chinese medicinal herbs for acute bronchitis. Cochrane Database Syst Rev CD004560

Ziment I (2002) Herbal antitussives. Pulm Pharmacol Ther 15:327-333

Capitolo 27 Piante medicinali adattogene ed immunostimolanti

27.1 Introduzione

La reazione da stress è una reazione aspecifica dell'organismo ad ogni richiesta operata su di esso. L'obiettivo è di preparare (adattare) l'organismo a reagire a stimoli fisici e psicofisici quando questi, per durata e per gravità, sono percepiti come pericolosi.

La reazione da stress può essere pertanto associata ad una malattia, a particolari fasi della vita riproduttiva (gravidanza, parto, allattamento), ad insufficiente riposo, a dispiaceri e ad altre cause emozionali.

Nelle reazioni da stress avvengono modificazioni biologiche, ormonali, neurovegetative ed anche immunitarie, che tendono a migliorare la risposta (capacità di resistenza o di difesa) dell'organismo sotto l'aspetto sia comportamentale che biologico.

La risposta di adattamento è massima nei giovani di età compresa tra i 20 ed i 30 anni, mentre si dimezza dopo i 70 anni. Essa è in genere caratterizzata da aumenti dei livelli di catecolamine, glucosio ed acidi grassi circolanti e soprattutto dall'attivazione degli assi ipotalamo-ipofisi-corticosurrene, ipotalamo-ipofisi-GH (ormone della crescita) ed ipotalamo-ipofisi-tiroide, che possono portare in soggetti debilitati (età, malattie) ad ansia, depressione, apprensione, ma anche a modificazioni tissutali, quali gastrite, ulcera gastroduodenale, ipertrofia della corteccia del surrene, colon irritabile, ecc. In caso di danno ad organi e tessuti è necessario ricorrere a farmaci specifici, mentre nei casi di logorio e spossatezza è teoricamente sufficiente incrementare la resistenza allo stress.

27.2 Adattogeni

Il termine adattogeno fu originariamente coniato nel 1947 dal farmacologo N.V. Lazarev per descrivere l'effetto del dibazolo (2-benzilbenzimidazolo), un vasodilatatore sviluppato in Francia che aumentava la resistenza dell'organismo allo stress in studi sperimentali. Adattogeno deriva dal latino *adaptare* e dalla parola greca *genes*, che significa "nato da", o "prodotto da". Secondo Brekhman, il pioniere nella ricerca delle droghe adattogene, un adattogeno è utile "quando la resistenza dell'organismo è diminuita o... quando l'organismo è affaticato da eccessivo sforzo". Affinché una sostanza possa essere considerata adattogena deve:

1) aumentare la resistenza dell'organismo indipendentemente dalla natura dello stimolo nocivo (effetto non-specifico);
2) prevenire o antagonizzare i disturbi causati da agenti che provocano stress, anche se questi vanno in direzione opposta nell'ambito della stessa condizione patologica (effetto normalizzante);
3) essere sicura (tossicità minima).

Le differenze teoriche tra stimolanti ed adattogeni sono delucidate nel Box 27.1.

Gli adattogeni, così definiti, costituiscono una classe di regolatori metabolici (di origine naturale) che possono aumentare la capacità dell'organismo ad adattarsi agli stimoli dell'ambiente circostante e ad evitare i danni che possono derivarne. Essi non hanno un corrispettivo nell'ambito della farmacologia classica; tuttavia possono essere inseriti in quel gruppo di farmaci che nella denominazione anglosassone vengono definiti "*lifestyle drugs*" (Tab. 27.1). Questi farmaci vengono adoperati per soddisfare delle necessità non strettamente collegate agli stati patologici o per il trattamento di disturbi che sono al confine tra benessere e malattia. Questa definizione include anche quei farmaci adoperati per il trattamento di stati patologici che potrebbero essere trattati meglio con delle modifiche nello stile di vita o nell'alimentazione (ad esempio i farmaci antiobesità adoperati nelle diete dimagranti).

Box 27.1 Differenze teoriche tra stimolanti e adattogeni

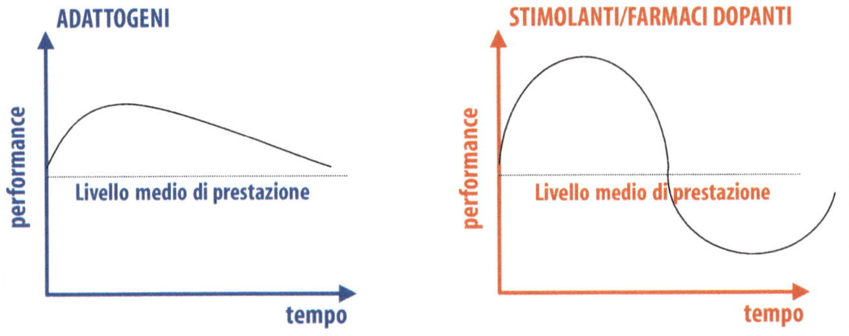

Le differenze qualitative tra stimolanti e adattogeni sono illustrate in questi grafici. Gli stimolanti, come la fentermina, determinano un aumento temporaneo della capacità lavorativa. Tuttavia, dopo l'aumento iniziale, segue un periodo di marcata diminuzione (rispetto ad un livello medio di prestazione) della capacità lavorativa. Questo stadio è caratterizzato dalla comparsa di numerosi effetti collaterali. Inoltre, un utilizzo protratto nel tempo di stimolanti centrali provoca una diminuzione dei riflessi condizionati, parzialmente dovuta ad un esaurimento delle scorte di catecolamine del cervello. Al contrario, in linea teorica, un adattogeno dovrebbe avere un profilo farmacodinamico completamente diverso. Infatti il livello di prestazione, dopo aver raggiunto il massimo, non è seguito da una diminuzione della prestazione rispetto al livello medio. È però opportuno enfatizzare che non esistono studi clinici che convalidino il comportamento degli adattogeni descritto in questo grafico.
Verso la fine degli anni sessanta sono stati eseguiti diversi esperimenti per dimostrare le differenze biochimiche tra stimolanti ed adattogeni. Questi esperimenti hanno evidenziato che gli adattogeni determinano un aumento nella sintesi cellulare di acidi nucleici (aumento della sintesi di RNA), un effetto che non è caratteristico degli stimolanti centrali.
Diversamente dagli stimolanti centrali, il ginseng non è incluso nella lista delle sostanze dopanti dalla Commissione Internazionale Olimpica e dalla Commissione Olimpica degli USA. Secondo la Commissione Americana sulla Ricerca e l'Educazione sulle droghe d'abuso, la capacità del ginseng di migliorare le prestazioni sportive non è stata scientificamente dimostrata.

Le droghe vegetali adattogene sono elencate nella Tabella 27.2. Tra queste, certamente la più antica, ma anche la più studiata ed utilizzata è rappresentata dal ginseng (*Panax ginseng*). È da notare che, visto il successo commerciale del *Panax ginseng*, numerose altre droghe vegetali sono state pubblicizzate come adattogene ed indicate come "ginseng" per ragioni squisitamente commerciali (Tab. 27.3).

Tabella 27.1 Esempi di *"lifestyle drugs"* [Da: Fowler (2004) Trends Pharmacol Sci 25:182-185, modificato]

Categoria	*Esempio*	*Uso clinico*	*"lifestyle use"*
Farmaci approvati per un'indicazione specifica ed adoperati in condizioni non patologiche per migliorare funzioni fisiologiche collegate alla patologia specifica	Sildenafil	Disfunzione erettile	Aumento performance sessuale
	Orlistat	Obesità	Agente dimagrante
	Metadone	Trattamento della dipendenza da oppiacei	Sostituto degli oppiacei
Farmaci approvati per un'indicazione specifica ed utilizzati per altri scopi	Minoxidil	Ipertensione	Ricrescita dei capelli
	Finasteride	Iperplasia prostatica	Ricrescita dei capelli
	Eritropoietina	Anemia cronica	Aumento performance sportive
Farmaci di limitato uso clinico, ma adoperati come *"lifestyle drugs"*	Etanolo	Intossicazione da metanolo	Componente di bevande
	Caffeina	Emicrania, apnea del neonato prematuro	Componente di bevande
	Cannabis	Dolore cronico (uso non legalizzato)	Uso voluttuario
Farmaci (generalmente non legali) di nessun utilizzo clinico ed adoperati esclusivamente come *"lifestyle drugs"*	Ecstasy	Nessuno	Uso voluttuario
	Cocaina	Nessuno (in passato usato come anestetico locale)	Aumento performance sportive
	Nandrolone	Nessuno	Aumento performance sportive
Prodotti naturali	Olio di pesce, antiossidanti, adattogeni	Nessun uso specifico	Aumento del benessere, prevenzione patologie

27.2.1 Piante adattogene

Ginseng

Botanica/Costituenti chimici. Il ginseng è dato dalla radice di *Panax ginseng* C. Meyer (Fam. *Araliaceae*), una pianta erbacea alta 40-60 cm, con fusto eretto, foglie palmato composte (4-5 foglioline) di colore verde, fiori bianchi con sfumature giallo-verdastre, raggruppati in infiorescenze ad ombrella che producono grappoli di bacche rosso-brillanti. Altre specie di ginseng comunemente impiegate sono il *P. japonicus*

Tabella 27.2 Piante medicinali ritenute adattogene

Nome comune della droga	*Nome latino della pianta*	*Parte della pianta utilizzata*	*Principali costituenti chimici*	*Dose giornaliera*
Astragalo	*Astragalus* spp	Radici	Flavonoidi, polisaccaridi	2-6 g
Brionia	*Bryonia alba*	Radici	Terpenoidi, steroidi, acidi grassi	0,3-0,5 g
Centella	*Centella asiatica*	Foglie	Triterpeni, flavonoidi, olio volatile	1-8 g
Cordyceps	*Cordyceps sinensis*#	Corpo fruttifero	Polisaccaridi, frazioni nucleosidiche	3-9 g
Eleuterococco*	*Eleutherococcus senticosus*	Radici, rizoma	Eleuterosidi, carboidrati, derivati dell'acido caffeico	2-3 g
Ginseng*	*Panax ginseng*	Radici	Saponine triterpeniche	1-2 g
Rodiola	*Rhodiola rosea*	Radici	Acidi organici, flavonoidi, tannini, glicosidi fenolici	a
Salsapariglia	*Smilax* spp	Radici	Saponine steroidee	0,3-1,5 g
Schizandra	*Schizandra chinensis*	Frutti	Olio volatile, acido ascorbico, lignani	1,5-6 g
Uncaria	*Uncaria tomentosa*	Radici, corteccia	Triterpeni, acidi organici, glicosidi, procianidine, alcaloidi	0,3-1 g
Witania	*Withania somnifera*	Radici	Alcaloidi, lattoni steroidei	3-6-g

* Raccomandata dalla Commissione E tedesca per contrastare debolezza e fatica
\# *C. sinensis* è un fungo
a = viene generalmente utilizzato un estratto standardizzato contenente l'1% di rosavina (360-614 mg/die)

Tabella 27.3 Succedanei del ginseng coreano (*Panax ginseng*)

Nome comune	*Nome latino*	*Famiglia*
Ginseng coreano (cinese o asiatico)	*Panax ginseng*	*Araliaceae*
Ginseng giapponese	*Panax japonicus*	*Araliaceae*
Ginseng americano	*Panax quinquefolius*	*Araliaceae*
Ginseng San-chi o Tien-chan	*Panax notoginseng*	*Araliaceae*
Ginseng vietnamita	*Panax vietnamensis*	*Araliaceae*
Ginseng d'Alaska	*Echinopanax horridum*	*Araliaceae*
Ginseng siberiano (eleuterococco)	*Eleutherococcus senticosus*	*Araliaceae*
Ginseng indiano (ashwagandha)	*Withania somnifera*	*Solanaceae*
Ginseng brasiliano (suma)	*Pfaffia paniculata*	*Amaranthaceae*
Ginseng peruviano (maca)	*Lepidium meyenii*	*Brassicaceae*
Ginseng selvatico	*Aralia nudicaulis*	*Araliaceae*

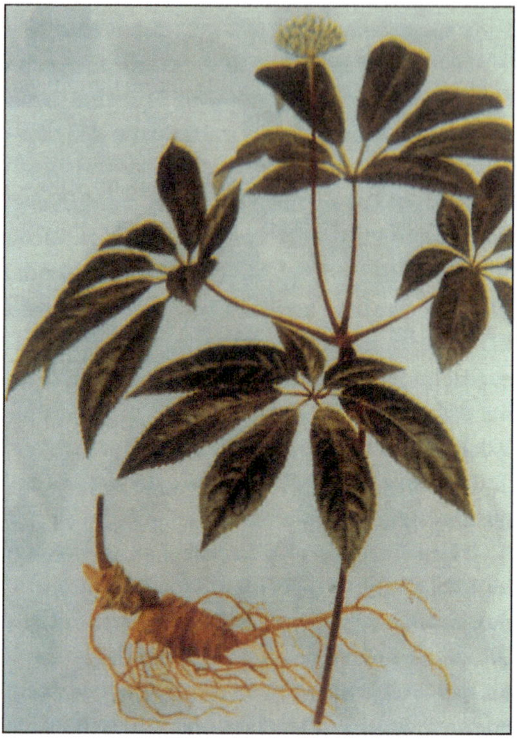

Tavola 27.1 *Panax ginseng*

C.A. Meyer (ginseng giapponese, proveniente dal Giappone, dall'India e dal sud della Cina) ed il *P. quinquefolius* L. (ginseng americano, che cresce nelle ricche zone forestali degli USA orientali e centrali e in Canada). Il più comunemente adoperato è il *Panax ginseng* (ginseng coreano, cinese o asiatico), che ha una distribuzione geografica molto limitata in estremo oriente. D'altra parte le piante spontanee sono molto rare e quindi da tempo si è provveduto al notevole fabbisogno mediante coltivazioni in Corea, Cina e Siberia. I caratteristici componenti del ginseng sono un gruppo di saponine triterpeniche chiamate ginsenosidi (o panaxosidi nella loro dizione in lingua russa), che in base alla struttura del loro aglicone possono essere suddivisi in due classi: derivati del protopanaxadiolo (R_{b1} R_{b2} R_c R_d) e del protopanaxtriolo (R_{g1}, R_e, R_f, R_{g2}). Il contenuto di saponine può variare tra le varie specie di *Panax*. Ad esempio, nel *P. ginseng* i principali ginsenosidi sono $R_{b1,}$ R_c ed R_{g1} mentre nel *P. quinquefolius* R_{b1} rappresenta l'unico principale ginsenoside. Piante di 3-4 anni, coltivate ad un'altitudine di 2000-2500 m, contengono la maggiore quantità di ginsenosidi (Fig. 27.1). Nel ginseng sono presenti anche polisaccaridi (principalmente

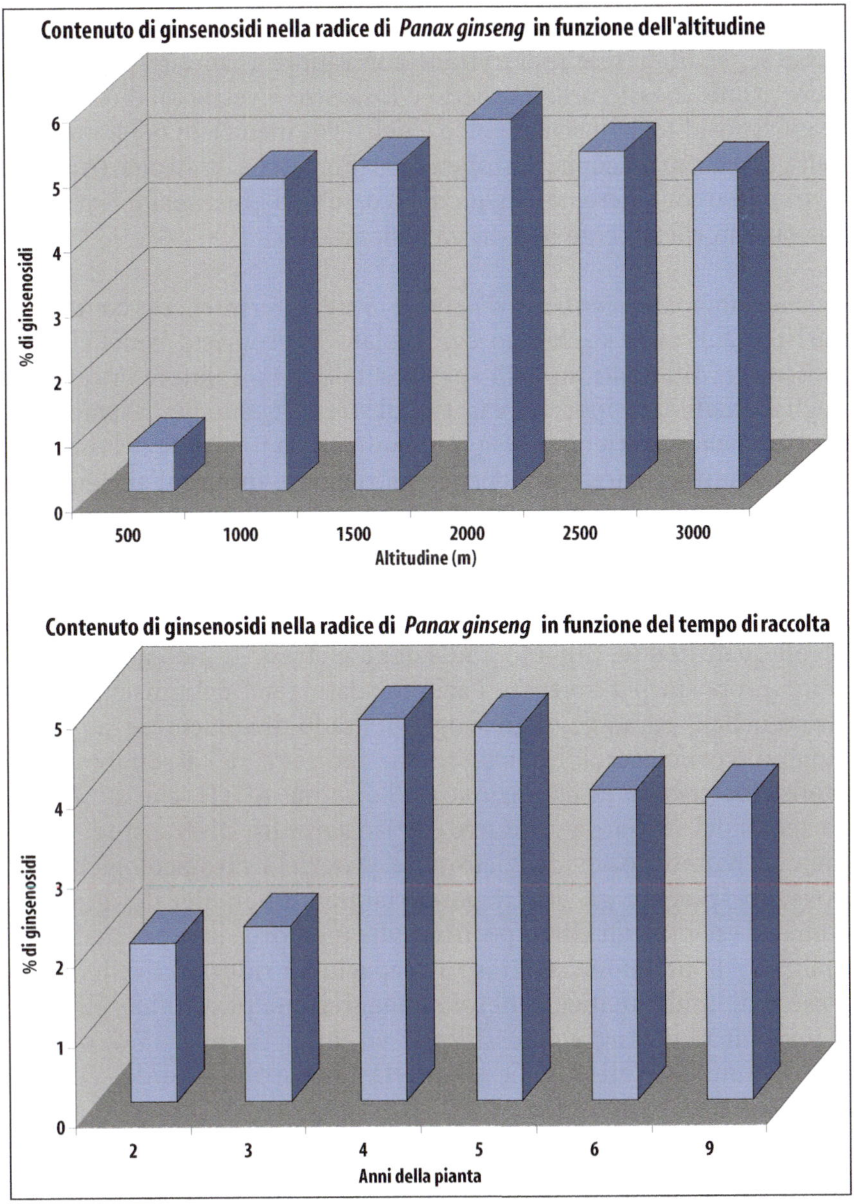

Fig. 27.1 Grafico che illustra la variazione dei ginsenosidi in relazione all'età della pianta e all'altitudine [Da: Bruni (1999) Farmacognosia generale ed applicata. Piccin, Padova]

pectine e glucani) ed un olio essenziale contenente alcoli sesquiterpenici (panasinsanoli A e B, ginsenolo), composti presenti solo nel *P. ginseng*. A seconda della lavorazione, esistono in commercio due tipi di ginseng: il **ginseng bianco**, se le radici fresche vengono lavate, raschiate e sbiancate con anidride solforosa ed infine essiccate, ed il **ginseng rosso** se le radici fresche si trattano con vapore a 120-130° per circa 2-3 ore prima di essiccarle (l'aspetto è rossastro e vetroso). Il contenuto di ginsenosidi nel ginseng bianco è del 2-3%, mentre in quello rosso è dell'1%. La Farmacopea Europea IV riporta che la droga (*Ginseng radix*) deve contenere non meno dello 0,40% di ginsenosidi Rg1 e Rb1, colcolati in riferimento alla droga essiccata.

Farmacologia/Meccanismo d'azione. Studi sperimentali, condotti a partire dagli anni 50, hanno evidenziato le proprietà benefiche del ginseng in differenti modelli sperimentali atti a valutare la capacità degli animali di sopportare vari tipi di stress. È stato per esempio dimostrato che il ginseng protegge gli animali da una serie di stimoli di diversa natura (fisici, chimici e farmacologici). Inoltre il ginseng è in grado di antagonizzare l'immunosoppressione indotta dallo stress negli animali, di incrementare la resistenza degli animali quando questi vengono costretti ad eseguire esercizi fisici forzati e di aumentare poi la sopravvivenza degli animali sottoposti a condizioni sfavorevoli quali freddo, digiuno, radiazione e stress. Il meccanismo d'azione proposto per spiegare l'azione adattogena del ginseng è illustrato nella Figura 27.2. Il ginseng è in grado di aumentare la produzione di corticosteroidi per un'azione indiretta sull'asse ipotalamo-ipofisi (determina la liberazione dell'ormone ACTH, che stimola la corteccia del surrene a produrre corticosteroidi). Diversi studi sperimentali hanno poi evidenziato altre proprietà farmacologiche che possono spiegare gli effetti potenzialmente benefici del ginseng, come ad esempio gli effetti positivi sulla memoria, la capacità di normalizzare la pressione arteriosa, la capacità di ridurre i livelli di glucosio e di lipidi ematici, l'effetto antiaggregante piastrinico, gli effetti immunostimolanti e detossificanti ed infine la capacità di migliorare la funzione erettile. Le proprietà farmacologiche del ginseng sono descritte nel Box 27.2.

Efficacia clinica. La Commissione E tedesca riporta che il ginseng è utile come tonico per contrastare debolezza e fatica, per aumentare la capacità lavorativa e di concentrazione e come ricostituente durante gli stati di convalescenza. Numerosi sono stati gli studi clinici eseguiti (Box 27.3) per valutare la possibile efficacia del ginseng: in particolare è stata presa in esame la capacità del ginseng di aumentare le prestazioni fisiche (Tab. 27.4), di aumentare le funzioni cognitive (Tab. 27.5), ed inoltre è stato studiato come immunostimolante, nel trattamento del diabete (Tab. 27.6) e della disfunzione erettile. L'analisi

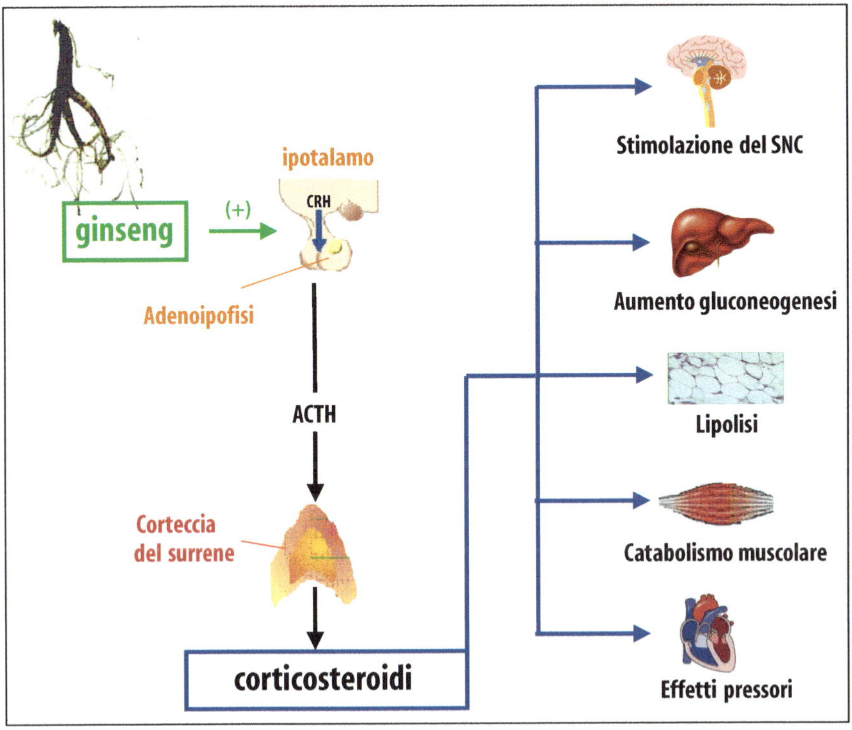

Fig. 27.2 Glucocorticoidi, adattamento e ginseng.
Diversi fattori regolano la liberazione dell'ormone che rilascia la corticotropina (CRH) nell'ipotalamo. Il CRH ipotalamico induce la liberazione dell'ormone adrenocorticotropo (ACTH) da parte dell'adenoipofisi. L'ACTH induce la liberazione di cortisolo (un corticosteroide) nella zona surrenalica fascicolata; il cortisolo circola nei tessuti periferici dove si lega ai recettori dei glucocorticoidi citosolici in diversi organi o sistemi. Dopo aver legato l'ormone, questi recettori vengono traslocati nel nucleo, dove causano trascrizione di geni che rispondono ai glucocorticoidi. I prodotti di questi geni producono vari effetti sui tessuti bersaglio, come aumento della gluconeogenesi, della lipolisi, nonché effetti comportamentali e pressori. Si ritene che il ginseng aumenti la produzione di corticosteroidi per azione sull'asse ipotalamo-ipofisi, con conseguente aumento del rilascio di ACTH. SNC = sistema nervoso centrale

degli studi rivela risultati contraddittori e pertanto l'efficacia clinica non è stata pienamente dimostrata. Dati positivi, anche se molto preliminari, sono stati osservati per il trattamento della disfunzione erettile (vedi Cap. 28).

In una recente revisione sistematica è stato esaminato l'effetto del ginseng su alcuni parametri che possono avere un impatto positivo sulla qualità della vita. Gli Autori di questa revisione hanno identificato nove studi randomizzati (di cui otto con placebo). La maggior parte degli studi erano effettuati su volontari sani, sottoposti a vari

Box 27.2 Proprietà farmacologiche del ginseng

Effetti sul metabolismo glucidico e lipidico

L'azione ipoglicemica del ginseng è stata attribuita sia alla presenza dei ginsenosidi che alla frazione polisaccaridica. I ginsenosidi favoriscono il rilascio di insulina da cellule pancreatiche isolate, mentre *in vivo* è stato dimostrato che estratti di ginseng aumentano il numero di recettori per l'insulina nel midollo osseo ed il numero di recettori per i glucocorticoidi nel cervello di ratto.

In altri studi sperimentali è stato poi dimostrato che il ginseng possiede effetti benefici sul metabolismo lipidico, essendo in grado di ridurre i livelli ematici di colesterolo e trigliceridi e nel contempo di aumentare i livelli di lipoproteine ad alta densità (HDL) in animali nutriti con una dieta ad alto contenuto di colesterolo. Tuttavia in uno studio clinico è stato dimostrato che il ginseng era in grado di ridurre la glicemia, ma non i livelli plasmatici di colesterolo [Sotaniemi e coll. (1995) Diabetes Care 18:1373-1375, vedi Tab. 27.6].

Effetti cardiovascolari

Gli effetti cardiovascolari del ginseng sono alquanto complessi in quanto è stato riportato che il ginseng può ridurre, aumentare o stabilizzare la pressione arteriosa. Tuttavia questi effetti sono lievi e transitori. Allo stesso modo, alcuni ginsenosidi hanno proprietà antipertensive, mentre altri sono in grado di aumentare la pressione arteriosa. Inoltre proprietà antiaritmiche sono state dimostrate per le saponine R_{c-1} e R_{d-1} con un meccanismo simile all'amiodarone.

Il ginseng stimola la fibrinolisi ed è un antiaggregante piastrinico. Il panaxinolo e i ginsenosidi R_o, R_{g-1} and R_{g-2} sono i principali componenti antiaggreganti del ginseng; è probabile che questi composti esercitino la loro funzione antipiastrinica attraverso l'inibizione della sintesi del trombossano A_2, un potente aggregante piastrinico. Infine bisogna ricordare che alcuni ginsenosidi sono in grado di liberare ossido d'azoto, una molecola ad azione potenzialmente benefica sul sistema cardiovascolare.

Effetti sulla neurotrasmissione

Estratti di ginseng sono in grado di inibire la ricaptazione di diversi neurotrasmettitori (GABA, noradrenalina, dopamina, glutammato e serotonina). La frazione dell'estratto contenente il ginsenoside R_d è risultata la più attiva. Inoltre estratti di ginseng sono in grado di antagonizzare l'aumento dei recettori per la dopamina conseguente a situazioni di stress.

Effetti antitumorali

I polisaccaridi del ginseng possiedono attività antitumorale; infatti questi composti sono in grado di aumentare la sopravvivenza di topi ai quali era stato indotto un tumore sperimentale e di inibire la crescita di cellule tumorali *in vivo*. Gli effetti antitumorali sono stati associati alle proprietà immunostimolanti di questi composti. Gli effetti del ginseng sulla prevenzione dei tumori sono descritti nel Capitolo 33.

Effetti sulla funzione erettile

I ginsenosidi sono in grado di rilassare il corpo cavernoso attraverso la liberazione di ossido d'azoto (che esercita i suoi effetti vasorilassanti attraverso la produzione di GMP ciclico). In uno studio preliminare, in doppio cieco, con placebo, è stata recentemente dimostrata l'efficacia del ginseng nel trattamento della disfunzione erettile. Il possibile uso del ginseng nella disfunzione erettile viene descritto nel Capitolo 28.

Box 27.3 Studi clinici randomizzati del ginseng (gli studi clinici relativi all'efficacia clinica del ginseng nel trattamento della disfunzione erettile sono descritti nel Capitolo 28, mentre quelli relativi alla chemioprevenzione sono descritti nel Capitolo 33)

Performance sportive

L'effetto del ginseng sulle performance fisiche in giovani volontari è stato valutato in nove studi randomizzati, in doppio cieco e con placebo. Questi studi sono riassunti nella Tabella 27.4. I principali parametri misurati sono stati la captazione di ossigeno, i livelli plasmatici di lattato, il ritmo cardiaco e la performance sportiva. Mentre nei primi studi sono stati riportati risultati positivi, gli studi più recenti non hanno riscontrato miglioramento delle prestazioni fisiche in seguito a somministrazione di ginseng.

Funzione cognitiva ed effetti psicologici

In tre studi randomizzati, in doppio cieco e con placebo, sono stati esaminati gli effetti del ginseng (*Panax ginseng*) sulle funzioni cognitive (apprendimento e memoria), mentre in altri due studi randomizzati sono stati valutati i potenziali effetti benefici sulle funzioni psicologiche (Tab. 27.5). I tre studi riguardanti le funzioni cognitive hanno mostrato risultati positivi, mentre non sono state riscontrate differenze significative tra ginseng e placebo nei due studi che hanno esaminato l'effetto del ginseng sulle funzioni psicologiche (tollerabilità allo stress indotto da esercizio, sensazione di benessere, ecc.).

Immunomodulazione

Gli effetti del ginseng sul sistema immunitario sono stati oggetto di tre studi randomizzati, in doppio cieco, per un totale di 110 volontari sani[1,2,3]. Nel primo, effettuato su 60 volontari, è stato dimostrato che il ginseng (G115, 200 mg/die per otto settimane) aumentava il numero di linfociti-T totali e la chemiotassi dei leucociti polimorfonucleati[1]. Tuttavia questi dati non sono stati confermati in uno studio successivo, effettuato su 20 volontari sani, nel quale veniva somministrato un estratto standardizzato di ginseng (300 mg/die) per otto settimane[2]. Nello studio più recente, effettuato su 300 volontari sani è stato dimostrato che né il ginseng, né l'eleuterococco, somministrati per sei settimane, modificavano alcuni parametri della risposta immunitaria[3].

Diabete

Nella letteratura internazionale sono riportati diversi studi randomizzati sulla possibile efficacia del ginseng in pazienti con diabete tipo 2 ed in soggetti sani (Tab. 27.6). Nella maggior parte di questi studi è stato utilizzato il ginseng americano (*Panax quinquefolius*). Tutti gli studi concordano sulla capacità del ginseng americano di ridurre la glicemia. Tuttavia bisogna considerare che questi studi sono stati effettuati su di un numero esiguo di pazienti; pertanto questi risultati incoraggianti dovrebbero essere confermati attraverso l'esecuzione di studi clinici effettuati su un numero maggiore di pazienti. È da notare che gli stessi ricercatori che hanno evidenziato risultati positivi per il ginseng americano, hanno dimostrato l'inefficacia del *Panax ginseng* nel ridurre il glucosio ematico postprandiale (Tab. 27.6).

Prevenzione dei disturbi delle vie aeree superiori

In uno studio randomizzato[4] in doppio cieco e con placebo (studio clinico di fase II), condotto su 198 soggetti di età media di 82 anni, trattati (nel 90% dei casi) con il vaccino dell'influenza, è stato dimostrato che un estratto denominato CVT-E002, formato per l'80% da polisaccaridi e per il 10% da proteine derivanti da *Panax quinquefolius* (400 mg/die per 8 o 12 settimane) riduceva l'incidenza dell'influenza (diagnosticata attraverso esami di laboratorio).

[1] Scaglione e coll. (1990) Drugs Exp Clin Res 16:537-542
[2] Srisurapanon e coll. (1997) J Med Assoc Thai 80:S81-S85
[3] Gaffney e coll. (2001) Life Sci 70:431-442
[4] McElhaney e coll. (2004) J Am Geriatr Soc 52:13-19

Tabella 27.4 Ginseng e performance fisiche: sommario degli studi clinici randomizzati in doppio cieco, con placebo

*Bibliografia**	*Disegno sperimentale*	*Soggetti*	*Trattamento*	*Principali risultati*
Forgo 1983 Munch Med Wochenschr 125:822	3 gruppi paralleli	30 sportivi (18-31 anni)	*Panax ginseng* G115, 200 mg/die per 9 settimane	Ginseng superiore al placebo (aumento della captazione di ossigeno e di lattato ematico; diminuzione del ritmo cardiaco)
Forgo 1985 Notabene Medici 15:636	2 gruppi paralleli	28 atleti (20-30 anni)	*Panax ginseng* G115, 200 mg/die per 9 settimane	Ginseng superiore al placebo (aumento della captazione di ossigeno; diminuzione del ritmo cardiaco)
Cherdrungsi 1995 Korean J Ginseng Sci 19:93	4 gruppi paralleli	41 studenti sani (19-26 anni)	*Panax ginseng* Estratto standardizzato 300 mg/die per 8 settimane	Ginseng superiore al placebo (diminuzione del grasso corporeo, aumento dell'*uptake* di ossigeno e della forza muscolare)
Morris 1996 Int J Sport Nutr 6:263	2 gruppi incrociati	8 sportivi (media: 27 anni)	*Panax quinquefolius* Estratto etanolico, 618-1235 mg/die per una settimana	Nessuna differenza tra ginseng e placebo (captazione dell'ossigeno e capacità lavorativa)
Engels 1996 Nutr Res 16:1295	2 gruppi paralleli	19 donne (21-35 anni)	*Panax ginseng* G115, 200 mg/die per 8 settimane	Nessuna differenza tra ginseng e placebo (capacità lavorativa, lattato ematico e ritmo cardiaco)
Engels 1997 J Am Diet Assoc 97:1110	3 gruppi paralleli	36 uomini (23-27 anni)	*Panax ginseng* G115, 400 mg/die per 8 settimane	Nessuna differenza tra ginseng e placebo (capacità lavorativa, lattato ematico e ritmo cardiaco)
Allen 1998 J Am Coll Nutr 17:462	2 gruppi paralleli	20 uomini e 8 donne (età media: 23 anni)	*Panax ginseng* (estratto standardizzato al 7% in ginsenosidi), 200 mg/die per 21 giorni	Nessuna differenza tra ginseng e placebo (performance sportive)
Engels 2001 J Strength Cond Res 15:529	2 gruppi paralleli	24 donne	*Panax ginseng* G115, 400 mg/die per 8 settimane	Nessuna differenza tra ginseng e placebo (performance sportive)
Engels 2003 Med Sci Sports Exerc 35:690	2 gruppi paralleli	38 donne adulte	*Panax ginseng* G115, 400 mg/die per 8 settimane	Nessuna differenza tra ginseng e placebo (performance sportive, regolarizzazione del ritmo cardiaco in seguito a sforzo fisico, secrezione di IgA)

* Primo autore, anno, rivista, volume e prima pagina

Tabella 27.5 Ginseng, funzione cognitiva ed effetti psicofisici: sommario degli studi randomizzati, in doppio cieco, con placebo

*Bibliografia**	*Disegno sperimentale*	*Soggetti*	*Trattamento*	*Principali risultati*
Smith 1995 Med Sci Sport Exerc 27:S147	2 gruppi paralleli	19 donne (età media: 26 anni)	*Panax ginseng* G115, 200 mg/die per 8 settimane	Nessuna differenza tra ginseng e placebo (sensazione di benessere)
D'Angelo 1986 J Ethnopharmacol 16:15	2 gruppi paralleli	32 maschi sani (età: 20-24 anni)	*Panax ginseng* G115, 100 mg/die per 8 settimane	Ginseng superiore al placebo (aumento della capacità di attuare calcoli aritmetici)
Sorensen 1996 Curr Ther Res 57:959	2 gruppi paralleli	127 volontari sani (età: 40-70)	*Panax ginseng* Estratto standardizzato, 400 mg/die per 8-9 settimane	Ginseng superiore al placebo (aumento delle facoltà mentali, quali memoria ed apprendimento)
Garcia 1988 Prensa Med Argent 75:134	2 gruppi paralleli	50 pazienti anziani (età: 65-80 anni)	*Panax ginseng* Dose non riportata	Ginseng superiore al placebo nell'aumentare le facoltà mentali (test di associazione, test di inversione numerica)
Cardinal 2001 J Am Diet Assoc 101:655	3 gruppi paralleli	86 adulti (40 donne e 43 uomini) età media: 25,7 anni	*Panax ginseng* G115, 200 e 400 mg/die per 8 settimane	Nessuna differenza tra ginseng e placebo (sensazione di benessere)

* Primo autore, anno, rivista, volume e prima pagina

Tabella 27.6 Ginseng e diabete: sommario degli studi randomizzati, con placebo

*Bibliografia**	*Disegno sperimentale*	*Soggetti*	*Trattamento*	*Principali risultati*
Sotaniemi 1995 Diabetes Care 18:1373	Doppio cieco 3 gruppi paralleli	36 pazienti con diabete tipo 2	Ginseng (non specificato) 100 e 200 mg/die per 8 settimane	Ginseng superiore al placebo (riduzione del glucosio ematico). Nessun effetto sui lipidi ematici
Vuksan 2000 Diabetes Care 23:1221	Singolo cieco gruppi incrociati	10 pazienti con diabete tipo 2	*Panax quinquefolius* 3-9 g, dosi singole	Ginseng superiore al placebo (riduzione della glicemia postprandiale)
Vuksan 2000 Arch Intern Med 160:1009	Singolo cieco gruppi incrociati	9 pazienti con diabete tipo 2	*Panax quinquefolius* 3 g, dose singola	Ginseng superiore al placebo (riduzione della glicemia postprandiale)
Vuksan 2001 J Am Coll Nutr 20:370S	Doppio cieco gruppi incrociati	24 pazienti con diabete tipo 2	*Panax quinquefolius* 3 g per otto settimane	Ginseng superiore al placebo (riduzione del glucosio ematico); nessuna variazione nei livelli di insulina
Vuksan 2000 Am Coll Nutr 19:738	Gruppi paralleli, con placebo	10 volontari sani	*Panax quinquefolius* 3-9 g, dosi singole	Ginseng superiore al placebo (riduzione della glicemia postprandiale)
Vuksan 2001 Am J Clin Nutr 73:753	Gruppi incrociati, con placebo	12 volontari sani	*Panax quinquefolius* 1-3 g, dosi singole	Ginseng superiore al placebo (riduzione della glicemia postprandiale)
Sievenpiper 2003 J Am Coll Nutr 23:248	Singolo cieco gruppi incrociati	11 volontari sani	*Panax ginseng* 1-9 g, dosi singole	Nessuna differenza tra ginseng e placebo (glucosio plasmatico postprandiale)

* Primo autore, anno, rivista, volume e prima pagina

tipi di stress (6 studi); altri studi riguardavano donne in postmenopausa (1 studio, n = 384 soggetti), pazienti con diabete di tipo 2 (1 studio, n = 36 soggetti) e persone anziane affette da deficit di memoria (1 studio, n = 60). In cinque dei nove studi veniva valutato l'effetto del ginseng in combinazione con vitamine e minerali. I risultati di questa revisione sistematica suggeriscono che il ginseng non modifica i parametri associati ad un miglioramento della qualità della vita (Box 27.4). L'aggiunta al ginseng di vitamine e minerali non produceva un effetto benefico.

Effetti collaterali/Controindicazioni. Se usato in modo appropriato il ginseng è relativamente sicuro. La DL_{50} negli animali è di 2-5 g di estratto/kg (che, negli uomini, corrisponde ad una dose di 140-350 g). Negli studi di tossicità subacuta è stato osservato che la somministrazione giornaliera di 720 mg di ginseng (estratto G115) per 20 giorni non produceva effetti tossici. Studi di tossicità cronica hanno confermato l'assenza di tossicità alla dose giornaliera di 15 mg/kg (estratto G115) per un periodo di tre mesi. In passato è stata descritta una sindrome da abuso da ginseng (associata all'assunzione di dosi elevate di ginseng) i cui sintomi principali erano diarrea, ipertensione, nervosismo, eruzioni cutanee ed insonnia. Tuttavia questa descrizione è stata molto criticata in quanto non veniva riportato il tipo di ginseng responsabile di questi presunti effetti. Nella letteratura internazionale sono riportati numerosi casi clinici di effetti avversi associati all'uso di ginseng; questi includono mastalgia, sanguinamento vaginale, ginecomastia, sindrome di Stevens-Johnson, agranulocitosi, ipertensione, pneumonite ed arterite cerebrale. Tuttavia una relazione tra causa ed effetto non è stata pienamente dimostrata per nessu-

Box 27.4 Revisione sistematica relativa all'efficacia clinica del ginseng nel migliorare la qualità della vita[1]

Articoli selezionati	9 studi randomizzati (8 con placebo)
Soggetti	Volontari sani, pazienti con diabete tipo II, donne in postmenopausa, soggetti con deficit cognitivi
Qualità degli studi	Non valutata
Trattamento	80-400 mg di estratto per 2-9 mesi
Conclusione	Risultati contraddittori. Non evidenziabile un effetto del ginseng sulla qualità della vita
Effetti collaterali	Non riportati

[1] Coleman e coll. (2003) J Clin Pharm Ther 28:5-15

no di questi casi. Sono state riportate anche interazioni farmacologiche tra il ginseng ed alcuni farmaci convenzionali; in particolare, sintomi maniacali, emicrania ed allucinazioni sono stati descritti in un paziente in seguito alla contemporanea somministrazione di fenelzina (antidepressivo) e ginseng e diminuzione dell'effetto anticoagulante quando il ginseng veniva somministrato insieme all'anticoagulante warfarina.

Viene riportato spesso che il ginseng è controindicato nei casi di trombosi coronarica, diabete, emorragia e stato acuto della malattia. Tuttavia la Commissione E tedesca non riporta controindicazioni per questa droga vegetale.

Preparazioni/Dose. La Commissione E tedesca consiglia una dose giornaliera di 1-2 g di droga secca, raccomandando di limitare il periodo di assunzione a non più di tre mesi. In molti studi clinici è stata utilizzata una dose giornaliera quotidiana di 200 mg (corrispondente ad 1 g di droga secca) di un estratto acquoso concentrato standardizzato (estratto denominato con la sigla G115, standardizzato al 4% di ginsenosidi; ogni capsula è equivalente a 500 mg di radice di *P. ginseng*). È disponibile anche un estratto (denominato CVT-E002) di *P. quinquefolius* contenente l'80% di polisaccaridi.

Vedi Cap. 22 per l'utilizzo del P. notoginseng nel trattamento dell'angina.
Vedi Cap. 23 per l'utilizzo del ginseng americano nel trattamento del diabete.
Vedi Cap. 28 per l'utilizzo del ginseng nel trattamento della disfunzione erettile.
Vedi Cap. 33 per l'utilizzo del ginseng nella prevenzione dei tumori.

Eleuterococco

Botanica/Costituenti chimici. L'eleuterococco (detto anche ginseng siberiano) è dato dalle parti ipogee (radici e rizoma) essiccate di *Eleutherococcus senticosus* Rupr. et Maxim. (= *Acanthopanax senticosus* Rupr. *et maxim ex maxim* Harms) (Fam. *Araliacee*). *Eleuterococcus* (dal greco *eleuteros* "libero", e *coccos*, "seme" o "semenza"); *senticosus* (= pieno di spine). Si tratta di un arbusto spinoso che cresce spontaneo nelle regioni orientali della Russia (Primorksy Krai, Sakhalin), ma anche nel nord-est della Cina, in Corea e in Giappone. Per la presenza di spine si parla anche di eleuterococco "spinoso" (*eleutherokokk koljuchii*). La pianta è alta 2-3 m, presenta numerosi scapi, i più giovani dei quali ricoperti di piccole spine flessibili, mentre i rami più vecchi sono spesso glabri. Presenta fiori piccoli, riuniti in ombrelle semplici, di colore giallastro (fiori femminili) o violetto (fiori maschili); il frutto è una drupa nerastra che contiene cinque semi. I principali costituenti chimici dell'eleuterococco sono un gruppo eterogeneo di composti denominati eleuterosidi (eleuterosidi A-M). Questi composti includono composti steroidei (daucosterolo), fenilpropanoidi (eleuteroside B noto anche come siringina), lignani (sesamina, eleuteroside D), idrossicumarine (isofraxidina) e saponine triterpeniche (eleuteroside I, K, L, M) che hanno come aglicone l'acido oleanolico. L'eleuterococco contiene anche polisaccaridi (denominati eleuterani) ed un olio essenziale.

Farmacologia/Meccanismo d'azione. Le proprietà adattogene dell'eleuterococco sono state ampiamente studiate nell'ex Unione Sovietica, a partire dagli anni cinquanta. Questi, insieme a studi più recenti riportati nella letteratura internazionale, hanno evidenziato effetti farmacologici sugli animali simili al *P. ginseng* (effetti immunostimolanti, antivirali, antiossidanti, antitumorali ed ipocolesterolemizzanti). È stato anche dimostrato che l'eleuterococco aumenta la resistenza degli animali a vari stimoli, come ad esempio calore, freddo, immobilizzazione, tossine, farmaci e variazioni della pressione barometrica. È stato ipotizzato che l'eleuterococco eserciti il suo effetto adattogeno attraverso l'induzione di enzimi nel fegato e nel muscolo scheletrico; esistono evidenze che suggeriscono che l'eleuterococco determini anche un aumento della steroidogenesi, senza però provocare un aumento dell'ormone ACTH. L'eleuterococco è anche in grado di stimolare la risposta immunitaria (aumenta le cellule immunocompetenti, in particolare i linfociti T *helper* e le cellule NK in animali immunodepressi), di aumentare la resistenza dei roditori alle infezioni batteriche, la fagocitosi *in vitro* ed i livelli di linfociti T.

Efficacia clinica. L'eleuterococco è tradizionalmente usato come tonico per rinvigorire e fortificare l'organismo in momenti di fatica e debolezza, nei casi di diminuita capacità lavorativa, quando si abbassano i livelli di concentrazione (o di attenzione), e durante la convalescenza. È stato usato come sostituto del *P. ginseng* nell'ex Unione Sovietica. La fama di questa pianta è andata crescendo soprattutto sulla base della sperimentazione farmacologica effettuata dai ricercatori dell'ex Unione Sovietica, sebbene questi studi siano di difficile accesso e scarsamente accreditati dai ricercatori occidentali. Famoso comunque rimane l'impiego di questa droga da parte degli atleti sovietici nelle Olimpiadi del 1980 e per i cosmonauti nei lunghi periodi di permanenza nello spazio. Nel 1962 il Ministero della Salute dell'ex Unione Sovietica approvò l'uso di un estratto etanolico di *E. senticosus;* nel 1976, circa tre milioni di persone adoperavano regolarmente questo estratto.

La Commissione E tedesca raccomanda l'utilizzo dell'eleuterococco come "tonico per contrastare debolezza e fatica, per aumentare la capacità di lavoro e di concentrazione e come ricostituente durante gli stati di convalescenza". Tuttavia gli studi clinici randomizzati sull'efficacia clinica dell'eleuterococco sono limitati (Tab. 27.7). Studi preliminari suggeriscono una possibile utilità nelle infezioni da *Herpes* di tipo II e nel ridurre i trigliceridi, il colesterolo totale ed il colesterolo LDL, mentre non sono stati osservati risultati positivi sulle *performance* sportive.

In un recente studio randomizzato con placebo, effettuato su 96 pazienti affetti, da almeno sei mesi, da sindrome da affaticamento cronico (un'affezione caratterizzata da senso di fatica debilitante e da una varietà di disturbi associati, di tipo fisico, costituzionale e neuropsicologico) è stato dimostrato che l'eleuterococco era superiore al placebo nel ridurre i sintomi di affaticamento cronico; tuttavia, differenze statisticamente significative tra eleuterococco e placebo venivano osservate soltanto in un sottogruppo di pazienti (n = 41) i cui sintomi erano giudicati lievi [Hartz e coll. (2004) Psychol Med 34:51-61].

Effetti collaterali/Controindicazioni. Non sono stati registrati effetti collaterali di rilievo in seguito alla somministrazione di eleuterococco. Alle dosi consigliate l'eleuterococco può provocare mal di testa ed insonnia. I test di tossicità acuta hanno dimostrato una tossicità molto bassa (DL_{50}= 31 g/kg nel topo). I testi russi raccomandavano in passato di non somministrare l'eleuterococco durante la fase acuta dell'infezione. Come per il ginseng, la Commissione E tedesca raccomanda un utilizzo limitato a tre mesi e stabilisce che l'eleuterococco è controindicato nei pazienti ipertesi (benché sia stato adoperato nell'ex Unione Sovietica per il trattamento dell'ipertensione). È stato riportato un caso clinico di androgenizzazione neonatale associato all'uso di eleuterococco, ma l'esistenza di una relazione tra causa ed effetto non è stata pienamente dimostrata. L'eleuterococco può interferire con il dosaggio plasmatico della digossina.

Tabella 27.7 Eleuterococco (*Eleutherococcus senticosus*): sommario degli studi clinici randomizzati

*Bibliografia**	*Disegno sperimentale*	*Soggetti*	*Trattamento*	*Principali risultati*
Dowling 1996 Med Sci Sport Exerc 28:482	2 gruppi paralleli, con placebo	20 atleti	EFS, 3,4 ml/die per 6 settimane	Nessuna differenza tra eleuterococco e placebo (captazione di ossigeno, scambi respiratori, ritmo cardiaco, livelli ematici di lattato)
Winther 1997 J Neurol Sci 150:S90	2 gruppi paralleli, con placebo	93 soggetti affetti da *Herpes simplex* tipo II	EFS, 400 mg/die per 6 mesi	Eleuterococco superiore al placebo (riduzione della frequenza e della gravità dell'infezione da *Herpes*)
Szolomicki 2000 Phytother Res 14:30	Confronto prima-dopo	50 volontari sani	EF, 75 gocce/die per 30 giorni	L'eleuterococco riduce i trigliceridi, il colesterolo totale ed il colesterolo LDL; inoltre l'eleuterococco aumenta il consumo di ossigeno
Exchbach 2000 Sport Nutr Exerc Metab 10:444	Doppio cieco, gruppi incrociati	9 atleti	1200 mg di estratto/die per 7 giorni	L'eleuterococco non modifica il consumo di ossigeno, gli scambi respiratori, il ritmo cardiaco, il lattato ematico ed il glucosio ematico
Gaffney 2001 Life Sci 70:431	Tre gruppi paralleli (placebo, ginseng, eleuterococco)	30 atleti	4 g/die di eleuterococco o 2 g/die di ginseng per 6 settimane	Nessuna differenza tra eleuterococco, ginseng e placebo [numero di cellule del sistema immunitario circolanti (cellule T totali, CD4, CD8, NK, linfociti B)]
Hartz 2004 Psychol Med 34:51	Gruppi paralleli, con placebo	96 pazienti con sindrome da affaticamento cronico	Trattamento di due mesi	Eleuterococco superiore al placebo solo in un sottogruppo di pazienti (n = 41) con sindrome da affaticamento cronico lieve

* Primo autore, anno, rivista, volume e prima pagina
EFS = estratto fluido standardizzato
EF = estratto fluido (1 g di estratto equivalente ad 1 g di droga)

Preparazione/Dose. La Commissione E tedesca raccomanda una dose giornaliera di 2-3 g. Gli estratti sono normalmente standardizzati in termini di eleuterosidi (più dell'1%). Gli estratti vengono preparati dalla radice, ridotta in polvere, mediante estrazione con etanolo al 75%.

Rodiola

Botanica/Costituzione chimica. La rodiola (detta anche radice artica o radice d'oro) è la radice di *Rhodiola rosea* L. (Fam. *Crassulaceae*), una pianta alta fino a 40-50 cm, non ramificata, con foglie e fusto succulenti e fiori giallo-rossi. È ampiamente distribuita a grandi altitudini nell'Artide e nelle regioni montuose europee ed asiatiche; si può trovare anche sulle Alpi. I composti farmacologicamente attivi della rodiola sono acidi organici (gallico, caffeico e clorogenico), flavonoidi, catechine, proantocianidine, tannini e glicosidi fenolici. Il principale glicoside fenolico è il salidroside (0,1-1%), noto anche con i nomi di rodioloside e rodosina; rodioniside, rosina, rosavina, rosarina e rosiridina sono altri glicosidi presenti nella rodiola. Il para-tirosolo, un composto fenolico, è presente nella rodiola in discrete quantità (0,03-0,2%).

Farmacologia/Meccanismo d'azione. La rodiola è stata classificata come adattogeno dai ricercatori russi che hanno evidenziato la sua capacità di aumentare la resistenza ad una varietà di agenti chimici, biologici e fisici. Le proprietà adattogene della rodiola sono state attribuite al para-tirosolo ed al salidroside; questi composti influenzano i livelli e le attività delle monoamine e dei peptidi oppioidi nel cervello e nei tessuti periferici così come nei sistemi cardiovascolare e respiratorio. Inoltre, gli estratti alcolici o acquosi di rodiola si comportano da *scavenger* dei radicali liberi. Nella rodiola sono stati identificati numerosi composti antiossidanti, tra i quali il p-tirosolo, gli acidi organici (gallico, caffeico e clorogenico), i flavonoidi e le proantocianidine.

Efficacia clinica. La rodiola è utilizzata da quasi 40 anni nelle repubbliche dell'ex Unione Sovietica per aumentare la resistenza ed il senso di benessere. Tuttavia gli studi randomizzati sono stati pubblicati soltanto negli ultimi anni. Questi studi, eseguiti generalmente in giovani sani sottoposti a stress, sono riassunti nella Tabella 27.8. La maggior parte degli studi ha evidenziato effetti benefici della rodiola nel ridurre la fatica mentale, nel migliorare lo stato fisico e lo stato di benesse-

Tabella 27.8 Rodiola: sommario degli studi clinici randomizzati

*Bibliografia**	*Disegno sperimentale*	*Soggetti*	*Trattamento*	*Principali risultati*
Spasov 2000 Phytomedicine 7:85	Doppio cieco, con placebo	40 studenti sotto esame	SHR-5, 100 mg/die per 20 giorni	Rodiola superiore al placebo (riduzione della fatica mentale e miglioramento dello stato fisico e dello stato di benessere generale)
Darbinyan 2000 Phytomedicine 7:365	Doppio cieco, con placebo, gruppi incrociati	56 giovani medici (24-35 anni)	SHR-5, 170 mg/die per 14 giorni	Rodiola superiore al placebo (test indicativi della fatica mentale, quali i test di associazione mentale, memoria a breve termine, calcoli e capacità di concentrazione, velocità nella percezione audiovisiva)
Ha 2002 Zhoungha Jie He He Hu Zi Za ZHi 25:527**	Confronto prima-dopo	21 giovani uomini residenti per 1 anno ad alte altitudini (>5000 m)	Dose singola in acuto	La rodiola migliora la qualità del sonno
Wing 2003 Wilderness Environ Med 14:9	Con placebo	15 giovani volontari in una camera simulante l'altitudine (4600 m)	Trattamento per sette giorni	Nessuna differenza tra rodiola e placebo (ossigenazione del sangue)
Shevtsov 2003 Phytomedicine 10:95	Doppio cieco, con placebo, due gruppi paralleli	161 giovani militari (19-21 anni)	SHR-5, 370 mg (dose singola)	Rodiola superiore al placebo (effetto antifatica ed aumentato senso di benessere)
Xu 2003 Zhongguo Zhong Zi Yi Jie He Za Zhi 23:648**	Studio controllato	76 pazienti con ipertensione polmonare grave	4 g/die, 3 giorni prima e due giorni dopo l'operazione chirurgica	La rodiola migliora i parametri della ventilazione e riduce i livelli ematici di alcuni mediatori dell'infiammazione in pazienti con ipertensione polmonare
De Bock 2004 Int J Sport Nutr Exerc Metab 14:298	Doppio cieco, con placebo	24 volontari sani	SHR-5, 200 mg (dose singola)	La rodiola migliora la capacità di effettuare esercizi fisici e mentali (velocità di movimento delle gambe, tempo di reazione visuale, capacità di attenzione)

* Primo autore, anno, rivista, volume e prima pagina

** Pubblicato in lingua cinese; SHR-5 = estratto standardizzato di *Rhodiola rosea* (rosavina 3,6%, salidroside 1,6% e para-tirosolo < 0,1%)

re generale. Tuttavia, seppur incoraggianti, questi studi richiedono una conferma clinica su di un numero maggiore di soggetti.

Effetti collaterali/Controindicazioni. La rodiola appare una droga sicura; gli studi clinici non hanno evidenziato effetti collaterali di rilievo. Tuttavia studi clinici preliminari suggeriscono che un estratto di rodiola (standardizzato al 2% di rosavina), alla dose di 1,5-2 g (ovvero più di cinque volte la massima dose giornaliera utilizzata) può provocare irritabilità ed insonnia.

Preparazioni/Dose. La determinazione della dose giornaliera è in relazione alla quantità di rosavina contenuta negli estratti. Negli studi clinici la dose giornaliera di rosavina adoperata va dai 3,6 mg ai 6,14 mg (ovvero 360-614 mg di un estratto standardizzato all'1%). In diversi studi clinici è stato utilizzato un estratto denominato con la sigla SHR-5, standardizzato a rosavina (3,6%), salidroside (1,6%) e para-tirosolo (<0,1%). Questo estratto è stato utilizzato a dosi giornaliere comprese tra i 100 ed i 170 mg.

Witania (ashwagandha)

Botanica/Costituenti chimici. È data dalla radice di *Withania somnifera* L. (Fam. *Solanaceae*), un piccolo arbusto largamente distribuito nelle regioni aride dell'India. Comunemente indicata come "ginseng indiano" o "ciliegio invernale" o "dunel", è un antico rimedio indiano (ayurvedico) utilizzato come il ginseng. Nella medicina popolare indiana vengono utilizzate sia le radici che i frutti di *W. somnifera*. La chimica della witania è stata ampiamente studiata e sono stati identificati più di 35 costituenti chimici: i principali sono gli alcaloidi (witanina, scopoletina, somniferina, isopelletierina, anaferina), i lattoni steroidei (witanolidi, witaferine) e i terpenoidi con scheletro tetraciclico come il cortisolo (sitoindosidi I-IV). La witania contiene anche ferro, colina, β-sitosterolo, flavonoidi, tannini, un olio essenziale chiamato puranolo e diversi acilsteril glicosidi.

Farmacologia/Meccanismo d'azione. Sono stati condotti numerosi studi per evidenziare quelle proprietà farmacologiche che potessero giustificare l'impiego della witania come adattogeno e tonico. In diversi studi sperimentali è stato dimostrato che la witania possiede proprietà antinfiammatorie, antitumorali, neuroprotettive, nootrope, antiossidanti, ipoglicemizzanti, cardioprotettive, emopoietiche (estratti di *W. somnifera* sono in grado di ridurre la leucopenia indotta da agenti antitumorali), epatoprotettive ed immunostimolanti (quest'ultimo effetto associato ad una induzione della NO sintasi). Molte di queste proprietà sono state dimostrate anche per i componenti allo stato puro. Particolare attenzione è stata data alla protezione esercitata nei confronti del danno indotto da agenti antitumorali, suggerendo un possibile impiego clinico durante la chemioterapia antitumorale. La witania incrementa in modo aspecifico la resistenza durante lo stress e sembra che i sitoindosidi siano i componenti attivi. Inoltre sono stati descritti effetti benefici sul sistema nervoso centrale (effetto ansiolitico) e sul sistema endocrino. Comunque il meccanismo d'azione della witania deve essere ancora delucidato.

Efficacia clinica. La witania è largamente utilizzata nella medicina ayurvedica, il sistema medico tradizionale dell'India. Fa parte di molte formulazioni prescritte per diverse condizioni muscoloscheletriche (artrite, reumatismi) e poi per aumentare l'energia e migliorare la salute e la longevità (come tonico generale), per prevenire malattie negli atleti, negli anziani e durante la gravidanza. Comunque, mancano studi clinici randomizzati a sostegno dell'uso adattogeno della witania. In uno studio clinico effettuato su 141 volontari sani, in doppio cieco, è stato dimostrato che la witania, somministrata per un periodo di un anno, era in grado di migliorare alcuni parametri ematologici (emoglobina, globuli rossi) e di diminuire il colesterolo ematico [Kuppurajan e coll. (1980) J Res Ayurveda Siddha 1:247-258]. Tuttavia, l'assenza della randomizzazione rende questi risultati alquanto dubbi. La witania è un componente (insieme a *Boswellia serrata*, *Curcuma longa* ed ad un complesso dello zinco) della formulazione Articulin-F®, adoperata nel trattamento delle osteoartrititi e della formulazione immunostimolante Immu-25®, che ha manifestato effetti benefici in pazienti affetti da AIDS [Usha e coll. (2003) Drug ED 4:103-109].

Effetti collaterali/Controindicazioni. Non sono noti rischi per la salute o effetti indesiderati di rilievo associati all'uso appropriato di witania. Un uso esagerato e/o dosi elevate possono provocare disturbi gastrointestinali (nausea, vomito, crampi addominali). La DL_{50} (determinata utilizzando la frazione alcaloidea totale e non la droga intera) è di 432 mg/kg nel topo. Dosi (di droga) pari a 0,7 g/kg (corrispondente nell'uomo ad una dose acuta di 49 g) provocano seri effetti collaterali nel topo, incluso diarrea, perdita di peso ed aumento della mortalità.

La witania possiede un effetto ipnotico-sedativo e pertanto potrebbe potenziare altri sedativi. È controindicata (come l'echinacea) in pazienti con disordini autoimmuni, durante la gravidanza (perché considerata abortiva) e l'allattamento.

Preparazioni/Dose. La dose giornaliera raccomandata in medicina ayurvedica è di 3-6 g di droga secca. Può essere consumata sotto forma di decotto (2 g in 150 ml di acqua per 5 minuti, mezz'ora prima dei pasti), estratto fluido o compresse. È disponibile anche una preparazione di estratto fluido 1:2 (6-12 ml).

Uncaria

Botanica/Costituenti chimici. È data dalla corteccia della radice di *Uncaria tomentosa* L. (Fam. *Rubiaceae*), un grosso rampicante legnoso che talvolta raggiunge i 30 m di altezza, originario della zona della foresta pluviale dell'America centrale (è nota come "uña de gato") e meridionale. *U. guaianensis* è un'altra specie di *Uncaria* che viene però adoperata meno frequentemente. Queste piante vengono raccolte in Amazzonia e poi spedite ai mercati europei. Sono stati isolati dall'uncaria 17 diversi alcaloidi (ossindolici ed indolici), triterpeni, acidi organici, steroli e procianidine. Esistono 2 chemiotipi di *U. tomentosa*. Uno contiene soprattutto alcaloidi ossindolici pentaciclici (pteropodina, isopteropodina, isomitrafillina, ecc.), mentre nell'altro tipo predominano alcaloidi ossindolici tetraciclici (rincofillina, isorincofillina, ecc.) (Tab. 27.9). I due chemiotipi sono però fenotipicamente identici. Studi farmacologici hanno dimostrato che gli alcaloidi tetraciclici possono antagonizzare gli effetti degli alcaloidi pentaciclici.

Tabella 27.9 Alcaloidi presenti nell'uncaria [Da: Keplinger e coll. (1999) J Ethnopharmacol 64:23-34]

	Alcaloidi pentaciclici	*Alcaloidi tetraciclici*
Alcaloidi ossindolici	Pteropodina Isopteropodina Speciofillina Uncarina F Mitrafillina Isomitrafillina	Rincofillina Isorincofillina Corinoxeina Isocorinoxeina
Alcaloidi indolici	Akuammigina Tetraidroalstonina Isoajmalicina	Irsutina Diidrocorinanteina Irsuteina Corinanteina

Farmacologia/Meccanismo d'azione. Sono state riportate diverse proprietà farmacologiche per l'uncaria: antinfiammatoria, immunostimolante, antiaggregante piastrinica, antipertensiva ed antitumorale. Le proprietà immunostimolanti sono associate ad un aumento dei linfociti B e T, ad una stimolazione della fagocitosi e ad un aumento di interleuchine. L'attività antinfiammatoria è legata all'inibizione dell'NF-κB, un fattore intracellulare responsabile dell'azione flogogena di diversi mediatori dell'infiammazione (per es. ossido d'azoto, TNF-α). Inoltre, la rincofillina incrementa in diverse aree cerebrali i livelli di alcuni neurotrasmettitori, come la serotonina e la dopamina. Adoperando i composti puri di uncaria, è stato dimostrato che gli alcaloidi pentaciclici attivano i linfociti B e T umani, e quest'effetto viene antagonizzato dagli alcaloidi tetraciclici; inoltre gli alcaloidi pentaciclici sono in grado di riparare il danno al DNA indotto nei ratti da radiazioni. Questi studi lasciano ipotizzare che gli alcaloidi pentaciclici siano i principali responsabili dell'attività immunostimolante dell'uncaria.

Efficacia clinica. L'uncaria è stata utilizzata nella medicina popolare per il trattamento delle malattie reumatiche, della diarrea e della gastrite, per accelerare la guarigione delle ferite, per normalizzare il ciclo mestruale e poi come contraccettivo e come coadiuvante del trattamento antitumorale. È noto dagli anni settanta il caso di un malato (austriaco) di cancro miracolosamente guarito grazie all'assuzione di uncaria. L'uncaria viene classificata come adattogeno, anche se non esistono studi randomizzati specifici al riguardo. La letteratura riporta un solo studio randomizzato, effettuato su 40 pazienti con artrite reumatoide; in questo studio è stato riportato che un estratto di *U. tomentosa* (contenente alcaloidi pentaciclici), somministrato per 24 settimane, riduceva i sintomi della malattia [Mur e coll. (2002) J Rheumatol 29:656-658].

Effetti collaterali/Controindicazioni. Malgrado la sua grande popolarità nelle comunità ispaniche, l'uncaria non viene generalmente considerata priva di rischi. Si ritiene infatti che il suo uso prolungato possa ridurre i livelli plasmatici di estradiolo e di progesterone; il suo uso è stato inoltre associato ad insufficienza renale acuta. Si ritiene poi che l'uncaria possa provocare occasionalmente diarrea ed ipotensione. A causa della sua "amarezza", potrebbe infine causare nausea, specialmente a dosi elevate. Tuttavia nell'unico studio clinico randomizzato effettuato, non sono stati riscontrati effetti collaterali di rilievo e non sono segnalati in letteratura effetti indesiderati di una certa gravità. Inoltre, in 41 pazienti affetti da AIDS, che ricevevano un estratto corrispondente alla dose giornaliera di 780-1050 µg di alcaloidi pentaciclici per 3 mesi, non è stato osservato alcun effetto collaterale di rilievo ad eccezione di una riacutizzazione di un acne preesistente e di un modesto incremento dell'acido urico in soli due pazienti. Nel topo, la DL_{50} di un estratto acquoso denominato C-MED-100 (standardizzato all'8% in carbossilalchilesteri) è superiore agli 8 g/kg, mentre studi di tossicità subcronica e cronica non hanno evidenziato segni apprezzabili di tossicità alla dose giornaliera di 10-80 mg dello stesso estratto. Poiché gli alcaloidi rincofillinici possiedono effetti ipotensivi, l'uncaria potrebbe teoricamente interferire con la terapia antipertensiva.

Preparazioni/Dose. Nella determinazione della dose giornaliera bisogna considerare l'esistenza di due chemiotipi di *U. tomentosa*; uno contenente alcaloidi ossindolici pentaciclici ad attività immunostimolante, l'altro contenente soprattutto alcaloidi ossindolici tetraciclici che antagonizzano gli effetti dei composti pentaciclici. Si ritiene che un prodotto efficace non debba contenere più dello 0,02% di alcaloidi ossindolici tetraciclici. Sono disponibili diversi estratti commerciali di uncaria; tra questi: 1) un estratto contenente l'1,3% di alcaloidi ossindolici pentaciclici e privi di alcaloidi tetraciclici, confezionato in capsule da 20 mg. La dose consigliata è di una capsula tre volte al giorno per i primi dieci giorni e poi una sola capsula al giorno; 2) una frazione a basso peso molecolare ottenuta per estrazione dell'intera pianta, contenente l'8% di carbossialchil esteri (estratto denominato C-Med-100). La dose giornaliera suggerita è di 300 mg, suddivisa in tre somministrazioni.

Schizandra

È data dal frutto di *Schizandra chinensis* (Turez.) Baill. (Fam. *Schizandraceae*), una liana originaria della Cina nord-orientale e della Corea. Il frutto è raccolto in autunno, poi esposto al vapore prima di essere seccato al sole. I costituenti chiave includono un olio volatile, la vitamina C e lignani (schizandrina A e C, schizandrolo A e B, gomisina C). Si ritiene che il frutto della schizandra, così come il seme, possa causare un aumento non-specifico della resistenza immunitaria ed un aumento delle prestazioni fisiche. Si ritiene, inoltre, che le proprietà tonificanti del frutto di *S. chinensis* siano dovute alla capacità di questa droga di stimolare la sintesi di ossido d'azoto e di cortisolo. I lignani sono probabilmente i principi attivi responsabili delle proprietà adattogene. La schizandrina e lo schizandrolo, infatti, possiedono attività epatoprotettiva, antiossidante, nootropa, antinfiammatoria ed antitumorale negli animali. Effetti benefici (respiratori ed epatoprotettori) sono stati descritti anche per la gomisina C. Pur essendo utilizzata nella MTC per il trattamento di diversi disturbi (tosse, dissenteria, indigestione, influenza, fratture ossee) non esistono studi clinici randomizzati relativi all'efficacia clinica della schizandra. Tuttavia la schizandra è un componente della formulazione ImmunoGuard® (contenente anche *Eleutherococcus senticosus* e *Glycyrrhiza glabra*), che ha dimostrato la sua efficacia nel trattamento della febbre mediterranea familiare [Amaryan e coll. (2003) Phytomedicine 10:271-85]. Non sono noti effetti collaterali associati ad un uso appropriato di schizandra. Dosi fino a 5 g/kg non provocano mortalità nei topi. Nella MTC viene raccomandata una dose giornaliera di 1,5-6 g di droga.

Brionia

È data dalla radice essiccata di *Bryonia alba* L. (Fam. *Cucurbitaceae*), una pianta originaria dell'Europa nordorientale e sudorientale e diffusa anche in Iran. Si tratta di una pianta perenne che cresce estremamente in fretta, con radice spessa, tuberosa, carnosa, con striature orizzontali, all'esterno giallastra con tendenza al grigio e all'interno bianca e limacciosa. I principali costituenti chimici sono dei terpenoidi con scheletro tetraciclico simile al cortisolo (cucurbitacine), steroidi ed acidi grassi polidrossilati. La brionia è stata adoperata nella profilassi e nella terapia dei disordini metabolici, delle malattie epatiche, delle malattie infettive acute e croniche e per aumentare la resistenza allo stress. Le proprietà adattogene della brionia sono state principalmente attribuite alla cucurbitacina R, un composto in grado di aumentare la produzione di corticosteroidi e di eicosanoidi, sia *in vitro* che *in vivo*. Come i lignani della schizandra, le cucurbitacine stimolano la sintesi di ossido d'azoto e di cortisolo; quest'effetto potrebbe permettere all'organismo di adattarsi allo stress fisico. Inoltre la brionia è stata usata come purgante e come emetico. Estratti cloroformici di *B. alba* possiedono attività antinfiammatoria ed è stato anche dimostrato che un componente isolato dalla brionia (23, 24-diidrocucurbitacina D) inibisce l'attivazione dell'NF-κB, un importante mediatore intracellulare dei processi infiammatori. La droga è altamente tossica nel momento della raccolta. Tale tossicità decresce rapidamente con la disidratazione e l'immagazzinamento per la instabilità delle cucurbitacine. A causa del contenuto in cucurbitacine, la droga ha un'azione fortemente irritante sulla pelle e sulle mucose. Alcuni testi di fitoterapia consigliano una dose giornaliera di 0,3-0,5 g. L'assunzione di dosi più elevate può provocare vomito, diarrea con perdite ematiche, colica, problemi renali, paralisi e, in casi estremi, morte.

27.3 Immunostimolanti

L'organismo reagisce all'attacco di un agente estraneo opponendo i suoi meccanismi di difesa. Alcuni di essi sono preesistenti all'esposizione all'agente estraneo ed incapaci di discriminare tra i vari agenti; questi rappresentano le difese naturali (sudore, lisozima della pelle e cellule del sistema immunitario quali i fagociti). L'insieme delle difese naturali viene chiamato **immunità naturale**. Altri meccanismi di difesa sono invece attivati dall'esposizione all'agente estraneo, sono specifici per ogni singolo agente ed aumentano di intensità ad ogni successiva esposizione all'agente stesso (**immunità acquisita**). La risposta del sistema immunitario può essere distinta, a seconda delle componenti del sistema immunitario implicate, in umorale e cellulare. L'immunità umorale è trasferibile a soggetti non immunizzati mediante plasma o siero ed è mediata da molecole circolanti, chiamate anticorpi, che vengono prodotte in seguito all'attivazione dei linfociti B da parte dell'antigene. L'immunità cellulare è trasferibile solo mediante cellule prelevate da un soggetto immunizzato ed è mediata dai linfociti T.

Il controllo farmacologico del sistema immunitario si è per anni basato sull'impiego di farmaci in grado di determinare una soppressione delle risposte immunitarie. Successivamente, l'identificazione di condizioni morbose caratterizzate da un difetto della risposta immunitaria ha prospettato la necessità di ricercare farmaci capaci di stimolare o di correggere un deficit nella risposta immunitaria. A tali sostanze, che in definitiva cercano di normalizzare funzioni carenti, è stato dato il nome di immunostimolanti.

Contrariamente ai vaccini, gli immunostimolanti agiscono con un meccanismo aspecifico che prevede l'attivazione di cellule (macrofagi, granulociti, leucociti, linfociti *natural killer*) e di fattori umorali (lisozima, lisina, interferoni, TNF-α, sistema complemento-properdina, leuchine, istoni, ecc.) dell'immunità aspecifica. La risposta finale del sistema immunitario è il risultato dell'integrazione di meccanismi omeostatici complessi e l'effetto farmacologico risultante può essere di tipo stimolante e di tipo inibitorio. Tale effetto, paradossale e quindi da tener presente, dipende dalla diversa sensibilità delle popolazioni cellulari al farmaco, in relazione anche alla fase di attivazione del processo immunitario.

27.3.1 Piante immunostimolanti

Le piante medicinali che stimolano il sistema immunitario sono numerosissime; tra queste, il 90% è dato da piante superiori ed il 10% da funghi, alghe, o licheni. Le principali piante ad attività immunostimolante (e le relative droghe) sono elencate nella Tabella 27.10; queste contengono composti ad attività immunostimolante che possono essere a basso peso molecolare (alcaloidi, composti fenolici, alchilamidi, saponine, sesquiterpeni) e/o composti ad alto peso molecolare (polisaccaridi, lectine, peptidi). La principale applicazione di queste droghe (particolarmente l'echinacea, l'andrografis e l'astragalo) consiste nella prevenzione o nel trattamento delle infezioni non complicate del tratto respiratorio superiore (per es. influenza e raffreddore). Un discorso a parte merita il vischio, un immunostimolante adoperato nella cura dei tumori. Numerose piante ad azione adattogena (elencate nella Tab. 27.2) possiedono proprietà immunostimolanti.

Echinacea

Botanica/Costituenti chimici. Con il termine echinacea vengono comunemente denominate le radici ed il rizoma, nonché le parti aeree, di *Echinacea purpurea* Moench, *E. pallida* Nutt. ed *E. angustifolia* DC (Fam. *Compositae*), piante diffuse nei prati e nei boschi degli stati meridionali degli Stati Uniti. La Commissione E tedesca raccomanda l'utilizzo delle radici di *E. pallida* e delle parti aeree di *E. purpurea*. Si tratta di piante erbacee perenni con fusto semplice (alto 1-1,5 m), cavo alla base, che si assottiglia verso l'alto; con foglie allungate, ellittico-lanceolate, con superficie marcata dalle nervature principali che, in numero di tre o cinque, partono dalla base, procedono più o meno parallele nel lembo e si riuniscono insieme all'apice; con fiori riuniti in capolini (nella parte periferica sono presenti i fiori ligulati, di colore rosso, rosa o bianco, al centro i fiori sono tubulosi). Il rizoma è più o meno cilindrico ed in basso si divide in numerose radichette; storicamente la droga è costituita dal rizoma, anche se oggi vengono adoperate altre parti della pianta.

Tabella 27.10 Principali piante medicinali ad attività immunostimolante. È da notare che anche gli adattogeni (vedi Tab. 27.2) hanno attività immunostimolante

Nome comune della droga	*Nome latino della pianta*	*Parte della pianta utilizzata*	*Principali costituenti chimici*	*Dose giornaliera*
Adatoda	*Adhatoda vasica*	Foglie	Alcaloidi (vaticina, vasicinone)	2-3 g
Aloe	*Aloe vera*	Parenchima delle foglie	Polisaccaridi, aloine, flavonoidi	3-5 g
Andrografis	*Andrographis paniculata*	Parti aeree	Andrografolidi (lattoni diterpenici), flavonoidi	2-3 g
Astragalo	*Astragalus membranaceus*	Radici	Polisaccaridi, saponine triterpeniche, flavonoidi	10 g
Baptisia	*Baptisia tinctoria*	Radici	Polisaccaridi, alcaloidi chinolizidinici, isoflavonoidi	1,5-3 g
Chelidonia	*Chelidonium majus*	Parti aeree	Alcaloidi (coptisina, berberina, chelidonina), derivati dell'acido caffeico	2-5 g
Echinacea*	*Echinacea* spp	Parti aeree, rizoma	Polisaccaridi, flavonoidi, derivati dell'acido caffeico	0,9 g
Eupatoria	*Eupatorium perfoliatum*	Parti aeree	Flavonoidi, polisaccaridi (eterosilani), lattoni sesquiterpenici	1-2 g
Ganoderma	*Ganoderma lucidum*	Corpo fruttifero	Aminoacidi, triterpeni, steroli, polisaccaridi, lipidi, alcaloidi, vitamine	4-5 g
Idraste	*Hydrastis canadensis*	Radici, rizoma	Alcaloidi isochinolinici (berberina, idrastina), polisaccaridi	1,5-3 g
Pelargonium	*Pelargonium sidoides*	Radici	Cumarine, tannini	2-3 g
Picrorriza	*Picrorhiza kurroa*	Rizoma	Glicosidi iridoidi (picroside I e II, cutcoside)	1-1,5 g
Poligono cinese	*Polygonum multiflorum*	Radici	Saponine steroidee, mucillagini	1-2 g
Tinospora	*Tinospora cordifolia*	Fusto, radici, pianta intera	Alcaloidi, glicosidi, lattoni diterpenici	1-2 g
Tuja	*Thuja occidentalis*	Parti aeree	Olio essenziale (pinene, tujone, fencone)	1-2 g
Vischio**	*Viscum album*	Giovani rami con fiori e frutti	Lectine, acidi grassi, alcaloidi, flavonoidi, terpenoidi	2-6 g

* Raccomandata dalla Commissione E tedesca per il trattamento dei sintomi influenzali
** Raccomandata dalla Commissione E tedesca come coadiuvante nella terapia antitumorale

Nella radice e nel rizoma delle varie specie di *Echinacea* sono presenti carboidrati (polisaccaridi ad alto peso molecolare, echinacina), composti fenolici derivanti dall'acido caffeico (cinarina, specifico di *E. angustifolia*), acido cicorico (abbondante in *E. purpurea*), echinacoside (assente in *E. purpurea*), lattoni sesquiterpenici, alcaloidi pirrolizidinici (isotussilagine e tussilagine, 0.006% in *E. angustifolia e E. purpurea*) ed alchilamidi (almeno 20, incluso l'echinaceina).

Farmacologia/Meccanismo d'azione. L'echinacea è particolarmente nota per le sue proprietà immunostimolanti, attribuite alla frazione polisaccaridica. Tuttavia, una delle critiche all'ipotesi sull'importanza dei polisaccaridi nell'attività immunostimolante dell'echinacea viene dall'osservazione che questi composti devono essere idrolizzati a zuccheri semplici nel tratto gastrointestinale o altrimenti non sono assorbiti. È possibile, tuttavia, che i polisaccaridi interagiscano con cellule del sistema immunitario, presenti sull'epitelio gastrointestinale, in modo da attivare una risposta immunitaria sistemica. Infatti, in diversi studi, è stato dimostrato che la frazione polisaccaridica dell'echinacea è in grado di stimolare la risposta immunitaria quando somministrata ai roditori per via orale. In questi studi è stato altresì dimostrato che i polisaccaridi dell'echinacea aumentano la fagocitosi, la chemotassi e la capacità ossidativa di neutrofili e macrofagi. Macrofagi peritoneali incubati con i polisaccaridi dell'echinacea sono in grado di uccidere cellule tumorali e cellule infettate con parassiti, quali *Leishmania enrietti* o con il lievito *Candida albicans*. Inoltre i polisaccaridi dell'echinacea aumentano le funzioni immunitarie in topi immunodepressi, in seguito a trattamento con ciclofosfamide. Uno dei componenti della frazione polisaccaridica, l'arabinogalattano, è in grado di attivare i macrofagi sia *in vitro* che *in vivo*. Bisogna ricordare che anche la frazione poliacetilenica ed alcuni esteri sesquiterpenici hanno attività immunostimolante.

I polisaccaridi dell'echinacea non stimolano tutte le cellule del sistema immunitario allo stesso modo (Fig. 27. 3). I linfociti B sono poco coinvolti ed il trattamento con polisaccaridi dell'echinacea non determina un aumento nella produzione di anticorpi. Anche se si osserva un aumento della proliferazione dei linfociti T, non variano in modo apprezzabile i livelli di interleuchina 2, TNF-α o interferone γ. Diversamente, l'attivazione dei macrofagi e dei polimorfonucleati è una delle azioni meglio descritte per l'echinacea. Pertanto si ritiene che l'echinacea agisca sulla parte non specifica del sistema immuni-

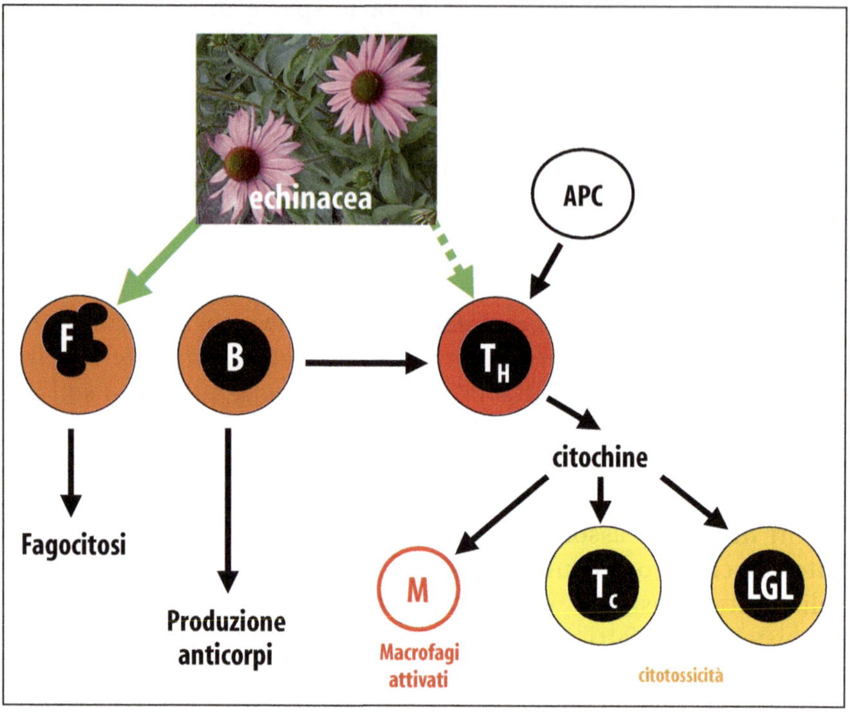

Fig. 27.3 Le attività immunostimolanti dell'echinacea sono da attribuire prevalentemente ai suoi effetti sulla fagocitosi (vedi anche Fig. 27.4). Tuttavia, l'echinacea possiede un lieve effetto sulle cellule T helper (T_H), le quali producono citochine, sostanze in grado di controllare la risposta immunitaria. Le citochine, infatti, possono attivare macrofagi che uccidono i microrganismi intracellulari, le cellule T citotossiche (T_C) e i grossi linfociti granulari (LGL) che riconoscono e uccidono le cellule infettate da virus. L'echinacea non modifica l'attività dei linfociti B, responsabili della produzione degli anticorpi. *APC* = cellule che presentano l'antigene; *B* = linfociti B; *F* = fagociti

tario, ovvero sulla funzione fagocitaria (Fig. 27.4). Oltre alla ben nota attività immunostimolante, l'echinacea possiede attività antinfiammatoria, antivirale, antineoplastica e cicatrizzante. Queste proprietà sono descritte nel Box 27.5.

Efficacia clinica. La Commissione E tedesca raccomanda le radici di *E. pallida* per il trattamento adiuvante dei sintomi influenzali e le parti aeree di *E. purpurea* per il trattamento adiuvante del raffreddore e delle infezioni croniche del tratto respiratorio e del tratto urinario. Per uso esterno, le parti aeree di *E. purpurea* sono raccomandate per accelerare la guarigione delle ferite e nelle ulcere croniche. La Commissione E tedesca, in una monografia pubblicata nel 1992, non

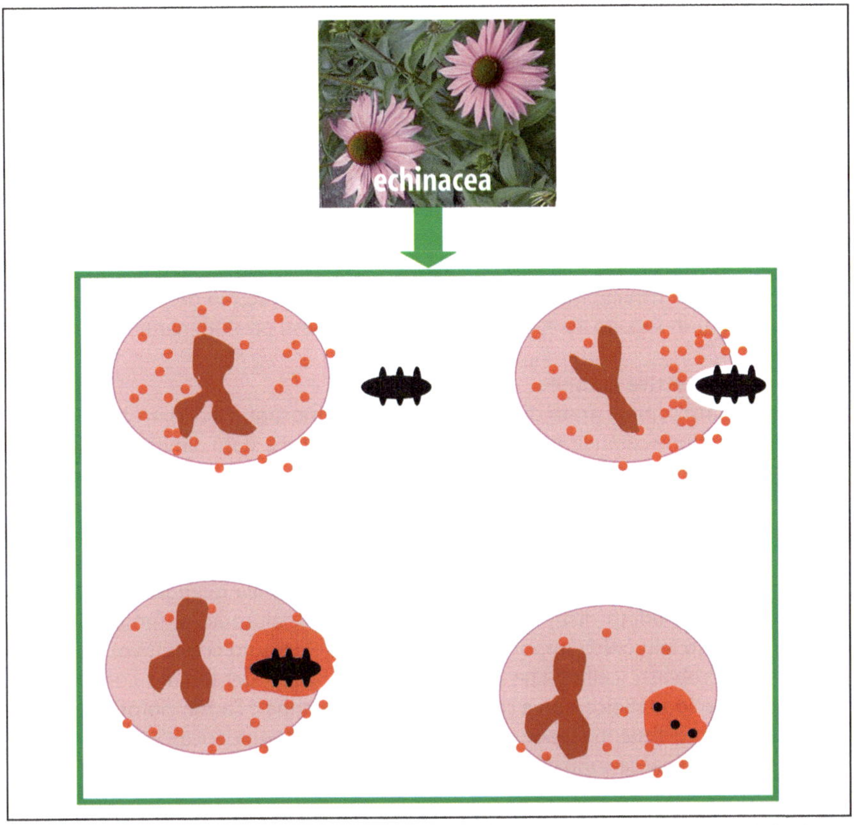

Fig. 27.4 L'echinacea stimola la fagocitosi, il processo mediante il quale le cellule (fagociti) inglobano e distruggono i microrganismi ed i detriti cellulari. Il processo comprende varie fasi, tra cui invaginazione, inglobamento ed interiorizzazione del microrganismo con formazione del vacuolo fagocitario. Quest'ultimo si fonde con i lisosomi in modo da permettere la digestione del materiale fagocitato

ha valutato positivamente le parti aeree e le radici di *E. angustifolia* e di *E. pallida*, a causa dell'assenza di adeguati studi clinici.

L'echinacea è stata studiata per la prevenzione ed il trattamento delle infezioni non complicate del tratto respiratorio superiore e per la valutazione clinica della sua attività immunostimolante (Tabb. 27.11-27.13). Sono state utilizzate varie specie di *Echinacea*, nonché varie parti della pianta (per es. radici, parti aeree); in generale, la qualità metodologica degli studi condotti sull'echinacea è scarsa, soprattutto per quanto riguarda gli studi più vecchi, ed i risultati riportati alquanto contraddittori.

L'effetto dell'echinacea nella prevenzione delle infezioni non complicate del tratto respiratorio superiore è stato oggetto di tre studi cli-

Box 27.5 Proprietà farmacologiche dell'echinacea. Le proprietà immunostimolanti sono descritte nel testo

Proprietà antinfiammatorie
Le proprietà antinfiammatorie dell'echinacea sono state dimostrate per estratti di echinacea, nonché per alcuni componenti, come ad esempio le alchilamidi polinsature, alcuni polisaccaridi e l'echinacoside. L'echinacea è in grado di ridurre l'edema della zampa del topo indotto dalla somministrazione di carragenina, un agente flogogeno; quest'effetto è associato all'inibizione dell'espressione della ciclossigenasi 2. L'effetto antinfiammatorio dell'echinacoside e della frazione polisaccaridica è stato anche dimostrato in modelli d'infiammazione cutanea (edema dell'orecchio del topo indotto da olio di croton), in seguito ad applicazione topica di questi prodotti naturali.

Proprietà protettive cutanee
Come riportato sopra, estratti di echinacea si sono dimostrati efficaci in alcuni modelli d'infiammazione cutanea. Inoltre in diversi studi *in vitro* è stato dimostrato che alcuni componenti dell'echinacea possono proteggere il tessuto connettivo cutaneo. I derivati dell'acido caffeico sono in grado di proteggere il collagene dal danno causato da ioni superossido. Le parti aeree di *E. purpurea* sono raccomandate dalla Commissione E tedesca per accelerare la guarigione delle ferite e nelle ulcere croniche. In generale si ritiene che gli effetti dell'echinacea sulla guarigione delle ferite derivino da due effetti distinti: inibizione dell'enzima ialuronidasi (un enzima che degrada l'acido ialuronico, importante costituente del tessuto connettivo) e stimolazione dei fibroblasti (cellule che producono componenti del tessuto connettivo). I derivati dell'acido caffeico, come l'acido cicorico, la cinarina e l'acido clorogenico sono tra i principali costituenti responsabili dell'attivita antiialuronidasica. Gli effetti dermatologici dell'echinacea sono descritti nel Capitolo 31.

Proprietà antivirale
L'attività antivirale è stata riportata sia per estratti acquosi che alcolici. L'incubazione di questi estratti determina inibizione dei virus influenzale, dell'herpes e del virus *vesicular* (virus della sifilide). Due meccanismi sono stati proposti per spiegare l'attività antivirale; 1) produzione di interferone (attraverso il legame della frazione polisaccaridica ai recettori della membrana dei linfociti T, con attivazione non specifica delle cellule T) e 2) inibizione dell'enzima ialuronidasi virale, con conseguente riduzione della capacità penetrativa del virus.

nici randomizzati (di cui due in doppio cieco), per un totale di 522 soggetti (di cui 109 soggetti con predisposizione alle malattie da raffreddamento); l'echinacea veniva somministrata per periodi compresi tra le 8 e le 12 settimane; mentre i due studi più vecchi evidenziavano una lieve tendenza dell'echinacea (seppur non significativa) nel ridurre la sintomatologia, nello studio più recente e qualitativamente migliore l'echinacea non modificava l'incidenza e la durata dei sintomi di raffreddamento (Tab. 27.11).

L'effetto dell'echinacea nel trattamento delle infezioni del tratto respiratorio superiore è stato oggetto di dodici studi randomizzati,

Tabella 27.11 Echinacea e prevenzione delle infezioni del tratto respiratorio superiore: sommario degli studi clinici randomizzati

*Bibliografia**	*Disegno sperimentale*	*Soggetti*	*Trattamento*	*Principali risultati*
Schoneberger 1992 Forum Immunologie 2:18	Con placebo, doppio cieco	109 pazienti	Echinacin® 8 ml succo/die per 8 settimane	Lieve tendenza a favore dell'echinacea. Tuttavia nessuna differenza significativa tra echinacea e placebo
Melchart 1998 Arch Fam Med 7:541	Singolo cieco, tre gruppi paralleli	302 volontari sani	*E. purpurea* radice (estratto etanolico) o *Echinacea pallida* radice (estratto etanolico) per 12 settimane	Lieve tendenza a favore dei gruppi trattati con echinacea. Tuttavia nessuna differenza significativa tra echinacea e placebo
Grimm 1999 Am J Med 106:138	Doppio cieco, con placebo	109 soggetti predisposti al raffreddore	Echinacin® (4 ml succo) per 8 settimane	Nessuna differenza tra echinacea e placebo (l'echinacea non modifica l'incidenza, la durata e la sintomatologia del raffreddore e delle infezioni respiratorie non complicate)

* Primo autore, anno, rivista, volume e prima pagina
Echinacin® contiene un succo ottenuto dalle parti aeree di *E. purpurea*

Tabella 27.12 Studi clinici randomizzati dell'echinacea nel trattamento delle infezioni del tratto respiratorio superiore. L'echinacea veniva somministrata ai primi sintomi di raffreddamento e il suo trattamento proseguiva fino alla scomparsa dei sintomi

*Bibliografia**	*Disegno sperimentale*	*Soggetti*	*Trattamento*	*Principali risultati*
Brauning 1992 Zeitschrift fur Phytotherapie 13:7	Doppio cieco, tre gruppi paralleli, con placebo	180 soggetti con infezione del tratto respiratorio superiore	*E. purpurea* radice (90 o 180 gocce corrispondenti a 450 o 900 mg/die)	Echinacea superiore al placebo (riduzione dei sintomi da raffreddamento per la dose più alta)
Brauning 1993 Naturheilpraxis 1:72	Doppio cieco	160 soggetti con sintomi influenzali	*E. pallida* radice (900 mg di estratto secco/die)	Effetto benefico dell'echinacea nel ridurre i sintomi da raffreddamento
Hoheisel 1997 Eur J Clin Res 9:261	Doppio cieco, con placebo	120 soggetti suscettibili al raffreddore	Echinagard®, 20 gocce/die	Effetto benefico dell'echinacea nel ridurre i sintomi e la durata del raffreddore
Brinkeborn 1998 Phytomedicine 6:1	Doppio cieco, con placebo	119 soggetti con sintomi influenzali	Echinaforce®, 6 compresse/die	Echinacea superiore al placebo
Brinkeborn 1999 Phytomedicine 6:1	Doppio cieco, con placebo, quattro gruppi paralleli	246 adulti con sintomi influenzali	Echinaforce®, 6 compresse/die	Echinacea superiore al placebo
Lindenmuth 2000 J Altern Complem Med 6:327	Doppio cieco, con placebo	95 infermieri con sintomi influenzali	Echinacea Plus tisana (5-6 tazze di tisana nel primo giorno e poi, diminuendo di una tazza al giorno nei giorni successivi)	Echinacea superiore al placebo

segue →

→ *seguito*

*Bibliografia**	*Disegno sperimentale*	*Soggetti*	*Trattamento*	*Principali risultati*
Schulten 2001 Arzneim-Forsch/Drug Res 51:563	Doppio cieco, con placebo	80 soggetti con sintomi influenzali	Echinacin® 5 ml/die	Echinacea superiore al placebo (effetto benefico dell'echinacea nel ridurre i sintomi da raffreddamento; 6 giorni nel gruppo echinacea e 9 giorni nel placebo)
Barrett 2002 Ann Intern Med 137:939	Doppio cieco, con placebo	148 studenti	*E. purpurea* parti aeree (25%), *E. purpurea* radice (25%) *E. angustifolia* radice (50%) 6 g/die il primo giorno e 3 g/die nei giorni seguenti	Nessuna differenza tra echinacea e placebo
Taylor 2003 JAMA 290:2824	Doppio cieco, con placebo	407 bambini (4-11 anni)	Preparazione da *E. purpurea*	Nessuna differenza tra echinacea e placebo
Goel 2004 J Clin Pharm Ther 29:75	Doppio cieco, con placebo	282 soggetti	Echinilin® (10 dosi durante il primo giorno e quattro nei sei successivi)	Nessuna differenza tra echinacea e placebo
Yale 2004 Arch Intern Med 164:1237	Doppio cieco, con placebo	128 soggetti con raffreddore	Succo crioessiccato delle parti aeree di *E. purpurea* (100 mg tre volte al giorno)	Nessuna differenza tra echinacea e placebo
Sperber 2004 Clin Infect Dis 38:1367	Doppio cieco, con placebo	48 soggetti con infezione da rinovirus	Succo di echinacea (2,5 ml) tre volte al giorno	Nessuna differenza tra echinacea e placebo

* Primo autore, anno, rivista, volume e prima pagina
Echinacin® contiene un succo ottenuto dalle parti aeree di *E. purpurea*. Lo stesso prodotto è noto in Svezia come Echinagard®
Echinacea plus® contiene le foglie, le radici e lo stelo di *Echinacea angustifolia* ed *Echinacea purpurea* ed in più un estratto acquoso secco ottenuto dalle radici di *Echinacea purpurea*. Questo preparato fornisce per ogni tazza di tisana un equivalente di 1,275 mg di parti aeree e di radice
Echinilin® è una formulazione preparata da *E. purpurea* parti aeree; contiene alchilamidi (0,25 mg/ml), acido cicorico (2,5 mg/ml) e polisaccaridi (25 mg/ml)
Echinaforce® è un estratto composto per il 95% dalle parti aeree e per il 5% dalle radici di *E. purpurea*

in doppio cieco, per un totale di 1941 soggetti (Tab. 27.12); in questi studi l'echinacea veniva generalmente somministrata ai primi sintomi ed il suo trattamento proseguiva fino alla loro scomparsa. Nei primi studi (7 su 12) è stato osservato un effetto benefico dell'echinacea nel ridurre la sintomatologia e la durata dei vari episodi da raffreddamento. Tuttavia i cinque studi più recenti non hanno evidenziato alcun effetto benefico dell'echinacea. In particolare, in uno studio randomizzato, in doppio cieco e con placebo, condotto su 407 bambini di età compresa tra i 2 e gli 11 anni, è stato dimostrato che l'*E. purpurea* non riduceva la durata e la gravità dei sintomi associati alle infezioni del tratto respiratorio superiore [Taylor e coll. (2003) JAMA 290:2824-2830].

Infine, l'effetto dell'echinacea (somministrata per periodi compresi tra i 4 ed i 28 giorni) su alcuni parametri indicativi di aumento della risposta immunitaria è stato valutato in sei studi randomizzati, in doppio cieco (di cui quattro con placebo), per un totale di 199 volontari sani (Tab. 27.13). Tre di questi studi hanno evidenziato un aumento della fagocitosi o del complemento properdina mentre gli altri tre studi non hanno evidenziato alcun effetto sulla fagocitosi.

Effetti collaterali/Controindicazioni. I dati sulla sicurezza dell'echinacea sono molto rassicuranti, anche se in letteratura sono stati riportati diversi casi di episodi allergici, dermatite da contatto ed anafilassi (nessuno dei quali fatale). Si stima che la possibilità di seri effetti avversi associati all'uso di echinacea sia di 1 su 100.000. Gli studi clinici non hanno evidenziato effetti collaterali di rilievo (se si esclude una maggiore incidenza di *rash* e di disturbi gastrointestinali in soggetti che assumevano echinacea) [Huntley e coll. (2005) Drug Saf 28:387-400]. In uno studio post-marketing effettuato su 1000 soggetti, gli effetti avversi riscontrati sono stati: sapore sgradevole (1,7%), nausea e vomito (0,5%), dolori addominali (0,3%) e diarrea (0,3%). Gli studi sugli animali rafforzano i dati sulla eccellente tollerabilità dell'echinacea; infatti, a causa della sua scarsa tossicità, è stato impossibile determinare la DL_{50} in quanto dosi orali fino a 15 g/kg (corrispondenti ad una dose di 1050 g nell'uomo) non erano in grado di determinare la morte di topi o ratti. Test di tossicità subacuta e cronica hanno confermato la sicurezza dell'echinacea.

La Commissione E tedesca riporta che l'echinacea è controindicata nei disturbi sistemici progressivi, come ad esempio tubercolosi, leucocitosi, collagenosi, sclerosi multipla, AIDS ed altre malattie autoimmuni. Inoltre riporta che la somministrazione parenterale del-

Tabella 27.13 Echinacea e sistema immunitario: sommario degli studi randomizzati

*Bibliografia**	*Disegno sperimentale*	*Soggetti*	*Trattamento*	*Principali risultati*
Jurcic 1989 Zeitschrift fur Phytotherapie 10:67	Singolo cieco	27 soggetti	*E. purpurea* radice (preparazione non descritta), via intraperitoneale per 4 giorni	L'echinacea aumenta la fagocitosi
Jurcic 1989 Zeitschrift fur Phytotherapie 10:67	Doppio cieco, con placebo	24 uomini sani	*E. purpurea* radice estratto etanolico fluido (30 gocce/die per 5 giorni)	Echinacea superiore al placebo (aumento dei fagociti polimorfonucleati dopo 3-6 giorni di trattamento)
Melchart 1995 J Altern Complem Med 1:145	Doppio cieco, tre gruppi paralleli, con placebo	36 soggetti	*E. purpurea* radice, *E. pallida* radice (1140 mg/die di estratto etanolico) per 5 giorni	Nessuna differenza tra echinacea e placebo (nessun effetto sulla fagocitosi)
Melchart 1995 J Altern Complem Med 1:145	Doppio cieco, con placebo	24 soggetti	*E. purpurea* 95% parti aeree, 5% radice (estratto etanolico fluido 70%, 90 gocce/die per 5 giorni)	Nessuna differenza tra echinacea e placebo (nessun effetto sulla fagocitosi)
Kim 2002 Altern Med Rev 7:138	Doppio cieco con placebo, vari gruppi	48 donne sane	Varie combinazioni di specie diverse di *Echinacea* (*purpurea* parti aeree, *angustifolia* radici) per quattro settimane	Echinacea superiore al placebo (aumento del complemento properdina)
Schwarz 2002 J Immunother 25:413	Doppio cieco, con placebo, gruppi incrociati	40 giovani sani	*E. purpurea* parti aeree succo per 14 giorni	Nessuna differenza tra echinacea e placebo (fagocitosi e produzione di citochine)

*Primo autore, anno, rivista, volume e prima pagina

le parti aeree di *E. purpurea* può determinare nausea, vomito e febbre, in particolar modo in soggetti con tendenza alle allergie o allergici ad altri membri delle *Asteraceae* o durante la gravidanza. Si raccomanda inoltre di non utilizzare i preparati a base di echinacea per più di 8 settimane.

Infine, bisogna considerare la possibilità di interazioni farmacologiche in quanto l'echinacea (*E. purpurea* radice) modifica la capacità metabolica degli enzimi umani del citocromo CYP1A2 e CYP3A intestinale ed epatico; infatti l'echinacea può ridurre la *clearance* orale della caffeina, mentre può aumentare la biodisponibilità orale del midazolam (una benzodiazepina).

Preparazioni/Dose. La Commissione E tedesca raccomanda una dose di 0,9 g di *E. pallida* radice o di 6-9 ml di succo di *E. purpurea* parti aeree. Il succo si ottiene dalle piante fresche ed in fioritura; 40 parti di succo contengono l'equivalente delle sostanze idrosolubili ottenute da 100 parti di pianta fresca. Negli studi clinici sono stati utilizzati differenti preparati di echinacea. Tra questi Echinaforce®, un estratto ottenuto da una combinazione vegetale formata per il 95% dalle parti aeree e per il 5% dalle radici di *E. purpurea*; Echinacin®, che contiene un succo ottenuto per pressione delle parti aeree di *E. purpurea*, in una base formata per il 22% da alcol; Echinilin®, una formulazione preparata da *E. purpurea* parti aeree e contenente alchilamidi (0,25 mg/ml), acido cicorico (2,5 mg/ml) e polisaccaridi (25 mg/ml).

L'echinacea è anche disponibile in prodotti di combinazione; tra questi certamente il più noto è Esberitox-N®. Un ml di soluzione (o una compressa) di Esberitox N® contiene 4 mg di *Thuja occidentalis* L., sommità fiorite, 15 mg *E. purpurea* ed *E. pallida* radici, e 20 mg di *Baptisia tinctoria* L. radici.

Andrografis

Botanica/Costituenti chimici. Comunemente nota come Kalmeg (re degli amari), l'andrografis consiste nelle parti aeree di *Andrographis paniculata* (Burm.) Nees (Fam. *Acanthaceae*), un arbusto annuale originario dell'India che raggiunge il metro di altezza, con rami quadrangolari, spesso stretti e rivolti verso l'alto. Essiccata, si presenta come un fascio di setole di scopa. I principali costituenti chimici dell'andrografis sono i lattoni diterpenici (andrografolide e neoandrografolide) ed i flavonoidi.

Farmacologia/Meccanismo d'azione. I testi di medicina ayurvedica riportano per l'andrografis le seguenti proprietà farmacologiche: stomachico, tonico, antipiretico, antielmintico e colagogo. Studi effettuati sugli animali hanno evidenziato le proprietà immunostimolanti, antiaggreganti piastriniche, cardioprotettive, antinfiammatorie, antiossidanti ed epatoprotettive, antimicrobiche, ipoglicemiche, antipiretiche ed antidiarroiche. Gli estratti di andrografis sono in grado di aumentare la fagocitosi e di stimolare la risposta immunitaria antigene specifica e non specifica. Gli andrografolidi sono i composti responsabili, almeno in parte, dell'attività immunostimolante della droga. Inoltre è stato dimostrato che gli andrografolidi possono prevenire la produzione di radicali liberi ed esercitare attività antitumorale *in vitro*, effetto che si realizza attraverso un aumento della proliferazione e della citotossicità dei linfociti e della produzione di interleuchina-2. L'andrografolide, inoltre, inibisce l'aggregazione piastrinica indotta dal PAF.

In alcuni studi di farmacocinetica clinica è stato dimostrato che l'andrografolide viene ben assorbito in seguito a somministrazione orale, raggiungendo il picco plasmatico dopo 1,5-2 ore; l'emivita è di 6,6 ore.

Efficacia clinica. L'andrografis è stata utilizzata nella medicina tradizionale in India, Cina e Thailandia. In Thailandia la droga viene utilizzata come rimedio per il mal di gola; nella medicina ayurvedica viene utilizzata per i disturbi a carico del tratto gastrointestinale (diarrea, dispepsia, flatulenza, perdita d'appetito), nei casi di debilitazione generale e negli stati di convalescenza in seguito a febbre. Una recente revisione sistematica (Box 27.6) ha evidenziato l'esistenza di cinque studi randomizzati (n = 635) in doppio cieco, con placebo, riguardanti l'efficacia clinica dell'andrografis nel trattamento delle infezioni del tratto respiratorio superiore (faringotonsillite, raffred-

Box 27.6 Revisione sistematica relativa all'efficacia clinica dell'andrografis nel trattamento delle infezioni non complicate del tratto respiratorio superiore[1]

Articoli selezionati	5 studi randomizzati, in doppio cieco, con placebo
Soggetti	410 soggetti con infezioni non complicate (raffreddore, faringotonsillite)
Qualità degli studi	Buona o eccellente in due studi
Trattamento	400-1500 mg di estratto/die per 3-7 giorni
Conclusione	Andrografis superiore al placebo
Effetti collaterali	Lievi ed infrequenti

[1] Poolsup e coll. (2004) J Clin Pharm Ther 29:37-45

dore, ecc.). In due di questi studi, l'andrografis veniva somministrata insieme all'eleuterococco. I preparati utilizzati erano estratti standardizzati in termini di andrografolide (5-6%), somministrati alla dose di 400-1500 mg/die per un periodo variabile dai 3 ai 7 giorni. I risultati di questa revisione suggeriscono che l'andrografis, da sola o in combinazione con l'eleuterococco, è superiore al placebo nel trattamento delle infezioni del tratto respiratorio superiore. Inoltre, uno studio riportava che l'efficacia dell'andrografis era paragonabile a quella del paracetamolo, un farmaco antinfiammatorio non steroideo, in pazienti (n=152) con faringotonsillite.

La stessa revisione sistematica ha riportato l'esistenza di un ulteriore studio randomizzato, in doppio cieco e con placebo, riguardante l'efficacia dell'andrografis nella prevenzione del raffreddore. In questo studio un estratto di *A. paniculata* (200 mg/die per 5 giorni alla settimana per un periodo di 3 mesi) risultava superiore al placebo nel ridurre la frequenza dei raffreddori.

Infine è da ricordare che l'andrografolide, il principale componente di *A. paniculata*, viene commercializzato in Scandinavia per la prevenzione del raffreddore.

Effetti collaterali/Controindicazioni. L'andrografis è considerata una droga vegetale sicura. Gli effetti collaterali riscontrati negli studi clinici sono lievi, transitori e non frequenti. Si ritiene che, ad alte dosi, l'andrografis possa causare disturbi gastrointestinali.

Preparazioni/Dose. La dose giornaliera di andrografis è stata stimata in 2-3 g di droga secca. Negli studi clinici sono stati utilizzati estratti standardizzati ad andrografolide (5-6%), a dosi di 400-1500 mg/die. Compresse da 85 mg, standardizzate ad andrografolide e deossiandrografolide, sono note con il nome commerciale Kanjang®. La dose utilizzata è di 4 compresse, tre volte al giorno.

Astragalo

Botanica/Costituenti chimici. L'astragalo è la radice di *Astragalus membranaceus* (Fish. Bge.) e di *A. membranaceous* var. *mongholicus* (Bge.) (= *A. mongholicus*) (Fam. *Leguminosae*). Entrambe sono riportate nella Farmacopea cinese come *Radix astragali* (il nome cinese è *huang qi*). L'*A. membranaceus* non deve essere confuso con altre specie di *Astragalus*, note come *locoweeds* (termine anglosassone), che contengono quantità significative di selenio e di tossine o con *A. gummifer*, che fornisce la gomma adragante. *A. membranaceus* è una pianta erbacea perenne che cresce in Cina e Mongolia e che viene impiegata nella MTC come tonico, per contrastare gli stati di debolezza, per aumentare la vitalità e per combattere numerose malattie (influenza, diabete, insufficienza respiratoria, ipertensione, AIDS e cancro). La droga si presenta in forma cilindrica, ha una lunghezza di 30-90 cm, un diametro di 1-3,5 cm ed emana un debole odore. Il gusto è debolmente dolce e leggermente somigliante al fagiolo quando si mastica. I principali componenti dell'astragalo sono: polisaccaridi (astragalani I-IV), saponine triterpeniche [astragalosidi (I-VII) e componenti correlati (soiasaponine)] e flavonoidi (isoflavoni, isoflavani e pterocarpani). Comunque i polisaccaridi (e solo in parte le saponine) sembrano essere i responsabili delle azioni farmacologiche dell'astragalo.

Farmacologia/Meccanismo d'azione. La maggior parte degli studi farmacologici si sono concentrati sulle proprietà immunostimolanti della frazione polisaccaridica. Si ritiene che l'astragalo possa stimolare il sistema immunitario attraverso molteplici meccanismi: aumentando il numero di cellule staminali nel midollo osseo e nei tessuti linfatici, aumentando la produzione di immunoglobuline IgA ed IgM nelle secrezioni nasali nell'uomo, stimolando i macrofagi, aumentando la fagocitosi, potenziando l'effetto dell'interferone, attivando i linfociti T e le cellule *natural killer* (NK) ed aumentando la produzione di anioni superossido da parte di macrofagi peritoneali. I polisaccaridi dell'astragalo possono potenziare l'attività antitumorale dell'interleuchina-2, migliorare la risposta linfocitaria e aumentare l'attività delle cellule NK in pazienti con lupus eritematoso sistemico.

Efficacia clinica. In una recente rassegna [No Author listed (2003) Altern Med Rev 8:72-77] si è cercato di riassumere l'efficacia clinica dell'astragalo. Quasi tutti gli studi condotti sull'astragalo sono scritti in lingua cinese e riportati in testi o in riviste cinesi, per cui risulta difficile comprenderne il reale significato. In uno studio condotto su 1000 pazienti è stato osservato che un trattamento profilattico della durata di due mesi con astragalo (8 g/die) ed interferone riduceva significativamente i sintomi del raffreddore, rispetto al placebo ed al solo interferone. È stato anche osservato che l'astragalo migliora diversi parametri clinici: ad esempio, l'astragalo incrementa i livelli plasmatici di IgM, di IgE e di AMP ciclico in pazienti con raffreddore; migliora la funzione del ventricolo sinistro e la gittata cardiaca in pazienti con *angina pectoris*; migliora l'indice emorragico in pazienti con *lupus* eritematoso; incrementa la sopravvivenza in pazienti con cancro al polmone (associato a terapie convenzionali); migliora la leucopenia e le funzioni epatiche in pazienti con epatite cronica e, infine, migliora le infezioni da *Herpes simplex* e la cervicite associata a papilloma virus tipo 16, cytomegalovirus ed *Herpes simplex* tipo 2. Nell'insieme, questi studi sembrano molto incoraggianti; tuttavia, l'impossibilità di valutare se il disegno sperimentale degli studi sia conforme allo standard della medicina occidentale, rappresenta un evidente limite di affidabilità.

Effetti collaterali/Controindicazioni. L'astragalo è una droga sicura; dosi orali fino a 100 g/kg di droga nei ratti non provocano effetti indesiderati. La DL_{50} nei topi è di 40 g/kg (somministrazione intraperitoneale). Negli studi clinici non sono stati segnalati effetti indesiderati e nemmeno interazioni.

Preparazioni/Dose. La dose giornaliera adoperata negli studi clinici va dai 2 ai 30 g di droga secca, anche se una dose di 8-15 g sembra più ragionevole. Alcuni prodotti contengono estratti standardizzati di astragalo. Capsule contenenti 150-500 mg di estratto sono facilmente reperibili, così come tinture ed estratti fluidi. L'astragalo viene generalmente somministrato insieme ad altre droghe vegetali nella MTC; così pure l'astragalo viene spesso utilizzato per preparare tisane (la radice viene utilizzata tagliata a fettine).

Vischio

Botanica/Costituenti chimici. Il vischio è costituito dalle foglie, frutti e virgulti (giovani rami) di *Viscum album* L. (Fam. *Loranthaceae*), un frutice sempreverde alto 30-40 cm, con foglie perenni (sempreverdi) e bacche gelatinose, somiglianti a perle, presente in molte regioni fredde e temperate. Si tratta di una pianta parassita che affonda le radici nei tronchi di vari alberi; pertanto sopperisce al fabbisogno di acqua e sali minerali sottraendoli alla pianta ospite. In base al tipo di pianta ospite, vengono distinte tre sottospecie: *platyspermum* (o vischio delle latifoglie, che cresce su tutte le latifoglie europee, ad eccezione del faggio, preferendo il melo ed il pioppo), *abietis* (o vischio dell'abete in quanto cresce sull'abete bianco), *laxum* (o vischio dei pini, che cresce su pini, larici e occasionalmente abeti). I principali costituenti del vischio sono: lectine (polipeptidi ad alto peso molecolare), alcaloidi (che possono provenire dalla pianta ospite) e le viscotossine (polisaccaridi a basso peso molecolare, come ad esempio le viscotossine A_2, A_3 e B). Il vischio contiene inoltre acidi grassi (acido oleico e palmitico per l'80%), amine (coline, acetilcolina), flavonoidi (per es. quercetina), terpenoidi (amirina, acido betulinico, ecc.), tannini, ecc.

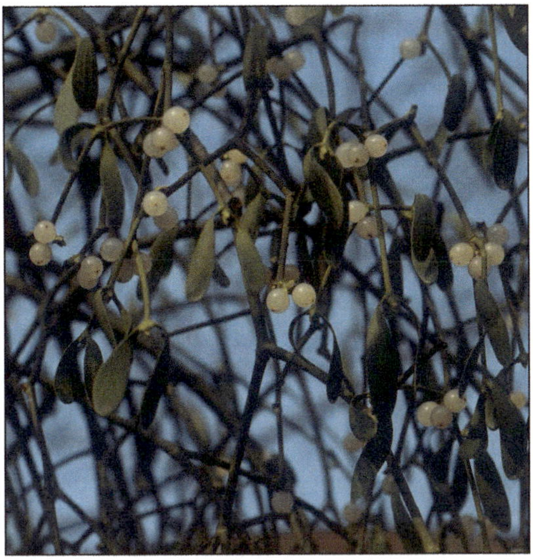

Tavola 27.2 *Viscum album*

Farmacologia/Meccanismo d'azione. Molti degli studi disponibili sulle proprietà farmacologiche del vischio sono stati effettuati utilizzando il prodotto commerciale Iscador®. Il vischio possiede proprietà immunostimolanti e citotossiche che sono potenzialmente utili nell'azione antitumorale.

Le proprietà immunostimolanti del vischio sono state dimostrate *in vivo* sia per l'Iscador®, sia per la frazione polisaccaridica isolata dalle bacche. Si ritiene che l'attività immunostimolante sia dovuta ad un aumento della fagocitosi ed alla stimolazione della risposta immunitaria umorale e cellulare. Estratti di vischio aumentano la sintesi di TNF-α, interleuchina-1 ed interleuchina-6, mediatori che possono diminuire la vitalità delle cellule tumorali e renderle sensibili al processo apoptotico. Le proprietà immunostimolanti del vischio non possono essere attribuite esclusivamente ai polisaccaridi delle bacche, essendo attivo anche il succo della pianta intera.

In numerosi studi *in vitro* ed *in vivo* è stato dimostrato che il succo della pianta, il prodotto Iscador®, la frazione glicoproteica (lectine, viscotossine) e la frazione alcaloidea possiedono attività citotossica. In particolare l'attività antitumorale è stata dimostrata *in vivo* in diversi modelli sperimentali murini, quali il carcinoma del polmone, l'adenocarcinoma del colon e l'adenocarcinoma mammario. Si ritiene che gli alcaloidi del vischio possano contribuire all'attività antitumorale in quanto formano dei glicoconiugati con le lectine e le viscotossine, mantenendo in tal modo la specifica struttura di queste molecole, necessaria per l'attività citotossica. Infine bisogna ricordare che il vischio possiede attività agglutinante e le cellule tumorali sono particolarmente sensibili a quest'attività. Infatti, le lectine del vischio si legano a diverse cellule, inclusi linfociti, leucociti, macrofagi e proteine plasmatiche.

Efficacia clinica. Il trattamento del cancro con estratti di vischio è stato introdotto da R. Steiner, il fondatore della medicina antropologica; le sue ipotesi, tuttavia, erano fondate più sulla filosofia che sulla medicina razionale. Alla luce di ciò, appare sorprendente come il vischio possegga effetti immunologici potenzialmente utili per la cura del cancro. La Commissione E tedesca raccomanda il vischio per il trattamento di malattie infiammatorie degenerative delle articolazioni attraverso la stimolazione di riflessi dermoviscerali causati da somministrazioni intradermiche; inoltre può essere utilizzato nel trattamento palliativo di tumori maligni (stimolazione non specifica). Dati clinici rigorosi, tuttavia, non hanno confermato il possibile utilizzo del vischio nel trattamento dei tumori. Gli Autori di una revisione sistematica hanno evidenziato l'esistenza di dieci studi randomizzati riguardanti l'utilizzo del vischio nel trattamento di diversi tumori (tumore al seno, cancro colorettale, glioma, melanoma, cancro alla vescica, ecc.) (Box 27.7). In generale, gli studi metodologicamente più scadenti hanno riportato un effetto benefico del vischio, particolarmente in termini di qualità della vita, mentre nessuno degli studi clinici di qualità metodologica più elevata ha riportato una efficacia in termini di qualità della vita, sopravvivenza o altri parametri (crescita del tumore, recidiva ecc.). Pertanto l'efficacia del vischio nella terapia antitumorale è piuttosto discutibile visto che non è stata dimostrata in studi clinici eseguiti con rigore metodologico (vedi anche Tab. 32.2, Cap. 32).

Effetti collaterali/Controindicazioni. Il vischio non è esente da rischi. Esso infatti contiene composti tossici come la viscotossina (DL_{50} = 0,7 mg/kg nel topo in seguito a somministrazione intraperitoneale), le lectine (che inibiscono la sintesi di proteine); come altre lectine, ad esempio la ricina, le lectine del vischio legano le proteine plasmatiche e possono causare lesioni macroscopiche negli animali (ascite, intestino congestionato, emorragia pancreatica; la DL_{50} della frazione contenente lectina è di 80 mg/kg nel topo, somministrazione intraperitoneale). Studi nel topo hanno dimostrato che la DL_{50} (somministrazione intraperitoneale) è maggiore di 2,25 mg per la frazione polisaccaridica ottenuta dalle bacche, di 32 mg per il succo della pianta e di 276 mg per Iscador®. La Commissione E tedesca riporta tra gli effetti collaterali

Box 27.7 Revisione sistematica relativa all'efficacia clinica del vischio nella terapia antitumorale[1]

Articoli selezionati	10 studi randomizzati
Soggetti	3977 pazienti con vari tipi di tumore (cancro al seno, cancro colorettale, glioma, melanoma, cancro alla vescica)
Qualità degli studi	Generalmente scadente, pochi studi rigorosi
Trattamento	Iscador®, Helixor®, Eurixor®
Conclusione	Gli studi rigorosi non dimostrano l'efficacia del vischio nella terapia antitumorale
Effetti collaterali	In alta percentuale (fino al 45%)

[1] Ernst e coll. (2003) Int J Cancer 107:262-226

rossore, febbre elevata, mal di testa, angina, disturbi della circolazione e reazioni allergiche e tra le controindicazioni infezioni progressive croniche (esempio tubercolosi) ed ipersensibilità alle proteine (infatti il vischio viene somministrato per via parenterale). Negli studi clinici gli effetti collaterali sono stati riportati nel 45% dei pazienti. I pincipali includono reazioni locali nel sito d'iniezione, febbre, aumento della pressione intracerebrale, rigonfiamento di linfonodi, tromboflebiti, mal di testa, ipotensione ortostatica (il vischio possiede effetti ipotensivi), reazioni allergiche (incluse reazioni anafilattiche).

Preparazioni/Dose. La Commissione E tedesca raccomanda di consultare le dosi consigliate dalla "casa" produttrice di preparati a base di vischio; nella monografia viene ricordato che la somministrazione sottocutanea causa un'infiammazione locale che può provocare necrosi tissutale. In Europa sono disponibili diversi estratti iniettabili, quali Iscador®, Helixor®, Eurixor®. Certamente il più noto è Iscador® che è un estratto acquoso dell'intera pianta (foglie, fiori e frutti) di *V. album*, fermentato con il batterio *Lactobacillus plantarum* (la fermentazione riduce la tossicità) e poi filtrato; disponibile in fiale iniettabili a 10 dosaggi diversi: nel corso del ciclo di trattamento si parte dalla dose più bassa che poi si aumenta gradualmente. A seconda della provenienza del vischio, Iscador® è noto come Iscador M (dal melo), Iscador P (dal pino) Iscador Q (dalla quercia). Iscador® si prepara dal vischio di 1-2 anni, completo di steli, foglie, gemme, fiori e bacche, che vengono triturati in modo da preprarare una specie di succo; si aggiunge poi acqua distillata e si schiaccia la mistura tra due rulli per produrre un estratto acquoso nel quale il peso di una parte di estratto corrisponde al peso di una parte di vischio. Quest'estratto viene poi sottoposto a fermentazione acido-lattica anaerobica per 4-6 settimane e viene diluito (1:5) in modo di ottenere una soluzione stock di Iscador al 10%. Questa soluzione viene ulteriormente diluita per la preparazione delle fiale. Helixor®, Eurixor® sono invece prodotti non fermentati. In generale, si dovrebbero utilizzare solo prodotti standardizzati in termini di lectine.

Letture di approfondimento

Barnes J, Anderson LA, Gibbons S, Phillipson JD (2005) Echinacea species (Echinacea angustifolia (DC.) Hell., Echinacea pallida (Nutt.) Nutt., Echinacea purpurea (L.) Moench): a review of their chemistry, pharmacology and clinical properties. J Pharm Pharmacol 57:929-954

Barrett B (2003) Medicinal properties of Echinacea: a critical review. Phytomedicine 10:66-86

Bielory L (2004) Complementary and alternative interventions in asthma, allergy, and immunology. Ann Allergy Asthma Immunol 93(2 Suppl 1):S45-54

Block KI, Mead MN (2003) Immune system effects of echinacea, ginseng, and astragalus: a review. Integr Cancer Ther 2:247-267

Coleman CI, Hebert JH, Reddy P (2003) The effects of Panax ginseng on quality of life. J Clin Pharm Ther 28:5-15

Coon JT, Ernst E (2004) Andrographis paniculata in the treatment of upper respiratory tract infections: a systematic review of safety and efficacy. Planta Med 70:293-298

Ernst E (2002) The risk-benefit profile of commonly used herbal therapies: Ginkgo, St. John's Wort, Ginseng, Echinacea, Saw Palmetto, and Kava. Ann Intern Med 136:42-53

Ernst E, Schmidt K, Steuer-Vogt MK (2003) Mistletoe for cancer? A systematic review of randomised clinical trials. Int J Cancer 107:262-267

Goulet ED, Dionne IJ (2005) Assessment of the effects of eleutherococcus senticosus on endurance performance. Int J Sport Nutr Exerc Metab 15:75-83

Huntley AL, Thompson Coon J, Ernst E (2005) The safety of herbal medicinal products derived from Echinacea species: a systematic review. Drug Saf 28:387-400

Kelly GS (2001) Rhodiola rosea: a possible plant adaptogen. Altern Med Rev 6:293-302

Kennedy DO, Scholey AB (2003) Ginseng: potential for the enhancement of cognitive performance and mood. Pharmacol Biochem Behav 75:687-700

Kiefer D, Pantuso T (2003) Panax ginseng. Am Fam Physician 68:1539-1542

Kienle GS, Berrino F, Bussing A e coll. (2003) Mistletoe in cancer – a systematic review on controlled clinical trials. Eur J Med Res 8:109-119

No authors listed (2003) Astragalus membranaceus. Altern Med Rev 8:72-77

Poolsup N, Suthisisang C, Prathanturarug S, Asawamekin A, Chanchareon U (2004) Andrographis paniculata in the symptomatic treatment of uncomplicated upper respiratory tract infection: systematic review of randomized controlled trials. J Clin Pharm Ther 29:37-45

Tan BK, Vanitha J (2004) Immunomodulatory and antimicrobial effects of some traditional chinese medicinal herbs: a review. Curr Med Chem 11:1423-1430

Yun TK (2003) Experimental and epidemiological evidence on non-organ specific cancer preventive effect of Korean ginseng and identification of active compounds. Mutat Res 523-524:63-74

Capitolo 28 Piante medicinali e sistema riproduttivo

28.1 Introduzione

Il sistema riproduttivo umano può essere considerato "silente" fino alla pubertà, quando viene attivato il codice genetico responsabile della produzione e secrezione di ormoni capaci di dar inizio a questo stadio dello sviluppo e farlo continuare. Il sistema riproduttivo consiste di organi sessuali primari, testicoli nell'uomo e ovaie nella donna, genericamente chiamati gonadi. Gli organi sessuali maschili includono testicoli (producono sperma e ormoni sessuali), deferenti ed uretra (permettono la fuoriuscita dello sperma), prostata (produce una secrezione che liquefa lo sperma coagulato), pene (l'organo dell'accoppiamento) e lo scroto (contiene i testicoli ed è disposto al di fuori della cavità pelvica). Gli organi sessuali femminili includono le ovaie (producono ovociti ed ormoni sessuali), le tube uterine (permettono all'ovocita di arrivare all'interno dell'utero), l'utero (luogo di sviluppo dell'embrione), la vagina (riceve lo sperma durante il rapporto sessuale e rappresenta il punto di uscita del flusso mestruale), la vulva (funge da protezione) e le ghiandole mammarie (producono latte). Come avviene per ogni altro apparato, anche il sistema riproduttivo è soggetto a numerosi disturbi, sia per l'uomo che per la donna. Questo Capitolo focalizzerà l'attenzione sui sintomi della menopausa e la sindrome premestruale per quanto riguarda il sistema riproduttivo femminile e l'iperplasia prostatica benigna, la prostatite e la disfunzione erettile per quanto riguarda il sistema riproduttivo maschile.

28.2 Disturbi della menopausa

28.2.1 Quadro clinico

Con il termine menopausa (*meno* + *pausis*: cessazione) s'intende la cessazione delle mestruazioni spontanee, conseguente alla progressiva riduzione dell'attività secretiva dell'ovaio, dovuta all'esaurimento del patrimonio follicolare ed alla insensibilità alla stimolazione gonadotropinica da parte dei follicoli residui. La fase precedente la menopausa è la perimenopausa (passaggio dalla fase riproduttiva a quella non riproduttiva), mentre la fase che la segue è definita postmenopausa. L'età media della menopausa è 51,4 anni e di solito inizia (perimenopausa) con una riduzione della produzione degli ormoni sessuali (principalmente estrogeni e progestinici) fino ad arrivare alla completa cessazione della loro produzione. La menopausa, a causa della mancanza del *feed-back* inibitorio degli estrogeni su ipotalamo ed ipofisi, è sempre accompagnata da un aumento dei livelli dell'ormone luteinizzante (LH) e dell'ormone follicolo stimolante (FSH) (Fig. 28.1). Sebbene la cessazione delle mestruazioni sia un evento naturale, le alterazioni ormonali portano alla comparsa di sintomi vasomotori, somatici e psicologici (vampate di calore, sudorazione, secchezza vaginale, irritabilità e depressione) che sono devastanti per alcune donne. Questi episodi possono durare da pochi secondi a 20 minuti e possono verificarsi di rado oppure più di 10 volte al giorno. Alcune donne si svegliano improvvisamente bagnate di sudore oppure soffrono di insonnia. In media, questi sintomi durano circa 2-3 anni in assenza di un'adeguata farmacoterapia. Tali sensazioni possono essere stimolate da un ambiente caldo, alcol, caffeina, bevande calde, stress, esercizio fisico e cibi piccanti. Si è stimato che circa il 75-85% delle donne, durante la perimenopausa e/o menopausa, lamentano vampate di calore e sudorazione, soprattutto nella parte alta del corpo e sul viso e circa il 33% delle donne che accusano tali sintomi richiede cure mediche.

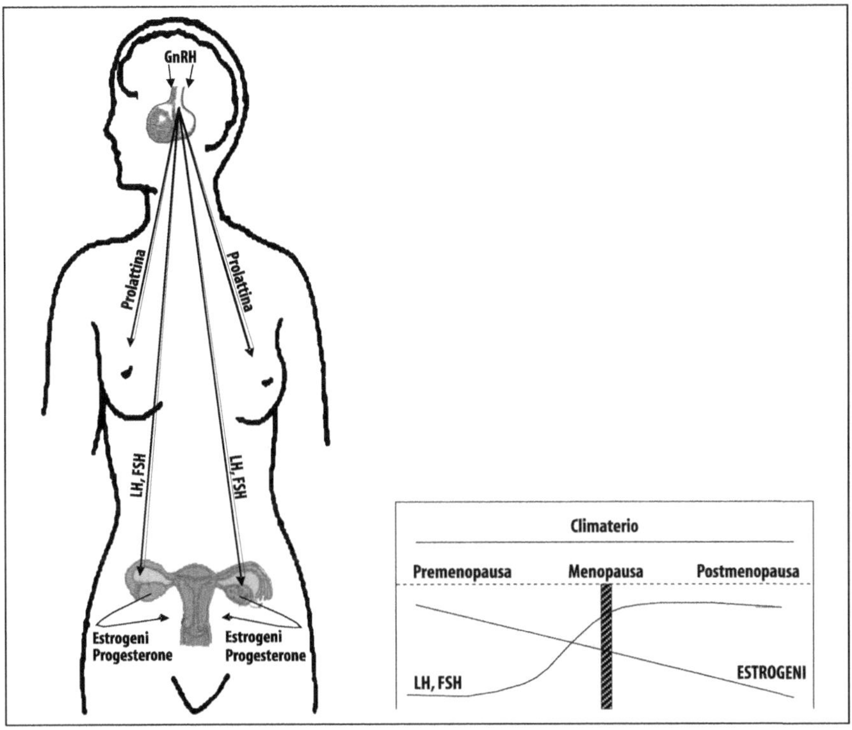

Fig. 28.1 (*a sinistra*) Regolazione della produzione di ormoni gonadotropici [ormone luteinizzante (LH) ed ormone follicolo stimolante (FSH)] e della prolattina da parte dell'ormone stimolante il rilascio delle gonadotropine (GnRH).
Il GnRH, prodotto dall'ipotalamo, stimola l'adenoipofisi a sintetizzare e rilasciare gli ormoni LH ed FSH. A loro volta, LH ed FSH stimolano l'ovaio a sintetizzare e rilasciare gli ormoni sessuali (estrogeni e progesterone). L'adenoipofisi secerne anche l'ormone prolattina, importante per l'allattamento.
(*nel riquadro*) Variazione dei livelli ormonali durante il climaterio: aumento degli ormoni gonadotropici e concomitante arresto della produzione di estrogeni da parte delle ovaie

La patogenesi può interessare i meccanismi autonomi di controllo della temperatura centrali e/o periferici. La secchezza vaginale e le variazioni nel desiderio sessuale sono tra le maggiori conseguenze della diminuita secrezione di estrogeni che si verifica in questo momento della vita di una donna. Il trattamento farmacologico, che si basa sull'uso di estrogeni e progestinici (terapia ormonale sostitutiva), ha lo scopo di ridurre i sintomi e prevenire malattie quali l'osteoporosi, l'atrofia urogenitale e la patologia cardiovascolare aterosclerotica. Tuttavia, nonostante i benefici, la terapia ormonale sostitutiva comporta la comparsa di nausea, mastodinia, sanguinamento mestruale, malattia trombotica, ipertensione, litiasi biliare ed un aumento dell'incidenza di cancro all'utero (cancro dell'endometrio) ed alla mammella.

28.3 Sindrome premestruale

28.3.1 Quadro clinico

La sindrome premestruale (SPM) è una combinazione complessa di sintomi psicologici (irritabilità, aggressione, tensione, ansia, depressione) e variazioni somatiche (ritenzione di fluidi, cefalea, seno sensibile, sensazione di gonfiore e aumento di peso) che si verificano durante la fase luteinica del ciclo mestruale e scompaiono pochi giorni dopo l'inizio della mestruazione. Sebbene sia stato stimato che dal 30 all'80% delle donne in età riproduttiva lamentano sintomi premestruali, quando si applicano criteri diagnostici più rigorosi, la percentuale scende al 2,5%. L'eziologia della sindrome premestruale non è stata stabilita con certezza; si pensa che essa includa squilibri ormonali, carenze nutrizionali, ritenzione di sodio, abnorme risposta neuronale alla normale funzione ovarica o abnorme funzione dell'asse ipotalamo-ipofisi-surrene. Recentemente è stato anche ipotizzato un coinvolgimento della neurotrasmissione serotoninergica, la cui riduzione nel cervello porta ad un ridotto controllo degli impulsi, depressione, irritabilità e ad una aumentata voglia di carboidrati (tutti sintomi dell'umore e comportamentali associati alla SPM).

L'approccio farmacologico prevede l'utilizzo di antidepressivi, diuretici, progesterone, impianti di estrogeni ed un'associazione di estroprogestinici ed agonisti degli ormoni rilascianti gonadotropine.

28.3.2 Fitoterapia dei disturbi della menopausa e della sindrome premestruale

Da un punto di vista storico, i fitoterapici di tipo ginecologico sono stati generalmente classificati come emmenagoghi, ovvero sostanze che aumentano (per quantità e durata) il flusso mestruale quando questo è scarso e lo promuovono se è assente. Infatti, fin dall'antichità, la regolarità delle mestruazioni veniva considerata sinonimo di salute e, di conseguenza, la loro assenza o irregolarità veniva associata ad una serie di disturbi. Gli emmenagoghi sono stati classificati in: ormonali, se coadiuvano il sistema endocrino; vasali, se facilitano il flusso mestruale iperemizzando la mucosa uterina; ematici, se facilitano il flusso mestruale diminuendo la coagulabilità del sangue. Le classiche piante medicinali emmenagoghe sono quelle ricche in oli essenziali [per esempio ruta (foglie di *Ruta graveolens* L.), rosmarino (foglie e sommità fiorite di *Rosmarinus officinalis* L.), prezzemolo (foglie di *Petroselinum crispum* Mill.]. Più recentemente sono state utilizzate le radici di varie specie di *Dioscorea* (igname selvatico); quest'impiego è noto nella letteratura scientifica come "imbroglio dell'igname selvatico". Sono stati utilizzati preparati orali e creme contenenti estratti di igname selvatico e pubblicizzate come fonti naturali di progesterone. Quest'utilizzo si fonda sulla credenza, erronea, secondo cui la diosgenina, una saponina steroidea presente nell'igname selvatico, possa trasformarsi in progesterone nell'organismo così come avviene in laboratorio (infatti la diosgenina viene utilizzata come materiale di partenza per la sintesi di ormoni steroidei).

Le piante medicinali che attualmente vengono impiegate per alleviare i sintomi della sindrome premestruale sono elencate nella Tabella 28.1. La Commissione E tedesca raccomanda l'utilizzo di alcune droghe quali: la cimicifuga, l'agnocasto e l'achillea per la sindrome premestruale; l'agnocasto e la cimicifuga per i sintomi tipici della menopausa; l'argentina e la cimicifuga vengono in modo specifico menzionate per il trattamento della dismenorrea; la borsa del pastore per contrastare la metrorragia e la menorragia; ed il licopo della virginia per alleviare la tensione ed il dolore al seno.

Numerosi sono gli studi clinici effettuati negli ultimi anni allo scopo di verificare i possibili effetti benefici di alcuni estratti vegetali nei tipici disturbi ginecologici. Rassegne pubblicate di recente hanno evidenziato l'esistenza di studi clinici randomizzati nei quali veniva valutato l'effetto dell'agnocasto, dell'olio di enotera, del ginkgo, dell'iperico e della kava per i disturbi relativi alla sindrome mestruale e della cimicifuga, del trifoglio rosso, della kava, dell'angelica cinese, dell'olio di enotera e del ginseng per i disturbi legati alla menopausa. Dall'analisi di questi studi si evince che l'agnocasto è la droga vegetale più promettente per contrastare la sindrome premestruale, mentre la cimicifuga è la droga vegetale più indicata per alleviare i disturbi tipici della menopausa. Un sommario di tali studi è riportato nella Tabella 28.2.

Cimicifuga

Botanica/Costituenti chimici. La droga è costituita dai rizomi e dalle radici essiccate o fresche di *Cimicifuga racemosa* L. Nutt. (= *Actaea racemosa* L.) (Fam. *Ranunculaceae*), una pianta erbacea perenne, alta 1-1,5 m, con foglie composte grandi e piccoli fiori di colore bianco, comunemente nota come "erba delle donne". È originaria delle zone temperate dell'America del Nord ed oggi è anche coltivata in Europa. La droga grezza, pressoché inodore e con un sapore amaro e acre, contiene glicosidi triterpenici (acteina, 27-deossiacteina, cimifugoside), acidi fenolici (caffeico, fukinolico ed isoferulico), alcaloidi chinolizidi-

Tabella 28.1 Piante medicinali adoperate per il trattamento della sindrome premestruale e/o dei disturbi della menopausa

Nome comune della droga	*Nome latino della pianta*	*Parte della pianta utilizzata*	*Principali costituenti chimici*	*Dose giornaliera*
Achillea*	*Achillea millefolium*	Parti aeree	Olio essenziale, lattoni sesquiterpenici, polieni, flavonoidi, alchilamidi	3-4,5 g
Agnocasto*#	*Vitex agnus-castus*	Frutti	Glicosidi iridoidi, flavonoidi, olio essenziale, olio fisso	40-60 mg
Angelica cinese	*Angelica sinensis*	Radici	Fitosteroli, flavonoidi, polisaccaridi	1 g di estratto
Argentina°	*Potentilla anserina*	Parti aeree	Tannini, flavonoidi, cumarine	4-6 g
Borsa del pastore^	*Capsella bursa-pastoris*	Parti aeree	Glucosinolati, sinigrina, flavonoidi	10-15 g
Cimicifuga*#°	*Cimicifuga racemosa*	Radici, rizoma	Triterpeni, derivati chinolizidinici, flavonoidi	40-80 mg
Enotera	*Oenothera biennis*	Olio fisso dai semi	Acido linoleico, acido γ-linolenico	2-3 g di olio
Ginseng	*Panax ginseng*	Radici	Saponine triterpeniche	1-2 g
Iperico	*Hypericum perforatum*	Parti aeree	Derivati antracenici, flavonoidi, derivati floroglucinolici	2-4 g
Kava	*Piper methysticum*	Rizoma	Kavalattoni, flavonoidi	1,5-3 g
Licopo della virginia§	*Lycopus virginicus*	Parti aeree	Derivati dell'acido caffeico, flavonoidi, diterpeni	1-2 g
Luppolo	*Humulus lupulus*	Infiorescenze	Acidi amari, olio essenziale, acidi fenolici, flavonoidi	5 g
Rabarbaro del giardino	*Rheum rhaponticum*	Radici	Derivati stilbenici (rapontina)	1-2 g
Soia	*Glycine max*	Semi	Fitoestrogeni	34-135 mg di isoflavoni
Trifoglio rosso	*Trifolium pratense*	Sommità fiorite	Fitoestrogeni	40-80 mg di isoflavoni

* Raccomandata dalla Commissione E tedesca per il trattamento della sindrome premestruale
\# Raccomandata dalla Commissione E tedesca per i disturbi legati alla menopausa
° Raccomandata dalla Commissione E tedesca per il trattamento della dismenorrea
^Raccomandata dalla Commissione E tedesca per contrastare la metrorragia e la menorraggia
§Raccomandata dalla Commissione E tedesca per alleviare la mastodinia

nici (citisina, metilcitisina), flavonoidi ed il 15-20% di resine (cimicifugina). La presenza di formononetina, un isoflavonoide ad attività estrogenica, non è stata confermata da rigorosi studi fitochimici.

Tabella 28.2 Sindrome premestruale e disturbi della menopausa. Sommario degli studi clinici randomizzati [Da: Huntley & Ernst (2003) Menopause 10:465-476 e Girman e coll. (2003) Am J Obstet Gynecol 188 Suppl 5:S56-65]

Droga	*Numero di studi relativi alla sindrome premestruale (n = numero pazienti)*	*Risultato relativo ai disturbi della sindrome premestruale*	*Numero degli studi relativi ai disturbi della menopausa (n = numero pazienti)*	*Risultato relativo ai disturbi della menopausa*
Agnocasto	4 studi (n = 3457)	Agnocasto efficace in tutti gli studi*	Nessuno	
Angelica cinese	Nessuno		1 studio (n = 71)	Nessuna differenza tra angelica e placebo
Cimicifuga	Nessuno		4 studi (n = 285)	Cimicifuga generalmente efficace**
Ginkgo	1 studio (n = 165)	Ginkgo superiore al placebo in tutti i parametri valutati (specialmente tensione mammaria e ritenzione idrica)	Nessuno	
Ginseng	Nessuno		1 studio (n = 384)	Ginseng superiore al placebo nell'alleviare i sintomi psicologici (ma non fisici) associati alla menopausa
Iperico	1 studio (n = 19)***	L'iperico riduceva i sintomi	Nessuno	
Kava	Nessuno		3 studi (n = 120)	Kava efficace in tutti e tre gli studi
Olio di enotera	5 studi	Risultati negativi in tutti gli studi	1 studio (n = 56)	Nessuna differenza tra olio e placebo
Trifoglio rosso	Nessuno		4 studi (n = 148)	Risultati positivi in due studi

*Studi comparativi pubblicati di recente hanno riportato equivalenza terapeutica tra agnocasto e fluoxetina (o bromocriptina) (vedi testo)
**Risultati confermati da altri cinque studi recenti (vedi testo e Box 28.1)
***Studio non randomizzato

Farmacologia/Meccanismo d'azione. Sebbene siano stati condotti numerosi studi sperimentali, il preciso meccanismo d'azione della cimicifuga ed i principi attivi non sono noti. Estratti etanolici di cimicifuga riducono i livelli ematici dell'ormone luteinizzante (LH), ma non quelli dell'ormone follicolo stimolante (FSH) o della prolattina, antagonizzano la perdita della densità ossea minerale conseguente ad ovariectomia sperimentale ed aumentano i giorni di estro nei roditori. Per quanto riguarda la capacità della cimicifuga di agire sui recettori degli estrogeni e di stimolare la proliferazione cellulare di cellule estrogeno dipendenti, sono stati osservati risultati contraddittori. Dall'analisi degli studi sperimentali più recenti si evince, infatti, un'azione dopamino-simile a livello del sistema nervoso centrale, ma non un'attività estrogeno-simile.

Efficacia clinica. La Commissione E tedesca consiglia l'utilizzo della cimicifuga nel trattamento della dismenorrea, dei disturbi premestruali e di quelli legati alla menopausa. La cimicifuga è stata valutata in donne che lamentavano i tipici disturbi della menopausa, mentre non sono disponibili studi clinici randomizzati relativi all'efficacia di questa droga in donne con sindrome premestruale. Gli Autori di una revisione sistematica (Box 28.1) hanno evidenziato l'esistenza di quattro studi randomizzati, in doppio cieco, per un totale di 226 donne con sintomi legati alla menopausa; in tre di questi studi sono stati osservati risultati incoraggianti (la cimicifuga riduceva i sintomi legati alla menopausa), mentre in un altro la cimicifuga si è rivelata inefficace (nessuna differenza tra cimicifuga e placebo). È stata tuttavia notata la presenza di errori metodologici nei tre studi clinici che riportavano risultati positivi; inoltre, il dosaggio utilizzato nello studio clinico che riportava risultati negativi (40 mg/die) era inferiore a quello che riportava risultati positivi [sebbene il dosaggio utilizzato (40 mg/die) fosse quello raccomandato dalla Commissione E tedesca].

In seguito alla pubblicazione di questa revisione sistematica altri cinque studi hanno evidenziato effetti benefici della cimicifuga nel

Box 28.1 Revisione sistematica relativa all'efficacia clinica della cimicifuga nell'alleviare dei sintomi della menopausa[1]

Articoli selezionati	4 studi randomizzati in doppio cieco
Soggetti	226 pazienti in menopausa
Qualità degli studi	Scarsa in tre studi, soddisfacente in uno studio
Trattamento	40-80 mg/die per 2-6 mesi
Conclusione	Cimicifuga generalmente efficace*
Effetti collaterali	Lievi e transitori (disturbi gastrici e mal di testa)

[1] Borrelli e coll. (2002) Eur J Clin Pharmacol 58: 235-241

*Cinque studi clinici pubblicati di recente hanno confermato gli effetti benefici della cimicifuga

trattamento dei disturbi legati alla menopausa. Nel primo studio, randomizzato ed in doppio cieco, effettuato su donne in perimenopausa e postmenopausa, si evidenziava un miglioramento dei sintomi della menopausa, in seguito ad un trattamento della durata di 24 settimane (39 mg e 127,3 mg di un estratto isopropanolico). Inoltre, non si osservava un effetto estrogenico sistemico [Liske e coll. (2002) J Womens Health Gend Based Med 11:163-174]. Nel secondo studio randomizzato, in doppio cieco con placebo [Wuttke e coll. (2003) Maturitas 44 Suppl 1:S67-77], è stato riportato che la cimicifuga, analogamente agli estrogeni, era in grado di ridurre i disturbi correlati alla menopausa, con un effetto benefico sulla densità minerale ossea. Inoltre la somministrazione di cimicifuga, diversamente dagli estrogeni ed analogamente al placebo, non determina un aumento delle dimensioni dell'endometrio. Il terzo studio clinico ha evidenziato gli effetti benefici della cimicifuga nel ridurre le vampate di calore causate dal tamoxifene in giovani donne sottoposte a radioterapia per cancro alla mammella [Hernandez Munoz & Pluchino (2003) Maturitas 44:S59-S65]. Nel quarto studio (studio pilota) si evidenziava l'efficacia del prodotto Remifemin® nel ridurre le vampate di calore in 21 donne (età compresa tra i 38 e gli 80 anni) sottoposte a terapia antitumorale (terapia antiestrogenica) che lamentavano almeno 14 vampate di calore per settimana [Pockaj e coll. (2004) Cancer Invest 22:515-521]. Infine, è stato recentemente dimostrato, in uno studio randomizzato, multicentrico, in doppio cieco, che un estratto isopropanolico di cimicifuga (dose corrispondente a 40 mg di droga vegetale) era superiore al placebo nel ridurre i sintomi della menopausa in 304 donne. Le donne all'inizio della menopausa riportavano un beneficio maggiore [Osmer e coll. (2005) Obstet Gynecol 105:1074-1083]. Pertanto, nell'insieme, questi risultati suggeriscono che la cimicifuga possa essere efficace per il trattamento dei disturbi legati alla menopausa.

Effetti collaterali/Controindicazioni. La cimicifuga sembra essere una droga sicura, se impiegata in modo appropriato. La Commissione E tedesca riporta che può provocare occasionali disturbi gastrici; non segnala controindicazioni o interazioni farmacologiche. La sicurezza della cimicifuga è stata confermata da una recente revisione sistematica [Huntley & Ernst (2003) Menopause 10:58-64], dove è stato riportato che l'impiego della cimicifuga per brevi periodi comporta soltanto lievi e transitori effetti collaterali (cefalea, disturbi gastrici e rash cutanei); dai sistemi di segnalazione spontanea sono stati riportati effetti indesiderati quali epatite ed alterazioni a carico del sistema circolatorio; tuttavia, per questi eventi, non è stato possibile determinare la causalità.

Preparazioni/Dose. La Commissione E tedesca raccomanda l'utilizzo di estratti alcolici al 40-60%, corrispondenti ad una dose giornaliera di 40 mg di droga, per un periodo non superiore ai sei mesi (si ritiene che l'efficacia terapeutica di queste preparazioni può richiedere un periodo superiore alle due settimane). Un estratto etanolico di *C. racemosa*, standardizzato in triterpeni (5%), calcolati come 27-deossiacteina (Remifemin®), viene comunemente prescritto per alleviare alcuni disturbi legati alla menopausa (per es. improvvise vampate di calore e sudorazione profusa). In Italia sono disponibili capsule contenenti estratti secchi a contenuto minimo (2,5% di glicosidi triterpenici (espressi come 27-deossiacteina). La dose consigliata è di due capsule al giorno (per un totale di 1 mg di 27-deossiacteina), in due somministrazioni, lontano dai pasti.

Agnocasto

Botanica/Costituenti chimici. L'agnocasto è dato dal frutto maturo, essiccato, di *Vitex agnus-castus* L. (Fam. *Verbenaceae),* un arbusto (detto albero della castità o pepe del monaco) alto 3-5 m, coltivato nel sud Europa e nell'Asia occidentale. Si ritiene che il suo nome derivi dalla credenza che esso possa inibire la libido; infatti una tintura di

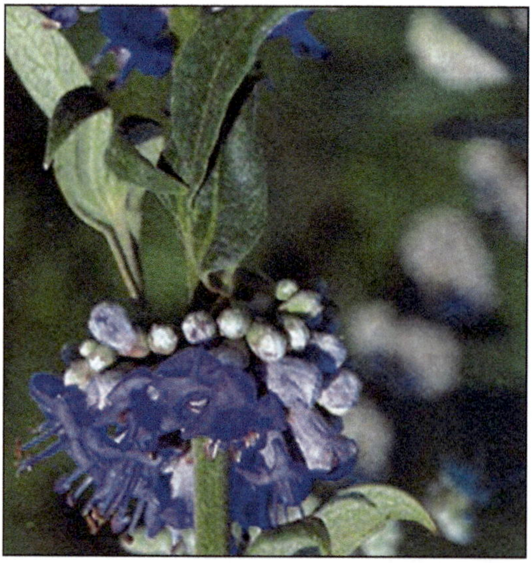

Tavola 28.1 *Vitex agnus-castus*

bacche fresche veniva tradizionalmente usata dai monaci per reprimere gli impulsi sessuali. I frutti sono delle bacche nere (5 mm) contenenti quattro semi; possiedono un odore aromatico e un sapore acre, leggermente pungente. La droga contiene glicosidi iridoidi (per es. aucubina, agnoside), flavonoidi (per es. casticina), terpeni (per es. rotundifurano, vitexilattone) ed alcaloidi (per es. vaticina).

Farmacologia/Meccanismo d'azione. Molte donne che lamentano la sindrome premestruale presentano un'iperprolattinemia latente associata ad insufficienza del corpo luteo. Alla luce di ciò è interessante notare che l'agnocasto inibisce la secrezione di prolattina, sia basale che stimolata da TRH, nelle cellule ipofisarie di ratto; quest'azione viene annullata dagli antagonisti dopaminergici (Fig. 28.2). L'effetto inibente la secrezione di prolattina è stato osservato in pazienti che ricevevano dosi terapeutiche di estratto. È stato ipotizzato che l'agnocasto agisca selettivamente sul recettore dopaminergico D_2, situato sull'ipofisi ante-

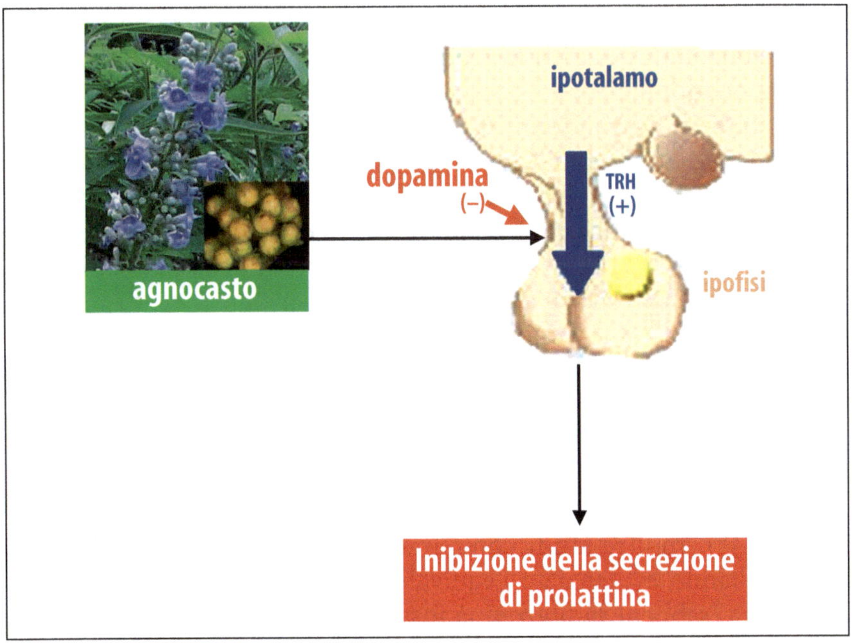

Fig. 28.2 Azione dell'agnocasto sulla secrezione di prolattina.
L'iperprolattinemia è una delle più frequenti conseguenze dei disturbi del ciclo mestruale (insufficienza del corpo luteo, amenorrea secondaria, mastalgia premestruale). La secrezione adenoipofisaria di prolattina è inibita dalla dopamina e stimolata dall'ormone che rilascia la tireotropina (TRH), quest'ultimo liberato dall'ipotalamo. L'agnocasto inibisce la secrezione di prolattina attraverso l'attivazione dei recettori della dopamina (recettore D_2)

riore, cosi da determinare un'inibizione della produzione di prolattina (Fig. 28.2). A conferma di tale ipotesi sono stati identificati nell'agnocasto diversi composti ad attività dopaminergica (azione sul recettore D_2 della dopamina). L'agnocasto non modifica i livelli ematici dell'ormone luteinizzante e dell'ormone follicolo-stimolante. Poiché non è stata ancora identificata la sostanza responsabile dell'azione farmacologica, i glicosidi iridoidi, i flavonoidi ed i diterpeni potrebbero concorrere all'azione farmacologica dell'agnocasto. Tuttavia appare certo che alcuni diterpeni esercitano proprietà inibenti la secrezione di prolattina. È stato anche ipotizzato che l'agnocasto contenga sostanze antiossidanti che prevengono l'ossidazione della dopamina.

Efficacia clinica. La Commissione E tedesca raccomanda l'utilizzo dell'agnocasto nei casi di irregolarità del ciclo mestruale, nella sindrome premestruale e per alleviare la mastodinia. Negli studi clinici in doppio cieco, con placebo, è stato osservato che la mastodinia è il disturbo della sindrome premestruale che risponde di più all'azione terapeutica dell'agnocasto. Inoltre effetti benefici sono stati osservati anche per altri sintomi psichici e somatici della sindrome, anche se questi sono stati descritti in studi clinici meno rigorosi da un punto di vista metodologico.

Tre studi clinici randomizzati e controllati (due con piridossina ed uno con placebo) hanno evidenziato l'efficacia dell'agnocasto nel trattamento della sindrome premestruale. Questi studi sono stati recentemente riassunti in una rassegna [Wuttke e coll. (2003) Phytomedicine 10:348-357]. Di particolare interesse è uno studio randomizzato, con placebo, effettuato su 178 donne, che ha evidenziato come l'agnocasto (estratto etanolico denominato Ze 440, somministrato alla dose di 20 mg/die per un periodo di tre cicli mestruali) fosse efficace nell'alleviare i sintomi (52% di riduzione nei pazienti trattati con agnocasto e 24% di riduzione nei pazienti trattati con il solo placebo) tipici della sindrome premestruale (irritabilità, alterazioni dell'umore, gonfiore, mal di testa, ingrossamento del seno) [Schellenberg (2001) BMJ 322:134-137]. Inoltre studi comparativi randomizzati, pubblicati di recente, hanno evidenziato l'equivalenza terapeutica tra agnocasto e fluoxetina (sebbene la fluoxetina fosse più efficace nel ridurre i sintomi psicologici, mentre l'agnocasto fosse più efficace nel ridurre i sintomi fisici della sindrome) [Atmaca e coll. (2003) Hum Psychopharmacol 18:191-195] così come tra agnocasto e bromocriptina (efficacia simile nel ridurre i livelli ematici di prolattina e nel ridurre il dolore al seno in 40 donne con lieve iperprolattinemia e mastalgia) [Kilicdag e coll. (2004) Int J Gynecol Obstet 85:292-293].

Effetti collaterali/Controindicazioni. L'agnocasto è considerata una droga sicura, sebbene siano state descritte reazioni allergiche che regrediscono interrompendo il trattamento. La Commissione E tedesca riporta che la droga può causare occasionalmente prurito, orticaria ed esantemi e la sconsiglia durante la gravidanza e l'allattamento. Gli Autori di una recente revisione sistematica hanno analizzato gli effetti avversi descritti negli studi clinici, nei casi clinici o negli studi di monitoraggio post-marketing [Daniele e coll. (2005) Drug Safety 28:319-332]. I risultati riportati suggeriscono che gli effetti indesiderati associati all'uso di agnocasto sono lievi e reversibili. I più frequenti sono nausea, mal di testa, disturbi gastrointestinali, disturbi mestruali, acne, prurito e reazioni eritematose. Non sono state segnalate interazioni con altri farmaci, sebbene venga riportato che l'agnocasto può interferire con antagonisti dopaminergici.

Preparazioni/Dose. La Commissione E tedesca raccomanda l'utilizzo di estratti idroalcolici corrispondenti a 40-60 mg di droga essiccata. Negli studi clinici sono stati generalmente impiegati estratti standardizzati in base al contenuto di casticina (una compressa da 20 mg una volta al giorno), oppure il preparato noto con il nome commerciale Agnolyt®.

Olio di enotera

L'olio di enotera si ottiene dai semi di diverse specie di *Oenothera*, fra cui *Oenothera biennis* L. (Fam. *Onagraceae*). L'olio, che costituisce il 4% dei semi, contiene acido linoleico (72%), acido γ-linolenico (2-16%), acido oleico, palmitico e stearico. La presenza degli acidi grassi essenziali ad attività antinfiammatoria (svolgono un ruolo nella struttura delle membrane cellulari, modulano il comportamento delle proteine di membrana e la sintesi di prostaglandine, leucotrieni e trombossani), potrebbe spiegare l'utilizzo di quest'olio nei disturbi ginecologici; l'olio di enotera è stato valutato sia per i suoi effetti sulla sindrome premestruale che per i disturbi della menopausa, ma per entrambe le condizioni i risultati clinici sono poco incoraggianti. Gli Autori di una recente revisione sistematica [Huntley & Ernst (2003) Menopause 10:465-476] hanno evidenziato l'esistenza di un solo studio clinico, randomizzato, in doppio cieco, con placebo, relativo all'efficacia dell'olio di enotera in 56 donne con i sintomi caratteristici della menopausa. In questo studio non si osservavano effetti benefici, se si eccettua una minore incidenza di vampate di calore notturne nelle donne che assumevano olio di enotera (quattro capsule contenenti 500 mg per 24 settimane). Allo stesso modo, gli Autori di un'altra revisione sistematica hanno evidenziato l'esistenza di 5 studi clinici relativi all'efficacia dell'olio di enotera nella sindrome premestruale. In nessuno di questi studi, tuttavia, venivano riportati risultati incoraggianti [Girman e coll. (2003) Am J Obstet Gynecol 188(Suppl 5):S56-65]. La dose giornaliera impiegata negli studi clinici è di 2-3 g di olio). In Italia, l'olio di enotera, standardizzato in modo da presentare un contenuto minimo di acido γ-linolenico (9%), è disponibile sotto forma di perle (45 mg/perla).

Vedi Cap. 25 per l'azione antinfiammatoria dell'olio di enotera. Vedi Cap. 31 per l'utilizzo dell'olio di enotera nel trattamento delle malattie infiammatorie della cute.

Angelica cinese

La droga, data dalla radice di *Angelica sinensis* (Oliv.) Diels. (Fam. *Umbelliferae*), viene utilizzata da più di 2000 anni nel trattamento della dismenorrea, dell'amenorrea o nei casi di eccessivo flusso mestruale. Si ritiene che l'azione dell'angelica sia dovuta alla presenza di cumarine, fitosteroli, flavonoidi e polisaccaridi. Tuttavia diversi componenti dell'angelica possono avere effetti opposti sulle contrazioni uterine; infatti una frazione volatile inibisce le contrazioni uterine, mentre sostanze non volatili le stimolano. Sembra più probabile che gli effetti estrogenici dell'angelica siano dovuti ad un effetto indiretto, piuttosto che mediati dal legame con i recettori degli estrogeni. Estratti di angelica possono stimolare il metabolismo, ridurre la pressione arteriosa, inibire l'aggregazione piastrinica e sopprimere l'infiammazione.

Gli Autori di una revisione sistematica [Huntley & Ernst (2003) Menopause 10:465-476] hanno evidenziato l'esistenza di un solo studio randomizzato, in doppio cieco. In questo studio, effettuato su 71 donne, non si sono osservati effetti benefici dell'angelica cinese (somministrata per 24 settimane) nel ridurre i sintomi legati alla menopausa (i parametri valutati erano l'indice Kupperman e le vampate di calore).

La Farmacopea cinese raccomanda, nei casi di dismenorrea, l'utilizzo giornaliero di due compresse contenenti estratti di angelica (0,5 g) o di soluzioni contenenti il 10-25% di estratto, per via intramuscolare o endovenosa. Non sono noti effetti collaterali di rilievo associati all'uso di angelica cinese; in alcuni casi può manifestarsi una dermatite conseguente a fotosensibilizzazione. Le controindicazioni riportate nei testi di MTC includono diarrea, tendenza ad emorragie ed infezioni virali acute quali raffreddore ed influenza. Da segnalare i casi clinici riportati di interazione farmacologica tra l'angelica cinese e la warfarina, con il risultato di un aumento dell'effetto anticoagulante (da notare che nell'angelica cinese sono presenti cumarine, a potenziale azione anticoagulante).

Fitoestrogeni

I fitoestrogeni sono sostanze vegetali ad attività estrogenica. In virtù della struttura chimica, che è simile a quella degli ormoni sessuali femminili, possono legarsi al recettore degli estrogeni, anche se la loro potenza risulta essere 1000 volte inferiore a quella degli estrogeni endogeni. In base alla struttura chimica, i fitoestrogeni possono essere suddivisi in tre classi: isoflavoni, lignani e cumestani (Fig. 28.3) (una quarta classe è costituita dai lattoni, che comunque hanno scarsa importanza terapeutica). I cumestani si trovano nei germogli di fagioli, nei cavoli di Bruxelles, nel trifoglio e nei semi di girasole. I lignani sono ampiamente distribuiti nei cereali, nella frutta e nei vegetali, incluso l'olio d'oliva; i semi di lino e di sesamo sono i più ricchi, seguiti dai cereali quali grano, frumento, orzo, riso, segale, crusca e dal luppolo. Nella Tabella 28.3 viene riportato il contenuto dei principali fitoestrogeni in alcuni alimenti.

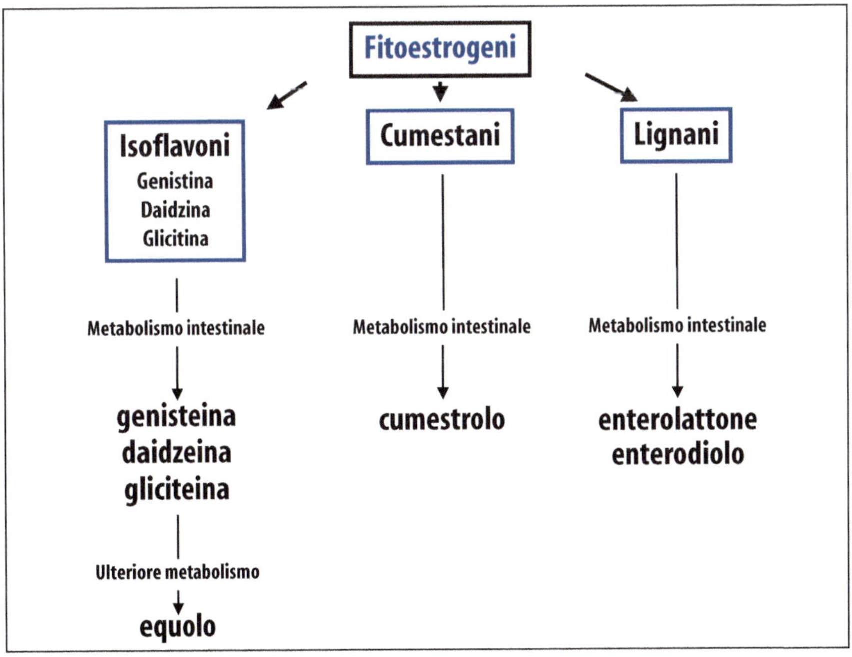

Fig. 28.3 Classificazione chimica dei fitoestrogeni

Tabella 28.3 Contenuto dei fitoestrogeni in alcuni alimenti [Da: Ransley e coll. (2001) Food and nutritional supplements: their role in health and disease. Springer-Verlag, Heidelberg]

Alimento	*daidzeina* mg/100 g	*genisteina* mg/100 g	*cumestrolo* mg/100 g	*enterodiolo* µg/100 g	*enterolattone* µg/100 g
Tofu*	4,2	6,3			
Latte di soia	0,5	0,4			
Salsa di soia	0,8	0,5			
Miso**	20,0		23,2		
Tempeh***	11,3		16,4		
TVP****	3,0		6,7		
Semi di colza (non lavorati)				155	975
Crusca di grano				298	269
Risone				128	169
Piselli essiccati				8,1	
Piselli				62	60
Lenticchie				119	278
Fagioli al forno				96	269
Broccoli				65	161
Aglio				326	81
Carota				62	284
Pera				69	112

I valori mancanti non implicano l'assenza di fitoestrogeni, ma semplicemente l'assenza di dati sperimentali

* Il tofu è ottenuto dalla soia per estrazione e coagulazione

** Il miso è un patè di colore marrone, prodotto della fermentazione di *Aspergillus orizae*. Gli ingredienti di base sono soia e sale marino, arricchiti a seconda del tipo, dall'aggiunta di orzo, riso o di entrambi i cereali

*** Il tempeh è un alimento altamente proteico ottenuto dalla fermentazione della soia cotta, talvolta con l'aggiunta di cereali quali riso, orzo o grano

**** Proteine di soia (proteine tissutali vegetali)

L'assunzione dietetica dei fitoestrogeni varia notevolmente a seconda dell'area geografica. Si stima, per esempio, che l'assunzione di fitoestrogeni nella dieta sia fino a 30 volte superiore in Asia orientale, rispetto ad Europa e Nord America. Gli isoflavoni sono i fitoestrogeni con attività estrogenica maggiore e sono contenuti nei legumi, soia e suoi derivati (farina e latte di soia, tofu), lenticchie, piselli e fagioli. I principali isoflavoni sono la daidzeina e la genisteina (la genisteina ha un'attività estrogenica sette volte superiore a quella della daidzeina).

I fitoestrogeni possono trovarsi in natura allo stato libero o sotto forma di glicosidi; questi ultimi necessitano di essere idrolizzati dalla flora batterica intestinale per poter essere assorbiti. L'assorbimento dei fitoestrogeni varia, quindi, da soggetto a soggetto e anche nella stessa persona in relazione all'alimentazione complessiva, all'uso di antibiotici che possono alterare la flora batterica intestinale, alla presenza di patologie intestinali, quali colite o stipsi. Per tale motivo una valutazione dell'azione biologica dei fitoestrogeni non andrebbe fatta in base all'apporto, ma sulla scorta della concentrazione urinaria dei loro metaboliti.

I fitoestrogeni possono contemporaneamente esercitare sia effetti estrogenici che anti-estrogenici, in base al tipo di recettore attivato ed in relazione ai livelli degli steroidi endogeni. In presenza di un livello basale basso di estrogeni endogeni, essi si comportano da agonisti; viceversa, esercitano azioni antagonistiche se i livelli endogeni di estrogeni sono elevati. L'azione antiestrogenica, tuttavia, non è solo il risultato di un blocco recettoriale, ma anche di una interferenza con il metabolismo degli estrogeni endogeni mediante (i) inibizione dell'enzima aromatasi, con ridotta conversione dell'estrone in estradiolo, (ii) aumento della sintesi della SHBG (globulina che lega gli ormoni sessuali) con riduzione della quota libera di estradiolo, (iii) ridotta secrezione dell'FSH ed (iv) inibizione della β-idrossi-steroido deidrogenasi con blocco della conversione del deidroepiandrosterone in androstenedione (precursore della sintesi degli ormoni sessuali). Inoltre i fitoestrogeni possono (i) ridurre le concentrazioni di LH, (ii) normalizzare il test al TRH (un test adoperato per la valutazione della funzionalità della tiroide e/o dell'ipofisi) e (iii) ridurre la secrezione di prolattina. L'azione antiprolattinemica è potenzialmente utile nei casi di mastodinia (l'agnocasto agisce con uno stesso meccanismo).

Sebbene esista un considerevole interesse sull'uso dei fitoestrogeni come alternativa alla terapia ormonale sostitutiva, non esistono attualmente chiari dati a sostegno della loro efficacia. Fino a qualche anno fa, gli effetti benefici dei fitoestrogeni nelle donne in menopausa erano stati rivelati attraverso studi epidemiologici (si era osservata una ridotta sintomatologia in donne asiatiche che consumano giornalmente soia). Negli ultimi cinque anni sono stati condotti numerosi studi clinici sui fitoestrogeni, allo scopo di dimostrarne l'efficacia nell'alleviare i sintomi della menopausa. Conseguentemente, in una recente revisione sistematica (Box 28.2) sono stati analizzati 25 studi clinici, randomizzati e controllati (di cui 22 in doppio cieco), per un totale di 2348 donne in menopausa. I fitoestrogeni,

Box 28.2 Revisione sistematica relativa all'efficacia clinica dei fitoestrogeni nell'alleviare i sintomi della menopausa[1]

Articoli selezionati	25 studi randomizzati controllati (22 in doppio cieco) (11 studi utilizzavano la soia in forma di bevanda, cibo e polvere, 9 studi utilizzavano estratti di soia e 5 estratti di trifoglio rosso)
Soggetti	2348 donne in menopausa
Qualità degli studi	Da mediocre a buona
Trattamento	34-160 mg/die per periodi da 4 a 104 settimane
Conclusione	Non esistono evidenze cliniche che supportino l'efficacia dei fitoestrogeni per i disturbi della menopausa
Effetti collaterali	Disturbi gastrointestinali

[1] Krebs e coll. (2004) Obstet Gynecol 104: 824-836

assunti sotto forma di soia (cibo, bevanda o polvere), estratti di soia o di trifoglio rosso, venivano somministrati per un periodo che andava dalle 4 alle 104 settimane (la durata media era di 17 settimane). Gli Autori della revisione sistematica hanno concluso che, indipendentemente dal tipo e dalla dose utilizzata, dalla popolazione analizzata e dalla gravità dei sintomi, i fitoestrogeni non riducono la frequenza e l'intensità dei sintomi della menopausa.

Negli ultimi anni è stato anche suggerito un utilizzo dei fitoestrogeni (principalmente quelli della soia) nel trattamento della mastodinia che si manifesta prima della comparsa del ciclo mestruale. In uno studio clinico a gruppi incrociati, randomizzato, controllato ed in doppio cieco [McFadyen e coll. (2000) Breast 9:271-276], 18 donne che presentavano dolore al seno durante il ciclo mestruale, assumevano soia per 3 mesi (sotto forma di bevanda) e nei successivi 3 mesi un placebo. Il trattamento con la soia si è rivelato superiore al placebo.

Di rilievo sono gli studi epidemiologici relativi ai fitoestrogeni nella prevenzione di alcune gravi patologie, quali osteoporosi, tumori e malattie cardiovascolari. Infatti l'utilizzo di fitoestrogeni potrebbe essere associato ad una ridotta incidenza dei tumori dell'endometrio e della mammella, delle malattie cardiovascolari e dell'osteoporosi [Cornwell e coll. (2004) Phytochemistry 65:995-1016; Garrido e coll. (2003) Rev Med Chil 131:1321-1328; Cassidy (2003) Int J Vitam Nutr Res 73:120-126].

Non sono stati segnalati effetti collaterali seri, associati all'uso di fitoestrogeni. Gli Autori di una recente revisione sistematica [Munro e coll. (2003) Nutr Rev 61:1-33], sulla base dei dati riportati in letteratura circa i possibili eventi avversi degli isoflavoni della soia, hanno concluso che l'utilizzo della soia e dei suoi derivati non comporta l'insorgenza di gravi effetti collaterali. Gli isoflavoni inibiscono *in vitro* il metabolismo ossidativo e quello di coniugazione ed influenzano le proteine trasportatrici dei farmaci, come la glicoproteina P ed il trasportatore multispecifico di anioni organici. Pertanto esiste per gli isoflavoni la possibilità di interazioni farmacologiche. In generale, non è consigliabile associare l'uso dei fitoestrogeni (isoflavoni) a quello del tamoxifene (un antiestrogeno) durante il trattamento preventivo del cancro alla mammella. Inoltre è sconsigliato l'utilizzo dei fitoestrogeni alle donne in gravidanza, in quanto potrebbe indurre variazioni nello sviluppo dell'apparato riproduttivo maschile, come è stato dimostrato per un estrogeno di sintesi, il dietilstilbestrolo.

Negli studi clinici sono state utilizzate dosi di fitoestrogeni di 34-160 mg/die. È stato anche suggerito di utilizzare una dose di isoflavoni analoga al contenuto di isoflavoni contenuti nella tradizionale dieta asiatica (60 mg di fitoestrogeni/die).

Le principali droghe vegetali contenenti fitoestrogeni sono il trifoglio rosso e la soia.

Il **trifoglio rosso** è dato dai fiori di *Trifolium pratense* L. (Fam. *Fabaceae*), una pianta indigena dell'Europa, dell'Asia centrale, del nord Africa e coltivata in numerosi altri Paesi del mondo. Si tratta di una pianta erbacea perenne, alta fino a 40 cm, stelo peloso, eretto, foglie a 3, raramente a 4 lobi, infiorescenze color rosso porpora. Contiene un olio volatile, flavonoidi, derivati della cumarina e glicosidi cianogenici. Il trifoglio rosso è spesso considerato come una fonte di fitoestrogeni allo stesso modo della soia. Gli Autori di una recente revisione sistematica [Huntley & Ernst (2003) Menopause 10:465-476] hanno evidenziato l'esistenza di quattro studi clinici randomizzati, per un totale di 148 donne in menopausa. In tutti questi studi veniva utilizzato il prodotto Promensil®, a dosi giornaliere corrispondenti a 40-80 mg di isoflavoni. I risultati di questi studi sono però alquanto incerti; infatti, mentre i primi due studi (n = 128) non hanno evidenziato effetti benefici, i due studi più recenti (n = 60) hanno evidenziato una riduzione del numero e dell'intensità delle vampate di calore. Non sono stati osservati effetti collaterali in seguito alla somministrazione della droga alle dosi consigliate. Tuttavia si deve considerare la presenza di cumarine, a potenziale azione anticoagulante.

La **soia** si ottiene dai semi di *Glycine max* L. Merr. (Fam. *Fabaceae*), una pianta erbacea annuale, alta 50-70 cm. I legumi pelosi e compressi, lunghi circa 10 cm, contengono 2-5 semi grandi come piselli, il colore dei quali varia dal giallo-verde al bruno. Contengono carboidrati (35%), proteine (fino al 50%) ed un olio (20%) costituito da gliceridi di diversi acidi grassi. La soia rappresenta uno degli alimenti più ricchi in isoflavoni (circa il 2%), costituiti prevalentemente da genisteina (70%) e daidzeina (25%) e da altri isoflavoni come la gliciteina. I risultati di una recente revisione sistematica [Huntley & Ernst (2004) Maturitas 47:1-9], che ha evidenziato l'esistenza di 10 studi clinici randomizzati, relativi all'efficacia della soia nel ridurre i sintomi della menopausa, per un totale di 443 donne (dose giornaliera di isoflavoni: 34-135 mg; durata del trattamento: 6-16 settimane), suggeriscono che l'efficacia clinica della soia non è stata di fatto dimostrata; infatti, risultati di efficacia venivano riportati soltanto in quattro studi, mentre gli altri sei studi evidenziavano risultati negativi. In Italia è disponibile un estratto di soia altamente concentrato in isoflavoni (40% in forma coniugata, equivalente al 25% in forma libera, di cui mediamente 18% genisteina, 6% daidzeina e 1% gliciteina). Il produttore raccomanda una dose giornaliera di 80 mg di isoflavoni, in due dosi.

Vedi Cap. 31 per l'utilizzo dei fosfolipidi della soia nelle patologie epatiche.
Vedi Cap. 33 per gli effetti chemiopreventivi della soia.

28.4 Iperplasia prostatica benigna (IPB)

28.4.1 Quadro clinico

La prostata è un organo conico composto da tessuto ghiandolare, stromale e fibromuscolare che circonda la porzione prossimale dell'uretra maschile. L'ingrandimento della prostata è comune negli uomini sopra i 50 anni e circa il 50% degli uomini dopo i 65-70 anni manifesta iperplasia prostatica benigna (IPB). La IPB è caratterizzata da un aumento del numero delle cellule stromali ed epiteliali. Poiché la prostata circonda l'uretra, l'ingrandimento della prostata può ostruire il flusso di urina, con conseguente difficoltà della minzione che si manifesta, tra l'altro, con una maggiore frequenza ed urgenza. In base alla gravità dei sintomi, la IPB viene suddivisa in: 1) *stadio I*: il paziente presenta un flusso d'urina superiore ai 15 ml/sec; non è osservabile urina residua o difficoltà di svuotamento; 2) *stadio II*: il paziente ha difficoltà transitorie di svuotamento ed il flusso di urina è compreso tra i 10 e i 15 ml/sec; la trabecolazione della vescica è scarsa o nulla; 3) *stadio III*: il paziente presenta una disfunzione permanente dello svuotamento e vescica trabecolata; il flusso d'urina è inferiore a 10 ml/s e l'urina residua superiore ai 50 ml; 4) *stadio IV:* il paziente presenta ritenzione urinaria, dilatazione della vescica e

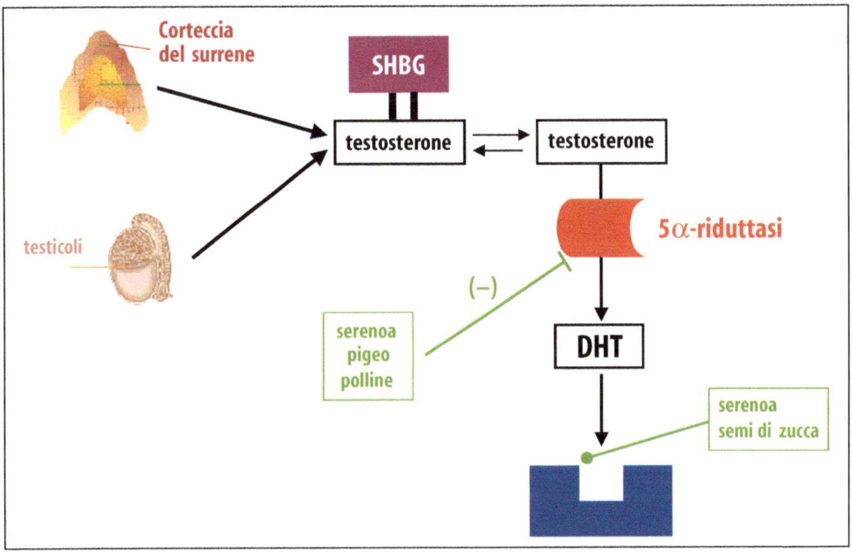

Fig. 28.4 Conversione del testosterone a diidrotestosterone (DHT) e sito d'azione di alcune droghe vegetali.
Il testosterone viene sintetizzato dalle cellule di Leydig (nei testicoli) e, in misura minore, dalla corteccia del surrene. Una volta in circolo, si lega a proteine plasmatiche come la SHBG (globulina legante gli ormoni sessuali). La forma farmacologicamente attiva del testosterone è il DHT (il principale responsabile della crescita della prostata) e la conversione del testosterone in DHT viene catalizzata dall'enzima 5α-riduttasi. Esistono due isoforme della 5α-riduttasi: tipo I e tipo II; la tipo II è preponderante nella prostata.
Studi di farmacologia sperimentale hanno evidenziato che la serenoa, il pigeo africano ed il polline inibiscono l'enzima 5α-riduttasi; inoltre, la serenoa e i semi di zucca riducono il legame del DHT al proprio recettore

disfunzione permanente dello svuotamento. Il flusso d'urina è inferiore ai 10 ml/s e l'urina residua è superiore ai 100 ml.

La patogenesi della IPB viene determinata essenzialmente dalla stimolazione androgenica e dallo stato della muscolatura liscia.

Il testosterone stimola la crescita della prostata; nelle cellule prostatiche esso viene convertito, ad opera dell'enzima 5α-riduttasi, nella sua forma attiva, il diidrotestosterone (DHT) (Fig. 28.4). Il DHT si lega ad uno specifico recettore ed il complesso promuove la sintesi proteica, il metabolismo e la divisione cellulare. I livelli di DHT aumentano di circa 4-6 volte nei soggetti con IPB. L'azione del testosterone sulla prostata può essere prevenuta attraverso gli inibitori dell'enzima 5α-riduttasi (per es. finasteride), o antagonisti del testosterone. L'azione del testosterone sulle cellule prostatiche può essere anche controllata ad altri livelli; infatti, la somministrazione di estrogeni determina un'inibizione nel rilascio del GnRH ipotalamico, con

Tabella 28.4 Principali farmaci adoperati nel trattamento della IPB

Farmaci	*Meccanismo d'azione*	*Effetti collaterali*
Inibitori della 5α-riduttasi (per es. finasteride)	Inibiscono l'enzima che catalizza la reazione di trasformazione del testosterone in diidrotestosterone, il principale composto responsabile della crescita prostatica	Diminuzione della libido e del volume di eiaculazione
Antagonisti α_1-adrenergici (per es. alfazosina, doxazosina, tamsulosina, terazosina)	Eliminano l'attivazione degli adrenocettori della prostata e dell'uretra, diminuendo, in tal modo, la resistenza al flusso urinario	Eiaculazione retrograda, vertigini, sedazione, cefalea, ipotensione posturale

conseguente inibizione, a livello ipofisario, della sintesi e della secrezione di FSH (ormone che, per azione sulle cellule del Sertoli nei tubuli testicolari, aumenta la sintesi del recettore intracellulare per il testosterone) e di LH (ormone che agisce sulle cellule di Leydig per indurre la sintesi di testosterone). Il controllo, per via ormonale, dei livelli di testosterone costituisce uno degli approcci primari del trattamento del cancro alla prostata.

Il tono delle cellule muscolari lisce è sotto il controllo del sistema nervoso simpatico. L'attivazione dei recettori α_1-adrenergici nel muscolo del trigono e dell'uretra determina un aumento nella resistenza del flusso urinario. Gli antagonisti α_1-adrenergici rimuovono tale attivazione e riducono pertanto la resistenza del flusso urinario, con un sollievo della sintomatologia. I recettori α_1 sono inoltre abbondanti nelle cellule liscie della prostata.

Il trattamento farmacologico della IPB include, pertanto, l'impiego di inibitori dell'enzima 5α-riduttasi, che riducono le dimensioni della prostata, e di antagonisti α_1-adrenergici, che riducono il tono della muscolatura liscia (Tab. 28.4). Nei casi più gravi viene consigliata la terapia chirurgica (prostatectomia).

28.4.2 Fitoterapia della IPB

L'utilizzo delle piante medicinali per il trattamento della IPB è stato descritto per la prima volta in Egitto nel 15° secolo a.C. Attualmente, il ricorso alla fitoterapia è abbastanza diffuso in Europa ed aumenta sempre di più nei Paesi industrializzati. Infatti in Germania, in Austria ed in Francia, l'utilizzo dei fitoterapici per il trattamento della IPB rappresenta il 90% del totale dei farmaci prescritti per questa patologia. Negli Stati Uniti i composti fitoterapici sono disponibili all'acquisto da parte del consumatore, senza l'obbligo di ricetta medica, e classificati dal *Dietary Supplement Health and Education Act* come integratori alimentari; di conseguenza, la commercializzazione di questi prodotti avviene senza il controllo o l'approvazione di alcuna agenzia governativa. Ciò consente una scarsa standardizzazione dei prodotti, il cui contenuto in principi attivi può deliberatamente variare dall'uno all'altro. In Italia i fitoterapici rappresentano il 49% dei farmaci impiegati per alleviare i sintomi della IPB.

Le principali piante medicinali utilizzate nel trattamento della IPB sono elencate nella Tabella 28.5. Queste possono (i) inibire l'enzima 5α-riduttasi, con conseguente inibizione della formazione di DHT. Tuttavia questo meccanismo sembra avere scarsa rilevanza clinica, in quanto l'effetto benefico delle piante medicinali non è generalmente associato ad una diminuzione della grandezza della prostata (come ci si dovrebbe aspettare da un inibitore della 5α-riduttasi); (ii) inibire l'enzima aromatasi, enzima responsabile della conversione di testosterone in estrogeni. Il razionale che segue l'utilizzo di inibitori dell'enzima aromatasi si basa sulla constatazione che la patogenesi della IPB è caratterizzata

Tabella 28.5 Principali piante medicinali adoperate nel trattamento della IPB

Nome comune della droga	*Nome latino della pianta*	*Parte della pianta utilizzata*	*Principali costituenti chimici*	*Dose giornaliera*
Calluna	*Calluna vulgaris*	Parti aeree	Flavonoidi, catechine, tannini, fenoli, triterpeni	1,5-3 g
Epilobio	*Epilobium* spp	Parti aeree	Steroli, tannini, flavonoidi	a
Ortica*	*Urtica dioica*	Radici	Steroidi, lectine, polisaccaridi, cumarine, lignani	4-6 g
Patata africana	*Hypoxis rooperi*	Rizoma	Fitosteroli, lignani, polisaccaridi	6-10 g
Pigeo africano	*Pygeum africanum*	Corteccia	Fitosteroli, triterpenoidi, acidi grassi	10-20 g
Serenoa*	*Serenoa repens*	Frutti	Steroidi, flavonoidi, olio fisso, polisaccaridi	1-2 g
Zucca* (semi)	*Cucurbita pepo*	Semi	Steroidi, olio fisso, sostanze proteiche, γ-tocoferolo	10 g

* Consigliata dalla Commissione E tedesca
a = non disponibili dati attendibili

da un aumento del rapporto estrogeni/androgeni; (iii) esercitare effetti spasmolitici, con conseguente riduzione dell'ostruzione dinamica della patologia ed (iv) esercitare effetti antinfiammatori, un'azione importante alla luce della constatazione di un aumento dei mediatori dell'infiammazione nella prostata di soggetti affetti da IPB.

Sulla base delle indicazioni fornite dalla Commissione E tedesca e sulla base dei numerosi studi clinici randomizzati, i fitoterapici possono essere efficaci negli stadi I e II della IPB. La serenoa è certamente la droga vegetale per la quale sono disponibili i dati clinici di efficacia più affidabili.

Serenoa

Botanica/Costituenti chimici. La droga è costituita dai frutti maturi ed essiccati di *Serenoa repens* (Bar.) Small [= *Sabal serrulata* (Mich.) Nuttal ex Schultes] (Fam. *Arecaceae*), una palma nana originaria dell'ovest dell'India e del sud est degli Stati Uniti (Florida e Sud Carolina). Gli Stati Uniti ne sono il principale fornitore. Infatti, nel 1998, in Florida sono state raccolte circa 2000 tonnellate di frutto essiccato; la maggior parte della droga è stata esportata in Europa, con un guadagno da parte dei coltivatori di circa 50 milioni di dollari. La pianta presenta foglie palmate, senza nervature continue, divise in foglioline allungate, lineari-lanceolate, picciolate, con denti spinosi; l'infiorescenza è multi-ramificata con fiori bianchi. Il frutto, globulare, grande

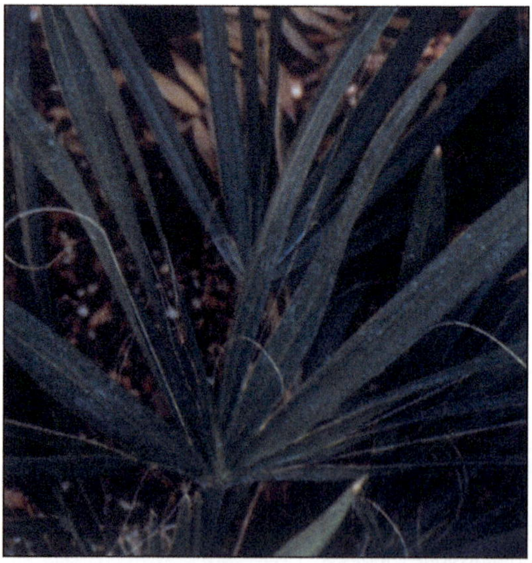

Tavola 28.2 *Serenoa repens*

come un oliva, è di colore giallastro tendente al blu scuro quando è maturo, con un singolo grande seme oblungo. I frutti contengono gliceridi (20%) e i loro acidi grassi (oleico, caprilico, miristico, laurico, stearico, palmitico, ecc.), fitosteroli (β-sitosterolo, campesterolo, cicloartenolo) e derivati del sitosterolo. Altri costituenti sono gli acidi organici (caffeico, clorogenico, antranilico), i polisaccaridi, i tannini, gli zuccheri, i flavonoidi ed un olio essenziale (1,5%).

Farmacologia/Meccanismo d'azione. La serenoa contiene composti ad attività anti-androgenica; questi sono presenti nella componente lipofila della droga. I fitosteroli e gli acidi grassi (laurico, oleico, miristico e palmitico) sono ritenuti le sostanze farmacologicamente attive. La serenoa è in grado di inibire *in vitro* la proliferazione di linee cellulari prostatiche tumorali e di cellule prostatiche umane, ottenute da campioni di prostata provenienti da pazienti affetti da IPB. L'attività antiproliferativa della serenoa potrebbe essere dovuta ad un'induzione dell'apoptosi. I principali meccanismi che potrebbero potenzialmente contribuire all'efficacia della serenoa sono illustrati nella Fig. 28.5. *In vitro* la serenoa

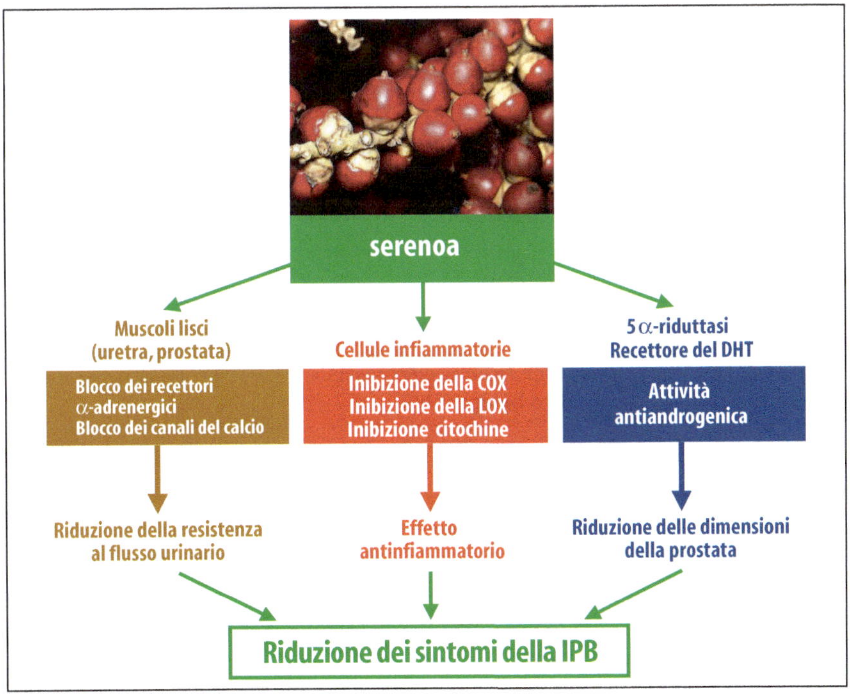

Fig. 28.5 Principali siti d'azione della serenoa (i dettagli sono riportati nel testo). *COX* = ciclossigenasi, *LOX* = lipossigenasi, *DHT* = diidrotestosterone

inibisce l'enzima 5α-riduttasi, con conseguente blocco della conversione di testosterone in DHT, il principale fattore responsabile della crescita della prostata. Tuttavia l'effetto inibente della serenoa è troppo blando perché possa realizzarsi *in vivo*, in seguito a dosi terapeutiche di serenoa; pertanto questo meccanismo è di scarso significato clinico. La serenoa, inoltre, inibisce il legame del DHT al suo recettore, ma anche questo meccanismo sembra avere uno scarso significato clinico. Altri meccanismi che possono spiegare l'efficacia terapeutica della serenoa sono gli effetti antinfiammatori (attraverso l'inibizione degli enzimi ciclossigenasi e 5-lipossigenasi nonché del TNF-α e dell'interleuchina-1α) e l'attività spasmolitica sui muscoli delle vie urinarie, che si esercita attraverso un blocco dei canali del calcio ed un'azione antagonistica sui recettori α-adrenergici.

Efficacia clinica. L'efficacia clinica della serenoa è ben documentata. La Commissione E tedesca riporta che la serenoa può risolvere i problemi urinari associati agli stadi I e II della IPB. Gli Autori di una recente revisione sistematica (Box 28.3) hanno identificato 21 studi randomizzati controllati (di cui 18 in doppio cieco), per un totale di 3139 uomini affetti da IPB. I pazienti assumevano generalmente 320 mg di un estratto liposterolico per un periodo compreso tra le 4 e le 48 settimane. La qualità degli studi veniva giudicata discreta o buona. Dall'analisi degli studi clinici, gli Autori di questa revisione sistematica hanno concluso che la serenoa è superiore al placebo ed efficace quanto la finasteride nel ridurre la sintomatologia della IPB (riduzione dell'urina residua, aumento del flusso urinario e riduzione della nicturia). È importante sottolineare che la droga risolve la sintoma-

Box 28.3 Revisione sistematica relativa all'efficacia clinica della serenoa nel trattamento dell'iperplasia prostatica benigna (IPB)[1]

Articoli selezionati	21 studi clinici randomizzati, controllati (18 in doppio cieco)
Soggetti	3139 pazienti con IPB
Qualità degli studi	Discreta, buona
Trattamento	320 mg di estratto liposterolico per 4-48 settimane (media 9 settimane)
Conclusione	La serenoa è superiore al placebo ed efficace quanto la finasteride
Effetti collaterali	Disturbi gastrointestinali, disuria

[1] Wilt e coll. (2002) Cochrane Database Syst Rev 3:CD001423

tologia, senza causare diminuzione nelle dimensioni della prostata. Quest'osservazione clinica sembrerebbe escludere un meccanismo di tipo antiandrogenico osservato *in vitro*.

Effetti collaterali/Controindicazioni. Gli effetti collaterali associati all'utilizzo di serenoa sono generalmente lievi e si osservano raramente; prurito, mal di testa, aumento della pressione arteriosa, disfunzione erettile, diminuzione della libido e problemi gastrointestinali (nausea, vomito, diarrea, costipazione) sono gli effetti indesiderati più frequenti, sebbene la loro incidenza sia decisamente bassa. La Commissione E tedesca riporta che la serenoa può causare, in rari casi, problemi gastrici. Negli studi clinici è stata riportata la maggiore tollerabilità della serenoa rispetto alla finasteride. In uno studio post-marketing effettuato in Germania su 1334 soggetti, la tollerabilità della serenoa è stata giudicata buona o eccellente dal 95% dei pazienti [Vahlensiech e coll. (1993) Fortschritte Ther 18:45-48]; i principali effetti indesiderati riscontrati in questo studio sono disturbi gastrointestinali (diarrea o costipazione), diminuzione della libido e disuria. Risultati simili sono stati riportati da un altro studio post-marketing, della durata di tre anni, nel quale il 98% di soggetti (n = 435) che assumevano una dose giornaliera di 320 mg di estratto (denominato IDS-89) ritenevano "buona" o "molto buona" la tollerabilità della serenoa [Braeckman e coll. (1997) Eur J Clin Res 9:47-57]. Sono stati riportati alcuni casi clinici di epatite colestatica, emorragia intraoperatoria ed allergia in soggetti che avevano assunto preparati a base di serenoa; tuttavia la relazione causale non è stata dimostrata. Non sono state segnalate infine interazioni farmacologiche.

Preparazioni/Dose. La Commissione E tedesca raccomanda una dose giornaliera di 1-2 g di droga grezza o, in alternativa, 360 mg di un estratto liposterolico (estratto con solventi lipofili, quali esano o etere) contenente 85-95% di acidi grassi e steroli. Negli studi clinici è stata utilizzata una dose media giornaliera di 320 mg di estratto liposterolico. Permixon® (capsule da 160 mg 2 volte al giorno o capsule da 320 mg 1-2 volte al giorno) è il nome commerciale di un prodotto contenente un'estratto liposterolico di serenoa.

Pigeo africano (pruno africano)

Botanica/Costituenti chimici. È dato dalla corteccia di *Pygeum africanum* (= *Prunus africana* Koim.) (Fam. *Rosaceae*), albero di 30 m che vegeta nell'Africa tropicale, specialmente nelle zone ad elevata piovosità.

Presenta foglie ellittiche, acuminate, spesse e coriacee; i fiori sono piccoli, bianchi, pentameri, mentre i frutti sono acheni coriacei rossi. La corteccia si presenta rossa o bruno scuro, con un notevole odore di acido cianidrico. Contiene fitosteroli (β-sitosterolo, glicoside β-sitosterolo, β-sitostenone) ed altri steroli ed intermedi steroidei; acidi triterpenoidi pentaciclici (ursulico, oleanolico e loro omologhi acilati con l'acido ferulico); alcoli (principalmente docasanolo) ed acidi grassi C_{12}-C_{22} di cui il palmitico è il composto predominante.

Farmacologia/Meccanismo d'azione. I principali effetti farmacologici del pigeo africano sono illustrati nella Figura 28.6. Questi includono (i) inibizione della proliferazione dei fibroblasti prostatici in risposta a fattori di crescita (quest'effetto, tuttavia, è di scarso significato clinico), (ii) attività antinfiammatoria (inibizione dell'enzima 5-lipossigenasi), (iii) protezione della vescica dagli effetti deleteri dei radicali liberi e di alcuni enzimi. Il pigeo africano è anche un debole inibitore della 5α-riduttasi, ma questo meccanismo non sembra avere un significato clinico rilevante. Studi sperimentali effettuati su rat-

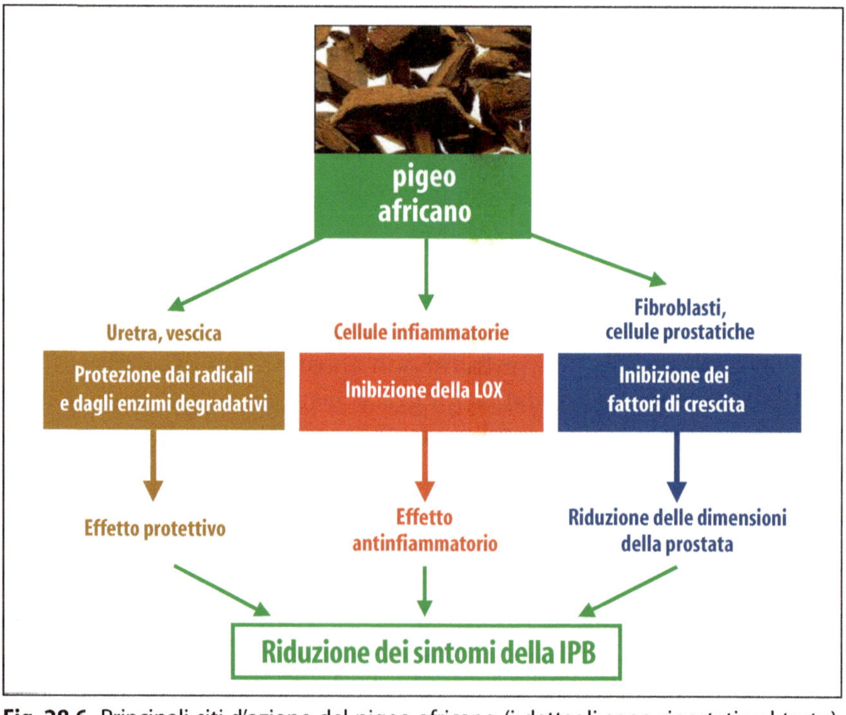

Fig. 28.6 Principali siti d'azione del pigeo africano (i dettagli sono riportati nel testo). *LOX* = lipossigenasi

ti anziani hanno evidenziato l'efficacia della droga nel migliorare la contrattilità del detrusore. I composti ritenuti responsabili delle attività farmacologiche del pigeo africano sono i composti steroidei.

Efficacia clinica. L'impiego del pigeo africano nel trattamento della IPB (stadio I e II) è frequente soprattutto in Francia. Tuttavia, gli studi clinici effettuati sul pigeo africano sono limitati dalla breve durata del trattamento (30-122 giorni, con una durata media di 64 giorni), dalla diversità del tipo di studio, dalla variabilità dei parametri considerati e dal basso numero di individui analizzati. Una revisione sistematica (Box 28.4) ha evidenziato l'esistenza di 18 studi clinici randomizzati e controllati, per un totale di 1562 pazienti, che assumevano la droga per un periodo compreso tra le 4 e le 48 settimane. Questa revisione sistematica ha evidenziato un modesto miglioramento dei sintomi urologici e del flusso urinario: la nicturia veniva ridotta del 19%, mentre il flusso urinario aumentava del 23%. Non si osservavano variazioni nel volume della prostata.

Effetti collaterali/Controindicazioni. Il pigeo africano sembra essere privo di effetti collaterali seri. Negli studi clinici alcuni pazienti hanno lamentato mal di testa e problemi gastrointestinali. Non sono noti casi di interazioni farmacologiche.

Preparazioni/Dose. Le preparazioni più utilizzate sono rappresentate dagli estratti liposterolici. Tadenam® è il nome commerciale di un estratto lipofilo della seguente composizione: acidi grassi (6,2%), sitosteroli (10,7%), sitostenone (2%), acido ursolico (2,9%), acido oleanolico (0,7%) e docasanolo (0,39-0,64%). Ogni capsula di Tadenam® contiene l'equivalente di 5 g di droga essiccata. La dose giornaliera di

Box 28.4 Revisione sistematica relativa all'efficacia clinica del pigeo africano nel trattamento dell'iperplasia prostatica benigna (IPB)[1]

Articoli selezionati	18 studi clinici randomizzati, controllati (17 in doppio cieco)
Soggetti	1562 pazienti con IPB
Qualità degli studi	Discreta
Trattamento	100-200 mg di estratto per 30-122 giorni (media 64 giorni)
Conclusione	Il pigeo africano migliora i sintomi urologici, ma l'effetto è modesto
Effetti collaterali	Disturbi gastrointestinali e mal di testa (lievi)

[1] Wilt e coll. (2002) Cochrane Database Syst Rev 1:CD001044

estratto impiegata negli studi clinici è di 100-200 mg, corrispondenti a 10-20 g di corteccia. La terapia viene effettuata a cicli di 6-8 settimane.

Ortica (radice)

Botanica/Costituenti chimici. La droga è data dalle radici di *Urtica dioica* L. e/o di *U. urens* L. (Fam. *Urticaceae*). *U. dioica* è una pianta erbacea che cresce selvatica vicino ai ruderi e nei fossati. Il fusto porta delle foglie di un colore verde scuro, opposte e con margine dentato. Le radici sono ramificate e giallognole. Le foglie contengono steroli (sitosterolo), glicoproteine, acidi (silicico, malico, carbonico e formico), flavonoidi (rutina, kaempferolo, quercetina, ecc.), minerali (calcio, potassio) amine (istamina, ecc.), tannini, ecc. Le radici contengono polisaccaridi, lectine, steroli e loro glicosidi (3-β-sitosterolo, sitosterolo-3-D-glucoside, ecc.), lignani, acidi grassi e scopoletina. La Commissione E tedesca riporta come elementi chimici caratteristici il β-sitosterolo e la scopoletina.

Farmacologia/Meccanismo d'azione. I meccanismi proposti per spiegare gli effetti dell'ortica sulla prostata sono diversi (Fig. 28.7). È stato

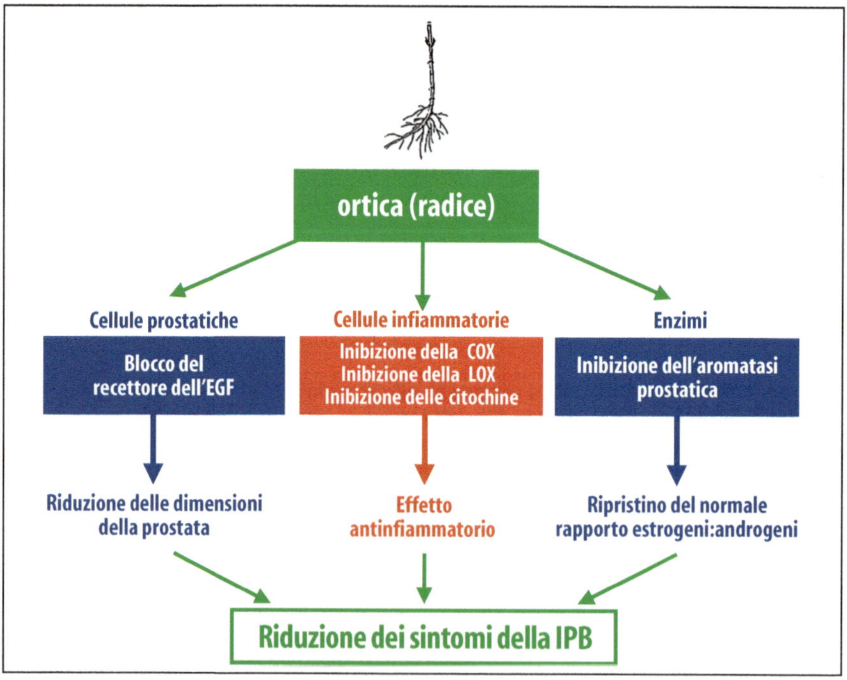

Fig. 28.7 Principali siti d'azione dell'ortica (radice); i dettagli sono riportati nel testo. *EGF* = fattore di crescita dell'epidermide, *COX* = ciclossigenasi, *LOX* = lipossigenasi

ad esempio dimostrato che alcuni lignani tipici della droga riducono il legame del testosterone alle proteine plasmatiche (in particolare alla globulina che lega gli ormoni sessuali, nota con l'acronimo inglese SHBG = *sex hormone binding globulin*); tuttavia, il significato di questa riduzione risulta poco chiaro. Inoltre, alcune lectine presenti nell'ortica (radice) inibiscono il metabolismo e la crescita prostatica attraverso un blocco del fattore di crescita dell'epidermide (EGF) al proprio recettore prostatico (effetto di scarso significato clinico). Altri meccanismi ipotizzati includono (i) un'azione antinfiammatoria che si esplica attraverso l'inibizione di tipici mediatori dell'infiammazione, quali prostaglandine, leucotrieni e citochine, nonché attraverso l'inibizione della elastasi leucocitaria umana (HLE), enzima proteolitico coinvolto nelle infezioni del tratto genito-urinario e (ii) l'inibizione dell'aromatasi prostatica (enzima che converte il testosterone in estrogeni). In virtù di tale inibizione può essere ripristinato il normale rapporto estrogeni: androgeni, che risulta elevato in pazienti affetti da IPB. L'ortica (radice) esercita anche una debole inibizione sulla 5α-riduttasi, senza influenzare il legame del DHT con il proprio recettore.

Efficacia clinica. La Commissione E tedesca riporta che l'ortica (radice) è utile per risolvere i problemi urinari associati agli stadi I e II della IPB. Come la serenoa ed il pigeo africano, anche l'ortica allevia la sintomatologia, senza indurre una riduzione delle dimensioni della prostata. Tuttavia le evidenze cliniche a sostegno dell'efficacia della radice di ortica non sono così rilevanti come per la serenoa, il pigeo africano o i fitosteroli di *Hypoxis rooperi*. Gli studi disponibili, tutti pubblicati in lingua tedesca, hanno comunque evidenziato effetti benefici della radice di ortica nell'alleviare la sintomatologia della IPB. Questi studi sono riassunti nella Tabella 28.6.

Effetti collaterali/Controindicazioni. Le preparazioni contenenti ortica (radice) sono ben tollerate. La Commissione E tedesca riporta che la droga può occasionalmente causare disturbi gastrici, mentre non elenca particolari controindicazioni o interazioni farmacologiche. Gli effetti collaterali riportati negli studi clinici sono lievi ed includono scarsa urinazione, irritazioni cutanee e disturbi gastrici. La tollerabilità dell'ortica (radice) è dimostrata da uno studio osservazionale condotto in Germania su 4087 pazienti con IPB che assumevano dosi giornaliere di 600-1200 mg di estratto per sei mesi. Solo 35 pazienti lamentavano effetti collaterali: 33 accusavano disturbi gastrointestinali, 9 allergie cutanee e 2 iperidrosi [Sonnenschien e coll. (1987) Urologe [B] 27:232-237].

Tabella 28.6 Studi clinici randomizzati relativi all'efficacia dell'ortica nel trattamento dei sintomi dell'iperplasia prostatica benigna

Bibliografia	*NP*	*Trattamento*	*Principali risultati*
Vontobel e coll. (1985) Urologe A 24:49-51	50	600 mg/die per 9 settimane	Aumento del flusso urinario
Dathe e coll. (1987) Urologe B 27:223-226	79	600 mg/die per 4-6 settimane	Aumento del flusso urinario
Fischer e coll. (1992) Rutishauser G (ed) Benigne prostata-hyperplasie II. Munchen Zuckerschwerdt, p 79	40	1,2 g/die per 6 mesi	Riduzione dei sintomi urologici
Englemann e coll. (1996) Urologe B 36:287-291	41	6 ml/die per 3 mesi	Riduzione dei sintomi urologici
Schneider & Rubben (2004) Urologe A 43:302-306	246	459 mg/die per 1 anno	Riduzione dei sintomi urologici

NP = numero di pazienti

Preparazioni/Dose. La Commissione E tedesca raccomanda una dose giornaliera di 4-6 g di droga. Negli studi clinici sono stati utilizzati estratti alla dose giornaliera di 0,6-1,2 g.

Vedi Cap. 25 per l'utilizzo dell'ortica (parti aeree) nel trattamento delle malattie infiammatorie.
Vedi Cap. 26 per l'utilizzo dell'ortica (parti aeree) nel trattamento della rinite.

Zucca (semi)

I semi maturi di *Cucurbita pepo* L. (Fam. *Cucurbitaceae*) ed il suo olio fisso rappresentano un rimedio tradizionale utilizzato nei casi di ingrossamento della ghiandola prostatica. I semi sono costituiti per il 49% da un olio fisso contenente acido linoleico (43-55%), acido oleico, tocoferolo, steroli. Essi contengono anche cucurbitina e diversi minerali, incluso il selenio. Gli steroli, ai quali viene attribuita l'attività biologica, sono rappresentati da Δ^7-steroli (avenasterolo, spinasterolo) e Δ^5-steroli (sitosterolo, stigmasterolo, ecc.). Il meccanismo d'azione dei semi di *C. pepo* non è noto; tuttavia è stato dimostrato che questi esercitano un'azione tonica sulla vescica ed un'azione rilassante sullo sfintere a livello del collo della vescica. È stato anche ipotizzato che i Δ^7-steroli favoriscano il disaccoppiamento DHT-recettore. La Commissione E tedesca raccomanda i semi di *C. pepo* nel trattamento dei disturbi della minzione associati agli stadi I e II della IPB e nei casi di irritazione della vescica. Viene riportato che la droga allevia i sintomi correlati all'ingrossamento della prostata senza modificarne le dimensioni. Gli studi relativi all'efficacia di questa droga sono incoraggianti, seppur preliminari. Uno studio clinico, pubblicato in lingua tedesca, ha evidenziato gli effetti benefici dei semi (Prosta Fink Forte®) quando questi venivano somministrati a 2245 pazienti per un periodo di 12 settimane [Friederich e coll. (2000) Forsch Komplementarmed Klass Naturhelkd 7:200-204]. Non sono noti effetti collaterali o controindicazioni associati all'uso di questa droga. La dose giornaliera consigliata dalla Commissione E tedesca è di 10 g di semi macinati.

Estratto di polline

Si prepara principalmente dal polline di segale (*Secale cereale* L., Fam. *Graminaceae*), una pianta erbacea annua, originaria dell'Asia sud-occidentale e coltivata in molti Paesi. Presenta fusto e foglie rivestiti di uno strato ceroso, un'infiorescenza a spiga con cariosside allungata, acuta ad un'estremità, ottusa all'altra; fornisce farina panificabile. Si distingue dal grano per il portamento più slanciato, per la tinta generalmente glauca (azzurro chiaro, ceruleo tra il verde ed il celeste) dello stelo immaturo e per avere foglie più strette. L'estratto è ottenuto per digestione microbica del polline, seguita da estrazione con acqua ed un solvente organico. L'estratto totale è costituito da sostanze solubili in acqua ed in acetone (steroli). Studi di farmacologia sperimentale hanno evidenziato, per il polline di segale, le seguenti azioni (Fig. 28.8): (i) attività antinfiammatoria (inibizione della produzione di citochine), (ii) inibizione della 5α-riduttasi e (iii) blocco dei recettori α-adrenergici. Non sono state identificate le sostanze responsabili di queste azioni. Nel 1994, per il trattamento della IPB, la Commissione E tedesca ha raccomandato un preparato il cui ingrediente attivo era un estratto complesso contenente il 92% di polline di segale (*Secale cereale*), il 5% di polline di coda di topo (detta anche codolina, *Phleum pratense* L.) ed il 3% di polline di mais (*Zea mays* L.), tutte appartenenti alla famiglia delle *Graminaceae*. I pollini vengono estratti tramite una miscela di acqua ed acetone con un rapporto droga: estratto di 2,5:1.

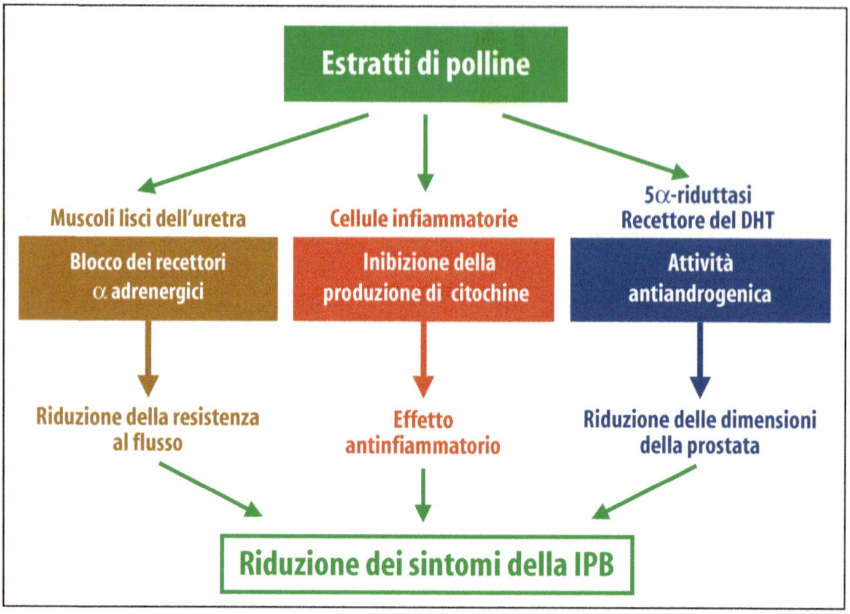

Fig. 28.8 Principali siti d'azione degli estratti di polline (i dettagli sono riportati nel testo); DHT = diidrotestosterone

Box 28.5 Revisione sistematica relativa all'efficacia clinica degli estratti di polline nel trattamento dell'iperplasia prostatica benigna (IPB)[1]

Articoli selezionati	4 studi clinici randomizzati, controllati
Soggetti	444 uomini con IPB
Qualità degli studi	Discreta
Trattamento	200-380 mg di estratto per 12-24 settimane
Conclusione	L'estratto di polline riduce i sintomi urologici (inclusa la nicturia), ma l'effetto è modesto
Effetti collaterali	Rari e lievi (disturbi gastrointestinali e reazioni allergiche cutanee)

[1] Wilt e coll. (2000) Cochrane Database Syst Rev 2:CD001042

Gli Autori di una revisione sistematica (Box 28.5) hanno evidenziato l'esistenza di quattro studi clinici, randomizzati (tre in doppio cieco), relativi all'efficacia di estratti di polline nel trattamento della IPB. I 444 pazienti coinvolti negli studi assumevano il fitoterapico per un periodo che andava dalle 12 alle 24 settimane. Gli Autori della revisione sistematica hanno concluso che l'estratto di polline migliora, anche se di poco, i sintomi urologici e la nicturia, ma non influenza il flusso urinario, il volume dell'urina residua e le dimensioni della prostata.

Gli estratti di polline sono ben tollerati. Gli effetti collaterali, rari e di lieve entità, includono disturbi gastrointestinali e reazioni allergiche cutanee. Non sono note interazioni farmacologiche. Nella maggior parte degli studi clinici è stato utilizzato un estratto noto con il nome commerciale di Cernilton®, a dosi giornaliere comprese tra i 200 ed i 380 mg.

Epilobio

È dato dalle parti aeree di varie specie di *Epilobium* (*E. angustifolium, E. hirsutum, E. parviflorum*, Fam. *Onagraceae*). *E. angustifolium* L. è una pianta erbacea con fusto eretto alto fino a 150 cm, con caratteristica infiorescenza a racemo semplice, generalmente di colore rosso porporino. Cresce nella regione submontana e montana di tutta Italia; è frequente nei boschi, nei luoghi freschi ghiaiosi e nelle scarpate. Gli studi riguardanti gli estratti di epilobio non sono molti e pertanto il meccanismo d'azione e la composizione chimica non sono completamente noti. La droga contiene steroli, ellagitannini (enotelina B) e flavonoidi (miricetina, quercetina, guaiaverina e kaempferolo), acidi grassi ed acidi aromatici. Tra questi composti, l'enotelina B è in grado di inibire gli enzimi aromatasi e 5α-riduttasi. È opportuno ricordare che, nonostante siano state dimostrate proprietà analgesiche, antinfiammatorie, antimicrobiche ed antiproliferative che possono rivelarsi utili nel trattamento di patologie a carico della prostata (prostatiti ed IPB), non esistono studi clinici randomizzati che ne giustifichino l'impiego. In Italia sono disponibili capsule contenenti polvere micronizzata ed estratto secco (rapporto D/E = 4:1), in rapporto 1:1, ottenuti dalle parti aeree di *E. angustifolium*. La dose raccomandata è di 2-4 capsule al giorno.

Fitosteroli di *Hypoxis rooperi*

Hypoxis rooperi (Fam. *Liliaceae*) è una pianta erbacea che cresce nella regione sudafricana del Kiwazulu Natal ed in quella del Transkei. Per anni il tubero (detto patata africana) è stato utilizzato dai guaritori locali per trattare svariati disturbi, compresi quelli a carico della prostata. Della pianta esistono in natura oltre venti specie, ma quella maggiormente presa in considerazione è proprio *H. rooperi*, per il suo possibile impiego come coadiuvante nel trattamento della IPB. I principali costituenti sono i fitosteroli (β-sitosterolo, sitosteroline) e l'ipossoside (composto fenolico ad attività antitumorale). I fitosteroli sono molecole strutturalmente correlate al colesterolo. I fitosteroli di maggiore interesse sono il β-sitosterolo, le sitosteroline, campesterolo e stigmasterolo. Oltre agli effetti ipocolesterolemizzanti (per inibizione dell'assorbimento del colesterolo), antinfiammatori (per interferenza con il metabolismo delle prostaglandine) ed immunostimolanti (per attivazione delle cellule T *helper*), i fitosteroli inibiscono la 5α-riduttasi (in particolare l'isoforma 2, ovvero quella preponderante nella prostata). Quest'ultima attività sembrerebbe essere responsabile degli effetti benefici nella IPB. Inoltre studi sperimentali hanno evidenziato un aumento dell'espressione del fattore di crescita di trasformazione β1 (TGF-β1) e dell'attività della proteina chinasi C α (PKC-α) (agenti inducenti la morte cellulare programmata) delle cellule stromali della prostata umana.

L'efficacia dei β-sitosteroli isolati da *Hypoxis rooperi* è stata evidenziata nell'uomo; tuttavia gli studi clinici risultano di breve durata, con un numero esiguo di individui ed utilizzano preparati (contenenti β-sitosterolo) non standardizzati. Questi studi sono riassunti nella Tabella 28.7. Con l'eccezione di un solo studio, tutti gli altri hanno evidenziato effetti benefici.

Tabella 28.7 Studi clinici randomizzati relativi all'efficacia dei fitosteroli di *Hypoxis rooperi* nel trattamento della IPB

Bibliografia	*NP*	*Trattamento*	*Risultati*
Kadow & Abrams (1986) Eur Urol 12:187-189	62	0,3 mg/die di β-sitosteril-β-D-glucoside (composto puro)	Nessuna differenza significativa rispetto al placebo
Fischer e coll. (1993) Uroscop 1:12-20	80	195 mg/die	Superiore al placebo nel ridurre i sintomi
Berges e coll. (1995) Lancet 345:1529-1532	200	60 mg/die	Superiore al placebo nel ridurre i sintomi
Klippel e coll. (1997) Br J Urol 80:427-432	177	195 mg/die	Superiore al placebo nel ridurre i sintomi

NP = numero di pazienti

28.5 Prostatite

28.5.1 Quadro clinico

Il termine prostatite viene usato per indicare condizioni infiammatorie acute o croniche della prostata sostenute da batteri e, più comunemente, ogni altra condizione in cui siano presenti i segni ed i sintomi dell'infiammazione prostatica, ma manchi la dimostrazione di uno specifico agente causale. I pazienti con sospetta prostatite lamentano di solito dolori al sacro, dolenza perineale o testicolare, lieve disurie e sintomi da ostruzione delle basse vie urinarie. Nei casi di prostatite acuta, possono manifestarsi febbre, brividi, disuria ed intenso dolore alla prostata; la prostatite cronica batterica è invece spesso asintomatica; alcuni pazienti lamentano dolore perineale o lombare basso o sintomi da ostruzione. I pazienti che presentano leucociti nel liquido prostatico e nelle urine, emesse dopo massaggio prostatico, senza crescita batterica nelle colture, vengono classificati come affetti da prostatite non batterica.

Per standardizzare l'approccio clinico, le prostatiti sono state recentemente distinte in quattro categorie: 1) categoria I (prostatite batterica acuta), categoria II (prostatite batterica cronica), categoria III (sindrome da dolore pelvico cronico – può essere sia infiammatoria che non infiammatoria –); categoria IV (prostatite infiammatoria asintomatica). I casi più comuni e problematici appartengono alla categoria III.

Le prostatiti batteriche di categoria I e II vengono trattate con cefalosporine o fluorochinoloni e quella di categoria III con antinfiammatori, miorilassanti ed antagonisti α_1 adrenergici (in aggiunta agli antibiotici). In genere, l'approccio farmacologico, specialmente per la prostatite di categoria III, non è soddisfacente.

28.5.2 Fitoterapia della prostatite

L'uso dei fitoterapici in pazienti affetti da prostatite è molto diffuso; questo non deve sorprendere, in quanto il trattamento farmacologico convenzionale può essere non soddisfacente. Tuttavia non esistono studi clinici significativi relativi all'efficacia di rimedi fitoterapici nel trattamento delle prostatiti. In genere, poiché si osserva una sovrapposizione sintomatologica tra prostatite ed IPB, si ricorre alle stesse droghe adoperate per la IPB (per es. serenoa, ortica, pigeo africano, polline), anche se la loro efficacia non è stata dimostrata. In una recente rassegna [Shoskes (2002) Urology 60:35-37] viene riportato quanto segue: 1) l'approccio fitoterapeutico deve essere scoraggiato nel caso della prostatite di categoria I. Infatti la patologia è seria e potenzialmente fatale se non opportunamente trattata con antibiotici ed altre misure di supporto; 2) per la categoria II l'approccio terapeutico è l'utilizzo cronico di antibiotici; poiché questi pazienti sono soggetti anche ad infezioni delle vie urinarie, è stato proposto l'utilizzo del mirtillo americano (*Vaccinium macrocarpon*), per prevenire le infezioni. Tuttavia l'utilità del mirtillo non è stata ancora chiaramente dimostrata; 3) nelle prostatiti di categoria III si sono rivelati efficaci il polline ed il flavonoide quercetina, sebbene gli studi clinici siano alquanto preliminari; non esistono evidenze cliniche a sostegno dell'utilizzo della serenoa, del pigeo africano e dell'ortica.

28.6 Disfunzione erettile

28.6.1 Quadro clinico

La normale attività sessuale maschile prevede: 1) una libido conservata; 2) la capacità di raggiungere e di mantenere l'erezione; 3) l'eiaculazione e 4) la detumescenza. La *libido* si riferisce al desiderio sessuale ed è influenzata da una varietà di stimoli visivi, olfattivi, tattili, uditivi, di fantasia ed ormonali. Gli ormoni steroidei sessuali, in particolare il testosterone, agiscono aumentando la libido. L'*erezione* avviene in seguito all'incremento del flusso ematico negli spazi lacunari del corpo cavernoso, dopo il completo rilasciamento delle arterie e della muscolatura liscia dei corpi cavernosi. Gli stimoli per l'erezione sono sia psicologici che tattili e le diverse innervazioni hanno un effetto erettile o antierettile. Infatti l'attivazione simpatica è anti-erettile (la noradrenalina è un vasocostrittore), mentre l'attivazione parasimpatica e quella non adrenergica non colinergica (NANC), principalmente quella nitrergica (attraverso la liberazione dell'ossido d'azoto), provocano l'erezione. L'ossido d'azoto esercita un effetto pro-erettile (vasodilatante), attraverso la formazione intracellulare di GMP ciclico, che è progressivamente inattivato dalla fosfodiesterasi (isoforma 5, PDE5). All'erezione segue l'eiaculazione, stimolata dal sistema nervoso simpatico, che induce la contrazione degli epididimi, dei vasi deferenti, delle vescichette seminali e della prostata con conseguente spinta del liquido seminale nell'uretra; la seguente detumescenza del pene è regolata dal rilascio di noradrenalina dai nervi simpatici e dal rilascio endoteliale di endotelina che determinano contrazione vasale. Questi eventi aumentano il deflusso venoso e ripristinano la stato di flaccidità del pene.

La disfunzione erettile è definita come l'incapacità di raggiungere o mantenere un'erezione tale da garantire una funzionalità sessuale soddisfacente; questa condizione affligge il 10-25% degli uomini di mezza età e gli anziani. In uno studio controllato, condotto nel Massachusetts su maschi con età compresa tra i 40 ed i 70 anni, il 52% degli intervistati è risultato affetto da disfunzione erettile; questa era completa nel 10%, moderata nel 25% e lieve nel 17% dei soggetti ascoltati. La disfunzione erettile può derivare da tre cause fondamentali: 1) incapacità a iniziare l'erezione (da fattori psicologici, endocrinologici o neurologici), 2) incapacità di riempimento (vascolare); 3) incapacità di raggiungere un adeguato flusso ematico all'interno dei corpi cavernosi. Il diabete, l'arteriosclerosi e l'assunzione di determinati farmaci (cause iatrogene) sono responsabili di più dell'80% dei casi di disfunzione erettile nell'anziano.

Il trattamento orale della disfunzione erettile prevede l'utilizzo degli inibitori della PDE5 (sildenafil, tadalafil) e dell'apomorfina, un agonista centrale dei recettori D_1 e D_2 della dopamina (Tab. 28.8).

Tabella 28.8 Farmaci adoperati nel trattamento della disfunzione erettile

Farmaci	*Meccanismo d'azione*	*Effetti collaterali*
Inibitori della fosfodiesterasi 5 (per es. sildenafil, tadalafil)	Determinano rilassamento dei vasi del corpo cavernoso in quanto inibiscono l'enzima fosfodiesterasi 5 (con conseguente accumulo intracellulare di GMP ciclico). Conseguentemente, aumenta il flusso di sangue al pene	Cefalea, *flushing* (rossore e senso di calore al volto), dispepsia
Antagonisti dei recettori α-adrenergici (per es. fentolamina, ioimbina)	Bloccano le scariche simpatiche inibitorie centrali	Ipotensione ortostatica, tachicardia, vertigini
Apomorfina; somministrazione sublinguale	Attiva i recettori della dopamina a livello centrale	Nausea e vomito
Analoghi della prostaglandina E_1 (per es. alprostadil); somministrazione intracavernosa o transuretrale	Rilassano i muscoli del corpo cavernoso e vasale	Dolore al pene, bruciore e microsanguinamento dell'uretra
Papaverina; somministrazione intracavernosa	Inibisce in modo non selettivo le fosfodiesterasi	Priapismo, dolore al pene

Questi farmaci hanno notevolmente migliorato la gestione della disfunzione erettile poiché sono efficaci nel trattamento di un'ampio numero di forme di disfunzione, tra cui quelle psicogene, diabetiche e vascolari. Se il paziente non risponde ai farmaci orali, la scelta successiva può essere rappresentata dall'uso di sostanze vasoattive intrauretrali o autoiniettate (es. prostaglandina E_1). Il trattamento sostitutivo con testosterone è indicato nell'ipogonadismo, anche se la somministrazione aggiuntiva di testosterone a soggetti con testosteronemia normale è raramente efficace.

28.6.2 Fitoterapia della disfunzione erettile

I prodotti di derivazione vegetale hanno avuto da sempre un ruolo importante nelle disfunzioni sessuali. Basti pensare che, prima dell'avvento del sildenafil (Viagra®), tra i pochi prodotti disponibili c'erano la ioimbina (estratta dalla corteccia del fusto di *Pausinystalia yohimbe*), somministrata per via orale, e la papaverina, un inibitore non selettivo delle fosfodiesterasi presente nell'oppio (latice di *Papaver somniferum*), somministrata mediante iniezioni intracavernose. A questi si deve aggiungere l'apomorfina (un composto ottenibile dalla morfina), un agonista dei recettori D_1 e D_2 della dopamina, approvato di recente per il trattamento orale della disfunzione erettile.

Da un punto di vista fitoterapico le piante medicinali che vengono commercializzate come agenti in grado di "risvegliare il desiderio sessuale" o "aumentare la *performance* sessuale" sono numerose. In fitoterapia è comune il termine di "afrodisiaco", inteso come sostanza che stimola temporaneamente la libido e che pertanto è teoricamente utile nei casi di scarso desiderio sessuale. Tuttavia, i dati scientifici a sostegno dell'uso degli afrodisiaci sono molto scarsi; l'unica droga valutata nei casi di calo del desiderio è la maca.

Le piante medicinali e le rispettive droghe tradizionalmente impiegate nel trattamento delle disfunzioni erettili sono riportate nella Tabella 28.9. Per molte di queste piante, le uniche informazioni disponibili sono quelle etnofarmacologiche e precliniche. Infatti, soltanto il ginseng, il ginkgo, la butea superba, la maca e la muira puama sono state oggetto di studi clinici randomizzati e la loro efficacia clinica è ben lungi dall'essere stata chiaramente dimostrata. Da un punto di vista preclinico, un comune meccanismo d'azione di queste piante consiste nell'aumentare la sintesi di NO nei corpi cavernosi.

Tabella 28.9 Principali piante medicinali tradizionalmente impiegate per il trattamento della disfunzione erettile

Nome comune della droga	*Nome latino della pianta*	*Parte della pianta utilizzata*	*Principali costituenti chimici*	*Dose giornaliera*
Butea superba	*Butea superba*	Radici	Flavonoidi, steroli	1 g
Damiana	*Turnera diffusa*	Foglie	Resine, gomme, sostanze amare, glicosidi fenolici	4-12 g
Ginkgo	*Ginkgo biloba*	Foglie	Terpenoidi (ginkgolidi), flavonoidi	240 mg di estratto
Ginseng	*Panax ginseng*	Radici	Saponine triterpeniche (ginsenosidi)	2-4,5 g
Maca	*Lepidium meyenii*	Radici	Glucosinolati, steroli, acidi grassi essenziali	1,5-3 g
Muira puama	*Ptychopetalum olacoides*	Radici	Esteri, sostanze amare, olio essenziale	1-1,5 g
Tribulo terrestre	*Tribulus terrestris*	Frutti	Saponine steroidee, alcaloidi	0,5-1 g
Yohimbe	*Pausinystalia yohimbe*	Corteccia del fusto	Alcaloidi indolici (ioimbina)	3 g

Ginseng

Il ginseng è dato dalla radice di *Panax ginseng* C. Meyer (Fam. *Araliaceae*), una pianta erbacea alta 40-60 cm, con fusto eretto, foglie palmato composte (4-5 foglioline) di colore verde, fiori bianchi con sfumature giallo-verdastre, raggruppate in infiorescenze ad ombrella che producono grappoli di bacche rosso-brillanti. Altre specie di ginseng comunemente impiegate sono il *P. japonicus* C.A. Meyer (ginseng giapponese, proveniente dal Giappone, dall'India e dal sud della Cina) ed il *P. quinquefolius* (ginseng americano, che cresce nelle ricche zone forestali degli USA orientali e centrali e in Canada). I caratteristici componenti del ginseng sono un gruppo di saponine triterpeniche chiamate ginsenosidi. Sulla base di studi sperimentali è stato ipotizzato che i ginsenosidi possano provocare il rilassamento dei corpi cavernosi attraverso la liberazione di NO da parte delle cellule endoteliali (Fig. 28.9). È stato anche ipotizzato che il ginseng possa determinare un aumento nei livelli di testosterone, sebbene non vi sia concordanza su questo dato sperimentale. La maggior parte degli studi sul ginseng sono stati condotti prevalentemente sugli animali; esistono comunque dati clinici preliminari che suggeriscono l'efficacia del ginseng nei casi

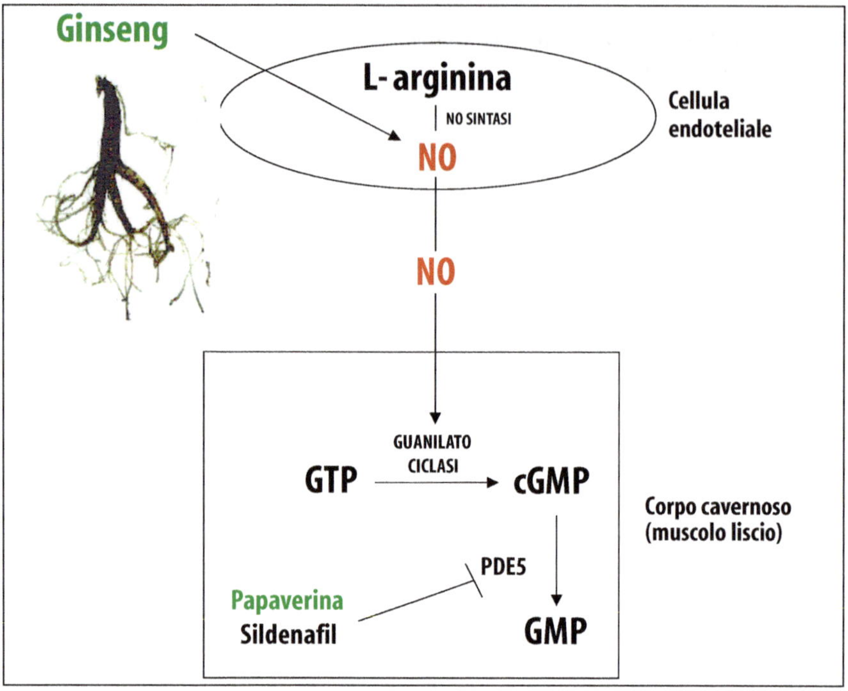

Fig. 28.9 Possibile sito d'azione del ginseng.
I ginsenosidi presenti nel ginseng possono rilassare la muscolatura del corpo cavernoso (e favorire quindi l'erezione) attraverso la liberazione di ossido d'azoto (NO) da parte delle cellule endoteliali o dai neuroni nitrergici (non mostrati in figura). L'NO attiva l'enzima guanilato ciclasi con formazione di guanosina 5'-monofosfato (GMP) ciclico (cGMP), che a sua volta determina il rilassamento del corpo cavernoso. Il GMP ciclico viene degradato a GMP (inattivo) dalla fosfodiesterasi (isoforma 5, PDE5), enzima che può essere selettivamente inibito dal sildenafil (Viagra®) o, meno selettivamente, dalla papaverina, un alcaloide dell'oppio. *GTP* = guanosina 5'-trifosfato

di disfunzione erettile. In uno studio clinico [Choi e coll. (1995) Int J Impot Res 7:181-186], effettuato su 90 soggetti con disfunzione erettile, è stato osservato un miglioramento significativo dei parametri erettili, quali rigidità all'erezione, dimensioni del pene, durata dell'erezione, libido e soddisfazione soggettiva, senza che si verificassero alterazioni dei livelli di testosterone. L'efficacia terapeutica è risultata del 60% nel gruppo dei pazienti che ricevevano ginseng (n = 30) e del 30% nel gruppo dei pazienti che ricevevano il placebo (n = 30) o il trazodone (n = 30). Una limitazione di questo studio, tuttavia, risiede nel disegno sperimentale, essendo lo studio non randomizzato. In un altro studio clinico, più recente, in doppio cieco, randomizzato ed a gruppi incrociati, è stato poi dimostrato che un trattamento con ginseng (300 mg di estratto, tre volte al giorno, corrispondente a 4,5 g di droga essiccata, ovvero più del doppio della dose raccomandata dalla Commissione E tedesca) per otto settimane, risultava superiore al placebo nei parametri indicativi della funzionalità erettile in 45 pazienti con disfunzione erettile [Hong e coll. (2002) J Urol 168:2070-2073]. Rispetto al placebo, il trattamento con ginseng determinava un aumento dei punteggi IIEF (*International Index of Erectile Function*) e della rigidità dell'erezione (valutata secondo i parametri RigiScan).

Vedi Cap. 22 per l'utilizzo del P. notoginseng nel trattamento dell'angina.
Vedi Cap. 23 per l'utilizzo del ginseng americano nel trattamento del diabete.
Vedi Cap. 27 per le proprietà adattogene e per una discussione più dettagliata delle proprietà farmacologiche e degli eventi avversi associati all'uso di ginseng.
Vedi Cap. 33 per l'utilizzo del ginseng nella prevenzione dei tumori.

Ginkgo

È dato dalle foglie dell'albero cinese *Ginkgo biloba* L. (*Fam. Ginkgoaceae*), un albero dioico, originario della Cina. Il ginkgo contiene principalmente flavonoidi (ad esempio kaempferolo, isoramnetina e quercetina) e diterpeni (ginkgolide A, B, C, J, ed M). A differenza del ginseng, sono pochi gli studi sperimentali relativi all'effetto del ginkgo sulle funzioni sessuali. Tuttavia, in analogia con il ginseng, è stato ipotizzato che il ginkgo possa indurre un rilassamento della muscolatura liscia vascolare e dei corpi cavernosi, attraverso la sintesi di NO. L'effetto rilassante del ginkgo è stato anche osservato *in vitro* sul corpo cavernoso isolato, sia dei roditori che umano. I ben noti effetti benefici del ginkgo sulla circolazione possono inoltre essere di giovamento non solo per le funzioni sessuali e per la circolazione vascolare, ma anche per le malattie croniche associate all'invecchiamento. Diversi dati sono stati pubblicati sui possibili effetti benefici del ginkgo nel trattamento delle disfunzioni sessuali indotte da farmaci antidepressivi sintetici (particolarmente quelle indotte dagli inibitori selettivi della ricaptazione della serotonina). In uno di questi studi, in aperto (n = 30), il 76% dei pazienti ha riportato un deciso miglioramento delle 4 fasi del ciclo sessuale: desiderio, erezione, orgasmo ed appagamento in seguito all'assunzione di 240 mg di estratti di ginkgo per quattro settimane [Cohen e coll. (1998) J Sex Marital Ther 24:139-143]. Tuttavia questi risultati incoraggianti non sono stati confermati da due recenti studi randomizzati, in doppio cieco, con placebo [Kang e coll. (2002) Human Psychopharmacol 17:279-284; Wheatley (2004) Hum Psychopharmacol 19:545-548].

Maca

È la radice di *Lepidium meyenii* Walp. (Fam. *Brassicaceae*), una pianta perenne tipica delle zone andine che cresce a 3000-4000 metri, con foglie molto vicine al suolo, con piccoli fiori e radice tuberiforme di colore bianco sporco con un diametro che può raggiungere gli 8 cm. La droga è ricca in carboidrati, proteine, aminoacidi, acidi grassi essenziali, steroli e glucosinolati tipici delle *Brassicaceae.* La maca possiede una lunga tradizione d'uso tra le popolazioni andine. Per il suo elevato valore nutritivo, la maca ricopre un ruolo importante nell'alimentazione delle popolazioni peruviane. Da un punto di vista fitoterapico, la maca è considerata una droga adattogena (chiamata impropriamente "ginseng peruviano") ed immunostimolante; inoltre sembra stimolare il desiderio sessuale, sia negli uomini che nelle donne. I dati farmacologici a sostegno dell'utilizzo "afrodisiaco" della maca sono piuttosto limitati. Studi effettuati sui roditori suggeriscono che la maca possa migliorare alcuni parametri del comportamento sessuale, quali il tempo necessario per l'erezione, la durata e la frequenza degli accoppiamenti ed il tempo d'eiaculazione. Gli effetti benefici sono osservabili anche sulla spermatogenesi, essendo stata osservata nei ratti la capacità della droga di prevenire la ridotta spermatogenesi indotta dall'altitudine. Sono disponibili limitati dati clinici sull'efficacia della maca. Nell'unico studio randomizzato disponibile, effettuato su 57 pazienti (età media 21-56 anni), è stato osservato che la somministrazione di 1,5-3 g di maca per 12 settimane induceva un miglioramento soggettivo del desiderio sessuale (rispetto al placebo), senza una variazione nei livelli ematici di testosterone o estradiolo [Gonzales e coll. (2002) Andrologia 34:367-372]. L'uso appropriato di maca non causa la comparsa di effetti indesiderati seri.

Yohimbe

È dato dalla corteccia del fusto di *Pausinystalia yohimbe* K. Schum. (Fam. *Rubiaceae*), un albero di medie dimensioni (10-15 m) dell'Africa occidentale (Nigeria e Gabon). Possiede foglie grandi, glabre e fiori raccolti in infiorescenze ombrelliformi. La droga si presenta in pezzi appiattiti o leggermente arrotolati. Contiene soprattutto alcaloidi indolici (2,7-5,9%), di cui il principale è la ioimbina, accompagnata da sostanze correlate (ioimbinina, ioimbenina). Lo yohimbe ha una lunga tradizione popolare nell'Africa occidentale come afrodisiaco e per migliorare l'erezione, mentre negli Stati Uniti viene utilizzato come integratore per potenziare le performance sportive e come agente dimagrante. Le proprietà farmacologiche dello yohimbe sono dovute alla ioimbina, un antagonista dei recettori α_2-adrenergici; quest'alcaloide viene utilizzato in alcuni Paesi nel trattamento della disfunzione erettile ed è stato disponibile in commercio ben prima del sildenafil (Viagra®). Il meccanismo della sua azione pro-erettile non è comunque completamente noto; è stato ipotizzato che la ioimbina possa ridurre le scariche simpatiche a livello cerebrale e midollare, riducendo così l'attività inibitoria simpatica sull'erezione; inoltre, quando la ioimbina è stata valutata sul corpo cavernoso isolato, è stato osservato che quest'alcaloide blocca gli effetti contratturanti (anti-erettili) degli agonisti adrenergici e dell'endotelina 1. Questi effetti sono probabilmente il risultato di un aumento della sintesi di NO a livello endoteliale e nervoso. Infatti, dati clinici suggeriscono che l'effetto della ioimbina possa essere potenziato dalla contemporanea assunzione dell'aminoacido L-arginina, il substrato della NO sintasi [Lebret e coll. (2002) Eur Urol 41:608-613]. Non sono noti studi clinici randomizzati relativi all'efficacia dello yohimbe nel trattamento della disfunzione erettile; viceversa, per la ioimbina sono disponibili alcune revisioni sistematiche. Gli Autori della revisione sistematica più recente [Tam e coll. (2001) Pharmacol Ther 91:215-243], nella quale sono stati valutati attraverso un'analisi critica della letteratura i dati farmacologici e clinici della ioimbina, hanno concluso che l'effetto clinico della ioimbina è modesto, ma può essere potenziato da sostanze (come la L-arginina) in grado di indurre un aumento della sintesi di NO. I dati tossicologici riportati in questa rassegna suggeriscono la relativa sicurezza della ioimbina a dosi terapeutiche, mentre, a dosi più elevate, si possono osservare gli effetti collaterali tipici del blocco dei recettori α_2-adrenergici (aumento della pressione, aumento della frequenza urinaria e lieve effetto ansiogeno).

Vedi Cap. 23 per l'utilizzo dello yohimbe nel trattamento dell'obesità.

Muira puama

È data dalle radici (e dai rami) di *Ptychopetalum olacoides* Benth. (Fam. *Olacaceae*), un arbusto comune nelle foreste del Brasile, che può crescere fino a cinque metri in altezza, con fiori piccoli e bianchi che hanno un odore aromatico tipo gelsomino. Il nome volgare deriva da quello locale "muira puama" che significa "albero della potenza", in riferimento all'uso popolare da parte degli Indios come rinvigorente ed afrodisiaco. Secondo la tradizione locale, infatti, la muira puama è utile per risolvere problemi gastrointestinali, reumatismi, disfunzioni muscolari e nei casi di ridotto desiderio sessuale e di ridotta funzione erettile. La droga viene raccolta da piante di non più di due anni, in considerazione del fatto che le piante giovani sono ritenute più attive e che l'osservazione delle foglie, ancora basse e non confuse con altra vegetazione, ne permette un più facile riconoscimento. Fonti aneddotiche riportano che la muira puama è efficace nel ripristinare la libido nelle donne. La muira puama contiene alcuni esteri, un olio volatile e sostanze amare (muira-puamina). Tuttavia nessuna di queste sostanze sembra esplicare una chiara azione farmacologica. Studi sperimentali hanno evidenziato l'abilità di un estratto di muira puama nel rilassare il corpo cavernoso del coniglio *in vitro*, un effetto associato ad un aumento di nucleotidi ciclici. I dati clinici a sostegno dell'efficacia della muira puama sono molto limitati. Uno studio clinico non randomizzato, effettuato nel 1994, ha evidenziato che nel 60% di pazienti (n = 262 uomini) che assumevano quotidianamente 1-1,5 g di estratto per due settimane, risultava ripristinato il desiderio sessuale [Waynberg (1994) Am J Nat Med 1:8-9]. Più recentemente è stato riportato, in uno studio non in doppio cieco e non randomizzato, che la formulazione denominata "Herbal vX", contenente muira puama e ginkgo, migliorava il desiderio, le fantasie ed il rapporto sessuale in 202 donne adulte che lamentavano calo del desiderio [Waynberg & Brewer (2000) Adv Ther 17:255-262].

Gli effetti collaterali associati all'uso di muira puama sono lievi: possono occasionalmente manifestarsi mal di stomaco e mal di testa, nervosismo ed agitazione. Nell'uso popolare si utilizza un estratto idroalcolico (denominato *punch of love*), ottenuto mediante macerazione in un liquore (rum, cognac).

Tribulo terrestre

Tribulus terrestris L. (Fam. *Zygophyllaceae*) è una pianta erbacea, densamente ricoperta di piccoli peli, utilizzata nella medicina ayurvedica per il trattamento di alcuni disturbi del sistema genitourinario e riproduttivo; particolarmente noti sono gli usi nei casi di spermatorrea, impotenza e diminuzione della libido, sia negli uomini che nelle donne. Il tribulo terrestre è stato anche utilizzato dagli atleti dell'Europa orientale per aumentare le *performance* sportive. Da un punto di vista medico vengono utilizzati i frutti (delle piccole bacche), le radici e l'intera pianta. I principali costituenti chimici del tribulo terrestre sono gli alcaloidi, un olio essenziale ed un gruppo di saponine steroidee; particolarmente studiata è la protodioscina, una saponina steroidea in grado di rilassare *in vitro* il corpo cavernoso di coniglio. Gli studi preclinici hanno evidenziato la capacità del tribulo terrestre di stimolare l'ipofisi anteriore a produrre l'ormone luteinizzante (LH) che, a sua volta, per azione sulle cellule di Leydig a livello del testicolo, induce la sintesi di testosterone (Fig. 28.10). L'aumento dei livelli di testosterone potrebbe giustificarne l'utilizzo tradizionale come "afrodisiaco" e per aumentare le *performance* sessuali. È stato anche ipotizzato che, nelle donne, la droga possa rilasciare l'ormone follicolo stimolante (FHS) ipofisario, che, a sua volta, determina un aumento dei livelli di estrogeno, per azione diretta sull'ovaio. Inoltre è stata avanzata l'ipotesi che la protodioscina possa essere trasformata *in vivo* in deidroepiandrosterone, il precursore degli androgeni e degli estrogeni. È opportuno sottolineare, comunque, che non esistono studi clinici riguardanti la possibile efficacia della droga nei casi di ridotta libido o disfunzione sessuale.

Non sono noti effetti collaterali di rilievo associati all'uso di tribulo terrestre. I testi di medicina ayurvedica raccomandano una dose giornaliera compresa tra 0,5 ed 1 g. In Italia sono disponibili estratti secchi standardizzati a contenuto minimo (25-40%) di steroidi vegetali.

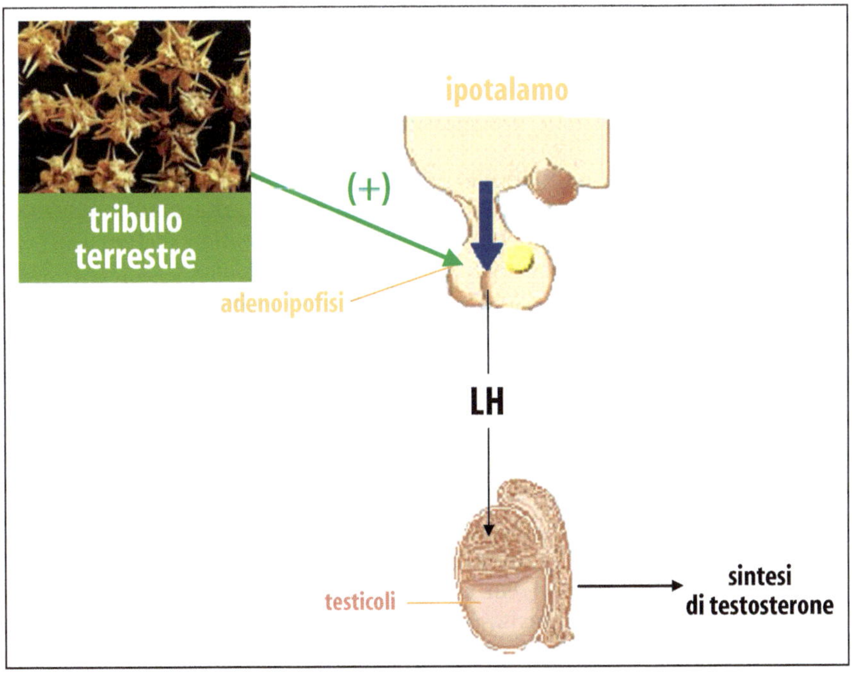

Fig. 28.10 Il tribulo terrestre stimola l'adenoipofisi a produrre l'ormone luteinizzante (LH), che, a sua volta, per azione sulle cellule di Leydig a livello del testicolo, induce la sintesi di testosterone. L'aumento di testosterone è stato messo in relazione con le presunte proprietà "afrodisiache" e con l'aumento delle prestazioni atletiche del tribulo terrestre

Butea superba

Butea superba Roxb. (Fam. *Papilionaceae*) è una pianta molto comune nelle foreste della Thailandia, dove viene impiegata come rinvigorente e per aumentare il vigore sessuale. Nelle radici tuberose sono presenti flavonoidi in grado di inibire le fosfodiesterasi, nonché composti a struttura steroidea, quali lo stigmasterolo, il campesterolo ed il β-sitosterolo. Le proprietà terapeutiche della radice di *Butea superba* sono state oggetto di uno studio clinico randomizzato, in doppio cieco, della durata di 3 mesi (dose giornaliera: 1 g), effettuato su soggetti con disfunzione erettile di età compresa tra i 30 ed i 70 anni (n = 40). I risultati di questo studio hanno evidenziato un miglioramento delle funzioni sessuali nell'82,4% dei pazienti. Non venivano segnalati effetti avversi.

Letture di approfondimento

Amato P, Marcus DM (2003) Review of alternative therapies for treatment of menopausal symptoms. Climacteric 6:278-284

Borrelli F, Ernst E (2002) Cimicifuga racemosa: a systematic review of its clinical efficacy. Eur J Clin Pharmacol 58:235-241

Borrelli F, Izzo AA, Ernst E (2003) Pharmacological effects of Cimicifuga racemosa. Life Sci 73:1215-1229

Buck AC (2004) Is there a scientific basis for the therapeutic effects of serenoa repens in benign prostatic hyperplasia? Mechanisms of action. J Urol 172(5 Pt 1):1792-1799

Daniele C, Thompson Coon J, Pittler MH, Ernst E (2005) Vitex agnus castus: a systematic review of adverse events. Drug Saf 28:319-332

Dog TL, Powell KL, Weisman SM (2003) Critical evaluation of the safety of Cimicifuga racemosa in menopause symptom relief. Menopause 10:299-313

Fitzpatrick LA (2003) Soy isoflavones: hope or hype? Maturitas 44(Suppl 1):S21-29

Fong YK, Milani S, Djavan B (2005) Role of phytotherapy in men with lower urinary tract symptoms. Curr Opin Urol 15:45-48

Gerber GS, Fitzpatrick JM (2004) The role of a lipido-sterolic extract of Serenoa repens in the management of lower urinary tract symptoms associated with benign prostatic hyperplasia. BJU Int 94:338-344

Girman A, Lee R, Kligler B (2003) An integrative medicine approach to premenstrual syndrome. Am J Obstet Gynecol 188(5 Suppl):S56-S65

Huntley AL, Ernst E (2003) A systematic review of herbal medicinal products for the treatment of menopausal symptoms. Menopause 10:465-476

Huntley AL, Ernst E (2004) Soy for the treatment of perimenopausal symptoms – a systematic review. Maturitas 47:1-9

Kang HJ, Ansbacher R, Hammoud MM (2002) Use of alternative and complementary medicine in menopause. Int J Gynaecol Obstet 79:195-207

Kessel B, Kronenberg F (2004) The role of complementary and alternative medicine in management of menopausal symptoms. Endocrinol Metab Clin North Am 33:717-739

Khaleghi Ghadiri M, Gorji A (2004) Natural remedies for impotence in medieval Persia. Int J Impot Res 16:80-83
Kligler B (2003) Black cohosh. Am Fam Physician 68:114-116
Krebs EE, Ensrud KE, MacDonald R, Wilt TJ (2004) Phytoestrogens for treatment of menopausal symptoms: a systematic review. Obstet Gynecol 104:824-836
Kurzer MS (2003) Phytoestrogen supplement use by women. J Nutr 133:1983S-1986S
Lowe FC, Fagelman E (2002) Phytotherapy in the treatment of benign prostatic hyperplasia. Curr Opin Urol 12:15-18
Mahady GB (2005) Black cohosh (Actaea/Cimicifuga racemosa): review of the clinical data for safety and efficacy in menopausal symptoms. Treat Endocrinol 4:177-184
McKay D (2004) Nutrients and botanicals for erectile dysfunction: examining the evidence. Altern Med Rev 9:4-16
McKee J, Warber SL (2005) Integrative therapies for menopause. South Med J 98:319-326
Murphy LL, Lee TJ (2002) Ginseng, sex behavior, and nitric oxide. Ann N Y Acad Sci 962:372-377
Ricketts ML, Moore DD, Banz WJ, Mezei O, Shay NF (2005) Molecular mechanisms of action of the soy isoflavones includes activation of promiscuous nuclear receptors. A review. J Nutr Biochem 16:321-330
Rowland DL, Tai W (2003) A review of plant-derived and herbal approaches to the treatment of sexual dysfunctions. J Sex Marital Ther 29:185-205
Steenkamp V (2003) Phytomedicines for the prostate. Fitoterapia 74:545-552
Strong KM (2004) African plum and benign prostatic hypertrophy. J Herb Pharmacother 4:41-46
Shoskes DA (2002) Phytotherapy in chronic prostatitis. Urology 60(6 Suppl):35-37
Shoskes DA, Manickam K (2003) Herbal and complementary medicine in chronic prostatitis. World J Urol 21:109-113
Stewart KM (2003) The African cherry (Prunus africana): can lessons be learned from an over-exploited medicinal tree? J Ethnopharmacol 89:3-13
Tesch BJ (2003) Herbs commonly used by women: an evidence-based review. Am J Obstet Gynecol 188(5 Suppl):S44-S55
Wuttke W, Jarry H, Becker T, Schultens A, Christoffel V, Gorkow C, Seidlova-Wuttke D (2003) Phytoestrogens: endocrine disrupters or replacement for hormone replacement therapy? Maturitas 44 (Suppl 1):S9-20
Wuttke W, Jarry H, Christoffel V, Spengler B, Seidlova-Wuttke D (2003) Chaste tree (Vitex agnus-castus) – pharmacology and clinical indications. Phytomedicine 10:348-357
Yarnell E (2002) Botanical medicines for the urinary tract. World J Urol 20:285-293

Capitolo 29 Sistema digerente

29.1 Introduzione

Gli alimenti utilizzati direttamente dall'organismo sono pochi; nella maggior parte dei casi, prima di passare nel sangue, dopo essere stati ingeriti, devono essere digeriti, devono cioè subire un processo di disintegrazione meccanica e chimica per cui sono ridotti ai loro costituenti essenziali. La digestione avviene nel canale digerente sia per mezzo di enzimi che, secreti da varie ghiandole, attaccano gli alimenti idrolizzandoli, sia per mezzo di movimenti meccanici che hanno lo scopo di frantumare (nella bocca), rimescolare (nello stomaco e nell'intestino) e far progredire il bolo alimentare.

Le ghiandole del canale alimentare non sono che invaginazioni dell'epitelio che riveste il tratto gastrointestinale, le cui cellule hanno però assunto le caratteristiche di cellule secretici, in grado cioè di produrre e versare dei liquidi più o meno densi nel canale digerente. Comunque, mentre alcune ghiandole producono fermenti capaci di digerire qualsiasi tipo di alimento, altre producono un liquido viscoso (muco) che provvede a lubrificare ed a proteggere il tratto digerente.

La digestione è facilitata e completata dalla peristalsi, un'onda di contrazione della muscolatura liscia intestinale che, partendo dal duodeno e propagandosi verso la parte inferiore del canale digerente, spinge in avanti il contenuto intestinale.

Il canale digerente consta essenzialmente di bocca e faringe buccale, esofago, stomaco ed intestino.

La bocca è sede della secrezione salivare ed in essa avvengono le funzioni quali masticazione e deglutizione. I tessuti della bocca possono per varie ragioni andare incontro a fenomeni flogistici (stomatiti, gengiviti, ecc.).

Lo stomaco è un ampio sacco interposto tra l'esofago e l'intestino (duodeno) nel quale il bolo alimentare viene trasformato in chimo. Risulta costituito da quattro tuniche: sierosa, la più esterna, muscolare, che occupa il maggior spessore (4 mm), sottomucosa ed infine mucosa, che rappresenta la superficie interna dello stomaco. Quest'ultima è ben protetta contro l'azione corrosiva del succo gastrico da un omogeneo strato di muco. Nei punti ove per diverse ragioni questa funzione viene a mancare si possono avere disturbi più o meno seri (iperemia, gastrite, ulcera). Per diverse ragioni il bolo alimentare può rimanere a lungo nello stomaco senza essere chimificato; in questi casi si parla di disturbi digestivi.

L'intestino, l'ultima porzione del canale digerente, si estende dallo stomaco (piloro) all'orifizio anale e si compone di due parti: tenue e crasso. Mentre il tenue è lungo 6-8 m e presenta un diametro di 3 cm circa, il crasso è lungo circa 1,7 m e presenta un diametro di 7 cm circa. La differenza comunque non è solo anatomica, ma anche funzionale. Nell'intestino tenue continua la digestione degli alimenti, già iniziata nella bocca e nello stomaco, e si ha l'assorbimento dei nutrienti digeriti mentre nell'intestino crasso l'assorbimento è ridotto all'acqua ed ai sali minerali e la funzione più importante è quella di trasporto del materiale non più utilizzabile. Il succo pancreatico e la bile facilitano la digestione intestinale operata dal succo enterico. Un'insufficiente produzione di secreti e di enzimi, un ridotto assorbimento di acqua, una modificazione della flora batterica che normalmente risiede nel lume intestinale ed un'alterazione della motilità intestinale e quindi del transito intestinale, possono condurre ad un diminuito sfruttamento degli alimenti e a disturbi intestinali (gastroduodeniti, stipsi, diarrea, coliti, ecc.). Contrariamente a quanto si ritiene, il transito intestinale può diminuire quando si verifica un aumento della contrattilità della muscolatura liscia circolare. Una contrazione delle fibre muscolari circolari causa una riduzione del lume intestinale; questo ad esempio si verifica in seguito alla somministrazione di morfina che causa stipsi.

Diverse sono le droghe vegetali in grado di agire sul tratto digerente, migliorando la sintomatologia e combattendo i più diversi disturbi. Queste verranno suddivise a seconda dell'azione terapeutica che manifestano sui diversi organi e tessuti del tratto gastrointestinale.

29.2 Infiammazioni del cavo orale

29.2.1 Quadro clinico

La bocca è sede della secrezione salivare. La saliva, secreto sieromucoso contenente ptialina, mucina ed altri componenti, ha funzione digestiva (idrolizza l'amido fino a maltosio e questo fino a glucosio), trofica e protettiva sulle mucose del cavo orale e sui denti, antinfettiva, fisica e meccanica (discioglie alcuni alimenti e lubrifica il bolo alimentare). In casi particolari la saliva può aumentare in seguito a processi infiammatori a carico della bocca (ptialismo o scialorrea).

Droghe che inibiscono la secrezione salivare sono l'oppio e la belladonna (infuso di foglie allo 0,2-0,3%) oltre alle droghe tanniche (da usare per sciacqui orali).

Più frequenti sono invece i casi di ridotta secrezione salivare (per stati febbrili, sudorazione eccessiva, diabete insipido, intossicazione da belladonna, terapia radiante localizzata alla bocca o alla gola) che provocano fastidi, come secchezza della bocca, difficoltà nel parlare e nel deglutire e spesso infezioni (stomatiti, gengiviti, afte, glossiti); in questi casi è importante accertarne la causa. Se non si riesce ad individuare la causa si ricorre a droghe ad azione scialagoga, dotate di odore e sapore intenso.

In realtà però sono gli stati infiammatori di tutta la bocca (stomatiti) o di parti di essa (gengiviti, glossiti) o addirittura gli stati ulcerosi della mucosa buccale (afte) che richiedono più frequentemente un intervento terapeutico.

In particolare la **gengivite** da placca batterica è presente nel 75-80% della popolazione. I sintomi sono: arrossamento, aumento di volume diffuso dei tessuti gengivali, emorragia gengivale e dolore (nei casi acuti).

Per **glossite** si definisce un quadro patologico a carico della lingua, caratterizzato clinicamente da arrossamento, depapillazione, disepitelizzazione. Raramente il quadro clinico è espressione di un disturbo sistemico (anemie, avitaminosi), molto più frequentemente la glossite è secondaria all'effetto irritante di fattori flogistici locali.

Nel caso dell'**afta**, l'eziologia non è del tutto chiara, come non è chiara la patologia, anche se si parla di meccanismi autoimmuni. Si tratta di piccole ulcere isolate, bianco-grigiastre, piane, circondate da un orletto intensamente eritematoso. Le lesioni guariscono spontaneamente nel giro di una settimana, ma è la componente algica che può richiedere un trattamento.

29.2.2 Fitoterapia delle infiammazioni del cavo orale

Le droghe vegetali che possono essere utili in caso di infezioni e ulcerazioni orali sono diverse. Ad esempio le droghe contenenti oli essenziali e la propoli possiedono effetti antibatterici e spesso risultano utili nei casi di infezioni del cavo orale. Le droghe contenenti tannini (ratania, corteccia di quercia, tormentilla ed amamelide) possiedono effetti antinfiammatori, ma anche antibatterici ed astringenti: queste droghe attenuano i fenomeni infiammatori se apposte (per pennellature) sulle parti infiammate.

Anche le droghe mucillaginose (altea, aloe gel, malva, ecc.) esercitano un'azione protettiva perché stratificandosi sulla mucosa buccale ne evitano ulteriori danneggiamenti e ne facilitano la guarigione (quando la mucosa è infiammata, risulta particolarmente sensibile e quindi difficilmente tollera anche i più comuni stimoli fisiologici).

Le principali droghe stomatiche sono elencate nella Tabella 29.1. Anche se il loro utilizzo ha una solida base tradizionale, sono pochi gli

Tabella 29.1 Principali piante medicinali stomatiche consigliate dalla Commissione E tedesca per gli stati infiammatori del cavo orale e della faringe

Nome comune della droga	*Nome latino della pianta*	*Parte della pianta utilizzata*	*Principali costituenti chimici*
Abete	*Picea* spp	Olio essenziale	Bornil acetato, limonene, canfene, α-pinene
Altea	*Althaea officinalis*	Radici	Mucillagine, pectine
Agrimonio	*Agrimonia eupatoria*	Sommità fiorite	Tannini
Anice	*Pimpinella anisum*	Frutti	Olio essenziale, derivati dell'acido caffeico, flavonoidi
Arnica	*Arnica montana*	Fiori	Lattoni sesquiterpenici (elenalina), olio essenziale, flavonoidi
Carbone di caffè	*Coffea arabica*	Semi	Alcaloidi purinici, derivati dell'emicellulosa
Calendula	*Calendula officinalis*	Fiori	Saponine triterpeniche, alcoli triterpenici, flavonoidi, olio essenziale
Camomilla	*Matricaria recutita*	Capolini	Olio essenziale, flavonoidi, cumarine, mucillagini
Chiodi di garofano	*Syzygium aromaticum*	Boccioli dei fiori	Olio esenziale, flavonoidi, tannini, triterpeni, steroidi
Echinacea	*Echinacea purpurea*	Parti aeree	Polisaccaridi, flavonoidi, derivati dell'acido caffeico
Farfara	*Tussilago farfara*	Foglie, infiorescenze	Mucillagini, tannini, flavonoidi, steroidi
Jambul	*Syzygium cumini*	Corteccia	Tannini, steroidi, triterpeni, flavonoidi
Lichene islandico	*Cetraria islandica*	Tallo	Mucillagini, acidi lichenici
Malva	*Malva sylvestris*	Fiori, foglie	Flavonoidi, mucillagini
Menta	*Mentha piperita*	Olio essenziale	Mentolo, mentone
Menta giapponese	*Mentha arvensis*	Parti aeree	Mentolo, mentone
Mirra	*Commiphora molmol*	Resina	Olio essenziale, triterpeni, mucillagini
Mirtillo	*Vaccinium myrtillus*	Frutti	Acidi organici, tannini, antocianosidi, flavonoidi, iridoidi
Mora selvatica	*Rubus fruticosus*	Foglie	Acidi organici, flavonoidi, tannini
Ortica bianca	*Lamium album*	Fiori	Iridoidi monoterpenici, saponine triterpeniche, flavonoidi
Piantaggine	*Plantago lanceolata*	Parti aeree	Iridoidi monoterpenici, derivati dell'acido caffeico, tannini, mucillagini, flavonoidi
Tormentilla	*Potentilla erecta*	Rizoma	Tannini, flavonoidi, triterpeni
Poligono centinodia	*Polygonum aviculare*	Parti aeree	Flavonoidi, acidi ilicici, tannini, lignani
Potentilla	*Potentilla anserina*	Parti aeree	Tannini, flavonoidi, cumarine
Prugnolo	*Prunus spinosa*	Frutti	Glucosidi cianogenetici, acidi organici, tannini
Quercia	*Quercus robur*	Corteccia	Tannini
Ratania	*Krameria triandra*	Radici	Tannini, neolignani
Rosa	*Rosa centifolia*	Petali	Tannini, olio essenziale
Salvia	*Salvia officinalis*	Parti aeree	Olio essenziale, derivati dell'acido caffeico, diterpeni, flavonoidi

studi randomizzati che confermano in modo chiaro e convincente l'efficacia di queste droghe nei casi di stomatiti, gengiviti e glossiti.

Propoli

Origine. È un materiale resinoso, di colore dal giallo al verde scuro, di odore aromatico (di vaniglia o cannella), raccolto dalle api sui germogli di piante. Questo prodotto di origine vegetale viene successivamente elaborato dalle api ed arricchito di cera e di secrezioni salivari. Nella zona temperata le principali fonti di propoli sono gli essudati delle gemme di alcune specie di *Populus*; nella zona tropicale l'essudato delle foglie di *Cistus* (Tunisia) e l'essudato dei fiori di *Clusia* (Venezuela). Fonti di propoli sono anche *Ambrosia deltoidea* (deserto del Sonoran) ed alcune specie di *Baccharis* (Brasile) e *Xanthorrhoea* (Australia). Le api applicano un sottile strato di propoli alla parete interna dell'alveare per chiudere buchi e crepe, per riparare le celle e rinforzarne i bordi e per rendere l'ingresso dell'alveare a prova di intemperie o più facile da difendere. Il Dipartimento dell'Agricoltura degli Stati Uniti riporta la seguente definizione di propoli: "... una gomma che viene raccolta dalle api da varie piante. Il suo colore può variare dal giallo pallido al marrone scuro. Può causare colorazione del favo e può ritrovarsi nel miele estratto...". Anche se la propoli può contenere polline, non deve essere confusa con la pappa reale, che è un prodotto completamente diverso.

Costituenti chimici. La propoli contiene circa 200 composti che variano a seconda della provenienza geografica del prodotto. Per tale motivo risulta difficile realizzare una standardizzazione chimica. Generalmente la propoli è composta per il 50-60% da una resina e da un balsamo vegetale, per il 30-40% da cere, per il 5-10% da un olio essenziale e per il 3-5% da sostanze varie, tra cui minerali (circa l'1%) e residui organici delle api. Le cere ed i residui organici vengono generalmente rimossi durante la lavorazione della propoli. I composti chimici presenti sono diversi: flavonoidi (galangina, pinocembrina, quercetina, ecc.), idrossiacidi aromatici e loro esteri (caffeico, ferulico, cinnamico, ecc.), aldeidi (vanillina), idrocarburi, acidi alifatici, vitamine, minerali, ecc. L'odore della propoli varia da quello di vaniglia a quello tipico dei composti di natura fenolica.

Farmacologia/Meccanismo d'azione. La propoli possiede proprietà antinfiammatorie ed antibatteriche che possono contribuire alla sua efficacia negli stati infiammatori del cavo orale.

L'attività antibatterica è stata valutata sia *in vitro* che *in vivo* su diversi ceppi batterici (*Bacillus* spp, *Corynebacterium* spp, *Salmonella* spp, *Shigella* spp, *Escherichia coli, Proteus vulgaris, Mycobacterium tuberculosis, Streptococcus* spp). Il meccanismo di quest'azione è così complesso da non permettere un'analogia con gli antibiotici classici. Si ritiene, tra l'altro, che la propoli causi una parziale batteriolisi e che inibisca la sintesi proteica agendo sulla RNA polimerasi DNA-dipendente dei batteri ed impedisca la separazione delle cellule batteriche figlie. Studi effettuati sui topi hanno evidenziato una stimolazione della fagocitosi. Alla propoli viene comunque attribuita un'attività batteriostatica, battericida, antimicotica ed antivirale.

L'attività antinfiammatoria della propoli è stata sfruttata nella medicina popolare, soprattutto per il trattamento di stati infiammatori della pelle ed è stata confermata in diversi modelli sperimentali d'infiammazione. L'estere feniletilico dell'acido caffeico (CAPE) ed i flavonoidi come la galangina sono composti ad attività antinfiammatoria. Il CAPE è un inibitore piuttosto selettivo della ciclossigenasi 2 (COX-2, che produce le prostaglandine proinfiammatorie) ed è un potente inibitore del fattore nucleare NF-κB (un fattore intracellulare che svolge un ruolo chiave nei processi infiammatori).

Infine la propoli (in particolare i composti fenolici ed i flavonoidi) possiede attività antiossidante, riepitelizzante, cicatrizzante ed anestetica locale, quest'ultima attribuita prevalentemente ai componenti dell'olio essenziale.

Efficacia clinica. La propoli viene da secoli utilizzata nei casi di flogosi che interessano la cute ed il primo tratto del digerente, come nei casi di ulcere gastroduodenali. In questi ultimi anni la propoli viene consigliata soprattutto per le infezioni orali e le afte perché si ritiene che ne acceleri la guarigione e corregga qualsiasi squilibrio che ne è alla base. Tuttavia sono pochi gli studi clinici condotti con rigore metodologico e nessuno di questi è indicativo per gli stati infiammatori del cavo orale. La propoli è stata studiata ad esempio per il trattamento delle carie e della placca dentaria, ma i risultati ottenuti non sono chiari. Infatti in uno studio non randomizzato, in doppio cieco, effettuato su 100 individui, è stata evidenziata una certa superiorità di un collutorio contenente propoli rispetto al placebo nel ridurre la placca orale dopo 4 settimane di trattamento [Schmidt e coll. (1980) Stomatol der DDR 30:491-497]. Tuttavia, uno studio successivo, randomizzato ed in doppio cieco, effettuato su 42 soggetti (ai quali veniva detto di effettuare due sciacqui al giorno per 5 giorni con una soluzione etanolica di propoli al 10%) non ha confermato questi risultati [Murray e coll. (1997) J Clin Periodontol 24:796-798].

I dentifrici a base di propoli sono stati anche studiati da un punto di vista clinico per la loro possibile efficacia nel ridurre l'incidenza della carie e la placca dentaria. Tuttavia, anche in questo caso, i risultati non sono concordi. Infatti un dentifricio a base di propoli non ha prodotto risultati superiori al placebo nel ridurre l'incidenza delle carie e della placca dentaria in uno studio (n = 103) non randomizzato, in doppio cieco [Poppe e coll. (1986) Stomatol der DDR 36:195-203], mentre gli Autori di uno studio non randomizzato più recente, effettuato su 42 soggetti, hanno dimostrato che un dentifricio contenente un estratto di propoli possiede proprietà antiplacca ed antinfiammatorie molto promettenti [Botushanov e coll. (2001) Folia Med (Plovdiv) 43:28-30]. Risulta pertanto difficile sostenere, allo stato attuale, che l'efficacia della propoli negli stati infiammatori del cavo orale sia stata pienamente dimostrata.

Tuttavia esistono alcuni dati preliminari positivi (sulla base di studi clinici non randomizzati) per il trattamento di malattie virali quali l'herpes genitale [Vynograd e coll. (2000) Phytomedicine 7:1-6] e infezioni da rhinovirus [Szmeja e coll. (1989) Otolaryngol Pol 43:180-184] nonché per il trattamento della cervicite uterina [Santana e coll. (1995) Rev Cubana Enfermer 11:51-56] e per gli stati infiammatori dermatologici [Bela e coll. (1996) Ortosi Hetilap 137:1365-1370]; risultati negativi sono stati invece riportati per il trattamento della colite e della malattia di Crohn [Dano e coll. (1979) Ugeskr Laeg 141:1888-1890].

Effetti collaterali/Controindicazioni. La propoli sembra essere relativamente sicura, ma è controindicata in caso di predisposizione allergica alle punture d'ape. Sono stati descritti casi di dermatite allergica da contatto sia tra gli apicoltori che tra pazienti che usano propoli, nonché mucositi orali acute con ulcerazioni conseguenti l'uso di pastiglie contenenti propoli. L'uso di propoli grezza (come pasta dentificia, collutorio o spray) presenta l'inconveniente di ingiallire progressivamente i denti.

Preparazioni/Dose. La droga si usa internamente in forma di estratti liquidi (idroalcolici, glicolici al 7-20%) e tinture (25-50 gocce in poca acqua per gargarismi). L'estratto idroalcolico presenta una più alta concentrazione di flavonoidi (galangina 1,5-1,8 mg/ml, pinocembrina 2,8-3,8 mg/ml) e contiene inoltre l'olio essenziale. È disponibile anche sotto forma di spray per le affezioni del cavo orale.

In commercio si trova anche un prodotto decerato di propoli in polvere idrosolubile (650 mg da prendere 2-3 volte nella giornata in un po' d'acqua) o in associazione (estratto al 7% di propoli; estratto al 7% di melissa e salvia 1:1; estratto al 4% di malva e rosmarino 1:1) anche per collutori. Un estratto idroalcolico al 30% addizionato di miele è stato anche utilizzato in caso di moniliasi acuta del cavo orale in neonati di 7-15 giorni.

Un altro preparato adoperato nei casi di afta e gengivite è l'unguento anidro di propoli, che contiene cera d'api, cera fluida di jojoba (8%), oli vegetali (iperico 30%), mandorle dolci (14%), germe di grano (10%), cedro (0,4%), lavanda (0,3%), mirto (0,3%), vitamina E (0,05%) e propoli (estratto glicolico 3%, estratto oleoso 15%).

Un estratto alcolico di propoli (5-20%), nel quale sono stati disciolti oli essenziali (di noce moscata e di chiodi di garofano), trova infine impiego nelle infezioni dentarie dolorose.

Altea

È data dalla radice essiccata di *Althaea officinalis* L. (Fam. *Malvaceae*), una pianta erbacea perenne, alta 1-2 m, con fusti legnosi eretti, che cresce in Europa centrale e negli Stati Uniti. La radice (droga grezza) viene spesso tagliata in cubetti (5 mm di diametro) per facilitare la produzione di una mucillagine senza amido; l'amido presente sulla superficie dei cubetti viene facilmente eliminato con il lavaggio e la droga lavata fornisce una mucillagine abbastanza pura. A parte la mucillagine (5-10%, principalmente galatturo-ramnani, arabinani, glucani e arabinogalattani), nell'altea sono presenti anche flavonoidi, l'enzima asparagina, amido (30-35%) e pectine (7-10%). La Farmacopea Europea IV riporta due monografie per l'altea: *Althaea folium* ed *Althaea radix*. L'altea non possiede un'azione antinfiammatoria sistemica. Tuttavia, grazie al contenuto in mucillagini, possiede un effetto emolliente. Infatti le droghe contenenti mucillagini hanno la capacità di coprire e proteggere la mucosa e possono essere adoperate nel trattamento delle infiammazioni. Le proprietà emollienti dell'altea sono ampiamente riconosciute e rappresentano un rimedio tradizionale nel trattamento di stomatiti, gengiviti e glossiti. La Commissione E tedesca riporta che l'altea allevia l'irritazione locale, stimola la fagocitosi ed inibisce l'attività mucociliare, che è di beneficio nei casi di irritazione della mucosa orale e della faringe associata a tosse secca; inoltre giova nei casi di gastrite. La Commissione E tedesca non riporta né effetti collaterali né controindicazioni; tuttavia viene riportato che un uso per via sistemica (orale) può ritardare l'assorbimento di farmaci dati contemporaneamente.

Mirra

Si tratta di una oleoresina gommosa raccolta dalla corteccia (per incisione o per essudazione spontanea) di *Commiphora molmol* Engel (Fam. *Burseraceae*), un alberello spinoso che cresce in Kenia, Somalia, Etiopia, Arabia. Il nome mirra deriva dall'arabo *murr* e significa amaro; *Commiphora* deriva dal greco e significa "che produce gomma". La mirra contiene olio volatile, resine (25-40%), gomme (60% circa), sesquiterpeni (furanoeudesma-1,3-diene, curzarene, ecc.). Diverse secie di *Commiphora* producono resine simili che danno luogo ad altre "mirre" come per esempio la "mirra africana" (dalla *C. habyssinica*) e la "mirra indiana" = resina guggul (*C. mukul*), quest'ultima ad azione ipocolesterolemizzante (vedi Cap. 23).

In virtù delle sue proprietà astringenti, la mirra viene consigliata (da sola o in associazione alla ratania) per il trattamento topico dell'infiammazione del cavo orale e della faringe. La FU XI riporta la monografia relativa alla soluzione gengivale di mirra e ratania. Questa soluzione contiene il 50% m/m di *Mirra tintura* ed il 50% m/m di *Ratania tintura*. Secondo la Farmacopea Europea IV, la tintura di mirra (*Myrrhae tintura*) si prepara da una parte di mirra e 5 parti di etanolo (90% V/V). La Farmacopea Europea IV riporta anche la monografia mirra, derivante da *C. molmol* e da altre specie di *Commiphora*. Analogamente, la Commissione E tedesca riporta che la mirra può anche derivare da altre specie di *Commiphora*, purché la composizione chimica sia comparabile con quella di *C. molmol*. Preparazioni raccomandate dalla Commissione E tedesca sono la tintura di mirra [da applicarsi tal quale 2-3 volte al giorno o sottoforma di gargarismo (5-10 gocce in un bicchiere di acqua)] e la polvere dentale (contenente il 10% di mirra). La Commissione E tedesca non riporta effetti collaterali, controindicazioni od interazioni farmacologiche.

L'applicazione topica di tinture o estratti di mirra con un alto tasso alcolico (mirra 20%, alcol 80%) può essere particolarmente utile; infatti, questa preparazione è piuttosto resinosa e quando viene pennellata sulla mucosa ulcerata l'alcol evapora e la resina fissa i composti attivi che non vengono così diluiti velocemente dalla saliva. La mirra promuove anche una leucocitosi locale.

La mirra è stata utilizzata anche come analgesico (olio mirrato, vino mirrato) e come rimedio contro le cefalee, specie in alcuni Paesi africani. Responsabili dell'azione analgesica della mirra sono dei sesquiterpeni (furanoendesina-1,3-diene e curanene), composti in grado di attivare i recettori oppioidi.

Aloe vera (aloe gel)

Nota anche con il nome di aloe gel, è un gel incolore ottenuto dalla porzione centrale delle foglie di varie specie di *Aloe (vera, barbadensis, vulgaris*, ecc.), piante succulenti con radici forti e fibrose e numerose foglie larghe e carnose, con spine ai margini. Il tessuto parenchimatico mucillaginoso viene reciso dalle foglie fresche e usato immediatamente per le preparazioni farmaceutiche o liofilizzato e mantenuto allo stato secco fino all'uso. L'aloe gel è sensibile al calore ed alla luce e si deteriora velocemente se stabilizzato a temperatura elevata. I principali componenti sono rappresentati dalle mucillagini (30%) e dai lipidi; l'aloe gel contiene inoltre mono e polisaccaridi, tannini, glicoproteine (aloctine A e B) e l'enzima ciclossigenasi.

Gli studi relativi all'aloe gel sono di difficile comprensione in quanto, in molti di essi, sono stati utilizzati estratti ottenuti dall'intera foglia e quindi arricchiti anche di principi attivi (aloine in primo luogo) presenti nei tubuli periciclici localizzati al di sotto dell'epidermide fogliare.

Tuttavia si ritiene che l'aloe gel possa agire sia semplicemente come barriera protettiva, sia in virtù della sue azioni antinfiammatorie, immunomodulanti, antivirali ed antibatteriche. Ha inoltre la capacità di penetrare il tessuto cutaneo, di esercitare un'azione anestetica locale, di dilatare i capillari e di migliorare il flusso del sangue. Si utilizza esternamente per combattere eritemi solari, piaghe, ulcere ed altre affezioni cutanee (sembra che inibisca la produzione di autacoidi). Facilita la guarigione di ferite promuovendo la proliferazione cellulare. Inoltre, l'aloe vera è stata utilizzata nel trattamento della colite ulcerosa (vedi "Fitoterapia delle malattie infiammatorie intestinali", più avanti in questo Capitolo). L'aloe gel è generalmente ben tollerato; non sono noti effetti collaterali.

Vedi Cap. 23 per l'uso dell'aloe vera (gel) nel trattamento del diabete.
Vedi Cap. 31 per l'uso dell'aloe vera (gel) in dermatologia.

29.3 Dispepsia

29.3.1 Quadro clinico

La dispepsia (indigestione) è una sindrome associata ad alterazione dei processi digestivi, caratterizzata da bruciore epigastrico, pirosi, senso di rallentato svuotamento gastrico, rigurgito acido, nausea, vomito. Questi sintomi possono essere la conseguenza di una terapia farmacologica, o presentarsi in coincidenza di ulcera gastrica o duodenale, gastrite, duodenite, calcoli biliari, cancro allo stomaco; in questi casi si parla di dispepsia organica. Nella maggior parte dei casi si tratta però di una forma funzionale, detta **dispepsia funzionale.** Questa è presente in circa il 70% dei pazienti dispeptici e va ricercata in meccanismi psicosomatici, in alterazioni della secrezione gastrica o biliare ed in una alterata funzione motoria del tratto gastroduodenale. Altri fattori favorenti sono alcuni errori dietetici (abuso di alcol, fritture, salumi, caffè, tè), il fumo, farmaci aspirino-simili, le infezioni da *Helicobacter pylori* e la difficoltà del fondo gastrico a rilassarsi in seguito all'ingestione di cibo. Tuttavia, nessuna di queste rappresenta l'unica e definitiva causa del disturbo. In base ai sintomi, la dispepsia funzionale può essere suddivisa in:

(1) dispepsia simil-ulcerosa, caratterizzata da ipersecrezione acida; migliora in seguito all'assunzione di cibo o dopo trattamento con farmaci antisecretori o antiacidi (che comunque danno scarso sollievo);
(2) dispepsia simil-motoria, caratterizzata da ritardo nello svuotamento gastrico. I sintomi sono sazietà precoce, sensazione di pienezza post-prandiale e nausea (i sintomi peggiorano in seguito all'ingestione di cibo) e viene trattata con farmaci procinetici gastrici (metoclopramide, domperidone).

29.3.2 Fitoterapia della dispepsia

Tra i rimedi tradizionali vegetali adoperati nel trattamento della dispepsia vi sono le **droghe amare** (quassio, genziana, cardo benedetto, buccia di arancia amara), le **droghe colagogo/coleretiche** (carciofo, boldo, chelidonio, curcuma, tarassaco, assenzio) (descritte in dettaglio nel Cap. 30) e le **droghe carminative** (cumino, finocchio e anice). Peperoncino ed emblica sono adoperate nella dispepsia, ma non rientrano nelle tre categorie menzionate.

La Tabella 29.2 elenca le principali droghe riportate dalla Commissione E tedesca per il trattamento dei disturbi dispeptici. Studi clinici randomizzati hanno evidenziato risultati positivi, seppur preliminari, per chelidonio (*Chelidonium majus),* curcuma (*Curcuma longa*), emblica (*Emblica officinalis*) e banana (*Musa paradisiaca sapientum*). Risultati decisamente più promettenti sono stati invece osservati con un'associazione di menta e cumino (*Mentha piperita* e *Carum carvi*), con la

Tabella 29.2 Principali piante medicinali raccomandate dalla Commissione E tedesca per il trattamento dei disturbi dispeptici. Le droghe contrassegnate con l'asterisco sono raccomandate anche nei casi di inappetenza

Nome comune della droga	*Nome latino della pianta*	*Parte della pianta utilizzata*	*Principali costituenti chimici*	*Dose giornaliera*
Achillea*	*Achillea millefolium*	Parti aeree	Olio essenziale, lattoni sesquiterpenici, polieni, flavonoidi, alchilamidi	3-4,5 g
Aneto	*Anethum graveolens*	Frutti	Olio essenziale, ftalati, olio fisso, furanocumarine	3 g
Angelica*	*Angelica archangelica*	Radici	Furanocumarine, flavonoidi, olio essenziale, derivati dell'acido caffeico	4,5 g
Anice	*Pimpinella anisum*	Frutti	Olio essenziale, olio fisso, flavonoidi, sostanze proteiche, derivati dell'acido caffeico	3 g
Arancia amara*	*Citrus aurantium*	Scorza dei frutti	Olio essenziale, flavonoidi	4-6 g
Arancia dolce*	*Citrus sinensis*	Scorza dei frutti	Olio essenziale, flavonoidi	10-15 g
Artiglio del diavolo*	*Harpagophytum procumbens*	Radici secondarie	Iridoidi, triterpeni, fenoli	4,5 g
Assenzio*	*Artemisia absinthium*	Parti aeree	Olio essenziale, sesquiterpeni	2-3 g
Boldo	*Peumus boldus*	Foglie	Alcaloidi isochinolinici (boldina), olio essenziale, flavonoidi	4,5 g
Cannella*	*Cinnamomum verum*	Corteccia	Olio essenziale, diterpeni, proantocianidine, mucillagini	2-4 g
Cannella cinese*	*Cinnamomum aromaticum*	Fiori	Olio essenziale, diterpeni, tannini, proantocianidine	2-4 g
Cardo santo*	*Cnicus benedictus*	Parti aeree	Lattoni sesquiterpenici (cnicina), lignani, olio essenziale, triterpeni	4-6 g
Centaurea*	*Centaurium erythraea*	Parti aeree	Monoterpeni, alcaloidi piridinici, xantoni	1-2 g
China*	*Cinchona pubescens*	Corteccia	Alcaloidi chinolinici, triterpeni, tannini	1-3 g
Cicoria*	*Cychorium intybus*	Foglie,radici	Sesquiterpeni, derivati dell'acido caffeico, cumarine	3-5 g
Cipolla*	*Allium cepa*	Bulbo	Alliina, flavonoidi	20 g
Condurango*	*Marsdenia condurango*	Corteccia	Glucosidi del pregnano e del pregnan-5-ene, derivati dell'acido caffeico	2-4 g
Coriandolo*	*Coriandrum sativum*	Frutti	Olio essenziale, olio fisso, cumarine	3 g

segue →

segue →

Nome comune della droga	*Nome latino della pianta*	*Parte della pianta utilizzata*	*Principali costituenti chimici*	*Dose giornaliera*
Cumino	*Carum carvi*	Frutti	Olio essenziale, olio fisso, polisaccaridi, proteine	1,5-6 g
Curcuma*	*Curcuma domestica*	Rizoma	Olio essenziale, curcuminoidi	1,5-3 g
Finocchio	*Foeniculum vulgare*	Olio essenziale dai frutti	Anetolo, fencone, estragolo	0,1-0,6 ml di olio
Galanga*	*Alpinia officinarum*	Rizoma	Olio essenziale, diarileptanoidi, gingerolo, flavonoidi	2-4 g
Genziana*	*Gentiana lutea*	Radici	Iridoidi, zuccheri, alcaloidi piridinici	2-4 g
Haronga	*Haronga madagascariensis*	Foglie, corteccia	Derivati dell'antracene, olio volatile, procianidine	0,025-0,05 g
Lavanda*	*Lavandula angustifolia*	Fiori	Olio essenziale, cumarine, tannini, derivati dell'acido caffeico	20-80 ml di olio
Lichene islandico*	*Cetraria islandica*	Tallo	Mucillagine, acidi lichenici	4-6 g
Marrubio*	*Marrubium vulgare*	Parti aeree	Marrubina, derivati dell'acido caffeico, flavonoidi	4-4,5 g
Menta	*Mentha piperita*	Foglie, olio essenziale	Olio essenziale (mentolo, mentone), derivati dell'acido caffeico, flavonoidi	3-6 g di droga 6-12 gocce di olio
Rosmarino*	*Rosmarinus officinalis*	Foglie	Derivati dell'acido caffeico, diterpeni, flavonoidi, triterpeni	4-6 g
Tarassaco*	*Taraxacum officinale*	Foglie, radici	Lattoni sesquiterpenici, triterpeni, steroli, flavonoidi, mucillagini	3-4 g
Trifoglio fibrino*	*Menyantes trifoliata*	Parti aeree	Iridoidi, flavonoidi, cumarine, alcaloidi	1,5-3 g
Zenzero*	*Zingiber officinale*	Radici	Gingeroli, shogaoli	2-4 g

formulazione Iberogast® (Box 29.1) e con il peperoncino. Comunque gli studi relativi alla farmacologia di queste droghe sono carenti e l'efficacia clinica non sempre è riconducibile alle proprietà farmacologiche note. Tuttavia, anche se in molti casi non sono disponibili dati completi sulla loro sicurezza, si può affermare che gli effetti collaterali associati all'uso di queste droghe sono scarsi e di lieve entità.

Infine, poiché l'unica certezza nella dispepsia è la presenza di sintomi, come dolore e disagio, la terapia moderna punta a indebolire la

Box 29.1 Revisione sistematica[1] relativa all'efficacia clinica dell'Iberogast® nel trattamento della dispepsia

Articoli selezionati	4 studi randomizzati controllati (3 con placebo, uno con farmaco di riferimento)
Soggetti	372 pazienti (94 con gastroenteropatia funzionale e 278 con dispepsia funzionale)
Qualità degli studi	Mediocre
Trattamento	60 gocce al giorno
Conclusione	Iberogast® superiore al placebo ed efficace come la metoclopramide
Effetti collaterali	Rari ed in parte simili al placebo

[1] Thompson Coon & Ernst (2002) Aliment Pharmacol Ther 16:1689-1699

genesi e la trasmissione degli impulsi nocicettivi dalle fibre sensoriali viscerali prima che raggiungano il sistema nervoso centrale. Al riguardo, l'uso di peperoncino (*Capsicum annuum*) potrebbe essere clinicamente rilevante.

Peperoncino

Botanica/Costituenti chimici. Il peperoncino rosso (noto anche con i nomi di capsico, pimento, paprika o peperoncino della Caienna) è il frutto essiccato di *Capsicum frutescens* L. (Fam. *Solanaceae*), pianta erbacea annuale, originaria delle zone tropicali dell'America, ed ora coltivata in molti Paesi tropicali, subtropicali e temperati. Può contenere fino all'1,5% di capsaicina e composti correlati, chiamati nell'insieme capsaicinoidi (quasi la metà dei capsaicinoidi è formata dalla capsaicina), che sono situati nella parete dei frutti, specialmente nelle coste che sorreggono i semi); inoltre contiene un olio volatile ed altri costituenti, quali vitamine A e C e caroteni. Specie che non contengono capsaicina, ma con un alto contenuto di vitamina C, sono usate come ortaggi ed indicate come peperoni dolci (*C. annuum* var. *dulcis* e var. *longum*). La FU XI riporta come droga i frutti maturi (*Capsici fructus*) di *C. frutescens sensu latiore* disseccato, per lo più liberato dal calice, intero o polverizzato. Deve contenere non meno dello 0,4% di capsaicinoidi, calcolati come capsaicina. Non devono essere presenti i frutti di *C. annuum* var. *longum* (ovvero il comune peperone dolce).

Farmacologia/Meccanismo d'azione. È ben noto che la capsaicina, contenuta nel peperoncino, agisce su recettori (denominati recettori dei vanilloidi o per la capsaicina) localizzati sulle fibre sensoriali gastriche (Fig. 29.1). L'effetto è bifasico: attivazione seguita da desensibilizzazione. Infatti la capsaicina inizialmente attiva i recettori dei vanilloidi causando un rilascio di neuropeptidi algogeni come la sostanza P; l'attivazione prolungata determina successivamente una

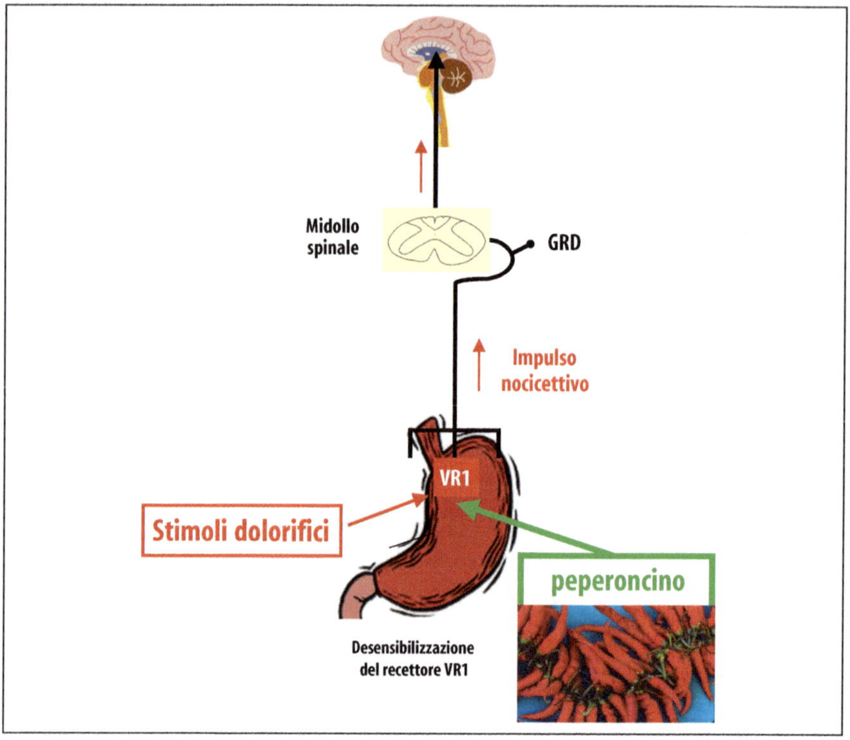

Fig. 29.1 Il dolore epigastrico in pazienti con dispepsia funzionale riflette, in parte, un'alterazione delle informazioni nocicettive che dallo stomaco arrivano al cervello, attraverso il midollo spinale. Particolarmente importanti sembrano essere i recettori dei vanilloidi (detti anche recettori per la capsaicina), presenti sui neuroni afferenti primari (i neuroni che trasmettono informazioni dalla periferia al sistema nervoso centrale). I recettori dei vanilloidi hanno un ruolo importante nella percezione del dolore (infatti l'attivazione di questi recettori determina la liberazione di sostanze algogene, quali ad esempio la sostanza P) e possono essere attivati da stimoli nocivi, quali il pH acido o il calore. In pazienti con dispepsia funzionale, questi recettori sono ipersensibili e pertanto stimoli come il pH lievemente acido o la distensione gastrica evocano dolore (diminuzione della soglia dolorifica dei recettori delle fibre afferenti).
L'effetto della capsaicina, il principio attivo del peperoncino, sui recettori dei vanilloidi è bifasico, nel senso che ad un'attivazione acuta segue desensibilizzazione, in seguito a prolungato trattamento. La desensibilizzazione dei recettori dei vanilloidi determina un'effetto analgesico.
GRD = ganglio della radice dorsale
VR1 = recettore VR1 dei vanilloidi

ridotta attività delle fibre sensoriali, le quali diventano insensibili agli stimoli nocicettivi (desensibilizzazione). La desensibilizzazione determina una ridotta percezione del dolore.

Diversi studi sperimentali riportano inoltre che il peperoncino e la capsaicina sono in grado di ridurre le ulcere gastriche indotte nel ratto da etanolo, da farmaci (aspirina) o da shock emorragico.

Efficacia clinica. Gli studi sull'efficacia clinica del peperoncino, seppur preliminari, sono molto incoraggianti. Infatti, gli Autori di un autorevole studio clinico randomizzato, in doppio cieco con placebo [Bortolotti e coll. (2002) N Engl J Med 346:947-948], eseguito su 30 pazienti con dispepsia funzionale, hanno riportato che la polvere di peperoncino (2,5 g di polvere al giorno per 5 settimane, prima dei pasti) risultava superiore al placebo nel ridurre l'intensità dei sintomi dispeptici. L'effetto risultava significativo a partire dalla terza settimana. In particolare, si osservava un miglioramento del dolore epigastrico, del senso di pienezza e della nausea.

Benché sia spesso controindicato in caso di ulcera peptica, studi epidemiologici suggeriscono che l'assunzione di peperoncino possa essere di beneficio in pazienti con questa patologia. Infatti uno studio caso-controllo, effettuato su 103 pazienti con ulcera peptica e 87 controlli, ha evidenziato come i pazienti con ulcera consumassero meno peperoncino rispetto ai soggetti di controllo [Kang e coll. (1995) Dig Dis Sci 40:576-579]. Inoltre, una dose di peperoncino pari a 20 g ha protetto la mucosa gastroduodenale dal danno indotto da aspirina in 18 volontari sani [Yeoh e coll. (1995) Dig Dis Sci 40:580-583].

Infine è da ricordare che il peperoncino è consigliato dalla Commissione E tedesca per i dolori muscolari (da tensione) e reumatici (applicazione topica); quest'azione trova conferma in alcuni studi clinici randomizzati [Keitel e coll. (2001) Arzneimittelforschung 51:896-903; Frerick e coll. (2003) Pain 106:59-64].

Effetti collaterali/Controindicazioni. L'assunzione di dosi elevate di peperoncino può influenzare la peristalsi intestinale, causando diarrea e coliche intestinali o epatiche. Il peperoncino può anche causare problemi respiratori (maggiore sensibilità alla tosse) in persone allergiche, reazioni allergiche e dolore epigastrico transitorio, che diminuisce dopo alcuni giorni di trattamento. Probabilmente quest'ultimo effetto è da attribuirsi all'attivazione transitoria (precedente la desensibilizzazione) delle fibre sensoriali causata dalla capsaicina.

La capsaicina (principio attivo) interagisce con la teofillina, aumentandone assorbimento e biodisponibilità, e con gli ACE inibitori (la capsaicina induce la tosse in pazienti trattati con ACE inibitori). Tuttavia non sono riportate in letteratura interazioni farmacologiche in seguito all'assunzione della droga vegetale (peperoncino).

Preparazioni/Dose. La dose clinica efficace di peperoncino è pari a 2,5 g di polvere al giorno, somministrata in capsule di gelatina (0,5 g di polvere per capsula), da assumere prima dei pasti (una capsula prima di colazione, due prima del pranzo e due prima della cena).

Emblica (amalaki)

È una droga costituita dal pericarpo dei frutti essiccati di *Emblica officinalis* Gaertn. (Fam. *Euphorbiaceae*), un albero medio-grande che si trova sia allo stato selvatico che coltivato; è comune nelle foreste indiane, in genere sulle colline. Tra i componenti principali ricordiamo i tannini (fino al 28%), acido fillemblico, lipidi, acido gallico, emblicolo e vitamina C. Il meccanismo d'azione è sconosciuto. Nella medicina ayurvedica l'emblica è utilizzata per trattare emorragie, diarrea, dissenteria e in associazione con il ferro nei casi di anemia, itterizia e dispepsia. Una revisione sistematica [Thompson Conn & Ernst (2002) Aliment Pharmacol Ther 16:1689-1699] ha evidenziato l'esistenza di un solo studio clinico randomizzato, effettuato su 38 pazienti (10 con ulcera peptica e 28 con dispepsia non ulcerosa); questo studio riporta che l'emblica (alla dose giornaliera di 9 g), come gli antiacidi (adoperati come composti di riferimento), riduceva l'entità dei sintomi della dispepsia e la produzione di acido. Gli effetti collaterali sono stati riportati da 4 pazienti trattati con antiacidi (debolezza e dolore agli arti inferiori) e da 3 pazienti trattati con emblica (movimenti non coordinati e vomito). Testi di medicina ayurvedica raccomandano una dose giornaliera di emblica pari a 3-6 g di droga grezza.

29.3.2.1 Piante medicinali contenenti principi amari

Da queste piante si ricavano droghe amare dette anche eupeptiche (da *eu* = bene e *pepsis* = digestione) perché promuovono la secrezione di succo gastrico e facilitano la digestione. Sono utili in caso di perdita dell'appetito, dispepsia e dolori gastrici causati da una prolungata permanenza del cibo nello stomaco senza una sufficiente digestione.

Le droghe amare (con un intenso sapore amaro) sembrano in grado di stimolare l'appetito e migliorare la digestione gastrica. Praticamente le droghe amare sensibilizzano i recettori orali del gusto (facilitando la secrezione della saliva). Questa sensibilizzazione dura 20-30 minuti; per questo motivo gli eupeptici amari (in particolare gli amari puri) devono essere seguiti da un pasto entro 20 minuti dalla somministrazione. Le droghe amare inducono anche la secrezione di gastrina, un ormone che stimola la secrezione di acido cloridrico. Talvolta le droghe amare sono usate per trattare la perdita di appetito in pazienti anziani con secrezione gastrica insufficiente, ma non per l'anoressia.

Le droghe amare vengono classificate come pure (per es. genziana, centaurea, quassio), aromatiche (per es. assenzio, arancio amaro), mucillaginose (per es. colombo, lichene islandico), pungenti (per es. zenzero) ed alcaloidee (per es. china). Le prime, dette anche aperitive, contengono per lo più sostanze amare.

Le droghe amare che contengono un olio essenziale stimolano direttamente i recettori del gusto e dell'olfatto e la secrezione gastrica; inoltre hanno azione antibatterica sulla flora intestinale e stimolano la secrezione di bile. Dato che promuovono l'espulsione del gas intestinale in eccesso, si comportano anche da carminative. Queste droghe hanno scarsa attività se usate in forma di infusi perché l'olio volatile non è molto solubile in acqua (solo il 10-15% dell'essenza passa nell'infuso). Gli estratti fluidi e le tinture, preparate con alcol al 30-70%, sono più efficaci.

Le droghe amare contenenti alcaloidi non sono usate come eupeptici perché causano effetti collaterali spiacevoli.

L'amarezza di una sostanza si valuta attraverso la misurazione dell'indice di amarezza. L'indice di amarezza (FU XI) è l'inverso della diluizione di un composto, di un liquido o di un estratto che può essere identificata ancora come amara. È determinato per confronto con chinina cloridrato, il cui indice di amarezza è fissato a 200.000. Il procedimento per la determinazione dell'indice di amarezza è riportato nella FU XI (Par. 2.8.15, pag. 253). La FU IX invece faceva riferimento al potere amaricante; il potere amaricante della chinina è pari a 2000.

Genziana

Botanica/Costituenti chimici. La genziana è data dalla radice essiccata di *Gentiana lutea* L. (Fam. *Gentianaceae*), un'erba perenne alta 1 m con foglie larghe, ellittiche e decussate e grandi fiori gialli. La pian-

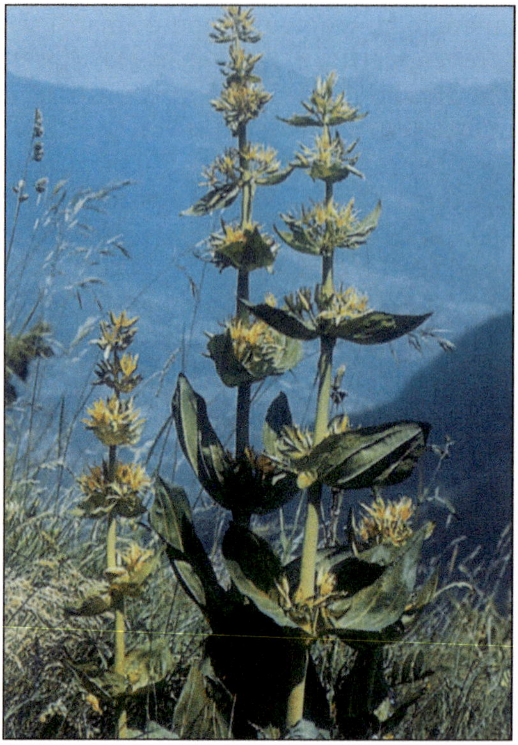

Tavola 29.1 *Gentiana lutea*

ta cresce nelle aree montuose dell'Europa centrale e meridionale. La radice, che può essere lunga oltre 1 m, è raccolta da piante di 2-5 anni. La genziana contiene iridoidi (principi amari), come il gentiopicroside (2-3%) ed in misura minore amarogentina (0,01-0,5%), amaroswerina (0,02-0,2%), amaropanina (0,02-0,2%) e swertiamarina; inoltre sono presenti il gentianosio (un trisaccaride amaro) e l'alcaloide gentianina (0,6-0,8%). I principi amari amaroswerina e amaropanina sono caratteristici di altre specie di G*entiana (G. pannonica, G. punctata, G. purpurea).* Secondo la Farmacopea Europea IV e la Commissione E tedesca, la droga (*Gentianae radix*) deve avere un indice di amarezza non inferiore a 10.000.

Farmacologia/Meccanismo d'azione. La genziana stimola le papille gustative e aumenta il flusso di saliva e le secrezioni dello stomaco per azione riflessa. Studi effettuati sui cani hanno dimostrato un aumento (fino al 30%) della secrezione acida gastrica, mentre altri studi effettuati sulle pecore hanno evidenziato un aumento nella secrezione di enzimi digestivi. Le proprietà amare della droga sono responsabili di tale attività. L'amarezza della droga è attribuito principalmente all'amarogentina (che ha un indice di amarezza di 58.000.000) ed al gentiopicroside, che ha un indice di amarezza di 12.000 (ma è presente in quantità molto maggiore). Amaroswerina e amaropanina hanno rispettivamente un indice di amarezza di 58.000.000 e 20.000.000. La genziana possiede anche proprietà coleretiche, che potrebbero coadiuvare le proprietà digestive della droga, ed infine aumenta la secrezione bronchiale.

Efficacia clinica. L'uso della genziana come eupeptico e stimolante dell'appetito è molto diffuso, specialmente tra gli anziani. La genziana viene raccomandata dalla Commissione E tedesca per i disturbi dispeptici, per la perdita dell'appetito, per contrastare il senso di pienezza e per il trattamento della flatulenza. Gli Autori di una revisione sistematica [Thompson Conn & Ernst (2002) Aliment Pharmacol Ther 16:1689-1699] hanno evidenziato l'esistenza di uno studio clinico randomizzato. Questo studio riporta che la genziana (da sola o in associazione a boldo, cascara e rabarbaro), somministrata per un periodo di 28 giorni a 359 pazienti con disturbi funzionali lievi o moderati, era superiore al placebo nel ridurre i sintomi dispeptici e nel contrastare la riduzione di appetito. Gli Autori di un vecchio studio non controllato hanno altresì dimostrato che un estratto di genziana (equivalente a 0,2 g di droga) stimolava la secrezione acida gastrica e lo svuotamento della colecisti [Glatzel & Hackenberg (1967) Planta Med 15:223-232].

Effetti collaterali/Controindicazioni. La genziana è considerata una droga sicura. Dall'analisi degli studi clinici non emergono effetti collaterali di rilievo. La Commissione E tedesca riporta che la genziana (come tutte le droghe amare) può causare occasionalmente mal di testa in persone particolarmente suscettibili ed è controindicata in pazienti con ulcera gastrica e duodenale (la genziana, infatti, stimola la secrezione acida gastrica). Si ritiene che la genziana sia controindicata in individui ipertesi, sebbene non esistano basi scientifiche che confermino questa asserzione.

Preparazioni/Dose. La Commissione E tedesca raccomanda una dose giornaliera di 2-4 g di droga secca. Le preparazioni indicate sono la tintura (1-3 g) e l'estratto fluido (2-4 g). La Farmacopea Europea IV riporta la monografia relativa alla tintura di genziana (*Gentianae tintura*), che si prepara da una parte di droga sminuzzata e 5 parti di etanolo

(70% V/V) con un appropriato procedimento. Il valore amaricante minimo è 1000. La FU XI, invece, riporta la monografia relativa all'estratto fluido (*Gentianae extractum fluidum*). L'estratto si prepara dalla droga polverizzata per trattamento con alcol al 30% (V/V).

In alcuni studi clinici non controllati è stato dimostrato che una dose di 0,2 g di droga secca è in grado di aumentare la secrezione acida gastrica.

Centaurea

È la droga costituita dalle parti aeree essiccate (foglie, fusti e fiori) di *Centaurium erythraea* Rafin (Fam. *Gentianaceae*), una pianta originaria dell'Europa (regione mediterranea) e naturalizzata in nord America. Come le piante del genere *Gentiana*, la centaurea contiene sostanze amare (iridoidi) tra le quali il gentiopicroside è il principale componente; altre sostanze amare sono la centapicrina, il gentioflavoside, lo sweroside e la swertiamarina. La centapicrina ha un indice di amarezza 15 volte maggiore del gentiopicroside. La Farmacopea Europea IV e la Commissione E tedesca riportano che la droga (*Centaurii herba*) debba avere un indice di amarezza non inferiore a 2000. La centaurea è raccomandata dalla Commissione E tedesca (alla dose giornaliera di 1-2 g, sotto forma di tisana o altre preparazioni per uso interno) per i disturbi dispeptici e per stimolare l'appetito.

Quassio

È la droga data dal legno di *Quassia amara* L. (quassio del Suriname) o di *Picrasma excelsa* L. (quassio giamaicano) (Fam. *Simaroubaceae*). *Q. amara* è un alberello alto 2-3 m originario del Venezuela, Brasile e Guyana. *P. excelsa* è un albero alto 12-25 m originario della Giamaica. Le sostanze amare contenute nel quassio sono denominate quassinoidi; tra questi i principali sono la quassina (che ha un indice di amarezza di 17.000.000) e la neoquassina. L'uso della droga per stimolare l'appetito e promuovere la digestione è collegabile al contenuto di sostanze amare. La droga è commercializzata in forma di scaglie. Un abuso di quassio può provocare nausea ed irritazione della mucosa gastrica.

Assenzio

È la droga data dalle sommità fiorite e dalle foglie di *Artemisia absinthium* L. (Fam. *Asteraceae*), pianta erbacea perenne, alta 40-100 cm, che cresce in Asia, Europa e nord America, densamente ricoperta di peli su foglie e fusti. La pianta ha un odore aromatico ed un gusto molto amaro. Il gusto amaro della droga grezza è dovuto alla presenza di absintina (un lattone sesquiterpenico), il cui indice di amarezza è di 10.000. Altri lattoni sesquiterpenici amari presenti nell'assenzio sono l'anabsintina, l'artabsina e l'anabsina. Sono inoltre presenti flavoni, acido ascorbico, tannini ed un olio essenziale, che è spesso colorato in blu a causa della presenza di camazulene. L'olio contiene anche tujone e l'alcol corrispondente tujolo, sostanze tossiche che agiscono sul sistema nervoso centrale causando vertigini, convulsioni e delirio. L'efficacia dell'assenzio come amaro aromatico si basa sul suo contenuto in principi amari e sulla presenza dell'olio essenziale. L'assenzio veniva usato in Europa per preparare un liquore la cui produzione è ora proibita a causa degli effetti tossici del tujone e del tujolo. La Commissione E tedesca riporta che la droga grezza deve avere un contenuto minimo di olio essenziale pari al 3% ed un indice di amarezza non inferiore a 15.000. La Commissione E tedesca cita tra le indicazioni scarso appetito, disturbi dispeptici e discinesia biliare e raccomanda una dose media giornaliera di 2-3 g di droga grezza (da somministrare sotto forma di infuso, decotto, estratto o tintura); inoltre, la Commissione E tedesca riporta che la combinazione con altre droghe amare o aromatiche può essere clinicamente vantaggiosa.

Arancia amara (buccia)

È la droga data dalla buccia essiccata dei frutti dell'arancio amaro (arancio di Siviglia), *Citrus aurantium* L. subsp. *amara* Engler (Fam. *Rutaceae*). L'albero (alto 4-5 m), che appartiene alla stessa famiglia dell'arancio dolce e del limone, è originario dell'India e cresce nella maggior parte dei Paesi subtropicali. Il frutto, più piccolo di quello dell'arancio dolce, ha superficie rugosa ed è rosso-arancione a maturità. La buccia del frutto, come la buccia di altri frutti di *Citrus*, è formata da due strati: uno esterno, compatto, colorato in giallo ed uno interno, soffice, inodore. La droga contiene un olio essenziale e principi amari. L'olio essenziale (contenuto nelle cavità dello strato giallo) può contenere fino al 96% del terpene limonene. Tuttavia l'aroma dell'olio è dovuto principalmente al geraniale (2-4%). La FU XI riporta la monografia arancia amara essenza (*Aurantii amari epicarpi aetheroleum*), che si ottiene per estrazione a freddo, con procedimenti meccanici appropriati, dall'epicarpo del frutto fresco. La Farmacopea Europea riporta anche le monografie relative all'arancia amara epicarpo e mesocarpo (*Auranti amari epicarpium et mesocarpium*), da cui si devono ottenere almeno 20 ml/kg di olio essenziale e la monografia arancia amara epicarpo e mesocarpo tintura (*Aurantii amari epicarpii et meso-*

carpii tintura), che si ottiene da una parte della droga polverizzata di recente e 5 parti di alcol (70%, V/V). L'arancia amara possiede un lieve effetto spasmolitico sul tratto gastrointestinale ed incrementa la secrezione di succo gastrico. Viene raccomandato dalla Commissione E tedesca per favorire l'appetito, alla dose giornaliera di 4-6 g di droga (o preparazioni con un equivalente indice di amarezza), da somministrare sotto forma di tisana o per altre preparazioni amare equivalenti. La buccia dell'arancio amaro è molto utilizzata in liquoreria (Curacao).

Vedi Cap. 23 per l'utilizzo dell'arancia amara nel trattamento dell'obesità.

Cardo santo

È la droga data dalle parti aeree essiccate di *Cnicus benedictus* L. (Fam. *Asteraceae/Compositae*), una pianta erbacea alta circa 50 cm, con spine sulle foglie e con capolini gialli solitari, a squame spinose. Cresce spontaneo nella regione mediterranea. Il composto amaro è il sesquiterpene cnicina presente in misura dello 0,2-0,7% circa. Altri composti presenti nella droga sono i lignani, un olio volatile, flavonoidi e tannini (8%). L'indice di amarezza della droga è di circa 1500. La cnicina stimola la secrezione di saliva e di succo gastrico; possiede inoltre proprietà antibatteriche, soprattutto nei riguardi di batteri Gram negativi, antitumorali ed ipoglicemizzanti. Il cardo santo è raccomandato dalla Commissione E tedesca per i disturbi dispeptici e per stimolare l'appetito. La dose giornaliera raccomandata è di 4-6 g di droga, da somministrarsi sotto forma di tisana o estratto. La Commissione E tedesca riporta che possono verificarsi reazioni allergiche associate all'uso del cardo santo; inoltre, nella monografia, viene riportato che la droga è controindicata negli individui allergici al cardo santo o ad altri membri delle *Asteraceae/Compositae*.

29.4 Flatulenza

29.4.1 Quadro clinico

Con il termine flatulenza s'indica la presenza di una eccessiva quantità di gas nello stomaco o nell'intestino. Il gas nel tratto digerente può derivare dall'aria ingerita o può essere la normale conseguenza della fermentazione batterica che subiscono gli alimenti, in particolare le fibre alimentari, nel lume del colon. I sintomi più comuni causati dal gas sono gonfiore e dolore addominale, eruttazioni ed emissione rumorosa di gas attraverso l'ano. Variazioni dietetiche, riduzione della quantità di aria ingerita, assunzione di enzimi digestivi (supplementi di lattasi aiutano a digerire i carboidrati e possono permettere alle persone di mangiare cibi che normalmente causano la formazione di gas) rappresentano comuni rimedi per i disturbi collegati alla flatulenza. Le droghe vegetali occupano una posizione di rilievo nel trattamento di questo disturbo.

29.4.2 Piante medicinali carminative

Si tratta di piante che vengono utilizzate per combattere la flatulenza; queste prevengono la formazione del gas nel tratto gastrointestinale o ne causano l'espulsione. Il cumino, il finocchio e l'anice sono tipiche droghe carminative. Altre droghe vegetali con azione carminativa sono la camomilla, la menta, la melissa e l'angelica. Il cumino, il finocchio, l'anice, la menta e l'angelica sono droghe raccomandate dalla Commissione E tedesca per il trattamento dei disturbi dispeptici e per contrastare la perdita di appetito (Tab. 29.2).

Cumino

Botanica/Costituenti chimici. Il cumino è la droga data dai frutti di *Carum carvi* L. (Fam. *Umbelliferae*), una pianta erbacea bienne che cresce selvatica in Europa ed in Asia, ma viene anche coltivata per le sue proprietà medicinali. Il frutto è uno schizocarpo glabro, oblungo ed ellittico. Tra i componenti principali ritroviamo un olio essenziale [(2-7%); i composti più abbondanti sono: carvone (50-60%) e limonene], un olio fisso (10-20%), polisaccaridi e proteine. L'olio essenziale (*Carvi aetheroleum*) si ottiene dai frutti maturi tramite un processo di distillazione in corrente di vapore. La Farmacopea Europea IV riporta che la droga (*Carvi fructus*), data dal pericarpo intero ed essiccato, deve contenere non meno di 30 ml/kg di olio essenziale, calcolato sulla droga anidra.

Farmacologia/Meccanismo d'azione. Gli estratti alcolici di cumino inibiscono la contrattilità della muscolatura liscia gastrica ed inoltre stimolano il flusso biliare negli animali. L'attività antispastica degli estratti di cumino è tipica di altre droghe carminative, quali il finocchio e l'anice. Viceversa, gli oli volatili di queste droghe carminative tendono in genere (ma non sempre) a stimolare la motilità intestinale incrementando il tono muscolare. Gli Autori di uno studio condotto su volontari sani hanno riportato che l'olio di cumino, alla dose di 50 mg, riduceva la frequenza e la durata delle contrazioni del duodeno durante la fase I e II del complesso motore migratorio e durante la fase III nel corpo gastrico [Micklefield e coll. (2003) Phytother Res 17:135-140]. Il cumino possiede, inoltre, attività antimicrobica.

Efficacia clinica. Il cumino è considerata la più tipica ed efficace droga carminativa. Il cumino (ed il suo olio essenziale) viene raccomandato dalla Commissione E tedesca per il trattamento di disturbi dispeptici, quali condizioni spastiche del tratto gastrointestinale, gonfiore e senso di pienezza. Gli Autori di una revisione sistematica [Thompson Conn & Ernst (2002) Aliment Pharmacol Ther 16:1689-1699] hanno evidenziato l'esistenza di quattro studi clinici randomizzati effettuati con una combinazione di olio essenziale di cumino (dose giornaliera: 60-150 mg di olio) e di menta (dose giornaliera: 180-270 mg di olio), somministra per un periodo di quattro settimane. Di questi studi, due (per un totale di 268 pazienti) sono stati eseguiti su pazienti con dispepsia non ulcerosa (con disturbi della motilità o dispepsia essenziale/idiopatica con sindrome dell'intestino irritabile) ed altri due (per un totale di 216 pazienti) sono stati effettuati su pazienti con dispepsia funzionale. Complessivamente questi studi hanno evidenziato la superiorità degli oli essenziali di menta e cumino rispetto al placebo e l'equivalenza terapeutica con la cisapride (farmaco di riferimento) nel trattamento della dispepsia.

Effetti collaterali/Controindicazioni. Studi clinici hanno evidenziato la sicurezza del cumino se somministrato a dosi terapeutiche. La Commissione E tedesca non riporta né effetti collaterali né controindicazioni, sia per il cumino che per il suo olio essenziale. L'assunzione di olio volatile per lunghi periodi ed a dosi elevate tuttavia potrebbe causare danni ai reni ed al fegato.

Preparazioni/Dose. La Commissione E tedesca raccomanda una dose di 1,5-6 g di droga grezza e di 3-6 g di olio essenziale (preparato dai frutti maturi). Negli studi clinici è stato utilizzato l'olio di cumino a dosi che andavano da 60 a 150 mg. Il cumino è un componente della formulazione Iberogast® (vedi oltre).

Finocchio

È il frutto (uno schizocarpo detto anche seme di finocchio) di *Foeniculum vulgare* Mill. (Fam. *Umbelliferae*), una pianta bienne o perenne, alta anche 2 m, indigena della regione mediterranea, ma che cresce anche in altre zone (Argentina, Germania, Inghilterra, India, Cina, Australia). Se ne conoscono due varietà: *F. vulgaris* var. *vulgare* (che cresce generalmente spontaneo) e *F. vulgare* var. *dulcis* (che viene coltivato in quanto le lamine foliari sono commestibili). Il finocchio contiene il 2-7% di olio volatile (50-70% anetolo, 15-30% fencone e 2-5% estragolo) e circa il 10% di olio grasso. La FU XI riporta la monografia relativa all'essenza di finocchio dolce (*Foeniculi aetheroleum*); l'essenza si ottiene per distillazione in corrente di vapore acqueo dai frutti contusi di *F. vulgare* var. *dulcis* Mill. e deve contenere non meno del 50% e non più del 60% di trans-anetolo. La Farmacopea Europea IV riporta due monografie: i) *Foeniculi amari fructus*, che deve contenere non meno di 40 ml/kg di olio essenziale, calcolato sulla droga anidra. L'olio contiene non meno del 60% di anetolo e non meno del 15% di fencone; ii) *Foeniculi dulcis fructus*, che deve contenere non meno di 20 ml di olio essenziale, calcolato sulla droga anidra. L'olio contiene non meno dell'80% di anetolo.

La Commissione E tedesca riporta due monografie relative al finocchio amaro (*F. vulgare* Mill. var. *vulgare*), ovvero finocchio semi (*Foeniculi fructus*) e finocchio olio essenziale (*Foeniculi aetheroleum*).

Nella prima monografia viene riportato che la droga deve contenere almeno il 4% di olio essenziale, con non più del 5% di estragolo; la droga aumenta la motilità intestinale, anche se può comportarsi da spasmolitico a dosaggi elevati. Viene raccomandata per il trattamento di disturbi digestivi di natura spastica, senso di pienezza e flatulenza alla dose di 5-7 g. Può causare allergie alla pelle ed al tratto respiratorio ed è controindicato in gravidanza; inoltre le preparazioni a base di finocchio non dovrebbero essere adoperate per periodi prolungati (diverse settimane) senza consultare il medico o il farmacista.

Nella seconda monografia è riportato che l'olio (preparato per distillazione in corrente di vapore) non deve contenere più del 5% di estragone. Sono indicate proprietà farmacologiche, usi, effetti collaterali e controindicazioni simili a quelle riguardanti i semi di finocchio (l'olio è inoltre controindicato per i bambini ed i neonati). La dose giornaliera raccomandata è 0,1-0,6 ml (per periodi prolungati consultare il medico o il farmacista).

Tradizionalmente il finocchio sostituisce la menta quando i soggetti sono predisposti a reazioni allergiche. Inoltre si associa alle droghe antrachinoniche per ridurre gli spasmi intestinali di queste ultime.

Il finocchio, insieme alla camomilla ed alla melissa, è un componente della formulazione ColiMil®, adoperata nel trattamento delle coliche intestinali e nei fenomeni di meteorismo nel lattante, nel bambino e nell'adulto. Gli Autori di uno studio randomizzato, in doppio cieco, con placebo, hanno dimostrato l'efficacia di questa formulazione in 88 lattanti, di età compresa tra i 21 e i 60 giorni, affetti da colica infantile [Savino e coll. (2005) Phytother Res 19:355-340]. Non venivano riportati effetti collaterali.

Anice

È il frutto (uno schizocarpo detto anche seme di anice o anice verde) di *Pimpinella anisum* L. (Fam. *Umbelliferae*), una pianta erbacea probabilmente originaria del vicino Oriente, ma ora coltivata principalmente nell'Europa meridionale. L'anice contiene il 2-6% di olio essenziale (94% anetolo), il 30% di olio grasso, flavonoidi, sostanze proteiche e derivati dell'acido caffeico (acido clorogenico). L'anice esercita un lieve effetto spasmolitico ed effetti antimicrobici. La Farmacopea Europea IV riporta due monografie relative all'anice: i) *Anisi fructus* (anice frutto), dal cremocarpo (diachenio) di *P. anisum*, che deve contenere non meno di 20 ml/kg di olio essenziale; ii) *Anisi aetheroleum* (anice essenza), che si ottiene per distillazione dai frutti maturi essiccati di *P. anisum* o *Illicium verum* Hook. Fil (anice stellato). Il componente principale dell'essenza è il trans-anetolo (84-93%).

L'anice è raccomandato dalla Commissione E tedesca per il trattamento dei disturbi della digestione e la dose media giornaliera è di 3 g di droga (oppure 0,3 g di olio essenziale). La Commissione E tedesca riporta come effetti collaterali occasionali reazioni allergiche alla pelle, al tratto respiratorio e al tratto gastrointestinale ed inoltre stabilisce che la droga è controindicata in individui con allergia nota all'anice ed all'anetolo; infatti sono state riportate dermatiti da contatto sia per la droga che per l'olio essenziale (casi particolarmente gravi di dermatiti sono stati descritti in lavoratori di industrie dolciarie che utilizzavano l'olio essenziale o l'anetolo). È da notare che l'assunzione di quantità non elevatissime di olio d'anice (1,5 g) può provocare nausea, vomito, convulsioni ed edema polmonare.

Formulazione fitoterapica (Iberogast®)
Menta, cumino, camomilla, liquirizia, melissa, iberide bianca

L'Iberogast® è una formulazione contenente menta (*Mentha piperita folium*), cumino (*Carum carvi fructus*), camomilla (*Matricaria recutita folium*), liquirizia (*Glycyrrhiza glabra radix*), melissa (*Melissa officinalis folium*) e iberide bianca (*Iberis amara semen*).

Menta e cumino sono carminativi ben noti e raccomandati dalla Commissione E tedesca per il trattamento dei disturbi dispeptici (vedi

Tabella 29.3 Piante medicinali ad attività antiulcera

Nome comune della droga	*Nome latino della pianta*	*Parte della pianta utilizzata*	*Principali costituenti chimici*	*Dose giornaliera*
Altea	*Althaea officinalis*	Radici	Mucillagini, pectine	6 g
Banana	*Musa paradisiaca*	Frutti	Pectine, proteine, acido ascorbico	a
Camomilla	*Matricaria recutita*	Capolini	Olio essenziale, flavonoidi, cumarine	5 g
Cavolo	*Brassica oleracea*	Succo dalle foglie	Glucosinolati, aminoacidi, alchilnitrili	3 cucchiaini da tè
Lichene islandico	*Cetraria islandica*	Tallo	Mucillagini, acidi lichenici	4-6 g
Liquirizia*	*Glycyrrhiza glabra*	Radici	Saponine triterpeniche, flavonoidi, cumarine	5-15 g
Malva	*Malva sylvestris*	Fiori, foglie	Antociani, mucillagini	5 g
Mandragora	*Mandragora officinalis*	Radici, foglie	Alcaloidi tropanici (atropina, scopolamina)	6 g di radici 5 g di foglie
Olmo rosso	*Ulmus rubra*	Corteccia interna e legno	Steroidi, sesquiterpeni, tannini	a
Peperoncino	*Capsicum annuum*	Frutti	Capsaicina	5-10 g

* Raccomandata dalla Commissione E tedesca per il trattamento della gastrite
a = non sono disponibili dati affidabili

Tab. 29.2); la camomilla possiede attività antiulcera (vedi Tab. 29.3); la melissa possiede effetti carminativi e spasmolitici e viene adoperata nella medicina popolare per il trattamento di disturbi gastrointestinali; l'iberide bianca stimola la motilità intestinale e possiede attività antiulcera ed antinfiammatoria a livello intestinale (vedi oltre).

I dati clinici relativi all'efficacia dell'Iberogast® sono molto promettenti. Infatti, gli Autori di una recente revisione sistematica hanno esaminato i risultati di tre studi clinici randomizzati (n = 273) ed hanno concluso che l'Iberogast® è superiore al placebo nell'alleviare i sintomi della dispepsia [Melzer e coll. (2004) Aliment Pharmacol Ther 20:1279-1287]. Un quarto studio, incluso in questa revisione sistematica, ha inoltre evidenziato l'equivalenza terapeutica tra Iberogast® e cisapride. La dose giornaliera tipica di Iberogast® è di 60 gocce. L'efficacia clinica dell'Iberogast® è stata anche confermata da un'ulteriore revisione sistematica, nella quale sono stati esaminati gli studi clinici randomizzati in doppio cieco, effettuati su 592 pazienti (196 trattati con Iberogast®, 192 con placebo e 192 con cisapride). Gli Autori di questa revisione sistematica [Gundermann e coll. (2003) Adv Ther 20:43-49] hanno concluso che l'Iberogast® è in grado di esercitare un chiaro e significativo effetto terapeutico in pazienti con dispepsia funzionale.

L'Iberogast® è una formulazione ben tollerata; gli effetti collaterali riscontrati negli studi clinici sono lievi e non dissimili a quelli del gruppo placebo. Inoltre uno studio post-marketing, condotto su 2267 pazienti, ha riportato che il 95% di questi pazienti considerava "buona" o "molto buona" la tollerabilità dell'Iberogast® [Sassin e coll. (2000) Phytomedicine 7(Suppl 2):91-92].

29.5 Gastrite ed ulcera peptica

29.5.1 Quadro clinico

La gastrite è caratterizzata da un'infiammazione della mucosa gastrica o dalla presenza di erosioni sanguinanti, diffuse o localizzate in una o più regioni dello stomaco. Può verificarsi senza una causa apparente; più spesso dopo assunzione di alcol, farmaci gastrolesivi (per es. aspirina) o dopo stress. Anche i fumatori e coloro che consumano frequentemente cibi fritti e piccanti sono esposti alla gastrite. Il termine ulcera peptica si riferisce ed un discreto danno della mucosa dello stomaco o del duodeno che colpisce circa il 10% della popolazione dei Paesi sviluppati. Si ritiene che gastrite ed ulcera peptica siano causate da uno squilibrio tra fattori aggressivi (acido e pepsina) e fattori difensivi (produzione di muco, bicarbonato e flusso ematico). Il bacillo Gram-negativo *Helicobacter pylori* infetta praticamente tutti i pazienti con gastrite cronica attiva e rappresenta la causa principale dell'ulcera peptica (con l'eccezione dell'ulcera gastrica indotta da farmaci aspirino-simili). *H. pylori* colonizza gli strati profondi del muco gastrico e presumibilmente intralcia le sue proprietà protettive.

La terapia antiulcera si propone di alleviare il disagio e di proteggere la barriera mucosa gastrica, importante per la guarigione. L'eradicazione dell'infezione da *H. pylori* e l'uso di antiacidi potrebbe essere sufficiente in casi lievi. Nella maggior parte dei casi, invece, occorre utilizzare un antagonista del recettore H_2 dell'istamina (per es. ranitidina), farmaci anticolinergici (per es. pirenzepina) o inibitori della pompa protonica (per es. omeprazolo), farmaci che sono risultati più efficaci degli antiacidi. Sia un antagonista del recettore H_2 dell'istamina che un inibitore della pompa protonica possono essere usati come farmaci di prima linea (anche in associazione, se i sintomi persistono). Nei casi refrattari potrebbe essere indicato il sucralfato.

29.5.2 Fitoterapia della gastrite e dell'ulcera peptica

Il regno vegetale ha fornito agenti terapeutici con effetti benefici sulla gastrite e sull'ulcera peptica. Gli alcaloidi della belladonna (foglie di *Atropa belladonna*), atropina e scopolamina, sono i prototipi dei farmaci anticolinergici. Atropina, scopolamina e preparazioni di foglie di *Atropa belladonna* non sono più utilizzate in quanto la dose richiesta spesso causa effetti collaterali spiacevoli.

Le droghe vegetali tradizionalmente adoperate nel trattamento di gastriti ed ulcere gastriche sono diverse (Tab. 29.3); tuttavia gli studi sono limitati alla farmacologia sperimentale, mentre esistono pochissimi studi clinici randomizzati che ne dimostrano l'attività. Le principali droghe vegetali adoperate nel trattamento di gastriti ed ulcera peptica sono la liquirizia e la camomilla. È anche opportuno ricordare le droghe mucillaginose come l'altea, la malva ed il lichene islandico. Adoperate in passato nella medicina popolare, le droghe mucillaginose possono esercitare un effetto protettivo ricoprendo la mucosa gastrica e proteggendola dall'attacco di agenti aggressivi.

Liquirizia

Botanica/Costituenti chimici. La liquirizia è costituita dalle radici e dai rizomi essiccati di *Glycyrrhiza glabra* L. (Fam. *Fabaceae*), nota in commercio come liquirizia spagnola. La pianta è un'erba perenne, alta 1-2 m, che cresce nell'Europa meridionale (var. *tipica*), in Russia centrale (var. *glandulifera*), in Turchia, Iraq ed in Iran (var. *violacea*). La liquirizia contiene un glicoside saponinico, la glicirrizina che è cinquanta volte più dolce del saccarosio. La glicirrizina è costituita dai sali di ammonio e di calcio dell'acido glicirrizico (acido glicirrizinico) e da 24-idrossiglicirrizina. La glicirrizina è presente anche nel rizoma di *Polypodium vulgare* (felce dolce o liquirizia di montagna), nella radice di *Abrus precatorius* (jequiriti o liquirizia d'America) e nel *Trifolium alpinum* (trifoglio alpino). Il contenuto di glicirrizina nella liquirizia è del 2-16%. Per idrolisi, il glicoside viene scisso nell'aglicone acido glicirretico (acido glicirretinico) ed in due molecole di acido

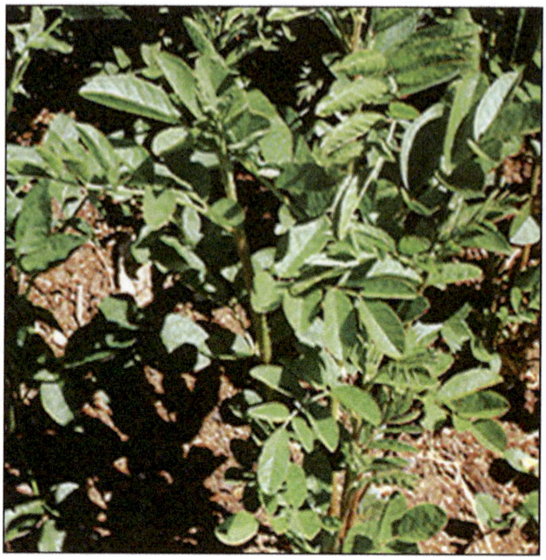

Tavola 29.2 *Glycyrrhiza glabra*

glucuronico. Altri componenti sono flavonoidi (liquiritina, liquiritoside, ramnoliquiritina), derivati cumarinici (erniarina, umbelliferone), asparagina ed amido (22%). La Farmacopea Europea IV riporta due monografie relative alla liquirizia: i) liquirizia radice (*Liquiritiae radix*), che deve contenere non meno del 4% di acido glicirrizico, calcolato sulla droga secca; ii) liquirizia estratto etanolico fluido titolato (*Liquiritiae extractum fluidum ethanolicum normatum*), che deve contenere non meno del 3% e non più del 5% di acido glicirrizico.

Farmacologia/Meccanismo d'azione. Sia la glicirrizina che l'acido glicirretico possiedono proprietà antinfiammatorie che potrebbero spiegare l'efficacia della liquirizia nel trattamento delle infiammazioni gastrointestinali. Recentemente è stato dimostrato che gli effetti antiulcera della liquirizia potrebbero essere correlati all'inibizione della 15-idrossiprostaglandina deidrogenasi, un enzima che metabolizza le prostaglandine E_2 ed F_2 in 15-chetoprostaglandine, composti inattivi. Il blocco del catabolismo delle prostaglandine causa un aumento delle prostaglandine protettive nello stomaco e conseguentemente una secrezione di muco ed una proliferazione delle cellule della mucosa gastrica.

Efficacia clinica. La liquirizia è un antico rimedio per i disturbi gastrici. La liquirizia (*radix dulcis*) veniva consigliata dai medici greci per curare le ulcere dello stomaco e dai medici arabi per curare la tosse ed alleviare gli effetti collaterali dei lassativi. Più di recente è stata raccomandata dalla Commissione E tedesca per il trattamento delle ulcere gastroduodenali. Tuttavia non sono presenti nella letteratura studi clinici randomizzati. Derivati semplici dell'acido glicirretico, come il carbenoxolone e la liquirizia deglicirrizinata (DGL), sono stati adoperati per lungo tempo per il trattamento dell'ulcera gastrica. Il carbenoxolone è stato il primo farmaco in grado di accelerare la guarigione dell'ulcera peptica attraverso un meccanismo che non prevedeva l'inibizione della secrezione acida. Tuttavia, visti gli effetti collaterali associati all'uso di derivati della liquirizia e la disponibilità di farmaci sintetici più sicuri ed efficaci, l'impiego di questa droga è notevolmente diminuito.

Effetti collaterali/Controindicazioni. L'acido glicirretico è un potente inibitore dell'enzima 11-idrossisteroide deidrogenasi (11-HSD, presente in notevoli concentrazioni nel rene), che trasforma il cortisolo in cortisone. Il cortisolo, diversamente dal cortisone, ha la stessa affinità per il recettore dei mineralcorticoidi. L'acido glicirretico, inibendo l'enzima 11-HSD, aumenta i livelli renali di cortisolo che, legandosi al recettore dei mineralcorticoidi, promuove il riassorbimento del sodio. Quest'attività della liquirizia, e soprattutto dei suoi derivati, provoca effetti collaterali di tipo mineralcorticoide, come ritenzione di acqua e sodio, formazione di edema, ipertensione ed ipokalemia (deplezione di potassio). La Commissione E tedesca riporta che la droga è controindicata nei disturbi della colecisti e nei casi di cirrosi epatica, ipokalemia, insufficienza renale e gravidanza. Inoltre viene sottolineato che la perdita di potassio può essere accentuata dai diuretici tiazidici e che, a causa dell'ipokalemia, si può avere un aumento della sensibilità ai digitalici con il risultato che a dosi terapeutiche i digitalici possono manifestare effetti tossici.

Preparazioni/Dose. La Commissione E tedesca raccomanda una dose giornaliera di 5-15 g di droga (corrispondenti a 200-600 mg di glicirrizina) e di 1,5-3 g di succo di liquirizia (*Succus liquiritiae*). Entra nella composizione di prodotti impiegati per lenire disturbi gastrointestinali. Inoltre, si usa in campo erboristico per correggere il sapore di alcune preparazioni e per migliorare (grazie alle sue proprietà tensioattive) l'assorbimento intestinale di sostanze scarsamente assorbite.

Camomilla

È la droga data dai capolini essiccati di *Matricaria recutita* L., nota come camomilla tedesca o matricaria, o di *Chamaemelum nobile* L. All. (*Anthemis nobilis*), nota come camomilla romana (Fam. *Astera-*

ceae/Compositae). La camomilla contiene un olio essenziale (0,25-1%) ad azione antiflogistica, flavonoidi (circa 2,4%) ad azione spasmolitica, derivati cumarinici e mucillagini simili alla pectina (5-10%). Le mucillagini si liberano durante il processo di infusione ed esercitano un'azione protettiva sulla mucosa gastrica. Comunque alcuni studi sperimentali hanno riportato gli effetti antiulcera dell'α-bisabololo, il principale componente dell'olio essenziale. La FU XI riporta la monografia relativa all'estratto idroalcolico secco titolato (*Matricariae extractum hydroalcoolicum siccum, normatum*). Questo si ottiene dalla camomilla comune e deve contenere non meno dell'1,2% di apigenina totale derivante dalla somma di apigenina libera e apigenina contenuta nell'apigenina-7-glucoside e nell'apigenina-7-(6-acetil)-glucoside.

La Commissione E tedesca raccomanda la camomilla tedesca per gli spasmi gastrointestinali e le malattie infiammatorie del tratto gastrointestinale. Essa, insieme al finocchio ed alla melissa, è un componente della formulazione ColiMil®, che si è rivelata efficace nel trattamento delle coliche intestinali nel lattante [Savino e coll. (2005) Phytother Res 19:335-340]. Nella medicina popolare la camomilla viene ancora utilizzata sottoforma di infuso, come "calmante" in caso di dolori mestruali e gastrici. Questa preparazione contiene il 10-15% dell'olio volatile presente originariamente nel materiale vegetale, ma anche sostanze mucillaginose e glicosidi flavonoidici. Secondo alcuni Autori gli estratti di pianta intera o preparazioni di olio volatile dovrebbero essere molto più efficaci dell'infuso. Per la preparazione dell'infuso si può seguire il procedimento n. 2 della FU V. S'impiegano due tipi di menstruo: come primo menstruo una miscela di glicerina (100 ml) ed alcol a 40° (900 ml), come secondo alcol a 30°. La camomilla può causare, anche se raramente, reazioni di ipersensibilità in soggetti allergici; responsabili delle reazioni allergiche sono i derivati cumarinici ed un derivato sesquiterpenico denominato antecotulide.

Vedi Cap. 21 per l'attività ansiolitica della camomilla.
Vedi Cap. 31 per l'utilizzo della camomilla in dermatologia.

29.6 Nausea e vomito

29.6.1 Quadro clinico

Il **vomito**, di solito associato a nausea, è una manifestazione di diverse alterazioni funzionali, sia digestive che extradigestive. Si tratta di un processo complesso che consiste in una fase di pre-espulsione, caratterizzata da rilassamento gastrico e contrazione dei muscoli addominali, intercostali e diaframmatici con epiglottide chiusa (conati) e in una fase di espulsione (contrazioni intense dei muscoli addominali e rilassamento dello sfintere esofageo inferiore). Tutto ciò è accompagnato da fenomeni di tipo autonomo, come salivazione, brividi ed alterazioni vasomotorie. Gli eventi cardine nel vomito sono: (i) rilassamento dell'esofago e del fondo e corpo dello stomaco; (ii) contrazione dell'intestino tenue superiore e dello stomaco; (iii) inspirazione profonda con chiusura della glottide e sollevamento del palato molle e (iv) contrazione ritmica del diaframma e dei muscoli addominali per comprimere lo stomaco ed

Tabella 29.4 Principali cause di nausea e vomito

Causa	*Commento*
Irritazione gastrointestinale	È uno dei principali stimoli di nausea ed emesi; è causata da distensione o ostruzione dell'intestino, da endotossine o da sostanze tossiche o irritanti
Movimento	Le spiegazioni per il mal di moto (o cinetosi) sono incentrate sul conflitto sensitivo che si può creare per discordanza tra imput visivo, vestibolare e propriocettivo
Gravidanza	Molto frequente nel primo trimestre di gravidanza, particolarmente di mattina; probabili cause sono la diminuzione dello svuotamento gastrico, variazione della pressione intra-addominale, variazioni metaboliche ed ormonali
Patologia intracranica	L'emicrania è spesso associata a disturbi gastrointestinali, nausea e vomito
Disturbi metabolici	Diversi disturbi metabolici, come ad esempio l'ipoglicemia o l'uremia, possono provocare nausea e vomito
Farmaci antitumorali o radiazioni	Il trattamento con farmaci citotossici (antitumorali) causa distruzione delle cellule della mucosa intestinale ed una risposta infiammatoria locale con rilascio di 5-HT dalle cellule enterocromaffini
Operazione chirurgica	Nausea e vomito post-operatori hanno cause multifattoriali; possono essere causati da anestetici, analgesici (morfina) o dallo stesso dolore. Questo tipo di nausea è più frequente nelle donne adulte e nei bambini

evacuarne i contenuti attraverso la bocca. Le principali cause di nausea e vomito sono riportate nella Tabella 29.4. Abbastanza frequente è la **cinetosi** (vomito di origine labirintica), cioè uno stato di malessere caratterizzato da nausea e raramente vertigini. Comunque, mentre alcuni soggetti presentano, quando sono in viaggio (auto, treno, nave, aereo), eccessiva salivazione, nausea e vomito anche in caso di lievi turbe del movimento, altri manifestano gli stessi sintomi solo in casi più gravi ed altri ancora mostrano i sintomi della cinetosi solo in casi estremamente gravi (tempeste durante i viaggi in mare o per via aerea). Nel caso in cui lo stimolo cinetosico non aumenti si stabilisce tolleranza dopo 2-3 giorni. La cinetosi è più semplice da prevenire, dando un anticinetosico 30-60 minuti prima del viaggio, che da curare.

Frequente è anche il vomito gravidico, ma durante la gravidanza è controindicato l'impiego della maggior parte degli antiemetici. Nei casi di intossicazioni alimentari sia la nausea che il vomito sono considerati riflessi protettivi finalizzati a liberare lo stomaco e l'intestino da sostanze tossiche.

La Figura 29.2 illustra gli eventi che conducono al vomito. Sia il sistema nervoso centrale che quello periferico sono coinvolti nella nausea e nel vomito; le due strutture particolarmente importanti sono l'area grilletto chemiosensibile (CTZ), che è priva di un'efficace barriera emato-encefalica ed è, perciò, adatta a rilevare agenti emetici sistemici ed il centro del vomito, che riceve imput dalla CTZ, dall'intestino e da molti nuclei limbici del cervello (per es. tubercolo olfattivo, amigdala, ipotalamo e nucleo talamico ventrale, centri superiori del cervello). I principali recettori coinvolti in queste vie sono i recettori D_2 della dopamina, i recettori H_1 dell'istamina, i recettori 5-HT_3 della serotonina, i recettori CB_1 dei cannabinoidi ed i recettori muscarinici.

La cura preferita per nausea e vomito è la rimozione della causa (ad esempio nel caso dell'emicrania); il controllo sintomatico implica l'uso di: i) antagonisti dei recettori della dopamina (per es. apomorfina, metoclopramide, aloperidolo e flufenazina, efficaci particolarmente nel vomito indotto da farmaci antitumorali), ii) antagonisti dei recettori muscarinici (per es. scopolamina, efficace particolarmente nella cinetosi), iii) antagonisti dei recettori H_1 dell'istamina (per es. clorfeniramina, buclizina, ciclizina, dimenidrinato, prometazina, efficaci particolarmente nella cinetosi) e antagonisti dei recettori 5-HT_3 (ondansetrone, granisetrone, tropisetrone, dolasetrone, efficaci particolarmente nel vomito indotto da farmaci antitumorali) (Tab. 29.5).

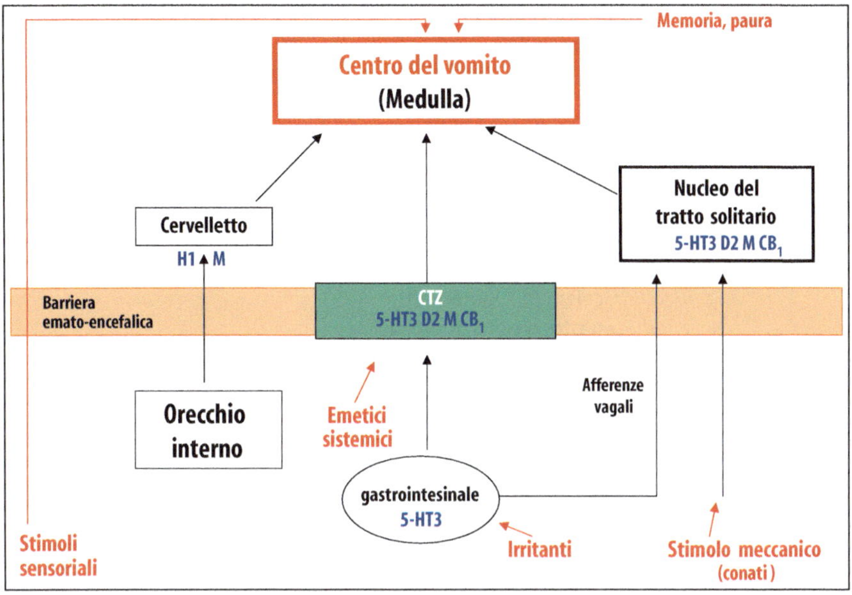

Fig. 29.2 Stimoli e percorsi che portano al vomito. [Da: Goodman and Gilman's (2001) The Pharmacological basis of therapeutics, 10th ed. Goodman LS e coll. (Eds.). McGraw-Hill, Inc, New York, modificato ed aggiornato].
Il processo del vomito sembra essere coordinato da un centro del vomito situato nella formazione reticolare laterale del tronco encefalico medio, vicino all'area grilletto chemiosensibile (CTZ) nell'area postrema alla base del quarto ventricolo e al nucleo del tratto solitario (NTS) del nervo vago. L'assenza della barriera emato-encefalica permette al CTZ di valutare costantemente la presenza di sostanze tossiche presenti nel sangue e nel liquido cefalo-rachidiano, trasmettendo informazioni al centro del vomito al fine di dar inizio alla sensazione di nausea e vomito. Il centro del vomito riceve informazioni anche dal tratto gastrointestinale (stomaco ed intestino tenue superiore), prevalentemente attraverso il nervo vago (attraverso il NTS), dall'apparato vestibolare (durante la cinetosi) e dai centri superiori che elaborano e trasmettono al centro del vomito stimoli sensoriali (dolore, odore, vista) o fenomeni come paura, memoria, senso di aspettativa. In risposta, il centro del vomito invia impulsi ai muscoli coinvolti nell'attività emetica ed ai nuclei responsabili dell'attività respiratoria, salivare e vasomotoria.
Tra gli irritanti topici ricordiamo i farmaci citotossici (antitumorali), le radiazioni, i batteri, i virus e le tossine; gli emetici sistemici includono i farmaci citotossici, gli oppioidi, i glicosidi cardiaci, la bromocriptina, l'apomorfina, l'emetina e gli agonisti colinergici.
5-HT3 = recettori 5-HT_3 della serotonina; D2 = recettori D_2 della dopamina; M = recettori muscarinici; H1 = recettori H1 dell'istamina; CB_1 = recettori CB_1 dei cannabinoidi

29.6.2 Fitoterapia di nausea e vomito

Sono attualmente disponibili diversi farmaci di derivazione vegetale per il trattamento della nausea e del vomito; ad esempio, la scopolamina, un alcaloide presente in varie specie di *Solanaceae*, come *Atropa*

Tabella 29.5 Principali farmaci utilizzati nel trattamento di nausea e vomito

Farmaci	*Meccanismo d'azione*	*Uso*	*Effetti collaterali*
Antagonisti dei recettori per la dopamina (per es. aloperidolo, flufenazina, domperidone, sulpiride, metoclopramide)	Bloccano le azioni emetiche della dopamina nella CTZ e nel nucleo del tratto solitario; inoltre la metoclopramide accelera lo svuotamento gastrico per azione sui recettori 5-HT_3 e 5-HT_4 della serotonina	Nausea da chemioterapia (metoclopramide)	Acinesia, rigidità muscolare, distonie
Antagonisti muscarinici (per es. scopolamina)	Bloccano le azioni dell'acetilcolina nella CTZ e nel complesso dorsale del vago	Nausea da movimento	Sedazione, vista annebbiata, ritenzione urinaria, salivazione ridotta
Antagonisti H_1 dell'istamina (per es. buciclizina, ciclizina, dimenidrinato, meclizina, prometazina)	Bloccano le azioni dell'istamina nell'area postrema; inoltre, hanno effetti antimuscarinici	PONV, nausea da gravidanza, cinetosi	Sedazione
Antagonisti dei recettori 5-HT_3 della serotonina (per es. ondansetrone, granisetrone, tropisetrone)	Bloccano i recettori 5-HT_3 nell'area postrema, nel nucleo del tratto solitario e sulle terminazioni nervose afferenti del vago	Nausea da chemioterapia, PONV	Mal di testa, costipazione, sensazione di calore

PONV = nausea e vomito post-operatori; CTZ = area grilletto chemiosensibile

belladonna, *Datura stramonium* e *Hyoscyamus niger*, viene principalmente utilizzata nella prevenzione e nel trattamento della cinetosi (il suo uso è però limitato a causa degli effetti collaterali che provoca); un altro esempio è rappresentato dal dronabinolo (Δ^9-tedraidrocannabinolo), un cannabinoide naturale che può essere sintetizzato chimicamente oppure estratto dalla *Cannabis sativa*, la pianta da cui si preparano la marijuana e l'hashish. Il dronabinolo si rivela molto utile nella profilassi della nausea da chemioterapia antitumorale quando gli altri farmaci siano risultati inefficaci. L'introduzione del dronabinolo è scaturita dall'osservazione che giovani affetti da cancro fumavano marijuana per alleviare la nausea ed il vomito indotto da chemioterapici. Chiaramente l'uso di questi composti naturali non rientra nel campo della fitoterapia. L'unico esempio di droga vegetale ben studiata da un punto di vista clinico è lo zenzero. Risultati preliminari positivi sono stati ottenuti anche per l'olio di menta nel trattamento della nausea e del vomito post-operatori.

Zenzero

Botanica/Costituenti chimici. Lo zenzero è il rizoma di *Zingiber officinale Ros.* (Fam. *Zingiberaceae*), noto in commercio come zenzero africano, zenzero di Cochin o zenzero giamaicano, a seconda dell'origine geografica. La pianta, importata dalla Cina, è coltivata nella maggior parte dei Paesi tropicali (Africa, Giamaica, Australia). I rizomi vengono raccolti in dicembre o gennaio, sbucciati, lavati ed essiccati al sole per cinque o sei giorni. I principali componenti chimici sono contenuti nell'oleoresina, responsabile del sapore pungente della droga; infatti essa contiene gingeroli (33%), shogaoli (prodotti di deidratazione dei gingeroli) e lo zingerone (prodotto di degradazione dei gingeroli), che sono anche responsabili del sapore piccante della droga. Gli altri componenti dello zenzero sono i carboidrati (di cui l'amido è il principale componente, circa il 50%), i lipidi (6-8%, in prevalenza acidi grassi) ed un olio essenziale (1-3%), i cui componenti principali sono sesquiterpeni quali il β-bisabolene ed il zingiberene, nonché numerosi monoterpeni quali geraniolo, nerale, fellandrene e nerolo. La Farmacopea Europea IV riporta che la droga (*Zingiberis rhizoma*), intera o tagliata, deve contenere non meno di 15 ml/kg di olio essenziale, calcolato sulla droga anidra. È da ricordare che nella letteratura internazionale spesso si fa confusione tra zenzero e zenzero cinese (o galanga maggiore, ovvero *Alpinia galanga* L. Willd, Fam. *Zingiberaceae*), un tradizionale rimedio utilizzato per i disturbi digestivi.

Farmacologia/Meccanismo d'azione. Gli studi sperimentali fin qui effettuati, pur se hanno evidenziato un'azione antiemetica, non hanno permesso di chiarire il meccanismo d'azione dello zenzero. Infatti è riportato nella letteratura che estratti etanolici o acetonici di *Z. officinale* inibiscono il vomito e la dismotilità gastrica indotti nel cane dal cisplatino (un agente antitumorale), così come viene riportato che una frazione benzenica di un estratto etereo di *Z. officinale* inibisce "l'avversione condizionata" indotta dal solfato di litio, un modello sperimentale indicativo di attività antinausea nel ratto. I gingeroli, in particolare il 6-gingerolo, e probabilmente gli shogaoli, sono i principi attivi ritenuti responsabili dell'attività biologica, in quanto questi composti sono in grado di inibire il vomito indotto dal solfato di rame (un agente irritante) nella rana. Uno studio effettuato su volontari sani ha altresì dimostrato che la nausea indotta dal movimento circolare veniva inibita da dosi terapeutiche di zenzero; questi effetti benefici erano associati ad una normalizzazione della motilità gastrica ed inibizione della liberazione di vasopressina [Lien e coll. (2003) Am J Physiol Gastrointest Liver Physiol 284:G481-489].

Studi finalizzati alla comprensione del meccanismo d'azione hanno evidenziato un'azione procinetica gastrica, un effetto che potrebbe essere determinato dalle proprietà antagonistiche sul recettore 5-HT_3 (Fig. 29.3) da parte di alcuni componenti dello zenzero [infatti estratti acetonici di zenzero, alcuni shogaoli (in particolare il 6-shogaolo) ed in misura minore alcuni gingeroli (8- e 10-gingerolo) inibiscono la diarrea sperimentale indotta dalla serotonina nel topo].

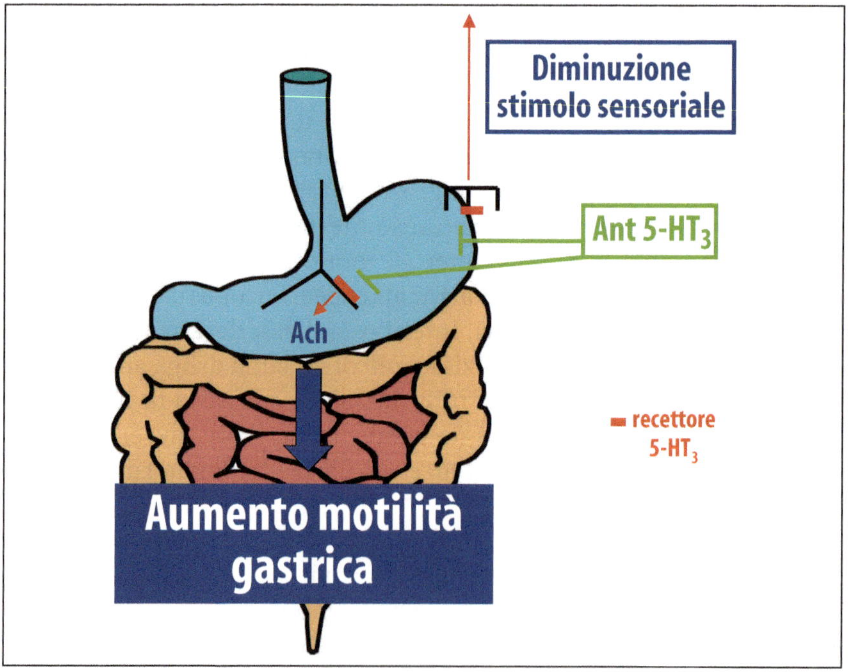

Fig. 29.3 Ruolo del recettore 5-HT_3 della serotonina nella genesi del vomito e nel controllo della motilità gastrica. Possibile interferenza di alcuni componenti dello zenzero. I recettori 5-HT_3 gastrici sono importanti per la genesi del vomito (vedi anche Fig. 29.2). Evidenze sperimentali lasciano supporre che alcuni componenti dello zenzero blocchino questo recettore, con conseguene diminuzione del segnale emetico che arriva a livello centrale (attraverso le afferenze vagali) ed aumento della motilità gastrica (il blocco dei recettori 5-HT_3 gastroenterici determina un aumento nella liberazione di acetilcolina, un neurotrasmettitore che favorisce la motilità gastrointestinale). *Ach* = acetilcolina; *Ant 5-HT_3* = antagonisti del recettore 5-HT_3

Tuttavia questo meccanismo richiede ulteriori studi per una migliore elucidazione.

Efficacia clinica. La Commissione E tedesca raccomanda lo zenzero nei casi di inappeteza, per il trattamento della dispepsia e per la cinetosi. L'efficacia dello zenzero nel trattamento della nausea dipende dalla condizione che determina questo disturbo; è stato infatti osservato che lo zenzero è in grado di contrastare la nausea ed il vomito che insorgono in gravidanza, ma non nel periodo post-operatorio (PONV) o durante il movimento (cinetosi).

Gli Autori di una recente revisione sistematica hanno identificato sei studi clinici, randomizzati, in doppio cieco, controllati (4 con placebo e 2 con vitamina B6, utilizzata come farmaco di riferimento), relativi all'efficacia dello zenzero nella nausea e nel vomito in 386 donne durante il primo trimestre di gravidanza (Box 29.2). Lo zenzero veniva somministrato generalmente alla dose giornaliera di 1 g (in tre o quattro dosi singole) per un periodo di 2-4 giorni. I risultati di questa revisione sistematica sono molto incoraggianti in quanto lo zenzero è risultato in tutti gli studi superiore al placebo o di efficacia paragonabile a quella della vitamina B6 (si deve considerare, tuttavia, che l'utilizzo della vitamina B6 come farmaco di riferimento è criticabile in quanto la sua efficacia non è stata chiaramente dimostrata).

Gli Autori di un'altra revisione sistematica, pubblicata in tedesco [Morin e coll. (2004) Anasthesiol Intensivmed Notfallmed Schmerzther 39:281-285], hanno identificato sei studi clinici randomizzati controllati per un totale di 538 pazienti sottoposti ad operazione chirurgica (prevalentemente chirurgia ginecologica). Gli Autori di questa revisione sistematica hanno concluso che lo zenzero, somministrato

Box 29.2 Revisione sistematica[1] relativa all'efficacia clinica dello zenzero nel trattamento della nausea e del vomito in gravidanza

Articoli selezionati	6 studi controllati randomizzati in doppio cieco (4 con placebo e 2 con vitamina B6, utilizzato come farmaco di riferimento)
Soggetti	384 pazienti con nausea (con o senza vomito) durante il primo trimestre di gravidanza
Qualità degli studi	Eccellente per 5 studi
Trattamento	Generalmente 1 g/die per 2-4 giorni
Conclusione	Zenzero superiore al placebo o efficace come la vitamina B6
Effetti collaterali	Simili al placebo

[1] Borrelli e coll. (2005) Obstet Gynecol 173:2194-2197

durante le 24 ore precedenti l'intervento chirurgico, non preveniva la nausea ed il vomito post-operatori.

Lo zenzero è stato anche valutato per contrastare la nausea ed il vomito indotto dal movimento (cinetosi) o da farmaci chemioterapici; i risultati di questi studi non sono incoraggianti. Gli Autori di una recente revisione sistematica hanno riportato che lo zenzero non è efficace per contrastare la nausea ed il vomito da cinetosi [Betz e coll. (2005) Forsch Komplementarmed Klass Naturheilkd 12:14-23]. Allo stesso modo, quando lo zenzero veniva valutato per contrastare la nausea ed il vomito indotti da farmaci antitumorali si osservavano risultati modesti [Boon & Wong (2004) Expert Opin Pharmacother 5:2485-2501]. I risultati dei due studi clinici relativi a questo tipo di nausea sono riportati nella Tabella 33.3 (Cap. 33).

Infine è da ricordare che lo zenzero è stato anche valutato per i suoi possibili effetti benefici nelle malattie infiammatorie, quali gonartrite sintomatica ed osteoartrite. Tuttavia i dati disponibili non sono molto incoraggianti; infatti gli studi clinici randomizzati hanno riportato un effetto benefico modesto (in combinazione con la galanga maggiore [Altman & Marcussen (2001) Arthritis Rheum 44:2531-2538] o pressoché nullo [Bliddal e coll. (2000) Osteoarthritis Cartilage 8:9-12; Wigler e coll. (2003) Osteoarthritis Cartilage 11:783-789].

Effetti collaterali/Controindicazioni. Gli effetti collaterali dello zenzero, rilevati negli studi clinici, sono simili al placebo. Sebbene lo zenzero sia stato somministrato a donne in gravidanza, la Commissione E tedesca sconsiglia l'uso dello zenzero in questa circostanza. Tale cautela si basa su dati sperimentali che suggeriscono una mutagenicità di alcuni gingeroli e shogaoli. Tuttavia, la stessa Commissione E tedesca riconosce che non esistono prove in letteratura che giustifichino una controindicazione durante la gravidanza e l'allattamento. Anzi uno studio recente condotto su 187 donne gravide ha riportato che lo zenzero non aumenta il rischio di malformazioni (Tab. 29.6).

La Commissione E tedesca riporta, inoltre, che lo zenzero deve essere utilizzato sotto controllo medico in pazienti con calcoli alla colecisti, in quanto possiede proprietà colagoghe. Lo zenzero può causare bruciori di stomaco sia perché stimola la secrezione gastrica sia perché contiene composti che agiscono sui recettori dei vanilloidi (per es. gingeroli). Non sono stati segnalati casi clinici d'interazioni farmacologiche; tuttavia, lo zenzero possiede effetto antitrombotico e quindi spesso si sconsiglia l'uso di questa droga a pazienti che assumono anticoagulanti.

Tabella 29.6 Studio comparativo tra lo zenzero e farmaci non teratogeni, effettuato su 375 donne in gravidanza, con età media di 39 anni [Da: Portnoi e coll. (2003) Am J Obstet Gynecol 189:1374-1377]

Effetto	*Zenzero* %	*Farmaci* %
Nascita	96,8	95,2
Aborto spontaneo	1,6	4,3
Nati morti	1,1	0,5
Aborto terapeutico	0,5	0
Malformazioni gravi	1,6	1,1
Nascita sottopeso (< 2500 g)	1,6	6,4

Preparazioni/Dose. La Commissione E tedesca raccomanda una dose giornaliera di 2-4 g di droga; tuttavia negli studi clinici è stata spesso utilizzata una dose giornaliera di 1 g di zenzero, oppure estratti acetonici di zenzero (rapporto droga estratto 10-20:1, dose giornaliera utilizzata, 300-600 mg) o 1 g di sciroppo di zenzero. Lo zenzero è disponibile in capsule di gelatina contenenti 500 mg di droga polverizzata. Da ricordare anche l'estratto concentrato denominato con la sigla EV.EXT77, ottenuto da *Zingiber officinale* e *Alpinia galanga.*

29.7 Stipsi

29.7.1 Quadro clinico

La stipsi, definita come l'emissione ritardata di feci in volume insufficiente e/o di aumentata consistenza, può dipendere da cause organiche sistemiche o locali (stipsi secondaria). Può anche dipendere dall'assunzione di determinati farmaci; inoltre può trattarsi di stitichezza primitiva o funzionale.

Nel primo (**stipsi secondaria**) come d'altronde nel secondo caso (**stipsi iatrogena**) è chiaro che bisogna procedere ad un attento esame obiettivo del paziente, per individuare la causa organica di stipsi, specie se insorta in un soggetto con alvo regolare prima di allora.

In questo caso l'uso del lassativo non solo risulta inutile, perché non rimuove l'affezione determinante (ad esempio la stipsi riflessa da ulcera peptica), ma addirittura dannoso in quanto può ritardare la diagnosi della malattia di base (stipsi ostinata da cancro del sigma).

A parte i casi di stipsi secondaria e di stipsi iatrogena (da farmaci), il vasto campo di applicazione dei lassativi è rappresentato, purtroppo erroneamente, dalla **stipsi primitiva** o **funzionale.** Questa è vista oggi come il risultato di disturbi della motilità intestinale ed errate abitudini dietetiche oltre che di una ridotta attività fisica. Attualmente la dieta, specie nei Paesi industrializzati, è povera di scorie, per l'uso di pane bianco, zuccheri raffinati, di conserve e di carne. Nel contempo l'apporto idrico è ridotto in quanto il vino e le bevande alcoliche, in genere, sostituiscono sempre più di frequente l'acqua come bevanda. Infine la sedentarietà e, nelle donne, la lassità dei muscoli addominali e del pavimento pelvico, in conseguenza della gravidanza, riducono gli stimoli alla defecazione e compromettono l'efficienza del torchio addominale. Nella tumultuosa vita di oggi, la defecazione viene frequentemente ritardata e questo comporta un'aumentata distensione dell'ampolla rettale ad opera del materiale fecale, prima che venga raggiunta la soglia dello stimolo.

Questa forma di stipsi primitiva o funzionale, denominata *dischezia rettale*, è oggi frequentemente combinata con la stipsi spastica. La dischezia rettale, associata a fattori dietetici già elencati, inizia dall'infanzia, progredisce fino all'età avanzata giungendo a quadri drammatici talora di atonia intestinale. Quest'atonia è causata anche dall'abuso di lassativi che, da alcuni pazienti, vengono facilmente ed incongruamente impiegati per anni.

In simili circostanze è necessario imporre modificazioni dietetiche piuttosto che prescrivere lassativi i quali produrrebbero benefici transitori e di dubbia portata, specie se usati da soli. Un trattamento razionale della stipsi funzionale deve avere come primo obiettivo l'educazione del paziente (tranquillizzarlo sull'innocuità del suo disturbo e sulla possibilità di superarlo attuando una paziente rieducazione dell'alvo) con una ginnastica medica, che rafforzi la contrazione dei muscoli addominali e seguendo un determinato orario per l'evacuazione dell'alvo. Il secondo obiettivo è rappresentato dalla dieta, varia e ricca di residui ad alto contenuto di fibre. Infine è necessario aumentare l'introduzione di liquidi (400-500 ml durante i pasti principali e 100 ml circa al mattino e dopo ogni minzione). Anche se i vantaggi di questo trattamento non farmacologico non sono stati chiaramente dimostrati, non si può prescindere da queste raccomandazioni nella prevenzione e cura della stipsi.

Vi è poi la **stipsi spastica**, in cui il rallentamento del transito della colonna delle feci è in rapporto con spasmi della muscolatura liscia circolare del colon. Talora essa si associa con un quadro di pseudodiarrea, sostenuto da ipersecrezione mucosa del sigma, per cui si ha emissione ritardata di feci liquide perché stemperate da muco.

Nei soggetti con stipsi spastica è presente una sintomatologia dolorosa addominale, alleviata dalla defecazione. Sono presenti ansia ed irritabilità, associate ed accentuate dall'irregolarità dell'alvo. In questi casi la psicoterapia di appoggio, l'uso di antispastici e/o tranquillanti ed una dieta non troppo ricca di fibre, attenuano i disturbi accusati.

Da queste premesse si evince che il raggio d'azione dei lassativi è molto limitato. In effetti, esclusi i casi di stipsi secondaria e di stipsi da farmaci, corretti gli abusi dietetici e le abitudini sedentarie, restano solo da considerare eventuali fattori contingenti che possono spingere ad un temporaneo impiego dei lassativi nelle seguenti categorie di malati: (a) cardiopatici scompensati, per i quali qualsiasi tipo di sforzo può risultare nocivo; (b) pazienti sottoposti ad interventi chirurgici all'addome, per evitare un'esagerata azione dei muscoli del torchio addominale; (c) pazienti affetti da elmintiasi, per allontanare il parassita dopo l'antielmintico; (d) avvelenamenti da farmaci e/o da alimenti; (e) pazienti anziani obbligati a letto per periodi lunghi di tempo; (f) pazienti ospedalizzati per i quali il cambiamento di ambiente e di dieta e la ridotta attività fisica provocano una rarefazione delle defecazioni; (g) dopo emorroidectomia e nel caso di pazienti con ernia. In questi casi i lassativi devono essere usati come terapia a breve termine.

L'uso prolungato può portare ad abitudine, perdita del tono della muscolatura liscia intestinale e del ritmo spontaneo da cui dipende la defecazione. In particolare l'abitudine ai lassativi si stabilisce per la pretesa di mantenere la "regolarità" dell'alvo che, secondo la maggior parte dei pazienti, s'identifica con almeno una defecazione nelle 24 ore.

I lassativi promuovono uno svuotamento del colon che, conseguentemente, verrà riempito nuovamente in un tempo anche superiore alle 24 ore, prima di consentire un'evacuazione non stimolata. Il paziente sarà allora indotto ad assumere quotidianamente una dose di lassativo con comparsa di irritazione del colon, ipotonia della muscolatura liscia e in alcuni casi, ipopotassemia. Si stabilisce in ultima analisi una dipendenza psichica al farmaco che difficilmente si riesce a correggere.

29.7.2 Fitoterapia della stipsi

Diversi sono i prodotti di derivazione vegetale che facilitano la defecazione migliorando o rimuovendo la stipsi. Tra le droghe vegetali, le più importanti ed anche le più utilizzate sono quelle antrachinoniche come senna, cascara, frangola, aloe e rabarbaro, gli agenti formanti massa come crusca, psillio, agar e vegetali contenenti zuccheri come tamarindo, cassia e prugne; infine è da ricordare l'olio di ricino, usato molto più di rado. I lassativi vegetali raccomandati dalla Commissione E tedesca per il trattamento della stipsi sono elencati nella Tabella 29.7.

Benché i lassativi siano utilizzati da sempre, gli studi clinici sulla loro efficacia appaiono alquanto limitati. Recentemente, in una revisione sistematica della letteratura, sono stati analizzati gli studi randomizzati (pubblicati dal 1996 al 2003) relativi all'efficacia dei lassativi (sia naturali che di sintesi) nel trattamento della costipazione cronica [Ramkumar e coll. (2005) Am J Gastroenterol 100:936-971]. Le conclusioni di questa revisione possono essere così riassunte: 1) esiste una buona evidenza di efficacia per il polietilenglicole (cinque studi clinici con placebo) e per l'agonista serotoninergico (recettore 5-HT_4) tegaserod (uno studio clinico controllato di qualità eccellente); 2) esiste una discreta evidenza di efficacia per il lattulosio (tre

Tabella 29.7 Principali lassativi vegetali raccomandati dalla Commissione E tedesca per il trattamento della stipsi

Nome comune della droga	*Nome latino della pianta*	*Parte della pianta utilizzata*	*Principali costituenti chimici*	*Dose giornaliera*
Aloe	*Aloe barbadensis, A. capensis, A. vera*	Succo	Antrachinoni (aloine)	a
Cascara	*Rhamnus purshiana*	Corteccia	Antrachinoni (cascarosidi)	a
Frangola	*Rhamnus frangula*	Corteccia	Antrachinoni (glucofranguline)	a
Lino	*Linum usitatissimum*	Semi	Mucillagini, olio fisso, proteine, lignani	b
Manna	*Fraxinus ornus*	Succo	Mannitolo, oligosaccaridi	20-30 g
Psillio	*Plantago psyllium, P. indica*	Semi	Mucillagini	10-30 g
Psillio biondo	*Plantago ovata*	Semi	Mucillagini	12-40 g
Rabarbaro	*Rheum palmatum*	Corteccia	Antrachinoni (sennosidi), tannini, flavonoidi	a
Senna	*Cassia senna*	Foglie, frutti	Antrachinoni (sennosidi)	a
Spincervino	*Rhamnus catharticus*	Frutti	Antrachinoni (glucofranguline), flavonoidi, tannini	a

a = 20-30 mg di derivati idrossiantracenici
b = un cucchiaio di semi con 150 ml di liquidi, 2-3 volte al giorno

studi clinici con placebo) e per lo psillio (tre studi clinici con placebo); 3) esiste una scarsa evidenza di efficacia per il calcio policarbofil (uno studio clinico controllato), per la crusca (uno studio clinico con placebo), per la metilcellulosa (uno studio clinico controllato), per il diottilsolfosuccinato (tre studi clinici controllati), per la senna (due studi clinici controllati) e per il bisacodile (uno studio clinico controllato). Tra questi lassativi, la crusca, lo psillio e la senna, sono di derivazione vegetale, mentre il lattulosio (disaccaride formato da galattosio e fruttosio), la metilcellulosa, il calcio policarbofil, il diottilsolfosuccinato ed il bisacodile sono prodotti di sintesi.

29.7.2.1 Lassativi antrachinonici

Le principali piante che contengono antrachinoni sono *Rhamnus frangula* (frangola), *Aloe* spp (aloe), *Rheum palmatum* e *R. officinale* (rabarbaro), *Cassia acutifolia e C. angustifolia* (senna). Gli antrachinoni si presentano generalmente in natura come glicosidi; essi si comportano da profarmaci in quanto liberano l'aglicone che agisce da lassativo. La Figura 29.4 mostra le principali forme glicosidiche degli

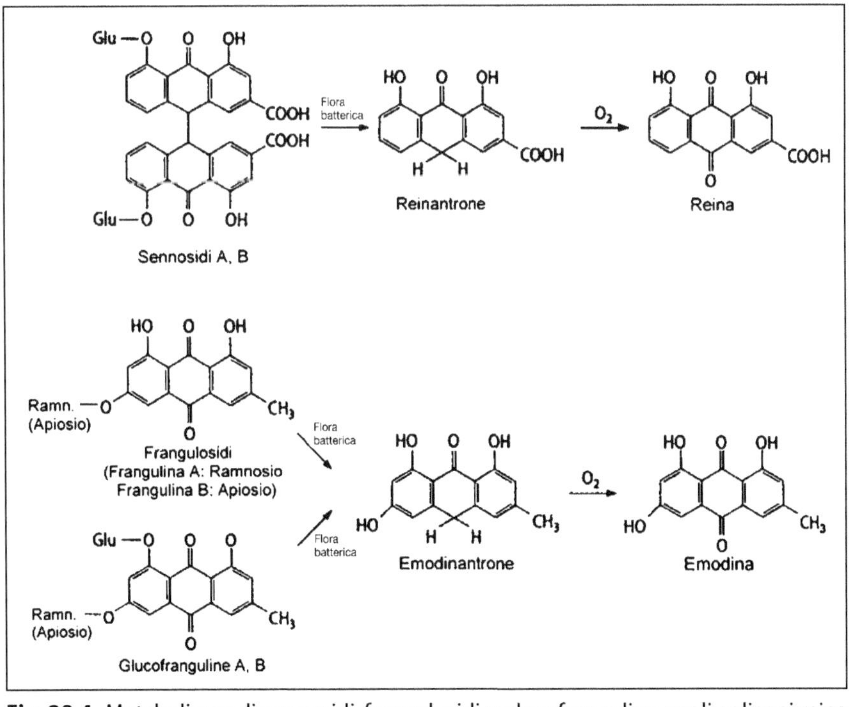

Fig. 29.4 Metabolismo di sennosidi, frangulosidi e glucofranguline negli agliconi reina ed emodina

antrachinoni naturali e il loro metabolismo in agliconi attivi. Il metabolismo avviene nel colon, dove le glicosidasi batteriche rimuovono lo zucchero; i prodotti ottenuti sono scarsamente assorbiti ed agiscono localmente provocando variazioni della secrezione e della motilità del colon.

Come per molti lassativi, il meccanismo d'azione degli antrachinoni non è del tutto noto. Si ritiene che questi composti agiscano sui neuroni enterici o sulle cellule della mucosa stimolando il rilascio o la sintesi di autacoidi e/o neurotrasmettitori (per es. prostaglandine, ossido d'azoto, serotonina), che aumentano la motilità intestinale e stimolano l'accumulo di fluidi nell'intestino (Fig. 29.5). L'azione lassativa degli antrachinoni si osserva 6-12 ore dopo l'ingestione orale.

Le droghe vegetali contenenti antrachinoni sono raccomandate per periodi brevi (1-2-settimane) in caso di stipsi atonica, in alcuni casi di stipsi acuta e prima di una endoscopia del tratto intestinale; sono sconsigliate in caso di stipsi spastica. Gli antrachinoni, insieme alle fibre, sono

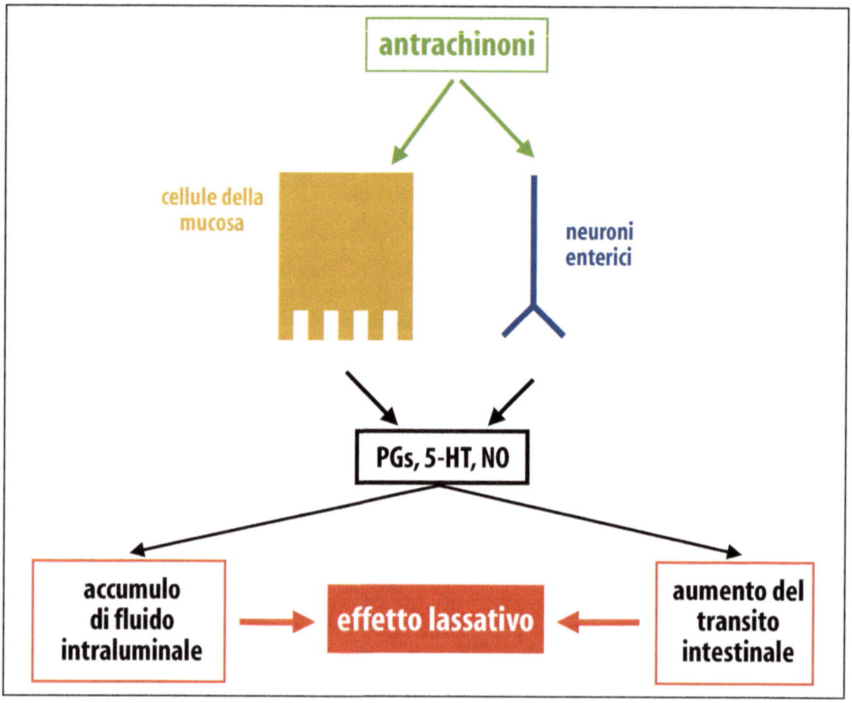

Fig. 29.5 Meccanismo d'azione degli antrachinoni.
Gli antrachinoni potrebbero agire sulle cellule della mucosa e/o sui nervi enterici per stimolare il rilascio o la sintesi di neurotrasmettitori e/o autacoidi come prostaglandine (PGs), serotonina (5- HT) e ossido d'azoto (NO). Queste sostanze aumentano sia il transito intestinale che l'accumulo intraluminale di fluidi. L'azione sulla motilità e sulla secrezione provoca un effetto lassativo

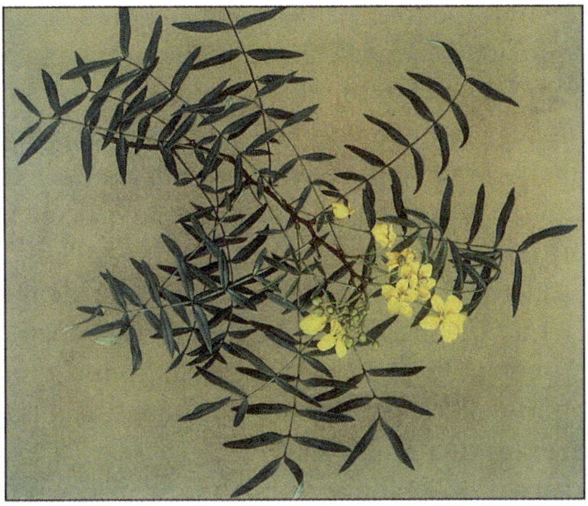

Tavola 29.3 *Cassia senna*

frequentemente utilizzati nella stipsi cronica che colpisce i pazienti anziani (in questi casi si consiglia una o due somministrazioni settimanali).

Tra gli effetti collaterali degli antrachinoni troviamo scolorimento dell'urina, melanosi reversibile del colon e congestione delle emorroidi. Non si riscontrano variazioni dei livelli sierici di elettroliti alle dosi raccomandate. Contrariamente a quanto si riteneva in passato, l'uso di droghe antrachinoniche non è controindicato in gravidanza e durante l'allattamento.

Senna

È data dalle foglie e/o dai frutti essiccati di *Cassia acutifolia* Del. (= *C. senna* L.) o *C. angustifolia* Vahl, detta senna di Tinnevelly o senna indiana (Fam. *Leguminosae*), o una mescolanza delle due specie. I tassonomisti ora raggruppano entrambe queste specie sotto il nome scientifico di *Senna alessandrina* Miller. Queste specie di *Cassia* (arbusti) sono native dell'Egitto, del Medio Oriente (Somalia, penisola araba) ed India; crescono fino a 120-160 cm in altezza e sono caratterizzate da foglie composte paripennate disposte in gruppi di 4-7 foglioline opposte, e frutti a baccello. Le foglie, di colore verde-grigiastro, sono allungate e appuntite. Il frutto è nerastro, allungato, piatto e reniforme. La senna si raccoglie ad aprile e a settembre. La FU XI riporta la senna composta polvere orale, dalla seguente composizione: senna foglia 40 g, frangola corteccia 30 g, anice stellato 30 g. La Farmacopea Europea riporta quattro monografie relative alla senna: i) *Senna folium* (senna foglie), che è data dalle foglie essiccate di *C. acutifolia* o *C. angustifolia*, o dalla mescolanza delle due specie. Contiene non meno del 2,5% di glucosidi idrossiantracenici, calcolati come sennoside B, con riferimento alla droga essiccata; ii) *Sennae fructus acutifoliae* (senna frutto, alessandrina), che è data dai frutti essiccati di *C. acutifolia*. Contiene non meno del 3,4% di glicosidi idrossiantracenici, calcolati come sennoside B sulla droga essiccata; iii) *Sennae fructus angustifoliae* (senna frutto, Tinnevelly), che è data dai frutti essiccati di *C. angustifolia*. Contiene non meno del 2,2% di glicosidi idrossiantracenici, calcolati come sennoside B sulla droga essiccata; iv) *Sennae folii extractum siccum normatum* (senna foglia estratto secco titolato), che si prepara a partire da *senna folium*. Contiene non meno del 5,5% e non più dell'8% di glicosidi idrossiantracenici, calcolati come sennoside B, in riferimento alla droga essiccata.

L'effetto lassativo delle foglie è maggiore di quello del frutto. Gli antrachinoni contenuti nella senna sono glicosidi diantronici (1,5-3% nelle foglie; 2-5% nel frutto), soprattutto sennosidi A e B (diantroni della reina). Tra gli antrachinoni liberi è da notare la presenza di aloe-emodina e reina in piccole quantità. I sennosidi A e B possono essere considerati dei profarmaci: raggiungono immodificati l'intestino crasso dove vengono idrolizzati dalla flora batterica per formare i principali metaboliti attivi, reina e reinantrone (Fig. 29.6). Il reinantrone, e

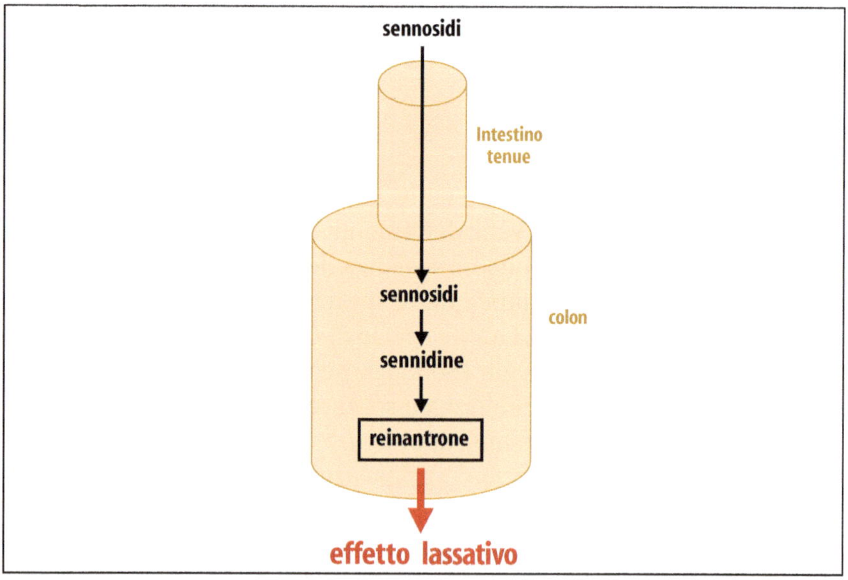

Fig. 29.6 Effetto lassativo dei sennosidi.
I sennosidi non vengono metabolizzati nell'intestino tenue; vengono catabolizzati da microrganismi nel colon per formare reinantrone. Questo composto aumenta sia la secrezione che la motilità intestinale e queste azioni sono indipendenti l'una dall'altra

in minor misura la reina, agiscono sia sulla secrezione che sulla motilità intestinale; tuttavia, l'effetto sulla secrezione intestinale sembra manifestarsi successivamente e per dosi superiori a quelle attive sulla motilità. Queste azioni, motoria e secretiva, sono comunque indipendenti l'una dall'altra. I sennosidi o i loro composti attivi reina e reina antrone stimolano la sintesi o il rilascio di numerose sostanze endogene (prostaglandine, serotonina e ossido d'azoto), attive sia sulla muscolatura liscia intestinale che sulla secrezione intraluminale.

La senna è sicuramente il lassativo antrachinonico più comunemente usato. Sebbene la senna non possegga un'azione blanda quanto quella di cascara o frangola, è tuttavia più largamente raccomandata, visto il suo basso costo, per trattamenti a breve termine (1-2 settimane), in caso di stipsi acuta e prima di un esame endoscopico del tratto gastrointestinale. L'uso di dosi esagerate di senna è associato a disturbi addominali (meteorismo, flatulenza, crampi), scolorimento dell'urina e congestione delle emorroidi. L'uso a lungo termine (abuso) provoca melanosi del colon, squilibrio elettrolitico, disidratazione e variazione della funzione muscolare. Il trattamento con senna durante l'allattamento non comporta il rischio di un effetto lassativo nel lattante così come non comporta nessun rischio durante la gravidanza o per il feto. Anzi, la senna appare il lassativo di prima scelta durante la gravidanza e l'allattamento. La senna è controindicata nei casi di occlusione intestinale (fecalomi), stipsi spastica, stenosi rettale, colite ulcerosa ed inoltre nei casi di dolori addominali di origine sconosciuta.

La senna viene assunta sotto forma di infuso (preparato con 0,5-2 g di foglie o frutti), estratto fluido (2 ml) o sciroppo (8 ml). Tali preparazioni provocano generalmente una singola evacuazione entro sei ore. Si usa anche una bevanda preparata macerando la senna in acqua a temperatura ambiente per 10-12 ore: tale preparazione è più attiva e più sicura dell'infuso poiché contiene più sennosidi e meno materiale resinoso. Sono disponibili anche glicosidi della senna (sennosidi) (Pursennid®, dose giornaliera consigliata: 24-48 mg), che risultano più stabili, più affidabili e più sicuri delle preparazioni a base di droga grezza. La Commissione E tedesca raccomanda una dose giornaliera di 20-30 mg di derivati idrossiantracenici.

Cascara

È la droga data dalla corteccia essiccata del tronco o dei rami di *Rhamnus purshiana* DC. (Fam. *Rhamnaceae*), un arbusto che cresce lungo le coste del Pacifico del nord America. La pianta è alta 4-10 m, con foglie ellittiche dal margine dentato e fiori raccolti in corimbi terminali. La corteccia andrebbe raccolta almeno un anno prima dell'uso (per permettere ai glicosidi di essere ossidati in forme monomeriche ad azione più mite), dalla primavera fino all'inizio della stagione piovosa. Una volta essiccata la corteccia si presenta a forma di tubo curvato o quasi piatto con uno spessore di 1-4 mm e lunghezza e larghezza variabili. La cascara deve la sua azione ad una miscela di cascarosidi (A, B, C e D) ed aloine (A e B). I cascarosidi rappresentano il 60-70% degli idrossiantraceni totali, le aloine il 10-30%. Il restante (10-30%) è una miscela di aloe-emodina, crisofanolo, emodina e fiscione. La FU XI riporta due monografie: (i) cascara estratto acquoso secco (*Rhamni purshiani extractum aquosum siccum*) che contiene non meno del 20% e non più del 25% di eterosidi idrossiantracenici, dei quali non meno del 60% è costituito da cascarosidi, entrambi espressi come cascaroside A e calcolati con riferimento all'estratto essiccato; (ii) cascara estratto secco (*Rhamni purshiani extractum siccum*) che contiene non meno del 10% e non più del 12% di eterosidi idrossiantracenici, calcolati come cascaroside A con riferimento all'estratto essiccato, di cui non meno del 60% è costituito da cascaroside A.

L'uso principale della cascara è la correzione della stipsi abituale: la droga agisce da blando lassativo, ripristinando il tono della muscolatura del colon. La cascara si usa in forma di estratto, estratto fluido, estratto fluido aromatico (una dose di 5 ml causa generalmente un effetto lassativo) e polvere (1 g in forma di capsula). La commissione E tedesca raccomanda una dose giornaliera di 20-30 mg di derivati idrossiantracenici. Il gusto amaro della droga si riduce trattando gli estratti di cascara con ossido di magnesio o terre alcaline: questo trattamento riduce anche l'attività degli estratti. La droga fa parte di numerose specialità medicinali OTC. In molte preparazioni la cascara è in associazione con una o più delle seguenti droghe: rabarbaro, genziana, senna, carciofo, boldo, aloe, frangola, belladonna, camomilla. Una preparazione contenente cascara, boldo, inositolo e cianocobalamina è stata usata nel trattamento della stipsi in pazienti geriatrici. Gli effetti collaterali e le controindicazioni della cascara sono gli stessi della senna.

Frangola

È la corteccia essiccata di *Rhamnus frangula* L. (Fam. *Rhamnaceae*), un arbusto alto 3-5 m che cresce nell'Europa centrale e meridionale ed in Asia occidentale. *Frangula* significa fragile, in riferimento ai fusti fragili di queste specie.

La corteccia si presenta cannellata o piatta. Lo spessore è di 0,5-2 mm mentre lunghezza e larghezza variano. La corteccia è di un colore bruno-grigiastro. Come la cascara, la frangola andrebbe raccolta un anno prima dell'uso, preferibilmente a maggio ed a giugno. La Farmacopea Europea riporta due monografie relative alla frangola: i) *Frangulae cortex* (Frangola corteccia), che contiene non meno del 7% di glucofranguline, espresse come glucofrangulina A e calcolate sulla droga essiccata; ii) *Frangulae corticis extractum siccum normatum* (Frangola corteccia estratto secco titolato), che contiene non meno del 15% e non più del 30% di glucofranguline, espresse come glucofrangulina A, e calcolate con riferimento alla droga essiccata. Il contenuto non deve deviare del 10% (in più o in meno) da quanto dichiarato in etichetta.

L'effetto lassativo della frangola è dovuto alla presenza di derivati antrachinonici (3-7%), particolarmente glucofranguline A e B e franguline A e B. Per la sua azione lassativa la frangola è paragonabile alla cascara. Altre sostanze presenti nella frangola sono flavonoidi e tannini. È popolare nella nativa Europa, ma meno negli USA (dove è di considerevole uso veterinario). È usata in forma di estratto fluido, ma è anche possibile assumere la droga in polvere (1 g), in forma di capsula. L'azione lassativa si verifica dopo circa 10-12 ore. La Commissione E tedesca raccomanda una dose giornaliera di 20-30 mg di derivati idrossiantracenici. La frangola è contenuta in diverse specialità medicinali OTC (Crisolax®, Fave di Fuca®, Hepasil®, Frangulina®, Neo-heparbil®, Sintobil®). Gli effetti indesiderati e le controindicazioni sono simili alla senna.

Rabarbaro

È dato dal rizoma e dalla radice, privata dei tessuti peridermici, essiccati di *Rheum palmatum* L., e *R. officinale* Baill. (Fam. *Polygonaceae*) o di specie correlate (*R. emodi* Wallich, *R. webbianum* Royl) o ibridi comuni in Cina (rabarbaro cinese) o in India, Pakistan o Nepal (rabarbaro indiano o himalaiano). *R. palmatum e R. officinale* sono piante erbacee perenni, alte 1-3 m con grandi foglie cordate o rotonde. Gli antrachinoni sono concentrati specialmente nel rizoma che viene raccolto in autunno o in primavera da piante di 8-10 anni: viene decorticato, sospeso con corde ed essiccato al sole o con calore artificiale. La droga si presenta in varie forme (cilindrica, ovale, rotonda o con superficie convessa) e dimensioni (5-15 mm di lunghezza e 4-10 mm di diametro). Contiene sennosidi A – F con proprietà lassative, tannini e altre sostanze come isolindleina, lindleina, catechine e stilbeni, sostanze queste ad azione antiflogistica (lindleina, isolindleina, catechine), ipocolesterolemizzante ed ipoglicemizzante (catechine, stilbene). La Farmacopea Europea riporta che la droga (*Rhei radix*) è costituita dalle parti sotterranee di *R. palmatum* o *R. officinale* (o ibridi di queste due specie) o dalla loro mescolanza. La droga deve contenere non meno del 2,2% di derivati idrossiantracenici, espressi come reina, calcolati sulla droga essiccata. La FU XI riporta due monografie: i) rabarbaro estratto fluido (*Rhei extractum fluidum*) che contiene non meno del 2,2% di derivati idrossiantracenici, espressi come reina; ii) rabarbaro estratto secco (*Rhei extractum siccum*) che contiene non meno del 5% e non più dell'8% di derivati idrossiantracenici, calcolati come reina, con riferimento all'estratto essiccato.

Il suo uso causa gli stessi effetti indesiderati della senna. Comunque una dose di 0,5-2 g provoca un'azione lassativa senza dolori addominali. L'azione lassativa si dimezza con la bollitura. La Commissione E tedesca raccomanda una dose giornaliera di 20-30 mg di derivati idrossicantracenici. Le preparazioni più usate sono tinture, infusi ed estratti fluidi. Il rabarbaro ha le stesse controindicazioni della senna.

29.7.2.2 Lassativi vegetali formanti massa

Diverse sono le sostanze di origine vegetale che nel lume del colon assorbono acqua e si rigonfiano (Fig. 29.7); questo comporta un aumento della massa fecale con conseguente effetto lassativo, anche se molto blando. Si comportano in questo modo lo psillio, la gomma guar, la crusca, l'agar, ma anche la fibra alimentare. Queste sostanze hanno effetti sistemici minimi anche se non mancano segnalazioni di reazioni allergiche.

Fibra alimentare

È quella parte edibile degli alimenti vegetali (cereali, frutta, verdura) che non viene digerita dagli enzimi digestivi. Un uso quotidiano di fibre vegetali (25-35 g) potrebbe ridurre il rischio di disturbi (o patologie) a carico del sistema digerente (stipsi, diverticoliti, ragadi anali) e del cardiovascolare (malattie coronariche, ischemia cardiaca). Così

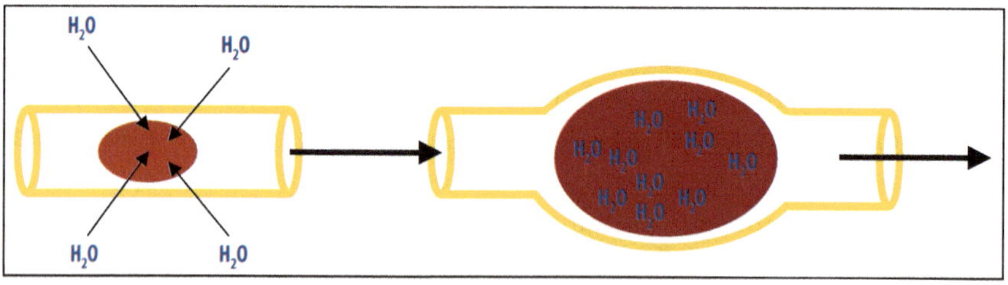

Fig. 29.7 Effetto lassativo degli agenti formanti massa (per es. psillio, agar, crusca, gomma guar).
Cellulose, emicellulose e lignine contenute nei lassativi formanti massa sono resistenti agli enzimi digestivi e raggiungono immodificate il colon. Nel colon possono trattenere acqua e così stimolare la peristalsi

pure l'assunzione regolare di fibra alimentare potrebbe ridurre l'assorbimento di colesterolo e glucosio.

Questi effetti benefici dipendono innanzitutto dal fatto che la fibra alimentare, per la sua blanda azione lassativa, riduce il tempo di permanenza di nutrienti, acidi grassi, fosfolipidi, zuccheri e tossine nel lume intestinale e quindi il loro assorbimento.

Quando la fibra alimentare è presente nella dieta di un soggetto normale si osserva che le feci aumentano di volume e sono più soffici, il transito intestinale risulta accelerato e la defecazione più frequente. Il meccanismo di quest'azione lassativa non è del tutto chiaro. L'ipotesi più convincente è che la fibra resista alla degradazione batterica e contribuisca alla formazione della massa fecale sia assorbendo e trattenendo acqua che incrementando la massa batterica nel colon. Ne consegue un incremento della massa fecale che stimola la propulsione del colon, accelerando così il transito intestinale.

L'azione lassativa della fibra alimentare può anche essere dovuta alla presenza di acidi biliari nel lume del colon. Questi composti, assorbiti dalla fibra (sequestrati) nel tenue, possono essere degradati nel colon dai batteri residenti in prodotti ad azione lassativa, in grado di stimolare la secrezione e la motilità del colon. Piccole quantità di acidi biliari incrementano poi la sensibilità del retto, abbassandone la soglia di distensione necessaria per causare il desiderio di defecazione.

La fibra alimentare può essere utile nella stipsi funzionale, ma anche nella dischezia rettale. Può essere poi di giovamento al paziente con stipsi secondaria. Il tipo di alimento è importante ai fini di una risposta ottimale della fibra alimentare. Comunque la stipsi può essere più facilmente prevenuta che curata con la fibra alimentare.

La flatulenza ed i crampi addominali sono tra i più importanti effetti indesiderati della fibra alimentare, anche se in genere questi tendono ad attenuarsi con il tempo. La fibra può inoltre distendere il colon ed influenzare l'assorbimento di minerali ed oligoelementi. È controindicata in pazienti con ostruzioni intestinali, in quelli con megacolon e megaretto e nella dispepsia funzionale.

Crusca

È il residuo della macinatura del grano (*Triticum aestivum* L., Fam. *Poaceae*); rappresenta l'involucro esterno del cereale e si presenta, allontanata la farina, sottoforma di scagliette più o meno larghe e ben distinte. La crusca può derivare anche da altre piante appartenenti alle *Poaceae*, quali l'avena (*Avena sativa* L.), l'orzo (*Hordeum vulgare* L.) o il riso (*Oryza sativa* L.). Questi tipi di crusca non contengono la stessa quantità di fibra (Tab. 29.8); inoltre quella di grano contiene più componenti insolubili mentre quella di avena è più ricca di gomme ed è considerata una buona fonte di fibre viscose.

Utilizzata in quantità sufficiente (20 g) ed in modo corretto (bere 300-400 ml di acqua per volta) la crusca ammorbidisce le feci, previene i fecalomi e la difficoltà alla defecazione. Nella stipsi la crusca aumenta la massa fecale ed accelera il transito intestinale: feci di maggiori dimensioni vengono eliminate più facilmente rispetto a quelle di dimensioni ridotte. Comunque, l'effetto lassativo è tanto più pronunciato quanto più la crusca contiene la componente insolubile. L'effetto rigonfiante della crusca può normalizzare il transito intestinale e migliorare la stipsi nel giro di 48-72 ore. La crusca risulta utile anche nella diverticolosi mentre sembra inefficace nella stipsi atonica, a causa dei danni neuromuscolari associati all'astenia cronica, all'età avanzata o all'abuso di lassativi.

L'uso della crusca è invece molto discusso nella sindrome dell'intestino irritabile (SII, vedi oltre in questo Capitolo). Negli anni '80 entrò nella pratica consigliare una dieta a base di crusca nella SII. Questa indicazione si basava sull'ipotesi che la SII fosse provocata da una carenza di fibre nella dieta. È stato successivamente dimostrato che solo il 10% di pazienti con SII ne trae vantaggio mentre il 55% manifesta un peggioramento della sintomatologia. Pertanto l'utilizzo di crusca nella SII deve essere riconsiderato in quanto questa può esacerbare i casi lievi (che non lamentano sintomatologia clinica) o addirittura generare pazienti con SII se consumata in eccesso. La crusca non è dunque una panacea, anzi dati aneddotici indicano che il 20% dei pazienti rifiuta o non tollera la crusca. Inoltre in alcuni pazienti si può manifestare gonfiore per l'aumento della produzione di gas intestinali, in seguito alla degradazione batterica dei componenti della crusca. Questi sintomi generalmente scompaiono con il tempo.

Tabella 29.8 Contenuto di fibre in vari tipi di crusca [Da: Capasso & Castaldo (2004) La fibra. Springer-Verlag Italia]

Tipo di crusca	*% di fibra*
Frumento (grano)	40-50
Avena	15-20
Orzo	3-5
Riso	20-30

Psillio (psillio nero)

È costituito dai semi di *Plantago psyllium* L. (= *P. afra* L.) e di *P. indica* L. (= *P. arenaria* Waldst. et Kit.) (Fam. *Plantaginaceae*). Si tratta di piante erbacee annuali con caule ridotto o accorciato, foglie strette, lunghe e ricurve, fiori bianchi in numerose spighe cilindriche e frutti in capsule, che a maturità rilasciano semi giallo-brunastri. I semi di *P. indica* sono piccoli, lunghi 2-3 mm, con superficie liscia e lucente, di colore da bruno a nerastro, ma nella superficie dorsale convessa presentano un'area rotonda a colorazione più chiara; i semi di *P. psyllium* sono più chiari e leggermente differenti nella forma. I semi presentano un rivestimento mucillaginoso, che a contatto con l'acqua bollente si espande a causa dell'alto contenuto di mucillagine (10-30%). La Commissione E tedesca riporta che l'indice di rigonfiamento non debba essere inferiore a 10; l'effetto rigonfiante che ne deriva rende morbide le feci e stimola la peristalsi. La Farmacopea Europea IV riporta che la droga (*Psyllii semen*), caratterizzata dal sapore dolce, consiste nei semi interi, maturi ed essiccati di *P. psyllium* o *P. indica.*
Lo **psillio biondo** è invece costituito dai semi di *Plantago ovata* Forssk. (= *P. ispaghula* Roxb.), simile alle piante precedentemente descritte, ma con foglie più lunghe e spighe fiorali più modeste. Il sottile strato superficiale che riveste i semi viene chiamato **ispagula**, che grazie al suo contenuto in mucillagine (25-30%), può adsorbire acqua per 25 volte il suo peso.

Una caratteristica dello psillio è quella di migliorare il peso e la consistenza della massa fecale, sia nella stipsi che nella diarrea. Inoltre lo psillio allunga il tempo di transito quando questo è breve (nella diarrea) e lo accorcia quando è lungo (nella costipazione) contribuendo ulteriormente a normalizzare il transito intestinale della massa fecale. Nella costipazione, in particolare, lo psillio trattenendo acqua nel lume intestinale previene l'eccessivo assorbimento di liquidi lungo tutto il colon. In queste condizioni la massa fecale risulta più idratata, aumenta il volume e quindi accelera il transito, riducendo in definitiva il tempo disponibile per il riassorbimento del fluido.

Lo psillio è stato anche utilizzato nel trattamento della sindrome dell'intestino irritabile (Tab. 29.12) e della colite ulcerosa (Vedi "Fitoterapia della malattie infiammatorie dell'intestino", più avanti in questo Capitolo).

La dose giornaliera consigliata dalla Commissione E tedesca è di 10-30 g; si assume generalmente con acqua (150 ml/5 g di droga). È utile nel trattamento della stipsi atonica e spastica e quando deve essere evitato uno sforzo eccessivo, in seguito ad interventi in sede ano-rettale.

Lo psillio può provocare, se usato a lungo ed a dosi superiori a quelle consigliate, flatulenza e sensazione di gonfiore addominale. In rarissimi casi ha provocato reazioni allergiche di lieve entità (sintomi aspnetici). In un caso (donna asmatica di 42 anni) ha provocato anafilassi e morte.

Lo psillio è controindicato in pazienti con diabete difficile da controllare, in quelli trattati con ipocolesterolemizzanti, nei casi di ostruzione intestinale e di megacolon.

Vedi Cap. 23 per l'utilizzo dello psillio biondo nel trattamento del soprappeso e dell'obesità.

Agar

L'agar si ottiene da diverse specie di alghe (*Gelidium, Gracilaria, Euchema*), che crescono lungo le coste degli Stati Uniti, Spagna, Nuova Zelanda, Australia e Sud Africa. L'agar si trova in fasci, fatti di strisce sottili e agglutinate o in forma granulare. Contiene circa il 90% di polisaccaridi, tra cui agarosio e agaropectina; il restante 10% è dato da acqua, composti azotati e lipidi. La Farmacopea Europea IV riporta che l'agar consiste di polisaccaridi e deriva da varie *Rhodophyceae*, appartenenti principalmente al genere *Gelidium*. Si prepara trattando le alghe con acqua bollente; l'estratto si filtra ancora caldo, si concentra e si essicca. L'agar si rigonfia nel lume del colon ed aumenta l'idratazione delle feci, causando così un effetto lassativo. A volte può trascorrere una settimana dall'inizio della terapia con più di 400 g di agar prima di apprezzare qualsiasi beneficio. L'agar non può essere assorbito, non fermenta e non è tossico. La parete cellulare di alcune alghe brune delle specie *Fucus* (*Fucus vesiculosus*), *Laminaria e Macrocystis* (*M. pyrifera*), che crescono sulle scogliere lungo le coste nord atlantiche, contengono polisaccaridi idrofili come l'acido alginico, un acido poliurico composto di residui D–mannuronici e L-galatturonici.

Gomma guar

Si ottiene dall'endosperma del seme di *Cyamopsis tetragonolobus* L. Taub. (= *C. Psoralioides* DC) (Fam. *Fabaceae*), una pianta erbacea coltivata a lungo in India. La gomma si ottiene separando l'albume dall'embrione e dal tegumento del seme (Box 23.7). Contiene galattomannano (70-80%), acqua (10-13%), fibre grezze (1,5-2%), proteine, cere e grassi. Come tutti gli agenti formanti massa, la gomma guar aumenta il volume delle feci e le idrata rendendo più agevole l'evacuazione in caso di stipsi. Essendo la sua azione graduale, è necessario un trattamento quotidiano di alcuni giorni per poter normalizzare le funzioni dell'intestino. La dose giornaliera consigliata è di 15-20 g (in dosi singole da assumere ad ogni pasto). Flatulenza, dolori addominali e crampi sono gli eventi avversi più frequentemente riportati.

È anche disponibile un tipo di gomma guar parzialmente idrolizzata (Novafibra®, LactoDis.Cinil® soluzione), indicata con l'acronimo PHGG (*partially hydrolyzed guar gum*); questa, a differenza di quella tradizionale, rimane sempre liquida e non gelifica. Questo tipo di gomma cede facilmente acqua alle feci in caso di stipsi e la sottrae in caso di diarrea. Pertanto la PHGG trova applicazione anche nel trattamento della diarrea; viene inoltre utilizzata in caso di diverticolosi, in quanto le sue proprietà chimico-fisiche riducono la possibilità di ristagno di materiale nel lume intestinale e conseguentemente l'infiammazione del diverticolo. La dose giornaliera consigliata è di 5 g (unica somministrazione). La PHGG è ben tollerata; poiché non gelifica, non provoca gonfiore gastrico.

Vedi Cap. 23 per l'utilizzo della gomma guar nel trattamento del soprappeso e dell'obesità.

29.7.2.3 Frutti lassativi

Tamarindo

È il frutto di *Tamarindus indica* L. (Fam. *Cesalpinaceae*), un albero sempreverde che cresce in India e Africa tropicale, alto circa 20 metri. I frutti (ad azione lassativa) sono baccelli pendenti, con protuberanze in corrispondenza dei semi. I semi sono inseriti in una sostanza soffice e giallastra (polpa), di sapore leggermente acido e di odore particolare. La polpa del frutto contiene circa il 20% di acidi organici (tartarico, citrico, malico) in forma libera e come sali di potassio, sostanze mucillaginose (20-30%) e zuccheri. Il tamarindo è usato come lassativo, sotto forma di marmellata o sciroppo, nei casi di stipsi cronica. La dose è di 40-60 g, ai bambini 1-2 g per anno. Da ricordare, infine, che il tamarindo può aumentare la biodisponibilità dell'aspirina.

Cassia

La polpa di cassia si ottiene dai frutti di *Cassia fistula* L. (Fam. *Leguminosae*), un albero coltivato nelle regioni tropicali. I frutti sono baccelli cilindrici, arrotondati alle estremità. L'interno è diviso in numerose logge ripiene di una polpa nerastra, di odore speciale, di sapore dolciastro. La polpa contiene acido citrico, sostanze tanniche, pectine, derivati antrachinonici (1%) e fruttosio (70%). È usata in forma di marmellata o sciroppo come blando lassativo. La dose è di 40-60 g (3-5 g per ogni anno di età nei bambini).

Prugne

Questi frutti (da *Prunus domestica* L., Fam. *Rosaceae*) hanno un'azione lassativa eccellente alle dosi di 50-100 g. Il loro effetto lassativo è dovuto alla presenza di acidi organici (2%), zuccheri (50%) e ossifenisatina (piccole quantità). Molti altri frutti (fichi, uva fresca e secca, datteri, arance, mandarini), specialmente se non molto maturi, agiscono da lassativi, probabilmente attraverso un'azione meccanica. In questi frutti collabora all'effetto lassativo anche una non trascurabile quantità di zuccheri ad azione osmotica (12% nei fichi, 25% nell'uva fresca, 70% nell'uva passa e 50% nelle prugne).

29.8 Diarrea

29.8.1 Quadro clinico

In condizioni fisiologiche si ha una sola emissione fecale (raramente due) che non supera i 120 g nelle 24 ore ed il cui contenuto in acqua è compreso tra il 55 ed il 70%. Si ha diarrea quando le emissioni fecali si ripetono nelle 24 ore (tre-sei volte), superano i 200 g e contengono dal 70 al 90% di acqua. La diarrea si può pertanto definire come l'emissione più o meno frequente di materiale fecale liquido o semiliquido.

La principale funzione dell'intestino è quella di assorbire sostanze nutritive (ingerite con i pasti), gli elettroliti ed il liquido intraluminale. Quest'ultimo, circa 10 litri nelle 24 ore, solo in parte viene escreto (circa l'1%) con le feci mentre la maggior parte (il 99%) viene assorbito sia nell'intestino tenue che nel colon. Di questa enorme quantità di liquido parte (1,5-2 litri) viene ingerita durante la giornata mentre la rimanente viene secreta dal tratto digerente (saliva, 1,5 litri; succo gastrico, 2,5 litri; bile 0,5 litri; liquido pancreatico 1,5 litri; liquido intestinale 2,5 litri) e serve a lubrificare il lume intestinale ed a facilitare la "solubilizzazione" del contenuto intestinale. La secrezione aiuta anche a rimuovere i detriti alimentari residui dal lume intestinale (funzione di lavaggio) e quindi a mantenere la flora batterica a livelli fisiologici.

In condizioni normali l'assorbimento (avviene nelle cellule che rivestono i villi) prevale, anche se di poco, sulla secrezione (avviene nelle cellule che rivestono le cripte); questo delicato equilibrio può essere però alterato da fattori in grado di provocare irritazione (o infiammazione) della mucosa intestinale, alterazione dell'assorbimento e della secrezione idrosalina ed alterazione della motilità intestinale e del flusso sanguigno. I principali fattori responsabili di queste alterazioni sono le infezioni intestinali. È infatti noto che diversi patogeni liberano nel lume intestinale enterotossine capaci di incrementare la secrezione (idrosalina) intraluminale oppure di penetrare nell'epitelio intestinale e ridurre l'assorbimento (idrosalino). La diarrea può anche insorgere per l'ingestione di sostanze tossiche (tossine) o di alimenti non ben tollerati (latte, uova, fragole, molluschi, ecc.) che favorirebbero il rilascio di sostanze secretagoghe. Ci sono poi diversi farmaci che, assunti regolarmente per un periodo prolungato, possono indurre un'eccessiva risposta motoria o un ridotto assorbimento di acqua e di ioni. Altri fattori da prendere in considerazione, perché possono accelerare il transito e provocare un'evacuazione di feci liquide, sono le emorragie delle vie digestive, l'eccessiva introduzione di cibo ed il blocco dei processi digestivi (emozioni, eccessivo freddo). In questi casi il materiale indigerito causa un accumulo intraluminale di sostanze secretagoghe (acidi biliari) e provoca irritazione della parete intestinale (sangue indigerito). Fattori nervosi associati a modificazioni dietetiche o infezioni microbiche sono infine responsabili della diarrea che colpisce il viaggiatore. In tutti questi casi l'emissione di feci liquide ha un esordio di breve durata (diarrea acuta) e può rappresentare, in alcuni casi, un meccanismo di difesa dell'organismo.

Di più lunga durata (cronica) è invece la diarrea provocata da anormalità funzionali (accumulo intraluminale di acidi biliari), malassorbimento, infezioni enteriche, insufficienza pancreatica, ostruzioni a carico dei dotti biliare e pancreatico, tumori localizzati lungo il tratto intestinale.

29.8.2 Fitoterapia della diarrea

Nella maggior parte dei casi, per riportare alla normalità il transito intestinale e lo squilibrio elettrolitico, occorre rimuovere le cause piuttosto che usare un agente antidiarroico. I farmaci antidiarroici hanno uno scarso effetto sulla diarrea iatrogena o tossica. In questi casi la terapia antidiarroica ritarda la diagnosi di una patologia più seria.

Molte preparazioni a base di oppio sono dei rimedi naturali potenti ed efficaci per la diarrea, ma per ovvie ragioni (per es. potenziale depressione respiratoria, mortale in caso di overdose) il loro uso è praticamente scomparso nei Paesi industrializzati. Le droghe vegetali ad attività antidiarroica sono elencate nella Tabella 29.9. La maggior parte di esse è caratterizzata da un alto contenuto in tannini o di pectine.

Tabella 29.9 Piante medicinali ad attività antidiarroica

Nome comune della droga	*Nome latino della pianta*	*Parte della pianta utilizzata*	*Principali costituenti chimici*	*Dose giornaliera*
Acacia	*Acacia arabica*	Corteccia	Tannini	6-10 g
Agrimonio*	*Agrimonia eupatoria*	Pianta fiorita	Tannini, flavonoidi	3 g
Alchemilla*	*Alchemilla vulgaris*	Parti aeree	Flavonoidi, tannini	5-10 g
Altea*	*Althaea officinalis*	Radici	Mucillagini, pectine, amido	6 g
Amamelide*	*Hamamelis virginiana*	Corteccia, radici, foglie	Catechine, tannini, olio essenziale, flavonoidi	a
Argentina*	*Potentilla anserina*	Foglie, fiori	Tannini, flavonoidi	4-6 g
Banana (banana verde)	*Musa paradisiaca sapientum*	Frutto immaturo	Pectine	b
Carbone di caffè*	*Coffea arabica*	Semi	Alcaloidi purinici, derivati dell'emicellulosa	9 g
Carota	*Daucus carota*	Radici	Pectine, carotenoidi	c
Carruba	*Ceratonia siliqua*	Frutti	Mucillagini, sostanze proteiche, flavonoidi	d
Cinquefoglie*	*Potentilla erecta*	Rizoma	Tannini, flavonoidi, triterpeni	4-6 g
Guava	*Psidium guajava*	Foglie, frutti	Pectine, flavonoidi	e
Jambul	*Syzygium cumini*	Corteccia	Tannini, triterpeni, flavonoidi, steroidi	3-4 g
Mela	*Malus domestica*	Falso frutto	Pectine, tannini, derivati dell'acido caffeico	f
Mirtillo*	*Vaccinium myrtillus*	Frutti	Tannini, flavonoidi	20-50 g
Mora selvatica*	*Rubus fruticosus*	Foglie	Tannini, flavonoidi	4-5 g
Psillio*	*Plantago psyllium*	Semi	Mucillagine, olio fisso, iridoidi, sostanze proteiche	12-40 g
Quercia*	*Quercus robur*	Corteccia	Tannini, cumarine	3 g
Ratania	*Krameria triandra*	Radici	Tannini, neolignani	1 g
Tè (tè verde e nero)	*Camellia sinensis*	Foglie	Alcaloidi purinici, tannini, olio essenziale	8 g
Tormentilla*	*Potentilla anserina*	Parti aeree	Tannini, flavonoidi	4 – 6 g
Uzara*	*Xysmalobium undulatum*	Radici	Glicosidi steroidei cardio-attivi, derivati del pregnano	g

* Raccomandata dalla Commissione E tedesca
a = tisana preparata con 2-3 g di droga in 150 ml di acqua (una tazza 2-3 volte al giorno)
b = 1,5-2 frutti crudi al giorno come alimento
c = 300-400 g come alimento (bollito)
d = come alimento (un pasto fatto di semi di carruba)
e = 1,5 g di estratto standardizzato (quercetina, 0,2%)
f = 1-1,5 kg come alimento
g = 45-90 mg di glicosidi totali

29.8.2.1 Piante medicinali contenenti tannini

Una delle più importanti azioni dei tannini è il loro effetto sulla diarrea. Producono uno strato protettivo temporaneo di proteine coagulate sulla mucosa dell'intestino, forse desensibilizzando le terminazioni nervose sensoriali e riducendo gli stimoli peristaltici. I tannini possono anche avere attività antibatterica contro i patogeni enterici, proprietà questa interessante per il trattamento della diarrea infettiva. I tannini condensati, inoltre, possono legare alcune tossine ed inattivarne l'attività secretagoga.

Poiché i tannini sono molecole polari, sono scarsamente assorbite nel tratto gastrointestinale. Quindi l'effetto è per lo più locale, all'interno del lume gastrointestinale. Comunque, i prodotti di decomposizione dei tannini vengono assorbiti e possono esercitare effetti farmacologici e tossici. La scarsa biodisponibilità dei tannini limita i loro effetti sistemici, ma alte dosi causano comunque un effetto irritante: per queste ragioni vanno evitate se il tratto gastrointestinale è infiammato o ulcerato.

L'assunzione cronica di tannini (o di droghe contenenti tannini) è pericolosa in quanto essi possono: 1) inibire l'attività degli enzimi digestivi, 2) complessare gli ioni metallici inibendone l'assorbimento, 3) reagire con la tiamina diminuendone l'assorbimento. I tannini sembrano anche coinvolti nello sviluppo del cancro esofageo, ma questo non avviene con le droghe contenenti tannini.

Le principali piante medicinali contenenti tannini sono la tormentilla (l'unica valutata in studi clinici controllati randomizzati), l'argentina, l'agrimonio, la corteccia di quercia, le foglie di mora selvatica, l'alchemilla ed il tè.

Piante del genere *Potentilla*

Appartengono a questo genere la **tormentilla** (*Potentilla tormentilla* Nec. = *P. erecta* L. Rau.) e l'**argentina** *Potentilla anserina* L. (Fam. *Rosaceae*). *P. anserina* è una pianta erbacea, di aspetto sericeo, per la presenta di peli argentei, con foglie pennatosette lunghe fino a 25 cm (ogni foglia è divisa in 11-25 foglioline di dimensioni variabili) e fiori con un diametro di 2 cm, di colore giallo dorato. La pianta è diffusa nell'Italia settentrionale ed in quella centrale fino alla Campania. *P. tormentilla* presenta foglie basali divise in tre-cinque lobi, con fiori di un giallo meno intenso; si trova nella zona submontana ed in quella alpina.

La Commissione E tedesca riporta due monografie, una per le foglie ed i fiori di *P. anserina* che devono contenere almeno il 2% di tannini, quando sottoposti a precipitazione con caseina e calcolati come acido gallico (in riferimento alla droga essiccata) e l'altra relativa al rizoma di *P. tormentilla*. Entrambe le droghe vengono raccomandate per il trattamento della diarrea e degli stati infiammatori del cavo orale e della laringe; inoltre l'argentina viene raccomandata nei casi di dismenorrea. Gli Autori di uno studio clinico randomizzato, in doppio cieco, hanno dimostrato che un estratto di radici di *P. tormentilla*, somministrato tre volte al giorno fino alla scomparsa della diarrea (ed in ogni caso per un periodo non superiore ai 5 giorni) era superiore al placebo nel ridurre la durata della diarrea (nonché la necessità di trattare i pazienti con soluzione orale reidratante) in 40 bambini di età compresa tra i tre mesi ed i sette anni [Subbotina e coll. (2003) Pediatr Infect Dis J 22:706-711] con diarrea da rotavirus. In questo studio la diarrea veniva valutata attraverso un metodo oggettivo, mentre il grado di disidratazione veniva valutato attraverso un esame fisico.

La Commissione E tedesca riporta tra i probabili effetti collaterali la possibilità dell'insorgenza di disturbi gastrici, sia per la tormentilla che per l'argentina. La dose giornaliera raccomandata dalla Commissione E tedesca è di 4-6 g di droga, sia per la tormentilla che per l'argentina; nella monografia relativa alla tormentilla viene consigliato di consultare il medico se la diarrea dovesse protrarsi per più di 3-4 giorni.

Agrimonio

È dato dalla pianta fiorita di *Agrimonia eupatoria* L. (Fam. *Rosaceae*). La pianta è alta 50-100 cm, con un fusto eretto e villoso e cresce spontanea in Europa centrale e settentrionale, Asia temperata e nord America. La droga contiene tannini condensati in misura variabile. Contiene anche flavonoidi, come la quercetina, il kaempferolo, la luteolina e l'apigenina (per lo più in forma di glicosidi). La Farmacopea Europea IV riporta che la droga (*Agrimoniae herba*) deve contenere almeno il 2% di tannini, espressi come pirogallolo. L'agrimonio ha una fragranza leggera e piacevole e un intenso gusto amaro. L'agrimonio è raccomandato dalla Commissione E tedesca per il trattamento non specifico della diarrea acuta lieve. La Commissione E tedesca non riporta effetti collaterali o controindicazioni associati all'uso della droga. La dose giornaliera consigliata è 3 g di droga secca.

Quercia (corteccia)

Si ricava dai giovani rami e dai germogli laterali di *Quercus robur* L. (= *Q. pedunculata* Ehrh. e/o *Q. petraia* Matt. Lieb.) (Fam. *Fagaceae*). *Q. robur* è un albero alto fino a 50 m, molto diffuso in Europa, Asia minore e regione caucasica. La corteccia è profondamente fessurata, spessa e grigio bruna; contiene tannini in concentrazione variabile (8-20%). La corteccia di quercia, alla dose giornaliera di 3 g di droga secca, è raccomandata dalla Commissione E tedesca per il trattamento non specifico della diarrea acuta lieve. La Commissione E tedesca non riporta effetti collaterali, né controindicazioni (quando viene adoperata per uso interno); tuttavia riporta che la corteccia di quercia può ridurre l'assorbimento degli alcaloidi o di altri farmaci alcalini.

Vedi Cap. 33 per gli usi dermatologici della quercia (corteccia).

Alchemilla

È data dalle parti aeree di *Alchemilla vulgaris* L. (= *A. glabra* Nay.) (Fam. *Rosaceae*), raccolte durante la fioritura. Si tratta di una pianta erbacea che cresce in varie aree dell'emisfero settentrionale, ma è per lo più coltivata. L'alchemilla è inodore ed ha un gusto astringente. Tra i componenti principali ci sono principi amari, flavonoidi e tannini (6-8%). La Farmacopea Europea IV riporta che la droga (*Alchemillae herba*) consiste nelle parti aeree essiccate, intere o tagliuzzate, di *Alchemilla xanthochlora* Rothm. (= *A. vulgaris* L. *sensu latiore*); essa deve contenere non meno del 7,5% di tannini, espressi come pirogallolo, calcolati sulla droga essiccata. L'alchemilla è raccomandata dalla Commissione E tedesca per il trattamento non specifico della diarrea lieve. La dose giornaliera consigliata è di 5-10 g di droga grezza. La Commissione E tedesca non riporta effetti collaterali né controindicazioni; tuttavia consiglia di consultare il medico se la diarrea dovesse durare per più di 3-4 giorni.

Mora selvatica (foglie)

Si ottengono da *Rubus fruticosus* L. (Fam. *Rosaceae*), una pianta indigena dell'Europa e naturalizzata in America e Australia. La pianta è un cespuglio spinoso che cresce rapidamente fino a 2 m di altezza. Le foglie sono generalmente 5-pari pennate, glabre nella pagina superiore e di colore dal grigio al bianco in quella inferiore. La droga contiene acidi organici (tra cui acido citrico e isocitrico), flavonoidi, triterpeni e fino al 14% di tannini. La foglia di mora, alla dose giornaliera di 4-5 g di droga secca, viene raccomandata dalla Commissione E tedesca per il trattamento non specifico della diarrea acuta lieve. La monografia della Commissione E tedesca non riporta effetti collaterali né controindicazioni; tuttavia, consiglia di consultare il medico se la diarrea dovesse durare per più di 3-4 giorni.

Tè

È dato dalle foglie fermentate ed essiccate di *Camellia sinensis* L. O. Kuntze (= *Thea sinensis* L.) (Fam. *Theaceae*). Allo stato selvatico la pianta può raggiungere i 5-10 m di altezza, ma viene anche coltivata come arbusto: entrambi hanno foglie alternate e sempreverdi. La pianta del tè è originaria dell'Asia orientale, ma ora è coltivata in altre regioni asiatiche, in Africa e in sud America. La pianta si trova in commercio come tè nero, tè verde e tè "oolong" (Box 29.3). Il tè si presenta in masse più o meno accartocciate; il suo odore è gradevole, aromatico, il sapore è gradevolmente astringente e amaro. Contiene il 2,5-4,5% di caffeina, lo 0,02-0,04% di teofillina, lo 0,05% di teobromina, il 5-20% di tannini di tipo catechinico, polifenoli ossidati e circa l'1% di olio volatile che dà l'aroma al tè. L'attività farmacologica del tè, comunque, dipende dalla sua origine geografica (il tè di Ceylon è più attivo), dall'età dell'albero (gli alberi di 10 anni sono i migliori) e dalle foglie (i germogli giovani sono preferiti alle foglie giovani o vecchie). La droga è usata soprattutto come bevanda: una tazza di 200 ml contiene circa 0,04-0,16 mg di tannini. L'infusione deve durare 15-20 minuti, se si richiede una maggiore presenza di tannini nell'estratto acquoso. In individui normali 1-2 l di tè al giorno (8 g di droga) prolungano il tempo di transito intestinale, riducono la secrezione di acidi biliari e possono causare stipsi.

Vedi Cap. 33 per l'utilizzo del tè verde nella prevenzione dei tumori.

29.8.2.2 Piante medicinali contenenti pectine

Con il termine pectine s'intendono i polisaccaridi resistenti alle amilasi che si trovano nelle pareti cellulari e nel contenuto intra-

Box 29.3 Preparazione del tè nero, verde e oolong

Il **tè nero** viene preparato a Ceylon e in India dal germoglio apicale e dalle due foglie più alte di ogni ramo della pianta. La raccolta comincia quando la pianta ha 3 anni e continua per 30-40 anni. Le foglie vengono prima essiccate (possono occorrere 15-36 ore), poi macinate o arrotolate: questo processo mette gli enzimi (polifenolo ossidasi) in contatto con il succo cellulare e l'ossidazione che avviene conferisce al prodotto finale un colore scuro. Il materiale arrotolato viene poi fermentato a 30° C per 0,5-2 ore, e riscaldato a 115-120° C per ottenere un prodotto stabile (il contenuto d'acqua si riduce al 4-5%)

Il **tè verde** viene preparato in Cina e in Giappone: la sua preparazione è diversa in quanto le foglie fresche vengono immediatamente riscaldate (stabilizzazione). Questo procedimento distrugge gli enzimi e il tè diventa verde durante i successivi processi di arrotolamento ed essiccamento

Il **tè oolong** è solo parzialmente fermentato; questo tè è poco usato in Europa cellulare. Il loro peso molecolare è compreso tra 60.000 e 90.000 e la loro struttura di base è formata da molecole di acido galatturonico. Si trovano in tutti i prodotti naturali, ma sono abbondanti nei frutti carnosi e nelle radici. Le pectine si trovano particolarmente nelle banane verdi, nelle carote, nelle carrube, nei residui delle mele e negli scarti delle barbabietole da zucchero, nonché nei prodotti di scarto di arance e limoni. Le pectine accompagnano spesso la cellulosa contribuendo di molto all'integrità strutturale della cellula vegetale e quindi della pianta in generale. Quando raggiungono il colon, le pectine vengono degradate dai batteri colici in acidi grassi a catena corta (SCFA, come butirrato, propionato e acetato) (Fig. 29.7). Nel colon gli SCFA (acronimo del termine inglese *short chain fatty acids*) facilitano l'assorbimento di elettroliti e acqua, rappresentano una fonte addizionale di energia, aumentano la sintesi proteica e migliorano l'utilizzo dell'ossigeno da parte della mucosa del colon. Inoltre gli SCFA possono avere un'azione inibitoria sulla motilità del colon.

Classici "rimedi casalinghi" per il trattamento della diarrea sono: 1) il consumo di 1-1,5 kg di mele durante l'arco della giornata, 2) le banane (3-4 frutti nella giornata) e 3) un passato di carote (300-400 g).

Banana verde

Il frutto immaturo di *Musa paradisiaca sapientum* L. (Fam. *Musaceae*) è usato nel trattamento di vari disturbi intestinali tra cui la diarrea.

Le pectine presenti nelle banane verdi sono per lo più glicani e destrine che vengono idrolizzate in zuccheri solubili durante i processi di maturazione. Le pectine non vengono digerite nell'intestino tenue. Raggiungendo il colon, le pectine vengono fermentate dai batteri residenti in SCFA (butirrato, propionato e acetato) che stimolano l'assorbimento di sali e acqua (Fig. 29.8) e, nello stesso tempo, esercitano effetti trofici sulla mucosa del colon. Gli Autori di un recente studio clinico, randomizzato e in doppio cieco, effettuato su 62 bambini con diarrea persistente, hanno dimostrato che il frutto cotto di banana verde, incluso in una dieta a base di riso, riduceva la quantità di feci, il numero di episodi di vomito e la durata della diarrea dopo 3 giorni di trattamento (ogni bambino assumeva circa 30 g/kg di banana cotta corrispondente a 1,5-2 frutti crudi al giorno) [Rabbani e coll. (2001) Gastroenterology 121:554-560].

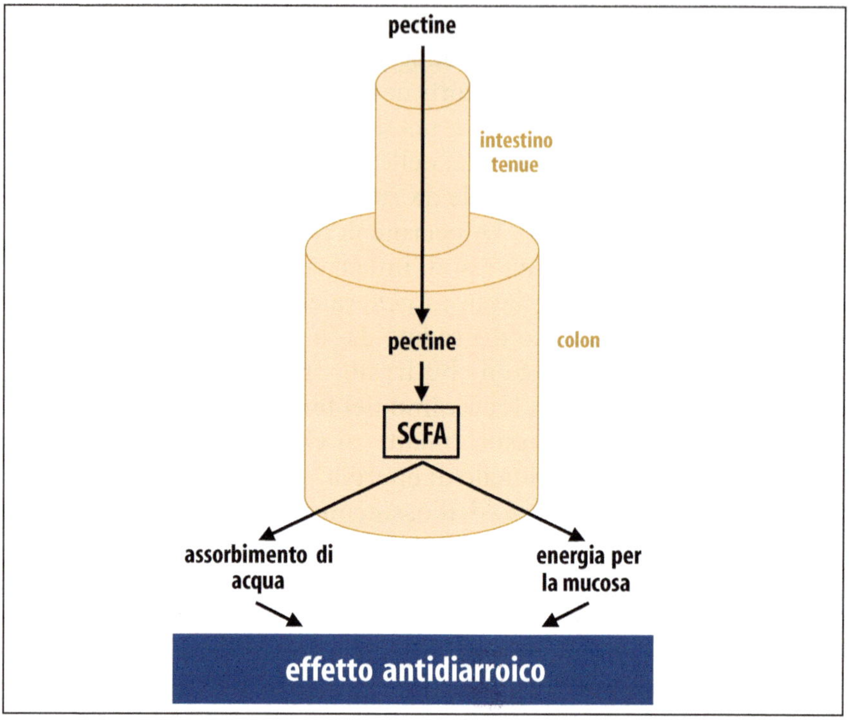

Fig. 29.8 Le pectine vengono metabolizzate nel colon ad acidi grassi a catena corta (SCFA) che favoriscono il riassorbimento di acqua ed inoltre possiedono un'azione trofica sulla mucosa intestinale

Carruba

La carruba è il frutto di *Ceratonia siliqua* L. (Fam. *Fabaceae*), un albero (carrubo) che cresce nell'area mediterranea ed è coltivato nell'Italia meridionale, soprattutto in Sicilia. Si tratta di un albero sempreverde, alto fino a 6-7 metri, con tronco corto e tozzo e una chioma espansa. I frutti sono dei baccelli, lunghi fino a 20 cm e larghi 3 cm, contenenti diversi semi inclusi in una polpa che è soffice quando fresca, ma diventa dura con l'essiccamento. Il frutto contiene diversi carboidrati, tra i quali glucosio, saccarosio, mucillagine (3%) e pectine (2-3%). Si usa come alimento per il suo elevato contenuto zuccherino e per il gusto piacevole. Le carrube seccate e polverizzate, sospese in acqua, rappresentano un rimedio tradizionale contro la diarrea e vengono utilizzate specialmente per l'infanzia. Da ricordare anche la carrubina, una gomma ottenuta dall'endosperma del seme che viene utilizzata nelle industrie tessili e della carta, ma che è stata anche impiegata per prevenire il vomito nei bambini; in pratica provoca un addensamento del contenuto dello stomaco. L'efficacia dei preparati a base di carruba è stata dimostrata in diversi studi clinici randomizzati [Loeb e coll. (1989) J Pediatr Gastroenterol Nutr 8:480-485; Hostettler e coll. (1995) J Diarrhoeal Dis Res 13:155-158; Aksit e coll. (1998) Paediatr Perinat Epidemiol 12:176-181]. Nello studio più recente è stato dimostrato che l'aggiunta di succo di carruba alla soluzione di reidratazione orale era più efficace della sola soluzione di reidratazione in 80 bambini con diarrea acuta, lieve o moderata [Aksit e coll. (1998) Paediatr Perinat Epidemiol 12:176-181]. Non sono noti effetti collaterali associati all'uso di carruba. La frazione di carruba insolubile in acqua è disponibile sul mercato e viene utilizzata alla dose giornaliera di 2 g (da somministrarsi ogni due ore per due giorni).

Guava

È data dalle foglie e dai frutti di *Psidium guajava* L., un arbusto sempreverde con foglie pubescenti nella pagina inferiore, fiori bianchi vistosi e frutti di forma variabile (sferica, ellittica, piriforme) di colore giallo o verde giallo, lisci o rugosi, con polpa bianca, bianco-giallognola, rosa o rossa, dolce, agrodolce o acida, con numerosi semi. È originaria dell'America Centrale, ma è molto coltivata nei Paesi tropicali. È sporadicamente presente nel bacino del Mediterraneo. I frutti contengono pectine, flavonoidi (avicularina, amritoside) ed acidi organici. Estratti di guava possiedono proprietà spasmolitiche e quest'attività è stata attribuita alla presenza del flavonoide quercetina. Per il trattamento della diarrea vengono tradizionalmente impiegati le foglie ed i frutti con semi. Due studi clinici randomizzati, di cui uno pubblicato in lingua cinese, hanno confermato le proprietà antidiarroiche della guava. In uno di questi studi, in doppio cieco [Lozoya e coll. (2002) J Ethnopharmacol 83:19-24] è stato dimostrato che un estratto standardizzato, ottenuto dalle foglie di *P. guajava* (QG-5® contenente lo 0,2% di quercetina), somministrato in capsule contenenti 500 mg di prodotto (ogni otto ore per tre giorni) risultava superiore al placebo nel diminuire i dolori addominali e la diarrea in 50 pazienti che ricevevano la soluzione di reidratazione orale.

29.8.2.3 Altre piante medicinali ad attività antidiarroica

Uzara

È data dalle parti sotterranee essiccate di *Xysmalobium undulatum* (Fam. *Asclepiadaceae*), una pianta erbacea originaria del sud Africa. La droga, che si ricava da piante di 2-3 anni di età, contiene glicosidi steroidei cardioattivi (cardenolidi, una miscela detta uzarone o xysmalobina e derivati del pregnano). La Commissione E tedesca riporta che l'uzara inibisce la motilità intestinale (ad alte dosi ha effetti simili alla digitale sul cuore) e la consiglia per il trattamento non specifico della diarrea acuta. Se adoperata in modo corretto l'uzara è una droga sicura; comunque, a causa della presenza di glicosidi cardioattivi, la Commissione E tedesca riporta, tra le controindicazioni, la potenziale interazione con i glicosidi cardiaci, come la digossina. Tuttavia, non esistono dati clinici che attestino quest'interazione farmacologica.

La Commissione E tedesca riporta l'uso di estratti fluidi idroalcolici (etanolo/acqua) o di estratti secchi, ottenuti sottoponendo la droga ad estrazione con una miscela formata da acqua e metanolo, raccomandando una dose giornaliera corrispondente a 45-90 mg di glicosidi totali, calcolati come uzarina (iniziando il trattamento con una dose corrispondente a 75 mg di glicosidi, ovvero l'equivalente di 1 g di droga secca). Inoltre, la Commissione E tedesca consiglia di consultare il medico nel caso in cui la diarrea dovesse durare per più di 3-4 giorni.

Carbone di caffè

Viene prodotto tostando la parte esterna dei semi dei frutti verdi essiccati di *Coffea arabica* L. (Fam. *Rubiaceae*) (e di altre specie di *Coffea*) finchè diventano neri, poi macinando il prodotto carbonizzato. Le specie di *Coffea* sono arbusti o piccoli alberi con foglie coriacee e fiori bianchi. Il frutto è una drupa delle dimensioni di una ciliegia, di colore rosso a maturazione. Il caffè contiene alcaloidi purinici (soprattutto caffeina), trigonellina e prodotti di carbonizzazione dell'emicellulosa. La Commissione E tedesca riporta che il carbone di caffè possiede proprietà astringenti ed adsorbenti e lo raccomanda per il trattamento non specifico della diarrea acuta, stabilendo la dose giornaliera di 9 g di droga secca. La monografia non riporta controindicazioni o effetti collaterali; tuttavia viene segnalato il potenziale d'interazione dovuto alle capacità adsorbenti del carbone di caffè (ovvero la possibilità di ridurre l'assorbimento di altri farmaci) e consiglia di consultare il medico se la diarrea dovesse durare per più di 3-4 giorni.

29.9 Sindrome dell'intestino irritabile

29.9.1 Quadro clinico

La sindrome dell'intestino irritabile (SII, detta anche sindrome del colon irritabile, colite mucosa o colon spastico) è una sindrome carat-

Tabella 29.10 Criteri di Roma per la diagnosi della sindrome dell'intestino irritabile [Da: Braunuald e coll. (Ed.) Harrison's Manual of Medicine (2001) The McGraw-Hill Companies, Inc, New York]

*Dolore o fastidio addominale**	*PIU'*	*Due o più dei seguenti sintomi per almeno il 25% del tempo**
Ridotto dalla defecazione		Variazioni nella frequenza dell'alvo e/o variazioni nella consistenza delle feci
Associato a variazioni nella frequenza delle scariche		Difficoltà alla defecazione e/o senso di evacuazione incompleta
Associato a variazioni nella consistenza delle feci		Presenza di muco nelle feci

* I sintomi devono essersi manifestati per almeno 3 mesi in maniera continuativa

terizzata da una serie di sintomi, il più comune dei quali è il dolore addominale ricorrente associato a modificazioni dell'alvo. Sintomi addizionali possono essere meteorismo e flatulenza come anche dispepsia, pirosi retrosternale, nausea e vomito. La SII colpisce dal 15 al 30% della popolazione, anche se solo un terzo delle persone afflitte da questo disturbo consulta il medico. Di solito il disturbo inizia a manifestarsi nei primi tre decenni di vita, si verifica con episodi intermittenti e può durare per tutta la vita, senza limitarne la durata. Poiché non sono presenti anomalie anatomiche, non esistono marker che possano facilitare la diagnosi della malattia; pertanto i criteri per la diagnosi della SII sono quelli stabiliti nella conferenza di Roma del 1998 e per questo chiamati criteri di Roma (Tab. 29.10).

Sebbene la patogenesi di tale disturbo non sia stata completamente chiarita, essa sembra derivare da una combinazione di alterazioni delle funzioni motorie e sensoriali a livello viscerale, associate a significativi disordini psicologici (Fig. 29.9).

Le alterazioni della motilità sono i segni clinici più frequenti della SII che hanno portato a classificarla come un disturbo della motilità. La caratteristica più frequente è l'alternanza di stipsi e diarrea, solitamente con predominanza di uno di questi due sintomi. Nei pazienti il cui sintomo predominante è la stipsi (che è resistente al trattamento con lassativi) si possono osservare settimane o mesi di stipsi interrotti da brevi periodi di diarrea.

Negli ultimi anni è stata data una sempre maggiore importanza alla patogenesi del dolore ed esistono evidenze che suggeriscono la presenza, nei pazienti affetti da SII, di un aumento specifico della sensibilità viscerale (iperalgesia viscerale) in risposta a stimoli fisiologici o patologici, mentre non viene modificata la sensibilità dolorifica in altre parti del cor-

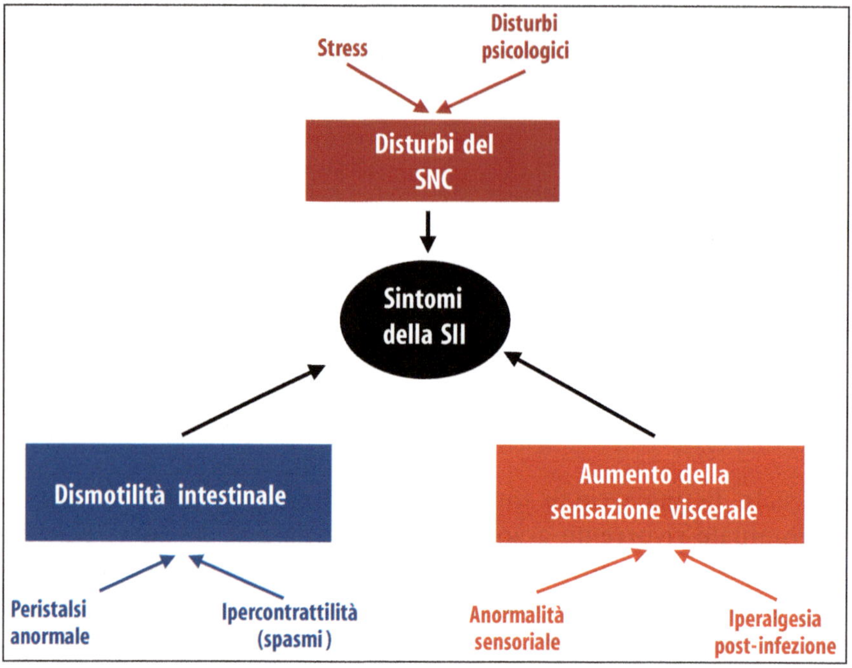

Fig. 29.9 Patogenesi della sindrome dell'intestino irritabile (SII). Alterazioni della motilità intestinale, anormalità della sensazione viscerale e fattori psicologici sono responsabili dei sintomi della SII.
1) Le alterazioni della motilità intestinale sono associate a molti dei sintomi della SII. Ipercontrattilità, alterazione nelle fasi II e III del complesso motore migratorio e variazioni nel tempo di transito sono tipiche dei pazienti con SII.
2) Le anormalità sensoriali rendono l'intestino più sensibile agli stimoli fisiologici e patologici. L'eziopatogenesi dell'ipersensibilità viscerale (diminuzione della soglia dolorifica) non è nota; tuttavia un'ipotesi molto comune si basa sulla presenza, in soggetti geneticamente predisposti, di una sensibilizzazione del circuito nervoso del dolore, causata da un danno transitorio viscerale, che persiste nonostante la completa risoluzione dell'evento scatenante. Inoltre, pazienti affetti da SII sono caratterizzati da una supercrescita batterica intestinale, che potrebbe avere un ruolo nella modulazione della sensazione viscerale.
3) Tra i fattori psicologici, lo stress ha un notevole effetto sulle funzioni gastrointestinali; la presenza di mastociti a livello intestinale è indicativo dei disordini intestinali indotti dallo stress. Inoltre pazienti affetti da SII sono spesso caratterizzati da disturbi psichiatrici, quali isteria e depressione. *SNC* = sistema nervoso centrale

po; ciò sembra indicare che la via afferente coinvolta nella SII è selettiva per l'innervazione splancnica e che le vie somatiche sono risparmiate.

Il ruolo dei fattori interessanti il sistema nervoso centrale nella SII è avvalorato dalla forte associazione tra disturbi emotivi (per es. stress) ed esacerbazione della sintomatologia e dalla risposta farmacologica a terapie che agiscono a livello centrale. Caratteristiche psichiatriche anomale possono essere registrate fino all'80% dei pazienti con SII.

L'approccio farmacologico della SII riflette la sua natura multifattoriale. La terapia dei sintomi legati all'alterazione dell'alvo (diarrea o stipsi) ricorre a farmaci che modulano la motilità intestinale, come gli spasmolitici (per es. gli antagonisti muscarinici, gli antagonisti dei canali del calcio e gli antagonisti dei recettori oppiacei periferici), e gli antidiarroici (il più utilizzato è la loperamide) oppure a fibre vegetali. Negli ultimi anni è stata data una sempre maggior importanza al trattamento farmacologico della sensibilità viscerale, con l'utilizzo di farmaci che antagonizzano la liberazione o gli effetti della serotonina. Un'altra classe di farmaci utile nel trattamento della SII è data dagli antidepressivi (particolarmente gli antidepressivi triciclici), dotati di proprietà analgesiche ed antispastiche indipendenti dal loro effetto antidepressivo.

29.9.2 Fitoterapia della sindrome dell'intestino irritabile

Diverse droghe vegetali possono essere d'aiuto nel trattamento sintomatico della SII (Tab. 29.11). Tra queste l'olio di menta (*Menta piperita* L.)

Tabella 29.11 Piante medicinali utilizzate (da sole o in combinazione) nel trattamento della sindrome dell'intestino irritabile

Nome comune della droga	*Nome latino della pianta*	*Parte della pianta utilizzata*	*Principali costituenti chimici*	*Dose giornaliera*
Aegle marmelos	*Aegle marmelos*	Frutti	Olio essenziale (fellandrene, alloimperatorina), tannini, carboidrati	2-12 g
Bacopa	*Bacopa monniera*	Pianta intera	Alcaloidi (bramina, erpestina), saponine (bacoside A e B)	5-10 g
Assa fetida	*Ferula asa-foetida*	Latice dalle radici	Olio essenziale (acido ferulico ferulene), tannini, gomme	5-10 g
Cumino	*Carum carvi*	Olio essenziale dai frutti	Olio essenziale, olio fisso, polisaccaridi, proteine	1,5-6 g
Iberide bianca	*Iberis amara*	Pianta intera	Cucurbitacine, glucosinolati, olio fisso	a
Menta	*Mentha piperita*	Olio essenziale dalle foglie	Mentolo, mentone	0,6 ml di olio
Psillio	*Plantago psyllium, P. indica*	Semi	Mucillagini	10-30 g
Psillio biondo	*Plantago ovata*	Semi	Mucillagini	12-40 g

a = non disponibili dati attendibili

ha mostrato un'efficacia clinica interessante, anche se da confermare. Risultati preliminarmente positivi sono stati riportati anche per la formulazione Iberogast® (menta, cumino, camomilla, liquirizia, melissa ed iberide bianca), per l'ispagula (cuticola dei semi di *Plantago ovata*) [Madish e coll. (2004) Aliment Pharmacol Ther 19:271-279] e per la formulazione tibetana Padma Lax® (*Aloe barbadensis, Aloe ferox, Jateorhiza palmata, Marsdenia condurango, Rhamnus frangula, Genziana lutea, Inula helenium, Terminalia chebula, Piper longum, Rhamnus purshiana, Rheum palmatum, Strychnos nux-vomica* e *Zingiber officinale*), mentre risultati negativi o inconclusivi sono stati riportati per una preparazione ajurvedica formata dalla bacopa (*Bacopa monniera* L. Pennel, Fam. *Scrophulariaceae*) e dalla aegle marmelos (*Aegle marmelos* L. Corr. ex Roxb., Fam. *Rutaceae*) [Yadav e coll. (1989) Ind J Med Res 90:496-503], per la formulazione danese Appital® (curcuma, genziana, cumino e peperoncino) [Pedersen e coll. (1998) Ugeskr Loeger 160:7259-7262] e per l'assa fetida (*Ferula asa-foetida*, Fam. *Umbelliferae*), da sola o in combinazione con la noce vomica (*Strychnos nux-vomica* L., Fam. *Loganiaceae*) [Rahfs e coll. (1976) Arzneim-Forsch Drug Res 26:2230-2234].

Olio di menta

Botanica/Costituenti chimici. L'olio di menta si ottiene per distillazione in corrente di vapore delle sommità fiorite appena raccolte di *Mentha piperita* L. (Fam. *Labiatae*), che rappresenta un ibrido di tre specie di *Mentha*, ovvero *M. silvestris, M. acquatica* e *M. rotundifolia.* Si tratta di un'erba perenne, alta 50-90 cm, comune in Europa e negli Stati Uniti, generalmente coltivata (la moltiplicazione avviene esclusivamente per via vegetativa). Le foglie di menta vengono raccolte più volte l'anno. La massima raccolta di foglie e il più alto contenuto di olio si ha poco prima della fioritura. Il raccolto viene essiccato meccanicamente con nastri trasportatori alla temperatura di 42° C. L'olio di menta contiene circa 85 sostanze: il principale componente è il mentolo (50-60%), quindi il mentone (5-30%), esteri (5-10%), piccole quantità di cineolo e di altri terpeni. La Farmacopea Europea riporta due monografie relative alla menta: i) *Menthae piperitae folium* (menta piperita foglie), che deve contenere non meno di 12 ml/kg di olio essenziale se intera, e non meno di 9 ml/kg di olio essenziale se tagliata; ii) *Menthae piperitae aetheroleum* (menta piperita essenza), che si ottiene per distillazione in corrente di vapore e che contiene mentolo dal 30 al 50%. L'analisi gascromatografica (profilo cromatografico) fornisce i seguenti valori: mentolo (30-55%), mentone (14-32%), mentile acetato (2,8-10%), pulegone (non più del 4%), cineolo (3,5-14%), limonene (1-5%), mentofurano (1-9%), isomentone (1,5-10%). Il rapporto tra il contenuto di cineolo e quello di limonene è maggiore di 2.

Farmacologia/Meccanismo d'azione. L'olio di menta riduce le contrazioni indotte da diverse sostanze spasmogene, quali acetilcolina, istamina, 5-HT e sostanza P. L'olio di menta rilassa i muscoli lisci gastrointestinali isolati *in vitro* con un meccanismo che prevede un ridotto ingresso di Ca^{2+} nelle cellule muscolari. Oltre a quest'azione, simile agli antagonisti del calcio (quali ad esempio le diidropiridine, che bloccano i canali del calcio di tipo L localizzati sul muscolo liscio), l'olio di menta inibisce anche l'eccitabilità dei nervi enterici (probabilmente riducendo l'ingresso di Ca^{2+} attraverso i canali del calcio di tipo N) (Fig. 29.10). Il principio attivo dell'olio di menta è il mentolo, un monoterpene ciclico con proprietà bloccanti i canali del Ca^{2+}. In diversi studi è stato valutato l'effetto dell'olio di menta sulla motilità intestinale in volontari sani. Si è visto che l'olio di menta, alla dose di 90 mg, riduce la frequenza e la durata delle contrazioni durante la fase III del complesso motore migratorio nel duodeno e durante la fase I e II nel corpo gastrico [Micklefield e coll. (2003) Phytother Res 17:135-140]. Inoltre, l'olio di menta (90 mg) ha ridotto la motilità intestinale in 12 volontari

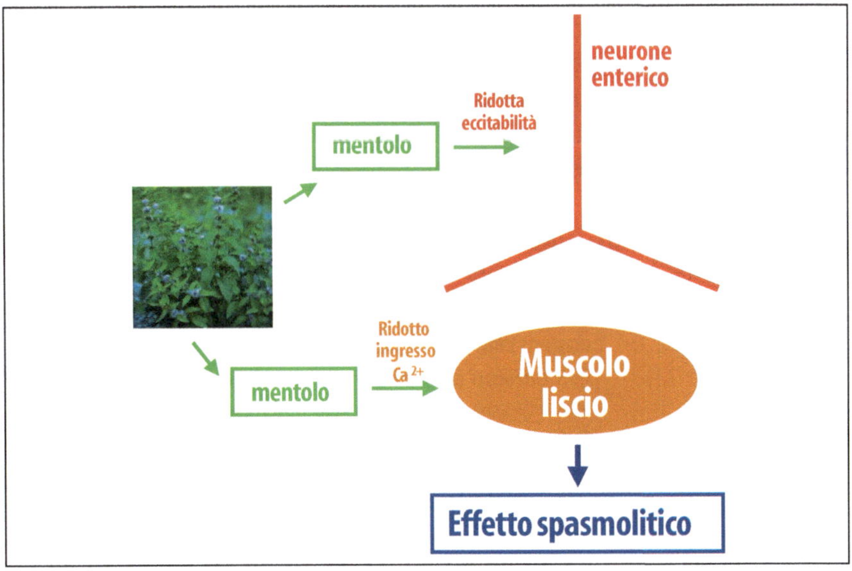

Fig. 29.10 Sito d'azione del mentolo, il principale componente dell'olio di menta, a livello della giunzione neuromuscolare.
Il mentolo determina un effetto spasmolitico principalmente per interferenza con i canali del calcio di tipo L localizzati sulla muscolatura liscia; inoltre, il mentolo determina una riduzione dell'eccitabilità neuronale, con riduzione del rilascio di neurotrasmettitori spasmogeni

sani in uno studio clinico con placebo [Goerg & Spilker (2003) Aliment Pharmacol Ther 17:445-451]. L'olio di menta possiede anche proprietà carminative (che possono essere di aiuto nel sollievo del senso di pienezza e del gonfiore associato alla SII) ed antibatteriche, importanti in quanto la SII è associata ad ipercrescita batterica nell'intestino tenue.

Dai dati di farmacocinetica clinica si evince che l'emivita del mentolo, in seguito a somministrazione orale, è di 3,5 h (assunzione sotto forma di compresse rivestite) o di 4,4 h (assunzione di compresse a rilascio immediato), mentre la concentrazione plasmatica massima viene raggiunta dopo 180 min (rilascio controllato) o dopo 102 min (rilascio immediato). L'eliminazione avviene per l'80% per via renale. Quando il mentolo viene inalato, la sua emivita è di 35 minuti.

Efficacia clinica. L'efficacia dell'olio di menta nella SII è promettente, sebbene non del tutto definitiva. La Commissione E tedesca stabilisce che l'olio di menta può essere somministrato internamente nei casi di coliche del tratto gastrointestinale superiore, del tratto biliare e nella SII. I risultati di una revisione sistematica (Box 29.4) effettuata su 8 studi clinici randomizzati, in doppio cieco e con placebo, per un totale di 295 pazienti, che ricevevano olio di menta (circa 0,6-1,2 ml al giorno, per un periodo di 2-6 settimane; in un solo studio il trattamento era di 6 mesi) hanno dimostrato un sollievo dei sintomi della SII. Comunque, viste alcune imperfezioni metodologiche osservate nella maggior parte degli studi, non si può formulare un giudizio definitivo sull'efficacia clinica dell'olio di menta. In particolare è da notare che solo in uno degli studi in esame la sindrome era stata caratterizzata adoperando criteri internazionalmente accettati. Uno studio successivo, randomiz-

Box 29.4 Revisione sistematica relativa all'efficacia dell'olio di menta nel trattamento della sindrome dell'intestino irritabile (SII)

Articoli selezionati	8 studi randomizzati controllati (5 con placebo), di cui 7 in doppio cieco
Soggetti	295 pazienti con sindrome dell'intestino irritabile; diagnosi stabilita con criteri internazionali in un solo studio
Qualità degli studi	Sufficiente
Trattamento	0,6-1,2 ml al giorno (in tre dosi) per 2-6 settimane (un solo studio aveva la durata di sei mesi)
Conclusione	L'olio di menta migliorava i sintomi della sindrome; tuttavia i dati sono ancora preliminari per stabilire una conclusione definitiva
Effetti collaterali	Riportati in media dal 20% dei pazienti (bruciore di stomaco, bruciore perianale, visione offuscata, nausea e vomito)

Pittler & Ernst (1998) Am J Gastroenterol 93:1131-1135

zato ed in doppio cieco, ha evidenziato la superiorità dell'olio di menta (somministrato per un periodo di due settimane) rispetto al placebo nell'alleviare i sintomi della SII (diagnosticata attraverso i criteri di Roma) in pazienti di età pediatrica. In questo studio, la dose utilizzata era di una (per pazienti inferiori ai 30 kg) o due (per pazienti con peso tra i 30 e i 45 kg) capsule (per tre volte al giorno) contenenti 0,2 ml di olio di menta [Kline e coll. (2001) J Pediatr 138:125-128].

Un ulteriore studio clinico, effettuato su 409 soggetti, ha evidenziato come la somministrazione intraluminale di olio di menta producesse un potente effetto spasmolitico in pazienti sottoposti a colonscopia [Hiki e coll. (2003) Gastrointest Endosc 57:475-482]; questo nuovo approccio potrebbe essere più sicuro degli agenti comunemente utilizzati (antagonisti colinergici e glucagone) in pazienti sottoposti a colonscopia. Infine è da ricordare che la menta, in associazione al cumino, è risultata efficace in pazienti con dispepsia funzionale (vedi cumino pag. 709).

Effetti collaterali/Controindicazioni. Negli studi clinici la frequenza media degli effetti collaterali varia dall'11% al 36% (media 20%). I principali effetti collaterali descritti sono bruciore di stomaco, bruciore perianale, visione offuscata, nausea e vomito. La Commissione E tedesca riporta che l'olio di menta è controindicato nei casi di ostruzione biliare, infiammazione della colecisti ed in pazienti con danno epatico. In caso di calcoli della colecisti, la Commissione E tedesca raccomanda di non adoperare l'olio di menta senza consultare il medico. Tale precauzione probabilmente scaturisce dalle proprietà colagoghe della menta.

L'olio essenziale può causare allergie a causa del suo contenuto in mentolo. Si possono verificare bruciori di stomaco (reflusso gastroesofageo) in individui sensibili, a causa del rilassamento dello sfintere esofageo inferiore.

L'ingestione di quantità eccessive di olio di menta è stata associata a nefrite interstiziale ed insufficienza renale acuta. La dose letale del mentolo negli uomini è di circa 1 g/kg di peso corporeo. L'olio di menta è un inibitore del citocromo 3A4 e pertanto potrebbe aumentare le concentrazioni plasmatiche dei farmaci che vengono metabolizzati attraverso questa via; infatti dati clinici hanno evidenziato un aumento della biodisponibilità orale della felodipina (un antagonista dei canali del calcio) in seguito ad una somministrazione di una dose terapeutica di olio di menta.

Preparazioni/Dose. Nella maggior parte degli studi clinici sono state adoperate capsule gastroresistenti (Colpermin®). Queste capsule permettono il rilascio del prodotto nell'intestino e quindi riducono la possibilità di bruciore di stomaco. Gli Autori di una recente rassegna hanno riportato che l'olio di menta, formulato sottoforma di capsule gastroresistenti, costituisce un efficace e sicuro rimedio per il trattamento a breve tempo della SII [Grigoleit & Grigoleit (2005) Phytomedicine 12:601-606]. La dose è di 3 capsule al giorno (ogni capsula contiene 0,2 ml). La Commissione E tedesca raccomanda una dose giornaliera di 0,6 ml, da suddividere in tre capsule rivestite da 0,2 ml.

Vedi Cap. 25 per l'utilizzo dell'olio di menta nel trattamento della cefalea tensiva.

Iberide bianca

Iberis amara L. (Fam. *Brassicaceae*) è una pianta erbacea che si trova in molte aree dell'Europa occidentale, centrale e meridionale, nel Caucaso e anche in Algeria; i semi contengono cucurbitacine, glucosinolati ed un olio grasso; le cucurbitacine contenute nei semi sono tossiche e generalmente irritanti per l'intestino tenue. Le parti aeree di *Iberis amara* costituiscono un tradizionale rimedio per il trattamento di vari disturbi a carico del digerente. Nella moderna fitoterapia viene utilizzato un estratto proveniente dalla pianta intera fiorita. L'iberide bianca esercita nei roditori effetti stimolanti la motilità gastrointestinale, sia *in vitro* che *in vivo*, nonché effetti antiulcera, associati ad una diminuzione dei livelli tissutali di leucotrieni. Inoltre, estratti di iberide bianca inibiscono la formazione di radicali ossigeno reattivi, che normalmente vengono prodotti in seguito a stati infiammatori dell'intestino. L'iberide bianca è un componente della formulazione fitoterapica Iberogast®; tuttavia, in uno studio clinico randomizzato, in doppio cieco con placebo, effettuato su 208 pazienti con SII (diagnosticata mediante criteri internazionali universalmente accettati) è stato dimostrato che un estratto di iberide bianca, a differenza dell'Iberogast®, non era efficace nel ridurre i sintomi della patologia (flatulenza/meteorismo, sensazione di tensione o pienezza, sensazione di evacuazione incompleta o variazioni dell'alvo, dolore addominale) [Madisch e coll. (2004) Aliment Pharmacol Ther 19:271-279].

Sostanze vegetali formanti massa (ispagula, psillio, fibra vegetale, gomme)

Gli agenti formanti massa possono essere utili nel trattamento della SII. Le fibre alimentari possono contribuire ad aumentare il volume delle feci e regolarizzare così il transito intestinale. Nei pazienti con SII ad impronta prevalentemente diarroica, le fibre possono rallentare il transito; viceversa, nella SII di tipo stitico, le fibre possono esaltare la peristalsi. Inoltre, a causa delle loro proprietà idrofiliche, gli agenti formanti massa trattengono i liquidi, prevenendo così l'eccessiva idratazione o disidratazione delle feci.

Gli effetti benefici delle sostanze vegetali formanti massa sulla fisiologia del colon suggeriscono un loro ruolo terapeutico nel trattamento della SII, anche se gli studi clinici controllati hanno fornito risultati contraddittori; infatti il sito d'azione degli agenti formanti massa è prevalentemente colico, mentre molti pazienti presentano sintomi riguardanti il tratto digerente superiore. Inoltre, circa il 20% dei pazienti riferisce che una dieta ricca di fibre causa un aggravamento della sintomatologia (eruttazioni e distensione addominale). Questi effetti collaterali di solito scompaiono dopo alcune settimane.

Gli Autori di una revisione sistematica hanno identificato 13 studi clinici relativi agli agenti formanti massa [Jailwala e coll. (2000) Ann Intern Med 133:136-147]; di questi, solo sette sono stati giudicati di alta qualità (Tab. 29.12). Di questi sette studi, solo

Tabella 29.12 Uso degli agenti formanti massa nel trattamento della sindrome dell'intestino irritabile (SII). Riassunto degli studi ritenuti di alta qualità [Jailwala e coll. (2000) Ann Intern Med 133:136-147]. Uno studio veniva giudicato di alta qualità se: 1) riguardava il trattamento della SII; 2) i pazienti erano adulti; 3) il trattamento farmacologico durava non meno di due settimane ed il numero di pazienti era superiore ai dieci; 4) lo studio era in doppio cieco, randomizzato, con placebo a gruppi paralleli (o a gruppi incrociati); 5) riportava come parametro di riferimento lo stato generale o alcuni sintomi specifici

Agente formante massa	*n. pazienti*	*Sintomo predominante*	*Durata (settimane)*	*Miglioramento globale*	*Miglioramento di sintomi specifici*
Psillio	77	Dolore addominale	8	No	Nessuno
Crusca	71	Dolore addominale	7	No	Nessuno
Fibre concentrate	49	Costipazione e diarrea	12	No	Nesssuno
Fibre di grano	14	Dolore addominale	12	No	Nessuno
Policarbofil	28	–	12	Si	Facilitazione nella defecazione
Ispagula	22	–	4	Si	Miglioramento intestinale
Ispagula	80	Costipazione e diarrea	12	Si	Frequenza nella defecazione

tre hanno riportato risultati positivi e due di essi riguardavano l'ispagula.

Gli Autori di una revisione sistematica più recente, attraverso l'analisi degli studi clinici randomizzati e controllati, eseguiti a partire dal 1966 fino al 2002, sono giunti alla conclusione che le fibre solubili (ad es. psillio, ispagula e policarbofil) possono essere utili nel mitigare i sintomi della SII, mentre le fibre insolubili (per es. crusca e fibre di grano) non risultano efficaci. Infatti, in alcuni individui, le fibre insolubili possono addirittura peggiorare i sintomi della patologia [Bijkerk e coll. (2005) Aliment Pharmacol Ther 19:245].

29.10 Malattie infiammatorie dell'intestino

29.10.1 Quadro clinico

Le malattie infiammatorie dell'intestino (*inflammatory bowel diseases*, IBD) sono malattie croniche ad eziologia sconosciuta che coinvolgono l'apparato gastrointestinale. L'incidenza maggiore si osserva tra i 15 ed i 30 anni e tra i 60 e gli 80 anni, ma la malattia può insorgere a qualsiasi età. La patogenesi è dovuta all'attivazione delle cellule immunitarie da parte di un agente sconosciuto (microrganismi, componenti dietetici, batteri) che provoca il rilascio di citochine e di altri mediatori dell'infiammazione.

Le due entità cliniche principali meglio definite sono la **colite ulcerosa** e la **malattia di Crohn.** Sebbene presentino diverse caratteristiche in comune, tali patologie vengono distinte sulla base di alcuni caratteri clinici e anatomo-patologici. La colite ulcerosa è confinata al colon ed è caratterizzata dalla presenza di un processo infiammatorio cronico, ma superficiale, che coinvolge sempre la porzione distale e che si estende in modo continuo in direzione prossimale e per una lunghezza variabile. La malattia di Crohn può interessare sia l'intestino tenue che l'intestino crasso; l'infiammazione è focale, ma interessa tutti gli strati della parete intestinale e può essere associata a diverse complicanze transluminali, quali la formazione di ascessi e fistole.

L'approccio farmacologico al trattamento delle IBD risulta complesso a causa della natura sconosciuta dell'agente eziologico e della natura cronica e variabile dell'infiammazione. I principali farmaci utilizzati sono i corticosteroidi, gli aminosalicilati (per es. sulfasalazina, mesalazina), gli agenti immunosoppressori (per es. metotrexato, ciclosporina) ed i modificatori della risposta biologica (per es. infliximab, un'immunoglobulina in grado di legarsi al TNF-α e neutralizzarne l'attività).

29.10.2 Fitoterapia delle malattie infiammatorie dell'intestino

Numerosi studi hanno evidenziato il frequente impiego di piante medicinali da parte di pazienti affetti da IBD; infatti, a causa degli effetti collaterali associati a molti farmaci utilizzati nel trattamento delle IBD, molti pazienti preferiscono ricorrere a prodotti vegetali. Tuttavia, nonostante il notevole impiego, gli studi clinici randomizzati relativi all'efficacia dei prodotti fitoterapici, sono limitati e di dubbio rigore metodologico; le uniche droghe vegetali per le quali sono disponibili studi alquanto affidabili sono l'aloe vera, la boswellia, lo psillio ed inoltre alcune formulazioni della MTC.

Infine è da segnalare che la Commissione E tedesca raccomanda la camomilla (capolini di *Matricaria recutita* L.) per i disturbi infiammatori del tratto gastrointestinale e la radice di altea (*Althaea officinalis* L.) per le infiammazioni della mucosa gastrica.

Aloe vera (aloe gel)

È una preparazione data da un gel incolore ottenuto dalla porzione centrale delle foglie di varie specie di *Aloe* (principalmente da *A. barbadensis* Mill.= *A. vera* L. N.L. Burm = *A. vulgaris* Lamk., Fam. *Liliaceae*), piante succulente con radici forti e fibrose e numerose foglie larghe e carnose, con spine ai margini. Questa preparazione possiede proprietà antimicrobiche, antinfiammatorie, immunostimolanti (aumento della fagocitosi) ed anestetico locali. Le proprietà stomatiche dell'aloe vera sono state descritte in precedenza in questo capitolo (Vedi "Fitoterapia delle infiammazioni del cavo orale").

In uno studio randomizzato, in doppio cieco, è stato dimostrato che un trattamento per quattro settimane con aloe vera risultava superiore al placebo nel ridurre i sintomi della colite ulcerosa [Langmead e coll. (2004) Aliment Pharmacol Ther 19:739-747]. L'entità degli effetti benefici dell'aloe vera risultava simile a quella riportata per la sulfasalazina in letteratura. Questi risultati sono incoraggianti, seppur non conclusivi; infatti, il numero di pazienti coinvolti nello studio è modesto (solo trenta pazienti) e non veniva riportata una diretta comparazione con un trattamento convenzionale.

Vedi Cap. 23 per l'utilizzo dell'aloe vera nel trattamento del diabete.
Vedi cap. 31 per l'utilizzo dell'aloe vera in dermatologia.

Boswellia

È la gommoresina ottenuta da *Boswellia serrata* Roxb. (Fam. *Burseraceae*), un albero con una chioma abbastanza grande che cresce in India, Nord Africa e Medio Oriente. La gommoresina è formata per il 16% da un olio essenziale, i cui costituenti principali sono α-tujene e p-cimene e per più del 50% da acidi triterpenici pentaciclici, che sono considerati i principi attivi della boswellia. Le proprietà antinfiammatorie della boswellia e degli acidi boswellici sono ben documentate e sono state attribuite all'inibizione della biosintesi dei leucotrieni (gli acidi boswellici sono dei potenti e selettivi inibitori della lipossigenasi). Due studi clinici non randomizzati, effettuati dallo stesso gruppo di ricercatori indiani, hanno evidenziato effetti benefici della boswellia nel trattamento della colite ulcerosa. In entrambi gli studi, della durata di sei settimane, è stata dimostrata equivalenza terapeutica tra sulfasalazina e boswellia (dose giornaliera 900-1050 mg, in tre dosi) [Gupta e coll. (2001) Planta Med 67:391-395; Gupta e coll. (1997) Eur J Med Res 2:37-43]. Inoltre, uno studio randomizzato, in doppio cieco, ha confermato equivalenza terapeutica tra l'estratto di boswellia denominato H15 e la mesalazina in 102 pazienti con malattia di Crohn [Gerhardt e coll. (2001) Z Gastroenterol 39:11-17]. Gli Autori di questo studio hanno concluso che la tollerabilità della boswellia e conseguentemente il rapporto beneficio-rischio è superiore a quello della mesalazina.

Vedi Cap. 25 per l'utilizzo della boswellia nel trattamento delle malattie infiammatorie.
Vedi Cap. 26 per l'utilizzo della boswellia nel trattamento dell'asma.

Psillio biondo

È costituito dai semi di *Plantago ovata* Forssk. (= *P. ispaghula* Roxb.) (Fam. *Plantaginaceae*), una pianta erbacea originaria della regione mediterranea e del Nord Africa ed ora coltivata in Iran e India. Dopo bollitura, i semi si separano da un rivestimento esterno (chiamato *husk*, *ispagula* o *ispagula husk*), che si espande grazie al suo contenuto in mucillagini (25-30%). Può adsorbire acqua per 25 volte il suo peso. Secondo la commissione E tedesca, lo psillio biondo è utile nei casi di stipsi (Vedi "Fitoterapia della stipsi"), diarrea, nel trattamento dell'intestino irritabile (Tab. 29.12) e nei casi nei quali sia desiderabile diminuire la consistenza delle feci (per es. gravidanza, malattia emorroidaria, chirurgia rettale). I polisaccaridi contenuti nello psillio possono generare, in seguito a fermentazione batterica, acidi grassi a catena corta (per es. butirrato, acetato), ad azione trofica sulla mucosa del colon. In uno studio randomizzato, a gruppi paralleli, è stata osservata l'equivalenza terapeutica tra mesalazina e psillio biondo (20 g/die) nel mantenere la remissione in 105 pazienti con colite ulcerosa [Fernandez-Banares (1999) Am J Gastroenterol 94:427-433].

La dose giornaliera consigliata dalla Commissione E tedesca è di 12-40 g, da assumere con acqua (150 ml/5 g di droga). Secondo la Commissione E tedesca, lo psillio biondo è controindicato nei casi di ostruzione intestinale (ileo paralitico) e nei casi in cui risulta difficile mantenere una glicemia costante (può essere necessario ridurre il dosaggio dell'insulina in pazienti diabetici). Raramente possono verificarsi reazioni allergiche. Lo psillio biondo può ritardare l'assorbimento di farmaci convenzionali assunti per via orale.

Vedi Cap. 23 per l'utilizzo dello psillio biondo nel trattamento del soprappeso e dell'obesità.

Letture di approfondimento

Abebe W (2003) An overview of herbal supplement utilization with particular emphasis on possible interactions with dental drugs and oral manifestations. J Dent Hyg 77:37-46

Borrelli F, Capasso R, Aviello G, Pittler MH, Izzo AA (2005) Effectiveness and safety of ginger in the treatment of pregnancy-induced nausea and vomiting. Obstet Gynecol 173:2194-2197

Bijkerk CJ, Muris JW, Knottnerus JA, Hoes AW, de Wit NJ (2004) Systematic review: the role of different types of fibre in the treatment of irritable bowel syndrome. Aliment Pharmacol Ther 19:245-251

Bryer E (2005) A literature review of the effectiveness of ginger in alleviating mild-to-moderate nausea and vomiting of pregnancy. J Midwifery Womens Health 50:1-3

Castaldo S, Capasso F (2002) Propolis, an old remedy used in modern medicine. Fitoterapia 73(Suppl 1):S1-S6

Chen Y, Chen W (2003) The recent studies on treatment of the damaged intestinal mucosa. J Tradit Chin Med Dec 23(4):299-304

Di Palma JA (2004) Current treatment options for chronic constipation. Rev Gastroenterol Disord 4 (Suppl 2):S34-S42

El Ashry ES, Rashed N, Salama OM, Saleh A (2003) Components, therapeutic value and uses of myrrh. Pharmazie 58:163-168

Fennerty MB (2003) Traditional therapies for irritable bowel syndrome: an evidence-based appraisal. Rev Gastroenterol Disord (3 Suppl 2):S18-S24

Grigoleit H-G, Grigoleit P (2005) Pharmacology and preclinical pharmacokinetics of peppermint oil. Phytomedicine 12:612-616

Grigoleit H-G, Grigoleit P (2005) Gastrointestinal clinical pharmacology of peppermint oil. Phytomedicine. 12:607-611

Gundermann KJ, Godehardt E, Ulbrich M (2003) Efficacy of a herbal preparation in patients with functional dyspepsia: a meta-analysis of double-blind, randomized, clinical trials. Adv Ther 20:43-49

Joe B, Vijaykumar M, Lokesh BR (2004) Biological properties of curcumin-cellular and molecular mechanisms of action. Crit Rev Food Sci Nutr 44:97-111

Jordt SE, McKemy DD, Julius D (2003) Lessons from peppers and peppermint: the molecular logic of thermosensation. Curr Opin Neurobiol 13:487-492

Koloski NA, Talley NJ, Huskic SS, Boyce PM (2003) Predictors of conventional and alternative health care seeking for irritable bowel syndrome and functional dyspepsia. Aliment Pharmacol Ther 17:841-851

Koretz RL, Rotblatt M (2004) Complementary and alternative medicine in gastroenterology: the good, the bad, and the ugly. Clin Gastroenterol Hepatol 2:957-967

Melzer J, Rosch W, Reichling J, Brignoli R, Saller R (2004) Meta-analysis: phytotherapy of functional dyspepsia with the herbal drug preparation STW 5 (Iberogast). Aliment Pharmacol Ther 20:1279-1287

Ramkumar D, Rao SS (2005) Efficacy and safety of traditionale medical therapies for chronic constipation: systematic review. Am J Gastroenterol 100:936-971

Saller R, Pfister-Hotz G, Iten F, Melzer J, Reichling J Iberogast (2002) A Modern Phytotherapeutic Combined Herbal Drug for the Treatment of Functional Disorders of the Gastrointestinal Tract (Dyspepsia, Irritable Bowel Syndrome) from Phytomedicine to 'Evidence Based Phytotherapy'. A Systematic Review. Forsch Komplementarmed Klass Naturheilkd 9 (Suppl 1):1-20

Spanier JA, Howden CW, Jones MP (2003) A systematic review of alternative therapies in the irritable bowel syndrome. Arch Intern Med 163:265-274

Tiran D (2002) Nausea and vomiting in pregnancy: safety and efficacy of self-administered complementary therapies. Complement Ther Nurs Midwifery 8:191-196

Wald A (2003) Is chronic use of stimulant laxatives harmful to the colon? J Clin Gastroenterol 36:386-389

Wanitschke R, Goerg KJ, Loew D (2003) Differential therapy of constipation. A review. Int J Clin Pharmacol Ther 41:14-21

Capitolo 30 **Piante medicinali, fegato e vie biliari**

30.1 Introduzione

Il fegato è il più grosso organo del corpo umano. Occupa il quadrante superiore destro (o ipocondrio) della cavità addominale. Ha un tipico colore rosso bruno, una certa plasticità, una notevole consistenza, ma è anche facilmente lacerabile: le lacerazioni del fegato sono pericolose perché provocano emorragie difficili da tamponare.

Il fegato rappresenta circa il 50% del peso corporeo alla nascita ed è responsabile della protuberanza addominale nei bambini; con il passare degli anni diviene più piccolo fino a rappresentare nell'adulto il 2,5% del peso corporeo (pesa circa 1500 g, di cui il 20% è sangue). Il fegato è quasi interamente rivestito di peritoneo e presenta due lobi (uno grande a destra e l'altro più piccolo a sinistra), separati l'uno dall'altro da legamenti. L'unità anatomica e funzionale del fegato è data dai lobuli epatici. Questi hanno forma piramidale ed internamente consistono di catene o di cordoni di cellule (epatociti).

Il fegato secerne la bile (500-600 ml al giorno), un liquido giallo-verdastro composto prevalentemente da acidi e pigmenti biliari, nonché da colesterolo, lecitina e sali inorganici (di sodio e di potassio). Le vie biliari (dotto epatico, dotto cistico, colecisti e coledoco) consentono alla bile di raggiungere l'intestino (duodeno) e di svolgere importanti funzioni, quali quella di emulsionare i grassi (e quindi di facilitarne la digestione) e di stimolare i movimenti peristaltici intestinali.

Oltre a formare ed eliminare la bile nell'intestino, il fegato esercita altre importanti funzioni fisiologiche. Infatti interviene (i) nel metabolismo glucidico polimerizzando il glucosio in glicogeno ed accumulando questo polimero negli epatociti per liberarlo come glucosio all'occorrenza (funzione glicogenetica e glicogenolitica); (ii) nel metabolismo proteico, scindendo gli aminoacidi fino alla formazione di urea e risintetizzando nuove proteine; (iii) nel processo di coagulazione del sangue, sintetizzando il fibrinogeno ed altri fattori della coagulazione; (iv) nella sintesi e nella demolizione dell'emoglobina. Il fegato svolge anche un'azione detossificante (scindendo o neutralizzando sostanze tossiche, come l'alcol, o immagazzinando sostanze che non possono essere catabolizzate ed escrete come il DDT), interviene nel metabolismo del colesterolo, nell'attivazione della vitamina D, nella sintesi dell'angiotensinogeno (precursore dell'angiotensina I, un peptide coinvolto nella regolazione della pressione arteriosa); inoltre produce sostanze stimolanti l'eritropoiesi, svolge un ruolo importante nella produzione di anticorpi ed immagazzina vitamine liposolubili (A, D, E e K) ed idrosolubili (vitamina C, complesso B), nonché minerali, quali ferro e rame, quando questi risultano in eccesso nel sangue.

30.2 Malattie del fegato

30.2.1 Quadro clinico

L'**epatite** è un processo infiammatorio del fegato, che può essere acuto e cronico. Le cause più importanti di epatiti sono i virus (epatite virale), l'alcol ed i farmaci. I sintomi generali dell'epatite sono febbre, ittero, dolore al quadrante superiore destro dell'addome e leucocitosi.

L'**epatite virale acuta** è un'infezione sistemica che interessa soprattutto il fegato. Quasi tutti i casi di epatite acuta virale sono causati da uno di questi cinque virus: virus dell'epatite A, virus dell'epatite B, virus dell'epatite C, virus dell'epatite D e virus dell'epatite E. I virus C ed E venivano chiamati una volta non A-non B. L'epatite acuta A è più frequente nelle popolazioni a basso livello igienico e viene generalmente trasmessa, per via fecale-orale, attraverso cibi contaminati; la malattia guarisce nella stragrande maggioranza dei casi. L'epatite acuta B si trasmette con trasfusioni di sangue o derivati ematici infetti o con l'inoculazione accidentale di piccole quantità di sangue infetto, mediante siringhe, aghi, lamette, spazzolino da denti e per contatto sessuale. La malattia tende a cronicizzare nel 5% dei pazienti e può condurre a cirrosi. L'epatite virale C è quella che attualmente si può sviluppare più spesso dopo trasfusioni di sangue (epatite post trasfusionale), con modalità di trasmissione simile a quella dell'epatite B. L'epatite acuta D può essere responsabile di una coinfezione insieme al virus dell'epatite B o della superinfezione di un portatore cronico di virus da epatite B. L'infezione da epatite D aggrava quella da epatite B (accelerazione dell'evoluzione dell'epatite cronica in cirrosi, talora epatite acuta fulminante). L'epatite acuta E è estremamente diffusa in Asia, con modalità di trasmissione e quadro clinico simile a quello dell'epatite A. Da ricordare anche un virus recentemente identificato (virus dell'epatite G), identificato nell'1,7% dei donatori di sangue negli Stati Uniti ed associato ad una "viremia" che persiste negli anni; tuttavia l'epatite G non sembra causare una malattia epatica significativa.

La più temibile complicazione dell'epatite virale è la necrosi epatica massiva o epatite fulminante che, fortunatamente, è un evento raro delle infezioni B, C e D. Poiché non esiste una terapia per l'epatite virale acuta e la terapia antivirale dell'epatite cronica è efficace in una minoranza dei pazienti, è necessario porre l'accento sulla prevenzione mediante immunizzazione. Attualmente sono disponibili i vaccini per l'epatite di tipo A e di tipo B.

Le **epatiti croniche** rappresentano una serie di patologie epatiche caratterizzate da diversa eziologia e gravità nelle quali l'infiammazione e la necrosi durano per almeno sei mesi. Le principali epatiti croniche sono le epatiti croniche virali (virus B, C e D), le epatiti croniche da farmaci, le epatiti croniche autoimmuni e le epatiti croniche criptogenetiche, nel caso in cui non sia nota la causa. Lo stadio dell'epatite cronica riflette il livello di progressione della malattia ed è basato sull'entità della fibrosi. Quando la fibrosi è così estesa da modificare la normale architettura del lobulo epatico, la lesione istologica viene definita cirrosi. Il trattamento delle epatiti virali croniche prevede l'uso di interferone α, di lamivudina e di ribavirina in combinazione con interferone α. La terapia dell'epatite autoimmune o idiopatica (non virale) è basata sull'uso di glucocorticoidi.

La **cirrosi** è un danno cronico irreversibile del parenchima epatico, caratterizzato da una estesa fibrosi, associata a formazione di noduli di rigenerazione. Ciò è il risultato della necrosi degli epatociti del sistema reticolare di supporto, con conseguente deposizione di tessuto connettivo, del sovvertimento del letto vascolare e della rigenerazione nodulare del rimanente parenchima.

Esistono vari tipi di cirrosi: alcolica (per l'uso cronico di alcol), virale (virus dell'epatite B, C e D), biliare (ostruzione delle vie biliari), cardiaca (scompenso cardiaco che porta ad una stasi nella circolazione epatica), metabolica, iatrogena, autoimmune. Per circa il 10%

delle cirrosi non è stata ancora identificata una causa e pertanto si parla di cirrosi criptogenetiche.

L'evento centrale che determina la fibrosi epatica è l'attivazione delle cellule stellate del fegato che, in presenza di stimoli nocivi, si trasformano assumendo una conformazione tipo miofibroblasto e, stimolate da citochine, producono collagene di tipo I. Non è ancora chiaro quale sia il punto preciso oltre il quale la fibrosi diventa irreversibile; la perdita della massa funzionale epatica può causare ittero, edema, coagulopatie e diverse anomalie metaboliche. La fibrosi e l'alterata vascolarizzazione provocano ipertensione portale con conseguenti varici gastroesofagee e splenomegalia. L'ascite (accumulo di liquido nella cavità peritoneale) è una conseguenza sia dell'insufficienza epatica sia dell'ipertensione portale.

30.2.2 Fitoterapia delle malattie epatiche (epatiti e cirrosi)

Nei casi di malattie epatiche, quali epatiti e cirrosi, vengono tradizionalmente adoperate le piante medicinali (epatoprotettori) riportate nella Tabella 30.1. Le droghe più studiate negli studi clinici ran-

Tabella 30.1 Piante medicinali ad attività epatoprotettiva

Nome comune della droga	*Nome latino della pianta*	*Parte della pianta utilizzata*	*Principali costituenti chimici*	*Dose giornaliera*
Phyllantus	*Phyllanthus* spp	Pianta intera	Tannini, flavonoidi, lignani	0,6-2,7 g
Cardo mariano*	*Silybum marianum*	Frutti	Flavonolignani (silimarina), flavonoidi, acidi grassi	12-15 g
Curcuma	*Curcuma domestica*	Rizoma	Olio essenziale, curcuminoidi	1,5-3 g
Liquirizia	*Glycyrrhiza glabra*	Radici	Saponine triterpeniche, flavonoidi	400 mg di glicirrizina
Picrorriza	*Picrorhiza kurroa*	Rizoma	Iridoidi	0,4-1,5 g
Schizandra	*Schizandra chinensis*	Frutti	Olio essenziale, acido ascorbico, lignani	1,5-6 g
Sofora	*Sophora flavescens*	Radici	Matrina, ossimatrina	600 mg di estratto
Soia**	*Glycine max*	Lecitina dai semi	Fosfolipidi, acidi grassi, fitosteroli	1,5-2,7 g di fosfolipidi

* Raccomandata dalla Commissione E tedesca per i disturbi digestivi ed epatici

** I fosfolipidi di soia sono raccomandati dalla Commissione E tedesca per i disturbi digestivi ed epatici domizzati sono stati il cardo mariano, la liquirizia, le radici di *Sophora flavescens* e le piante del genere *Phyllanthus*; tuttavia nessuna di queste droghe sembra realmente efficace [Levy e coll. (2004) Clin Gastroenterol Hepatol 2:947-956].

L'utilizzo di piante medicinali per la cura delle malattie croniche epatiche è particolarmente diffuso nella MTC. Tuttavia gli Autori di una revisione sistematica [Liu e coll. (2001) Liver 21:280-286] hanno concluso che le piante medicinali cinesi (per es. *Polyporus umbellatus, Phyllanthus* spp) non possono essere raccomandate per il trattamento dell'epatite B in quanto gli studi clinici effettuati sono di scarso valore metodologico; inoltre altre piante medicinali utilizzate tradizionalmente in Cina (per es. *Spatholobus suberectus, Salvia miltiorrhiza, Astragalus membranaceus, Schizandra chinensis*) non sono state oggetto di studi clinici randomizzati.

La Commissione E tedesca raccomanda il cardo mariano per le cirrosi epatiche ed i fosfolipidi della soia per le epatiti.

Cardo mariano

Botanica/Costituenti chimici. Il cardo mariano è dato dai frutti maturi, privi di pappo, di *Silybum marianum* L. Gaertn. (Fam. *Asteraceae*), una pianta erbacea bienne un po' ragnatelosa sul caule.

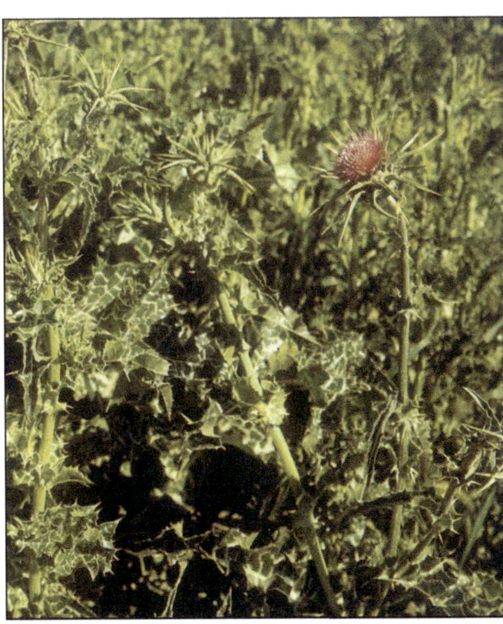

Tavola 30.1 *Silybum marianum*

Questa pianta produce nel primo anno di vita una rosetta di foglie e nel secondo lo scapo fiorale che può raggiungere l'altezza di 1-1,5 m. È diffusa dal mare alla regione submontana, tra i ruderi, ai margini delle strade, nei terreni incolti, soprattutto nell'Italia centrale e meridionale. Presenta foglie lunghe 30-50 cm, picciolate quelle inferiori e sessili quelle inserite sul fusto, con superficie macchiata di bianco, a margine ondulato e variamente lobato-dentato. I fiori sono riuniti in capolini, posti isolatamente al termine dei lunghi rami; questi sono grandi, porporini, a base concava e ad involucro costituito da squame fogliacee, di cui le esterne munite di spine. Il frutto è un achenio ovale-oblungo, compresso lateralmente, di colore scuro e spesso marmorato; è sormontato da un pappo breve a setole biancastre. Si raccolgono i capolini in estate avanzata, si essiccano e si procede a battitura per ottenere gli acheni che vengono successivamente privati del pappo. La droga contiene un complesso di flavonolignani denominato *silimarina* (1,5-3%); si tratta di una miscela di silibina (detta anche silibinina) (50%), silicristina, silidianina e, in misura minore, di isosilibinina, isosilicristina e silandrina. Generalmente il rapporto silibina, silicristina e silidianina è di 3:1:1. La silimarina si concentra soprattutto nello strato proteico della superficie esterna del frutto; non è presente nelle foglie. Altri componenti della droga sono: lipidi (20-30%), come gli acidi linoleico, oleico e palmitico; steroli (per es. colesterolo, stigmasterolo); flavonoidi (per es. quercetina, taxifolina) e proteine (20-30%). La FU XI riporta come droga i frutti maturi e privati del pappo di *Silybum marianum* (*Silybi mariani fructus*). Il frutto è quasi inodore e non deve avere né sapore, né odore di rancido. Il titolo non deve essere inferiore all'1% in silimarina, calcolata come silibina, con riferimento alla droga essiccata.

Farmacologia/Meccanismo d'azione. Studi sperimentali hanno evidenziato diverse proprietà farmacologiche: antiossidanti, epatoprotettive, nefroprotettive, antitumorali, antinfiammatorie ed antiulcera. Gli effetti epatoprotettivi sono stati dimostrati sia *in vitro* (utilizzando epatociti isolati sottoposti a stimoli citotossici) che *in vivo*, nei ratti e nei topi; negli animali il danno epatico veniva indotto da agenti chimici tossici, come il tetracloruro di carbonio, la tioacetamide, l'etanolo, il paracetamolo e le tossine del fungo *Amanita phalloides*, oppure da irradiazione o causando una ischemia. Il meccanismo epatoprotettivo si esercita attraverso molteplici meccanismi (Fig. 30.1). Infatti il cardo mariano aumenta la sintesi proteica negli epatociti, stimolando la rigenerazione epatica; la silimarina stimola l'attività della RNA polimerasi I mediante attivazione di un sito pro-

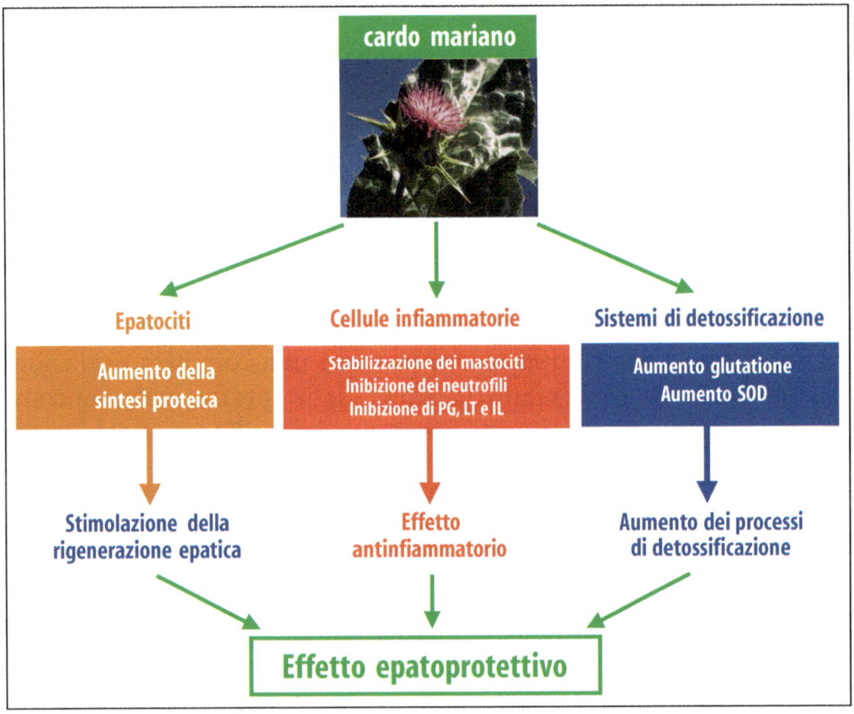

Fig. 30.1 Effetto epatoprotettivo del cardo mariano (per i dettagli vedi testo). SOD = superossido dismutasi; PG = prostaglandine; LT = leucotrieni; IL = interleuchine

motore nel DNA che la polimerasi utilizza come stampo per la sintesi di RNA ribosomiale. Un aumento di RNA ribosomiale coincide con la rigenerazione epatica. Inoltre la silimarina e la silibinina (silibina) sono dei potenti antiossidanti, in grado di reagire con i radicali liberi (per es. specie reattive dell'ossigeno) e trasformarli in composti più stabili e meno reattivi e quindi incapaci di provocare danno tissutale. La silimarina e la silibina inibiscono poi la perossidazione lipidica ed aumentano la produzione di glutatione, un composto coinvolto nella disintossicazione da sostanze nocive nel fegato, nello stomaco e nell'intestino, nonché dell'enzima superossido dismutasi (il cardo mariano è 10 volte più attivo della vitamina E). L'azione antiossidante della silimarina è rilevante in quanto i radicali liberi sono coinvolti in diverse condizioni patologiche, incluse l'infiammazione, la fibrosi e la necrosi epatica. Infine la silimarina possiede effetti antinfiammatori documentati in diversi modelli sperimentali di infiammazione, come l'edema da carragenina e l'infiammazione cutanea indotta da xilene. Il cardo mariano e la silimarina stabilizzano i mastociti, inibiscono l'attività dei neutrofili ed inoltre inibiscono la sintesi dei mediatori dell'infiammazione, quali prostaglandine (inibizione della ciclossigenasi 2), leucotrieni ed interleuchine nonché l'attivazione del fattore di trascrizione nucleare (NF-κB), un fattore intracellulare che viene attivato da numerosi mediatori dell'infiammazione. È infine opportuno ricordare che l'infiammazione epatica, dovuta ad occlusione delle vie biliari (infiammazione periduttale), provoca un'espansione fibrotica progressiva dei vasi portali che culmina in una cirrosi biliare secondaria. Questo processo può essere riprodotto sperimentalmente negli animali da laboratorio mediante la somministrazione di amidotrizoato di sodio, un composto che provoca una completa occlusione del dotto biliare. Utilizzando questo modello sperimentale, sono state evidenziate le proprietà antifibrotiche della silimarina (riduzione della trasformazione di cellule stellate in miofibroblasti con conseguente riduzione nella produzione di collagene tipo I).

Studi di farmacocinetica su volontari sani che ricevevano il complesso fosfolipidico IdB 1016 (Silipide®) hanno evidenziato come circa il 20-50% di silimarina venga assorbito in seguito a somministrazione orale e circa l'80% escreto attraverso la bile. Tuttavia la biodisponibilità varia a seconda della forma galenica; quella della preparazione IdB 1016 è maggiore rispetto ad altre.

Efficacia clinica. La Commissione E tedesca raccomanda la droga per il trattamento dei disturbi digestivi e un estratto (standardizzato al 70% in silimarina) per le alterazioni epatiche e per il trattamento adiuvante delle epatiti e delle cirrosi croniche. Il cardo mariano è stato studiato clinicamente per diverse patologie epatiche, come epatiti virali, cirrosi alcoliche e non alcoliche, ed altri non specificati disturbi epatici cronici. Gli Autori di una revisione sistematica hanno identificato quattordici studi clinici, randomizzati, relativi all'efficacia del cardo mariano nelle patologie epatiche (n = 1221 pazienti) (Box 30.1). Tutti gli studi erano con placebo, mentre uno solo era in doppio cieco. In un solo studio la patologia era di tipo acuto, mentre negli altri 13 il cardo mariano veniva valutato in patologie croniche (per es. epatite virale cronica, cirrosi). I parametri valutati erano la mortalità (in 4 studi per un totale di 433 pazienti), l'esame istologico su biopsie epatiche, i livelli sierici di aminotransferasi e albumina ed il tempo di protrombina. La dose giornaliera era variabile (210-480 mg) ed i periodi di trattamento andavano da una settimana a quasi due anni per le patologie croniche. In dieci studi veniva somministrato il Legalon®. La qualità degli studi era eccellente in tre studi ed insufficiente in quattro. In generale non si osservavano differenze significa-

Box 30.1 Revisione sistematica[1] relativa all'efficacia clinica del cardo mariano nel trattamento delle malattie epatiche

Articoli selezionati	14 studi clinici randomizzati, con placebo
Soggetti	1221 pazienti con patologie epatiche (epatite da alcol, epatite virale, cirrosi alcolica e non alcolica, epatite da farmaci)
Qualità degli studi	Variabile; eccellente in tre studi, insufficiente in 4 studi
Trattamento	210-480 mg di estratto/die per 7-730 giorni
Conclusione	Dati non sufficienti per raccomandare il cardo mariano nel trattamento delle patologie epatiche
Effetti collaterali	Simili al placebo; sintomi gastrointestinali i più comuni

[1] Jacobs e coll. (2002) Am J Med 113:506-515

tive tra cardo mariano e placebo; una differenza significativa veniva osservata nel dosaggio dell'alanina aminotransferasi in pazienti trattati con cardo mariano, ma questo dato non veniva ritenuto clinicamente importante. Pertanto, sulla base di questi studi, si può concludere che l'efficacia clinica del cardo mariano non è stata dimostrata negli studi clinici randomizzati. Questi risultati sono stati confermati da una revisione sistematica pubblicata di recente [Rambaldi e coll. (2005) Cochrane Database Syst Rev 2:CD003620].

Un uso particolarmente importante è il trattamento dell'intossicazione da parte del fungo *Amanita phalloides* (che contiene circa 10 mg di amanitina in 100 g di fungo, un quantitativo potenzialmente letale per un adulto). Le tossine del fungo *A. phalloides* bloccano l'RNA polimerasi nelle cellule epatiche, causando la morte cellulare nel giro di 12-24 ore. Si ritiene che la silibina sposti l'amanitina dall'enzima, sostituendosi ad essa, riattivando in tal modo il processo di sintesi proteica. Chiaramente, per questa condizione, l'esecuzione di studi clinici con placebo in doppio cieco è proibita. Tuttavia sono stati pubblicati numerosi casi (più di 150) relativi all'uso terapeutico della silibina. La silibina, per via endovenosa, è in grado di ridurre drasticamente la mortalità (un decesso ogni 13-18 pazienti) dovuta all'intossicazione del fungo che, in assenza di trattamento, può provocare la morte anche nel 50% dei casi.

Effetti collaterali/Controindicazioni. In diverse specie animali (topo, ratto, coniglio e cane), dosi orali elevate di silimarina (fino ad 1 g/kg nel cane o 20 mg/kg nel topo) non provocano effetti tossici visibili. Così pure la somministrazione orale di silimarina (100 mg/die) a ratti per 22 settimane non causa effetti indesiderati apprezzabili. Negli studi clinici, gli effetti collaterali (in prevalenza sintomi gastrointestinali) sono risultati simili al placebo. In uno studio postmarketing effettuato su più di 3500 pazienti che utilizzavano il prodotto Legalon® (560 mg/die) per otto settimane, è stato riportato che l'incidenza degli effetti collaterali era di circa l'1%. Gli effetti collaterali più comuni (e comunque osservati raramente) sono disturbi gastrointestinali (nausea, diarrea, dispepsia, flatulenza, gonfiore addominale, anoressia e variazioni nella frequenza della defecazione), mal di testa, reazioni dermatologiche (prurito, orticaria ed eczema), effetti neurologici (insonnia, astenia), rinocongiuntiviti, artralgia ed impotenza. Questi effetti sono però rari e di solito scompaiono con l'interruzione della terapia. Sono stati comunque riportati casi clinici di reazione anafilattica o di sintomi gastrointestinali, associati a collasso, in seguito all'assunzione di cardo mariano. Tuttavia la relazione causa-effetto non è stata pienamente dimostrata. Infine, a dosi giornaliere più elevate (maggiore di 1500 mg di estratto), il cardo mariano causa un forte aumento della produzione di bile con conseguente possibile effetto lassativo. La Commissione E tedesca non riporta effetti collaterali per la droga, mentre riporta la possibilità di un occasionale effetto lassativo per l'estratto standardizzato al 70% in silimarina.

Preparazioni/Dose. La Commissione E tedesca raccomanda una dose giornaliera di 12-15 g di droga secca, oppure preparazioni equivalenti a 200-400 mg di silimarina. Le preparazioni di cardo mariano standardizzate contengono non meno del 70-80% di silimarina. La silimarina è poco solubile in acqua, pertanto essa viene normalmente utilizzata come estratto "incapsulato". Un estratto di cardo mariano contenente flavonoidi, espressi come silimarina, è noto con il nome commerciale di Legalon®. Esso è in vendita sotto forma di compresse rivestite, bustine e sciroppo. La dose giornaliera raccomandata è di 420 mg (tre dosi da 140 mg). Silipide® (IdB 1016) è invece una associazione di fosfatidilcolina e silimarina, dotata di maggiore biodisponibilità in seguito a somministrazione orale. In caso di intossicazione da *Amanita*, un derivato della silimarina viene dato per infusione endovenosa. Per questa indicazione la dose di silibina è di 20 mg per chilo di peso corporeo, da suddividersi in 4 infusioni ogni due ore. Il nome commerciale di questa preparazione è Legalon SIL®.

Piante del genere *Phyllanthus*

Le piante del genere *Phyllanthus* (*P. amarus, P. urinaria, P. niruri*) (Fam. *Euphorbiaceae*), ampiamente distribuite nella maggior parte dei Paesi tropicali e subtropicali, sono state adoperate nella medicina tradizionale (soprattutto in India) per il trattamento dei disturbi epatici cronici. Si tratta di alberelli che possono raggiungere i due metri di altezza, con foglie piccole ed alterne e fiori anch'essi piccoli. Queste piante contengono alcaloidi, flavonoidi, terpeni, fenoli e lignani; questi ultimi comprendono sostanze estremamente amare, quali fillantina (0,8%) e isofillantina. Le parti aeree, così come la fillantina e la isofillantina, esplicano attività antivirale; si ritiene che le piante del genere *Phyllanthus* possano esercitare effetti antivirali nei confronti del virus dell'epatite con un meccanismo che coinvolge l'inibizione della DNA polimerasi, la trascrizione dell'RNA messaggero e la conseguente replicazione virale.

Gli Autori di una revisione sistematica hanno identificato ventidue studi clinici randomizzati, controllati (di cui sei in doppio cieco), per un totale di 1947 pazienti, relativi all'efficacia di piante appartenenti al genere *Phyllanthus* nel trattamento dell'epatite B cronica (Box 30.2). Venivano anche inclusi studi nei quali le piante erano somministrate insieme all'interferone e l'efficacia della combinazione paragonata a quella dell'interferone somministrato da solo. In nove studi (n = 701) veniva valutato l'effetto dei *Phyllanthus* rispetto a un controllo o ad un placebo, in sette studi (n = 591) si paragonava l'effetto dei *Phyllanthus* rispetto a un trattamento convenzionale (interferone) mentre in sei studi (n = 657) si paragonava l'effetto dei *Phyllanthus* a quello di altre piante medicinali. In sette studi si riportava un *follow-up* di 1-12 mesi. In generale veniva utilizzata tutta la pianta (o in qualche studio tutta la pianta priva di radici) di *P. amarus* e *P. urinaria* (in uno studio *P. niruri*). La dose giornaliera utilizzata era di 0,6-2,7 g per periodi variabili dai 28 ai 90 giorni. In nove studi venivano valutati gli effetti di composti puri,

Box 30.2 Revisione sistematica[1] relativa all'efficacia clinica delle piante del genere *Phyllanthus* nel trattamento dell'epatite B cronica

Articoli selezionati	22 studi clinici randomizzati controllati (placebo, nessun trattamento, trattamento convenzionale, piante medicinali)
Soggetti	1947 pazienti con epatite virale B cronica
Qualità degli studi	Scarsa in 17 studi, buona in 5 studi in doppio cieco
Trattamento	Generalmente *P. amarus* e *P. urinaria* (pianta intera o pianta priva di radici) 0,6-2,7 g/die per 28-90 giorni. In 9 studi venivano utilizzati composti isolati da *Phyllanthus*
Conclusione	Le piante del genere *Phyllanthus* possono avere effetti positivi
Effetti collaterali	Nessun serio effetto collaterale

[1] Liu e coll. (2001) J Viral Hepatitis 8:358-366

isolati dalla pianta. I parametri valutati erano l'antigene di superficie del virus dell'epatite B (HBsAg), l'antigene "e" del virus dell'epatite B (HBeAg) ed il virus dell'epatite B (HBV), nonché le transaminasi alanino aminotransferasi (ALT) ed aspartato aminotransferasi (AST) e la bilirubina totale. Paragonato al placebo, il *Phyllanthus* aumentava l'eliminazione dell'HBsAg, mentre, paragonato al controllo, aumentava l'eliminazione sia dell'HBsAg che dell'HBV (effetti associati ad una diminuzione degli enzimi epatici e di bilirubina). Quando veniva paragonato ad un trattamento convenzionale (interferone o timosina), il *Phyllanthus* risultava praticamente equivalente in termini di efficacia; inoltre, il *Phyllanthus* incrementava l'efficacia dell'interferone; infine, quando il *Phyllanthus* veniva paragonato a piante medicinali utilizzate nella MTC, la sua efficacia risultava decisamente superiore. Nell'insieme i risultati sono incoraggianti, ma le conclusioni sono inficiate dalla scarsa qualità metodologica di molti studi. Infine, gli Autori di uno studio randomizzato più recente, in doppio cieco, con placebo (non incluso nella rassegna sistematica precedentemente commentata) e di buon valore metodologico, hanno dimostrato che un trattamento con dosi di 1-3 g di *P. urinaria* per un periodo di sei mesi, era equivalente al placebo in pazienti con epatite B cronica [Chan e coll. (2003) Aliment Pharmacol Ther 2003; 18:339-345].

I *Phyllanthus* sono pressoché sicuri. Gli studi clinici non hanno evidenziato effetti collaterali di rilievo. Quarantadue pazienti su cento hanno manifestato lieve nausea e diminuzione dell'appetito, mentre quattro pazienti su cento (in un solo studio) hanno accusato problemi gastrici, in seguito a somministrazioni della durata di 20-40 giorni. Generalmente, negli studi clinici sono stati utilizzati decotti, capsule contenenti la droga grezza o estratti di *P. amarus* e *P. urinaria*, a dosi giornaliere di 0,6-2,7 g.

Sofora

Sophora flavescens Ait. (nome cinese: Ku Shen) (Fam. *Leguminosae*) è una pianta che cresce in diverse regioni della Cina ed è tradizionalmente impiegata per curare i disturbi epatici. Composti biologicamente attivi presenti nelle radici sono la matrina, l'ossimatrina, il soforanolo, l'anagirina, la sofocarpina e la sofordina. L'ossimatrina ha attività antinfiammatoria, stimola la fibrogenesi nel modello sperimentale di fibrosi epatica indotto da concanavallina A ed inibisce il virus dell'epatite per attivazione del sistema immunitario; inoltre le radici di *S. flavescens* possiedono attività antivirale, probabilmente attribuibile alla stimolazione della leucocitosi ed all'inibizione della secrezione di HBsAg e HBeAg.

Gli Autori di una revisione sistematica hanno identificato ventidue studi clinici randomizzati, controllati, per un totale di 2409 pazienti affetti da epatite B (Box 30.3). In questi studi l'effetto della radice di *S. flavescens* è stato paragonato ad un trattamento convenzionale, ad un trattamento non-specifico (es. vitamine) o ad altre piante medicinali. Nessuno degli studi prevedeva l'uso del placebo. I criteri diagnostici per l'epatite B cronica erano la presenza sierica per più di sei mesi di HBsAg e HBeAg e gli elevati livelli delle transaminasi ALT e AST. I parametri valutati per stabilire l'efficacia erano la mortalità, la presenza di cirrosi epatica o di cancro epatico, la presenza di HBsAg e HBeAg e del DNA del virus dell'epatite B (HBV DNA), esami biochimici e istopatologici e la qualità della vita. Sette studi includevano un *follow-up* di 6-12 mesi. Venivano anche inclusi gli studi nei quali le radici di *S. flavescens* venivano somministrate insieme all'interferone e l'efficacia della combinazione paragonata a quella dell'interferone somministrato da solo. Gli Autori di questa revisione sistematica hanno riportato che un estratto acquoso di *S. flavescens*, somministrato per periodi di 60-180 giorni a dosi giornaliere di 400-600 mg (iniezione intramuscolare), 150-600 mg (infusione endovenosa) o di 200 mg (tre volte al giorno per via orale), era superiore ad un trattamento non specifico (ed efficace quanto il trattamento con interferone) nel ridurre i sintomi ed i segni della patologia, nonché nel ridurre i marker biochimici indicativi della patologia. Tuttavia, a causa della scarsa qualità degli studi clinici, allo stato attuale non è possibile raccomandare le radici di *S. flavescens* nella pratica clinica.

Box 30.3 Revisione sistematica[1] relativa all'efficacia clinica delle radici di *Sophora flavescens* nel trattamento dell'epatite B cronica

Articoli selezionati	22 studi clinici randomizzati, controllati (trattamento non specifico, trattamento convenzionale, piante medicinali); nessuno con placebo, uno solo in doppio cieco
Soggetti	2409 pazienti con epatite virale B cronica
Qualità degli studi	Scarsa o molto scarsa
Trattamento	Estratto della radice di *S. flavescens* per 60-180 giorni. Dose giornaliera: 600 mg (via orale), 400-600 mg (intramuscolare) o 150-600 mg (endovenosa)
Conclusione	*S. flavescens* può avere effetti benefici
Effetti collaterali	Nessun serio effetto collaterale

[1] Liu e coll. (2003) Am J Chin Med 31:1-12

Negli studi clinici non venivano segnalati effetti collaterali di rilievo. I più comuni erano dolore locale, in seguito alla somministrazione intramuscolare, e nausea e capogiro, in seguito ad infusione endovenosa. In uno studio clinico è stato riportato che l'incidenza degli effetti collaterali era dell'11,9% dopo infusione endovenosa, del 17,3% dopo iniezione intramuscolare e del 2,6% in seguito a somministrazione orale.

Liquirizia

Data dalle radici essiccate di *Glycyrrhiza glabra* L. (Fam. *Fabaceae*), contiene almeno il 4% di glicirrizina. La glicirrizina esercita attività antivirale nei confronti di vari virus, incluso il virus dell'epatite A; inoltre questa saponina aumenta i processi di detossificazione epatica e possiede azioni epatoprotettive nei modelli di epatotossicità indotta da tetracloruro di carbonio e galattosamina. Gli Autori di una revisione sistemica hanno identificato quattro studi randomizzati relativi all'efficacia della glicirrizina (Stronger Neo-Minophagen C®) per un totale di 368 pazienti con epatite C cronica (Box 30.4). In due studi i pazienti ricevevano il preparato vegetale insieme all'interferone-α. Nello studio con placebo, è stato osservato una riduzione della ALT, ma l'effetto non era osservabile nel periodo di *follow-up*. In un altro studio senza placebo, veniva osservata una diminuzione delle transaminasi ALT e AST rispetto ai valori basali, ma, ancora una volta, l'effetto scompariva durante il periodo di *follow-up*. Negli studi nei quali il preparato vegetale veniva somministrato insieme all'interfe-

Box 30.4 Revisione sistematica[1] relativa all'efficacia clinica della glicirrizina nel trattamento dell'epatite B cronica

Articoli selezionati	4 studi clinici randomizzati (uno con placebo; in due studi la glicirrizina veniva somministrata insieme all'interferone)
Soggetti	368 pazienti con epatite virale B cronica
Qualità degli studi	Variabile
Trattamento	Stronger Neo-Minophagen C* (200 ml o 240 mg/die per 4-52 settimane)
Conclusione	La glicirrizzina può avere degli effetti benefici (che tuttavia scompaiono durante il *follow up*)
Effetti collaterali	Nessun serio effetto collaterale

[1] Thompson Coon & Ernst (2004) J Hepatol 40:491-500
* Stronger Neo-Minophagen C è una soluzione contenente lo 0,2% di glicirrizina, lo 0,1% di cisteina ed il 2% di glicina

rone, non si osservavano generalmente differenze significative tra i gruppi (ovvero la glicirrizina non produceva un effetto aggiuntivo rispetto al solo interferone). Anche se sono stati osservati dei miglioramenti nei pazienti trattati con glicirrizina, questi risultati sono in generale difficili da interpretare e pertanto non è possibile formulare una conclusione sull'efficacia della glicirrizina. Non sono stati segnalati effetti collaterali di rilievo associati all'uso di glicirrizina; in uno studio è stata osservata una maggiore incidenza di sintomi da raffreddamento nel gruppo trattato con glicirrizina, rispetto al placebo; è da ricordare che la glicirrizina e la liquirizia possono causare ritenzione di sodio, ipokalemia, ipertensione ed aumento del peso corporeo. In Giappone viene commercializzato da più di 25 anni un preparato noto con il nome di Stronger Neo-Minophagen C®, una soluzione contenente lo 0,2% di glicirrizina, lo 0,1% di cisteina ed il 2% di glicina, da somministrarsi per via parenterale (endovenosa). La dose giornaliera abituale è di 80 mg.

Vedi Cap. 26 per l'azione espettorante della liquirizia.
Vedi Cap. 29 per le proprietà antiulcera della liquirizia.

Picrorriza

Picrorhiza kurroa Royle ex Benth. (Fam. *Scrophulariaceae*) è una piccola pianta erbacea perenne che cresce nel nordest dell'India, sulle pendici dell'Himalaya. La parte della pianta che viene utilizzata è il rizoma che contiene glicosidi iridoidi, quali picroside I, II e III e kutkoside, collettivamente noti con il nome di kutkina. Il meccanismo dell'azione epatoprotettiva non è completamente noto; tuttavia sono state formulate diverse ipotesi: come il cardo mariano, la picrorriza è un antiossidante, stimola la rigenerazione epatica, esercita attività antinfiammatoria ed è in grado di proteggere le cellule epatiche da diversi stimoli nocivi, incluso quello da funghi (*Amanita phalloides*); inoltre la picrorriza è un coleretico più potente della silimarina. La picrorriza è un rimedio tradizionale adoperato nella medicina ayurvedica in India; tuttavia non esistono in letteratura studi clinici randomizzati relativi all'efficacia di questa pianta nel trattamento dei disturbi epatici. La pricrorriza è poco solubile in acqua; pertanto non viene normalmente assunta sotto forma di tisana. Al contrario, è solubile in etanolo e pertanto può essere somministrata sotto forma di tintura (molto amara). Picroliv® è un estratto alcolico del rizoma di *Picrorrhiza kurroa* contenente il 4% di kutkina. La dose giornaliera abituale di quest'estratto è di 400-1500 mg. I testi di medicina ayurvedica raccomandano una dose di 0,4-1,5 g di droga e non riportano seri effetti collaterali. Nel ratto, la DL_{50} della kutkina (somministrazione orale) è maggiore di 2600 mg/kg, mentre quelle del picroside e del kutkoside sono maggiori di 1000 mg/kg.

Fosfolipidi della soia

Sono estratti dai semi di *Glycine max* L. Merr. (Fam. *Fabaceae*) e contengono il 73-79% di 3-sn-fosfatidilcolina. L'estratto contiene anche fosfatidiletanolamina (max 7%), acido fosfatidilinositico (meno dello 0,5%), vitamina E (0,2-0,5%) ed un olio (2-6%). I fosfolipidi della soia contengono all'interno della loro molecola acidi grassi polinsaturi, in particolare acido linoleico (70%). I fosfolipidi della soia esercitano effetti epatoprotettivi in diversi modelli sperimentali, tra i quali il danno epatico acuto indotto da etanolo, tetracloruro di carbonio, paracetamolo o galattosamina. Inoltre, in modelli sperimentali di danno cronico (indotto da etanolo, tioacetamide o da solventi organici), si osserva un effetto protettivo sulla steatosi e sulla fibrosi del fegato. I fosfolipidi velocizzano la rigenerazione epatica, stimolano la sintesi di collagene e, per i loro effetti protettivi sulla perossidazione lipidica, stabilizzano le membrane. Si ritiene che i fosfolipidi contenenti acidi grassi polinsaturi impediscano alle catene idrocarburiche apolari dei fosfolipidi di membrana di assumere l'allineamento parallelo dovuto alla disposizione cis dei loro doppi legami. Questo ridurrebbe la densità di impacchettamento della struttura fosfolipidica micellare, aumentando pertanto la velocità dei processi di scambio transmembrana.

I fosfolipidi, assorbiti completamente in seguito a somministrazione orale, vengono degradati in lisofosfatidilcolina nell'intestino ed assorbiti prevalentemente attraverso questa forma. Nella parete intestinale, i fosfolipidi vengono parzialmente riformati, messi in circolo e nel fegato scissi in acidi grassi, colina e glicerina-3-fosfato. Nel plasma, la fosfatidilcolina e gli altri fosfogliceridi viaggiano legati alle lipoproteine plasmatiche. L'escrezione è prevalentemente biliare.

La Commissione E tedesca raccomanda i fosfolipidi della soia nelle forme lievi di ipercolesterolemia nelle quali la dieta o altre misure non farmacologiche (esercizio, controllo del peso) non hanno successo e nei casi di inappetenza e senso di pressione nella regione del fegato, nelle epatiti croniche e nei disturbi epatici di natura tossica o nutrizionale. Nel caso di epatiti croniche si raccomanda di utilizzare i fosfolipidi e nel contempo di evitare l'agente causale della malattia (ad esempio l'alcol). Nelle epatiti croniche, il trattamento adiuvante con fosfolipidi è da perseguire solo in presenza di miglioramento dei sintomi.

I fosfolipidi sono poco tossici; infatti, dosi singole fino a 10g/kg nel topo e fino a 4,5 g/kg nel coniglio (somministrazione orale, intraperitoneale ed endovenosa), non provocano segni di tossicità; privo di tossicità è anche un trattamento per 48 settimane di dosi fino a 3,75 g/kg. La stessa dose non provoca danni all'embrione o malformazioni al neonato o altri segni di tossicità riproduttiva se somministrata agli animali durante la gravidanza. La Commissione E tedesca riporta che i fosfolipidi possono occasionalmente provocare sintomi gastrointestinali indesiderati (dolori gastrici, feci molli e diarrea) e raccomanda una dose giornaliera di 1,5-2,7 g di fosfolipidi contenenti il 73-79% di 3-sn-fosfatidilcolina, da assumersi in dose singola.

Oltre ai fosfolipidi della soia, la Commissione E tedesca segnala anche la lecitina di soia (fosfolipidi estratti dai semi di *Glycine max*); la lecitina di soia contiene 3-sn-fosfatidilcolina, fosfatidiletanolamina e fosfatidilinositolo e viene consigliata per i disturbi del metabolismo lipidico nel caso in cui le misure dietetiche non fossero sufficienti a regolarizzare i livelli ematici di lipidi. La dose giornaliera di lecitina di soia consigliata è quella corrispondente a 3,5 g di 3-sn-fosfatidilcolina.

30.3 Tratto biliare

30.3.1 Quadro clinico

La bile è costituita da acidi e pigmenti biliari, colesterolo, lecitina e sali inorganici. Grazie all'azione tensioattiva dei sali biliari, la bile emulsiona i grassi rendendo questi più sensibili all'azione della lipasi pancreatica: la digestione pancreatica viene anche favorita dall'aumentata consistenza che i sali biliari, precipitando, impartiscono al contenuto intestinale che di conseguenza viene più a lungo trattenuto. La bile, emulsionando i grassi, ne facilita poi la digestione come anche, riversandosi nell'intestino in quantità considerevoli, fluidifica il contenuto intestinale esaltando la secrezione e la motilità. Quando la bile scarseggia nel lume intestinale si possono avere delle gravi alterazioni della digestione. Lo scarso afflusso di bile nell'intestino può avvenire per una ridotta produzione di bile da parte del fegato (in seguito a malattie epatiche) oppure per una ridotta espulsione della bile che, normalmente prodotta, defluisce con difficoltà nel duodeno per una serie di cause che vanno in genere dall'ostruzione delle vie biliari (calcolosi, tappi mucosi, parassiti, ecc.) ad uno stato di atonia della muscolatura liscia delle vie biliari, nonché a modificazioni nella composizione chimica della bile (l'aumento di densità della bile rende difficoltoso il passaggio attraverso le vie biliari).

30.3.2 Coleretici e colagoghi

Tradizionalmente si definiscono **colagoghi** i farmaci che stimolano il flusso biliare nell'intestino, mentre i **coleretici** sono farmaci che stimolano la secrezione di bile. Tuttavia molti farmaci coleretici possiedono anche attività colagoga. I vari meccanismi d'azione ipotizzati per questi medicamenti sono: (i) azione diretta sull'epatocita con conseguente aumento della produzione di bile; (ii) azione indiretta sull'epatocita attraverso un aumento del flusso ematico. Migliorando l'irrorazione del fegato, migliora anche la funzionalità biligenica di quest'organo per un fenomeno idrodinamico circolatorio; (iii) azione diretta sul tratto gastrointestinale che provoca una produzione riflessa di bile; (iv) attivazione del parasimpatico. Le principali applicazioni terapeutiche dei coleretici/colagoghi sono la dispepsia, la colelitiasi e la discinesia biliare.

Le piante medicinali con proprietà coleretiche/colagoghe sono elencate nella Tabella 30.2; tuttavia studi clinici randomizzati hanno evidenziato risultati promettenti nel trattamento della dispepsia soltanto per la chelidonia e la curcuma.

Curcuma

Botanica/Costituenti chimici. La curcuma è data dal rizoma tuberizzato di *Curcuma longa* L. (= *C. domestica* Val.) e *C. aromatica* Salisb. (Fam. *Zingiberaceae*). Si tratta di piante erbacee con un rizoma formato da tubercoli di forma da ovoidale ad allungata e di colore giallo; dalla parte inferiore del rizoma partono numerose radichette, mentre nella parte superiore sono visibili le cicatrici delle foglie degli anni precedenti. Le foglie sono lunghe fino ad un metro: spesso presentano un robusto picciolo ed il lembo è oblungo o ellittico, acuminato alla sommità; l'infiorescenza è una spiga densa portata da un peduncolo che parte dal rizoma; il frutto è una capsula divisa all'interno in tre logge contenenti numerosi piccoli semi. La pianta è originaria dell'Asia meridionale (India, Pakistan, Malesia) ed è attual-

Tabella 30.2 Piante medicinali ad attività coleretico/colagoga

Nome comune della droga	*Nome latino della pianta*	*Parte della pianta utilizzata*	*Principali costituenti chimici*	*Dose giornaliera*
Achillea*/**	*Achillea millefolium*	Parti aeree	Olio essenziale, lattoni sesquiterpenici, polieni, flavonoidi	3-4,5 g
Assenzio*/**	*Artemisia absinthium*	Parti aeree	Olio essenziale, sesquiterpeni amari (absintina)	3,5 g
Artiglio del diavolo*	*Harpagophytum procumbens*	Radici secondarie	Iridoidi, triterpeni, fenoli	4,5 g
Boldo*	*Peumus boldus*	Foglie	Boldina, flavonoidi, olio essenziale	3 g
Carciofo**	*Cynara scolymus*	Foglie	Derivati dell'acido caffeico, flavonoidi, lattoni sesquiterpenici	6 g
Cardo mariano*/**	*Silybum marianum*	Frutti	Flavonolignani (silimarina), flavonoidi, acidi grassi	12-15 g
Chelidonia**	*Chelidonium majus*	Parti aeree	Alcalodi, acidi fenolici, flavonoidi	2-5 g
Curcuma **	*Curcuma* spp	Rizoma	Olio essenziale, curcuminoidi	1,5-3 g
Elicriso*	*Helichrysum arenarium*	Fiori	Flavonoidi, derivati dell'acido caffeico, ftalidi, pironi	3 g
Fumaria**	*Fumaria officinalis*	Parti aeree	Flavonoidi, alcaloidi isochino-linici, acido fumarico	6 g
Marrubio*	*Marrubium vulgare*	Parti aeree	Marrubina, derivati dell'acido caffeico, flavonoidi	4,5 g
Menta*/**	*Menta piperita*	Foglie, olio dalle foglie	Olio essenziale (mentolo, mentone), flavonoidi, derivati dall'acido caffeico	3-6 g (0,6 ml di olio)
Menta giapponese**	*Menta arvensis* var. *piperascens*	Olio essenziale dalle parti aeree	Mentolo, mentone	3-6 gocce di olio
Tarassaco*/**	*Taraxacum officinale*	Radici, pianta intera	Lattoni sesquiterpenici, triterpeni, steroli, flavonoidi	4-10 g

* Raccomandata dalla Commissione E tedesca per i disturbi digestivi
** Raccomandata dalla Commissione E tedesca per i disturbi epatici e delle vie biliari

mente coltivata nella maggior parte delle regioni tropicali. La droga contiene sostanze colorate di giallo, denominate curcuminoidi (5%, tra i quali la curcumina è il componente più importante), un olio essenziale (4,2-14%), composto prevalentemente da sesquiterpeni (per es. zingiberina), chetoni e monoterpeni, monosaccaridi (in particolare fruttosio) e polisaccaridi. La Commissione E tedesca riporta che la droga secca deve contenere non meno del 3% di derivati dicinnamoilmetanici (calcolati come curcumina) e non meno del 3% di olio volatile. La Farmacopea Europea IV riporta invece la monografia relativa alla curcuma di Giava (*Curcumae xanthorrhizae rhizoma*), che consiste nel rizoma essiccato, tagliato in pezzi di *Curcuma xanthorrhiza* Roxb. Contiene non meno di 50 ml/kg di olio essenziale e non meno dell'1% di derivati dicinnamoilmetanici, espressi come curcumina, ambedue calcolati in riferimento alla droga anidra.

Farmacologia/Meccanismo d'azione. La curcuma è in grado di aumentare sia la produzione che il flusso biliare. Questi effetti sono stati attribuiti ai componenti dell'olio essenziale ed alla curcumina. Le proprietà stimolanti la muscolatura biliare e le proprietà carminative ed antispastiche a livello intestinale della curcuma e della curcumina sono ben documentate. Tuttavia, poichè la curcumina e gli altri curcuminoidi non vengono sufficientemente assorbiti in seguito alla somministrazione orale, è probabile che gli oli essenziali siano i principali responsabili dell'attività coleretico/colagoga della curcuma. La curcumina esplica anche potenti proprietà antinfiammatorie; quest'azione si esercita attraverso molteplici meccanismi: (i) aumento della produzione di steroidi endogeni per un'azione sulla corteccia del surrene; (ii) inibizione del metabolismo epatico del cortisone, con conseguente aumento degli steroidi circolanti; (iii) inibizione dell'attivazione del fattore di trascrizione proinfiammatorio NF-κB e (iv) inibizione della produzione di interleuchine e TNFα. Infine, la curcuma e la curcumina esercitano una spiccata attività antiossidante ed antivirale (inibizione della replicazione dell'HIV), mentre per una frazione polisaccaridica della curcuma è stata dimostrata attività immunostimolante.

Efficacia clinica. Oltre ad essere diffusamente impiegata dai popoli orientali come condimento aromatico (la curcuma è uno dei principali costituenti del "curry"), la curcuma è un rimedio tradizionale per i disturbi gastrointestinali, epatici e delle vie biliari. La curcuma è consigliata dalla Commissione E tedesca per il trattamento della dispepsia. Gli Autori di una revisione sistematica [Thompson Coon &

Ernst (2002) Aliment Pharmacol Ther 16:1689-1699] hanno identificato un solo studio clinico randomizzato, nel quale 116 pazienti (con diagnosi di dispepsia acida, dispepsia con flatulenza o dispepsia atonica) ricevevano otto capsule/die contenenti curcuma (2 g/die) o il placebo per sette giorni. In questo studio la curcuma era superiore al placebo nel ridurre i sintomi della dispepsia. Da ricordare che la Commissione E tedesca raccomanda, per il trattamento dei disturbi gastrici, anche il rizoma di *C. xanthorrhiza* Roxb. (curcuma di Giava), una droga ad attività coleretico/colagoga.

Effetti collaterali/Controindicazioni. La curcuma appare una droga sicura. Negli studi clinici gli effetti collaterali sono simili al placebo; la Commissione E tedesca non riporta effetti collaterali, ma fa presente che la curcuma è controindicata in caso di ostruzione biliare. Nei casi di calcoli biliari, la curcuma deve essere utilizzata sotto supervisione medica. La Commissione E tedesca riporta che la curcuma di Giava (*C. xanthorrhiza*) può provocare disturbi gastrici.

Preparazioni/Dose. La Commissione E tedesca raccomanda una dose giornaliera di 1,5-3 g di droga. La somministrazione sotto forma di tisana è sconsigliata, in quanto sia i curcuminoidi che l'olio essenziale sono relativamente poco solubili in acqua.

Vedi Cap. 33 per l'utilizzo della curcuma nella prevenzione dei tumori.

Chelidonia

Botanica/Costituenti chimici. La chelidonia è costituita dalle parti aeree essiccate di *Chelidonium majus* L. (Fam. *Papaveraceae*), raccolte durante la stagione di fioritura. Si tratta di una pianta erbacea perenne, con un rizoma ramificato lungo 10 cm, con foglie alterne, imparipennate, con due-cinque paia di foglioline ovali inegualmente dentate, sessili le superiori, picciolate quelle basali; i fiori sono riuniti in piccole ombrelle opposte alle foglie ed al termine del fusto; il frutto è una capsula allungata lunga 3-5 cm, contenente numerosi semi. È diffusa in Italia dalla regione mediterranea a quella montana; si trova nei luoghi ombrosi, lungo le siepi, nei boschi e nei ruderi. La droga contiene flavonoidi, acidi fenolici (derivati dell'acido caffeico) ed una trentina di alcaloidi isochinolinici (per es. chelidonina, cheleritrina, coptisina, sanguinarina, berberina). I principali alcaloidi sono la chelidonina (fino all'1,4% di peso secco) e la coptisina. La Commissione E tedesca e la Farmacopea Europea IV riportano che la droga deve contenere almeno lo 0,6% di alcaloidi totali, calcolati come chelidonina.

Farmacologia/Meccanismo d'azione. La chelidonia possiede diverse proprietà farmacologiche, tra le quali spiccano quella antivirale, antitumorale, antipertensiva, antibatterica, antifungina, antinfiammatoria e coleretico/colagoga. Studi di farmacologia sperimentale hanno evidenziato le proprietà di un estratto etanolico delle parti aeree di *C. majus* di stimolare il flusso biliare e la quantità totale di bile 40 min dopo la sua somministrazione, mentre la frazione alcaloidea e quella fenolica erano pressoché inattive. Documentate sono anche le azioni spasmolitiche della chelidonia. La chelidonina possiede una struttura simile a quella della papaverina e come questa agisce da antispastico intestinale.

Efficacia clinica. La Commissione E tedesca raccomanda la chelidonia nei casi di disturbi spastici dei dotti biliari e del tratto gastrointestinale. Gli Autori di una revisione sistematica [Thompson Coon & Ernst (2002) Aliment Pharmacol Ther 16:1689-1699] hanno identificato un solo studio clinico randomizzato, in doppio cieco, con placebo. Partecipavano allo studio 60 pazienti con dispepsia funzionale e dolori crampiformi nella regione biliare ed addominale. Dopo sei mesi di trattamento, il gruppo di pazienti trattati con chelidonia riportava un numero minore di sintomi gastrointestinali rispetto al placebo. I sintomi che più rispondevano alla terapia con chelidonia erano dolore allo stomaco, dolori nella regione epatica, flatulenza, nausea e sensazione di pienezza. Inoltre un preparato tedesco formato da estratti secchi di chelidonia e curcuma (Cholagogum F Natterman®) ha dimostrato effetti benefici (riduzione del dolore addominale) in 39 pazienti con discinesia biliare in uno studio clinico randomizzato, in doppio cieco con placebo [Niederau & Gopfert (1999) Med Klin 94:425-430].

Effetti collaterali/Controindicazioni. La Commissione E tedesca non riporta effetti collaterali, né controindicazioni. Tuttavia, in uno studio clinico sono stati riportati alcuni effetti collaterali, quali diarrea, nausea e stanchezza. Sono stati segnalati inoltre diversi casi di epatite acuta e di ittero in seguito all'assunzione di chelidonia. In generale la biopsia epatica rilevava lesioni caratteristiche dell'epatite indotta da farmaci. In questi casi, l'interruzione della terapia fitoterapica ripristinava i livelli degli enzimi epatici nel giro di 2-6 mesi. Sono stati riportati anche casi clinici di dermatite da contatto; tuttavia la relazione causale risulta incerta.

Preparazioni/Dose. La Commissione E tedesca raccomanda una dose giornaliera di 2-5 g di droga (equivalente a 12-30 mg di alcaloidi totali) da assumersi sotto forma di estratti secchi da adoperare in preparati farmaceutici liquidi o solidi. Non si raccomanda di assumere la droga sotto forma di tisana, in quanto in questa forma farmaceutica i componenti della chelidonia sono difficili da dosare.

Carciofo

Droga data dalle foglie di *Cynara scolymus* L., pianta erbacea diffusa in Europa ed appartenente alla famiglia delle *Asteraceae/Compositae*. I principali componenti attivi del carciofo sono divisi in tre classi di sostanze: composti caffeilchinici (acido clorogenico, cinarina), lattoni sesquiterpenici (per es. cinaropicrina) e flavonoidi. Questi composti sono illustrati nel Box 23.5, Capitolo 23. Tra le proprietà farmacologiche del carciofo sono da ricordare quelle antiossidanti, epatoprotettive, antilipidemiche, coleretiche e colagoghe. Le proprietà epatoprotettive sono state dimostrate sia su epatociti isolati che *in vivo* nei ratti. Ad esempio, estratti di carciofo sono in grado di proteggere *in vitro* gli epatociti dal danno indotto da tert-butilidroperossido, mentre *in vivo* gli stessi estratti proteggono le cellule epatiche dall'epatite sperimentale indotta da tetracloruro di carbonio. L'acido clorogenico e la cinarina sono in parte responsabili dell'azione epatoprotettiva del carciofo. Le proprietà coleretiche e colagoghe del carciofo sono state dimostrate in volontari sani. Ad esempio, in uno studio clinico randomizzato in doppio cieco, con placebo, effettuato su 20 volontari sani, è stato dimostrato che una somministrazione singola (1,92 g in 300 ml di acqua) di un estratto di carciofo (Hepar-SL forte®) aumentava la secrezione di bile nel duodeno 30 min dopo la sua somministrazione orale [Kirchhoff e coll. (1994) Phytomedicine 1:107-115]; l'effetto colagogo, che era evidente nelle quattro ore successive la somministrazione, è probabilmente il risultato di una aumentata produzione di acidi biliari. Le proprietà coleretiche del carciofo sono state attribuite alla presenza degli acidi monocaffeilchinici (per es. acido clorogenico e neoclorogenico), piuttosto che agli acidi dicaffeilchinici (per es. cinarina); importanti per l'azione coleretica sono anche i lattoni sesquiterpenici. Per i suoi effetti coleretici, il carciofo viene raccomandato dalla Commissione E tedesca per il trattamento della dispepsia. L'efficacia clinica del carciofo nel trattamento della dispepsia è stata confermata da due recenti studi clinici randomizzati. Nel primo [Marakis e coll. (2002) Phytomedicine 9:694-699], effettuato su 516 pazienti con dispepsia lieve, è stato dimostrato che il prodotto Hepar-SL forte, a dosi giornaliere comprese tra 320 e 640 mg, per un periodo di due mesi, era in grado di migliorare i sintomi dispeptici e la qualità della vita. Nel secondo (n = 247) [Holtman e coll. (2003) Aliment Pharmacol Ther 18:1099-1105], in doppio cieco, il prodotto Hepar-SL forte®, (640 mg/die per 6 settimane) migliorava i sintomi della dispepsia e la qualità della vita in pazienti con dispepsia funzionale. Gli effetti del carciofo sono stati confermati da uno studio clinico postmarketing (studi clinici fase IV) [Fintelmann e coll. (1998) Natura Med 13:7-26], nel quale capsule contenenti 320 mg di estratto (Hepar-SL forte®), somministrate fino a sei volte al giorno per sei mesi, miglioravano i sintomi clinici della dispepsia. Infine, il carciofo viene pubblicizzato e commercializzato per contrastare gli effetti spiacevoli associati ad un eccessivo consumo di alcol (effetto *hangover*). Tuttavia, in uno studio randomizzato, in doppio cieco con placebo (gruppi incrociati), effettuato su 15 volontari, un estratto di carciofo (dose giornaliera di 1.92 g di estratto, corrispondente a circa 48 g di carciofo fresco, per due settimane) non era i grado di prevenire i segni ed i sintomi dell'effetto *hangover* [Pittler e coll. (2003) CMAJ 169:1269-1273].

Il carciofo è ben tollerato. Infatti non sono stati riportati effetti collaterali negli studi clinici effettuati. Studi postmarketing in pazienti che utilizzavano Hepar-SL® (1,92 g per sei mesi) hanno dimostrato la buona o eccellente tollerabilità del carciofo. I principali effetti riportati erano flatulenza, debolezza e senso di fame. La Commissione E tedesca riporta che il carciofo è controindicato nei soggetti con allergia alla pianta o ad altri membri delle *Asteraceae*, in soggetti con ostruzione dei dotti biliari e nei casi di calcoli alla colecisti (in quest'ultimo caso utilizzare il carciofo sotto supervisione medica). La cinaropicrina ed altri lattoni sesquiterpenici sono composti potenzialmente allergenici. La Commissione E tedesca raccomanda una dose di 6 g di droga. In genere vengono utilizzati estratti standardizzati ad acidi caffeilchinici. Il principale preparato utilizzato è noto col nome commerciale di Hepar-SL® forte, un estratto acquoso standardizzato ad acidi caffeilchinici (3,2%), disponibile in capsule da 320 mg (2 capsule tre volte al giorno). Il rapporto droga-estratto di questo preparato è di 3,5-5 ad 1. La FU XI riporta l'estratto idroalcolico secco di carciofo (*Cynarae extractum hydroalcolicum siccum normatum*), che si ottiene dai capolini freschi non dischiusi del carciofo (si noti, non dalle foglie, come riportato dalla Commissione E tedesca). Contiene non meno del 13% e non più del 18% di acidi caffeilchinici, calcolati come acido clorogenico, con riferimento all'estratto essiccato. L'estratto si prepara dalla droga ridotta in frammenti per trattamento con alcol al 75%.

Vedi Cap. 23 per le proprietà ipocolesterolemizzanti del carciofo.

Boldo

È dato dalle foglie essiccate di *Peumus boldus* Mol. (Fam. *Monimiaceae*), un arbusto o piccolo albero sempreverde, alto fino a sette-otto metri, con rami sottili, fiori riunti in corimbi posti all'ascella delle foglie e al termine dei rami e frutto formato da piccole drupe nerastre. Il boldo cresce esclusivamente in Cile, nella parte montuosa di questo Paese; talvolta è coltivato nelle zone a clima temperato caldo. Le foglie sono opposte a due a due, hanno un picciolo molto corto e sono variabili nella forma, da quasi rotonde a ovali o ellittiche; esse si presentano di consistenza coriacea, ruvide al tatto, con margine fortemente accartocciato, di colore che varia da verdastro a grigio-verde fin quasi a bianco. La droga contiene alcaloidi di tipo isochinolinico (0,25-0,7%; il principale costituente alcaloideo è la boldina), flavonoidi (es. isoramnetina) ed un olio essenziale (2,5%) nel quale sono stati identificati una quarantina di componenti, tra i quali p-cimene (28,6%), ascaridolo (16,1%), cineolo (16%), linalolo (9,1%) e 4-terpinenolo (2,6%). La Farmacopea Europea IV riporta che la droga (*Boldi folium*) è data dalle foglie essiccate, intere o frammentate. La droga intera deve contenere non meno di 20 ml/kg e non più di 40 ml/kg e la droga frammentata non meno di 15 ml/kg di olio essenziale. Questo contiene non meno dello 0,1% di alcaloidi totali, espressi come boldina, calcolati con riferimento alla droga anidra.

Il boldo ha proprietà diuretiche (l'olio essenziale contiene il 4-terpinenolo, principio irritante e diuretico caratteristico del ginepro), stomachiche, colagoghe e coleretiche. L'attività coleretica è stata attribuita ai flavonoidi e agli alcaloidi. Il boldo esplica attività epatoprotettiva sia *in vitro* che *in vivo*, mentre la boldina riduce la lipoperossidazione lipidica negli epatociti isolati. Le proprietà spasmolitiche del boldo e della boldina sono state documentate *in vitro* adoperando l'ileo di ratto.

Il boldo viene consigliato dalla Commissione E tedesca per il trattamento della dispepsia e per i disturbi spastici del tratto gastrointestinale. Il boldo è un componente di diverse formulazioni adoperate nel trattamento della dispepsia, nei casi di crampi addominali, costipazione e disturbi epatici. Tuttavia, non esistono studi clinici randomizzati che ne attestino l'efficacia nel trattamento della dispepsia. Gli Autori di una revisione sistematica [Thompson Coon & Ernst (2002) Aliment Pharmacol Ther 16:1689-1699] hanno identificato un solo studio clinico randomizzato nel quale 359 soggetti con dispepsia funzionale lieve o moderata ricevevano placebo, boldo o una formulazione di quattro droghe vegetali (boldo, cascara, genziana e rabarbaro) per un periodo di 28 giorni. In questo studio è stato riportato che la formulazione vegetale era in grado di migliorare la perdita di appetito, la dispepsia e la costipazione, mentre il boldo, somministrato da solo, era in grado di migliorare soltanto la costipazione.

La dose giornaliera raccomandata dalla Commissione E tedesca è di 3 g di droga essiccata, da assumersi sotto forma di infuso ed altre preparazioni prive di ascaridolo. L'olio essenziale ed i distillati di boldo non dovrebbero essere utilizzati in quanto contengono ascaridolo. L'ascaridolo è stato utilizzato in passato come antielmintico; oggi non è più utilizzato in quanto esistono antielmintici di sintesi più attivi e meno tossici.

Il boldo è una droga sicura; estratti acquosi di boldo sono pressoché privi di tossicità fino alla dose di 3 g/kg negli animali. Da ricordare tuttavia che l'olio essenziale di boldo è ritenuto tra i più tossici. L'applicazione di olio non diluito esercita infatti un effetto irritante per la presenza di sostanze terpeniche (per es. 4-terpinenolo). La DL_{50} nei ratti è di 0,13 g/kg, con convulsioni presenti già alla dose di 0,07 g/kg. La Commissione E tedesca, pur non segnalando effetti collaterali, riporta che l'uso del boldo è controindicato nei casi di ostruzione biliare e grave danno epatico; in caso di calcoli biliari, il boldo deve essere adoperato dietro consulto medico.

Tarassaco

È costituito dalle parti aeree o dalla pianta intera (comprese le radici) di *Taraxacum officinale* G.H. Weber ex Wiggers (Fam. *Asteraceae*), un erba perenne con un rizoma verticale che continua verso il basso con una radice a fittone e foglie riunite in una rosetta basale, lanceolate ed irregolarmente incise. All'inizio della primavera appare al centro della rosetta lo scapo fiorale (spesso più di uno), alto circa mezzo metro, che porta un capolino terminale di fiori gialli, abbondanti, tutti ligulati. Al capolino sussegue una caratteristica infruttescenza dotata di numerosi acheni con abbondante pappo piumoso (da cui il nome di soffione). È comune in tutta Italia nei prati, nei luoghi erbosi, nei terreni incolti e a volte anche nei boschi. Il tarassaco contiene flavonoidi, minerali (es. potassio), acidi fenolici (per es. caffeico, cicorico), una resina che contiene sostanze amare (tarassicina, presente prevalentemente nelle foglie) e lattoni sesquiterpenici (per es. germacranolide). Studi di farmacologia sperimentale hanno rivelato proprietà diuretiche, blandamente antinfiammatorie, ipoglicemiche, coleretiche e colagoghe. Nei ratti e nei cani un infuso corrispondente a 5 g di droga ha determinato un marcato aumento della secrezione biliare.

La Commissione E tedesca consiglia le parti aeree fresche o essiccate per favorire l'appetito e per il trattamento degli stati dispeptici (senso di

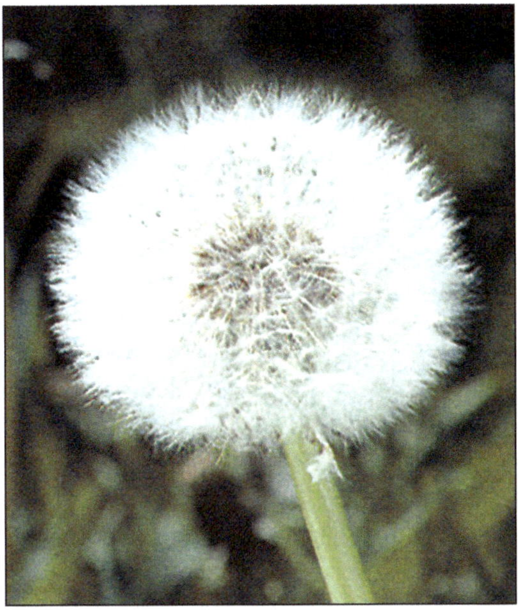

Tavola 30.2 *Taraxacum officinale*

pienezza, flatulenza). Inoltre, la pianta intera (rizoma e radici incluse) viene anche specificatamente raccomandata negli stati caratterizzati da alterazione del flusso biliare e per stimolare la diuresi. La dose raccomandata è di 4-10 g di parti aeree da assumersi tre volte al giorno. La tossicità acuta del tarassaco è bassa; infatti negli animali la DL_{50} nei topi, in seguito a somministrazione intraperitoneale, è intorno ai 30 g/kg. Tuttavia, a causa della presenza di sostanze amare, l'uso di tarassaco può provocare disturbi gastrici ed iperacidità. Il tarassaco, secondo la Commissione E tedesca, è controindicato nei casi di ostruzione dei dotti biliari, nei casi di empiema della colecisti e di ileo paralitico. La Commissione E tedesca raccomanda inoltre di utilizzare il tarassaco sotto supervisione medica in presenza di calcoli biliari. Sono stati riportati casi di allergia da contatto associati all'uso di tarassaco; i lattoni sesquiterpenici, caratteristici delle piante appartenenti alla famiglia delle *Asteraceae*, sono considerati i composti allergizzanti del tarassaco.

Marrubio

È costituito da fiori e dalle foglie fresche o secche di *Marrubium vulgare* L. (Fam. *Labiatae*), una pianta comune nei terreni incolti di quasi tutta l'Europa, nell'Africa del nord e nell'Asia. Presenta fusti tetragoni, ramificati, cotonosi, di 30-80 cm, con numerose foglie ovali o arrotondate e fiori raggruppati in verticilli a corolla bianca. La pianta esala un forte odore muschiato. I principali costituenti sono i diterpeni, come ad esempio il lattone marrubina (0,3-1%) ed in misura minore alcoli, quali il marrubenolo, il marrubiolo, il peregrinalo ed il vulgarolo. È stato anche ipotizzato che la marrubina possa essere un artefatto formatosi durante il processo di estrazione dal suo precursore premarrubina. Altri componenti sono gli alcaloidi di tipo pirrolidinico (betonicina, turicina), flavonoidi (apigenina, luteolina, quercetina) e piccole quantità di olio essenziale. Il marrubio possiede proprietà coleretiche ed amare (indice di amarezza 65.000). Il principale componente coleretico del marrubio è l'acido marrubinico (ottenuto dalla saponificazione della marrubina), che è in grado di stimolare la secrezione biliare nei ratti, mentre la marrubina (che non possiede proprietà coleretiche) stimola la secrezione bronchiale (azione espettorante) e possiede proprietà antiaritmiche (anche se a dosi elevate può provocare aritmie). Per le sue proprietà colagoghe ed amare, il marrubio viene consigliato dalla Commissione E tedesca nelle difficoltà digestive nonché nei casi d'inappetenza, gonfiore e flatulenza (dose giornaliera per uso interno: 4,5 g di droga secca oppure 2-6 tavolette di succo pressato). La Commissione E tedesca non riporta effetti collaterali o controindicazioni; tuttavia, a dosi elevate, il marrubio possiede proprietà lassative.

Letture di approfondimento

Ball KR, Kowdley KV (2005) A review of Silybum marianum (milk thistle) as a treatment for alcoholic liver disease. J Clin astroenterl 39:520-528

Bean P (2002) The use of alternative medicine in the treatment of hepatitis C. Am Clin Lab 21:19-21

Fogden E, Neuberger J (2003) Alternative medicines and the liver. Liver Int 23:213-220

Jacobs BP, Dennehy C, Ramirez G, Sapp J, Lawrence VA (2002) Milk thistle for the treatment of liver disease: a systematic review and meta-analysis. Am J Med 113:506-515

Ladas EJ, Kelly KM (2003) Milk thistle: is there a role for its use as an adjunct therapy in patients with cancer? J Altern Complement Med 9:411-416

Levy C, Seeff LD, Lindor KD (2004) Use of herbal supplements for chronic liver disease. Clin Gastroenterol Hepatol 2:947-956

Liu J, Zhu M, Shi R, Yang M (2003) Radix Sophorae flavescentis for chronic hepatitis B: a systematic review of randomized trials. Am J Chin Med 31:337-354

Rambaldi A, Jacobs BP, Iaquinto G, Gluud C (2005) Milk thstle for alcoholic and/or hepatitis B or C virus liver diseases. Cochrane Database Sys Rev 18;(2):CD003620

Thyagarajan S, Jayaram S, Gopalakrishnan V, Hari R, Jeyakumar P, Sripathi M (2002) Herbal medicines for liver diseases in India. J Gastroenterol Hepatol 17:S370-S376

Capitolo 31 Piante medicinali e sistema cutaneo

31.1 Introduzione

L'apparato tegumentale è composto dalla cute e dagli annessi cutanei (unghie, capelli e ghiandole varie) che si distribuiscono sul manto cutaneo con differente organizzazione e funzione (cute). La pelle è composta di due strati, uno più superficiale (epidermide) e l'altro più profondo (derma). L'epidermide è a sua volta formata, dall'esterno all'interno, da cinque strati: corneo, lucido, spinoso, granuloso e germinativo. Lo strato germinativo è l'unico in grado di riprodursi e formare nuove cellule che gradualmente vengono trasformate in cellule cornee. Lo strato corneo a sua volta va incontro ad una desquamazione necessaria per mantenere costante lo spessore dell'epidermide. In alcuni casi lo strato corneo della pelle può ispessirsi, a causa di fenomeni irritativi, inducendo la formazione di "calli".

Il derma consiste di un tessuto connettivo in cui si trova una densa rete di vasi, nervi, ghiandole (sudorifere e sebacee) e follicoli piliferi. Infiammazioni, infezioni, esantemi, lesioni, ulcere, escrescenze, scottature ed altri traumi possono temporaneamente alterare lo stra-

Tabella 31.1 Preparazioni farmaceutiche per uso topico

Forme farmaceutiche	*Preparazione*	*Indicazione*
Paste	Si mescolano liquidi e grassi con polveri inerti in percentuali variabili tra il 20 ed il 50%	Forme edematose ed eritematose
Unguenti	Si mescolano grassi con polveri inerti in percentuale non superiore al 10%	Forme secche, desquamanti
Emulsioni	Si mescolano due fasi liquide non miscibili: acqua ed olio	Forme essudative
Lozioni	Si sospendono polveri inerti (10-30%) in acqua o acqua ed alcol aggiungendo glicerina o amido	Forme essudative
Polveri	Come descritto nel paragrafo 12.3.3	Forme secche

to cutaneo causando danni più o meno consistenti in base alla loro gravità e durata. Disturbi cutanei possono anche aversi per cause organiche e per un'eccessiva traspirazione dello strato cutaneo.

Le lesioni cutanee sono visibili e facilmente accessibili. Il trattamento topico è generalmente preferito poiché non genera effetti sistemici ed è sufficiente a migliorare o a risolvere un disturbo. Le medicine per il trattamento dei disturbi cutanei sono applicate sottoforma di paste, unguenti, emulsioni, lozioni, ecc. (Tab. 31.1). Il veicolo base usato per la preparazione di queste forme farmaceutiche deve essere privo di azioni farmacologiche e ben tollerato. Per ottenere una buona azione locale il farmaco dovrebbe essere trattenuto all'interno dell'epidermide e del derma: questo evita gli effetti sistemici e la fugacità d'azione nella zona d'applicazione. Comunque, un significativo assorbimento del farmaco si verifica quando la superficie di applicazione è ampia, la pelle non è integra e quando il farmaco viene applicato con una modalità che facilita l'assorbimento (frizioni, massaggi).

31.2 Patologie infiammatorie a carico della cute

31.2.1 Quadro clinico

Dermatite atopica

La dermatite atopica è una condizione infiammatoria delle cute che solitamente esordisce nella prima o seconda infanzia e può permanere fino all'età adulta. La sua ricorrenza è in aumento in tutto il mondo, con punte del 23% nei bambini norvegesi in età scolare. I criteri clinici per la diagnosi di dermatite atopica sono: 1) prurito e segni di grattamento; 2) decorso caratterizzato da esacerbazioni e remissioni; 3) lesioni tipiche della dermatite eczematosa; 4) anamnesi personale o familiare di atopia (asma, rinite allergica, allergie alimentari o eczema); 5) decorso clinico che dura più di sei settimane. Le lesioni caratteristiche della dermatite atopica (papule e placche pruriginose) compaiono sul volto e sulle superfici estensorie nella prima infanzia, mentre nella seconda infanzia e nell'età adulta è più comune l'interessamento a livello delle flessure. Possono manifestarsi lesioni acute (papulovescicole o pomfi pruriginosi), subacute (papule e placche con segni di escoriazione) e croniche (placche secche ed ispessite). Fino al 90% delle lesioni della dermatite atopica sono colonizzate dallo *S. aureus*. Il trattamento della dermatite atopica è finalizzato all'idratazione cutanea, alla diminuzione della colonizzazione batterica, al controllo del prurito ed alla diminuzione dell'infiammazione. L'idratazione cutanea (con bagni tiepidi seguiti da creme emollienti) aiuta ad eliminare le fissurazioni della cute dalle quali potrebbero penetrare i patogeni. I farmaci che vengono utilizzati sono i glucocorticoidi (applicati sulla cute), gli antistaminici (per via orale) e più recentemente gli antagonisti dei recettori per i leucotrieni (zafirlukast, per via orale); nelle forme più refrattarie si sta considerando l'utilizzo di immunosoppressori (ciclosporina e tacrolimus). Le piante medicinali più comunemente impiegate per la cura delle dermatiti sono riportate nella Tabella 31.2. Le piante più studiate da un punto di vista

Tabella 31.2 Piante medicinali utilizzate nel trattamento delle dermatiti

Nome comune della droga	*Nome latino della pianta*	*Parte della pianta utilizzata*	*Costituenti principali*
Aloe vera	*Aloe* spp	Foglie	Mucillagini
Amamelide	*Hamamelis virginiana*	Foglie, corteccia	Tannini, olio essenziale, flavonoidi, procianidine
Calendula	*Calendula officinalis*	Fiori	Triterpeni, saponine, flavonoidi, olio essenziale, alcoli triterpenici
Camomilla	*Matricaria recutita*	Sommità fiorite	Olio essenziale, flavonoidi, mucillagini, cumarine
Dulcamara*	*Solanum dulcamara*	Steli	Steroidi, alcaloidi, glicosidi, saponine
Enotera	*Oenothera biennis*	Olio dai semi	Acido linoleico, acido palmitico, acido oleico, acido γ-linolenico
Melaleuca	*Melaleuca alternifolia*	Olio dalle foglie	Terpinen-4-olo

* Raccomandata dalla Commissione E tedesca per il trattamento di eczemi, foruncoli, acne e verruche

clinico sono quelle contenenti acidi grassi essenziali (olio di borragine ed enotera) ed in parte la camomilla.

Acne

È un termine usato per descrivere alcuni disturbi causati dall'infiammazione cronica dei follicoli pilosebacei, caratterizzata dalla formazione di tappi di cheratina alle aperture dei condotti sebacei, papille infiammatorie, pustole, noduli, cisti e cicatrici. L'acne è di solito una malattia a risoluzione spontanea tipica degli adolescenti e dei giovani, anche se nel 10-20% degli adulti può continuare a persistere una qualche forma dell'affezione. Il fattore che causa l'espressione della malattia negli adolescenti è l'aumento della secrezione delle ghiandole sebacee dopo la pubertà. Piccole cisti, dette comedoni, si formano nei follicoli piliferi a causa dell'ostruzione dell'orifizio dovuta alla ritenzione di sebo e di materiale cheratinico. L'attività di un lievito (*Pityrosporum orbicolare*) e di batteri (*Propionibacterium acnes*) all'interno dei comedoni porta alla liberazione di acidi grassi che provocano un'infiammazione all'interno della cisti con conseguente rottura della parete cistica. Si sviluppa di conseguenza una reazione infiammatoria da corpo estraneo che è il risultato dell'escrezione di detriti grassi e cheratinici dalla cisti. La caratteristica clinica dell'acne volgare è il comedone, che può essere chiuso (punto bianco) o aperto (punto nero).

Gli scopi del trattamento dell'acne sono rivolti a correggere le anomalie di maturazione del follicolo ed a ridurre la produzione di sebo, la colonizzazione da parte di *P. acnes* e l'infiammazione. I prodotti farmacologici disponibili per raggiungere questi scopi comprendono preparazioni topiche, sistemiche ed intralesionali. Tra i preparati topici vengono utilizzati i retinoidi e gli antimicrobici. I retinoidi (per es. tretinoina, adapalene e tazarotene) agiscono normalizzando la maturazione dell'epitelio follicolare, riducendo l'infiammazione ed aumentando la penetrazione di altri farmaci topici. Gli antimicrobici (benzoil-perossido, clindamicina, eritromicina, metronidazolo) sono il caposaldo della terapia dell'acne. Gli antimicrobici riducono la popolazione di *P. acnes* e sono efficaci nel trattamento delle lesioni infiammatorie. I farmaci sistemici utilizzati nel trattamento dell'acne comprendono i retinoidi, gli antibatterici (tetracicline, metronidazolo, trimetropim-sulfametossazolo, ciproterone, eritromicina, spironolattone) e gli ormoni (contraccettivi orali). I contraccettivi orali sopprimono la steroidogenesi ovarica, riducono gli androgeni ed aumentano la globulina che lega gli ormoni steroidei.

Tra i rimedi fitoterapici impiegati nel trattamento dell'acne, gli studi clinici più interessanti riguardano l'olio di melaleuca, il basilico orientale ed il tè (Tab. 31.3). Per questi prodotti vegetali sono riporta-

Tabella 31.3 Piante medicinali per il trattamento delle infezioni batteriche cutanee: sommario degli studi clinici [Da: Martin & Ernst (2003) J Antimicrob Chemother 51:241-246]

Nome comune della droga *Nome latino della pianta* *Parte utilizzata*	*Disegno sperimentale*	*Patologia (n = numero di pazienti)*	*Trattamento*	*Principali risultati*
Melaleuca *Melaleuca alternifolia* Foglie, rami freschi (olio essenziale)	Randomizzato, studio comparativo	Infezione da *S. aureus* meticillino-resistente (n = 30)	Instillazione nasale al 4% e bagni al 5% per 1-34 giorni	In generale, olio efficace come il trattamento di riferimento. Tuttavia meno attivo della mupirocina per la pulizia nasale, ma più attivo della clorexidina o della sulfadiazina d'argento per le lesioni cutanee
Melaleuca *Melaleuca alternifolia* Foglie, rami freschi (olio essenziale)	Randomizzato, studio comparativo	Acne lieve e moderata (n = 124)	Soluzione al 5% di olio per 3 mesi	Olio efficace come il benzoil perossido (5%) nel ridurre le lesioni infiammate e non infiammate
Basilico orientale *Ocimum gratissimum* Foglie (olio essenziale)	Randomizzato, con placebo	Acne (n = 126)	Soluzione alcolica (0,5-5%) o in cetomacrogol per 4 settimane, 2 volte al giorno	Olio (soluzione alcolica 2-5% o in cetomacrogol 5%) superiore al placebo e al farmaco di riferimento (benzoil perossido)
Tè *Thea sinensis* Foglie	Non randomizzato, studio comparativo	Impetigine contagiosa	Soluzione acquosa all'1% (diverse volte per 7-10 giorni) o al 5% in vaselina (3-4 volte al giorno per 7-10 giorni)	Il preparato in vaselina (ma non la soluzione acquosa) efficace come gli unguenti a base di framicetina e gramicidina

ti effetti positivi, anche se preliminari. Inoltre è da ricordare che la Commissione E tedesca raccomanda la dulcamara (*Solanum dulcamara*).

Psoriasi

La psoriasi è una delle più comuni malattie dermatologiche, poiché colpisce oltre l'1-2% della popolazione mondiale. È una infiammazione cutanea cronica caratterizzata da placche e papule rotondeggianti, nettamente delimitate, ricoperte di squame argentate micacee. Le lesioni cutanee della psoriasi sono incostantemente pruriginose. L'eziologia della psoriasi è ancora poco chiara, ma vi è un'evidente componente genetica. Oltre il 50% dei pazienti con psoriasi riferisce un'anamnesi familiare positiva e studi nei gemelli riportano un 65-72% di concordanza tra gemelli monozigoti. Chiari riscontri indicano il ruolo dei linfociti T nella patogenesi della psoriasi; la stimolazione della risposta immunitaria da parte delle citochine è associata ad un brusco peggioramento di una preesistente psoriasi ed il trapianto di midollo porta alla guarigione della malattia.

Il trattamento della psoriasi è multifattoriale e deve considerare lo stato di salute del paziente (in particolare la funzione epatica e renale), la presenza di artrite psoriasica e la superficie corporea coinvolta. Si utilizzano farmaci per uso topico (calcipotriolo, catrame, antralina, retinoidi), o sistemici (antistaminici, doxepina, farmaci citotossici, quali metotressato ed acitretina ed immunosoppressori, quali ciclosporina e micofenolato mofetile) oppure si ricorre alla fotochemioterapia, un tipo di trattamento in cui l'effetto del farmaco somministrato viene intensificato dall'esposizione del paziente alla luce. Generalmente, i pazienti con un interessamento della superficie corporea del 15% possono essere trattati efficacemente con farmaci topici. Un'eccezione è però costituita dall'interessamento delle mani o dei piedi, che può risultare resistente al trattamento topico. La maggior parte dei farmaci utilizzati per curare la psoriasi sono irritanti per la pelle normale e devono, quindi, essere applicati con cura sulle placche psoriatiche. Possono inoltre provocare una follicolite (catrami), secchezza della cute e della membrana associata a fragilità epidermica (retinoidi).

Diversi principi attivi vegetali vengono comunemente utilizzati nel trattamento topico della psoriasi; questi includono il mentolo (da *Mentha piperita*), la capsaicina (da *Capsicum annuum*), la canfora (da *Cinnamomum zeylanicum*); un tempo veniva utilizzata la crisarobina, presente nella polvere di Goa (vedi Box 31.1), ora sostituita dal derivato sintetico antralina. Comunemente viene anche utilizzato il catrame vegetale. È da ricordare poi che nei Paesi occidentali (in particolare nel Regno Unito e negli Stati Uniti) ven-

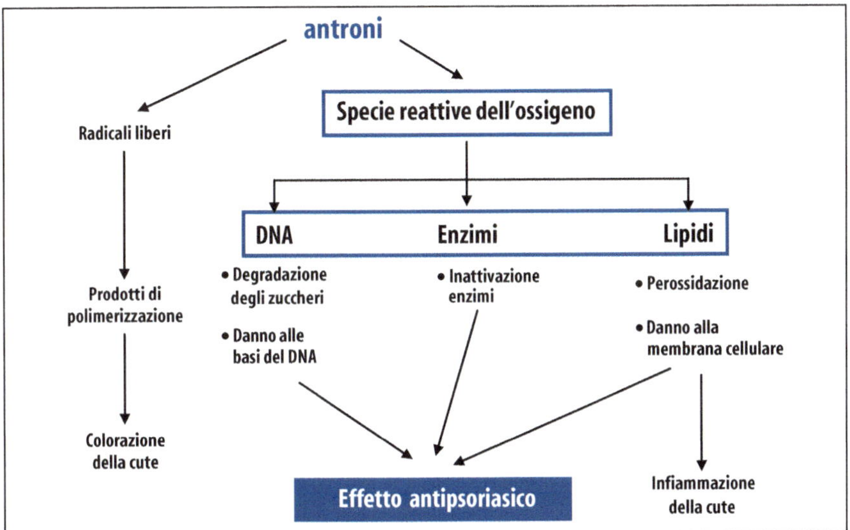

Box 31.1 Gli antroni nel trattamento della psoriasi

Gli antroni sono contenuti in molti vegetali, quali funghi, licheni e piante superiori appartenenti alle *Leguminosae*, *Poligonaceae*, *Liliaceae* ed altre famiglie ancora. Più di un secolo fa, Squire, un dermatologo londinese, riportò l'uso di un estratto ottenuto dalla secrezione del durame di *Andira araroba* Aguiar (Fam. *Leguminosae*), albero che raggiunge i 20 m di altezza, originario del Brasile, ma coltivato anche in India. Questa sostanza, detta anche polvere di Goa, si presenta come una polvere leggera di colore giallo-arancio che si deposita nelle cavità che si formano nelle piante vecchie. Il principio attivo in essa contenuto è un derivato antronico, la crisarobina (1,8-diidrossi-3-metil-9-antrone). Per ottenere la droga, l'albero viene tagliato ed il tronco spaccato in modo che la secrezione possa fuoriuscire. La secrezione essiccata e polverizzata è disciolta in benzene, filtrata ed il benzene poi evaporato. Il residuo costituisce la droga che contiene antroni, diantroni ed antrachinoni liberi. La crisarobina è stata quasi subito sostituita dall'antralina, un derivato di sintesi, che costituisce ancora oggi, a quasi 90 anni dalla sintesi, uno dei farmaci di riferimento nel trattamento della psoriasi.
Gli antroni, attraverso una serie di reazioni di autossidazione, generano specie reattive dell'ossigeno in grado di danneggiare le molecole del DNA, gli enzimi coinvolti nei processi di proliferazione cellulare ed i fosfolipidi di membrana, con conseguente morte cellulare. Quest'ultimo effetto, però, potrebbe anche essere responsabile di reazioni infiammatorie che costituiscono uno spiacevole effetto collaterale del trattamento con gli antroni. Inoltre gli antroni possono generare specie radicaliche altamente reattive che possono subire un processo di autossidazione, dimerizzazione ed infine di polimerizzazione, con formazione di un prodotto marrone che provoca colorazione della cute

Tabella 31.4 Piante medicinali cinesi adoperate nel trattamento della psoriasi

Nome latino della pianta	*Famiglia*	*Parte della pianta utilizzata*	*Principali costituenti chimici*
Angelica sinensis (Oliv.) Diels	*Umbelliferae*	Radici	Ligustilide
Carthamus tinctorius L.	*Asteraceae*	Fiori	Cartarmina
Dictamnus dasycarpus Turcz.	*Rutaceae*	Corteccia della radice	Alcaloidi, psoraleni
Glycyrrhiza uralensis Fisch.	*Leguminosae*	Radici	Glicirrizina
Lithospermum erythrorhizon Siebold & Zucc	*Boraginaceae*	Radici	Glicani (litospermani) naftochinoni (shikonine) derivati dell'acido caffeico
Oldenlandia diffusa Roxb	*Rubiaceae*	Pianta intera	Asperuloside, palderoside
Paeonia lactiflora Pall.	*Paeoniaceae*	Radici	Paeoniflorina
Rehmania glutinosa Gaertn.	*Gesneriaceae*	Radici	Ionoside
Salvia miltiorrhiza Bge	*Labiatae*	Radici	Tanshinoni
Smilax glabra Rxb.	*Smilacaceae*	Parti ipogee	Saponine

gono utilizzate numerose piante in uso presso la MTC per il trattamento della psoriasi (Tab. 31.4). Tuttavia l'efficacia di questi rimedi tradizionali non è stata confermata da rigorosi studi scientifici. Attualmente l'aloe vera è l'unico fitoterapico per il quale siano disponibili studi clinici attendibili.

31.2.2 Piante medicinali ad azione antinfiammatoria

Diverse piante medicinali sono state utilizzate per il trattamento dei disturbi infiammatori cutanei. Le principali raccomandate dalla Commissione E tedesca sono riportate nella Tabella 31.5. Esse possono contenere mucillagini ad azione demulcente, flavonoidi ad azione antinfiammatoria, oli essenziali ad azione antisettica; molte contengono tannini e pertanto agiscono con meccanismo astringente. A queste piante medicinali vanno aggiunti gli oli di borragine e di enotera, che sono stati valutati per il trattamento della dermatite atopica.

Tabella 31.5 Piante medicinali antinfiammatorie e loro utilizzo in dermatologia secondo la Commisione E tedesca

Nome comune della droga	*Nome latino della pianta*	*Parte della pianta utilizzata*	*Principali costituenti chimici*	*Utilizzo*
Agrimonio	*Agrimonia eupatoria*	Pianta fiorita	Catechine, tannini	Infiammazione della pelle
Amamelide	*Hamamelis virginiana*	Foglie	Tannini, flavonoidi, procianidine	Infiammazione della pelle
Arnica	*Arnica montana*	Fiori	Sesquiterpeni, flavonoidi, olio essenziale	Infiammazione della pelle, ferite
Avena	*Avena sativa*	Foglie e steli	Polisaccaridi, acido silicico, steroidi, saponine, flavonoidi	Infiammazione della pelle, verruche
Camomilla	*Matricaria recutita*	Sommità fiorite	Olio essenziale, flavonoidi, mucillagini, cumarine	Infiammazione della pelle, ferite e ustioni
Consolida maggiore	*Symphytum officinale*	Parti aeree, foglie	Alcaloidi pirrolizidinici, carboidrati, tannini, acido rosmarinico, allantoina	Contusioni e distorsioni
Fieno greco	*Trigonella foenum graecum*	Semi	Mucillagini, flavonoidi, saponine, trigonelline	Infiammazione della pelle
Iperico	*Hypericum perforatum*	Fiori	Derivati diantronici, flavonoidi, derivati floroglucinolici	Contusioni, ferite e ustioni, infiammazione della pelle
Jambul	*Syzygium cumini*	Corteccia	Steroidi, tannini, triterpeni, flavonoidi	Infiammazione della pelle
Lino	*Linum usitatissimum*	Semi	Olio grasso, mucillagini, lignani	Infiammazione della pelle
Noce	*Juglans regia*	Foglie	Tannini, derivati naftalenici, flavonoidi	Infiammazione della pelle
Piantaggine	*Plantago lanceolata*	Parti aeree	Iridoidi, monoterpeni, tannini, mucillagini, flavonoidi	Infiammazione della pelle
Quercia	*Quercus robur*	Corteccia	Tannini	Infiammazione della pelle
Viola del pensiero	*Viola tricolor*	Parti aeree	Flavonoidi, mucillagini, tannini	Infiammazione della pelle

Camomilla

Botanica/Costituenti chimici. La camomilla è data dai capolini di *Matricaria recutita* L. (= *Matricaria chamomilla* L.) (camomilla tedesca, comune o ungherese, Fam. *Asteraceae/Compositae*). È una pianta erbacea annuale, alta 20-40 cm, a fusto eretto, molto ramificato, foglie bipennatosette e fiori riuniti in capolini, di 3 cm circa di diametro, lungamente peduncolati. I fiori periferici femminili sono ligulati, bianchi, mentre quelli centrali sono tubulosi e di colore giallo I principali costituenti chimici sono rappresentati dalle cumarine (umbelliferone ed il suo estere metilico, l'eniarina), dai flavonoidi (1-3%, in particolare l'apigenina), da un olio essenziale, presente nella droga nella misura dello 0,24-1,9%, da sesquiterpeni (antecotulide), da mucillagini, ecc. L'olio essenziale contiene, come elementi distintivi, il bisabololo (50% circa) ed il camazulene (che si forma a partire dalla matricina durante il processo di distillazione). La camomilla ottenuta da *M. recutita* viene comunemente chiamata camomilla tedesca. La Farmacopea Europea IV riporta la monografia relativa alla camomilla tedesca (*Matricariae flos*), che deve contenere non meno di 4 ml/kg di olio essenziale e quella relativa alla camomilla romana fiore (*Chamomillae romanae flos*), che consiste nei capolini essiccati di *Anthemis nobilis* L. = *Chamaemelum nobile* L. Quest'ul-

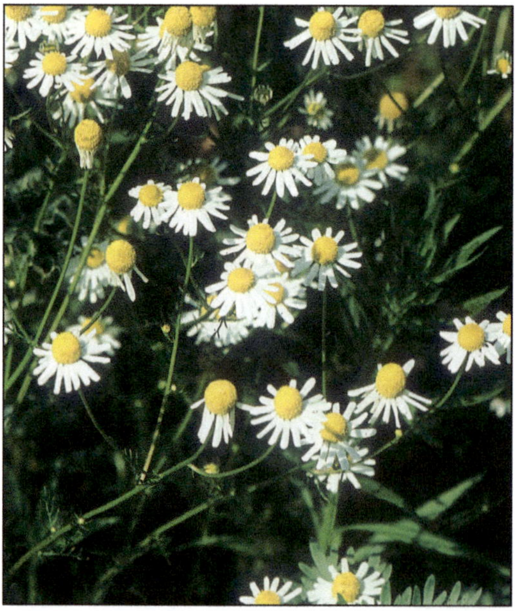

Tavola 31.1 *Matricaria recutita*

tima deve contenere non meno di 7 ml/kg di olio essenziale. La camomilla romana, i cui capolini sono più grandi di quelli della camomilla tedesca, è meno utilizzata. La camomilla romana contiene cumarine, flavonoidi (apigenina) ed un olio volatile (0,4-1,75%) contenente prevalentemente esteri dell'acido angelico.

Farmacologia/Meccanismo d'azione. Gli effetti antinfiammatori della camomilla e dei suoi principi attivi sono ben documentati; questi composti sono stati valutati in vari modelli sperimentali d'infiammazione (eritema da raggi UV, edema della zampa del ratto indotto da carragenina, granuloma da *cotton pellet*, artrite sperimentale da adiuvante) e l'efficacia è stata dimostrata sia in seguito a somministrazione orale che dopo applicazione topica. L'effetto antinfiammatorio esercitato dalla camomilla potrebbe essere dovuto a dei costituenti che inibiscono la formazione di prostaglandine e leucotrieni, nonché alle proprietà antiossidanti di tali composti. Il bisabololo, il camazulene e l'apigenina sono tipici costituenti ad attività antinfiammatoria. La matricina, il precursore dei camazuleni, è un'agente antinfiammatorio più potente degli stessi camazuleni. Inoltre, gli azuleni possono inibire il rilascio di istamina. La camomilla possiede anche attività antibatterica (nei confronti dei batteri gram positivi) ed antifungina: questi effetti sembrano essere il risultato di un'azione congiunta di bisabololo, ossidi del bisabololo, camazulene e dicicloeteri.

Efficacia clinica. Le preparazioni di camomilla sono usate per trattare l'infiammazione batterica e non batterica della pelle, ferite di lieve entità e le infiammazioni del cavo orale. La camomilla può anche essere adoperata nel caso di irritazione degli occhi. La Commissione E tedesca suggerisce l'uso della camomilla per le infiammazioni della cute e delle mucose, per le infezioni batteriche della cute, per alleviare le irritazioni del tratto respiratorio (somministrazione per inalazione) e della regione anogenitale (bagni o lavaggi). Alcuni studi clinici hanno evidenziato risultati positivi nel trattamento dell'eczema, ulcerazione della pelle e guarigione di ferite. L'effetto della camomilla nei casi di dolore alla gola post-operatorio e di dermatite atopica è stata oggetto di studi clinici randomizzati. In uno studio in doppio cieco è stato riportato che uno spray di camomilla (somministrato prima dell'intubazione necessaria per un'operazione chirurgica) non preveniva il successivo dolore post-operatorio in 80 pazienti [Kyokong e coll. (2002) J Med Assoc Thai 85:S180-S185]. In un altro studio in doppio cieco la crema Kamillosan® (contenente un estratto etanolico di camomilla) è invece risultata superiore al placebo ed anche lievemente superiore ad una crema all'idrocortisone (0,5%) in pazienti con dermatite atopica [Patzelt-Wenczler & Ponce-Poschl (2000) Eur J Med Res 5:171-175].

Effetti collaterali/Controindicazioni. Malgrado segnalazioni di reazioni della pelle e dermatiti in seguito all'uso topico di camomilla, la probabilità che una preparazione di camomilla causi un'allergia è molto bassa. Comunque, individui sensibili ad altri membri della famiglia delle *Asteraceae* (per es. la calendula) potrebbero manifestare reazioni allergiche. Le preparazioni di camomilla non dovrebbero essere usate nei casi di dolore acuto agli occhi; inoltre non dovrebbero essere versate direttamente negli occhi o quando l'irritazione è accompagnata da pus.

Preparazione/Dose. La Commissione E tedesca consiglia, per uso esterno, i seguenti dosaggi: soluzione al 3-10% per risciacqui, 5 g/l come additivo per bagno e preparazioni semisolide (creme, unguenti) contenenti il 3-10% di droga. La FU XI riporta l'estratto idroalcolico secco titolato (*Matricariae extractum hydroalcoolicum siccum, normatum*); si ottiene dalla *camomilla comune fiore* e contiene non meno dell'1,2% di apigenina totale, derivante dalla somma di apigenina libera e apigenina contenuta nell'apigenina 7-glucoside e nell'apigenina 7-(6-acetil)-glucoside. La Farmacopea Europea IV riporta invece l'estratto liquido (*Matricariae extractum fluidum*), che si prepara dalla droga (100 g) con una miscela di 2,5 parti di una soluzione di ammoniaca al 10%, 47,5 parti di acqua e 50 parti di alcol. Esso deve contenere non meno dello 0,3% di residuo blu.

Olio di enotera e di borragine

Botanica/Costituenti chimici. L'olio di enotera (olio di rapunzia, olio di enagra) si ricava dai semi di piante appartenenti alla specie *Oenothera*, in particolare *O. biennis*, Fam. *Onagraceae*, mentre l'olio di borragine si ottiene dai semi di *Borago officinalis* L., Fam. *Boraginaceae*. *O. biennis* è una pianta erbacea bienne, poco ramificata, eretta, alta fino a 150 cm. È originaria del nord America, ma si è diffusa in quasi tutta Europa. È tipica dei luoghi aridi, sabbiosi, incolti e delle aree sassose. Presenta foglie lanceolate, opposte, lunghe 10-20 cm, con margine irregolarmente dentato e acuminate all'apice; i fiori, di colore giallo, sono riuniti in una infiorescenza apicale. *B. officinalis* è una pianta erbacea con fusto spesso, mucillaginoso, molto ramificato, con peli radi e fiori di colore azzurro violaceo che sono riuniti in cime terminali; è diffusa nell'Europa meridionale e nell'Africa del nord. Il componente caratteristico dell'olio di enotera e dell'olio di borragine è l'acido γ-linolenico (8-19% nell'olio di enotera e 17-25% nell'olio di borragine).

Farmacologia/Meccanismo d'azione. L'acido γ-linolenico (AGL) può sopprimere l'infiammazione fondamentalmente attraverso due meccanismi distinti: (i) inibizione competitiva dell'attività degli enzimi ciclossigenasi e lipossigenasi, con conseguente diminuzione della produzione di molecole pro-infiammatorie quali prostaglandine e leucotrieni e (ii) produzione di prostaglandina E_1 la quale, sebbene abbia un effetto pro-infiammatorio acuto, è in grado di esercitare un effetto inibente sulle cellule infiammatorie nella fase cronica del processo infiammatorio (vedi Cap. 25, Box 25.1). Inoltre, si deve considerare che una carenza dell'enzima Δ^6-desaturasi (l'enzima che converte l'acido linoleico ad acido γ-linolenico) è tipica dei pazienti affetti da dermatite atopica (Fig. 31.1).

Efficacia clinica. L'olio di enotera e quello di borragine sono stati particolarmente studiati in pazienti affetti da dermatite atopica. Gli studi

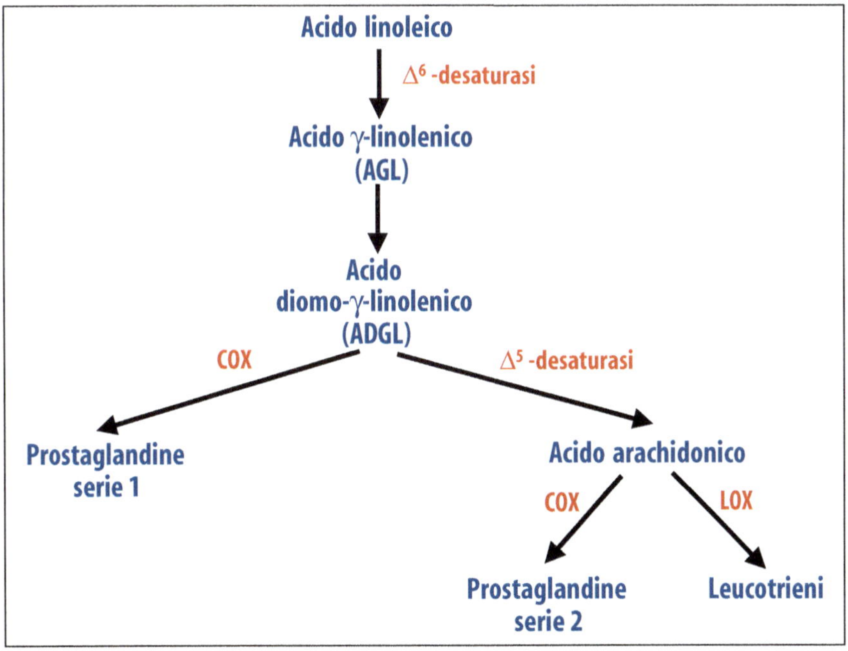

Fig. 31.1 Produzione di prostaglandine della serie 1 e della serie 2 a partire dall'acido linoleico. L'enzima Δ^6-desaturasi è carente in soggetti con dermatite atopica o neuropatia diabetica periferica.
COX = ciclossigenasi, *LOX* = lipossigenasi

randomizzati disponibili, tuttavia, non hanno dimostrato un'efficacia clinica accettabile. I risultati di una metanalisi risalente al 1994, effettuata su nove studi clinici con placebo (non randomizzati), avevano evidenziato l'efficacia dell'olio di enotera nel trattamento della dermatite atopica. Tuttavia, quattro studi randomizzati successivi, per un totale di 273 pazienti che ricevevano olio di enotera (0,25-6 g) per periodi di 8-16 settimane, non hanno confermato i risultati della precedente metanalisi [Ernst e coll. (2002) Am J Clin Dermatol 3:341-348]. I risultati relativi all'olio di borragine sono similmente poco incoraggianti. In particolare, in uno studio clinico randomizzato, in doppio cieco, con placebo, è stato dimostrato che somministrazioni orali giornaliere di 920 mg di acido γ-linolenico (contenuti in capsule di olio di borragine) per 12 settimane non risultavano di beneficio in 151 bambini con dermatite atopica [Takwale e coll. (2003) BMJ 327:1-4]. L'olio di enotera è stato valutato anche in pazienti affetti da neuropatia diabetica periferica (Box 31.2).

Effetti collaterali/Controindicazioni. L'olio di enotera e quello di borragine sembrano essere ben tollerati. Negli studi clinici l'incidenza degli effetti collaterali è simile al placebo. Sono stati riscontrati solo occasionalmente lievi effetti gastrointestinali quali indigestione, nausea, rammollimento delle feci, mal di testa. È da segnalare che questi oli potrebbero ridurre l'efficacia dei farmaci antiepilettici.

Preparazioni/Dose. I prodotti commerciali vengono standardizzati sulla base del contenuto di AGL e di acido linolenico; ad esempio pro-

Box 31.2 Olio di enotera e neuropatia diabetica periferica

La neuropatia diabetica periferica (NDP) è una complicanza sia del diabete di tipo 1 che di tipo 2. Essa è caratterizzata da una progressiva perdita di fibre nervose; il paziente presenta ipersensibilità dolorifica alle estremità. Se non controllata, la NDP può portare a conseguenze debilitanti, come ulcere del piede ed amputazioni. Le terapie farmacologiche si avvalgono dell'uso di antidepressivi, anticonvulsivanti, analgesici e di capsaicina (alcaloide presente nel *Capsicum annuum*). Come per la dermatite atopica, l'attività dell'enzima Δ^6-desaturasi è compromessa nei pazienti con diabete. Pertanto la somministrazione di droghe contenenti acido γ-linolenico potrebbe fornire l'organismo di un substrato carente nei pazienti con NDP (Fig. 31.1). Gli Autori di una recente revisione sistematica [Halat e coll. (2003) J Am Board Fam Pract 16:47-57] hanno evidenziato l'esistenza di tre studi clinici randomizzati, in doppio cieco, con placebo, per un totale di 184 pazienti con NDP. La dose giornaliera utilizzata era di 360-480 mg di olio, per un periodo di 6-12 mesi (somministrazione orale). Due di questi studi, per un totale di 133 pazienti, hanno evidenziato dei significativi benefici, mentre un terzo, per un totale di 51 pazienti, non ha riportato differenze significative tra olio di enotera e placebo. Pertanto sono necessari ulteriori studi per confermare l'efficacia dell'olio di enotera nel trattamento della NDP.

dotti standardizzati di olio di enotera contengono l'8% di AGL ed il 72% di acido linoleico. In genere vengono raccomandate dosi giornaliere di olio pari a 160-400 mg di AGL (somministrazione orale).

Vedi Cap. 25 per l'utilizzo dell'olio di enotera e dell'olio di borragine nel trattamento dell'artrite reumatoide.

Calendula

Botanica/Costituenti chimici. È costituita dai fiori (ligulati e tubulosi) di *Calendula officinalis* L. (Fam. *Asteraceae*), pianta della regione mediterranea, spesso coltivata per i grandi capolini dal caratteristico colore che va dal giallo chiaro (forma superba) all'arancio scuro (forma isabellina). I fusti, di 30-60 cm di altezza, sono carnosi, angolosi, vellutati e ramificati. Le foglie sessili sono oblunghe ed i capolini terminali solitari hanno fiori giallo-arancio, tubulosi al centro, ligulati alla periferia.

La calendula contiene flavonoidi (rutinoside, rutina, isoquercetina, narcisina, ecc.), polisaccaridi (in particolare mucillagini 1,5%), terpenoidi (faradiolo e suoi derivati, lupeolo, α e β-amirina, oleanene, urnene, acido oleanolico e sue saponine, tarassene), un olio essenziale, una sostanza amara (calendulina), acidi organici (clorogenico) e resine. Nell'olio essenziale prevalgono componenti terpenoidi. Sono presenti anche pigmenti (nei fiori di colore arancio prevalgono i carotenoidi, mentre nei gialli le xantofille). La Farmacopea Europea IV riporta che la droga (*Calendula flos*) è data dai fiori completamente aperti, interi o

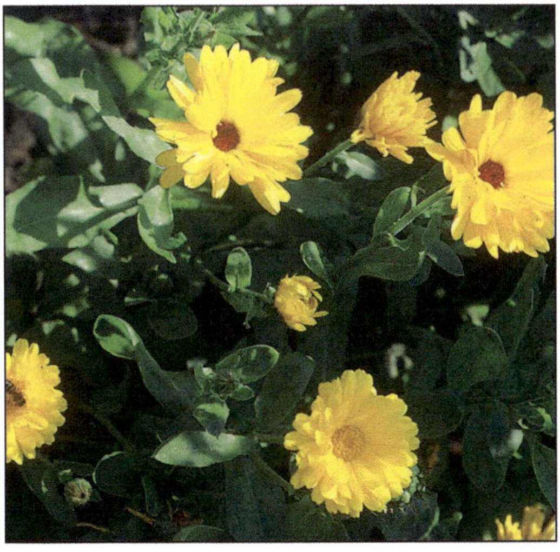

Tavola 31.2 *Calendula officinalis*

tagliati, essiccati, di *C. officinalis*. I fiori sono staccati dal ricettacolo delle varietà coltivate. La droga deve contenere non meno dello 0,4% di flavonoidi, calcolati come iperoside, con riferimento alla droga essiccata.

Farmacologia/Meccanismo d'azione. La calendula possiede attività antinfiammatoria, antibatterica, antivirale, immunostimolante; inoltre favorisce la guarigione delle ferite influenzando le diverse fasi del processo che porta alla loro cicatrizzazione (Fig. 31.2). L'attività cicatrizzante è stata dimostrata in vari modelli sperimentali e la maggior parte dei risultati positivi è stata ottenuta utilizzando un estratto alcolico. Si ritiene che i carotenoidi siano, almeno in parte, responsabili dell'azione cicatrizzante della calendula e che questa azione sia coadiuvata dall'azione antibatterica ed antifungina dei polisaccaridi e dell'olio essenziale. L'attività antinfiammatoria, dimostrata in diversi modelli sperimentali, è stata infine attribuita principalmente alla frazione triterpenoidica, in particolare al faradiolo ed ai suoi derivati (estere palmitico del faradiolo, estere miristico del faradiolo) ed al 4-tarassosterolo (uno sterolo della frazione terpenoidica). Estratti acquosi di calendula possono inibire il virus dell'influenza e dell'*herpes simplex*.

Efficacia clinica. La calendula viene raccomandata dalla Commissione E tedesca per il trattamento degli stati infiammatori del cavo orale, non-

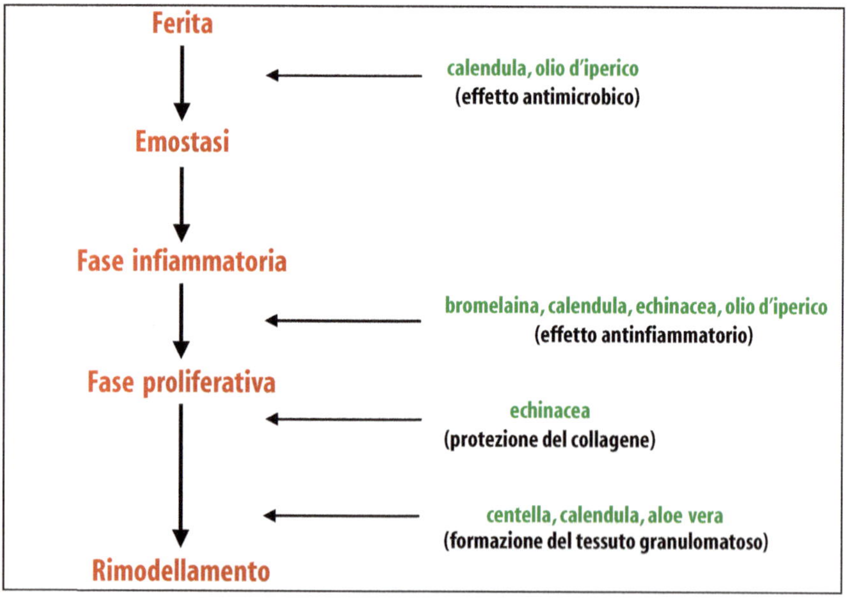

Fig. 31.2 Fasi del processo di guarigione delle ferite ed azione di alcune droghe vegetali

ché per accelerare la guarigione di ferite e scottature. Gli studi clinici relativi all'efficacia della calendula, seppur preliminari, sono molto incoraggianti. Infatti, in uno studio randomizzato, effettuato su 254 pazienti con dermatite acuta di grado 2 (o superiore al grado 2), in seguito a radioterapia (necessaria per un tumore al seno), è stato dimostrato che l'applicazione cutanea di calendula era addirittura superiore al farmaco di riferimento (trolamina, un'emulsione olio in acqua che favorisce la guarigione delle ferite attraverso effetti immunomodulatori) nel ridurre l'incidenza delle dermatiti e del dolore [Pommier e coll. (2004) J Clin Oncol 22:1447-1453]. La calendula veniva applicata, in genere, due volte al giorno, a partire dal primo giorno di radioterapia e fino al completamento del ciclo. Inoltre la calendula (in combinazione con aglio, verbasco, iperico, lavanda, vitamina E ed olio d'oliva) ha dimostrato effetti benefici in uno studio randomizzato, in doppio cieco, effettuato in 171 bambini con dolore all'orecchio causato da otite [Sarrell e coll. (2003) Pediatrics 111:574-579]. La calendula (come tintura al 20%) è stata anche utilizzata nel trattamento dell'otite suppurativa cronica.

Effetti collaterali/Condroindicazioni. Non sono noti effetti collaterali o controindicazioni associati all'uso di calendula. Teoricamente la calendula potrebbe causare reazioni allergiche incrociate con altri membri della famiglia *Asteraceae/Compositae* (per es. camomilla, tanaceto, ecc.).

Preparazioni/Dose. Preparati a base di calendula, sotto forma di infuso (1-4 g in 150 ml 3 volte al giorno), tintura [0,3-1,2 ml (1:5 in alcol al 90%) 3 volte al giorno], estratto fluido [0,5 ml (1:1 in alcol al 40%) 3 volte al giorno], o unguento (al 2,5%) vengono utilizzati per promuovere la formazione del tessuto di granulazione e facilitare la guarigione di scottature, infiammazioni cutanee, ferite o eczemi. La Commissione E tedesca raccomanda l'applicazione di unguenti contenenti il 2-5% di droga secca.

Catrame vegetale

Il catrame è la frazione oleosa del liquido condensabile prodotto per distillazione secca di sostanze organiche, senza il contatto dell'aria. I catrami possono essere sia vegetali che derivare dalla distillazioni di bitume o del carbon fossile. Esistono vari tipi di catrami vegetali; il catrame di ginepro rosso (olio di cade, che si ottiene dalla distillazione del tronco, dei rami e delle radici di *Juniperus oxycedrus*, una conifera del Mediterraneo), il catrame di betulla (da *Betula verrucosa*, *B.*

alba o *B. pubescens*), il catrame di faggio ed il catrame di conifere (pino, abete, larice). Costituenti chimici caratteristici dei catrami vegetali sono idrocarburi, fenoli e terpeni. I catrami vegetali esercitano attività antinfiammatoria, antiseborroica e cheratolitica. Essi vengono utilizzati soprattutto per il trattamento di eczemi e della psoriasi, patologie queste caratterizzate da un accelerato ricambio moltiplicativo delle cellule malpighiane. Si ritiene che l'efficacia del catrame nel trattamento della psoriasi derivi dalle proprietà riducenti dei costituenti chimici; infatti i riducenti, come ad esempio gli antroni (vedi Box 31.1), possono inibire enzimi della glicolisi, ridurre gli scambi ossidativi e bloccare la sintesi del DNA. Questo comporta una graduale riduzione dei fenomeni infiammatori e paracheratosici, con conseguente appiattimento e regressione delle ferite. I catrami possono provocare diversi effetti collaterali; questi includono stati infiammatori o irritativi e rare allergie. Caratteristica è l'insorgenza di dermatiti croniche pigmentarie o di follicoliti papulose acute. I casi di neoplasie cutanee conseguenti l'uso prolungato (20-30 anni) di catrame sono rarissimi. I catrami vengono utilizzati in concentrazioni crescenti, dopo aver verificato la tollerabilità del paziente. Essi vengono incorporati generalmente in creme alla concentrazione del 5-10%.

31.2.3 Piante antinfiammatorie con meccanismo "astringente" (piante contenenti tannini)

Gli astringenti (tannini) sono sostanze che, applicate sulla pelle o su membrane mucose, esercitano un'azione antinfiammatoria locale. Gli astringenti non dovrebbero essere assorbiti e quindi dare effetti sistemici, piuttosto dovrebbero esercitare la loro azione localmente e non causare danni all'organismo (effetti sistemici). Essi causano vasocostrizione e pertanto rendono secco il tessuto infiammato. Le membrane mucose diventano secche anche a causa della precipitazione di proteine con una diminuzione della sudorazione e della secrezione; in pratica i tannini coagulano lo strato di tessuto superficiale e l'essudato, se presente, formando uno strato protettivo più efficace; essi rallentano il ricambio cellulare, riducono la permeabilità capillare e restringono le arterie riducendo l'iperemia, l'edema e le emorragie (Fig. 31.3).

Gli astringenti, come le sostanze tanniche, riducono la sensibilità delle fibre nervose sensitive, attenuando il dolore. Essi, inoltre, esercitano un'azione disinfettante. Il trattamento con tannini determina un'attenuazione della fagocitosi locale (finché non cessa del tutto), mentre il tessuto forma un substrato che impedisce lo sviluppo di microrganismi. Questi effetti sono causati dalla precipitazione di sostanze proteiche provocata dagli astringenti. Ad alte concentrazioni, comunque, gli astringenti possono coagulare cellule vive, provocando così una necrosi limitata alla zona di applicazione (effetto caustico).

Droghe vegetali contenenti tannini sono: amamelide (foglie o corteccia di *Hamamelis virginiana* L.), corteccia di quercia (da varie specie di *Quercus*), noce (foglie di *Junglans regia* L.), ratania (radici di *Krameria trianda* Ruitz et Pavon), tormentilla (radici di *Potentilla tormentilla)* e petali di rosa (*Rosa centifolia* L. o *R. gallica* L.). Queste droghe sono usate per la terapia locale di dermatiti e flogosi della pelle e delle mucose, per lievi emorragie dell'epitelio e dei tessuti e per il trattamento delle emorroidi. In generale, queste piante non sono state valutate in studi clinici randomizzati.

Vedi Cap. 29 per l'utilizzo delle droghe contenenti tannini nelle infezioni del cavo orale e nel trattamento della diarrea.

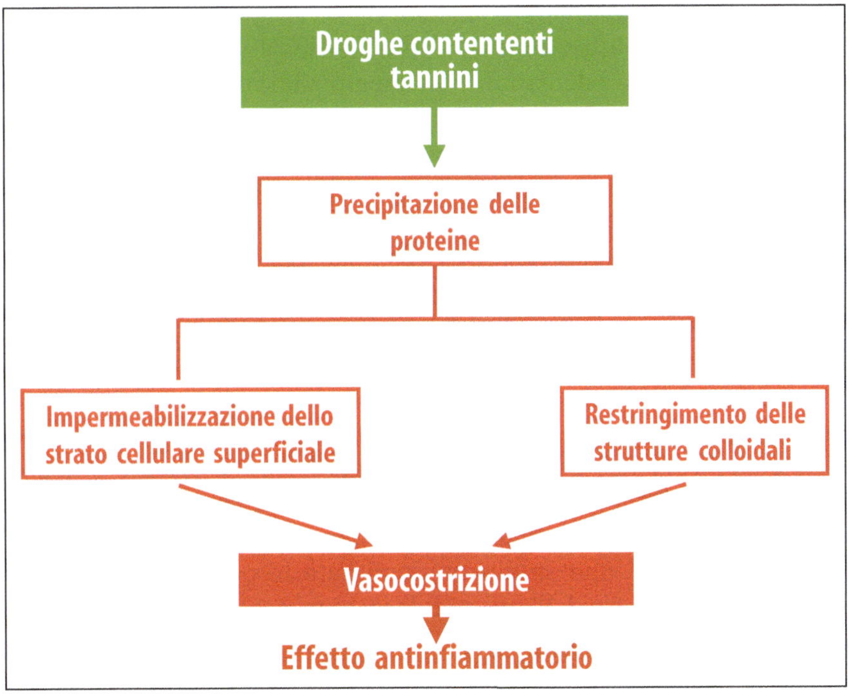

Fig. 31.3 Meccanismo dell'azione emostatica/antinfiammatoria dei tannini. L'applicazione topica dei tannini sulla cute e sulla mucosa danneggiata provoca la precipitazione delle proteine; ciò determina impermeabilizzazione della cute e restringimento delle strutture colloidali. Questi effetti causano vasocostrizione dei capillari con conseguente diminuzione della permeabilità vascolare e quindi effetto antinfiammatorio locale. L'azione astringente sui tessuti provoca anche un effetto antibatterico indiretto in quanto priva i batteri di un mezzo di crescita favorevole

Amamelide

È data dalle foglie (o corteccia) di *Hamamelis virginiana* L. (Fam. *Hamamelidaceae)*, un arbusto o piccolo albero di 2-7 metri che cresce spontaneo nell'America nord-orientale. I principali costituenti sono i tannini (2,5-8%), in particolare l'amamelitannino (un gallotannino) ed, in misura minore, i tannini condensati (proantocianidine). Altri costituenti sono i flavonoidi (kaempferolo e quercetina, presenti particolarmente nelle foglie) ed un olio essenziale (circa 0,5%) contenente esenolo, eugenolo, safrolo e sesquiterpeni. La Commissione E tedesca riporta una monografia comprendente sia le foglie che la corteccia di *H. virgininana* (*Hamamelidis folium et cortex*): le foglie essiccate devono contenere il 3-8% di tannini, principalmente gallotannini; la corteccia contiene, come composti caratteristici, il β- ed il γ-amamelitannino, l'ellagitannino, derivati della catechina ed acido gallico libero. Per la produzione di distillati si utilizzano le foglie fresche ed i ramoscelli. La Farmacopea Europea IV riporta la monografia relativa alle foglie essiccate, intere o tagliate di *H. virginiana* (*Hamamelidis folium*), che devono contenere non meno del 3% di tannini, espressi come pirogallolo e calcolati in riferimento alla droga essiccata.

L'amamelide, in virtù del suo contenuto in tannini, ha proprietà astringenti ed emostatiche. L'attività antinfiammatoria potrebbe essere il risultato dell'azione vasocostrittice. Inoltre gli amamelitannini e le procianidine esplicano attività antinfiammatoria rispettivamente per inibizione della 5-lipossigenasi e della biosintesi del PAF. L'amamelide viene raccomandata dalla Commissione E tedesca nei casi di emorroidi, infiammazione della pelle, disturbi venosi, ferite e scottature. Le foglie, ma non la corteccia, sono consigliate per le infiammazioni del cavo orale e della faringe. L'efficacia clinica è stata dimostrata in diversi studi clinici non randomizzati. La crema di foglie di amamelide è risultata efficace nel trattamento di alcune forme di eczema o neurodermatiti atopiche, con chiari miglioramenti dei sintomi tenuti sotto osservazione (rossore, prurito, infiltrazione, desquamazione, lichenificazione). Tuttavia, uno studio randomizzato in doppio cieco non ha evidenziato l'efficacia dell'amamelide in 72 pazienti con dermatite atopica [Korting e coll. (1995) Eur J Clin Pharmacol 48:461].

L'amamelide è ben tollerata. Solo in rari casi si sono riscontrate dermatiti da contatto. In uno studio postmarketing, effettuato su 1032 pazienti, soltanto quattro hanno manifestato reazioni allergiche, in seguito all'uso di un unguento contenente il 25% di un estratto di olio di amamelide (due di questi pazienti hanno reagito positivamente alla lanolina dell'unguento base) [vedi Mills & Bone (2000) Principles and Practice of Phytotherapy Edimburgh: Churchill Livingstone].

La Commissione E tedesca raccomanda l'uso esterno di diverse preparazioni a base di amamelide; l'acqua di amamelide (distillato) in forma non diluita o diluita 1:3 con acqua, estratti per preparazioni semisolide e liquide contenenti dal 5 al 10% della droga o decotti preparati con 5-10 g di droga secca in 250 ml di acqua.

Vedi Cap. 22 per l'utilizzo dell'amamelide nel trattamento delle emorroidi.

Noce (foglie)

La droga è data dalle foglie essiccate di *Juglans regia* L. (Fam. *Junglandaceae*), un albero a foglie caduche, alto fino a 15 metri, con tronco diritto e chioma tondeggiante, originario dell'Asia, ma da tempo coltivato nelle regioni mediterranee dal mare alla zona montana. Le foglie sono alterne, grandi e composte da un numero dispari di foglioline (cinque, sette o nove), ovali oblunghe ed inserite quasi sessili sul picciolo; la pagina superiore è glabra mentre quella inferiore presenta dei ciuffetti di peli all'attaccatura delle nervature secondarie sulla principale. La Commissione E tedesca raccomanda questa droga per le infiammazioni lievi o superficiali della cute e nei casi di eccessiva traspirazione del palmo delle mani o dei piedi. Non sono noti effetti collaterali, controindicazioni o interazioni farmacologiche. La Commissione E tedesca raccomanda di effettuare lavaggi con decotti (2-3 g di droga in 100 ml d'acqua).

Quercia (corteccia)

Si ricava dai giovani rami o dai giovani alberi di *Quercus robur* L. e/o *Q. petraea* Matt. Lieb. (Fam. *Fagaceae*), raccolti in primavera. *Q. robur* è un albero a foglia caduca, alto fino a 50 metri, con una chioma larga, irregolare e con rami robusti, che si può trovare dal mare alla zona montana; forma boschi da sola o mista ad altre specie. La corteccia dei rami giovani è liscia e di colore grigio lucente; a mano a mano che i rami invecchiano, la corteccia si fa meno lucente e poi si screpola; quella del tronco è abbondantemente suberificata con numerose fenditure longitudinali. Per il suo contenuto in tannini, la corteccia viene raccomandata dalla Commissione E tedesca per gli stati infiammatori della pelle, nonché per il trattamento delle infiammazioni del cavo orale, della regione genitale ed anale e per il trattamento non specifico della diarrea (uso interno). La Commissione E tedesca riporta che la droga è controindicata se l'area cutanea danneggiata è estesa; inoltre, adoperata per uso interno, può ridurre l'assorbimento degli alcaloidi. Secondo la Commissione E tedesca, si possono effettuare bagni adoperando 5 g di droga per litro d'acqua (nella monografia viene però ricordato di non effettuare bagni nei casi di eczema trasudante e di lesioni cutanee estese, nei casi di infezioni che causano febbre e nel caso di insufficienza cardiaca di III e IV stadio).

Vedi Cap. 29 per l'utilizzo della quercia (corteccia) nel trattamento della diarrea.

31.3 Ferite, ustioni e contusioni

31.3.1 Quadro clinico

Il processo di guarigione delle ferite può essere suddiviso in quattro fasi: emostasi, infiammazione, proliferazione e rimodellamento (Fig. 31.2).

Il danno tissutale avvia una risposta biologica il cui primo obiettivo è quello di allontanare dalla ferita il tessuto devitalizzato ed il materiale estraneo. Questa fase è caratterizzata da vasocostrizione ed emostasi. La fase di intensa vasocostrizione, che dura dai 5 ai 10 minuti, è poi seguita da vasodilatazione ed aumento della permeabilità capillare.

La seconda fase della riparazione delle ferite è caratterizzata da una risposta infiammatoria. I segni caratteristici sono eritema, gonfiore e spesso dolore. La risposta infiammatoria provoca un aumento della permeabilità vascolare, con migrazione di neutrofili e monociti nel tessuto circostante. I neutrofili eliminano l'escara ed i microrganismi e pertanto forniscono una base difensiva nei confronti di una possibile infezione. Se la ferita non è contaminata, la migrazione dei neutrofili termina nel giro di 24 ore. In caso di infezione o di ipossia o per cause legate alla capacità di risposta immunitaria del paziente, i monociti si convertono in macrofagi che uccidono e digeriscono i patogeni, i rimanenti neutrofili e rimuovono l'escara. I macrofagi inoltre secernono fattori chemotattici e di crescita che stimolano la migrazione cellulare, la proliferazione e la formazione della matrice tissutale.

La fase proliferativa (terza fase) è dominata dalla formazione di tessuto granulomatoso e da riepitelizzazione. I fattori di crescita rilasciati da piastrine e macrofagi stimolano la migrazione e l'attivazione di fibroblasti che producono sostanze essenziali per la riparazione delle ferite, quali glicosoaminoglicani (principalmente acido ialuronico, condroitin-4-solfato, dermatano solfato ed eparina solfato) e soprattutto collagene. La sintesi del collagene e la formazione dei legami crociati determinano la forza e l'integrità vascolare dei nuovi capillari formatisi. Una formazione impropria dei legami crociati può determinare emorragia post-operatoria.

Infine, la fase finale della riparazione è il rimodellamento delle ferite, che include una riorganizzazione del collagene neosintetizzato. La fase di rimodellamento può durare fino a due anni, ma in genere il tessuto neoformato può raggiungere il 70% della sua funzionalità entro quattro settimane.

31.3.2 Fitoterapia di ferite, ustioni e contusioni

Nella Tabella 31.6 sono elencate alcune piante medicinali consigliate dalla Commissione E tedesca per il trattamento di ferite, ustioni, condizioni post-traumatiche o post-operatorie. Particolarmente adoperate per queste indicazioni sono l'aloe vera, l'arnica, la bromelaina, la centella, l'olio d'iperico e l'echinacea.

Tabella 31.6 Piante medicinali raccomandate dalla Commissione E tedesca per il trattamento di ferite, contusioni ed ustioni

Nome comune della droga	*Nome latino della pianta*	*Parte della pianta utilizzata*	*Principali costituenti chimici*
Amamelide	*Hamamelis virginiana*	Foglie, corteccia	Tannini, flavonoidi, procianidine
Ananas*	*Ananas comosus*	Frutti	Bromelaina
Arnica *	*Arnica montana*	Fiori	Lattoni sesquiterpenici, flavonoidi, olio essenziale
Balsamo del Perù	*Myroxylon balsamum*	Balsamo dal tronco	Cinnameina (una miscela di esteri), resine, olio essenziale
Cajeput	*Melaleuca leucadendra*	Olio dalle foglie e dai rami	Eucaliptolo, terpineolo
Calendula	*Calendula officinalis*	Fiori	Saponine, flavonoidi, alcoli triterpenici volatili
Camomilla	*Matricaria recutita*	Sommità fiorite	Olio essenziale, flavonoidi, mucillagini, cumarine
Coda cavallina	*Equisetum arvense*	Parti aeree	Flavonoidi, esteri dell'acido caffeico, acido silicico, alcaloidi
Consolida maggiore*	*Symphytum officinale*	Parti aeree, foglie	Allantoina, mucillagini, tannini, acido rosmarinico, triterpeni, alcaloidi pirrolizidinici
Echinacea	*Echinacea purpurea*	Parti aeree	Polisaccaridi, flavonoidi, derivati dell'acido caffeico
Iperico	*Hypericum perforatum*	Fiori (macerati in olio)	Derivati diantronici, flavonoidi, derivati floroglucinolici
Meliloto *	*Melilotus officinalis*	Parti aeree	Cumarine, flavonoidi, triterpeni, saponine

* Specificamente raccomandate per il trattamento delle contusioni

Aloe vera (aloe gel)

Botanica/Costituenti chimici. Si tratta di una preparazione data da un gel incolore ottenuto dalla porzione centrale delle foglie di varie specie di *Aloe* (principalmente da *A. barbadensis* Mill. = *A. vera* L. N.L. Burm = *A. vulgaris* Lam., Fam. *Liliaceae*), piante succulenti con radici forti e fibrose e numerose foglie larghe e carnose, con spine ai margini. Il tessuto parenchimatico mucillaginoso viene reciso dalle foglie fresche e usato immediatamente per le preparazioni farmaceutiche o liofilizzato e mantenuto secco fino all'uso. L'aloe vera è sensibile al calore e alla luce e si deteriora velocemente se stabilizzata a temperatura elevata. Pertanto deve essere conservata in contenitori che non consentano il passaggio della luce e a temperature comprese tra i 4 ed i 20° C. I principali componenti sono rappresentati dalle mucillagini (30%) e dai lipidi; l'aloe vera contiene inoltre mono e polisaccaridi, tannini, glicoproteine (aloctine A e B), l'enzima ciclossigenasi, saponine, vitamine e minerali.

Farmacologia/Meccanismo d'azione. Gli studi relativi all'aloe vera risultano poco chiari perché in molti casi sono stati utilizzati estratti che contengono sia i principi attivi presenti nel gel, sia quelli presenti nel succo di *Aloe* (adoperato come lassativo). Oltre alle sue proprietà demulcenti, l'aloe vera esercita diverse proprietà farmacologiche che possono essere di beneficio nel trattamento delle ustioni o nell'accelerare la guarigione delle ferite. In particolare l'aloe vera ha proprietà antimicrobiche, antinfiammatorie, immunostimolanti (aumento della fagocitosi) ed anestetiche. Inoltre è in grado di dilatare i capillari e pertanto facilita il flusso ematico. Le proprietà antinfiammatorie dell'aloe vera sono state attribuite in parte agli antrachinoni, che, tuttavia, sono componenti tipici del succo piuttosto che del gel. L'aloe vera è in grado, negli animali, di accelerare la guarigione delle lesioni cutanee, indotte sia dalla stimolazione elettrica che da patologie specifiche, quali il diabete sperimentale. Inoltre, l'aloe vera aumenta la produzione di collagene e di fibroblasti, nonché il numero di legami crociati. L'aumento di collagene è osservabile sia dopo somministrazione orale che dopo applicazione topica. Ratti trattati con aloe gel presentano un aumento delle componenti glicosoaminoglicaniche della matrice extracellulare, particolarmente acido ialuronico e dermatan solfato.

Efficacia clinica. L'aloe vera è stata oggetto di studi clinici randomizzati per una serie di condizioni dermatologiche. Queste includono complicazioni in seguito a chirurgia ginecologica, psoriasi, lesioni cutanee indotte dalla radioterapia, herpes genitale ed ulcere da pressione (Tab. 31.7). Questi studi, seppur preliminari, suggeriscono una buona efficacia in donne con lesioni ginecologiche ed in uomini con herpes genitale. Tuttavia i dati relativi alle lesioni cutanee indotte dalla radioterapia sono poco incoraggianti; infatti gli studi randomizzati non hanno rilevato alcuna differenza tra placebo ed aloe vera e gli studi comparativi hanno evidenziato inferiorità dell'aloe vera rispetto al trattamento standard. Infine, risultano contraddittori i dati clinici relativi alla possibile efficacia dell'aloe vera in pazienti con psoriasi.

Effetti collaterali/Controindicazioni. Gli effetti collaterali riportati in seguito all'applicazione cutanea di aloe vera sono piuttosto rari. Alcuni pazienti possono manifestare dermatite da contatto o un lieve prurito in seguito all'applicazione sulla cute. Comunque questi effetti sono reversibili. Esiste un caso isolato in letteratura di effetto lassativo in seguito all'applicazione locale di aloe vera: tuttavia la relazione causale risulta alquanto improbabile.

Preparazioni/Dose. L'aloe vera è disponibile sotto forma di creme o unguenti: si ritiene che preparati di buona qualità debbano contenere almeno il 70% di aloe vera.

Vedi Cap. 29 per l'utilizzo dell'aloe negli stati infiammatori del cavo orale e delle malattie infiammatorie intestinali.

Arnica

Botanica/Costituenti chimici. L'arnica è costituita dai fiori di *Arnica montana* L. (Fam. *Asteraceae),* una pianta erbacea perenne, alta 20-70 cm, a rizoma robusto, di odore sgradevole e scapo fiorifero eretto, semplice o poco ramificato in alto. Possiede uno o due paia di foglie oblungo-lanceolate, vellutate e ghiandolose, di un verde pallido, disposte in una rosetta basale. Uno o due paia di foglie sono situate più in alto e generalmente sono opposte. I capolini, larghi 7-8 cm, sono solitari o riuniti in gruppi di 3-7 all'estremità dell'asse fiorifero. I fiori sono tutti di color giallo-arancione; i periferici ligulati sono femminili, i centrali tubulosi sono ermafroditi. *A. montana* è una specie rara e protetta e quindi non coltivabile; pertanto la Farmacopea tedesca stabilisce che essa possa essere sostituita con *A. chamissonis* Less. subsp *foliosa* (Nutt.) Maguiere.

Tabella 31.7 Aloe vera (aloe gel): sommario degli studi clinici randomizzati e controllati in dermatologia

*Bibliografia**	*Disegno sperimentale*	*Pazienti (patologia)*	*Trattamento*	*Principali risultati*
Schmidt 1991 Obstet Gynecol 1:115	Studio aperto, senza placebo	Ferite in 40 donne in seguito a complicazioni dopo chirurgia ginecologica	Gel ogni 8-12 ore in aggiunta alla terapia standard	L'aloe riduce il tempo per una completa riepitelizzazione delle ferite (53 vs 83 giorni)
Syed 1996 Trop Med Int Health 1:505	Doppio cieco, con placebo	60 pazienti (psoriasi)	Applicazione di 0,5 g di crema idrofila per 4 settimane	Aloe superiore al placebo (7% placebo, 83% aloe)
Williams 1996 Int J Radiat Oncol Biol Phys 36:345	Doppio cieco, con placebo, due gruppi paralleli	194 pazienti sottoposti a radioterapia (cancro al seno)	Gel puro associato al trattamento convenzionale	Nessuna differenza tra placebo ed aloe nel prevenire le dermatiti indotte dalle radiazioni
Williams 1996 Int J Radiat Oncol Biol Phys 36:345	Due gruppi paralleli, senza placebo	108 pazienti sottoposti a radioterapia (cancro al seno)	Gel puro associato al trattamento convenzionale	Aloe inefficace nel prevenire le dermatiti indotte dalle radiazioni
Syed 1996 J Eur Acad Dermatol Venereol 7:294	Doppio cieco, con placebo, tre gruppi paralleli	120 uomini (herpes genitale)	Crema o gel tre volte al giorno per due settimane	Gel e crema superiori al placebo (70% di guarigioni per la crema, 45% per il gel e 7,5% per il placebo)
Syed 1997 J Dermatol Treat 8:99	Doppio cieco, con placebo, due gruppi paralleli	60 uomini (herpes genitale)	Crema idrofilica (0,5%) o crema per due settimane	Crema superiore al placebo (67% di guarigioni dopo 4,9 giorni vs 7% guarigioni dopo 14 giorni)
Thomas 1998 Adv Wound Care 11:273	Studio comparativo, due gruppi paralleli	30 pazienti (ulcera da pressione)	Fasciatura contenente aloe gel per 10 settimane	Nessuna differenza tra fasciatura contenente aloe e fasciatura di garza umida in soluzione fisiologica
Olsen 2001 Oncol Nurs Forum 28:543	Studio in singolo cieco, prospettico, senza placebo	Pazienti sottoposti a radioterapia (cancro)	Applicazioni di aloe gel per tre settimane (a partire dal primo giorno di radioterapia)	Trattamento di aloe gel lievemente efficace
Heggie 2002 Cancer Nurs 25:442	Studio comparativo, due gruppi paralleli (aloe e crema acquosa, (studio clinico in Fase III)	225 pazienti sottoposti a radioterapia (cancro al seno)	Aloe gel o crema acquosa per due settimane	Aloe non efficace. Crema acquosa superiore all'aloe gel nel ridurre le desquamazioni ed il dolore indotto dalla radioterapia

→ *segue*

→ seguito

*Bibliografia**	*Disegno sperimentale*	*Pazienti (patologia)*	*Trattamento*	*Principali risultati*
Su 2004 Int J Radiat Oncol Biol Phys 60:171	Con placebo, gruppi paralleli	58 pazienti sottoposti a radioterapia (cancro al collo)	Aloe vera (succo al 95%, 80 ml/die, via orale) per tre settimane	Aloe vera non efficace nel ridurre le mucositi causate dalla radioterapia
Paulsen 2005 J Eur Acad Dermatol Venereol 19:326	Doppio cieco, con placebo, gruppi paralleli	41 pazienti (psoriasi lieve o moderata)	Aloe vera (applicazione cutanea 2 volte al giorno) per 4 settimane	Nessuna differenza tra aloe e placebo (studio caratterizzato da un'alta risposta del gruppo placebo che potrebbe mascherare l'eventuale efficacia dell'aloe)

* Primo autore, anno, rivista, volume, prima pagina

L'arnica contiene flavonoidi (betuletolo, eupafolina, isoquercitrina, luteolina-7-glucoside ed astragalina), lattoni sesquiterpenici di tipo pseudoguaianolidico, particolarmente derivati esterei dell'elenalina e dell'11,13-diidroenelanina ed un olio essenziale (fino all'1%, ma in genere 0,3%; principali componenti sono il timolo ed i suoi derivati). La Farmacopea Europea IV riporta che la droga (*Arnicae flos*) è data dalle teste fiorite, intere o parzialmente spezzate, essiccate, di *A. montana*. Contiene non meno dello 0,4% m/m di lattoni sesquiterpenici totali, espressi come elenalina tiglato, calcolati sulla droga essiccata.

Farmacologia/Meccanismo d'azione. L'arnica possiede attività antinfiammatoria ed antimicrobica. L'attività antinfiammatoria è stata attribuita all'inibizione dell'attività lisosomiale dei neutrofili. Ad alte concentrazioni può inibire la ciclossigenasi. Una serie di lattoni sesquiterpenici, compresi l'elenalina e la diidroelenalina, sono ritenuti responsabili dell'azione antinfiammatoria. Infine l'elenalina potrebbe essere responsabile dell'attività antimicrobica dell'arnica. I ceppi sensibili all'arnica sono molteplici ed includono *Listeria monocytogenes, Salmonella typhimurium, Bacillus subtilis, Staphylococcus aureus, Corynebacterium insidiosum, Micrococcus roseus, Mycobacterium phlei, Sarcinia lutea, Proteus vulgaris* e funghi quali *Trichophyton mentagrophytes, Epidermaphyton* spp e *Botrytis cinerea.* Altri costituenti ad attività farmacologica sono i flavonoidi e l'olio essenziale.

Efficacia clinica. La Commissione E tedesca raccomanda i preparati a base di arnica per uso esterno nel trattamento di condizioni post-operatorie e post-traumatiche quali ematomi, stiramenti, lividi, contusioni, edemi correlati a fratture e disturbi reumatici che interessano i muscoli e le articolazioni. Altre indicazioni sono infiammazioni orofaringee, foruncolosi, punture di insetti e flebiti superficiali. L'arnica è stata anche oggetto di studi randomizzati, in specifiche condizioni post-operatorie quali quelle relative alla chirurgia del tunnel carpale o nelle ustioni provocate dalla laserterapia. Infatti in uno studio in doppio cieco è stato dimostrato che un unguento a base d'arnica riduceva il dolore post-chirurgico in 37 pazienti sottoposti a chirurgia del tunnel carpale [Jeffrey & Belcher (2002) Altern Ther Health Med 8:66-68], mentre un altro studio in doppio cieco non ha riportato differenze significative tra l'applicazione di arnica e placebo in pazienti con telangiectasia facciale [Alonso e coll. (2002) Dermatol Surg 28:686-688]. È da ricordare che l'uso dell'arnica non deve essere confuso con le preparazioni omeopatiche a base di arnica, utilizzate in caso di traumi, fragilità capillare, varici, emorroidi e sindromi flebitiche.

Effetti collaterali/Controindicazioni. La Commissione E tedesca riporta che l'uso prolungato di arnica può provocare dermatiti con formazioni di pustole. Ad alte concentrazioni l'arnica può causare la formazione di vescicole ed addirittura necrosi cutanea. Sono state anche segnalate allergie e dermatiti da contatto. I lattoni sesquiterpenici sono gli agenti sensibilizzanti dell'arnica. È stata inoltre documentata la sensibilità incrociata con altre *Asteraceae* (per esempio calendula e camomilla). L'arnica dovrebbe essere applicata solo su pelle non danneggiata. L'arnica e le sue preparazioni sono velenose se usate internamente: possono causare mal di testa, dolori addominali, palpitazioni e difficoltà respiratorie. L'arnica non va applicata in prossimità degli occhi e sulle ferite aperte.

Preparazioni/Dose. La Commissione E tedesca raccomanda i seguenti dosaggi e preparazioni: infuso (2 g per 100 ml di acqua), tinture per cataplasmi (fattore di diluizione: 3-10), tinture per risciacqui del cavo orale (fattore di diluizione: 10), unguenti (non più del 10-25% di droga) e olio di arnica (olio ottenuto per macerazione di una parte di arnica e cinque parti di olio vegetale; gli unguenti non devono contenere più del 15% di olio di arnica).

Bromelaina

La bromelaina è il nome di una preparazione contenente diversi enzimi proteolitici. Essa viene preparata dal succo dell'ananas, *Ananas comosus* L. Merr. (Fam. *Bromeliaceae).* Questi enzimi si trovano nel gambo e si possono anche ottenere dai frutti maturi ed immaturi. Il componente principale della bromelaina del gambo è una glicoproteina a peso molecolare 23.800, anch'essa denominata bromelaina. Come per i principali enzimi proteolitici (ad esempio la papaina da *Carica papaia* L. o la ficina da *Ficus carica* L.), la bromelaina contiene un gruppo tiolico necessario per l'attività.

La bromelaina è un efficace agente antinfiammatorio e fibrinolitico. L'attività fibrinolitica è attribuita all'aumentata conversione del plasminogeno a plasmina, evento che favorisce la degradazione della fibrina. Ciò minimizza la stasi venosa, facilita il drenaggio, aumenta la permeabilità, restituisce continuità ai tessuti biologici (Fig. 31.4). Oltre all'effetto antinfiammatorio e fibrinolitico, le applicazioni topiche della bromelaina provocano il distacco della crosta all'interfaccia con il tessuto vivo. È stato ipotizzato che la bromelaina attivi l'enzima collagenasi nel tessuto vitale e questo poi degradi il collagene denaturato dell'escara producendo una separazione tra tessuto mor-

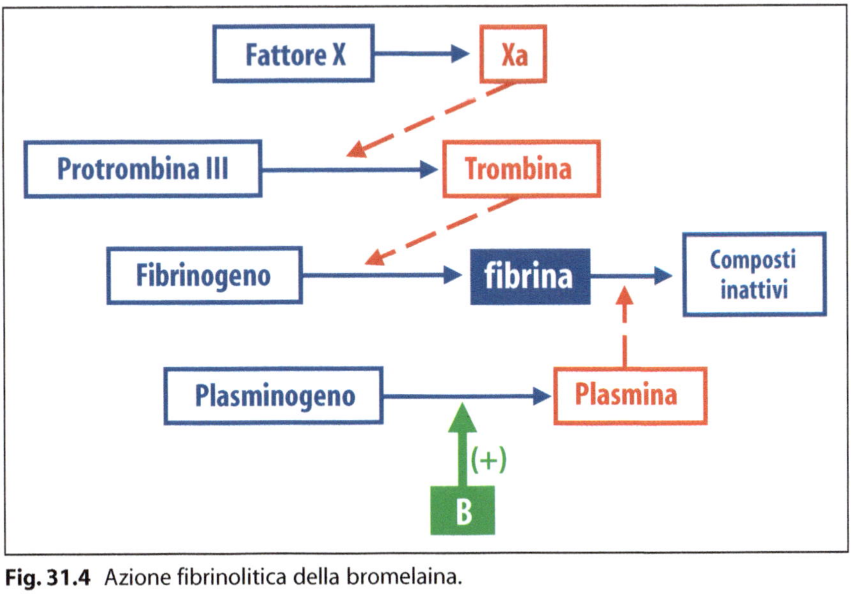

Fig. 31.4 Azione fibrinolitica della bromelaina.
La fibrina forma una matrice protettiva sull'area danneggiata. Questa matrice, tuttavia, inibisce il drenaggio, provoca edema e blocca la microcircolazione. La bromelaina (B) favorisce la conversione del plasminogeno (inattivo) in plasmina, l'enzima che degrada la fibrina

to e tessuto vivo (Fig. 31.5). È probabile che un componente non proteolitico della bromelaina sia capace di distaccare l'escara. Inoltre la bromelaina stimola la produzione di citochine ad azione cicatrizzante. I benefici terapeutici della bromelaina nel trattamento delle lesioni muscolo-scheletriche, scottature, infiammazioni e traumi chirurgici sono ben documentati. La Commissione E tedesca consiglia la bromelaina (definita come una mistura di bromelina A e B, enzimi proteolitici del frutto d'ananas) per "gli edemi post-operatori e post-traumatici, specialmente del seno nasale e paranasale".

La bromelaina è ben tollerata. Gli effetti collaterali riscontrati consistono in disturbi gastrointestinali ed occasionalmente in reazioni allergiche. Comunque il potenziale allergenico degli enzimi proteolitici non dovrebbe essere sottovalutato; essi, infatti, possono causare allergie respiratorie Ig-E mediate. L'inalazione, ma non l'ingestione, di bromelaina causa asma nei lavoratori coinvolti nella produzione di bromelaina. La Commissione E tedesca riporta che la bromelaina può provocare sanguinamento in pazienti sotto trattamento farmacologico con anticoagulanti o inibitori dell'aggregazione piastrinica; inoltre viene riportato che la bromelaina può aumentare i livelli plasmatici delle tetracicline.

La Commissione E tedesca consiglia una dose giornaliera di 80-320 mg, da suddividere in 2-3 somministrazioni orali, da adoperarsi per

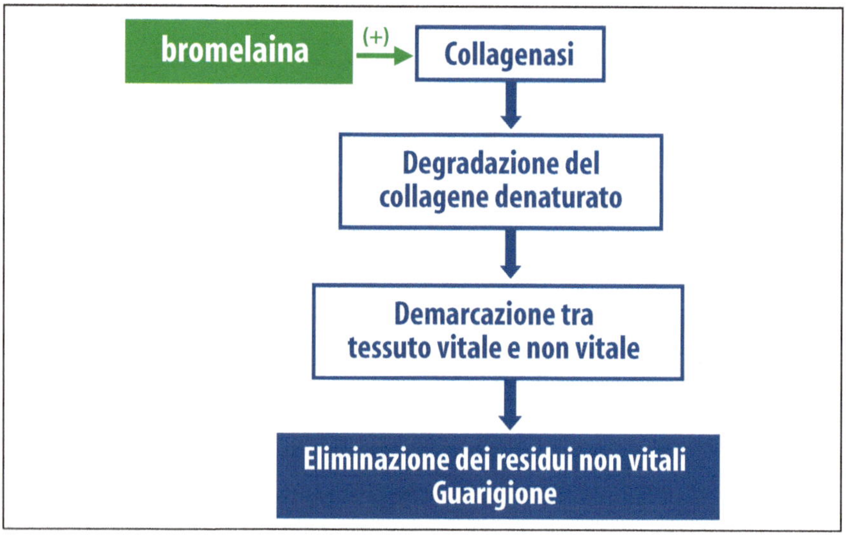

Fig. 31.5 Effetto della bromelaina sulla guarigione delle ferite.
La bromelaina è in grado di produrre una demarcazione tra il tessuto vitale ed escara in quanto attiva l'enzima collagenasi nei tessuti vitali; una volta attivato, l'enzima è in grado di catalizzare i processi di degradazione del collagene nell'escara

periodi di 8-10 giorni. La bromelaina viene generalmente formulata sottoforma di compresse enteriche ricoperte. Generalmente va somministrata a stomaco vuoto poiché può fungere da enzima digestivo e la sua azione terapeutica potrebbe essere diminuita.

Centella

La centella è costituita dalle foglie e dal caule di *Centella asiatica* L. Urban (= *Hydrocotyle asiatica* L., Fam. *Apiaceae*), una pianta perenne rampicante che fiorisce tra agosto e settembre; i suoi fiori sono di colore viola chiaro.

La pianta, grigia o verde brunastra, che ha un odore che rievoca quello delle foglie di tabacco, cresce in India, Madagascar ed Indonesia. Contiene composti triterpenici (asiacoside, madecassoside), aminoacidi, flavonoidi (quercetina, kampferolo, ecc.) e tracce di un olio essenziale. La Farmacopea Europea IV riporta che la droga, costituita dalle parti aeree essiccate e frammentate (*Centellae asiaticae herba*), deve contenere non meno del 6% di derivati triterpenoidi totali, espressi come asiacoside, calcolati in riferimento alla droga essiccata. In diversi studi sperimentali è stato dimostrato che l'applicazione locale della centella accelera la guarigione delle ferite, riduce la massa granulomatosa e provoca un aumento della forza necessaria per provocare una rottura. Altri studi hanno poi rivelato un aumento della sintesi del collagene (sostanza che permette all'epitelio di interagire con il tessuto connettivo favorendo la riepitelizzazione e l'adeguata riparazione delle ferite), del contenuto di fibronectina intracellullare e dell'attività mitotica del tessuto germinativo (risultante in un aumento della riepitelizzazione). Si ritiene che i composti triterpenici (per esempio asiacoside e madecassoside) siano i responsabili di queste azioni. Gli studi sull'efficacia clinica della centella nel rimarginare le ferite sono promettenti, ma si basano prevalentemente su studi non randomizzati. In alcuni studi, oltre al trattamento locale (unguento, crema o polvere), i pazienti ricevevano un'iniezione intramuscolare di asiacoside. Sono stati descritti casi di sensazione di bruciore al momento dell'applicazione e rari casi di reazioni allergiche. La dose usuale è di 0,6 g di foglie secche con le quali si prepara un'infuso che si assume tre volte al giorno. Centellase® è un estratto preparato dalla *Centella asiatica* (frazione triterpenica totale); è composto da acido madecassico (30%), acido asiatico (30%) e asiacoside (40%). Centellase® è commercializzata come unguento (1%) e polvere (2%).

Vedi Cap. 22 per l'utilizzo della centella nell'insufficienza venosa cronica.

Olio d'iperico (olio rosso d'iperico)

Si prepara lasciando macerare i fiori freschi di *Hypericum perforatum* L. (Fam. *Clusiaceae*) in olio di oliva (rapporto 25:100) al sole finché l'olio non assume colorazione rossa. Tuttavia possono essere utilizzati anche altri oli, come ad esempio l'olio di girasole. Il colore rosso è causato non solo dall'ipericina, ma anche dagli altri derivati naftodiantronici. Comunque l'esatta composizione dell'olio non è ben nota. Quest'olio è stato usato a lungo per la guarigione di ferite e scottature ed in parte anche per la sua azione antimicrobica. Questa preparazione è stata anche usata dai chirurghi per pulire le ferite, ed è divenuta ufficiale nella prima "London Pharmacopeia". L'olio di iperico è consigliato dalla Commissione E tedesca per il trattamento delle infiammazioni della pelle, lesioni, ferite e scottature. Non sono stati pubblicati studi randomizzati relativi all'efficacia dell'olio d'iperico in dermatologia. Tuttavia, in uno studio randomizzato, in doppio cieco, effettuato su 21 pazienti affetti da dermatite atopica lieve e moderata, è stato dimostrata la superiorità di una crema contenente un estratto d'iperico standardizzato (iperforina 1,5%) rispetto ad una crema contenente il solo placebo [Schempp e coll. (2003) Phytomedicine 10(Suppl 4):31-37].

Vedi Cap. 21 per l'utilizzo dell'iperico nel trattamento della depressione.

Echinacea

È data dalle parti aeree e dal rizoma di *Echinacea purpurea* L., *E. pallida* (Nutt.), o *E. angustifolia* DC (Fam. *Asteraceae*). Nella radice e nel rizoma di queste specie di *Echinacea* sono presenti carboidrati (polisaccaridi ad alto peso molecolare, echinacina), composti fenolici, derivati dell'acido caffeico (cinarina, specifico di *E. angustifolia*), acido cicorico (abbondante in *E. purpurea*), echinacoside (assente in *E. purpurea*), lattoni sesquiterpenici, alcaloidi pirrolizidinici (isotussilagine e tussilagine, 0,006% in *E. angustifolia e E. purpurea*) e alchilamidi (almeno 20, incluso l'echinaceina). L'echinacea esplica proprietà farmacologiche che possono spiegare il suo utilizzo nel trattamento delle ferite (Fig. 31.6, vedi anche Box 27.5, Cap. 27). Infatti l'echinacea possiede attività antinfiammatoria (inibizione dell'enzima ciclossigenasi e lipossigenasi) e questo effetto è stato attribuito alla presenza di alchilamidi polinsature. Inoltre gli esteri dell'acido caffeico ed alcuni estratti di *E. purpurea* possiedono attività antiialuronidasica, nonché proteggono il collagene dai danni causati da superossidi e radicali liberi. Infine è da ricordare che l'echinacea possiede effetti antivirali. L'attività antivirale è stata ripor-

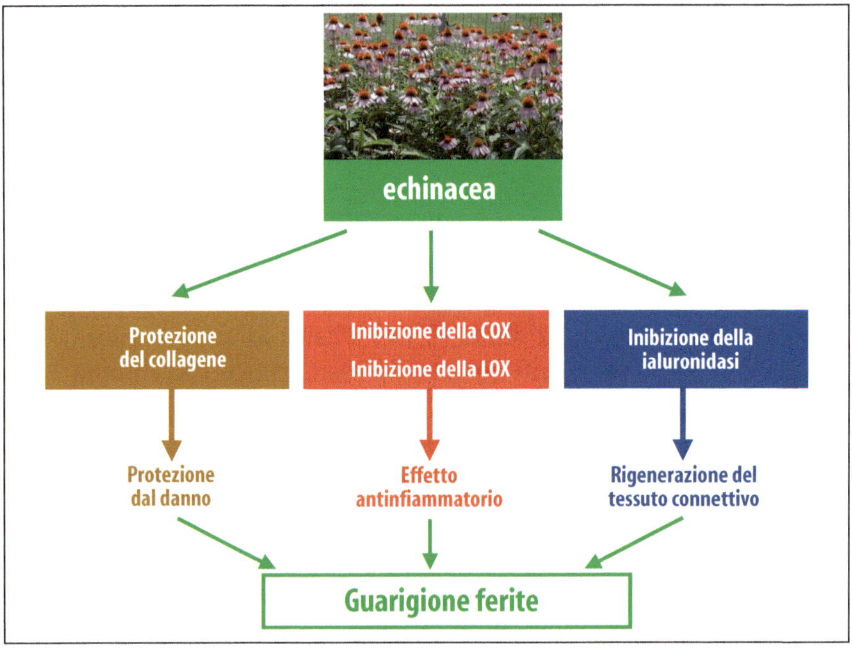

Fig. 31.6 Proprietà cicatrizzanti dell'echinacea.
COX = ciclossigenasi; LOX = lipossigenasi

tata sia per gli estratti acquosi che per quelli alcolici. Questi estratti determinano l'inibizione dei virus influenzale e dell'herpes. I meccanismi ipotizzati per spiegare l'attività antivirale sono due: 1) produzione di interferone ed 2) inibizione dell'enzima ialuronidasi virale, con conseguente riduzione della capacità penetrativa del virus.

La Commissione E tedesca riporta che i preparati semisolidi contenenti almeno il 15% del succo ottenuto dalle parti aeree di *E. purpurea* possono essere applicati localmente per il trattamento di ferite superficiali a lenta rimarginazione. Il trattamento non deve superare le otto settimane. La Commissione E tedesca segnala la possibilità di reazioni allergiche in individui predisposti alle allergie. Non vengono segnalate controindicazioni per l'applicazione dermatologica dell'echinacea.

Vedi Cap. 27 per le proprietà immunostimolanti dell'echinacea.

Consolida maggiore

La consolida maggiore è data dalle parti aeree (o foglie) fresche o essiccate di *Symphytum officinale* L. (Fam. *Boraginaceae*). Si tratta di una pianta vivace con un grosso rizoma ramificato che si prolunga verso il basso in grosse radici carnose. Il fusto, alto fino ad un metro, è ramificato in alto ed è coperto da lunghi peli setolosi che lo rendono scabro. Le foglie inferiori sono grandi, ovali o ellittiche e lunghe fino a 30 cm; hanno un lungo picciolo e l'apice acuminato; quelle superiori sono più piccole e lanceolate. I fiori, riuniti in pannocchie, hanno un piccolo calice verde ed una corolla tubulare di colore bianco-crema. La pianta cresce nei luoghi paludosi e umidi dalla regione mediterranea fino a quella submontana, specialmente nell'Italia settentrionale; è più rara al centro e al sud. I principali costituenti chimici della consolida maggiore sono gli alcaloidi pirrolizidinici (0,3%), i carboidrati, i tannini (2%), i triterpeni e altri costituenti quali acido rosmarinico e allantoina

Le proprietà cicatrizzanti, antinfiammatorie e analgesiche della consolida maggiore sono state ben documentate negli esperimenti di farmacologia sperimentale; si ritiene che l'acido rosmarinico sia importante per l'attività antinfiammatoria della consolida maggiore. Questa droga è raccomandata dalla Commissione E tedesca per il trattamento di contusioni e distorsioni e tali indicazioni sono state confermate in alcuni recenti studi clinici randomizzati. In particolare, in uno studio clinico in doppio cieco effettuato su 307 pazienti con distorsione all'anca, è stato dimostrato che l'applicazione della consolida maggiore era superiore al placebo nel ridurre il gonfiore ed il dolore [Kucera e coll. (2004) Wien Med Wochenschr 154:498-507]. Allo stesso modo, l'applicazione cutanea di un unguento a base di consolida maggiore si è rivelata efficace nell'ambito di uno studio clinico randomizzato, in doppio cieco, con placebo, effettuato su 143 pazienti con distorsione all'anca (80 ricevevano la consolida maggiore e 63 il placebo) [Koll e coll. (2004) Phytomedicine 11:470-477]. In entrambi gli studi, la tollerabilità della consolida maggiore veniva giudicata eccellente.

La Commissione E tedesca riporta che la consolida maggiore deve essere applicata soltanto sulla pelle intatta e che può essere utilizzata in gravidanza soltanto sotto supervisione medica. Infatti la tossicità degli alcaloidi pirrolizidinici è ben nota. Il principale segno di tossicità acuta, in seguito all'ingestione di alcaloidi pirrolizidinici, è dato dalla necrosi epatica, mentre, in seguito a trattamento cronico, gli alcaloidi pirrolizidinici possono provocare disturbi veno-occlusivi. Sono noti in letteratura casi di epatotossicità associati all'ingestione (via orale) di consolida maggiore. La Commissione E tedesca raccomanda per uso esterno preparazioni contenenti il 5-20% di droga, da applicarsi sulla cute per periodi non superiori alle 4-6 settimane. Il prodotto applicato sulla cute deve contenere una quantità di alcaloidi pirrolizidinici inferiore a 100 µg. Traumplant® è una crema contenente il 25% di droga.

31.4 Infezioni della cute

31.4.1 Quadro clinico

Le infezioni della cute possono essere suddivise, in base all'eziologia, in batteriche, virali, fungine o parassitarie.

Infezioni fungine

Le infezioni fungine sono tra le cause più comuni di malattie cutanee. Microscopicamente i funghi possono presentarsi come forme rotonde, gemmanti (organismi lievitiformi) o come ife (muffe); i funghi che crescono come lieviti comprendono le specie *Candida* e *Cryptococcus*, mentre tra i funghi che crescono come muffe si trovano le specie *Aspergillus*. I dermatofiti sono funghi che infettano la cute, i peli e le unghie e comprendono membri del genere *Trichophyton*, *Microsporum* ed *Epidermophyton*. Tra le più comuni infezioni, sono da ricordare la tinea pedis, la onicomicosi e la candidosi.

Tinea pedis. Si tratta di un'infezione micotica superficiale, cronica, del piede, specialmente delle regioni interdigitali e della pianta del piede. È di solito causata da *Trichophyton mentagrophytes*, *T. rubrum* ed *Epidermophyton floccosum*. Gli adulti sono più suscettibili all'infezione e l'uso di calzature che costringono il piede (come le scarpe di gomma) può favorire l'infezione. La griseofulvina (per via sistemica) rappresenta il farmaco più efficace; sono molto usati anche il miconazolo ed il tolnaftato (applicazione topica). Da ricordare anche la **tinea cruris** (infezione nella zona inguinale) e la **tinea corporis** (infezione diffusa alla superficie cutanea non ricoperta da peli).

Onicomicosi. Con il termine onicomicosi viene indicata qualsiasi infezione micotica delle unghie. Essa è causata frequentemente da dermatofiti, ma può essere causata anche da muffe e da *Candida*. Comuni sono anche le infezioni miste. Per le onicomicosi viene utilizzata una terapia sistemica. Infatti il trattamento topico con griseofulvina per 12-18 mesi determina una percentuale di guarigione del 50% ed una percentuale di recidive ad un anno del 50%.

Candidosi. Si definisce candidosi ogni infezione causata da specie di *Candida*, generalmente *Candida albicans*, caratterizzata da prurito, secrezione biancastra, desquamazione e facile sanguinamento. La candidosi è un'infezione molto comune negli individui con infezione da HIV. Spesso vengono colpite le mucose del cavo orale. La candidosi è spesso accompagnata da una marcata reazione infiammatoria. Le infezioni da *Candida* prediligono le sedi cronicamente umide e macerate; nei maschi si ha spesso un coinvolgimento del pene e dello scroto, come anche della regione interna delle cosce. Eruzione cutanea, intertrigine, vaginite e stomatite sono manifestazioni topiche comuni della candidosi. Il trattamento comprende la somministrazione per via orale e topica di farmaci antifungini quali nistatina, clotrimazolo e, per le infezioni più gravi, anfotericina B o fluconazolo.

Infezioni virali

Le infezioni virali della cute sono numerose e comprendono, tra le altre, verruche (*papillomavirus* umani), herpes simplex virus (HSV), condilomi acuminati, mollusco contagioso (*poxvirus*) e varicella (*virus varicella zoster*). L'infezione da HSV è causata dal virus ***Herpes simplex***, che ha un particolare tropismo per la cute ed il sistema nervoso: provoca la formazione di piccole vescicole transitorie, fastidiose o anche dolorose. L'infezione da HSV tipo 1 (***Herpes labialis***) si presenta sul volto, in particolare intorno alla bocca ed al naso. L'infezione da HSV tipo 2 (***Herpes genitalis***) è di solito confinata ai genitali. La terapia dell'*Herpes simplex* è prevalentemente sintomatica. Le lesioni vengono lavate con acqua e sapone per ridurre il rischio di sovrainfezioni. Nelle forme più gravi viene adoperato l'aciclovir (trattamento topico o per via orale). **Herpes zoster** (fuoco di Sant'Antonio) è un'infezione acuta provocata dalla riattivazione del virus latente della varicella zoster, frequente soprattutto negli adulti e caratterizzata da eruzioni cutanee vescicolari che seguono la distribuzione del nervo cranico o spinale interessato dal virus.

Per le infezioni virali sono disponibili pochi farmaci efficaci. L'aciclovir, il famciclovir ed il valaciclovir sono frequentemente utilizzati per trattare le infezioni da HSV e da virus della varicella-zoster. L'aciclovir ed il penciclovir sono disponibili in formulazione topica per il trattamento dell'HSV. La podofillina e la podofillotossina vengono utilizzate per trattare i condilomi acuminati (escrescenze molli e verruciformi sulle mucose degli organi genitali; si trasmettono sessualmente).

Infezioni batteriche

Le infezioni batteriche della cute comprendono impetigine, piodermite, erisipela e, in casi estremi, fascite necrotizzante. Inoltre i batteri possono aggravare altre patologie, come l'acne o la dermatite atopica. Queste affezioni possono essere trattate con antibiotici, dati per via sistemica o applicati localmente. La sulfadiazina argentina è efficace nei confronti degli organismi Gram-positivi e Gram-negativi. L'**impetigine** è una comune infezione batterica superficiale causata da streptococchi o stafilococchi. Inizia come eritema focale e progredisce con la formazione di vescicole pruriginose, erosioni e croste giallastre. Le lesioni di solito iniziano al volto, espandendosi quindi localmente. L'infezione, altamente contagiosa, si trasmette tramite il contatto con gli essudati delle lesioni.

31.4.2 Fitoterapia delle infezioni cutanee

Tutti gli oli essenziali contenenti composti fenolici e terpenici possiedono proprietà antisettiche, nonché azione revulsiva ed anestetica e sono pertanto potenzialmente utili in caso di infezioni cutanee. Gli oli essenziali sono sostanze oleose insolubili in acqua, volatili e aventi un odore particolare. Si ottengono per pressione, estrazione con solventi e distillazione in vapore. Vengono principalmente adoperati come antisettici, non solo per il tratto urinario e bronchiale, ma anche nei casi di infezione del cavo orale. Gli oli essenziali vengono inoltre adoperati per il trattamento delle scottature, punture d'insetti, piede d'atleta e ferite. Sono usati come tali oppure si ricorre a preparazioni galeniche contenenti piante essenziere. La Tabella 31.8 riporta alcune piante ad azione antisettica usate nel trattamento di infezioni della pelle e degli annessi cutanei.

Tabella 31.8 Piante medicinali ad attività antisettica adoperate nel trattamento delle infezioni della pelle e degli annessi cutanei

Nome comune della droga	*Nome latino della pianta*	*Parte della pianta utilizzata*	*Costituenti principali*
Arisaema	*Arisaema atrorubens*	Rizoma	Polisaccaridi, sostanze pungenti
Galle (di quercia)	*Quercus infectoria*	Galle	Tannini, fenoli, acido carbossilico
Melaleuca	*Melaleuca alternifolia*	Olio dagli steli e dalle foglie	Terpinen-4-olo
Palma di cocco	*Cocos nucifera*	Olio fisso dai semi	Acido miristico, acido laurico, acido palmitico
Polvere di goa	*Andira araroba*	Latice dal tronco	Derivati antronici
Pulsatilla	*Pulsatilla pratensis*	Parti aeree	Derivati della protoanemonina, triterpeni, saponine
Tuja	*Thuja occidentalis*	Olio dalle foglie	Tujone, fencone
Virola	*Virola theiodora*	Corteccia	Derivati triptaminici

Le **infezioni fungine** della cute sono difficili da eradicare con applicazioni topiche; inoltre, l'uso di farmaci per via orale è caratterizzato da seri effetti collaterali. Pertanto molti pazienti ricorrono a preparati fitoterapici. La Tabella 31.9 riporta gli studi clinici effettuati allo scopo di valutare la possibile efficacia delle piante medicinali nel trattamento delle infezioni fungine (onicomicosi, tinea pedis, candidosi). In generale i risultati sono positivi, particolarmente per l'olio di melaleuca.

Centinaia di piante sono state studiate per le loro proprietà antibatteriche. Tuttavia, a fronte di numerosi studi sperimentali, quelli clinici sono molto limitati. Una recente revisione sistematica ha evidenziato l'esistenza di sette studi clinici relativi alla possibile efficacia di piante medicinali nel trattamento delle **infezioni batteriche.** Di questi, quattro riguardavano le infezioni batteriche della cute mentre tre prendevano in considerazione la possibile efficacia di piante medicinali (aglio e *Cinnamonum cassia*) nell'eradicare *H. pilori* in pazienti con ulcera peptica. Gli studi clinici relativi alle infezioni batteriche della cute sono elencati nella Tabella 31.3; risultati preliminarmente positivi si hanno per l'olio di melaleuca, il basilico orientale ed il tè.

Infine, per quanto riguarda le **infezioni virali**, la Tabella 31.10 riporta le piante medicinali valutate per la loro possibile efficacia in studi clinici randomizzati. Tutti gli studi riguardano infezioni da Herpes (genitale, labiale e zoster). Risultati positivi sono stati descritti per l'aloe vera, la melissa, per la salvia ed il clinacanto.

Olio di melaleuca

Botanica/Costituenti chimici. *Melaleuca alternifolia* Cheel (Fam. *Myrtaceae)* è un piccolo albero originario dell'Australia. Appartengono allo stesso genere *M. leucodendra* L. (dai cui rami freschi e dalle foglie si ricava, per distillazione in corrente di vapore, un olio essenziale giallastro con odore di canfora, detto cajeput), *M. viridiflora* Solander ex Gaertner (le cui foglie forniscono un olio essenziale detto essenza di niaouli o gomenolo, ricco in eucaliptolo). Queste specie hanno determinato una grande confusione in quanto forniscono un olio che genericamente viene denominato olio di melaleuca. Inoltre, diverse specie di *Leptospermum*, come *L. scoparium*, producono un olio che spesso viene denominato nello stesso modo. Le foglie di *M. alternifolia* contengono l'1,8% di olio essenziale che può essere ottenuto per distillazione in vapore. Dal 1996, la composizione chimica dell'olio di *M. alternifolia* viene regolata da uno standard internazionale (Tab. 31.11). In accordo con questo standard, l'olio non deve contenere meno del 30%

Tabella 31.9 Piante medicinali adoperate per il trattamento delle infezioni fungine: sommario degli studi clinici [Da: Martin & Ernst (2004) Mycoses 47:87-92)

Nome comune della droga *Nome latino della pianta* *Parte della pianta utilizzata*	*Disegno sperimentale*	*Patologia (n=numero di pazienti)*	*Trattamento*	*Principali risultati*
Arancia amara *Citrus aurantium* var. *amara* Pericarpo (olio essenziale)	Non randomizzato, studio comparativo	*Tinea pedis*, *Tinea corporis* e *Tinea cruris* (n = 70)	Olio essenziale 100% per 2 settimane, 1 volta/die	Olio di arancia amara produceva il 93% di guarigioni; nessuna nel gruppo trattato con derivati imidazolici
Crisotrico *Solanum chrysotrichum* Parti aeree	Non randomizzato, doppio cieco	*Tinea pedis* (n = 28)	Crema contenente il 5% di estratto per 4 settimane, 2 volte/die	45% di guarigioni nel gruppo trattato con crisotrico; nessuna nel gruppo trattato con miconazolo
Melaleuca *Melaleuca alternifolia* Foglie, rami freschi (olio essenziale)	Randomizzato, doppio cieco	*Tinea pedis* (n = 121)	Olio al 10% per 4 settimane, 2 volte/die	Olio di melaleuca superiore al placebo e ad attività paragonabile al tolnaftato
Melaleuca *Melaleuca alternifolia* Foglie, rami freschi (olio essenziale)	Randomizzato, doppio cieco	*Tinea pedis* (n = 158)	Olio al 25 ed al 50% per 4 settimane, 2 volte/die	Entrambe le concentrazioni di olio di melaleuca clinicamente e microbiologicamente superiori al placebo
Melaleuca *Melaleuca alternifolia* Foglie, rami freschi (olio essenziale)	Randomizzato, doppio cieco, studio comparativo	Onicomicosi subungueale (n = 117)	Olio al 100% per sei mesi, 2 volte/die	Olio di melaleuca microbiologicamente e clinicamente efficace come il clotrimazolo
Melaleuca *Melaleuca alternifolia* Foglie, rami freschi (olio essenziale)	Randomizzato, doppio cieco	Onicomicosi (n = 60)	Olio al 5% per 8 settimane, 3 volte/die	80% di guarigioni per l'olio di melaleuca e nessuna per il placebo
Morella divina *Solanum nigrescens* Parti aeree	Randomizzato, studio comparativo	Candidosi vaginale (n = 100)	Suppositori contenenti il 10% di estratto per 25 giorni, 2 volte/die	*S. nigrescens* efficace come la nistatina

Tabella 31.10 Piante medicinali per il trattamento delle infezioni virali cutanee: sommario degli studi clinici randomizzati controllati [Da: Martin & Ernst (2003) Antivir Ther 8:77-90]

Nome comune della droga *Nome latino della pianta* *Parte della pianta utilizzata*	*Patologia (n=numero di pazienti)*	*Trattamento*	*Principali risultati*
Aloe vera (aloe gel) *Aloe* spp Mucillagine	*Herpes genitalis* (n = 60)	Crema idrofilica al 5% per 2 settimane	Aloe vera superiore al placebo nell'accelerare la guarigione
Aloe vera (aloe gel) *Aloe* spp Mucillagine	*Herpes genitalis* (n = 120)	Crema idrofilica al 5% o gel allo 0,5% per 2 settimane, max 30 applicazioni totali	Crema di aloe vera superiore al gel di aloe vera ed al placebo nell'accelerare la guarigione
Clinacanto *Clinacanthus nutans* Pianta intera	*Herpes zoster* (n = 60)	Crema al 5% per 7-14 giorni, 5 volte/die	*C. nutans* superiore al placebo nell'accelerare la guarigione delle lesioni
Clinacanto *Clinacanthus nutans* Pianta intera	*Herpes zoster* (n = 120)	Crema al 5% per 26 giorni, 5 volte/die	*C. nutans* superiore al placebo nell'accelerare la guarigione delle lesioni
Melaleuca *Melaleuca alternifolia* Foglie, rami freschi (olio essenziale)	*Herpes labialis* ricorrente (n = 20)	Gel acquoso al 6% per 1-13 giorni, 5 volte/die	Nessuna differenza tra olio e placebo
Melissa *Melissa officinalis* Foglie	*Herpes simplex* (n = 166)	Crema all'1% per 5-10 giorni, 2-4 volte/die	Melissa superiore al placebo nel ridurre i sintomi della patologia
Melissa *Melissa officinalis* Foglie	*Herpes labialis* (almeno 4 episodi all'anno) (n = 66)	Crema all'1% per 5 giorni, 4 volte/die	Melissa superiore al placebo nel ridurre i sintomi della patologia
Salvia *Salvia officinalis* Foglie	*Herpes labialis* (n = 149)	Crema contenente 23 mg/g di estratto di salvia per 10-14 settimane	Salvia efficace come l'aciclovir

di terpinen-4-olo; inoltre deve contenere γ-terpinene, in concentrazioni comprese tra il 10 ed il 28%, ed α-terpinene (5-13%).

Farmacologia/Meccanismo d'azione. L'olio di *M. alternifolia* esercita attività antibatterica ed antifungina. Patogeni particolarmente sensibili sono alcuni funghi quali *Candida albicans* e *Candida glabrata* e batteri quali *Saccharomyces cerevisiae*, *Propionibacterium acnes*, *Pseudomonas aeruginosa*, *Staphylococcus aureus* e *Strepto-*

Tabella 31.11 Composizione chimica dell'olio di *Melaleuca alternifolia*, secondo l'Organizzazione Internazionale che regola la standardizzazione degli oli essenziali (1996)

	Concentrazione	
Componente	*Minima (%)*	*Massima (%)*
Terpinolene	1,5	5
1,8- cineolo	–	15
α-terpinene	5	13
γ-terpinene	10	28
ρ-cimene	0,5	12
Terpinen-4-olo	30	–
α-terpinenolo	1,5	8
Limonene	0,5	4
Sabinene	tracce	3,5
Aromadendrene	tracce	7
δ-cadinene	tracce	8
Globulolo	tracce	3
Viridiflorolo	tracce	1,5
α-pinene	1	6

coccus pyrogens. Sensibile è anche il protozoo *Trichomonas vaginalis*. L'olio è in grado di ridurre la candidosi vaginale indotta negli animali; il meccanismo di quest'azione antifungina risiede nella capacità dell'olio di alterare le proprietà e le funzioni della membrana cellulare fungina. Si ritiene che la componente terpenica dell'olio possa inserirsi nel doppio strato lipidico causando in tal modo variazioni strutturali della membrana plasmatica. Inoltre è stato dimostrato che l'1,8-cineolo, il terpinen-4-olo e l'α-terpineolo possono compromettere la funzionalità della membrana plasmatica batterica e di inibire la respirazione, predisponendo così il batterio alla lisi. Infine è stata dimostrata un'attività antivirale (*Herpes simplex* virus tipo 1) per l'olio di altre specie di *Melaleuca*, quali *M. armillaris M. leucadendron* e *M. ericifolia*.

Efficacia clinica. Gli studi clinici randomizzati relativi all'efficacia dell'olio di melaleuca in diverse condizioni dermatologiche sono riassunti nella Tabella 31.12. In generale si può affermare che il trattamento topico con olio di melaleuca ha dato risultati incoraggianti per una serie di disturbi dermatologici, quali acne lieve e moderata, *tinea pedis*, onicomicosi, infezioni da *Stafilococcus aureus* resistenti alla meticillina nonché nel trattamento della forfora. Inoltre, l'olio di

Tabella 31.12 Olio di melaleuca: sommario degli studi randomizzati e controllati nel trattamento di patologie cutanee

*Bibliografia**	*Disegno sperimentale*	*Patologia (n = numero di pazienti)*	*Trattamento*	*Principali risultati*
Bassett 1990 Med J Aus 153:455	Studio comparativo, gruppi paralleli	Acne lieve e moderata (n = 124)	Olio al 5% per 3 mesi	Olio efficace come il benzoil perossido (5%) nel ridurre le lesioni infiammate e non infiammate
Tong 1992 Aust J Dermatol 33:145	Doppio cieco, gruppi paralleli	*Tinea pedis* (n = 120)	Olio al 10% per 4 settimane	Olio superiore al placebo ed efficace come il tolnaftato
Buck 1994 J Fam Pract 38:601	Doppio cieco, studio comparativo	Onicomicosi subungueale (n = 117)	Olio al 100% per 6 mesi	Olio efficace come il clotrimazolo (1%)
Satchell 2002 Australas J Dermatol 47:852	Doppio cieco, con placebo	*Tinea pedis* (n = 158)	Olio al 25% o al 50% per 4 settimane	Olio superiore al placebo
Vasquez 2002 HIV Clin Trias 3:379	Studio coorte, in aperto	AIDS con candidosi refrattaria al fluconazolo (n = 27)	Soluzione alcolica e non alcolica per 4 settimane	Il 60% dei pazienti refrattari al fluconazolo rispondeva all'olio
Carson 2001 J Antim Chemother 48:450	Con placebo	*Herpes labialis* ricorrente (n = 20)	Gel al 6%, 5 volte al giorno	Nessuna differenza tra placebo ed olio
Satchell 2002 J Am Acad Dermatol 47:852	Singolo cieco, con placebo	Forfora (n = 126)	Shampoo contenente olio al 5%. Trattamento giornaliero per 4 settimane	Olio superiore al placebo
Dryden 2004 J Hosp Infect 56:283	Studio aperto, studio comparativo	Infezione da *S. aureus* resistente alla meticillina (n = 141)	Crema al 10% di olio nelle narici. Bagni al 5% di olio; crema al 10% per lesioni cutanee. Trattamento di 5 giorni	In generale, olio efficace come il trattamento di riferimento. Tuttavia meno attivo della mupirocina per la pulizia nasale, ma più attivo della clorexidina o della sulfadiazina argentina per le lesioni cutanee

* Primo autore, anno, rivista, volume, prima pagina

melaleuca potrebbe essere efficace nel trattamento di alcune infezioni del cavo orale. Infatti, in uno studio randomizzato, effettuato su 27 pazienti affetti da candidosi orofaringea da AIDS, è stato riportato che l'olio, somministrato per quattro settimane, era efficace nel 60% dei pazienti con infezione resistente al fluconazolo [Vasquez e coll. (2002) HIV Clin Trias 3:379-385]. In un altro studio clinico randomizzato è stato dimostrato che l'olio di melaleuca esercitava attività antimicrobica paragonabile a quella della clorexidina nei confronti di alcuni streptococchi e di altri microrganismi del cavo orale [Groppo e coll. (2002) Int Dent J 52:733-1437].

Effetti collaterali/Controindicazioni. Sono stati descritti casi di dermatite da contatto associati all'applicazione di preparati contenenti olio di melaleuca, benché non siano state registrate reazioni anafilattiche serie. Tuttavia, alcuni di questi casi non si riferiscono all'olio di *M. alternifolia*, bensì alle specie correlate. Numerosi composti dell'olio potrebbero essere responsabili delle reazioni allergiche. Questi includono l'1,8-cineolo, il limonene, l'aromadendrene, il terpinen-4-olo, il ρ-cimene, l'α-terpinene, l'α-pinene ed il terpinolene. Tuttavia è molto probabile che i prodotti di ossidazione di questi composti siano in realtà più allergizzanti dei prodotti di partenza. L'ingestione accidentale dell'olio di melaleuca provoca caratteristici segni tossici che includono atassia, sonnolenza, confusione e difficoltà nel camminare; 10 ml di olio puro possono essere letali.

Preparazioni/Dose. L'olio di melaleuca è disponibile in varie preparazioni: idrogel al 5% per applicazioni giornaliere (acne e infezioni della pelle), olio puro e crema al 10% per le infezioni fungine, soluzioni al 40% emulsionate con alcol isopropilico ed acqua per le infezioni della vagina.

Melissa

È data dalle foglie di *Melissa officinalis* L. (Fam. *Laminaceae),* una pianta erbacea alta 40-50 cm, originaria del sud Europa e che comunemente cresce in molti giardini dell'Europa e dell'America. I fiori sono bianchi o gialli e le foglie, verdi lucenti, emettono un odore di limone. La melissa contiene un olio essenziale (0,06-0,375%) costituito principalmente da monoterpeni (60%, tra cui le aldeidi citronellale, geraniale, nerale ed i relativi alcoli) e da sesquiterpeni (>35%, tra cui β-cariofillene e germacrene D). Altri componenti della droga

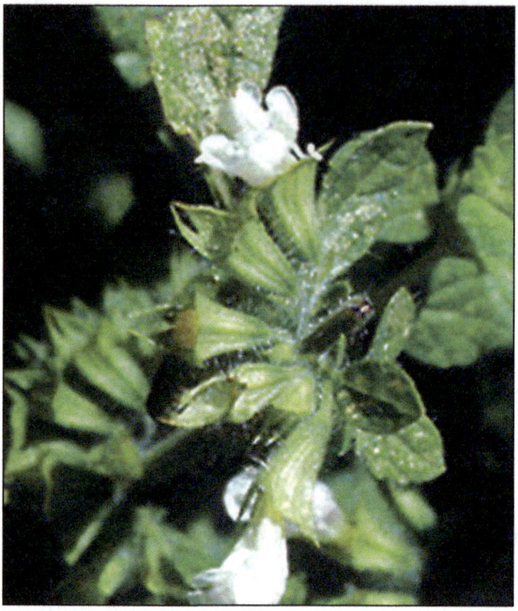

Tavola 31.3 *Melissa officinalis*

sono i flavonoidi (0,5%), l'acido caffeico ed i suoi derivati. La Commissione E tedesca stabilisce che la droga deve contenere almeno lo 0,05% di olio essenziale. La Farmacopea Europea IV riporta che la droga (*Melissae folium*) debba contenere non meno del 4% di derivati idrossicinnamici totali, espressi come acido rosmarinico. Esistono numerosi impieghi della melissa; quelli raccomandati dalla Commissione E tedesca sono l'insonnia e le coliche gastrointestinali.

Estratti acquosi di *M. officinalis* esercitano *in vitro* attività antivirale (anche il virus dell'AIDS è sensibile), antibatterica (*Pseudomonas putida, Staphylococcus aureus, Micrococcus luteus, Mycobacterium smegmatis, Proteus vulgaris, Shigella sonnei*) ed antifungina (*Candida albicans* e *Saccharomyces cerevisiae*).

Gli studi clinici dermatologici della melissa hanno evidenziato effetti benefici sulle infezioni da virus *Herpes simplex.* Gli Autori di una recente revisione sistematica [Martin & Ernst (2003) Antiviral Therapy 8:77-90] hanno identificato l'esistenza di due studi clinici randomizzati in pazienti (n = 232) con infezioni *Herpes simplex* o *Herpes labialis* (Tabella 31.10). In entrambi gli studi è stato dimostrato che una crema contenente l'1% di un estratto di foglie di *M. officinalis*, applicata 2-4 volte al giorno per periodi di 5-10 giorni, era superiore al placebo nel ridurre le lesioni provocate dall'infezione virale.

Risultati significativi venivano registrati a partire dal secondo giorno di trattamento. Non venivano riportati effetti collaterali.

Vedi Cap. 21 per l'utilizzo della melissa nel trattamento della malattia di Alzheimer.

Podofillo

È dato dalle radici e dai rizomi secchi di *Podophyllum peltatum* L. (Fam. *Berberidaceae*), una piccola pianta erbacea che presenta un rizoma, un fusto aereo di 30 cm di altezza, recante due grandi foglie opposte, palmato-lobate, all'ascella delle quali vi è un solo fiore bianco. Il frutto è una bacca gialla, contenente numerosi semi. Il rizoma è caratterizzato da un colore bruno-rossastro, di sapore acre ed amaro. La droga viene estratta con etanolo; il risultante estratto viene concentrato e fatto precipitare con aggiunta di acido cloridrico diluito; questo viene lavato, seccato, macinato in modo da ottenere una polvere denominata **podofillina**. In passato la podofillina era usata come purgante drastico. La Commissione E tedesca stabilisce che il podofillo debba contenere almeno il 4% di resina. La podofillina contiene lignani, quali podofillotossina (18-20%) e peltatine [α-peltatina (3-5%), β-peltatina (10%)], flavonoidi ed amido; le peltatine possiedono effetto purgativo, mentre la podofillotossina possiede azione citostatica; un derivato della podofillotossina, il teniposide, è usato come rimedio contro le neoplasie maligne e cancro della vescica. In sospensione o in soluzione, al 25% in alcol o in olio di vaselina, per applicazioni locali (2-3 volte a settimana), distrugge il tessuto neoplastico di natura benigna ed i condilomi acuminati. La Commissione E tedesca raccomanda estratti fluidi o tinture, preparati dal podofillo (5-25%) o dalla podofillina (resina), nel trattamento dei condilomi acuminati, con l'avvertenza di limitare la superficie trattata a non più di 25 cm^2 e di proteggere la cute adiacente all'area trattata. Si applica una o due volte a settimana. La Commissione E tedesca riporta che la droga è controindicata in gravidanza. La podofillina si ottiene anche dal *Podophyllum hexandrum* Royle, una specie indiana che contiene fino al 40% di podofillotossina, ma non peltatine. Di conseguenza, il suo effetto purgativo è più debole di quello della podofillina americana.

31.5 Protettivi cutanei

Sono sostanze che, applicate sul tessuto cutaneo, agiscono localmente, formando una pellicola protettiva che rafforza la capacità difensiva della cute e ne diminuisce la sensibilità.

I protettivi sono sostanze chimicamente inerti, insolubili in acqua e non assorbibili. Possiedono inoltre proprietà adsorbenti e possono aumentare la morbidezza e l'elasticità del tessuto sul quale si applicano (proprietà emolliente); possono anche diminuire il turgore (proprietà demulcente) e la sensibilità del tessuto trattato (proprietà lenitiva). I protettivi possono assumere particolare interesse terapeutico nei casi di disepitelizzazione, infiammazione ed ulcerazione delle mucose e nei casi di scottature e piaghe. Entrambe, piaghe e scottature, richiedono un trattamento che faciliti la rigenerazione del tessuto, che allevi il dolore e prevenga le infezioni.

Si comportano da protettivi alcune polveri (amido) e le mucillagini, come quelle contenute nell'aloe, nell'altea e nella malva. Le polveri adsorbono sostanze estranee ed essudati (talvolta si usano anche internamente per adsorbire ad esempio gas intestinali). Le mucillagini adsorbono acqua e formano dei colloidi idrofili dotati di capacità adesive ed elevata viscosità: questo spiega l'azione protettiva e demulcente delle droghe mucillaginose.

Letture di approfondimento

Artik S, Ruzicka T (2003) Complementary therapy for atopic eczema and other allergic skin diseases. Dermatol Ther 16:150-163

Bedi MK, Shenefelt PD (2002) Herbal therapy in dermatology. Arch Dermatol 138:232-242

Capella GL, Finzi AF (2003) Complementary therapy for psoriasis. Dermatol Ther 16:164-174

Crawford GH, Sciacca JR, James WD (2004) Tea tree oil: cutaneous effects of the extracted oil of Melaleuca alternifolia. Dermatitis 15:59-66

Dattner AM (2003) From medical herbalism to phytotherapy in dermatology: back to the future. Dermatol Ther 16:106-113

Dinehart SM, Henry L (2005) Dietary supplements: altered coagulation and effects on bruising. Dermatol Surg 31(7 pt2):819-826

Ernst E, Pittler MH, Stevinson C (2002) Complementary/alternative medicine in dermatology: evidence-assessed efficacy of two diseases and two treatments. Am J Clin Dermatol 3:341-348

Eshun K, He Q (2004) Aloe vera: a valuable ingredient for the food, pharmaceutical and cosmetic industries. A review. Crit Rev Food Sci Nutr 44:91-96

Gallagher J, Gray M (2003) Is aloe vera effective for healing chronic wounds? J Wound Ostomy Continence Nurs 30:68-71

Halcon L, Milkus K (2004) Staphylococcus aureus and wounds: a review of tea tree oil as a promising antimicrobial. Am J Infect Control 32:402-408

Kobayashi H, Takahashi K, Mizuno N, Kutsuna H, Ishii M (2004) An Alternative Approach to Atopic Dermatitis: Part I-Case-Series Presentation. Evid Based Complement Alternat Med 1:49-62

Koo J, Desai R (2003) Traditional Chinese medicine in dermatology. Dermatol Ther 16:98-105
MacKay D, Miller AL (2003) Nutritional support for wound healing. Altern Med Rev 8:359-377
Martin KW, Ernst E (2003) Herbal medicines for treatment of bacterial infections: a review of controlled clinical trials. J Antimicrob Chemother 51:241-246
Mevorah B, Orion E, Matz H, Wolf R (2003) Cutaneous side effects of alternative therapy. Dermatol Ther 16:141-149
Millikan LE (2002) Complementary medicine in dermatology. Clin Dermatol 20:602-605
Vermeulen H, Ubbink D, Goossens A, de Vos R, Legemate D (2004) Dressings and topical agents for surgical wounds healing by secondary intention. Cochrane Database Syst Rev 2:CD003554
Willcox M (2005) An evaluation of tea tree oil as an alternative microbicide. Nurs Times 101:32-33
Wong GA, Shear NH (2005) Adverse drug interactions and reactions in dermatology: current issues of clinical relevance. Dermatol Clin 23:335-342
Zhang W, Leonard T, Bath-Hextall F, Chambers CA, Lee C, Humphreys R, Williams HC (2005) Chinese herbal medicine for atopic eczema. Cochrane Database Syst Rev CD002291

Capitolo 32 Piante medicinali e disturbi oculari

32.1 Introduzione

L'apparato visivo viene anatomicamente distinto in componenti essenziali per la percezione visiva (bulbi oculari, nervi ottici, vie ottiche, corteccia visiva cerebrale) ed in parti accessorie (orbite, palpebre, congiuntive, apparato lacrimale, muscoli oculari) che costituiscono i cosidetti annessi. Gli annessi tra l'altro svolgono la funzione di proteggere gli organi essenziali per la visione e di assicurare loro un adeguato trofismo.

Il bulbo oculare (Fig. 32.1) alloggia nella cavità orbitaria ed è costituito da tre strati sovrapposti, in maniera concentrica, di tessuti: uno più esterno, fibroso (cornea, sclera); uno intermedio, vascolare e pigmentato (uvea, a sua volta suddivisa in iride, corpo ciliare e coroide) ed uno più interno, neurosensoriale (retina). Nel bulbo oculare si riconoscono esternamente due strutture: la cornea, posta anteriormente, trasparente e la sclera, di colore bianco opaco che riveste i 4/5 posteriori del bulbo. L'iride è quella struttura variamente colorata, in relazione alla quantità di cellule pigmentate, dette melanofore, che presenta al centro un foro, la pupilla, che agisce come un diaframma sui raggi luminosi diretti alla retina.

La retina è la membrana nervosa dell'occhio. Al polo posteriore la retina presenta due particolarità anatomiche: una zona assottigliata di colorito giallastro, detta macula lutea, ed una discontinuità (disco ottico), attraverso la quale le fibre nervose provenienti dalla retina si raccolgono per costituire il nervo ottico. Istologicamente la retina è costituita da 10 strati, tra i quali si individua lo strato dei fotorecettori (i coni ed i bastoncelli, a livello dei quali l'impulso luminoso dà inizio al processo della visione).

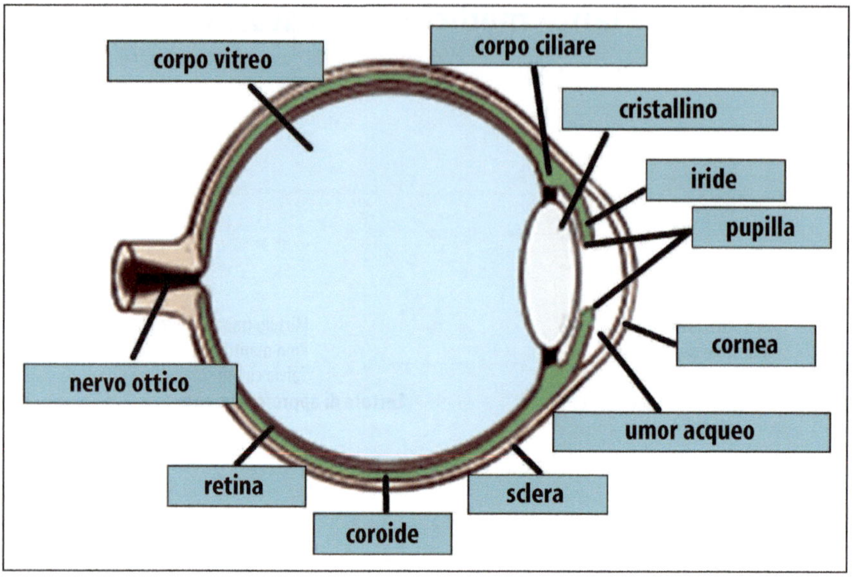

Fig. 32.1 Anatomia del bulbo oculare

All'interno del bulbo oculare si trova il cristallino, che rappresenta, dopo la cornea, la seconda lente convergente oculare. Il cristallino separa altre due componenti essenziali del bulbo oculare: l'umor acqueo ed il corpo vitreo. L'umor acqueo è un liquido perfettamente trasparente che svolge diverse funzioni quali mantenere un'adeguata tensione oculare e provvedere al trofismo del cristallino e della cornea. Il corpo vitreo, invece, è una massa gelatinosa non omogenea con funzioni ottiche (è una struttura particolarmente idonea a trasmettere la luce) e meccaniche (offre un'impalcatura di sostegno per le pareti del bulbo oculare).

32.2 Malattie dell'occhio

32.2.1 Quadro clinico

La **congiuntivite** è un'infiammazione della congiuntiva, una membrana mucosa che copre la parte anteriore del bulbo oculare. Può essere primaria, allergica (primaverile) o associata alla sindrome di Reiter's, una forma di artrite.

Nella congiuntivite l'occhio diventa rosso e le palpebre si gonfiano e si appiccicano fra loro durante il sonno. I sintomi sono: arrossamento, sensazione di bruciore, prurito, fotofobia, lacrimazione, gonfiore della congiuntiva e delle palpebre e disturbi visivi. Di rado la congiuntivite causa serie complicazioni neurologiche con conseguente parziale cecità. Questa malattia può essere causata da: (i) batteri, virus o funghi (*Staphylococcus aureus*, *Chlamydia trachomatis*, ecc.); (ii) allergeni (per es. pollini di graminacee); (iii) sostanze irritanti (corpi estranei, contaminanti atmosferici, uso frequente di gocce oculari, ecc.). Nei casi di congiuntivite infettiva (batterica) l'uso di antibiotici è piuttosto frequente anche se questo tipo di terapia può causare fastidi al tessuto oculare e, a lungo andare, produrre una resistenza batterica. Nei casi d'infiammazione i corticosteroidi sono, tra i farmaci antiflogistici, i più indicati anche se numerose evidenze indicano che gli steroidi possono potenziare la replicazione microbica e produrre, di conseguenza, un effetto deleterio sul processo evolutivo della malattia. Nei casi invece di congiuntivite allergica si adoperano il sodio cromoglicato ed altri farmaci antiallergici (nedocromil, pemirolast, ecc.), ma anche questo trattamento farmacologico non è privo di inconvenienti.

Il **glaucoma** è caratterizzato da una neuropatia del nervo ottico, in genere causata da un incremento della pressione intraoculare che si verifica quando viene impedito il normale deflusso di fluidi dall'umor acqueo al cristallino. Il danno del nervo può essere causato, in alcuni pazienti con glaucoma, da una ridotta irrorazione del nervo ottico. In questi pazienti vi è un'alta incidenza di emicrania, suggerendo la presenza di un vasospasmo. Nei primi stadi della malattia è stato anche riscontrato un aumento di malondialdeide (MDA), un prodotto della perossidazione lipidica ed indice dello stress ossidativo: questo lascia supporre una riduzione dei sistemi di difesa antiossidanti nel corso della malattia. I sintomi sono in genere assenti nella fase iniziale della malattia; successivamente, con il progredire dell'atrofia nel nervo ottico, si ha perdita della visione periferica e quindi perdita di quella centrale. I fattori di rischio includono un aumento della pressione intraoculare, l'età senile, l'ipertensione, il diabete, la miopia, la razza (quella africana è più esposta di quella europea a questa malattia). Per molti anni il glaucoma è stato trattato riducendo la pressione intraoculare mediante l'utilizzo di farmaci topici (β-bloccanti quali timololo, cartenolo, betaxololo; inibitori dell'anidrasi carbonica quale acetazolamide; calcioantagonisti). Da alcuni anni, inoltre, numerosi studi hanno dimostrato che la degenerazione progressiva e la morte delle cellule ganglionari retiniche con conseguente degenerazione delle fibre nervose è un momento fondamentale nella patogenesi del glaucoma. Tra i farmaci neuroprotettivi vi sono la memantina e la citicolina. Quasi tutti questi farmaci presentano importanti effetti collaterali sistemici da tener presente nel corso della terapia.

Con il termine **degenerazione maculare legata all'età** (DMLE) s'intende un complesso di manifestazioni cliniche a carico della regione maculare che determinano una riduzione dell'acuità visiva. La gravità e l'irreversibilità rendono la DMLE la causa più frequente di cecità nella popolazione europea di età superiore ai 60 anni. I tessuti maggiormente interessati sono i fotorecettori e l'epitelio pigmentato retinico. Le membrane dei fotorecettori dell'occhio contengono elevate quantità di acidi grassi polinsaturi (specialmente acido docosaesaenoico). Stress ossidativi, quali fumo di sigaretta e luce intensa, possono dar luogo alla formazione di radicali liberi con conseguente perossidazione lipidica delle membrane fotorecettoriali. Esistono due tipi di DMLE: una forma atrofica, non emorragica ed una forma ossidativa, emorragica. In entrambi i tipi c'è una degenerazione delle cellule pigmentate retiniche. Tra i fattori di rischio si elencano: fumo di sigaretta, esposizione alla luce, maculopatie familiari, sostanze chimiche, malattie cardiovascolari, iperopia. La cura della DMLE contempla il trattamento laser, la terapia fotodinamica, la termoterapia transpupillare e l'impiego di farmaci quali la verteporfina o di antiossidanti.

La **cecità notturna** viene definita un difetto della visione notturna (o con luce scarsa), causata da una diminuzione della sintesi della rodopsina, da una deficienza di vitamina A, da una degenerazione della retina, o da un difetto congenito. Questa sintomatologia può accompagnare diverse malattie oculari. Le cause più comuni sono: vizi di rifrazione (specie miopia ipocorretta), glaucoma avanzato, miosi pupillare (specie da gocce mitizzanti), retinite pigmentosa, farmaci (clorochina, chinino, fenotiazide). Tra le cause meno comuni compare la carenza di vitamina A e l'atrofia girata della coroide. In questa circostanza il ricorso allo specialista in oculistica è indispensabile per gli opportuni accertamenti medici.

La **retinopatia diabetica** viene definita come un'alterazione dei vasi retinici del paziente diabetico caratterizzata da microaneurismi capillari, emorragie, essudati e dalla neoformazione di vasi e di tessuto connettivo. Le ripetute emorragie possono causare opacità permanente dell'umor vitreo, con conseguente cecità. Infatti la retinopatia diabetica rappresenta la principale causa di cecità nella fascia d'età tra i 20 ed i 74 anni. La gravità di questo problema è sottolineato dal fatto che gli individui affetti da diabete mellito hanno una probabilità 25 volte superiore di diventare ciechi rispetto agli altri individui. Il trattamento più efficace per la retinopatia diabetica è la prevenzione (controllo della glicemia e regolari visite oculistiche). Per prevenire le emorragie può essere indicata la fotocoagulazione dei vasi retinici danneggiati utilizzando un raggio laser. La terapia con acido acetilsalicilico non sembra influenzare il decorso naturale della retinopatia diabetica.

La **cataratta** è una condizione patologica progressiva del cristallino dell'occhio, caratterizzata dalla perdita di trasparenza. La maggior parte delle cataratte si sviluppa lentamente come risultato dell'invecchiamento (cataratta senile), portando ad un graduale deficit della visione. La formazione della cataratta si verifica più rapidamente nei pazienti con una storia di trauma oculare, di diabete mellito o di uveite. Le cataratte possono essere acquisite in una serie di malattie genetiche come la distrofia miotonica, la neurofibromatosi di tipo II e la galattosemia. Inoltre la radioterapia ed il trattamento con glucocorticoidi possono provocare come effetto collaterale la cataratta. La cataratta è generalmente trattata mediante l'estrazione chirurgica del cristallino opacizzato e la sua sostituzione con un idoneo cristallino di plastica all'interno del globo oculare. Poiché l'ossidazione del cristallino potrebbe essere coinvolta nella patogenesi della cataratta, sono stati spesso adoperati antiossidanti naturali (incluse le antocianidine) per la prevenzione di questa patologia.

32.2.2 Fitoterapia delle malattie oculari

Le piante medicinali utilizzate nella terapia delle malattie oculari appena riferite sono diverse (Tab. 32.1), anche se poche sono state studiate con rigore scientifico in campo sperimentale e soprattutto clinico. Tra queste, quelle che hanno destato maggior interesse sono il ginkgo, per il trattamento del glaucoma, il mirtillo, per il trattamento della visione notturna ed il pino marittimo francese per il trattamento della retinopatia diabetica. Da ricordare poi che alcune piante medicinali sono state adoperate nel trattamento delle allergie oculari (*Petasites hybridus, Argemone mexicana* ed *Euphrasia officinalis*). Un'altra pianta medicinale spesso citata nella fitoterapia oculare è *Coleus forskohlii*, il cui principio attivo, la forskolina, attraverso la stimolazione dell'AMP ciclico, riduce la pressione oculare e quindi è potenzialmente utile nel trattamento del glaucoma.

Ginkgo

È dato dalle foglie dell'albero cinese *Ginkgo biloba* L. (Fam. *Ginkgoaceae*), un albero dioico, originario della Cina. Il ginkgo contiene principalmente flavonoidi (ad esempio kaempferolo, isoramnetina e quer-

Tabella 32.1 Principali piante medicinali utilizzate nei disturbi oculari

Nome comune della droga	*Nome latino della pianta*	*Impiego proposto*	*Effetto*
Albizzia	*Albizzia lebbeck*	Congiuntivite	Riduce la flogosi
Amamelide	*Hamamelis virginiana*	Congiuntivite	Riduce la flogosi
Argemone	*Argemone mexicana*	Congiuntivite, allergie oculari	Riduce la flogosi e l'infezione
Berberis	*Berberis aristata*	Congiuntivite	Riduce la flogosi e l'infezione
Camomilla	*Matricaria recutita*	Congiuntivite	Riduce la flogosi
Coleus	*Coleus forskohlii*	Glaucoma	Riduce la pressione endoculare
Curcuma	*Curcuma longa*	Congiuntivite	Riduce la flogosi e l'infezione
Eufrasia	*Euphrasia officinalis*	Congiuntivite, allergie oculari	Riduce la flogosi e l'infezione
Farfaraccio	*Petasites hybridus*	Allergie oculari	Riduce la pressione endoculare; riduce la flogosi
Ginkgo	*Ginkgo biloba*	Glaucoma	Riduce la flogosi e l'infezione
Liquirizia	*Glycyrrhiza glabra*	Congiuntivite	Riduce la flogosi
Marijuana	*Cannabis sativa*	Glaucoma	Riduce la pressione endoculare
Mirtillo	*Vaccinium myrtillus*	Cecità notturna	Stabilizza il collagene; antiossidante
Pino marittimo francese	*Pinus pinaster*	Retinopatie	Riduce la fragilità capillare
Salvia cinese	*Salvia miltiorrhiza*	Glaucoma	Migliora la microcircolazione dei gangli retinici

cetina) e diterpeni (ginkgolide A, B, C, J, ed M). L'estratto standardizzato più utilizzato in campo clinico, denominato EGb 761, contiene il 24% di flavonoidi, il 6% di terpenoidi ed il 7% di proantocianidine.

Il ginkgo possiede diverse proprietà farmacologiche che potrebbero essere di beneficio nelle patologie oculari; infatti il ginkgo esercita effetti antinfiammatori, protegge le cellule dai danni al livello del DNA causati da stress ossidativo ed inoltre svolge un'azione protettiva e trofica a livello delle cellule neuronali. Rilevante risulta anche la presenza dei recettori per il PAF nella retina; infatti, l'attivazione di questi recettori provoca effetti deleteri, un'osservazione importante alla luce del fatto che i ginkgolidi sono antagonisti del PAF. Sperimentalmente è stato dimostrato che l'estratto EGb 761 è in grado di proteggere la retina in ratti diabetici e le cellule gangliari retiniche in un modello di glaucoma cronico indotto nel ratto mediante la cauterizzazione di tre vasi episclerari. Per quanto riguarda il possibile uso del ginkgo nel trattamento del glaucoma si ritiene che le proprietà neuroprotettive di questa droga vegetale forniscano il razionale per la possibile efficacia. Infatti, studi recenti suggeriscono che il glaucoma derivi da una progressiva neuropatia ottica che potrebbe essere ridotta da agenti neuroprotettivi che minimizzino la perdita di cellule dei gangli retinici (questo tipo di cellule regredisce selettivamente in pazienti affetti da glaucoma).

Il ginkgo è stato valutato clinicamente per il trattamento del glaucoma e per la degenerazione maculare.

Per quanto riguarda l'utilizzo del ginkgo in pazienti affetti da glaucoma, è stato pubblicato un solo studio clinico randomizzato, effettuato su 27 pazienti con alterazione bilaterale del campo visivo conseguente a glaucoma a tensione normale. In questo studio, in doppio cieco e a gruppi incrociati, è stato dimostrato che la somministrazione orale di EGb 761 (40 mg, tre volte al giorno per 4 settimane) migliorava il campo visivo, senza modificare la pressione intraoculare, la pressione arteriosa o il ritmo cardiaco [Quaranta e coll. (2003) Ophthalmology 110:359-362]. Questi risultati incoraggianti sono stati confermati da altri studi non randomizzati; infatti, gli Autori di uno studio clinico con placebo hanno mostrato che l'estratto EGb 761 (40 mg, 3 volte al giorno per 2 settimane) era in grado di aumentare il flusso ematico oculare nell'arteria oftalmica in 11 pazienti con glaucoma [Chung e coll. (1999) J Ocul Pharmacol Ther 15:233-240]. In un ulteriore studio clinico, condotto su 46 pazienti con seri disturbi visivi, ed alcuni con una grave degenerazione vascolare della retina, è stato riportato che un estratto di ginkgo (160 mg/die per 4 settimane e poi 120 mg/die) migliorava lievemente l'acuità visiva, il campo visivo ed altri parametri considerati [Merte e coll. (1980) Klin Monatsbl Augenheilkd 177:577-583]. Questo miglioramento, anche se contenuto, è di rilevante importanza per l'entità del danno oculare riscontrato nei pazienti all'inizio del trattamento.

Il possibile utilizzo del ginkgo in pazienti con degenerazione maculare si basa sull'osservazione che fattori vascolari e danno ossidativo sono importanti meccanismi patogenetici della degenerazione maculare. Gli Autori di una revisione sistematica hanno evidenziato l'esistenza di un solo studio clinico randomizzato, effettuato su 20 pazienti (Box 32.1) con degenerazione maculare senile. I risultati di questo studio, seppur positivi, sono troppo preliminari per poter raccomandare questa droga vegetale nella pratica clinica.

Box 32.1 Revisione sistematica relativa all'efficacia clinica del ginkgo nella degenerazione maculare senile[1]

Articoli selezionati	Uno studio randomizzato
Soggetti	20 soggetti con degenerazione maculare senile
Qualità degli studi	Scarsa
Trattamento	240 mg di estratto/die
Conclusione	Risultati positivi, ma poco chiari e troppo preliminari per poter giustificare l'utilizzo
Effetti collaterali	Non studiati

[1] Evans (2000) Cochrane Database Syst Rev 2:CD001775

Il ginkgo è considerato una droga sicura. Gli effetti indesiderati riportati negli studi clinici sono dolori gastrici, nausea e mal di testa. A causa dei suoi effetti sulla funzione piastrinica, il ginkgo potrebbe interferire con la terapia anticoagulante o antipiastrinica.

Vedi Cap. 21 per l'utilizzo del ginkgo nel trattamento della demenza.
Vedi Cap. 22 per l'utilizzo del ginkgo nel trattamento delle arteriopatie.
Vedi Cap. 28 per l'utilizzo del ginkgo nel trattamento della disfunzione erettile.

Mirtillo (mirtillo nero)

È dato dal frutto di *Vaccinium myrtillus* L. (Fam. *Ericaceae*), un piccolo arbusto con rami verdi appuntiti, alto da 15 a 50 cm. I frutti del mirtillo sono violetti, con semi sagomati a mezzaluna. I costituenti chiave sono gli antocianosidi; essi sono presenti nel frutto fresco ad una concentrazione che va dallo 0,1 allo 0,25%. Sono presenti anche flavonoidi (iperoside e quercetina), nonché pectine, vitamina C e tannini. Per la presenza di tannini ed antocianine, il mirtillo viene consigliato dalla Commissione E tedesca per il trattamento della diarrea (dose giornaliera: 20-60 g di droga) e delle infiammazioni del cavo orale. Il mirtillo è stato adoperato nei disturbi oculari in virtù delle sue proprietà antiossidanti e di *scavenger* di radicali liberi (i radicali liberi sono coinvolti nella patogenesi della cataratta e della degenerazione maculare), di stabilizzare e di promuovere la biosintesi del collagene, di diminuire la permeabilità e la fragilità capillare e di inibire l'aggregazione piastrinica (Fig. 32.2). Inoltre, gli antocianosidi hanno affinità per l'epitelio pigmentato, lo strato dei fotorecettori (bastoncelli e coni) che si trova nella parte più profonda della retina e che è responsabile

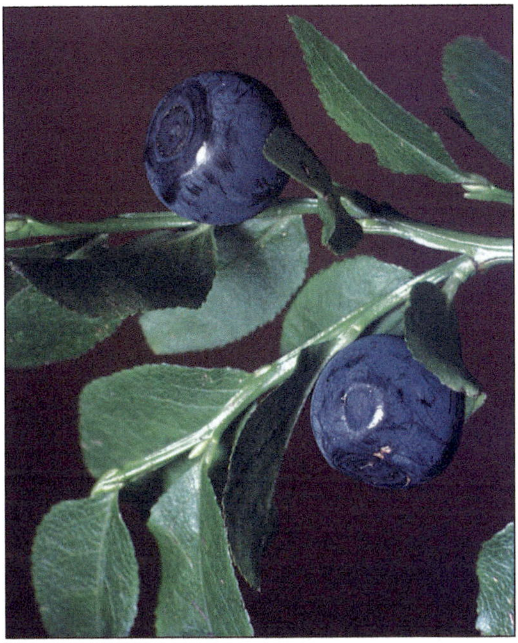

Tavola 32.1 *Vaccinium myrtillus*

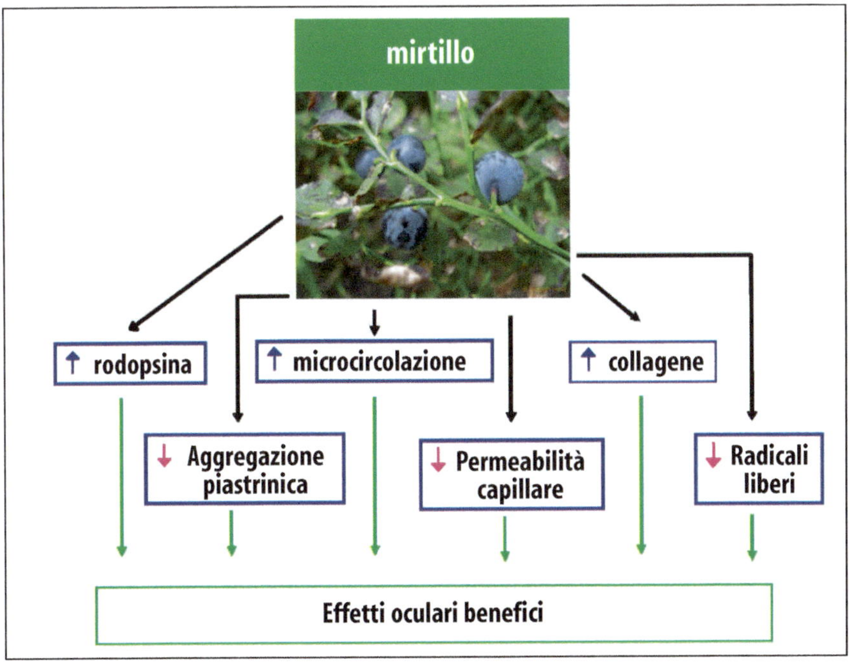

Fig. 32.2 Effetti potenzialmente benefici del mirtillo sulla funzione oculare

dell'adattamento visivo luce-notte (coni e bastoncelli sono cellule specializzate per la conversione dello stimolo luminoso in segnale nervoso). È stato ipotizzato che gli antocianosidi aumentino la sintesi di rodopsina, un pigmento presente nei bastoncelli della retina formato da una proteina (opsina) e dal retinale, un derivato della vitamina A. La rodopsina permette l'adattamento dell'occhio al buio.

L'interesse del mirtillo per il possibile trattamento della cecità notturna è sorto durante la seconda guerra mondiale, quando alcuni piloti d'aereo riportarono un miglioramento della visione notturna in seguito all'uso di mirtillo o di marmellata di mirtillo. In Giappone il mirtillo viene utilizzato per dare sollievo agli occhi affaticati dal continuo utilizzo del computer. Gli studi clinici relativi alla possibile efficacia del mirtillo per i problemi associati alla visione notturna sono stati eseguiti a partire dagli anni sessanta; tuttavia, mentre i primi studi riportavano risultati incoraggianti, gli studi più recenti non hanno confermato gli effetti benefici del mirtillo. Gli Autori di una recente revisione sistematica (Box 32.2) hanno evidenziato l'esistenza di trenta studi clinici relativi all'efficacia degli antocianosidi del mirtillo (*V. myrtillus*) nel trattamento della cecità notturna. Metà di questi studi sono stati condotti negli anni sessanta; da segnalare anche che il 50% degli studi è stato pubblicato in italiano. Dei trenta studi esaminati, soltanto 12 (n = 425) prevedevano l'utilizzo del placebo, mentre cinque (per un totale di 205 soggetti) erano randomizzati con placebo. Negli studi randomizzati, la dose giornaliera variava da 12 a 400 mg per periodi che andavano dai 4 ai 28 giorni. In qualche studio si utilizzava una dose acuta di 400 mg di antocianosidi. Gli Autori di questa revisione sistematica hanno concluso che l'utilizzo degli antocianosidi di *V. myrtillus* per migliorare la visione notturna non è suffragato da dati clinici rigorosi. Infatti i quattro studi più recenti e qualitativamente migliori non hanno riportato differenze significative tra il mirtillo ed il placebo (effetti positivi sono stati

Box 32.2 Revisione sistematica relativa all'efficacia clinica del mirtillo nel trattamento della cecità notturna[1]

Articoli selezionati	12 studi con placebo (7 randomizzati)
Soggetti	425 soggetti (n = 205 nei sette studi randomizzati)
Qualità degli studi	Scarsa
Trattamento	12-400 mg di antocianosidi/die per 4-28 giorni
Conclusione	L'utilizzo del mirtillo non è suffragato da dati clinici rigorosi
Effetti collaterali	Rari e lievi

[1] Canter e coll. (2004) Surv Ophthalmol 49:38-50

riscontrati soltanto negli studi non randomizzati ed in uno studio randomizzato). Il mirtillo è stato anche valutato nei casi di glaucoma, cataratta e retinopatia diabetica, ma gli studi al riguardo sono molto preliminari [No Author listed (2001) Altern Med Rev 6:500-504].

Il mirtillo risulta essere ben tollerato. La Commissione E tedesca non riporta effetti collaterali o controindicazioni e negli studi clinici non sono stati riportati effetti indesiderati di rilievo. In uno studio di fitofarmaceuticovigilanza post-marketing, soltanto 94 su 2295 soggetti lamentavano effetti collaterali (comunque lievi, prevalentemente a carico del tratto gastrointestinale).

Vedi Cap. 22 per l'utilizzo del mirtillo nel trattamento dell'insufficienza venosa cronica.

Pino marittimo francese

È dato dalla corteccia di *Pinus pinaster* Aiton, subsp atlantica des Villar (detto anche *Pinus maritima* Lamk., Fam. *Pinaceae*). I principali composti chimici del pino marittimo sono le procianidine (catechina, tassifolina e oligomeri con 7 o più unità flavonoidiche) e gli acidi fenolici, come ad esempio i derivati degli acidi benzoico e cinnamico. Dalla corteccia si ottiene un estratto idroalcolico standardizzato (Pycnogenol®), con titolo variabile tra l'80 ed il 90% di procianidine oligomeriche. Quest'estratto è in grado di aumentare la resistenza capillare ed è un efficace antiossidante ed antiaggregante piastrinico. Gli Autori di una recente rassegna hanno evidenziato l'esistenza di cinque studi, per un totale di 1289 pazienti, relativi alla possibile efficacia del Pycnogenol® nella prevenzione della retinopatia diabetica [Schonlau & Rohdewald (2001) Int Ophthalmol 24:161-171]. Di questi cinque studi, due erano in aperto, due erano in doppio cieco (uno con placebo ed un altro in comparazione con il dobesilato di calcio) e uno era uno studio multicentrico condotto su 1169 pazienti. Tutti questi studi (pubblicati in tedesco o francese) evidenziavano le proprietà protettive del Pycnogenol® nel ritardare la progressione della retinopatia ed in parte di recuperare l'acuità visiva.

Il pino marittimo risulta ben tollerato. Su di un totale di più di 2000 pazienti, soltanto l'1,5% ha riportato effetti indesiderati, comunque lievi (disturbi gastrointestinali, vertigini, nausea e mal di testa).

Vedi Cap. 22 per l'utilizzo del pino marittimo francese nel trattamento dell'insufficienza venosa cronica.
Vedi Cap. 28 per l'utilizzo del pino marittimo francese nel trattamento della disfunzione erettile.

Salvia cinese

Salvia miltiorrhiza Bge (Fam. *Labiatae*) è un rimedio della MTC; la droga è costituita dalle radici e/o dal rizoma, contenenti diversi chetoni o alcoli (tanshinoni e tanshinoli). È stato sperimentalmente dimostrato che questa droga migliora la microcircolazione delle cellule gangliari retiniche (nella salvia cinese sono presenti composti ad attività antipiastrinica); inoltre, la salvia cinese è in grado di proteggere il danno a carico del nervo ottico e conseguente ad un aumento della pressione intraoculare nel coniglio. In campo umano, un'iniezione intramuscolare di una soluzione estrattiva di salvia cinese (2 g/ml) a 121 pazienti con glaucoma ha migliorato, dopo 30 giorni di trattamento, l'acuità visiva nel 44% degli occhi ed il campo visivo nel 50% degli occhi. Dopo 7-30 mesi dal trattamento, molti pazienti manifestavano ancora miglioramenti: questo dato lascia supporre che il beneficio prodotto dalla salvia cinese sia piuttosto duraturo.

Poiché la salvia cinese è in grado di interferire con la funzione piastrinica, essa non deve essere somministrata in pazienti che assumono farmaci anticoagulanti o antiaggreganti piastrinici. Infatti sono descritti casi in letteratura di interazione farmacologica tra la salvia cinese e la warfarina, con conseguente aumento dell'effetto anticoagulante.

Vedi Cap. 22 per l'utilizzo della salvia cinese nel trattamento dell'angina.

Letture di approfondimento

Bartlett H, Eperjesi F (2004) An ideal ocular nutritional supplement? Ophthalmic Physiol Opt 24:339-349

Bartlett H, Eperjesi F (2005) Possible contraindications and adverse reactions associated with the use of ocular nutritional supplements. Ophthalmic Physiol Opt 25:179-194

Bielory L, Heimall J (2003) Review of complementary and alternative medicine in treatment of ocular allergies. Curr Opin Allergy Clin Immunol 3:395-399

Canter PH, Ernst E (2004) Anthocyanosides of Vaccinium myrtillus (bilberry) for night vision - a systematic review of placebo-controlled trials. Surv Ophthalmol 49:38-50

Fraunfelder FW (2004) Ocular side effects from herbal medicines and nutritional supplements. Am J Ophthalmol 138:639-647

Schonlau F Rohdewald P (2001) Pycnogenol for diabetic retinopathy. A review. Int Ophthalmol 24:161-171

Smith JR, Spurrier NJ, Martin JT, Rosenbaum JT (2004) Prevalent use of complementary and alternative medicine by patients with inflammatory eye disease. Ocul Immunol Inflamm 12:203-214

West AL, Fetters MD, Hemmila MR et al (2005) Herb and vitamin supplementation use among a general ophthalmology practice population. Am J Ophthalmol 139:522-529

Capitolo 33 Piante medicinali e prevenzione dei tumori

33.1 Introduzione

Il tumore è considerato un processo complesso in quanto le cellule tumorali sono in continuo sviluppo ed adattamento. Questo processo, potenzialmente reversibile, è generato da un "disequilibrio" dei fattori che regolano la proliferazione di determinati tipi di cellule. In generale il tumore è costituito da un'insieme di cellule relativamente normali, che si sviluppano al di fuori dei meccanismi di controllo, invadono i tessuti adiacenti normali e si metastatizzano attraverso il circolo ematico o linfatico in organi distanti dove possono proliferare.

In questo modo le cellule tumorali prendono il sopravvento sulle cellule normali e ne provocano la morte. La Figura 33.1 riporta in modo schematico i segnali biochimici che conducono alla formazione dei tumori.

All'origine della formazione di un tumore vi è sempre una mutazione genetica. Questo tipo di alterazione può coinvolgere degli oncogeni o dei geni soppressori. Gli oncogeni sono coinvolti nella regolazione della crescita delle cellule: gli oncogeni stimolano la proliferazione cellulare, mentre gli oncosoppressori la inibiscono. Quando intervengono delle mutazioni – variazioni nella sequenza del DNA – a carico di questi geni, la crescita delle cellule non viene più regolata correttamente e questo dà luogo ad un tumore, che è, per l'appunto, una divisione incontrollata di cellule. Non esiste un'eziologia unica

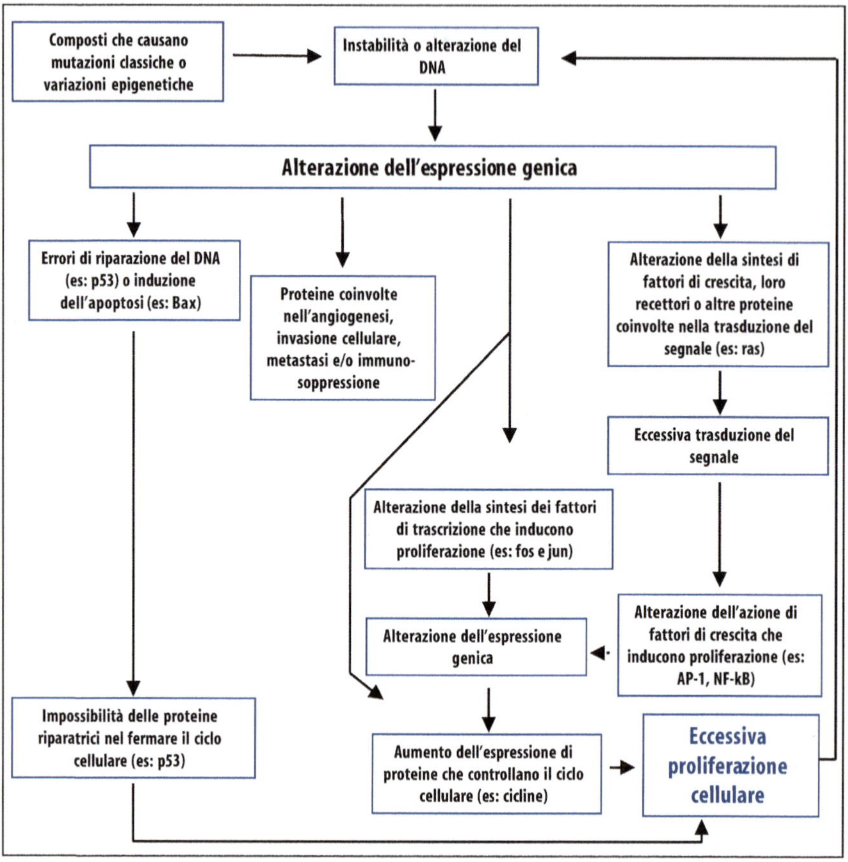

Fig. 33.1 Segnali biochimici coinvolti nella proliferazione delle cellule tumorali. I composti naturali possono influenzare questi segnali in vario modo. Ad esempio, il licopene inibisce l'espressione di alcune cicline, la curcumina inibisce alcuni oncogeni (c-jun, c-fos) coinvolti nell'iniziazione della proliferazione cellulare, la genisteina inibisce l'attivazione del fattore nucleare κ-B (NF-κB) e di alcune proteine coinvolte nell'angiogenesi, il diallildisolfuro inibisce i tumori associati alle proteine ras

per tutti i tumori (Fig. 33.2). Tuttavia il fumo di sigaretta è la causa accertata di tumore più frequente nei Paesi industrializzati. Altri fattori potenzialmente cancerogeni che riguardano lo stile di vita sono l'alcol, ed una scarsa attività fisica. Anche i fattori ambientali o "lavorativi" (radiazioni, inquinamento elettromagnetico, amianto, aflatossine) ed i virus (papilloma virus umano, epatite B e C ed HIV) stanno assumendo una sempre maggiore importanza quali fattori potenzialmente pericolosi.

La cura dei tumori è oggi prevalentemente basata sull'impiego di farmaci chemioterapici citotossici, la cui azione mira direttamente a

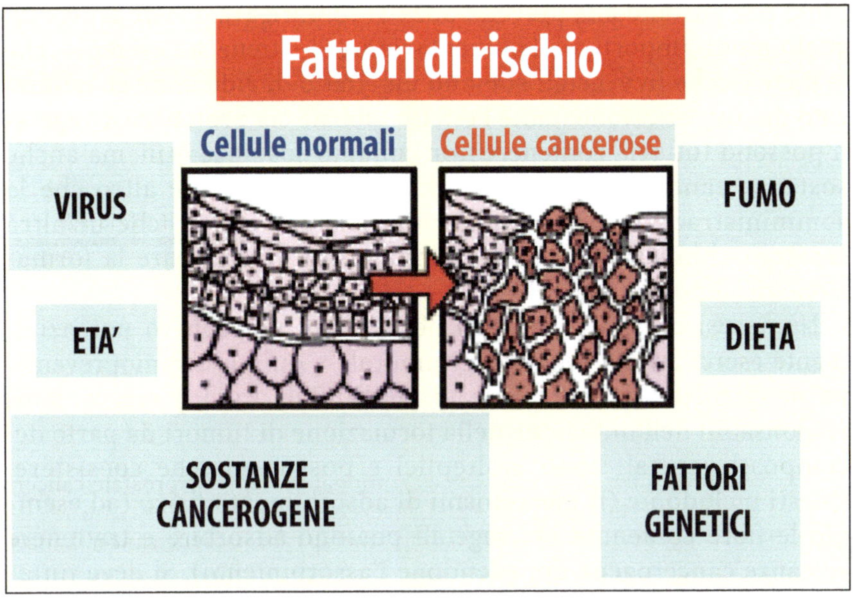

Fig. 33.2 Principali fattori responsabili dell'insorgenza dei tumori

danneggiare il DNA o ad inibire la duplicazione cellulare, determinando spesso la morte aspecifica sia delle cellule tumorali che di quelle normali in fase di replicazione. La mancanza di specificità d'azione dei chemioterapici è alla base della considerevole tossicità che fa seguito alla loro somministrazione e si manifesta generalmente con mielosoppressione, mucosite, alopecia, astenia ed alterazioni delle funzioni cardiache, neurologiche, renali e gastroenteriche.

33.2 Chemioprevenzione

Con il termine "intervento di prevenzione" s'intende l'uso di fattori e di agenti capaci di contrastare, bloccare o inibire la formazione di tumori di vario tipo. Quando si ricorre all'uso di agenti chimici (in particolare a farmaci), l'intervento di prevenzione è chiamato **chemioprevenzione**.

In questi ultimi decenni è stata chiarita abbastanza l'eziologia dei tumori. La biologia molecolare, ma anche altre discipline, hanno contribuito a chiarire quale sia l'essenza della trasformazione delle cellule normali in cellule tumorali.

Accanto alla necessaria ricerca per poter sviluppare conoscenze e terapie, è indispensabile approfondire tutti i settori e tutte le possibilità che portano alla prevenzione dei tumori. Tra queste svolge un ruolo molto importante l'alimentazione. Si ritiene, ad esempio, che le diete ricche in vegetali abbiano un effetto di riduzione generalizzato dei tumori. Nonostante l'effetto globale sia protettivo, i vegetali possono tuttavia contenere non soltanto sostanze utili, ma anche sostanze cancerogene. La chemioprevenzione non è altro che la somministrazione di sostanze chimiche per evitare che un'altra sostanza chimica, o un altro evento, possa determinare la formazione di tumori.

Numerosi composti presenti nei vegetali potrebbero potenzialmente esercitare un effetto antitumorale e quindi chemiopreventivo in virtù della loro scarsa tossicità (Tab. 33.1). I meccanismi responsabili dell'inibizione della formazione di tumori da parte dei composti vegetali sono molteplici e possono anche coesistere. Questi includono: (i) meccanismi di adsorbimento fisico (ad esempio le fibre contenute nei vegetali possono adsorbire e trattenere sostanze cancerogene impedendone l'assorbimento). Si deve tuttavia considerare che, contrariamente a quanto si riteneva in passato, l'apporto di fibre non ha un impatto notevole nella prevenzione del cancro del colon, mentre può diminuire altri disturbi cronici quali le malattie cardiovascolari ed il diabete di tipo 2 [Stein & Colditz (2004) Br J Cancer 90:299-303]; (ii) induzione della sintesi di alcuni enzimi (gli enzimi del citocromo P450, presenti nell'intestino e nel fegato, possono trasformare sostanze cancerogene in prodotti meno tossici); (iii) aumento dell'attività della glicoproteina P (ad esempio il flavonoide kaempferolo aumenta l'espressione della glicoproteina P impedendo a sostanze cancerogene di penetrare all'interno delle cellule e raggiungere il loro bersaglio molecolare, ovvero il DNA); (iv) induzione dell'apoptosi ed arresto del ciclo cellulare (vedi Box 33.1); (v) inibizione della formazione di radicali liberi, dannosi poiché possono determinare mutazioni del DNA (ad esempio gli antiossidanti vegetali); (vi) inibizione della ciclossigenasi, enzima responsabile della produzione delle prostaglandine, molecole endogene che facilitano i processi di angiogenesi, ovvero la formazione di vasi sanguigni indispensabili per l'alimentazione del tumore (il resveratrolo, presente nel vino rosso, è un inibitore della COX-2).

I composti vegetali ad azione chemiopreventiva devono rispondere ad una serie di caratteristiche ben precise: assenza di effetti collaterali, alta efficacia, assunzione per via orale ed infine costo ridotto.

Tabella 33.1 Principali composti vegetali ad attività antitumorale [Da: Boik (2001) Natural Compounds in Cancer Therapy. Oregon Medical Press, LLC Princeton USA]

Composto	*Breve commento*	*Categoria**
Acido boswellico	Componente attivo di *Boswellia serrata*	Diretto
Antocianidine	Pigmenti di colore rosso-blu presenti in diverse piante	Indiretto
Apigenina	Flavonoide diffuso nel regno vegetale	Diretto
Arctigenina	Componente attivo di *Arctium lappa* (bardana)	Diretto
Bromelaina	Enzima proteolitico dell'ananas	Immunostimolante
CAPE (fenetil estere dell'acido caffeico)	Componente attivo della propoli	Diretto
Curcumina	Componente attivo di *Curcuma longa* (curcuma)	Diretto
Diallildisolfuro, diallilsolfossido	Composti solforati presenti nei vegetali del genere *Allium* (es. aglio)	Diretto
EGCG (epigallocatechina-3-gallato)	Polifenolo di *Thea sinensis* (tè)	Diretto
Emodina	Componente attivo di *Polygonum cuspidatum* e di altre piante (es. *Aloe* spp)	Diretto
Genisteina e daidzeina	Isoflavoni della soia e di altri legumi	Diretto
Ginsenosidi	Saponine triterpeniche di *Panax ginseng*	Immunostimolante
Ipericina	Componente attivo di *Hypericum perforatum* (iperico)	Diretto
Licopene	β-carotene del pomodoro	Diretto
Luteolina	Flavonoide presente in diverse piante	Diretto
Monoterpeni	Componenti degli oli essenziali (per es. limonene, geraniolo, alcol perillico)	Diretto
Partenolide	Componente attivo di *Tanacetum parthenium* (tanaceto)	Diretto
Polisaccaridi	Presenti in diversi piante ad attività antitumorale (*Panax ginseng*, *Aloe* spp, ecc.)	Immunostimolante
Quercetina	Flavonoide presente in diverse piante (abbondante nella cipolla)	Diretto
Resveratrolo	Composto difenolico presente nel vino, in *Polygonum cuspidatum* ed in altre piante	Diretto

* I composti naturali possono essere suddivisi in tre categorie, ovvero in composti che 1) agiscono direttamente inibendo la proliferazione cellulare, 2) agiscono indirettamente inibendo la progressione del cancro e 3) stimolano il sistema immunitario. Naturalmente molti composti hanno più azioni e possono essere inseriti in diverse categorie

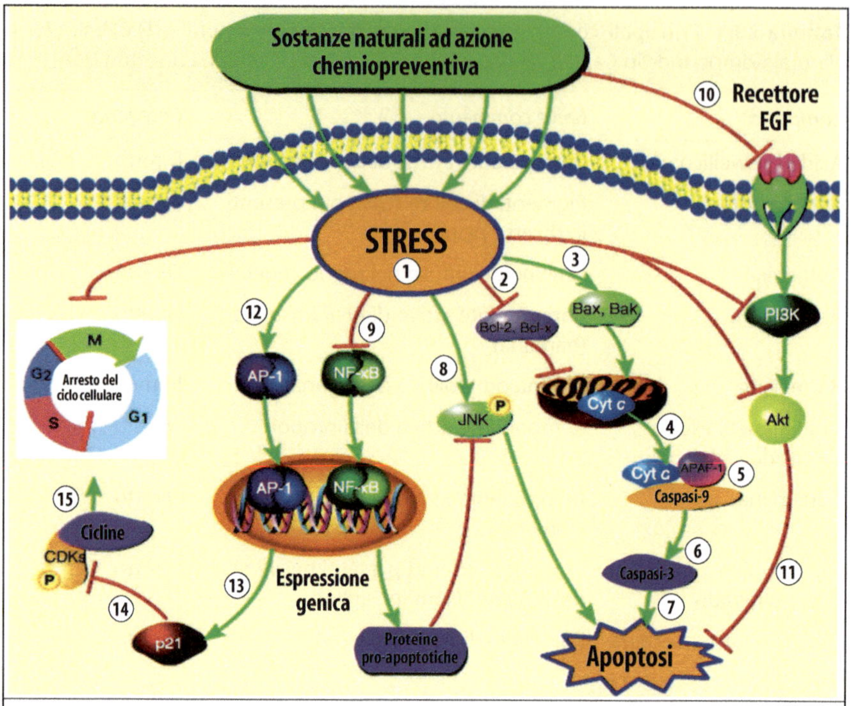

Box 33.1 Induzione dell'apoptosi ed arresto del ciclo cellulare da parte dei composti naturali ad azione chemiopreventiva [Da: Chen e coll. (2005) Trends Pharmacol Sci 26:318-326]. Le frecce di colore verde indicano attivazione, le linee di colore rosso indicano inibizione.

I composti ad azione chemiopreventiva (per es. EGCG, resveratrolo, quercetina, silimarina, curcumina, solforani, feniletilisotiocianato) possono esercitare un effetto antitumorale attraverso l'arresto del ciclo cellulare o mediante apoptosi. Questi composti provocano stress ossidativo (1) a cui fa seguito una riduzione di alcune molecole anti-apoptotiche (**Bcl-2**, **Bcl-x**) (2) e, nel contempo, un aumento (3) di altre molecole pro-apoptotiche (**Bax, Bak**). Lo sbilanciamento di fattori anti- e pro- apoptotici determina il rilascio del citocromo c (Cyt c) dalle creste mitocondriali (4); il citocromo c liberato si combina (forma un "apoptosoma") con altri fattori apoptotici quali la caspasi 9 ed il fattore di attivazione delle proteasi apoptotiche 1 (**APAF-1**) (5) con conseguente attivazione della caspasi 3 (6). La caspasi 3 attivata catalizza le reazioni che portano a dissoluzione delle strutture intracellulari, con conseguente morte cellulare (**apoptosi**) (7). Il processo apoptotico così descritto può essere rafforzato attraverso l'attivazione di fattori pro-apoptotici quali la chinasi N-terminale c-Jun (**JNK**) (8) e l'inibizione di vie anti-apoptotiche quali quelle mediate dal fattore di trascrizione nucleare κB (**NF-κB**) (9).

I composti ad azione chemiopreventiva possono anche inibire direttamente il legame del fattore di crescita dell'epidermide (**EGF**) al proprio recettore (10). L'attivazione del recettore per l'EGF determina, attraverso il sistema fosfatidilinositolo 3 chinasi (**PI3K**)-**Akt**, inibizione dell'apoptosi (11).

Infine, i composti ad attività chemiopreventiva possono arrestare il ciclo cellulare attraverso la modulazione di alcune proteine coinvolte nella regolazione del ciclo cellulare [**cicline** e chinasi ciclino-dipendenti (**CDK**)]. Quest'azione modulatoria si esercita attraverso l'induzione del fattore di attivazione della trascrizione della proteina AP-1 (12), che porta ad un aumento dell'espressione della proteina p21 (13), un inibitore delle CDK (14). L'inibizione delle CDK da parte della p21 determina un arresto del ciclo cellulare (15).

33.3 Piante medicinali adoperate nel trattamento dei tumori

I pazienti affetti da cancro vivono in uno stato di disperazione e di speranza e, pertanto, ricorrono a qualsiasi trattamento che offra loro una speranza di sopravvivenza. Negli Stati Uniti è stato accertato che più del 50% dei pazienti ai quali è stato diagnosticato un cancro ha sperimentato una forma di medicina alternativa o l'utilizzo di prodotti fitoterapici. A questi vanno aggiunti soggetti che pur essendo sani, cercano nel mondo vegetale rimedi per prevenire le malattie tumorali. Alcune droghe vegetali (Tab. 33.2) o formulazioni, come Essiac (*Arctium lappa, Rheum palmatum, Rumex acetosella* e *Ulmus fulva*) o PC-SPES (*Dendranthema morifolium, Isatis indigotica, Glycyrrhiza glabra, Ganoderma lucidum, Panax pseudoginseng, Rabdosia rubescens, Serenoa repens, Scutellaria baicalensis*) sono state utilizzate per il trattamento dei tumori; tra queste, quella più studiata risulta essere il vischio (*Viscum album* L.), una droga vegetale raccomandata dalla Commissione E tedesca nel trattamento palliativo dei tumori maligni. Tuttavia dati clinici rigorosi non hanno confermato il possibile utilizzo del vischio nel trattamento dei tumori (vedi Box 27.7, Cap. 27). Allo stesso modo, le evidenze cliniche finora ottenute non consentono di raccomandare nessuna droga vegetale per la cura del cancro (Tab. 33.2).

Va infine ricordato che alcune droghe vegetali, come ad esempio lo zenzero e lo stesso vischio, sono state adoperate per ridurre gli effetti collaterali della chemioterapia antitumorale (Tab. 33.3).

33.4 Piante medicinali adoperate nella prevenzione dei tumori

Diverso invece è il discorso della chemioprevenzione. Infatti numerosi studi epidemiologici suggeriscono che l'assunzione di prodotti vegetali, come aglio, ginseng, tè verde, soia e pomodori potrebbe ridurre l'incidenza dei tumori (senza provocare seri effetti indesiderati), anche se, dall'analisi dei dati epidemiologici, si osserva una forte discordanza tra i vari studi clinici. Comunque è opportuno sottolineare che l'uso di questi prodotti vegetali a scopo chemiopreventivo non garantisce affatto che il cancro non si svilupperà. Le principali piante medicinali adoperate come agenti chemiopreventivi sono elencate nella Tabella 33.4, mentre la Tabella 33.5 riassume in modo sintetico gli studi clinici effettuati al riguardo.

Tabella 33.2 Piante medicinali adoperate nel trattamento dei tumori. Sintesi degli studi clinici [Da: Boon & Wong (2004) Expert Opin Pharmacother 5:2485-2501]

Nome comune della droga *Nome latino della pianta*	*Tipo di tumore*	*Disegno sperimentale*	*Numero pazienti*	*Dose e durata del trattamento*	*Principali risultati*
Aglio *Allium sativum*	Cancro della prostata	Studio aperto, non controllato (confronto prima dopo)	9	Estratto acquoso di aglio 1 mg/kg/die per 1 mese	Significativa riduzione dei valori di PSA ed aumento significativo della frequenza e del flusso urinario; nessuna variazione della massa prostatica
Aloe° *Aloe* spp	Tumori solidi maligni (gastrointestinale, seno, polmone o glioblastoma)	Studio clinico controllato	50	Tintura di aloe vera (1 ml due volte al giorno) e/o melatonina (20 mg/die)	Nel gruppo trattato con melatonina ed aloe vera si osservava una risposta parziale (8%, rispetto allo 0% del gruppo trattato soltanto con melatonina) ed un aumento dei pazienti con stabilizzazione della patologia (50% vs 26%)
Curcuma *Curcuma* spp	Cancro colorettale avanzato refrattario alla chemioterapia standard	Studio pilota, aperto, controllato	15	Estratto di curcuma in capsule contenenti curcumina 36-180 mg rispettivamente ogni giorno per più di 4 mesi	Stabilizzazione della patologia in 5 pazienti in seguito ad un trattamento di 2–5 mesi
Reishi# *Ganoderma lucidum*	Cancro in stadio avanzato	Studio aperto, non controllato (confronto prima dopo)	34	Ganopoly® 1800 mg (contenente *G. lucidum* 600 mg), tid per *os* prima dei pasti per 12 settimane	Venivano osservati effetti immunostimolanti significativi. Tuttavia questi effetti non erano collegati agli effetti sul cancro
Reishi# *Ganoderma lucidum*	Tumore avanzato del cervello, renale e gastrico	Studio aperto, non randomizzato, con placebo	48	Estratto di reishi 3 g (estratto concentrato 10:1) per 30 giorni	Effetti immunomodulatori venivano osservati solo in pazienti con parametri immunitari inizialmente compromessi; riduzione degli effetti collaterali dovuti alla chemio e\o alla radioterapia e miglioramento del decorso postoperatorio nel gruppo trattato. Lo studio, tuttavia, non è stato analizzato statisticamente

→ *segue*

→ *seguito*

Nome comune della droga *Nome latino della pianta*	*Tipo di tumore*	*Disegno sperimentale*	*Numero pazienti*	*Dose e durata del trattamento*	*Principali risultati*
Shiitake# *Lentinus edodes*	Cancro della prostata (esame istologico e PSA elevato)	Studio aperto, non controllato (confronto prima dopo)	62	Capsule contenenti estratto di shiitake (8-10% di oligosaccaridi, 4-5% di polisaccaridi e 11-14% di proteine), tid per 6 mesi, con una dose iniziale basata sul peso dei pazienti (circa 8 g/die oppure 16 capsule per un uomo di 70 kg) ed aumentata di 1g/10 kg di peso corporeo	Nessun paziente con risposta completa o parziale; in quattro pazienti (7%) la patologia si stabilizzava, mentre in 23 su 61 pazienti si osservava progressione della patologia. In nessun paziente si osservava una riduzione dei livelli di PSA superiore al 50%
Olio di enotera *Oenothera* spp	Tumore primario al fegato	Randomizzato, doppio cieco, con placebo	62	Efamol® (olio di semi di enotera come fonte di acido γ-linolenico, 60 mg), 36 capsule/die	Nessun effetto statisticamente significativo sul tempo di sopravvivenza o sulle dimensioni del fegato
Olio di enotera *Oenothera* spp	Cancro esofageo, gastrico, epatocellulare, pancreatico, colorettale, colangiocarcinoma	Caso-controllo	50	Più di 300 mg di acido γ-linolenico	In associazione alla radioterapia e alla chemioterapia, si osservava un aumento della sopravvivenza nel gruppo trattato con acido γ-linolenico, con notevoli differenze statisticamente significative tra i due gruppi
Pomodoro *Lycopersicon esculentum*	Cancro localizzato della prostata	Studio aperto, randomizzato, controllato	26	Lyc-O-Mato® 15 mg bid per 3 settimane prima della prostatectomia radicale	Tumori più piccoli (80% vs 45%) e minore interessamento di tessuti extraprostatici (73 vs 18%) nel gruppo trattato con pomodoro rispetto al controllo
Pomodoro *Lycopersicon esculentum*	Cancro della prostata	Studio aperto, controllato	66	Succo di pomodoro (licopene 30 mg/die per 3 settimane prima della prostatectomia)	Il consumo di succo di pomodoro sembrava aumentare l'apoptosi rispetto al controllo

→ *segue*

→ *seguito*

Nome comune della droga *Nome latino della pianta*	*Tipo di tumore*	*Disegno sperimentale*	*Numero pazienti*	*Dose e durata del trattamento*	*Principali risultati*
Soia *Glycine max*	Cancro della prostata	Studio in doppio cieco, randomizzato, con placebo	57	Dieta standard americana arricchita con una bevanda di proteine di soia (contenente 60 mg di genisteina) per 12 settimane	Nessuna differenza significativa tra i livelli plasmatici di testosterone libero e PSA (confronto tra i livelli basali e quelli post-trattamento). Riduzione o nessuna variazione dei livelli plasmatici di testosterone libero e PSA totale osservati rispettivamente nel 61 e 69% del gruppo trattato *vs* il 33 e 55% del placebo
Soia *Glycine max*	Cancro della prostata (asintomatico, con aumento di PSA)	Studio aperto, non controllato (confronto prima dopo)	18	Supplemento di proteine di soia (in confezioni contenenti 57 mg di isoflavone da aggiungere a succo o acqua) bid ed associata ad una dieta povera di grassi per una durata media di 5,4 mesi	Nessun paziente mostrava una riduzione dei livelli di PSA pari o superiore al 50%
Soia *Glycine max*	Cancro della prostata	Studio aperto, non controllato (confronto prima dopo)	62	Estratto in capsule (contenenti genisteina 450 mg/die) tid per 6 mesi	Un paziente su 52 mostrava una riduzione superiore al 50% dei livelli di PSA. Sette pazienti avevano una riduzione di PSA inferiore al 50%. In nessun paziente si osservava una risposta completa. In 9 pazienti (17%) si osservava una risposta parziale, in 8 pazienti (15%) si osservava stabilizzazione della patologia mentre in 35 pazienti (67%) la malattia progrediva
Tè verde *Thea sinensis*	Tumori solidi	Studio aperto, non controllato (confronto prima dopo)	49	Estratto di tè verde per *os* alle dosi di 0,5-5,05 g/m^2/die o 1,0-2,2 g/m^2 tid con acqua per 4 settimane-6 mesi	Nessun beneficio clinico

→ *segue*

→ *seguito*

Nome comune della droga *Nome latino della pianta*	*Tipo di tumore*	*Disegno sperimentale*	*Numero pazienti*	*Dose e durata del trattamento*	*Principali risultati*
Tè verde *Thea sinensis*	Cancro prostatico androgeno-indipendente (asintomatico, con aumento di PSA)	Studio aperto, non controllato (confronto prima dopo)	42	Tè verde 6 g/die per *os* in 6 dosi, ognuna delle quali contenente 46 mg di caffeina	La risposta al tè verde, intesa come una riduzione ≥50% del valore basale di PSA, si verificava in uno solo dei 42 pazienti
Vischio* *Viscum album*	Cancro colorettale (40 pazienti stadio C e 24 stadio D Dukes)	Studio randomizzato, non controllato (confronto prima dopo)	64	Isorel® (estratto di vischio)	Il vischio aumentava la sopravvivenza in pazienti sottoposti a chirurgia e chemioterapia
Vischio* *Viscum album*	Carcinoma squamoso della testa e del collo	Studio clinico randomizzato, non controllato (confronto prima dopo)	477	Eurixor® (preparazione di vischio standardizzata)	Nessun beneficio clinico (NB: questo è lo studio qualitativamente migliore)
Vischio* *Viscum album*	Cancro della vescica	Studio randomizzato, aperto, non controllato (confronto prima dopo)	45	Terapia adiuvante con lecitina di vischio	Nessuna differenza significativa osservata
Vischio* *Viscum album*	Melanoma	Studio fase III randomizzato, aperto, controllato	407	Iscador M® – dosi crescenti da 0,01 a 1,0 mg/ml fino a 2 settimane; dopo 3 giorni senza trattamento le iniezioni (20 mg/ml) erano ripetute per 28 giorni, seguite da 7 giorni senza alcun trattamento	Nessun beneficio clinico

→ *segue*

→ *seguito*

Nome comune della droga *Nome latinodella pianta*	*Tipo di tumore*	*Disegno sperimentale*	*Numero pazienti*	*Dose e durata del trattamento*	*Principali risultati*
Vischio* *Viscum album*	Carcinoma del colon, retto o stomaco, cervello e carcinoma del polmone	a = studio coorte b = studio randomizzato	a = 792 b = 112	Iscador®	a: il tempo di sopravvivenza dei pazienti trattati con Iscador® (4,23 anni) era superiore del 40 % rispetto a quello dei gruppi di controllo (3,05 anni; $p < 0.001$) b: il tempo di sopravvivenza riportato nel gruppo Iscador® superiore al gruppo di controllo
Vischio* *Viscum album*	Carcinoma epatocellulare	Studio aperto di fase II, non randomizzato	23	2 fiale di *Viscum fraxini*-2 (soluzione acquosa contenente 15 mg di estratto di vischio e 20 mg di frassino diluita in Na_2HPO_4, acido ascorbico ed acqua) somministrate per via sottocutanea una volta a settimana per una durata media di 17 settimane, comprese tra la 3ª e la 152 ª settimana	In 3 (13,1%) pazienti si riscontrava una risposta completa In 2 (8,1%) pazienti si riscontrava una risposta parziale Nove (39,1%) pazienti mostravano disturbi progressivi Nove (39,1%) pazienti non erano valutati a causa di morte prematura Il tempo complessivo medio di sopravvivenza per tutti i pazienti era di 5 mesi (intervallo: 2-38 mesi) Il tempo medio di sopravvivenza senza progressione del tumore per tutti i pazienti era di 2 mesi (intervallo: 1-38 mesi)
Vischio* *Viscum album*	Effusioni pleuriche maligne	Studio clinico aperto, non controllato (confronto prima dopo), non randomizzato	18	Trattamento intrapleurico con Helixor®	La risposta era del 72%: la riduzione del numero di cellule tumorali nel liquido pleurico non era correlata al numero di somministrazioni

→ *segue*

→ *seguito*

Nome comune della droga *Nome latino della pianta*	*Tipo di tumore*	*Disegno sperimentale*	*Numero pazienti*	*Dose e durata del trattamento*	*Principali risultati*
Vischio* *Viscum album*	Adenocarcinoma renale (stadio IV con evidenti metastasi polmonari)	Studio aperto di fase II, non controllato (confronto prima dopo°), non randomizzato	14	Iniezioni sottocutanee di Iscador® ogni due giorni in dosi crescenti per 3 settimane, seguite da una terapia di mantenimento: 20, 30 e 50 mg/ml rispettivamente	Nessuna risposta riscontrata
Vischio* *Viscum album*	Tumore pancreatico	Serie di casi retrospettivi	320	Iniezioni sottocutanee di Iscador® 2 o 3 volte alla settimana, in dosi comprese tra 0,1 e 30 mg	Tempo di sopravvivenza simile a quello riportato in letteratura

bid = due volte al giorno; tid = tre volte al giorno
# reishi e shiitake sono dei funghi
° da Lissoni e coll. (1998) Nat Immun 16:27-33
* Gli Autori di una revisione sistematica [Ernst e coll. (2003) Int J Cancer 107:262-267] hanno concluso che l'efficacia del vischio nella terapia antitumorale non è stata dimostrata negli studi clinici eseguiti con rigore metodologico (vedi Box 27.7, Cap. 27)

Tabella 33.3 Droghe vegetali adoperate per contrastare gli effetti collaterali associati alla chemioterapia antitumorale. Riassunto degli studi clinici [Da: Boon & Wong (2004) Expert Opin Pharmacother 5:2485-2501]

Droga	*Tipo di cancro*	*Disegno sperimentale*	*Numero pazienti*	*Dose e durata del trattamento*	*Principali risultati*
Zenzero	Leucemia	Studio in doppio cieco, randomizzato, con placebo	41	Capsule di zenzero date per più di 2 giorni (dose non riportata)	Nessuna differenza significativa in termini di gravità, frequenza e durata del vomito o dello stato di benessere
Zenzero	Non specificato	Studio prospettivo in doppio cieco, randomizzato, a gruppi incrociati	NR	Pazienti suddivisi in tre gruppi (T1: radice di zenzero polverizzata; T2: metoclopramide; T3: ondansetron)	L'efficacia antiemetica dello zenzero era simile a quella della metoclopramide, ma l'ondansetron era superiore ad entrambi
Vischio	Cancro del cervello, dell'ovario e del polmone	Studio aperto, randomizzato, con controllo	233	Helixor® A a dosi crescenti comprese tra 1 e 200 mg (estratto di vischio standardizzato) per almeno 4 mesi	Qualità della vita significativamente migliorata. Riduzione degli effetti collaterali (il numero totale di effetti collaterali era 52 *vs* 90 del controllo, mentre il numero di effetti collaterali gravi era di 5 *vs* 10 del controllo)
Vischio	Cancro del cervello	Studio di coorte, retrospettivo, a gruppi paralleli	1248	Eurixor® (estratto di vischio standardizzato in lectine). Trattamento medio: 284 giorni	Riduzione degli effetti collaterali e tempo medio di ricaduta più lungo nel gruppo trattato con vischio. Nessuna differenza significativa nella sopravvivenza o nella ricomparsa delle metastasi

NR = non riportato

Tabella 33.4 Principali piante medicinali o alimenti ritenuti utili nella prevenzione dei tumori

Nome comune della droga	*Nome latino della pianta*	*Parte della pianta utilizzata*	*Principali costituenti chimici*
Aglio	*Allium sativum*	Bulbo	Composti solforati
Broccoli*	*Brassica oleracea*	Parti aeree	Sulforafani, derivati solforati, indoli (diindolmetano, indol-3-carbinolo), isotiocianati, steroli (brassicasterolo)
Cipolla	*Allium cepa*	Bulbo	Composti solforati, flavonoidi
Curcuma	*Curcuma longa*	Rizoma	Curcuminoidi, olio essenziale, polisaccaridi
Enotera	*Oenothera biennis*	Olio fisso dai semi	Acido linoleico, acido γ-linolenico
Lino	*Linus usitatissimus*	Semi	Fibre, glicosidi cianogenetici, lignani, olio grasso
Ginseng	*Panax ginseng*	Radici	Saponine triterpeniche (ginsenosidi), polisaccaridi
Scutellaria	*Scutellaria baicalensis*	Radici	Flavonoidi (baicaleina)
Soia	*Glycine max*	Semi	Isoflavonoidi (genisteina, daidzeina), carboidrati, olio fisso
Tè verde	*Thea sinensis*	Foglie	Polifenoli, metilxantine
Zafferano	*Crocus sativus*	Stimmi	Carotenoidi (crocine), picrocrocina, olio essenziale

* appartiene alla famiglia delle *Cruciferae*, come il cavolfiore, il cavolo, le cime di rapa, il cappuccio, le carote e la verza

Tabella 33.5 Piante medicinali e chemioprevenzione: schema riassuntivo relativo agli studi clinici effettuati [Dati ricavati da Boon & Wong (2004) Expert Opin Pharmacother 5:2485-2501]. "SI" indica che esiste una correlazione inversa tra assunzione del prodotto vegetale ed insorgenza di tumore (ovvero effetto protettivo); "NO" indica che tale correlazione non si osserva

	Numero degli studi clinici											
Organo/ Apparato	*Aglio/Cipolla*		*Tè verde*		*Ginseng*		*Soia*		*Pomodoro*		*Curcuma*	
	SI	*NO*	*SI*	*NO*	*SI*	*NO*	*SI*	*NO*	*SI*	*NO*	*SI*	*NO*
Fegato	0	0	0	1	0	0	0	0	0	0	0	0
GI	5	6	6	9**	1	0	2	3 **	6	4	0	0
Midollo osseo	0	0	0	1	0	0	0	0	0	0	0	0
Ovaio	0	0	1	0	1	0	0	0	1	0	0	0
Pancreas	0	0	0	2	1	0	0	0	0	0	0	0
Polmone	0	1	3	0**	2	0	3	1	2	1	1	0
Prostata	1	0	1*	0	0	0	2°	3**	1	1	0	0
Seno	0	1	2	1	0	1	7	3	0	0	0	0
Sistema urinario	0	0	2	5	0	0	0	0	0	0	0	0
Tiroide	0	0	0	0	0	1	1	0	0	0	0	0
Utero	0	0	0	0	0	1	0	0	0	0	0	0
Vescica	0	0	0	0#	0	1	1	0**	1	0	0	0

GI = Gastrointestinale
* In due studi clinici sono stati osservati risultati incoraggianti in pazienti con cancro alla prostata (aumento della sopravvivenza o recidiva in pazienti che assumevano tè verde)
** Un ulteriore studio clinico ha evidenziato un aumento dell'incidenza dei tumori (effetto deleterio)
# Due studi clinici hanno evidenziato un aumento dell'incidenza dei tumori alla vescica in soggetti che consumavano tè verde
° Una recente revisione sistematica ha tuttavia rivelato l'esistenza di una relazione inversa tra assunzione di soia e cancro alla prostata (vedi Appendici, Tab. A.3)

Piante del genere *Allium*

Le principali droghe vegetali che si ottengono da piante appartenenti al genere *Allium* (Fam. *Liliaceae*) sono l'aglio e la cipolla.

L'**aglio** (bulbo di *Allium sativum* L.) contiene un olio essenziale (0,1-0,36%), i cui componenti principali sono l'alliina, i composti che si formano enzimaticamente dall'alliina (come ad esempio l'allicina) ed altri che si formano a partire dall'allicina per degradazione non enzimatica (ajoene e vinilditieni). L'olio contiene anche S-allilmercaptocisteina e S-metilmercaptocisteina. Nell'aglio sono presenti enzimi, quali allinasi, perossidasi e mirosinasi.

L'attività antiproliferativa di numerosi derivati dell'aglio è ormai nota e molteplici sono i meccanismi attraverso i quali tale attività si esplica. Questi includono: induzione dell'apoptosi, rallentamento della progressione del ciclo cellulare (in fase G_2/M) e modificazione nelle vie di trasduzione del segnale. L'induzione dell'apoptosi è stata studiata in particolare nelle cellule leucemiche umane; il fenomeno di apoptosi viene causato da una serie di eventi a catena: il diallildisolfuro presente nell'aglio attiva, attraverso un aumento del perossido di idrogeno intracellulare, la caspasi-3, un enzima capace di provocare frammentazione del DNA e quindi apoptosi.

Sono stati proposti anche altri meccanismi per spiegare l'attività antitumorale dell'aglio e dei suoi derivati. È stato infatti dimostrato che l'attività antitumorale del diallildisolfuro si esplica in maniera duplice (Fig. 33.3). Questo derivato viene trasformato dagli enzimi del citocromo P450 2E1 (CYP2E1) in diallilsolfossido e poi in diallilsolfone; questi composti non solo riducono l'incidenza di diversi tumori indotti da sostanze chimiche nei modelli animali, ma sono anche inibitori, sia competitivi (diallildisolfuro e diallilsolfossido) che suicidi (diallilsolfone), degli enzimi del citocromo P450. È stato pertanto ipotizzato che, oltre all'effetto diretto, tali sostanze esplichino un effetto indiretto nei processi carcinogenici in quanto bloccano l'attivazione citocromo-dipendente di sostanze potenzialmente cancerogene. Infine è stata dimostrata l'attività antitumorale del diallildisolfuro nella crescita di tumori associati all'H-ras trasformato, che si esplica attraverso l'inibizione dell'associazione della proteina p21 alla membrana.

La **cipolla** è data dai bulbi di *Allium cepa* L., pianta biennale o triennale proveniente dall'Asia occidentale (India, Iran e Turchia). Tutta la pianta contiene un'essenza (importante per l'attività biologica) ricca di glicosidi solforati, il più importante dei quali è il disolfuro di allilpropile; contiene anche enzimi che stimolano la digestione ed il metabolismo, oligoelementi (zolfo, ferro, potassio,

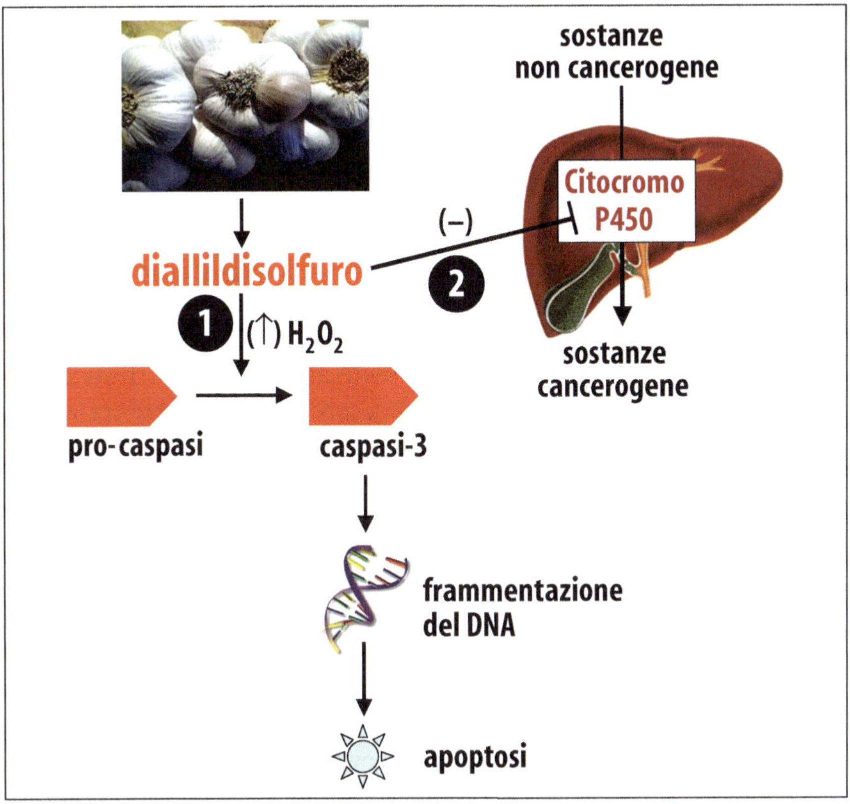

Fig. 33.3 Possibile effetto antitumorale del diallildisolfuro, uno dei componenti attivi dell'aglio.
È stato ipotizzato che il diallildisolfuro possa (1) direttamente o (2) indirettamente esercitare un effetto antitumorale. Infatti il diallildisolfuro (1) attiva, attraverso un aumento del perossido di idrogeno intracellulare, la caspasi-3 a partire dal suo precursore inattivo pro-caspasi. La caspasi-3 così attivata determina frammentazione del DNA e quindi apoptosi; inoltre il diallildisolfuro (2) può bloccare l'attivazione citocromo-dipendente di sostanze potenzialmente cancerogene

magnesio, fluoro, calcio, manganese e fosforo), vitamine (A, complesso B, C, E), flavonoidi ad azione diuretica e, infine, la glucochinina, un ormone vegetale ad azione antidiabetica. Per la cipolla sono state descritte le seguenti proprietà farmacologiche: antibiotica,vermifuga, espettorante, ipotensiva, diuretica, ipoglicemizzante e digestiva. La Commissione E tedesca raccomanda la cipolla nei casi di inappetenza e per la prevenzione dell'aterosclerosi. La dose giornaliera consigliata è di 50 g di prodotto fresco (oppure 20 g di droga essiccata). La cipolla possiede attività antitumorale ed il composto che potrebbe essere responsabile di tale azione è il flavonoide quercetina, che è presente in percentuali molto elevate. È stato infatti dimostrato che nel ratto la quercetina arresta lo sviluppo dei tumori del colon indotti dall'azossimetano, una sostanza cancerogena. L'effetto della quercetina va ad aggiungersi a quello dei composti solforati, presenti oltre che nell'aglio anche nella cipolla.

Gli Autori di una recente rassegna [Boon & Wong (2004) Expert Opin Pharmacother 5:2485-2501] hanno identificato l'esistenza di sei studi clinici (cinque studi caso controllo ed uno studio coorte). Il numero dei partecipanti a questi studi variava da 272 a 41.837, mentre la frequenza di assunzione dell'aglio (o dei vegetali del genere *Allium*) variava da una volta al mese a due volte alla settimana. Tutti questi studi evidenziavano l'esistenza di una correlazione inversa tra assunzione di aglio (o vegetali del genere *Allium*) e rischio di specifici tumori, come il cancro del colon (due studi), della prostata (uno studio) e dello stomaco (tre studi). Tuttavia gli stessi Autori riportavano l'esistenza di otto studi caso controllo nei quali non veniva riportata una diminuzione del rischio in soggetti con tumori al sistema gastrointestinale (sei studi), al polmone e al seno. Pertanto, allo stato attuale, particolarmente rilevanti sono gli effetti dell'aglio sulla prevenzione del tumore alla prostata. Infatti, uno studio caso controllo (retrospettivo) effettuato su 238 pazienti con cancro alla prostata e 471 soggetti di controllo, nel quale è stata valutata l'eventuale associazione esistente tra assunzione di vegetali appartenenti al genere *Allium* (es. aglio, cipolla, porro) e cancro alla prostata ha evidenziato come il gruppo di soggetti con la più alta assunzione di vegetali del genere *Allium* (>10 g/die) fosse caratterizzato da un minore rischio di contrarre il cancro alla prostata [Hsing e coll. (2002) J Natl Cancer Inst 94:1648-1651]. L'effetto era particolarmente evidente nei soggetti con cancro localizzato piuttosto che nei pazienti con cancro avanzato alla prostata.

Infine, da segnalare che, in uno studio di coorte svolto in Olanda, alcuni ricercatori hanno esaminato la dieta di 120.852 persone, tra uomini e donne per un periodo superiore ai tre anni. Maggiore era la quantità di cipolla consumata giornalmente dai partecipanti allo studio (mezza cipolla al giorno), minore risultava il rischio di contrarre tumore dello stomaco [Dorant e coll. (1996) Gastroenterology 110:12-20]. Gli stessi ricercatori non hanno però riscontrato alcuna associazione tra l'assunzione di vegetali del genere *Allium* (aglio, cipolla, porro) e carcinoma al polmone [Dorant e coll. (1994) Cancer Res 54:6148-6153].

Vedi Cap. 22 per le proprietà antipertensive dell'aglio.
Vedi Cap. 23 per l'utilizzo dell'aglio nel trattamento delle iperlipidemie.

Tè verde

Le parti adoperate sono le foglie di *Thea sinensis* L. albero alto 5-10 m appartenente alla famiglia delle *Theaceae*. Le foglie appena torrefatte, dopo la raccolta, danno il tè verde mentre quelle che hanno subìto una leggera fermentazione prima di essere seccate, danno il tè nero. Nel tè verde sono presenti molte sostanze attive da un punto di vista biologico. I principali composti sono le metilxantine ed i polifenoli; a questi ultimi si attribuiscono le proprietà antitumorali del tè verde. Il tè verde potrebbe esplicare un'attività antitumorale attraverso molteplici meccanismi: modulazione delle vie di trasduzione del segnale, induzione dei fenomeni apoptotici, inibizione dei processi di angiogenesi (Fig. 33.4), invasione tumorale ed inibizione della ciclossigenasi 2. Il principale composto responsabile dell'attività antineoplastica del tè verde è l'epigallocatechina-3-gallato (EGCG), un polifenolo che rappresenta circa il 70% dei polifenoli totali presenti nell'estratto secco ottenuto da un infuso. L'EGCG riduce l'attività catalitica di alcuni enzimi proteolitici quali l'MMP-2 (*Matrix metalloprotein 2*) e l'uPA (*Urokinase plasminagen activator*), utilizzati dalla cellula tumorale per metastatizzare; inoltre, la sua azione potrebbe estendersi anche al ciclo cellulare favorendo i processi

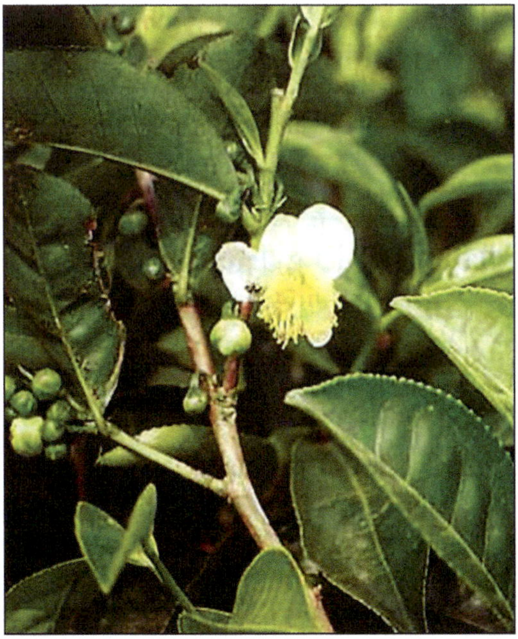

Tavola 33.1 *Thea sinensis*

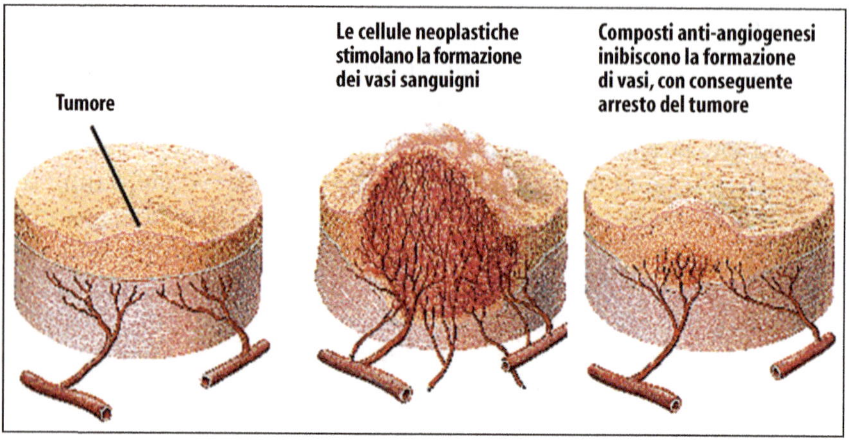

Fig. 33.4 Diversi composti naturali (come ad esempio l'epigallocatechina-3-gallato del tè verde o la genisteina della soia) inibiscono sperimentalmente l'angiogenesi, ovvero la formazione di vasi essenziali per la nutrizione delle cellule antitumorali

apoptotici nelle cellule neoplastiche. In diversi studi, condotti *in vitro* su cellule tumorali, è stato dimostrato che l'EGCG inibisce l'enzima diidrofolato riduttasi (noto target molecolare per alcuni farmaci antitumorali come ad esempio il metotressato). L'inibizione della diidrofolato riduttasi priva la cellula dei diversi coenzimi a base di folato e conseguentemente provoca diminuzione della biosintesi dell'acido timidilico, della metionina e delle purine (adenina e guanina); ciò alla fine porta all'inibizione della sintesi di DNA e RNA e alla morte cellulare.

Gli Autori di una recente rassegna [Boon & Wong (2004) Expert Opin Pharmacother 5:2485-2501] hanno evidenziato l'esistenza di 38 studi, caso controllo e studi coorte, relativi al possibile effetto chemiopreventivo del tè verde. In 17 di questi studi è stato riportato che il tè verde riduce il rischio dell'incidenza del cancro in generale (due studi) o più specificatamente del cancro al seno (due studi), al tratto gastrointestinale (sei studi), ai polmoni (tre studi), alle ovaie (uno studio), alla prostata (uno studio) ed al sistema urinario (due studi). La quantità di tè verde assunta variava da 1 a 200 g al mese oppure era superiore alle dieci tazze giornaliere. Tuttavia, in 15 studi non veniva notata alcuna relazione tra assunzione di tè verde e cancro al midollo osseo (uno studio), al seno (uno studio), al sistema urinario (cinque studi), al tratto gastrointestinale (nove studi), al fegato (uno studio), al polmone (uno studio), al pancreas (due studi). Infine, in quattro studi veniva osservato un aumento nell'incidenza del rischio di cancro alla vescica (due studi), al polmone (uno studio) e allo stomaco (uno studio). Pertanto, allo stato attuale, l'effetto chemiopreventivo del tè verde sembra alquanto improbabile.

Il potenziale effetto chemiopreventivo del tè verde nei confronti dei tumori del tratto gastrointestinale è stato oggetto di una recente revisione sistematica di studi epidemiologici, nella quale sono stati selezionati unicamente gli studi che riportavano il tipo di tè, la quantità assunta, la localizzazione del tumore (o della lesione preneoplastica) ed il numero di individui coinvolti in ciascun studio. Gli Autori di questa revisione (Box 33.2) hanno evidenziato l'esistenza di 21 studi epidemiologici per un totale di 277.500 soggetti; tra questi, 14 studi, per un totale di 200.835 soggetti, riguardavano il cancro allo stomaco; in tre studi (n = 6.370) veniva valutato il rischio di cancro colorettale, mentre in tre studi (n = 70.298) veniva studiato l'effetto del tè verde sia sul cancro allo stomaco che sul cancro colorettale. La quasi totalità dei risultati riguardano il tè verde assunto sotto forma di bevanda e non come preparato erboristico. Nell'insieme i risultati suggeriscono che l'assunzione di elevate quantità di tè verde (fino a 10 tazze al giorno) è associato ad una riduzione di alcune lesioni preneoplastiche come i polipi nel colon o le gastriti croniche, ma non di tumori gastrointestinali.

Il tè verde è generalmente privo di effetti indesiderati; solo se assunto in elevate quantità può provocare insonnia, stati ansiosi e irritabilità a causa della presenza di caffeina. Per lo stesso motivo è bene limitarne l'uso nelle persone che soffrono di disturbi cardiocircolatori. La presenza di tannini può portare a stipsi.

Vedi Cap. 23 per l'utilizzo delle droghe contenenti metilxantine nel trattamento dell'obesità.
Vedi Cap. 29 per l'attività antidiarroica del tè.

Box 33.2 Revisione sistematica[1] relativa all'attività chemiopreventiva del tè verde nei tumori gastrointestinali

Articoli selezionati	21 studi epidemiologici (14 riguardavano lo stomaco, 3 l'intestino e 4 tutto il tratto gastrointestinale)
Soggetti	277.500 soggetti
Qualità degli studi	Da mediocre a buona
Periodo di osservazione	Variabile (da sei mesi a 15 anni)
Conclusione	L'assunzione di tè verde (fino a 10 tazze al giorno) può essere associata ad una ridotta formazione di lesioni preneoplastiche, ma non di tumori

[1] Borrelli e coll. (2004) Aliment Pharmacol Ther 19:497-510

Ginseng

Il ginseng è dato dalla radice di *Panax ginseng* C. Meyer (Fam. *Araliaceae*), una pianta erbacea alta 40-60 cm, con fusto eretto, foglie palmato-composte (4-5 foglioline) di colore verde, fiori bianchi con sfumature giallo-verdastre raggruppate in infiorescenze ad ombrella che producono grappoli di bacche rosso-brillanti. Altre specie di ginseng comunemente impiegate sono il *P. japonicus* C.A. Meyer (ginseng giapponese, proveniente dal Giappone, dall'India e dal sud della Cina) ed il *P. quinquefolius* (ginseng americano, che cresce nelle ricche zone forestali degli USA orientali e centrali e in Canada). I caratteristici componenti del ginseng sono delle saponine triterpeniche chiamate ginsenosidi.

Si ritiene che il ginseng sia in grado di stimolare la risposta immunitaria cellulo-mediata in quanto potenzia la funzionalità delle cellule *natural killer* (NK), stimola la proliferazione dei linfociti B e T (azione attribuita al ginsan, un polisaccaride acido) ed aumenta l'espressione dell'interleuchina 1α (IL-1α), del fattore di stimolazione delle colonie di granulociti e macrofagi (GM-CSF) e dell'interferone-γ *in vitro*. In letteratura sono riportati gli effetti protettivi degli estratti di *P. ginseng* nei confronti del danno cellulare indotto da radiazioni. Il ginseng protegge dalle radiazioni contrastando la lipoperossidazione a livello delle membrane cellulari. Il meccanismo di tale effetto protettivo è da correlare alle proprietà dei ginsenosidi di agire come potenti *scavenger* dei radicali liberi. La radioprotezione ottenuta con il ginseng è simile a quella ottenuta con la cisteamina. In altri studi sperimentali è stato riportato che il ginseng diminuisce l'incidenza del tumore al fegato e dei tumori cutanei indotti nei roditori.

Gli Autori di una recente rassegna [Boon & Wong (2004) Expert Opin Pharmacother 5:2485-2501] hanno evidenziato l'esistenza di tre studi epidemiologici relativi al potenziale effetto chemiopreventivo del ginseng. Venivano osservate riduzioni nel rischio dei tumori al colon (in uno studio), al polmone (in due studi), alle ovaie (in uno studio) ed al pancreas (in uno studio), mentre non veniva osservata alcuna relazione per il cancro al seno, alla tiroide, alla vescica ed alla cervice uterina (risultati riportati nel medesimo studio). In particolare, in uno studio di coorte nel quale sono stati seguiti 4.634 soggetti coreani per un periodo di cinque anni, è stata osservata una riduzione del rischio di contrarre cancro in soggetti che consumavano regolarmente ginseng fresco [Yun & Choi (1998) Int J Epidemiol 27:359-364].

Se usato in modo appropriato, il ginseng appare relativamente sicuro. In passato è stata descritta una sindrome da abuso da ginseng (associata all'assunzione di dosi elevate di ginseng) i cui sintomi principali erano costituiti da diarrea, ipertensione, nervosismo, eruzioni cutanee ed insonnia. Tuttavia, questa descrizione è stata molto criticata in quanto non veniva riportato il tipo di ginseng responsabile di questi presunti effetti. Nella letteratura internazionale sono riportati numerosi casi clinici di effetti indesiderati associati all'uso di ginseng; questi includono mastalgia, sanguinamento vaginale, ginecomastia, sindrome di Stevens-Johnson, agranulocitosi, ipertensione, pneumonite e arterite cerebrale. Tuttavia, una relazione tra causa ed effetto non è stata pienamente dimostrata per nessuno di questi casi. Sono state riportate anche interazioni farmacologiche tra il ginseng ed alcuni farmaci convenzionali, quali l'antidepressivo fenelzina (sintomi maniacali) e l'anticoagulante warfarina (diminuzione dell'effetto anticoagulante).

Vedi Cap. 22 per l'utilizzo del P. notoginseng nel trattamento dell'angina.
Vedi Cap. 23 per l'utilizzo del ginseng nel trattamento della disfunzione erettile.
Vedi Cap. 27 per le proprietà adattogene nel ginseng.
Vedi Cap. 28 per l'utilizzo del ginseng americano nel trattamento del diabete.

Soia

La **soia** si ottiene dai semi di *Glycine max* L. Merr. (Fam. *Fabaceae*), una pianta erbacea annuale alta 50-70 cm. I legumi pelosi e compressi, lunghi circa 10 cm, contengono 2-5 semi grandi come piselli, il colore dei quali varia dal giallo-verde al bruno. Contengono carboidrati (35%), proteine (fino al 50%), ed un olio (20%) costituito da gliceridi di diversi acidi grassi. La soia rappresenta uno degli alimenti più ricchi in isoflavoni (circa il 2%), costituiti prevalentemente da genisteina (70%) e daidzeina (25%) e da altri isoflavoni come la gliciteina.

Gli studi sulle proprietà antitumorali della soia si sono particolarmente concentrati sulla genisteina, anche se è stato recentemente proposto un ruolo anche per le saponine della soia. La genisteina inibisce la proteina tirosina chinasi (PTK) (una proteina coinvolta nella fosforilazione dei residui tirosilici dei recettori di membrana) e la topoisomerasi II, un enzima coinvolto nella replicazione, trascrizione e riparazione del DNA. Attraverso il blocco dell'attività della PTK, della topoisomerasi II e della metalloproteina MMP9 (una proteinasi responsabile della metastatizzazione dei tumori) ed, inoltre, grazie alla sua abilità di inibire almeno 11 geni, incluso il gene responsabile della produzione del fattore di crescita dell'endotelio vascolare (VEGF, un fattore che promuove la crescita di nuovi vasi sanguigni attorno alle cellule metastatiche), la genisteina arresta la crescita e la proliferazione delle cellule tumorali nonché il processo di angiogenesi (Fig. 33.4). Inoltre la genisteina è in grado di facilitare il riconoscimento delle cellule tumorali e quindi favorire l'azione del sistema immunitario. Infine, si deve ricordare che la genisteina inibisce l'attivazione del fattore nucleare κB (NF-κB) e la via del segnale Akt, che sono entrambi importanti nella regolazione del bilancio omeostatico tra sopravvivenza cellulare ed apoptosi.

Gli studi sull'effetto chemiopreventivo della soia sono molto discordanti. Gli Autori di una recente rassegna [Boon & Wong (2004) Expert Opin Pharmacother 5:2485-2501] hanno evidenziato l'esistenza di 31 studi, caso controllo o coorte, relativi al possibile effetto chemiopreventivo della soia. Diciassette di questi studi (numero di partecipanti compreso tra 398 e 30.304) hanno evidenziato l'esistenza di una relazione inversa tra assunzione di prodotti a base di soia ed insorgenza di cancro al seno (7 studi), al polmone (3 studi), allo stomaco (2 studi), all'endometrio (uno studio), alla prostata (2 studi) ed alla tiroide (uno studio). Invece, in altri dieci studi (numero di partecipanti compreso tra 404 e 63.257), non è stata trovata alcuna relazione tra assunzione di soia e cancro al seno (3 studi), al tratto gastrointestinale (3 studi), ai polmoni (uno studio) e alla prostata (3 studi), mentre in quattro studi è stato evidenziato un aumento del rischio di insorgenza del cancro alla vescica (uno studio), all'esofago (uno studio), alla prostata (uno studio) ed al tratto gastrointestinale (uno studio). Da notare, tuttavia, che una recente revisione sistematica ha evidenziato l'esistenza di una relazione inversa tra assunzione di soia e cancro alla prostata (vedi Appendici, Tab. A.3).

Non sono stati segnalati seri effetti collaterali associati all'uso di soia. Infatti, gli Autori di una recente revisione sistematica [Munro e coll. (2003) Nutr Rev 61:1-33] hanno concluso che l'utilizzo della soia e suoi derivati non comporta l'insorgenza di gravi effetti collaterali. Comunque, è da tener presente che gli isoflavoni inibiscono *in vitro* il metabolismo ossidativo e quello di coniugazione ed influenzano le proteine trasportatrici dei farmaci, come la glicoproteina P ed il trasportatore canalicolare multispecifico di anioni organici. Pertanto esiste per gli isoflavoni la possibilità di interazioni farmacologiche. In generale, non è consigliabile associare l'uso dei fitoestrogeni (isoflavoni) a quello del tamoxifene (un antiestrogeno) durante il trattamento preventivo del cancro alla mammella. Inoltre è sconsigliato l'utilizzo dei fitoestrogeni alle donne in gravidanza in quanto potrebbero indurre variazioni sullo sviluppo dell'apparato riproduttivo maschile, come è stato dimostrato per un estrogeno di sintesi, il dietilstilbestrolo.

Vedi Cap. 28 per l'utilizzo della soia nei disturbi della menopausa.

Pomodoro

La pianta del pomodoro (*Lycopersicon esculentum* Mill. = *Solanum esculentum* L., Fam. *Solanaceae*) è originaria delle Ande; normalmente raggiunge un'altezza che varia dai 50 cm a 2 m, presenta della peluria sia sul fusto che sulle foglie ed è di portamento eretto o sarmentoso. Il fiore solitamente cresce nella parte opposta alla foglia e assume una forma a calice, di color giallo. Il frutto è una bacca di forma, dimensione e colore variabili, in relazione alla varietà; presenta una buccia liscia e una polpa carnosa con una suddivisione interna in logge, contenenti i semi di forma circolare, appiattita, di color bianco giallo. A maturazione completa la bacca del pomodoro è formata dal 94% di acqua, dal 2,9% di carboidrati semplici, dall'1% di proteine, dall'1,8% di fibre e dallo 0,2% di grassi. Sono inoltre presenti vitamine (è ricco in vitamina C), acido citrico e licopene, un β-carotene di colore rosso a spiccata azione antiossidante nonché antitumorale.

Il licopene sembra prevenire alcune patologie, quali il cancro e le malattie cardiovascolari, che in parte dipendono da fenomeni ossidativi. In alcuni studi, effettuati su cellule umane e di ratto, è stato dimostrato che il licopene, mediante la regolazione del gene connessina 43, era in grado di migliorare la comunicazione a livello delle porte di giunzione intercellulari (GJC). Le GJC sono deficitarie in molte forme di tumori e il loro ripristino risulta associato ad una riduzione della proliferazione cellulare. L'azione antitumorale del licopene sul carcinoma della mammella è stata riportata in uno studio *in vivo* effettuato su topi trattati con l'agente cancerogeno dimetilbenzantracene. La somministrazione preventiva, per un periodo di 16 settimane, di un estratto di licopene determinava una riduzione sia del numero che delle dimensioni del tumore. Il licopene sembra anche regolare la crescita cellulare mediante l'inibizione dell'espressione di alcune cicline (proteine regolatrici coinvolte nella progressione del ciclo cellulare). Questo meccanismo d'azione è confermato da numerosi studi condotti sia su topi che su cellule epiteliali prostatiche.

Gli Autori di una recente rassegna [Boon & Wong (2004) Expert Opin Pharmacother 5:2485-2501] hanno evidenziato l'esistenza di 28 studi (25 studi caso controllo e 3 studi di coorte) relativi al potenziale effetto chemiopreventivo del pomodoro. In 16 di questi studi è stato riportato che il consumo di pomodoro (fino a 17,3 g al giorno) riduceva il rischio di cancro alla vescica (uno studio), al tratto gastrointestinale (sei studi), al polmone (due studi), alle ovaie (uno studio) ed alla prostata (uno studio), mentre in 12 studi non venivano riportate associazioni tra consumo di pomodoro e cancro alla vescica (uno studio), al tratto gastrointestinale (quattro studi), ai polmoni (uno studio), al mesotelio (uno studio) ed alla prostata (cinque studi). L'uso tradizionale, nonché gli studi epidemiologici effettuati, suggeriscono che il pomodoro sia un prodotto sicuro, praticamente privo di effetti collaterali di rilievo.

Curcuma

La curcuma è data dal rizoma tuberizzato di *Curcuma longa* L. = *C. domestica* Val. e *C. aromatica* Salisb. (Fam. *Zingiberaceae*). La droga contiene sostanze colorate di giallo, denominate curcuminoidi (5%, tra le quali la curcumina è il componente più importante), un olio essenziale (4,2-14%) composto prevalentemente da sesquiterpeni (es. zingiberina), chetoni e monoterpeni, monosaccaridi (in particolare fruttosio) e polisaccaridi. La curcuma e la curcumina possiedono una spiccata attività antiossidante, mentre per una frazione polisaccaridica della curcuma è stata dimostrata un'attività immunostimolante.

La curcumina (diferuloilmetano) è un pigmento rosso in grado di inibire la proliferazione di cellule cancerose attraverso l'arresto della loro crescita in varie fasi del ciclo cellulare. La curcumina è in grado di inibire l'espressione di diversi oncogeni codificanti per l'espressione di proteine o fattori coinvolti nella proliferazione cellulare (c-jun, c-fos, c-myc NIK, MAPKs, ERK, ELK, P13K, Akt, CDK, iNOS) e di esercitare un effetto apoptotico attraverso un'alterazione della via ubiquitina-proteasoma, un complesso costituito da circa 14 geni che degrada le proteine regolatrici coinvolte nel controllo del ciclo cellulare. Inoltre, la curcumina è in grado di inattivare la fosfochinasi C che costituisce il bersaglio molecolare del promotore tumorale TPA (estere acetato del forbolo).

Gli Autori di una recente rassegna [Boon & Wong (2004) Expert Opin Pharmacother 5:2485-2501] hanno evidenziato l'esistenza di uno studio caso controllo (n = 1488) nel quale è stata riportata una riduzione del rischio di cancro al polmone tra i soggetti che consumavano regolarmente curcuma.

La curcuma è una droga sicura; tuttavia è controindicata nei casi di ostruzione biliare. In presenza di calcoli biliari, la curcuma deve essere utilizzata sotto supervisione medica. La Commissione E tedesca riporta che la curcuma di Giava (*C. xanthorrhiza*) può provocare disturbi gastrici.

Vedi Cap. 30 per le proprietà coleretiche/colagoghe della curcuma.

Letture di approfondimento

Abu J, Batuwangala M, Herbert K, Symonds P (2005) Retinoic acid and retinoid receptors: potential chemopreventive and therapeutic role in cervical cancer. Lancet Oncol 6:712-720

Boon H, Wong J (2004) Botanical medicine and cancer: a review of the safety and efficacy. Expert Opin Pharmacother 5:2485-24501

Borrelli F, Capasso R, Russo A, Ernst E (2004) Systematic review: green tea and gastrointestinal cancer risk. Aliment Pharmacol Ther 19:497-510

Chen C, Kong AN (2005) Dietary cancer-chemopreventive compounds: from signaling and gene expression to pharmacological effects. Trends Pharmacol Sci 26:318-326

Djavan B, Zlotta A, Schulman C (2004) Chemotherapeutic prevention studies of prostate cancer J Urol 171:S10-S13

Dorai T, Aggarwal BB (2004) Role of chemopreventive agents in cancer therapy. Cancer Lett 215:129-140

Duvoix A, Blasius R, Delhalle S, Schnekenburger M, Morceau F, Henry E, Dicato M, Diederich M (2005) Chemopreventive and therapeutic effects of curcumin. Cancer Lett 223:181-190.

Ho JW, Leung YK, Chan CP (2002) Herbal medicine in the treatment of cancer. Curr Med Chem Anti-Canc Agents 2:209-214

Hoshiyama Y, Kawaguchi T, Miura Y, Mizoue T, Tokui N, Yatsuya H, Sakata K, Kondo T, Kikuchi S, Toyoshima H, Hayakawa N, Tamakoshi A, Yoshimura T (2005) Green tea and stomach cancer—a short review of prospective studies. J Epidemiol 15 (Suppl 2):S109-112

Izzo AA, Capasso F (2003) Herbal medicine, cancer prevention and cyclooxygenase 2 inhibition. Trends Pharmacol Sci 24:218-219

Izzo AA, Capasso R, Capasso F (2004) Eating garlic and onion: a matter of life or death. Br J Cancer 91:194

Kris-Etherton PM, Hecker KD, Bonanome A, Coval SM, Binkoski AE, Hilpert KF, Griel AE, Etherton TD (2002). Bioactive compounds in foods: their role in the prevention of cardiovascular disease and cancer. Am J Med 113 (Suppl 9B):71S-88S

Lai PK, Roy J (2004) Antimicrobial and chemopreventive properties of herbs and spices. Curr Med Chem 11:1451-1460

Liu RH (2004) Potential synergy of phytochemicals in cancer prevention: mechanism of action. J Nutr 134(12 Suppl):3479S-3485S

Nelson PS, Montgomery B (2003) Unconventional therapy for prostate cancer: good, bad or questionable? Nat Rev Cancer 3:845-858
Pandha HS, Kirby RS (2002) PC-SPES: phytotherapy for prostate cancer. Lancet 259:2213-2215
Potter JD (2005) Vegetables, fruit, and cancer. Lancet 366:527-530
Reddy L, Odhav B, Bhoola KD (2003) Natural products for cancer prevention: a global perspective. Pharmacol Ther 99:1-13
Young CY, Jatoi A, Ward JF, Blute ML (2004) The effects of dietary factors on the androgen receptor and related cellular factors in prostate cancer. Curr Med Chem 11:909-923

Appendici

A. Uso ed abuso degli integratori alimentari

Secondo i risultati di uno studio della United States Food and Drug Administration (FDA) i tre quarti della popolazione adulta è convinta che un supplemento in vitamine sia in grado di migliorare lo stato di salute e la qualità e la durata della vita; inoltre un quinto della popolazione ritiene che l'insorgenza di determinate patologie (neoplasia, artrite, raffreddore) sia la conseguenza di una deficienza dietetica di vitamine, minerali e altri nutrienti (oligoelementi, aminoacidi, ecc.). Queste ed altre convinzioni, come ad esempio l'attribuire ad alcuni nutrienti la capacità di curare e di prevenire alcune malattie e/o disturbi, si sono diffuse in vasti strati della popolazione, non solo negli USA, ma anche in Europa, Giappone e Canada; di conseguenza oggi si fa un abuso di integratori alimentari con il rischio di provocare effetti indesiderati o tossici.

Alcuni nutrienti, infatti, possono, una volta somministrati, accumularsi nell'organismo fino a raggiungere concentrazioni tossiche; ciò accade, ad esempio, con le vitamine liposolubili. Altri nutrienti possono invece provocare effetti spiacevoli o addirittura tossici in seguito a somministrazioni ripetute e a dosaggi elevati (Tab. A.1). È ovvio che l'integratore "naturale" non offre nessun vantaggio rispetto a quello di "sintesi", per il semplice fatto che il nostro organismo, non distinguendo una sostanza naturale da una di sintesi, anche se analoga, metabolizza l'una e l'altra allo stesso modo: di conseguenza bisogna attendersi gli stessi benefici, ma anche gli stessi inconve-

Tabella A.1 Inconvenienti per un uso inappropriato (esagerato) di nutrienti

Nutrienti	*Effetti spiacevoli*
Cobalto	Ipertrofia della tiroide, insufficienza cardiaca
Ferro	Melena, nausea, dolori addominali
Iodio	Irregolarità nel battito cardiaco, confusione mentale
Magnesio	Nausea, ipotensione, debolezza muscolare, aritmie
Manganese	Insonnia, depressione, impotenza
Potassio	Tachicardia
Rame	Nausea, vomito, dolori muscolari
Triptofano	Eosinofilia-mialgia
Vitamina A	Dolori ossei, dermatite a scaglie, epato- e splenomegalia, nausea e diarrea
Vitamina C	L'ossalato è il principale metabolita della vitamina C; quindi elevate assunzioni di questa vitamina potrebbero portare alla formazione di calcoli renali di ossalato in soggetti predisposti
Vitamina D	Ipercalcemia che (i) favorisce la formazione di calcificazioni metastatiche, (ii) provoca demineralizzazione delle ossa, (iii) predispone alla formazione di calcoli renali
Vitamina E	Segni di malessere ed aumentata affaticabilità

nienti. Non è da escludere poi la presenza negli integratori di sostanze che possono risultare tossiche a determinate concentrazioni (Tab. A.2). C'è poi il rischio che l'esagerata, ed in molti casi ingiustificata, fiducia riposta in questi prodotti porti medico e paziente (ma anche farmacista ed erborista) a sottovalutare sintomi e disturbi che, viceversa, andrebbero curati con farmaci appropriati.

C'è comunque un altro aspetto da considerare. Nel 1992, con il Decreto Legislativo n. 111 del 27 gennaio che recepiva la direttiva 89/398 della CE, fu introdotto anche in Italia la pratica della notifica per i prodotti dietetici ed alimentari, destinati ad un'alimentazione particolare.

L'introduzione della pratica della notifica portò l'allora Ministero della Sanità, Dipartimento degli Alimenti e Nutrizione, a riesaminare il concetto di nutriente: il risultato fu l'ampliamento della lista dei nutrienti ammessi nei prodotti dietetici (composti fino ad allora esclusivamente di vitamine, minerali ed alcuni aminoacidi), una revisione del dosaggio giornaliero dei nutrienti e l'introduzione di estratti vegetali privi di tossicità e dei fermenti lattici tra i prodotti di uso alimentare/dietetico.

Tutto ciò ha creato negli anni delle situazioni *borderline*, divenendo sempre più sfumato il confine tra l'integratore alimentare o dietetico ed il farmaco. Di fatto oggi abbiamo in commercio integratori che contengono sostanze presenti nelle specialità medicinali, con dosaggi equivalenti o addirittura superiori a quelli dei farmaci. Per esempio farma-

Tabella A.2 Sostanze potenzialmente pericolose e loro limiti negli integratori

Caffeina	300	mg/kg
Cumarina	5	mg/kg
Ipericina	1	mg/kg
Metilnonil chetone	5	mg/kg
Pulegone	20	mg/kg
Safrolo	1	mg/kg
Tujone	10	mg/kg

ci che contengono rutina prevedono una dose giornaliera di 135 mg mentre gli integratori indicano un dosaggio superiore ai 200 mg/die; farmaci che contengono fluoro indicano un dosaggio giornaliero di 0,25-1 mg mentre gli integratori indicano un dosaggio di 1,5-4 mg; farmaci che contengono glutammato indicano un dosaggio di 50 mg mentre gli integratori indicano un dosaggio giornaliero 20 volte superiore.

La stessa situazione si è creata nel settore dei prodotti vegetali. Infatti sono numerosi gli estratti vegetali (per es. cardo mariano, senna, iperico, uva ursina, centella, valeriana, ecc.) presenti negli integratori (vedi Tab. C, pag 966). Gli inconvenienti maggiori di questi integratori alimentari riguardano il controllo di qualità, non sempre accurato, l'uso di estratti vegetali non standardizzati, assenza di indicazioni sull'efficacia e sicurezza del prodotto.

È ovvio che l'utilizzo di alcuni integratori alimentari/dietetici può colmare alcuni fabbisogni organici e prevenire disturbi e patologie anche serie, ma è altresì vero che l'uso inappropriato di questi prodotti può provocare danni anche più seri di quelli per i quali sono utilizzati. Il cattivo uso e/o l'abuso di integratori, favorito anche da "dichiarazioni terapeutiche" accattivanti, spesso riportate sulle confezioni, deve essere corretto con un'opera di educazione, fatta da personale capace di assolvere questo compito.

A.1 Integratori contenenti nutrienti (aminoacidi, vitamine, oligoelementi)

I nutrienti sono largamenti diffusi nel regno vegetale ed il nostro fabbisogno giornaliero è ampiamente coperto dall'apporto alimentare, se questo è regolare e completo. La dieta è considerata completa se presenta una quantità sufficiente e bilanciata di proteine, grassi e carboidrati e se i principi nutritivi agiscono da *carrier* per alcuni importanti nutrienti minori (vitamine, tracce di elementi, minerali).

Tabella A.3 Principali revisioni sistematiche e metanalisi di studi epidemiologici o randomizzati relativi all'utilizzo dei più comuni integratori alimentari (non sono inclusi gli studi relativi agli integratori contenenti nutrienti, ovvero aminoacidi, vitamine ed oligoelementi)

Supplemento	*Patologia*	*Tipi di studio clinico*	*Risultato*	*Bibliografia**
Acidi grassi ω-3	Malattie coronariche	Studi epidemiologici (prevalentemente)	Gli acidi grassi ω-3 potrebbero essere di beneficio in pazienti cardiopatici, particolarmente per quelli a rischio di morte improvvisa	Carroll 2002 Ann Pharmacother 36:1950
Acidi grassi ω-3	*Claudicatio intermittens*	RCT	Gli acidi grassi ω-3 possono migliorare i parametri biochimici ed emodinamici in pazienti con *claudicatio intermittens.* Tuttavia, queste variazioni non si traducono in un miglioramento clinico	Sommerfield 2004 Cochrane Database Syst Rev 3:CD003833
Acidi grassi essenziali	Dermatite atopica	Studi con placebo	Gli acid grassi essenziali non sono di beneficio in pazienti con dermatite atopica	Van Gool 2004 Br J Dermatol 150:720
Antiossidanti	Cancro	RCT	Gli antiossidanti non prevengono il cancro gastrointestinale	Bjelakovic 2004 Lancet 364:1219
β-carotene	Morbo di Parkinson	Studi caso controllo, studi coorte	La vitamina E, ma non la vitamina C o il β-carotene, può esercitare effetti neuroprotettivi	Etminan 2005 Lancet Neurol 4:362
Chitosano	Soprappeso/ obesità	RCT	I risultati derivanti da studi clinici rigorosi suggeriscono che l'effetto del chitosano sul peso corporeo sia minimo e di scarso significato clinico	Mhurchu 2005 Obes Rev 6:35
Fibre	Ipertensione	RCT	L'assunzione di fibre per almeno otto settimane può ridurre la pressione arteriosa in pazienti con ipertensione	Whelton 2005 J Hypertens 23:475

→ *segue*

→ seguito

Supplemento	*Patologia*	*Tipi di studio clinico*	*Risultato*	*Bibliografia**
Fibre	Malattie coronariche	Studi coorte	Il consumo di cereali e frutti contenenti fibre riduce il rischio coronarico	Pereira 2004 Arch Intern Med 164:370
Fibre	Cancro al colon	RCT	Il consumo di fibre non risulta associato ad una riduzione dell'incidenza o della recidiva di polipi adenomatosi o del cancro al colon	Asano 2002 Cochrane Database Syst Rev 2:CD003430
Fibre	Ipercolesterolemia	Studi clinici controllati	La fibra può ridurre il colesterolo totale ed il colesterolo LDL. Tuttavia, l'effetto è modesto	Brown 1999 Am J Clin Nutr 69:30
Fitoestrogeni (soia, trifoglio rosso)	Sintomi della menopausa	RCT	I supplementi a base di fitoestrogeni non riducono le vampate di calore ed altri sintomi della menopausa	Krebs 2004 Obstet Gynecol 104:824
Licopene	Cancro alla prostata	Studi caso controllo, studi coorte	I prodotti a base di pomodoro (200 g/die) possono prevenire il cancro alla prostata. Tuttavia, l'effetto è modesto	Etminan 2004 Cancer Epidemiol Biomarkers Prev 13:340
Luteina/ zeaxantina	Neoplasia cervicale	Studi osservazionali, RCT	Probabile protezione da parte della luteina/ zeaxantina, del β-carotene e del licopene	Garcia-Closas 2005 Int J Cancer 117:629
Olio di pesce	Trapiantati di rene	RCT	Nessun effetto benefico	Tatsioni 2005 J Am Soc Nephrol 16:2462
Olio di pesce	Diabete tipo 2	RCT	I supplementi a base di olio di pesce diminuiscono i livelli di trigliceridi ed aumentano il colesterolo LDL, ma non hanno alcun effetto sulla glicemia	Montori 2000 Diabetes Care 27:1088

→ segue

→ *seguito*

Supplemento	*Patologia*	*Tipi di studio clinico*	*Risultato*	*Bibliografia**
Olio di pesce	Ipertensione	Studi clinici randomizzati	L'assunzione di elevate quantità di olio di pesce (3,7 g/die) può ridurre la pressione arteriosa, soprattutto nei pazienti anziani	Geleijnse 2002 Hypertension 20:1493
Picnogenolo	Retinopatia diabetica	Studi randomizzati, in doppio cieco	Il trattamento con picnogenolo è di beneficio nella maggioranza dei pazienti affetti da retinopatia diabetica	Schonlau 2001 Int Ophthalmol 24:161
Probiotici	Diarrea nei bambini	Studi clinici	I probiotici riducono di circa un giorno la durata della diarrea nei bambini	Huang 2002 Dig Dis Sci 47:2625
Probiotici (*Saccharomyces boulardii*, lactobacilli)	Diarrea da antibiotici (prevenzione)	RCT, in doppio cieco	I probiotici sono utili nel prevenire la diarrea associata ad antibiotici	D'Souza 2002 BMJ 324:1361
Probiotici (yogurt)	Ipercolesterolemia	Studi clinici controllati	I probiotici (sotto forma di yogurt) riducono del 4% il colesterolo totale e del 5% il colesterolo LDL	Agerholm-Larsen 2000 Eur J Clin Nutr 54:856
Soia	Sintomi della menopausa	RCT	Esiste una qualche evidenza di efficacia. Tuttavia, l'eterogeneità degli studi rende impossibile una conclusione definitiva	Huntley 2004 Maturitas 47:1
Soia	Cancro alla prostata	Studi coorte e caso controllo	Riduzione del rischio del cancro alla prostata	Yan 2005 Int J Cancer 117:667
Soia (proteine della soia contenenti isoflavoni)	Ipercolesterolemia	RCT	La soia riduce il colesterolo totale, il colesterolo LDL, i trigliceridi ed aumenta i livelli del colesterolo HDL, soprattutto negli uomini	Zhan 2005 Am J Clin Nutr 81:397

* Primo Autore, anno, rivista, volume, prima pagina. RCT = Studi clinici randomizzati controllati

Pertanto, l'impiego di integratori alimentari è da evitare perché inutile e non privo di rischi in un soggetto sano; al contrario, il ricorso ad integratori alimentari può essere appropriato in particolari situazioni fisiopatologiche (Tab. A.3), oppure quando un'anamnesi diagnostica abbia messo in evidenza deficit vitaminici e/o di altri nutrienti, causati da abitudini alimentari. I fattori che possono condurre a stati carenziali alimentari sono diversi: dieta insufficiente, aumentato fabbisogno di qualche principio nutritivo, sindromi di malassorbimento. Comunque, il rischio di gravi stati carenziali si ha solo nel caso in cui questi fattori (2 o tutti e 3) si sommano (Fig. A.1).

Così una integrazione di nutrienti può giovare alla donna in gravidanza e durante l'allattamento. La gravidanza, infatti, comporta un aumento del fabbisogno di acido folico, piridossina, vitamina C, niacina, vitamina B6, ferro, calcio, magnesio, zinco, ecc. Inoltre, durante la gravidanza, vi è un ridotto assorbimento intestinale e nel corso dell'allattamento

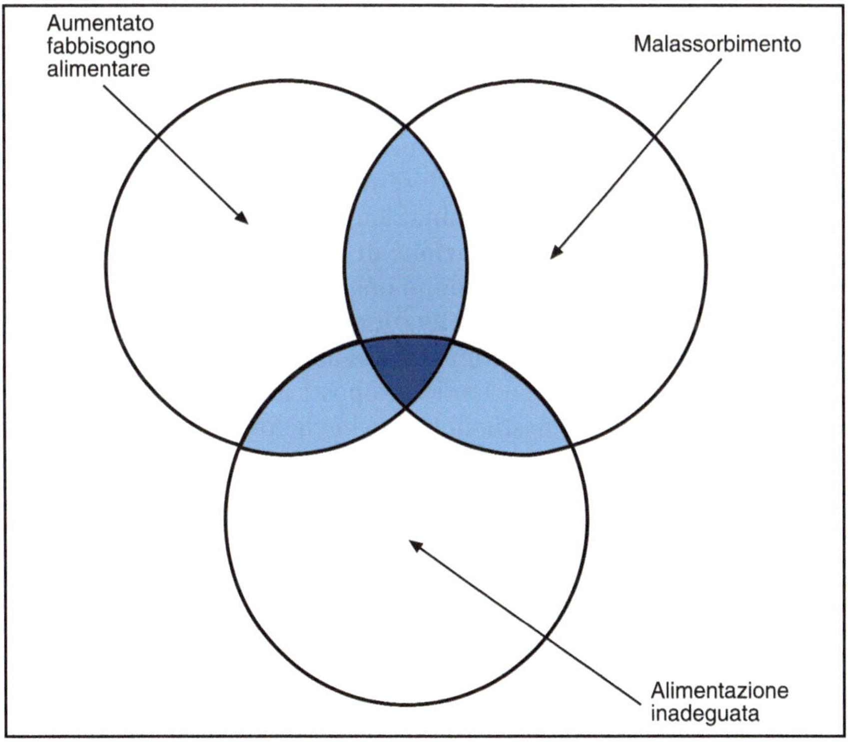

Fig. A.1 Fattori che causano stati carenziali alimentari.
Il rischio di stati carenziali è molto basso se il paziente si trova nella zona bianca di uno dei 3 cerchi (è interessato un solo fattore), alto se il paziente si trova nella zona di sovrapposizione di due cerchi (sono interessati 2 fattori su 3), molto alto se si trova nella zona di sovrapposizione dei 3 cerchi (sono interessati i 3 fattori)

un aumento della *clearance* renale di acido folico e di altri nutrienti. Così pure, anche se il latte materno è un alimento completo, l'allattamento può rendere necessario un supplemento di vitamina C e di tiamina; l'impiego invece di latte di mucca richiede un supplemento di ferro, di vitamina C e di vitamina K (nel neonato vi è in particolare una deficienza di vitamina K fino a quando non si sviluppa la flora batterica intestinale).

Un'integrazione della dieta con opportuni nutrienti può essere giustificata anche negli alcolisti cronici (l'alcolismo causa denutrizione, per insufficiente apporto alimentare e per alterazioni croniche dell'apparato digerente e del pancreas), nei giovani che fanno uso di stupefacenti (possono essere causa di denutrizione sia per il ridotto apporto alimentare che per le alterazioni funzionali che causano lungo il tratto digerente) e nei pazienti portatori di malattie che interferiscono con i processi digestivi (assunzione, assorbimento, utilizzazione) quali: anoressia nervosa, lesioni e/o processi flogistici a carico del cavo orale (ivi compresa la mancanza di denti), malattia ischemica cronica dell'intestino, parassitosi intestinali, morbo celiaco, insufficienza pancreatica (l'assorbimento dei grassi e delle vitamine liposolubili è ridotto), ipoparatiroidismo (l'assorbimento intestinale del calcio è difettoso), malattia di Hartnup (difettoso assorbimento di acidi monocarbossilici e carenza di triptofano), sindrome carcinoide (neoplasia maligna che produce forti quantità di serotonina e di altre amine biogene; l'aumentata sintesi di serotonina richiede un maggiore consumo di triptofano, a danno della produzione di niacina). Anche pazienti con malattie epatiche e renali richiedono una integrazione alimentare perché in questi è compromessa l'attivazione della vitamina D e la possibilità di immagazzinare ed utilizzare la vitamina A, la vitamina B12 e l'acido folico. Così pure pazienti sottoposti ad interventi chirurgici (resezione gastrica ed intestinale) e quelli che presentano errori congeniti del metabolismo richiedono la somministrazione di una dieta adeguata, integrata con vitamine, minerali, aminoacidi.

Richiedono abitualmente somministrazioni aggiuntive di nutrienti i neonati ed i bambini che presentano un aumentato fabbisogno di ferro,

Infanzia, adolescenza (*B,C,D*)

Attività sportiva (*B2, B6*)

Malattie croniche (*MVIT*)

Inquinamento ambientale (*MVIT*)

Diete (*MVIT*)

Fig. A.2 Supplemento vitaminico in età pediatrica. Indicazioni. *MVIT* = multivitaminico calcio e vitamine (Fig. A.2), gli adolescenti che tendono ad alimentarsi con diete povere di calcio, magnesio, vitamine A, B6 e C e gli anziani nei quali il deficit di nutrienti è dovuto al sommarsi di abitudini alimentari più frugali con una ridotta capacità di assorbimento; gli anziani consumano anche una quantità elevata di farmaci che molto spesso determina un aumento del fabbisogno di certi principi alimentari (Tab. A.4). Lo stesso vale per coloro che escludono dalla dieta frutta e verdura (in questo caso è necessario integrare la dieta con acido ascorbico), per coloro che usano quasi esclusivamente cibi surgelati, preconfezionati, inscatolati o trattati con altre tecniche di conservazione che distruggono parte delle vitamine (Fig. A.3) e degli altri nutrienti presenti negli alimenti (essiccamento, sbiancamento, ecc.) e per i vegetariani.

Il principale problema di una dieta strettamente vegetariana (assenza anche di uova e latte) consiste nel riuscire ad introdurre una quantità sufficiente di proteine e calorie. I prodotti vegetali hanno in genere un basso contenuto proteico rispetto ai prodotti animali (vegetali: 1-2 g/100 g, carne: 15-20 g/100 g); inoltre alcune proteine non sono completamente dige-

Tabella A.4 Farmaci che possono provocare un deficit di nutrienti

Farmaco	*Nutriente*
Antibiotici	Vitamina K, vitamina H
Anticonvulsivanti	Acido folico, calcio fosfato, vitamina B1, vitamina D3, vitamina K
Corticosteroidi	Calcio, potassio, vitamina C, vitamina B6, vitamina D3, zinco
Diuretici	Calcio, magnesio, potassio, zinco
Contraccettivi orali ed estrogeni	Acido folico, vitamina B6, vitamina B12, vitamina C

Anche alcol e fumo possono condurre a stati carenziali di acido folico e vitamina B6

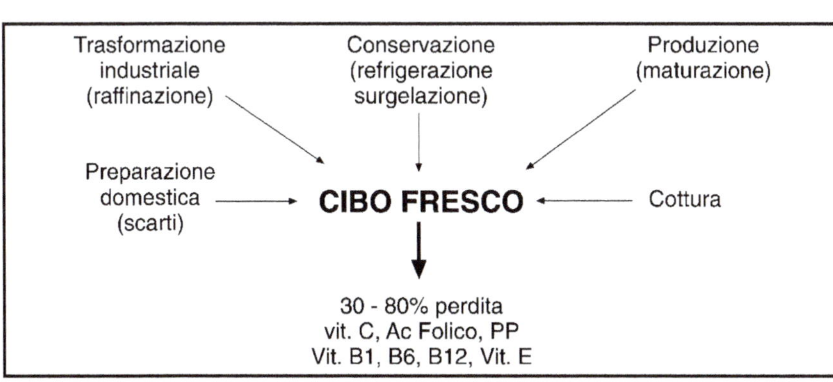

Fig. A.3 Perdita di valore nutrizionale vitaminico degli alimenti

rite. Per quanto riguarda invece le calorie, il contenuto calorico di frutta e verdura è 5-6 volte minore di quello della carne (30-50 kcal/100 g di frutta e verdura contro le 150-300 kcal di carne). Ciò nonostante, una dieta ben equilibrata può soddisfare il fabbisogno di calorie. Seri rischi corrono invece quei soggetti nei quali il fabbisogno di calorie e proteine risulta superiore al normale (bambini, donna in gravidanza, donna che allatta). In questi casi è necessario introdurre nella dieta vegetali che forniscano un maggior numero di calorie (fagioli secchi, grano, frutta secca, noci) e di proteine, uova, latte ed eventualmente nutrienti come integratori[(35)].

Qui di seguito sono riportati alcuni nutrienti ai quali spesso si ricorre per integrare la dieta (Tabb. A.5, A.6 e A.7).

A.2 Integratori contenenti sostanze naturali

Gli integratori alimentari/dietetici contengono anche sostanze prive di caratteristiche nutrizionali (valore nutritivo), che potrebbero svolgere una serie di funzioni protettive nel nostro organismo. Qui di seguito verranno brevemente trattate alcune di queste sostanze.

Carotenoidi

Si tratta di pigmenti liposolubili presenti nelle piante (per esempio *Helenium autumnale, Lycium chinese, Lycopersicon esculentum*, ecc.), nelle alghe (*Dunaliella salina* e *D. bordewil*) e nei batteri fotosensibili: la funzione dei carotenoidi in questi batteri è quella di proteggerli dagli effetti tossici dell'ossigeno e delle radiazioni.

Responsabili dei colori rosso, arancione e verde di frutta e verdura, i carotenoidi sono, da un punto di vista chimico, dei poliisoprenoidi.

I principali carotenoidi alimentari sono α- e β-carotene, β-criptoxantina, zeaxantina, licopene e luteina: tra questi, α- e β-carotene e β-criptoxantina sono dei precursori del retinolo (vitamina A) e quindi si comportano da provitamine A. Il **β-carotene** è presente nelle carote, nel melone (cantalupo), nei broccoli, negli spinaci ed in altri ortaggi come anche nell'olio di palma, utilizzato come colorante ali-

---

(35) L'integratore alimentare non deve riportare una dichiarazione di tipo terapeutico. Ad esempio sull'etichetta di un integratore alimentare contenente vitamina A si può riportare l'indicazione che tale vitamina è essenziale per la normale funzione visiva, ma non si può scrivere che la vitamina può prevenire o curare disturbi visivi. Comunque negli USA la FDA ha approvato l'uso di dichiarazioni di tipo terapeutico per due integratori alimentari: la vitamina B, per le donne gravide, per prevenire alcuni difetti di nascita ed il calcio, per la prevenzione della perdita ossea. È inoltre permesso riportare in etichetta la parola "antiossidante" per alcune sostanze alle quali sia riconosciuta tale attività.

Tabella A.5 Vitamine contenute in alcuni alimenti e prodotti vegetali

Vitamina	*Fonte*	*Funzione*	*Sindrome (o sintomi) da carenza*	*A chi potrebbe giovare un'integrazione*
A (retinolo)	Albicocca, carota, ortica, patata dolce, prezzemolo, verdura, spirulina, tarassaco, fegato, tuorlo d'uovo, latte	Antiossidante, regola la crescita e la differenziazione cellulare	Anemia, maggiore predisposizione alle infezioni, maggiore probabilità di contrarre il cancro	Gestante o nutrice, alcolizzato, paziente portatore di malattie croniche
B1 (tiamina)	Ceci, fagioli, germe di grano, riso, semi di girasole, soia, lievito di birra, fegato, salmone	Ruolo nel mantenimento in condizioni di salute del tessuto nervoso	Perdita di appetito, stipsi, nausea, debolezza muscolare, atrofia	Alcolizzato, persona febbricitante, traumatizzato
B2 (riboflavina)	Frumento, fungo bianco, prezzemolo, lievito di birra, formaggio, manzo	Protegge le mucose, conserva l'integrità del tessuto nervoso e della pelle	Glossite, stomatite, prurito e desquamazione della pelle	Gestante o nutrice, alcolizzato, drogato, ustionato
B3 o PP (niacina)	Girasole, arachidi, lievito di birra, carne bianca, pesce, vitello	Mantiene le regolari funzioni metaboliche, cura la pellagra	Glossite, dermatite, diarrea, demenza, debolezza muscolare	Gestante o nutrice, drogato, alcolizzato, persona con grave problema di malassorbimento, persona stressata
B5 (acido pantotenico)	Arachide, fungo porcino, piselli	Componente del CoA e di enzimi, partecipa al metabolismo di lipidi, proteine, carboidrati	Difficile da definire e comunque simile a quelle caratteristiche di altre vitamine del gruppo B	Gestante o nutrice, alcolizzato, malato cronico
B6 (piridossina)	Girasole, soia, verdure, cereali, tuorlo d'uovo	Ruolo nel metabolismo degli aminoacidi, prende parte alla sintesi di neurotrasmettitori	Irritabilità, nervosismo, depressione, convulsioni	Gestante o nutrice, alcolizzato, donna che usa contraccettivi orali, paziente defedato

→ *segue*

→ *seguito*

Tabella A.5 Vitamine contenute in alcuni alimenti e prodotti vegetali

Vitamina	*Fonte*	*Funzione*	*Sindrome (o sintomi) da carenza*	*A chi potrebbe giovare un'integrazione*
B9 (acido folico)	Germe di grano, indivia, soia, cereali, frutta, lievito di birra, arancia, riso, fegato	Promuove la formazione dei globuli rossi	Anemia, irritabilità	Gestante o nutrice, alcolizzati, pazienti con disturbi epatici, paziente portatore di malattie da malassorbimento
B12 (cobalamina)	Prezzemolo, spirulina, carni, latte e derivati	Favorisce una regolare crescita e sviluppo	Anemia perniciosa, gengive sanguinanti	Paziente con insufficiente produzione gastrica (di fattore intrinseco e/o di HCl), paziente con grave sindrome di malassorbimento, alcolizzato, drogato
C (acido ascorbico)	Limone, pompelmo, arancia, rosa canina, alchemilla, acerola, erba medica, nasturzio, ortica, camu camu	Partecipa a reazioni di idrossilazioni, alla formazione di tessuto osseo, alla cicatrizzazione	Fragilità capillare (formazione di ecchimosi e petecchie), anemia	Gestante o nutrice, alcolizzato, portatore di malattia cronica debilitante, paziente con stato influenzale
D (colecalciferolo)	Latte, olio di fegato di merluzzo, salmone	Regola la crescita e la formazione del tessuto osseo	Rachitismo, osteomalacia	Anziano (che espone molto poco al sole il proprio corpo), vegetariano, alcolizzato cronico, paziente con gravi malattie epatiche e renali, oppure con malattie che si accompagnano a malassorbimento dei lipidi alimentari

→ *segue*

→ *seguito*

Tabella A.5 Vitamine contenute in alcuni alimenti e prodotti vegetali

Vitamina	*Fonte*	*Funzione*	*Sindrome (o sintomi) da carenza*	*A chi potrebbe giovare un'integrazione*
E (tocoferolo)	Olio di girasole, granturco, soia, mandorla, spirulina, ortica	Antiossidante	Fragilità della membrana dei globuli rossi, anemia	Neonati prematuri, adulti con problemi di malassorbimento, in casi di aumentata assunzione di acidi grassi polinsaturi, pazienti con difetti circolatori (*claudicatio intermittens*), pazienti esposti all'infarto miocardico, pazienti il cui tessuto polmonare è esposto agli effetti dannosi dell'ozono in aree molto inquinate
K (Vit. antiemorragica)	Erba medica, olivo, spinaci. Sintetizzata dai batteri intestinali	Attiva numerosi fattori della coagulazione	Aumento del tempo di coagulazione	Paziente che prende antibiotici
H (biotina)	Arachidi, noci, piselli, cioccolata, uova. Sintetizzata dai batteri intestinali	Componenti di enzimi, partecipa alla biosintesi di acido ossalacetico e degli acidi grassi	Rara	Pazienti con ittero ostruttivo o altre patologie che si accompagnano a gravi fenomeni di malassorbimento dei lipidi, persone anziane con ridotta funzionalità epatica e malassorbimento dei lipidi, paziente che prende antibiotici

→ *seguito*

Tabella A.6 Elementi minerali contenuti in alcuni alimenti e prodotti vegetali

Elementi	*Fonte*	*Funzione*	*Sindrome (o sintomi) da carenza*	*A chi potrebbe giovare un'integrazione*
Calcio	Vegetali a foglie verdi, soia, latte, tuorlo d'uovo, crostacei, salmone, yogurt	Componente delle ossa e dei denti, media risposte ormonali, partecipa alla coagulazione del sangue, è essenziale per la contrazione muscolare e per la normale eccitabilità neuromuscolare	Crampi muscolari, decalcificazione delle ossa, rachitismo, ipertensione	Gestante o nutrice, persona allergica al latte e derivati, alcolizzato, drogato
Cobalto	Crescione, fico, grano saraceno, spinaci, cavolo, lattuga, fegato	Promuove la formazione di globuli rossi	Anemia	Anoressico
Cromo	Galega, mirtillo, fagiolo, lievito di birra, manzo	Costituente del fattore di tolleranza al glucosio (CTF), mantiene la concentrazione di HDL nel plasma	Diminuita tolleranza al glucosio	Alcolizzato, drogato, portatore di malattie croniche (diabete, ecc.)
Ferro	Germe di grano, melassa, seme di zucca, legumi, fegato, carni	Componente dell'emoglobina e della mioglobina, costituente dei citocromi e delle ferroproteine, componente dell'enzima lisosomiale mieloperossidasi	Anemia	Anziano, donna in gravidanza o che allatta, donna con perdite ematiche eccessive, alcolizzato, drogato
Fosforo	Noccioline, pollame, latte, pesce, carne	Componente di ATP, DNA, RNA e molti enzimi, presente nell'osso e nei denti, partecipa all'attività neuromuscolare	Debolezza muscolare, rachitismo	Soggetto stressato, adolescenti che ricorrono a diete sbilanciate

→ *segue*

→ *seguito*

Tabella A.6 Elementi minerali contenuti in alcuni alimenti e prodotti vegetali

Elementi	*Fonte*	*Funzione*	*Sindrome (o sintomi) da carenza*	*A chi potrebbe giovare un'integrazione*
Fluoro	Tè, caffè, mele, acqua fluorurata, uova, merluzzo, salmone	Componente delle ossa e dello smalto dei denti	Osteoporosi, aumento della carie dentaria	Soggetto che vive in aree con un basso contenuto di fluoro
Iodio	Alghe (clorella, spirulina), seme di girasole, olio di fegato di merluzzo	Componente degli ormoni tiroidei	Gozzo	Soggetto che fa uso di cibi che possano causare gozzo (cavolo, verza, bietole, lattuga, spinaci)
Manganese	Crusca, orzo, spinaci, zenzero, trifoglio fibrino	Componente di enzimi	Debolezza muscolare, tremori, aritmie cardiache, ipertensione	Gestante, alcolizzato, drogato
Magnesio	Fagioli, arachidi, banane	Costituente di coenzimi, partecipa a numerose funzioni ed alla trasmissione neuromuscolare	Sconosciuta	Paziente con grave malattia
Potassio	Albicocche, alghe (spirulina, fuco), dattero, erba medica, fico, fungo porcino, melassa	Possibile ruolo nella eccitabilità neuromuscolare	Depressione neuromuscolare	Donna che prende contraccettivi orali, soggetto stressato, alcolizzato e drogato
Rame	Germe di grano, uova, fegato, spinaci, pesce	Sintesi dell'emoglobina, componente di alcuni enzimi o agisce come cofattore	Leucopenia, demineralizzazione delle ossa, anemia, fragilità delle grosse arterie, demielinizzazione del tessuto nervoso	Gestante o nutrice, alcolizzato, drogato, portatore di malattie croniche

→ *segue*

→ *seguito*

Tabella A.6 Elementi minerali contenuti in alcuni alimenti e prodotti vegetali

Elementi	*Fonte*	*Funzione*	*Sindrome (o sintomi) da carenza*	*A chi potrebbe giovare un'integrazione*
Selenio	Aglio, cipolla, crusca, germe di grano, sedano, seme di zucca	Componente di enzimi	Sconosciuta	Soggetto che presenta un invecchiamento precoce dei tessuti, soggetto che vive in aree nelle quali il selenio è carente (Stati Uniti, Nuova Zelanda, Cina). Da evitare l'associazione con vitamina C altrimenti non viene assimilato
Silicio	Equiseto, cereali, verdure, crostacei	Previene, secondo alcuni, l'aterosclerosi	Sconosciuta	Soggetto con disturbi vascolari (aterosclerosi) o articolari. Il beneficio di un integratore a base di silicio non è stato ancora dimostrato
Sodio	Fagioli verdi, pane, burro, latte, manzo, pelati, molluschi, sardine, prosciutto	Regola l'equilibrio dei fluidi extracorporei, stimola la contrazione muscolare e la trasmissione nervosa	Ipovolemia	Soggetti con diarrea ostinata, cardiopatici, soggetti che assumono diuretici
Zinco	Germe di grano, melassa, sciroppo di acero, seme di girasole	Componente di alcuni enzimi tra cui la DNA polimerasi; promuove la crescita e la spermatogenesi, media l'appetito ed il sapore	Ridotta crescita e difettoso sviluppo sessuale nei bambini, riduzione del senso del gusto, ritardo nella cicatrizzazione delle ferite, dermatite	Gestante o nutrice, alcolizzato, drogato, paziente portatore di malattie croniche, ustionato, chi usa contraccettivi orali, chi vive in Paesi il cui suolo è povero di zinco

Tabella A.7 Aminoacidi contenuti in alcuni alimenti e prodotti vegetali

Aminoacido	*Fonte*	*Funzione*	*Sindrome (o sintomi) da carenza*	*A chi potrebbe giovare un'integrazione*
L-arginina	Carruba, girasole, grano, noci, sesamo, riso, cioccolato, uva	Componente di proteine, precursore dell'NO	Sconosciuta	Soggetto con disfunzione erettile, gravidanza
Cisteina	Cereali, carne, latte e derivati, uova	Componente di proteine, si comporta da antiossidante	Crescita lenta negli adolescenti	Non sembra utile in forma di integratore
L-fenilalanina	Avocado, banana, seme di mandorla, seme di sesamo, seme di zucca, formaggio, latte, aringa	Componente di proteine, determina un aumento dei livelli ematici di adrenalina, noradrenalina, dopamina	Crescita lenta negli adolescenti	Gestante o nutrice, adolescente che segue una dieta restrittiva
L-lisina	Seme di soia, carne rossa, latte, patate, pesce, uova	Componente di proteine, prende parte alla crescita e riparazione dei tessuti	Crescita lenta negli adolescenti	Soggetto con un inadeguato apporto proteico
L-tirosina	Avocado, banana, mandorla, seme di sesamo, seme di zucca, formaggi, latte	Componente di proteine, determina un aumento dei livelli ematici di adrenalina, noradrenalina e dopamina	Crescita lenta negli adolescenti	Persona stressata o depressa, drogato, donna con sindrome premestruale (irritabilità, depressione, stanchezza), soggetto con un inadeguato apporto proteico
Triptofano	Banane, datteri, carne, latte, pesce	Componente di proteine	Crescita lenta negli adolescenti	Soggetto con un inadeguato apporto proteico

mentare. È stato osservato che il β-carotene incrementa i livelli degli enzimi detossificanti glutatione S-transferasi mu (GST-mu) e glutatione perossidasi; inoltre sembra che protegga il danno ossidativo a carico del DNA, che inibisca la perossidazione lipidica e che regoli l'espressione dei geni sensibili allo stato redox intracellulare coinvolto nella carcinogenesi. Il consumo quotidiano di frutta e verdura garantisce l'assunzione di 3-6 mg di β-carotene al giorno. In commercio si trovano integratori contenenti β-carotene sintetico e naturale. Il β-carotene naturale si ottiene dall'alga *Dunaliella salina*. Il dosaggio giornaliero consigliato è di 3-15 mg/die.

Il **licopene** è presente soprattutto nel pomodoro (*Lycopersicon esculentum*), ma anche nell'anguria, nella papaia, nel pompelmo giallo e nella pera gialla. Nel pomodoro il licopene fa parte di una matrice (nei cloroplasti o cromoplasti) che ne impedisce l'assorbimento a meno che non si provveda alla rottura meccanica e termica di questa ed alla isomerizzazione, con il calore, della forma trans- in quella cis- (il cis-licopene è molto più biodisponibile del trans-licopene). I lipidi, poi, incrementano l'assorbimento del carotenoide; per questo è molto più vantaggioso aggiungere olio d'oliva al sugo di pomodoro piuttosto che utilizzare il sugo di pomodoro da solo. D'altra parte è preferibile cuocere a lungo il pomodoro perché la cottura prolungata (nel caso del ragù) facilita la rottura delle strutture cellulari e quindi l'assorbimento del licopene. Il licopene sembra utile nel prevenire il cancro alla prostata (Tab. A.3). Questo carotenoide riduce l'ossigeno singoletto (è più attivo del β-carotene), inibisce l'ossidazione del DNA, la perossidazione lipidica e l'ossidazione delle LDL. In commercio il licopene è disponibile in preparazioni oleose; altri veicoli utilizzati sono oleoresine e fosfolipidi. Le dosi giornaliere sono comprese tra 5 e 15 mg.

Contenuto di licopene in alcuni alimenti

	mg/kg di peso
Pomodoro fresco	7-30
Pomodoro cotto	37-90
Salsa di pomodoro (ragù)	62-102
Concentrato di pomodoro	54-500
Succo di pomodoro	50-116
Ketchup	99-134
Anguria	23-72
Pera	40-51
Pompelmo	30-38
Papaia	20-53

Luteina e **zeaxantina** sono presenti nei cereali, nel rosso d'uovo (luteina: 290 mg/uovo; zeaxantina: 210 mg/uovo), nei broccoli, nei fagioli verdi, nei piselli, nei cavoletti di Bruxelles, nei cavoli, negli spinaci, nella lattuga, nei kiwi, nel succo d'arancia e nel mango. Questi carotenoidi sono inoltre presenti nei fiori gialli ed in particolare in quelli di *Tagetes erecta*. Sono infine presenti nella macula e nel cristallino umano, dove sembra esercitino un ruolo protettivo. Questo effetto protettivo sull'occhio è in parte dovuto ad un'azione protettiva contro il danno causato dalle radiazioni blu ed ultraviolette della luce ed in parte all'azione verso specie reattive d'ossigeno. È stato postulato che una maggiore assunzione giornaliera di luteina e zeaxantina, con gli alimenti, riduce il rischio di cataratte e degenerazione della macula. Sia la luteina che la zeaxantina sono presenti negli integratori da soli o in associazione, sia liberi che esterificati. La quantità di luteina in questi prodotti è più alta di quella della zeaxantina. Infine, è da ricordare che l'assunzione di luteina e zeaxantina riduce il rischio di neoplasia cervicale (Tab. A.3).

Resveratrolo

È una fitoalesina prodotta dalle piante in risposta ad un danno o ad una infezione fungina. È presente soprattutto nella buccia e nel seme d'uva e quindi si trova nel vino, sia rosso che bianco. Durante la preparazione del vino il resveratrolo viene estratto grazie ad un processo di macerazione. Il paradosso francese (l'incidenza di malattie cardiovascolari letali è più bassa in Francia che in altri Paesi industriali aventi lo stesso profilo di rischio) è stato attribuito al frequente consumo di vino rosso. A parte l'uva il resveratrolo è presente nelle arachidi, nel gelso e nelle radici e fusto di *Polygonum cuspidatum*. Il resveratrolo può manifestare azioni cardioprotettive ed antiproliferative. Sono stati ipotizzati diversi meccanismi d'azione: inibizione dell'ossidazione delle LDL, inibizione della proliferazione delle cellule muscolari lisce, inibizione dell'aggregazione piastrinica, inibizione della produzione di eicosanoidi proaterogeni, inibizione del superossido e dell'idrogeno perossido. In commercio si trovano due tipi di integratori: quelli contenenti un estratto di *P. cuspidatum* (contenente 8% di resveratrolo) in combinazione con fitonutrienti e vitamine e quelli contenenti un estratto di *Vitis vinifera*.

Picnogenolo (PYC)

Con questo termine s'intende una miscela di procianidine (polimeri di catechina ed oligomeri di epicatechina e catechina), estratte dalla corteccia del pino marittimo francese (*Pinus maritima*; vedi Cap. 22). Gli oligomeri delle procianidine sono noti anche come procianidine oligomeriche (OPC), proantocianidine oligomeriche (OPCs) ed oligomeri procianidolici (PCOs).

Il PYC contiene anche catechina, epicatechina, taxifolina, acidi fenolici (caffeico, ferulico) e flavonoidi. Le procianidine, dette anche leucocianidine, si trovano anche in alimenti quali cacao, semi d'uva, pere, mandorle, arachidi, mirtilli ed in piante medicinali come il sangue di drago (*Croton lechleri*). Le procianidine fanno parte, assieme alle prodelfinidine, di una classe di composti polifenolici chiamati proantocianidine. Mentre le prodelfinidine sono oligomeri di gallocatechina ed epigallocatechina e loro derivati, le procianidine sono oligomeri di catechina ed epicatechina ed esteri dell'acido gallico. Le proantocianidine sono anche note come tannini condensati. Queste sostanze impediscono la formazione di radicali liberi, inibiscono la perossidazione lipidica e la degradazione dei principali componenti della matrice extravascolare (inibendo collagenasi, elastasi, ialuronidasi e β-glucuronidasi) ed inibiscono l'attivazione dei fattori di trascrizione NF-kB ed AP-I che regolano l'espressione dei mediatori dell'infiammazione. In commercio troviamo un estratto idroalcolico standardizzato (Pycnogenol®), con titolo variabile tra l'80 ed il 90% di procianidine oligomeriche. La dose giornaliera di Pycnogenol® varia dai 90 ai 360 mg. Si consiglia nei casi di disturbi vascolari (varici, insufficienza venosa cronica, retinopatie, disfunzione erettile), stati infiammatori e stress.

Crisina

Si tratta di un flavone diffuso in diverse specie di *Pelargonium*, *Pinus* e *Passiflora* (*P. coerulea*). Questo flavonoide è un inibitore dell'aromatasi, un enzima citocromo P-450 che catalizza la conversione degli androgeni in estrogeni. Grazie a questa proprietà la crisina è molto popolare tra gli atleti ed i "culturisti". Studi sperimentali lasciano poi supporre un impiego della crisina come ansiolitico, per ridurre l'assunzione di morfina e nella prevenzione delle malattie cardiovascolari e del cancro. Gli atleti ed i "culturisti" assumono circa 1 g di crisina al giorno durante l'allenamento. Gli integratori si trovano in commercio come capsule o come tavolette a rilascio ritardato.

Isoflavonoidi di soia

I principali isoflavoni presenti nella soia sono: daidzeina (circa 25%), genisteina (circa 70%) e gliciteina (circa 5%) (vedi Cap. 28). Questi isoflavoni sono presenti in quantità diverse nel germe di soia (gliciteina 40%, daidzeina 50%, genisteina 10%) e nelle proteine di soia (2 mg di daidzeina e genisteina per grammo di proteine). Nella soia gli isoflavoni sono presenti sia liberi che glicosilati: daidzina, genistina, glicitina. Questi isoflavoni, oltre che nella soia, sono presenti in altri legumi (ceci per esempio) e sono stati estratti dalle radici di *Pueraria lobata*, nota come *kudzu*. Sono utilizzati per sopprimere le vampate di calore in donne in menopausa, per prevenire l'osteoporosi, le malattie cardiovascolari ed il cancro (Tab. A.3, vedi anche Cap. 28). Di recente è stato poi osservato che la daidzeina è in grado di ridurre, nel ratto, l'assunzione di alcol, per un'azione inibente l'alcol deidrogenasi (ADH) e l'aldeide deidrogenasi 2 (ADLH-2). In pratica la daidzeina sopprimerebbe il consumo di alcol incrementando la biodisponibilità e quindi gli effetti tossici dell'alcol ingerito. In Italia è disponibile un estratto di soia altamente concentrato in isoflavoni (40% in forma coniugata, equivalente al 25% in forma libera, di cui mediamente il 18% genisteina, 6% daidzeina e 1% gliciteina).

Oli di pesce

Detti anche oli marini, sono lipidi che si ricavano dai pesci d'acqua fredda. Gli oli di pesce sono ricchi di acidi grassi polinsaturi a lunga catena (LCPUFA): i più importanti sono l'acido eicosapentaenoico (EPA) e l'acido docosaesaenoico (DHA). Entrambi EPA e DHA si trovano in natura sotto forma di diacilgliceroli. Gli oli di pesce vengono utilizzati per abbassare i livelli di trigliceridi, nella prevenzione dell'infarto, per ridurre la coagulazione e la pressione del sangue e per alleviare i sintomi dell'artrite reumatoide e della colite ulcerosa. I meccanismi d'azione possono essere diversi: inibizione della trascrizione di geni che codificano enzimi del tipo lipossigenasi e stimolazione della trascrizione di enzimi che regolano l'ossidazione di acidi grassi nel fegato; inibizione della conversione dell'acido arachidonico in eicosanoidi proinfiammatori (PGE_2, LTB_4); inibizione della sintesi di citochine infiammatorie (TNF-α e IL-1). EPA e DHA hanno ruoli fisiologici simili, ma anche dissimili. Il primo risulta essere più importante in quelle manifestazioni nelle quali sono coinvolti gli eicosanoidi [EPA è il precursore di prostaglandine (PGE_2), trombossani (TXA_3) e di leucotrieni (LTB_5)] mentre il secondo svolge un ruolo importante nelle membrane delle cellule del SNC. Comunque l'EPA può in parte convertirsi in DHA e viceversa. In commercio esistono diverse forme di integratori. La più comune contiene il 30% di EPA e DHA con un rapporto EPA/DHA di 1,5: una capsula gelatinosa da 1 g contiene in pratica 180 mg di EPA e 120 mg di DHA. Per evitare l'ossidazione dei lipidi si aggiunge tocoferolo. Nei casi di ipertrigliceridemia la dose giornaliera consigliata è di 5 g, da consumare durante i pasti, mentre nei casi di ipertensione, colite ulcerosa ed artrite reumatoide la dose è di 3 g.

Chitosano e chitina

Si tratta di polimeri di polisaccaridi contenenti più di 5000 unità di glucosamina ed acetilglucosamina rispettivamente. La chitina si trova nei funghi, negli artropodi e negli invertrebati marini. La chitina del commercio si ricava dall'esoscheletro di crostacei quali gamberetti, granchi ed altri molluschi; dalla chitina per deacetilazione si ottiene il chitosano. Si ritiene che il chitosano possa in alcuni soggetti manifestare un effetto ipocolesterolemizzante (riduce il colesterolo LDL mentre lascia immodificato il colesterolo totale ed il colesterolo HDL); inoltre potrebbe risultare utile nei casi d'insufficienza renale cronica (riduce i livelli di urea e di creatinina) e negli obesi come dimagrante. Comunque le evidenze cliniche sono scarse o poco incoraggianti (Tab. A.3).

Gli integratori contenenti chitosano sono diversi e si usano soprattutto per abbassare il colesterolo. La dose consigliata è di 1-1,2 g due volte nella giornata, prima o dopo i pasti. Il chitosano può risultare contaminato da diversi metalli: piombo, rame, mercurio, ferro ed arsenico.

A.3 Integratori contenenti probiotici, prebiotici e simbiotici

Sebbene fosse antico l'uso di prodotti caseari fermentati (indicazioni si trovano nella Bibbia e nei libri sacri dell'induismo), gli effetti benefici dello yougurt e dei fermenti lattici sull'organismo umano sono stati scoperti soltanto qualche decennio fa. Questi prodotti consentono l'assunzione di microrganismi vivi, tra i quali i lattobacilli, i bifidobatteri ed i saccaromiceti. I lattobacilli ed i bifidobatteri, classificati entrambi come batteri acidi lattici (LAB), sono anaerobi gram-positivi che normalmente risiedono nel colon umano. La popolazione di questi batteri è influenzata dalla dieta, dallo stress e da terapie con antibiotici. Ad oggi sono stati identificati 30 specie di bifidobatteri (*Bifidobacterium adolescentis, B. animalis, B. thermophilum, B. infantis, B. lactis*, ecc.) e 56 specie di lattobacilli (*Lactobacillus acidophilus, L. brevis, L. bulgaricus, L. casei, L. cellobiosus, L. crispatens, L. fermentum*, ecc.). I saccaromiceti appartengono invece alla famiglia dei lieviti; il principale è il *Saccharomyces boulardii*, noto anche come *S. cerevisiae*. In commercio si trovano diversi prodotti (integratori, ma anche specialità medicinali) contenenti differenti specie di questi batteri, in combinazione e non. Il dosaggio tipico va da 1 a 10 miliardi di CFU (*colony-forming units*). Questi prodotti rendono la flora batterica più resistente e reattiva; si utilizzano nella prevenzione e nel trattamento di alcuni disordini gastrointestinali (diarrea associata ad antibiotici, diarrea infettiva, diarrea indotta da *rotavirus* nei bambini, intolleranza al lattosio, malattie infiammatorie dell'intestino) (Tab. A.3).

Questo tipo di approccio, detto **probiotico**, presenta, però, un inconveniente: i LAB prima di raggiungere il colon ed esercitare la loro attività specifica permangono per circa 60 minuti nello stomaco in un ambiente acido e quindi ostile alla loro sopravvivenza. Di recente si è cercato di ovviare a questo problema fornendo un nutrimento specifico alla flora intestinale in modo da stimolarne la crescita, piuttosto che implementarla dall'esterno con la somministrazione di germi. Questo nuovo approccio, detto **prebiotico**, consiste nel somministrare nutrienti specifici in grado di raggiungere il lume del colon immodificati.

I nutrienti per essere classificati prebiotici devono: (i) non essere assorbiti, né idrolizzati, nel primo tratto del digerente; (ii) rappresentare un substrato selettivo per uno o per un numero limitato di batteri (bifidobatteri, lattobacilli), in modo da stimolarne la crescita e/o attivarne il metabolismo; (iii) modificare, conseguentemente, la flora del colon a favore di quella "utile"; (iv) indurre effetti luminali o sistemici in grado di migliorare lo stato di salute del soggetto.

Dei diversi componenti la dieta, i carboidrati non digeribili (oligosaccaridi e polisaccaridi), alcuni peptidi, alcune proteine ed alcuni lipidi (esteri ed eteri) non vengono assorbiti nel primo tratto del digerente e non sono idrolizzati dagli enzimi digestivi; pertanto sono considerati degli "alimenti del colon". Di questi, però, soltanto i carboidrati non digeribili possono considerarsi dei possibili prebiotici e di questi, soltanto gli oligosaccaridi si comportano da veri prebiotici [frutto-oligo-saccaridi (FOS), galatto-oligo-saccaridi (TOS), gluco-oligo-saccaridi (GOS), soia-oligo-saccaridi (SOS)]. Gli oligosaccaridi prebiotici si ottengono dalle piante (asparago, cipolla, carciofo, ecc.) per estrazione (FOS, TOS), per idrolisi enzimatica, a partire dai polisaccaridi (FOS) oppure per sintesi enzimatica (FOS, GOS, TOS). I prebiotici oligosaccaridi hanno dimostrato di possedere effetti comuni, ma anche specifici. Per esempio riducono la concentrazione plasmatica di colesterolo ed in alcuni casi modificano, anche se di poco, quella dei trigliceridi. Inoltre aumentano la produzione di SCFA (acidi grassi a catena corta), anche se con qualche differenza (i GOS aumentano il propionato, mentre i FOS ed i TOS il butirrato e gli isoacidi). I GOS non alterano i livelli di ammoniaca, mentre i FOS ed i TOS li riducono. Così pure i FOS ed i TOS, al contrario dei GOS, provocano un aumento significativo di bifidobatteri con conseguente aumento globale della massa fecale. Inoltre i GOS, al contrario dei FOS e dei TOS, aumentano le attività enzimatiche (glicolitiche) dei batteri residenti nel colon e questo potrebbe essere utile nei neonati prematuri con deficienze enzimatiche transitorie. Degli oligosaccaridi prebiotici i FOS sono quelli più utilizzati per normalizzare la flora batterica intestinale e migliorarne le funzioni (stipsi, deficienze digestive, ipercolesterolemia). In commercio si trovano integratori contenenti FOS da soli o in associazione a sostanze che contribuiscono a migliorare le funzioni intestinali (psillio, tamarindo, inuline, ecc.). La dose giornaliera consigliata è di 10 g. Dosaggi superiori possono causare flatulenza, borborigma e gonfiori; per dosi superiori ai 50 g/die si hanno crampi e diarrea.

Di recente sono state proposte delle associazioni di probiotici e prebiotici: la loro funzione è quella di migliorare la sopravvivenza degli organismi probiotici e di fornire un substrato specifico alla flora batterica residente. Queste associazioni sono definite con il termine **simbiotici**. I simbiotici presenti sul mercato sono un'associazione di: bifidobatteri e FOS; lattobacilli ed inuline; bifidobatteri, lattobacilli e FOS o inuline; bifidobatteri e psillio. L'assunzione di probiotici è compresa tra 1 e 10 bilioni di CFU; le dosi dei prebiotici sono comprese tra 1 e 10 g. I simbiotici trovano le stesse indicazioni dei probiotici e dei prebiotici. L'effetto collaterale più frequente dei simbiotici è la flatulenza.

B. Rischi connessi all'uso di alimenti di origine vegetale

Diversi prodotti vegetali di uso comune come alimenti contengono sostanze potenzialmente tossiche o fattori antinutrizionali: gli spinaci ad esempio contengono ossalati, la manioca contiene acido cianidrico e le patate l'alcaloide solanina. Nella Tabella B.1 verranno riportati molti altri esempi. La sostanza tossica può essere presente in concentrazioni talmente basse da rendere improbabile qualsivoglia effetto sull'uomo. Inoltre, i comuni metodi di preparazione (la cassava ad esempio viene grattugiata ed essiccata al sole) e di conservazione (in ambienti freschi ed asciutti) e le abitudini alimentari (lavaggio, macerazione, cottura) inattivano il tossico e rendono sicuro l'alimento. Comunque il rischio d'intossicazione rimane (i) quando il processo di detossicazione non è stato eseguito in maniera appropriata, (ii) quando l'alimento è consumato in eccesso o (iii) quando l'alimento è consumato da persone che reagiscono in maniera abnorme. Pericolo di intossicazione esiste anche quando si ingerisce, per errore, un prodotto vegetale diverso [la cicuta se ingerita per errore (le foglie rassomigliano a quelle del prezzemolo, le radici a quelle della pastinaca, i semi a quelli di anice) può causare bruciore al naso ed alla gola, disfagia, tremori, midriasi, salivazione, perdita di coscienza] o quando si utilizza un alimento contaminato con tossine prodotte da muffe (aflatossine, luteoschirina, tricotecani).

È il caso di ricordare qui altre due sostanze tossiche: la saxitossina e la tetrodotossina. La prima è presente nei crostacei marini (mitili, gamberi, granchi, ecc.) che si cibano di un protozoo unicellulare (*Gonyaulax catenella* o *G. tamareusis*); non viene inattivata con il calore e può causare disturbi gastrointestinali e paralisi. La tetrodotossina è una tossina presente nelle ovaie, nel fegato e nella testa di certi pesci palla (*Arothron hispidus, Diodon holacantheus, Batrachus cirrhosus*, ecc.). Questi sono innocui se vengono appunto privati di testa, fegato ed ovaie prima della cottura. La tetrodotossina è una neurotossina che provoca, entro 10-40 minuti, vertigini, pallore, parestesia delle labbra, della bocca e della lingua, salivazione, vomito, disfagia, difficoltà respiratorie, convulsioni; l'esito è fatale nel 50% dei casi, entro 6-24 ore.

Tabella B.1 Sostanze potenzialmente tossiche presenti in alcuni alimenti di uso comune nei Paesi occidentali ed in quelli in via di sviluppo

Sostanza	*Alimento*	*Commento*
Acido ossalico	Barbabietola, mandorla, prezzemolo, rabarbaro (foglia), sedano, spinaci, ecc.	Alcuni alimenti contengono notevoli quantità di acido ossalico e di ossalati (ossalato acido di potassio). L'ossalato si combina con il calcio presente in altri alimenti provocando irritabilità da ipocalcemia, tremori e convulsioni. Un uso eccessivo di questi alimenti può inoltre determinare un accumulo di cristalli insolubili di ossalato nell'uretere e nella vescica e quindi irritazioni, ematuria ed eventuali lesioni renali
Acido cianidrico	Manioca, fagioli di Lima, fagioli comuni, sorgo, miglio, pisello, patata dolce, cecio, semi di lino, mandorla amara, germogli di bambù, crescione (*Lepidium sativum*)	Glicosidi cianogenetici (faseolunatina, amigdalina) possono liberare nel nostro organismo acido cianidrico, responsabile di una sintomatologia tossica: cefalea, vomito, stato confusionale, perdita di coscienza, respiro difficoltoso
Acido djenkolico	Djenkol	I semi ed i frutti di djenkol (*Pithecolobium lobatum*) vengono mangiati dagli abitanti di alcune zone dell'Indonesia. Un uso esagerato di questo alimento può causare stranguria, oliguria, albuminuria e colica renale, per la presenza di un aminoacido insolito, l'acido djenkolico
Amine	Banana, pomodoro, avocado, ananas, fava, lievito di birra, ecc.	Diverse amine (noradrenalina, tiramina, serotonina, dopamina, ecc.) sono presenti in quantità apprezzabili in alimenti di uso comune. Queste amine elevano la pressione del sangue, ma in condizioni normali vengono inattivate dalle MAO. In soggetti nei quali quest'enzima risulta inattivato (perché in terapia con alcuni farmaci antidepressivi) si hanno effetti tossici (crisi ipertensive)

→ *segue*

→ *seguito*

Tabella B.1 Sostanze potenzialmente tossiche presenti in alcuni alimenti di uso comune nei Paesi occidentali ed in quelli in via di sviluppo

Sostanza	*Alimento*	*Commento*
Carotene	Carote, broccoli, spinaci, cantalupo, mango, papaia, patata dolce, ecc.	Il consumo eccessivo e prolungato di alimenti contenenti il pigmento carotene causa ipercarotenosi (carotenodermia, carotenemia): la cute del viso, del palmo delle mani e della pianta dei piedi assume una tinta giallo-canarino. Le sclerotiche non vengono coinvolte e questo permette di distinguere l'ipercarotenosi dall'ittero
Cicasina	Cicadea	In alcuni Paesi si usa la farina di cicadea (semi di *Cycas circinalis*): questa, confezionata in modo errato, può provocare tumori epatici e renali, per la presenza di cicasina, un alcaloide che nell'organismo umano viene metabolizzato in metilazossimetanolo, una sostanza altamente carcinogena
Emoagglutinine	Soia, piselli, ecc.	In diversi legumi sono presenti delle sostanze (emoagglutinine) che facilitano l'agglutinazione dei globuli rossi
Euforbone	Manzanilla	Il frutto di manzanilla è una varietà di piccole mele coltivate per preparare marmellate e gelatine. L'ingestione del frutto provoca, per la presenza di una sostanza resinosa (euforbone), edema labiale e della bocca, vomito e dissenteria
Inibitori della tripsina	Soia, frumento	Nella farina di soia e di frumento è presente un fattore antitripsina che interferisce con il processo digestivo

→ *segue*

→ *seguito*

Tabella B.1 Sostanze potenzialmente tossiche presenti in alcuni alimenti di uso comune nei Paesi occidentali ed in quelli in via di sviluppo

Sostanza	*Alimento*	*Commento*
Ipoglicina A e B	Ackee	L'ipoglicina A è un aminoacido insolito [acido α-amino-β(2-metilen-ciclo propil)propionico] mentre l'ipoglicina B è un dipeptide (N-glutamil ipoglicina A). Queste tossine idrosolubili, presenti in quantità elevate nel frutto acerbo e non ancora aperto o danneggiato di *Blighia sapida*, causano una sindrome acuta fatale, l'ipoglicemia tossica acuta (vomito della Giamaica)
Latirogeni	Cicerchia, grano	L'osteolatirogeno (β-aminopropionitrile) causa deformazioni scheletriche (solo nell'animale) mentre il neurolatirogeno (acido α,γ-diaminobutirrico, β-ciano-L-alanina) causa nell'uomo dolori dorsali, debolezza e spasticità dei muscoli delle gambe. L'ingestione continua di alimenti contenenti latirogeni può provocare il latirismo
Licopene	Pomodoro	L'assunzione cronica di succo di pomodoro può causare licopenemia (colorazione arancio-giallastra), per la presenza del carotenoide licopene. Il licopene si accumula nel fegato dando anche disturbi epatici. Nel pomodoro è presente anche l'alcaloide solanina
Mimosina	Tamarindo selvatico	Foglie, frutti e semi del tamarindo selvatico (*Leucaena glauca*) sono commestibili. La loro ingestione può causare perdita di pelo. L'effetto depilatorio viene attribuito alla presenza di un aminoacido, la mimosina
Miristicina	Noce moscata	L'ingestione di una-due noci moscate può causare disturbi gastrointestinali, stimolazione del SNC e danno epatico

→ *segue*

→ seguito

Tabella B.1 Sostanze potenzialmente tossiche presenti in alcuni alimenti di uso comune nei Paesi occidentali ed in quelli in via di sviluppo

Sostanza	*Alimento*	*Commento*
Safrolo	Patata, piante aromatiche	Il safrolo è strettamente correlato all'eugenolo, alla vanillina ed alla miristicina ed è un blando carcinogeno
Solanina	Patata, ecc.	Nelle patate novelle, nelle patate in germoglio e nelle patate esposte alla luce (assumono un colore verde) si riscontra una elevata quantità di solanina, un inibitore delle colinesterasi. Le patate si considerano nocive se la concentrazione di solanina supera i 20 mg/100 g. I sintomi dell'avvelenamento appaiono dopo circa 8 ore dal pasto e comprendono nausea, vomito, diarrea, tachicardia, midriasi, depressione dei sistemi respiratorio e cardiovascolare
Sostanze che liberano istamina	Fragola	Si è osservato che negli estratti di fragola sono presenti sostanze che liberano istamina. Ciò spiegherebbe la reazione di ipersensibilità (esantemi cutanei, orticaria, edema angioneurotico) che si verificano in alcuni individui dopo ingestione di fragole
Tioglicosidi	Soia, cavolo, cavoli-rapa, broccoli, cavolini di Bruxelles, senape, ecc.	Il gozzo può essere la conseguenza di un ridotto apporto di iodio con la dieta, ma anche di un esagerato consumo di alimenti gozzigeni. Le sostanze gozzigene (goitrina o 1-5-vinil-tiossazolidone, glucobrassicina, propiltiouracile, allil isotiocianato) inibiscono la sintesi di iododerivati organici nella tiroide. La cipolla può rivelarsi gozzigena nei Paesi dove l'assunzione di iodio è bassa (Libano)
Vicina	Fava	La vicina è un nucleotide contenente glucosio. Provoca favismo (un'anemia emolitica) in soggetti deficienti di glucosio-6-fosfato deidrogenasi

C. Alimentazione e carcinogenesi

La lista dei tumori curabili con farmaci, da soli o in associazione, si è allungata in questi ultimi decenni; in alcuni casi i risultati terapeutici sono rapidi mentre in altri bisogna accontentarsi di miglioramenti transitori, ottenuti con difficoltà e con notevoli effetti tossici. Resta comunque il problema dell'indice terapeutico dei farmaci antitumorali, molto basso, soprattutto in quei pazienti debilitati per la malattia. Il frequente ricorso ad associazioni di farmaci complica ulteriormente il problema perché si ha quasi sempre una sommazione di effetti tossici ed interazioni multiple a vari livelli, cellulare, biochimico e farmacologico.

Il problema principale resta comunque l'assenza di specificità d'azione degli antitumorali sulle cellule cancerose. A parte gli ormoni, quasi tutti i farmaci antitumorali sono tossici e quindi in grado di provocare, alla dose efficace, arresto della moltiplicazione di qualsiasi cellula. Da ciò nasce la necessità di prevenire l'insorgenza di tumori con la individuazione ed eliminazione (o neutralizzazione) degli agenti oncogeni (prodotti ad uso industriale, farmaceutico, domestico, agricolo, alimentare, ecc.) e con il ricorso a diete alimentari appropriate. È noto infatti che alcuni alimenti (per es. aglio, soia, pomodoro) potrebbero prevenire alcuni tipi di cancro (vedi Cap. 33). Ma è anche noto che l'uso frequente ed abitudinario di cibi affumicati, insaccati e conservati in salamoia potrebbe aumentare la probabilità di contrarre cancro all'esofago ed allo stomaco. I cibi affumicati, in particolare, contengono 3,4-benzopirene, una sostanza che favorisce o promuove la carcinogenesi. Così pure il consumo di carne o pesce grigliati a fuoco diretto può essere causa di neoplasie per contaminazione con fuliggine carcinogena (e con altri carcinogeni) della superficie carbonizzata del cibo (è importante anche la frequenza di consumo e la tecnica di cottura). Inoltre, i prodotti della combustione del grasso contengono idrocarburi policiclici carcinogeni (benzopireni, benzantraceni) che si rinvengono sulla superficie carbonizzata della carne. Comunque, a parte la cottura e conservazione del cibo, è importante nella carcinogenesi la composizione della dieta.

Le diete *iperenergetiche* e ricche di *acidi grassi*[36] (50-100 g/die) sono state associate con 5 dei 6 tumori più comuni: mammario, colo-

---

[36] Gli acidi grassi sono catene carboniose con un gruppo metilico ad un'estremità ed un gruppo carbossilico all'altra e possono contenere doppi legami (acidi grassi polinsaturi). Gli acidi grassi con almeno 2 doppi legami e con 18 o più atomi di carbonio vengono classificati in famiglie o serie, in base alla loro struttura. Di queste, le più importanti sono quelle degli acidi omega (0 n) 3 o dell'acido α-linolenico (18:3 Δ 9,12,15) ed ω (0 n) 6 o dell'acido linoleico (18:2 Δ 9,12). Il primo numero(18) indica il numero di atomi

→ *segue*

rettale, pancreatico, prostatico ed uterino. Uno dei meccanismi mediante il quale l'eccessivo apporto energetico della dieta può incrementare l'incidenza di tumori è rappresentato dall'aumento del metabolismo che causa un aumento della formazione di radicali liberi. È stata anche ipotizzata l'esistenza di strette relazioni tra l'elevato consumo di acidi grassi polinsaturi (AGP) ω-6 e la forte incidenza dei casi di tumori al colon, ma anche alla prostata, testicoli, ovaie, mammella ed utero. I meccanismi con i quali le diete ricche di acido arachidonico e di acido linoleico possono promuovere il cancro sono diversi: incrementata biodisponibilità di ormoni sessuali, diminuita risposta immunitaria, incrementata produzione di prostanoidi (in particolare di PGE2), incrementata fluidità di membrana, incrementata produzione di radicali liberi (Tab. C.1). Al contrario si comportano gli AGP ω-3 (Tab. C.2). Per queste ragioni una grande attenzione è posta oggi nell'utilizzo di diete povere di AGP ω-6, ma con un alto contenuto di AGP ω-3. Alcune indagini sostengono che il rapporto ottimale tra AGP ω-3 e ω-6 dovrebbe essere di 10 a 4. Un tale rapporto risulta spesso difficile da mantenere senza una integrazione della dieta con oli ricchi di

Tabella C.1 Acidi grassi polinsaturi (AGP) ω-6 e promozione della carcinogenesi. Possibili meccanismi

1. Aumentata biodisponibilità degli ormoni sessuali (OS)
   - aumenta la produzione di OS
   - diminuiscono i livelli di OS legati alle globuline
   - diminuisce il metabolismo epatico degli OS
   - aumenta la circolazione enteroepatica degli OS
2. Diminuita risposta immunitaria
   - si modifica l'attività delle cellule NK (*natural killer*)
   - si modifica la produzione di interleuchina-1 e del TNF-α
3. Aumentata produzione di PGE_2
   - aumenta il contenuto di acido arachidonico nella membrana cellulare
4. Aumento dei radicali liberi
   - i radicali liberi stimolano la proliferazione cellulare
   - deplezione di antiossidanti

di carbonio; il secondo numero (:2) indica il numero di doppi legami; il simbolo (Δ) seguito da uno o più numeri indica il numero di atomi di carbonio interposti tra l'estremità carbossilica ed il doppio legame ad essa più vicino; la lettera ω (0 n) seguita da un numero indica il numero di atomi di carbonio interposti tra l'estremità metilica della catena carboniosa ed il doppio legame ad essa più vicino.

Tabella C.2 Acidi grassi polinsaturi (AGP) ω-3 ed inibizione della carcinogenesi. Possibili meccanismi

1. Aumentata fluidità di membrana
   - la eccessiva fluidità di membrana destabilizza la membrana ed interferisce con i processi cellulari essenziali consentendo un effetto citotossico
   - una maggiore incorporazione di AGP ω-3 nella membrana plasmatica facilita il trasporto attraverso questa dei farmaci antitumorali
2. Aumentato danno da radicali liberi
   - la cellula cancerosa è più sensibile al danno da radicali liberi se incorpora una maggiore quantità di AGP ω-3; questi acidi grassi contengono diversi doppi legami e ciascuno di questi rappresenta un bersaglio per i radicali liberi
3. Aumentata produzione di PG_3
   - gli AGP ω-3 impediscono la formazione di PGE_2 perché rimuovono l'acido arachidonico della membrana cellulare e competono per la ciclossigenasi ed infine promuovono la biosintesi di PGE_3
4. Ridotta aggregazione piastrinica
   - l'aggregazione piastrinica facilita il processo di metastasi; gli AGP ω-3 inibiscono la metastasi inibendo l'aggregazione piastrinica
5. Ridotta produzione di fattori angiogenici
   - i tumori solidi inducono angiogenesi; questa viene stimolata dal PAF, la cui formazione viene inibita dagli AGP ω-3
6. Ridotta cachessia (deperimento per disfunzioni nel metabolismo dei carboidrati, proteine e lipidi)
   - la cachessia è responsabile del 4-23% delle morti correlate al cancro. Pazienti con tumori che interessano il digerente sono particolarmente vulnerabili alla cachessia; perdono il 10-15% del loro peso. Gli AGP revertono la cachessia nell'animale: la dose efficace per l'uomo dovrebbe essere di 6-25 g/die. Altri agenti che riducono sperimentalmente la cachessia sono lo psillio (riduce anche la tossicità del 5-fluorouracile) e la glucosamina, un componente del tessuto connettivale e delle secrezioni di muco

acidi grassi ω-3 (Tab. C.3). Gli acidi grassi ω-3 sembrano anche utili nel prevenire malattie cardiovascolari: 2-4 g/die di EPA e DHA inibiscono l'aggregazione piastrinica, 4 g/die sopprimono l'infiammazione e 4-24 g/die riducono i contenuti plasmatici di colesterolo e trigliceridi.

Anche l'assunzione con la dieta di quantità eccessive di *saccarosio* (zucchero di canna, barbabietola, ecc.) potrebbe incrementare la proliferazione di cellule cancerose attraverso un aumento dei livelli di glucosio ematico e della secrezione di insulina. È noto che le cellule tumorali secernono dei fattori che prevengono l'*uptake* di glucosio da parte di cellule normali: questo causa cachessia ed iperglicemia, quest'ultima aggravata da una dieta contenente zuccheri. L'iperglicemia stimola, a sua volta, la secrezione di in-

Tabella C.3 Contenuto (%) di acidi grassi polinsaturi (AGP) in alcuni oli e grassi

	AGP ω-6		*AGP ω-3*	
	Acido linoleico	*Acido arachidonico*	*Acido linolenico*	*EPA e DHA*
Olio				
Arachide	27,87	2,2	1	0
Cartamo	74	0	0,5	0
Cocco	1	0	0	0
Grano germe	42	0	0	1
Girasole	55	0	0,5	0
Mais	39	0	1	0
Merluzzo fegato	2	0,7	1	24
Oliva	8	0	1	0
Pescecane	0,3	5	0	20
Noce	55	0	11	0
Salmone	0,15	0,05	0,09	0,89/1,19
Sesano	42	0	0,4	0
Soia	53	0	8	0
Grasso				
Burro	1,57	0	1,18	0
Lardo	25,83	0	2,94	0

EPA = acido eicosapentaenoico; DHA = acido decosaesaenoico

sulina che a sua volta facilita la proliferazione cellulare, attiva le cellule cancerose a riposo, promuove lo sviluppo di lesioni pre-neoplastiche, stimola la crescita di tumori preesistenti, attiva la fosfolipasi A2 (enzima che porta alla biosintesi di PGE2 a partire dall'acido arachidonico). Viceversa, le fibre vegetali, come è noto, accelerano il transito intestinale e di conseguenza riducono la permanenza di sostanze tossiche nel lume intestinale; inoltre diminuiscono la concentrazione di carcinogeni nelle feci, incrementano la popolazione della flora batterica che può distruggere metaboliti carcinogeni, incrementano l'escrezione di steroidi (ad esempio colesterolo) che si legano alle fibre, consentono la produzione di acido butirrico che provoca apoptosi e differenziazione cellulare e riducono i livelli di estrogeni. Ciononostante, il consumo di fibre non risulta associato ad una riduzione dell'incidenza del cancro al colon (Tab. A.3).

Gli *aminoacidi* possono influenzare la crescita di cellule cancerose. Così ad esempio quantità eccessive di triptofano possono stimolare la crescita di alcuni tumori. Al contrario, un'aggiunta alla dieta di glutatione, un antiossidante, può ridurre il danno da radicali liberi; può inoltre attivare i linfociti T e ridurre il danno intestinale (enterite) causato da antitumorali (metotrexato, fluorouracile) o da terapie radianti. Anche la cisteina, facilitando il metabolismo dei farmaci nel fegato, può ridurre gli effetti collaterali e tossici di agenti chemioterapici (ciclofosfamide, doxorubicina, ecc.). La presenza poi nella dieta di quantità ridotte di fenilalanina, precursore della tirosina (necessarie per la sintesi degli ormoni tiroidei) e delle catecolamine (dopamina, epinefrina, ecc.) può inibire la crescita di alcuni tumori (melanoma, alcuni adenocarcinomi).

Elementi nutritivi che svolgono un ruolo fondamentale nella carcinogenesi sono poi le *vitamine* ed alcuni metalli. La vitamina C, in particolare, (i) è un potente antiossidante, (ii) mantiene la matrice extracellulare e quindi inibisce l'invasione tumorale e (iii) stimola il sistema immunitario. Si ritiene che la vitamina C inibisca la tossicità ed aumenti l'efficacia di terapie antitumorali, farmacologiche e radianti. La dose giornaliera è di 1-10 g/die. Comunque, la vitamina C può provocare una serie di inconvenienti: aumento dei livelli di enzimi epatici che la degradano (questo causa una deplezione di vitamina C quando si sospende la sua introduzione), ritenzione transitoria di liquidi per un *overload* di sodio (pericoloso per i cardiopatici), diarrea. Anche la vitamina E possiede proprietà antitumorali, grazie alla sua abilità di inattivare i radicali liberi. Previene inoltre l'ossidazione degli acidi grassi nelle membrana cellulare, inibisce il trombossano A_2, incrementa la formazione di PGI_2 nelle piastrine ed inibisce l'attività lipossigenasica. Altre vitamine coinvolte nella carcinogenesi sono la vitamina B6 (facilita tra l'altro la riparazione di DNA), l'acido folico (promuove la sintesi di DNA) ed il coenzima Q-10, un potente antiossidante.

Dei *metalli*, il selenio è particolarmente importante nella carcinogenesi perché modula la sintesi di antiossidanti (l'enzima glutatione perossidasi, che previene la perossidazione lipidica convertendo il perossido di idrogeno in acqua, è selenio dipendente) e stimola il sistema immunitario.

Un altro metallo coinvolto in diverse reazioni enzimatiche è lo zinco: questo metallo sembra necessario, assieme al rame, per la sintesi della superossido dismutasi ed una sua carenza nella dieta può causare atrofia della ghiandola timica e deprimere l'attività delle cellule NK. Il calcio, infine, si è dimostrato nell'uomo in grado di inibire la iperproliferazione delle cellule del colon. Probabilmente questo metallo complessa gli acidi grassi nel lume intestinale e così facendo riduce l'incidenza di cancro al colon.

A parte gli elementi nutritivi, nel cibo è presente una moltitudine di composti ad attività antitumorale come i *fitoestrogeni* (equolo), i *fitosteroli* (β-sitosterolo), le *saponine*, i *lignani* (enterodiolo, enterolattone, arctigenina), gli *inibitori delle proteasi*, gli *isoflavoni* (genisteina) e soprattutto i *flavonoidi* (quercetina, catechina, baicaleina, ecc.). Questi ultimi composti abbondano nella frutta (agrumi e mele in particolare), nei vegetali (spinaci, lattuga, cavoli), nei legumi ed in alcune bevande come té (quello verde in particolare) e vino. Si stima che l'assunzione giornaliera di flavonoidi con la dieta sia compresa tra i 26 mg e 1 g. La quantità assunta con la dieta è solo in parte condizionata dallo stato di maturazione di frutta e verdura; in buona parte viene ridimensionata dalle abitudini alimentari (la frutta sbucciata perde gran parte dei flavonoidi), dalle modalità di preparazione (calore e radiazioni luminose riducono il contenuto di flavonoidi) e conservazione (sterilizzazione ed inscatolamento) dei cibi. I flavonoidi inibiscono la carcinogenesi con meccanismi diversi: inibizione della mitosi, blocco o occupazione dei siti di legame per l'estrogeno di tipo II, legame con la laminina, stabilizzazione del collagene, induzione del fattore TGF (*transforming growth factor*)-β1, alterazione dell'espressione del gene, riduzione del danno dei radicali liberi e dell'infiammazione. Anche sostanze contenenti zolfo (presenti nell'aglio e nella cipolla) come l'allicina possiedono proprietà antitumorali. L'allicina in particolare, grazie alla sua azione antibatterica, limita la formazione di nitrosamine, ad azione carcinogena (Fig. C.1).

Tutti questi elementi, nutritivi e non, normalmente presenti in una dieta, non agiscono isolatamente nella carcinogenesi, ma interferi-

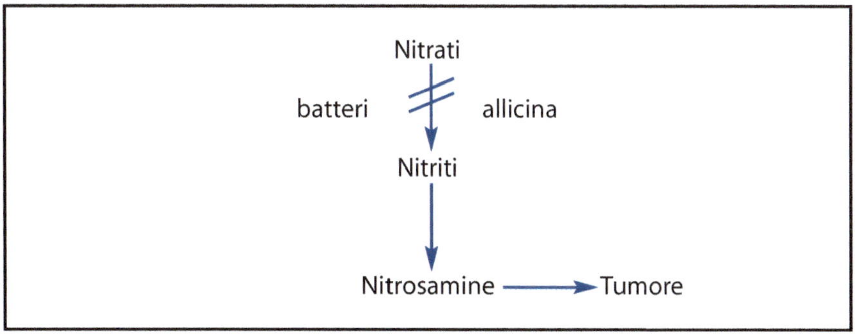

Fig. C.1 Allicina e conversione batterica dei nitrati in nitriti scono tra di loro in maniera continua per cui risulta difficile attribuire ad un componente l'effetto protettivo o sfavorevole della dieta. Sta di fatto però che tutte le volte che nella dieta ci sono degli squilibri (presenza eccessiva di grassi saturi e zucchero, carenza di vitamine, aminoacidi e metalli, assenza di fibre e flavonoidi) evidentemente questi si ripercuotono sull'organismo favorendo, per vie e con meccanismi diversi, la presenza, ematica o tissutale, di sostanze che promuovono la formazione e la proliferazione di cellule cancerose.

Le richieste di sostanze alimentari è in genere calcolata in calorie. Per assicurare una introduzione energetica bilanciata il 10-15% deve essere rappresentato da proteine (quelle animali presenti in quantità minima), il 25% da grassi (quelli saturi non devono superare il 10%) ed il 55-65% da carboidrati (lo zucchero ed altri prodotti raffinati non devono superare il 10%).

D. Radicali liberi

I radicali liberi (RL), ben noti ai chimici e sfruttati, tra l'altro, per la sintesi di materie plastiche, solo di recente hanno suscitato l'interesse dei medici perché ritenuti responsabili di gravi malattie (Tab. D.1).

I RL sono specie chimiche contenenti uno o più elettroni (e-) spaiati nell'orbitale (atomico o molecolare) più esterno. La presenza di elettroni spaiati tende a conferire ai RL una spiccata reattività chimica che deriva dalla necessità di cedere (riducenti) o acquistare (ossidanti) un e- per ristabilire la normale struttura elettronica.

Nel nostro organismo, la formazione di RL è una evenienza comune in condizioni fisiologiche. La funzione respiratoria, ad esempio, comporta una riduzione dell'O_2 e dell'H_2O_2 e di conseguenza la formazione di RL. Nelle cellule esistono dei "siti" fisiologici di produzione dei RL, indispensabili per la sopravvivenza stessa della cellula (Tab. D.2). Una volta formatisi, i RL danno luogo a reazioni a catena che implicano una serie di passaggi, ciascuno dei quali forma un RL che innesca il passaggio successivo. Comunque i RL si formano e si

Tabella D.1 Alcune malattie correlate all'azione dei radicali liberi

Tumori	Diabete
Malattie cardiovascolari	Ulcera
Enfisema	Malattie immunitarie
Artrite reumatoide	Disturbi mentali
Osteoporosi	Morbo di Reynaud
Cataratta	Morbo di Crohn

Tabella D.2 Alcune attività essenziali svolte dai radicali liberi

- Riduzione dei ribonucleotidi
- Reazioni enzimatiche (di ossidazione, carbossilazione, perossidazione, idrossilazione) per la sintesi di
  - (i) serotonina, dopamina ed altri neurotrasmettitori
  - (ii) aminoacidi
  - (iii) ormoni tiroidei
- Fagocitosi di microrganismi
- Metabolismo di prostanoidi
- Metabolismo di nucleotidi ciclici
- Formazione di leucotrieni

estinguono in un compartimento molto ristretto nel quale è presente l'accettore fisiologico detto *scavenger* (spazzino). Quando, per anomalie metaboliche o per altre cause, i RL sono prodotti in quantità eccessive anche a livello tissutale, possono reagire indiscriminatamente con le molecole biologiche (sono in grado di ossidare lipidi, proteine, aminoacidi liberi, carboidrati, acidi nucleici, proteoglicani) e rendersi responsabili di gravi alterazioni funzionali, divenendo tossici per la cellula e quindi per l'organismo (Fig. D.1).

I RL più comuni sono prodotti di riduzione dell'ossigeno quali lo ione superossido (O_2^-), composto da ossigeno molecolare addizionato di un e-; il radicale idrossile (OH-), formato da un atomo di idrogeno ed uno di ossigeno; l'ossigeno singoletto ($^1O_2$). Altre forme reattive di ossigeno (ROS) sono i lipoperossidi, l'acido ipocloroso (HClO) ed il perossido di idrogeno (H_2O_2). I lipoperossidi si formano quando i lipidi di membrana (fosfolipidi) vengono aggrediti dai radicali liberi e privati di elettroni. L'HClO si forma quando le cellule del sistema immunitario reagiscono ad agenti esterni: è distruttivo per le

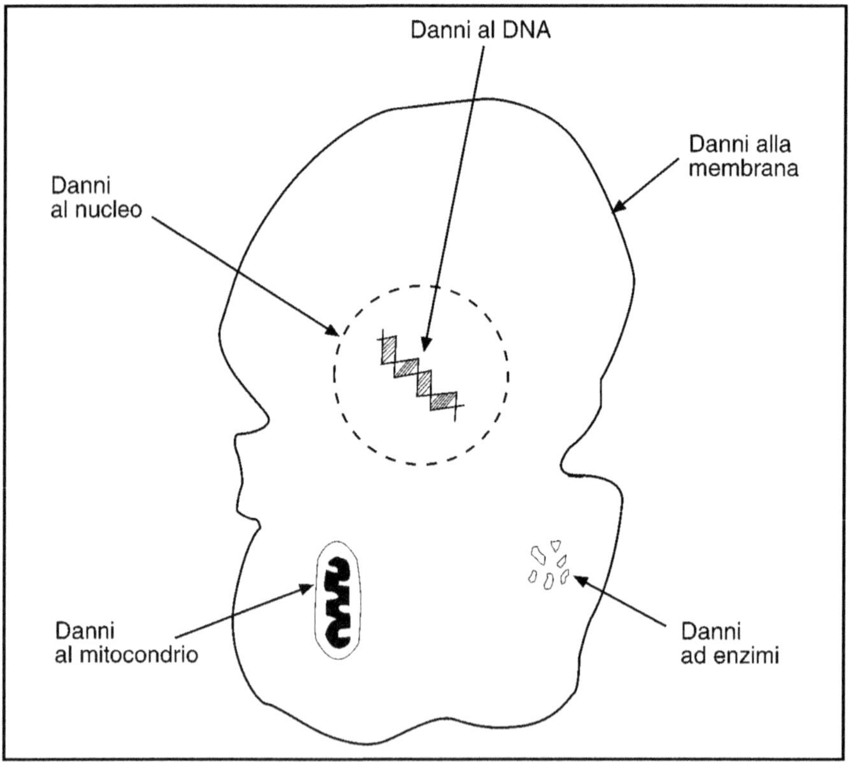

Fig. D.1 Danni che i radicali liberi causano a livello cellulare

proteine, gli aminoacidi e per il DNA. Il perossido di idrogeno o acqua ossigenata, la principale fonte di radicali OH-, è capace di diffondere liberamente a distanza per reagire, in un più lungo lasso di tempo, con substrati adeguati. Le fonti di produzione dei RL sono sia endogene che esogene (Tab. D.3).

L'organismo umano è in grado di difendersi grazie alla presenza di enzimi antiossidanti (*scavenger* naturali) quali *superossido dismutasi*, *catalasi*, *glutatione perossidasi*. Questi enzimi prevengono la formazione di RL, intercettano quelli formatisi, riparano il danno ossidativo e facilitano l'eliminazione di molecole danneggiate. In particolare, la *superossido dismutasi* catalizza la trasformazione del superossido in perossido di idrogeno ed ossigeno,

$$O_2^- + O_2^- + 2H^+ \rightarrow H_2O_2 + O_2$$

la *catalasi* catalizza la trasformazione del perossido di idrogeno in acqua ed ossigeno

$$2H_2O_2 \rightarrow 2H_2O + O_2$$

e la *glutatione perossidasi* elimina sia il perossido di idrogeno che altri idroperossidi, utilizzando il tripeptide glutatione ridotto (GSH)

$$2GSH + H_2O_2 \rightarrow GSSG + 2H_2O$$

L'importanza del GSH è testimoniata dalla presenza nella cellula di enzimi (ad esempio la glutatione riduttasi - NADPH dipendente) con la funzione di mantenere il glutatione nello stato ridotto (GSH), che rappresenta la sola forma attiva, a differenza di quello ossidato (GSSG)

$$GSSG + NADPH + H+ \rightarrow 2GSH + NADP^-$$

Tabella D.3 Fonti di produzione di radicali liberi

Endogene	*Esogene*
• Catene di trasporto mitocondriale degli elettroni • Catene di trasporto microsomiale degli elettroni • Enzimi ossidanti (ciclossigenasi, lipossigenasi, monoaminossidasi, xantino-ossidasi) • Cellule fagocitarie (granulociti PMN, monociti/macrofagi, cellule endoteliali)	• Radiazioni • Farmaci (adriamicina, antimalarici, paracetamolo, mitomicina C, nitrofurantoina, clorpromazina) • Inquinanti (monossido di carbonio, idrocarburi, ossido nitrico, ozono, biossido d'azoto, nitrati, aldeidi) • Tossine • Shock termico • Altre fonti (alcol, tabacco, cibi affumicati o cotti alla brace)

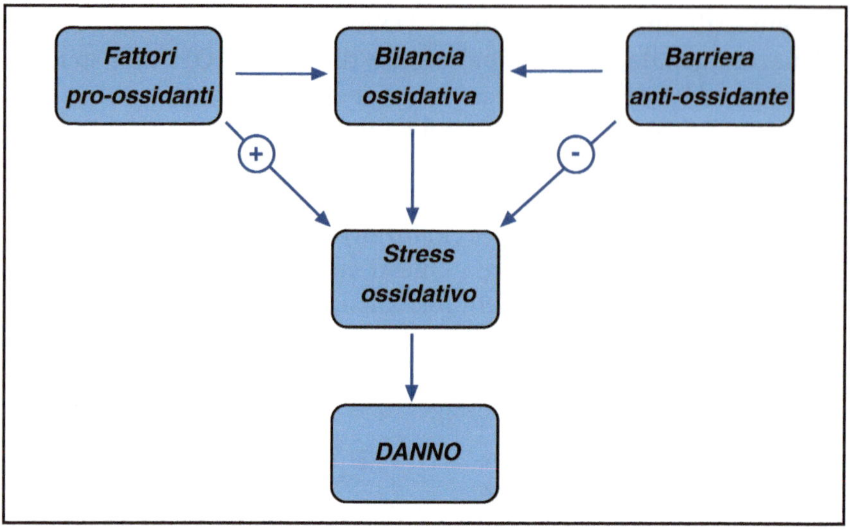

Fig. D.2 Stress ossidativo. + = aumento; – = diminuzione

Nella cellula esistono anche degli enzimi autoriparatori come le riparasi, che riparano il DNA e mantengono il codice genetico integro.

Tutto ciò lascia intendere che nell'organismo umano esiste una sorta di equilibrio tra produzione ed inattivazione di RL. Una qualsiasi alterazione di questo equilibrio, sia per una aumentata produzione di RL che per una diminuzione del contenuto intracellulare di enzimi antiossidanti, provoca uno stress ossidativo (Fig. D.2) che è causa di danno.

L'assunzione cronica di alcol determina, ad esempio, una diminuzione del contenuto epatico di GSH, sia perché è ridotta la sintesi endogena sia perché è aumentata l'utilizzazione di GSH nell'alcolizzato. Di conseguenza il fegato risulta maggiormente esposto ai danni ossidativi dei RL prodotti fisiologicamente, ma anche meno protetto verso quei RL generati durante il metabolismo dell'alcol. Degli enzimi coinvolti nel metabolismo epatico dell'etanolo, e cioè l'*alcoldeidrogenesi* ed il *sistema microsomiale monoossigenasico* dipendente dal citocromo P450, detto anche MEOS (*microsomal ethanol oxidizing system*), il secondo è in grado di generare specie reattive di ossigeno (radicale idrossietilico)[(37)] e viene stimolato dal continuo consumo di alcol (induzione enzimatica). Di conseguenza si formano quantità elevate di RL (per il fe-

---

(37) Il radicale idrossietilico (ed altri) presenta una notevole reattività nei riguardi del GSH: questo costituisce il presupposto per l'impiego clinico del GSH nelle patologie infiammatorie (acute e croniche), aterosclerosi, infarto miocardico e cerebrale, shock, ecc.

nomeno dell'induzione enzimatica), in eccesso rispetto alla disponibilità di *scavenger* naturali: il risultato finale è un danno cellulare e/o tessutale.

Una condizione simile si verifica nei pazienti che assumono farmaci altamente lipofili: questi farmaci vanno incontro ad una marcata biotrasformazione da parte di enzimi microsomiali epatici con formazione di epossidi e chinoni, metaboliti estremamente tossici per la cellula. In genere i metaboliti sono rapidamente coniugati ed eliminati; quando però vengono prodotti in eccesso, come durante il fenomeno dell'induzione enzimatica, causano effetti tossici perché gli *scavenger* naturali risultano insufficienti. Gli enzimi antiossidanti, abbassando le concentrazioni di RL e di ROS, costituiscono la prima linea difensiva contro la tossicità dell'ossigeno.

Gli antiossidanti presenti negli alimenti (tocoferoli, retinolo, acido ascorbico, β-carotene) ed in alcune droghe (oligomeri polifenolici del tipo bioflavonoidi noti come procianidine, proantocianidine, leucoantocianine, tannini) costituiscono una seconda linea di difesa in quanto inibiscono la catena degli eventi ossidativi, sequestrano i RL, proteggono le lipoproteine dall'ossidazione ed in definitiva riducono il danno promosso dall'ossigeno.

L'α-tocoferolo o vitamina E è considerato il principale antiossidante; a causa della sua struttura lipofila tende ad accumularsi nelle membrane cellulari, nelle lipoproteine circolanti e nei depositi adiposi dove reagisce con facilità con ossigeno molecolare e RL proteggendo dall'azione di queste sostanze gli acidi grassi poliinsaturi (AGP) (specie quelli presenti nelle membrane) ed impedendone la perossidazione[38]. La lipoperossidazione è un fattore di rischio per l'insorgenza del cancro, dell'infarto miocardico e dell'aterosclerosi ed inoltre concorre a determinare i processi di invecchiamento.

Pertanto è prudente assumere con regolarità alimenti contenenti vitamina E, nonché vitamina C, vitamina A e carotene. Sarebbe altrettanto prudente ricorrere all'uso di droghe antiossidanti (Tab. D.4) quando c'è la possibilità che si formino nell'organismo radicali liberi (esagerata introduzione di acidi grassi polinsaturi, farmaci che siano induttori enzimatici, ossigeno iperbarico, inquinamento atmosferico, ecc.).

---

[38] Se è giustificata l'importanza data agli AGP come mezzo per ridurre il tasso ematico di colesterolo, uno dei fattori di rischio per l'infarto miocardico, si deve tener presente che l'aumentato livello di AGP nell'organismo, a causa della facilità con cui formano RL in presenza di ossigeno, può costituire un fattore di rischio che si riduce incrementando l'assunzione di vitamina E.

Tabella D.4 Alcune droghe ed alimenti per i quali è stata ipotizzata un'attività antiossidante

Nome comune	*Nome latino; parte usata*	*Componenti*
Aglio	*Allium sativum*; bulbo	Allicina, diallilsolfuro
Biancospino	*Crataegus monogyna*; foglie, parti aeree	Procianidine
Carciofo	*Cynara scolymus*; foglie	Polifenoli, flavonoidi
Elenio	*Helenium autumnale*; parti aeree	Carotenoidi
Ginkgo	*Ginkgo biloba*; foglie	Proantocianidina, flavonoidi
Licio	*Lycium chinese*; corteccia	Carotenoidi
Passiflora	*Passiflora caerulea*; fiori	Crisina
Pelargonium	*Pelargonium* spp; parti aeree	Crisina
Pino marittimo	*Pinus* spp; corteccia	Procianidine
Poligono giapponese	*Poligonum cuspidatum*; radici, stelo	Resveratrolo
Pomodoro	*Lycopersicon cuspidatum*; frutto	Licopene
Rosmarino	*Rosmarinus officinalis*; foglie	Fenoli, flavonoidi
Salvia	*Salvia officinalis*; foglie	Polifenoli, tannini
Tacete	*Tagetes erecta*; fiori	Luteina, zeaxantina
Tè verde	*Camellia sinensis*; foglie	Tannini
Vite	*Vitis vinifera*; acino, buccia, seme	Resveratrolo, procianidine

E. Le droghe vegetali nelle specialità medicinali

In più occasioni abbiamo detto che in una droga sono presenti più sostanze biologicamente attive che interagendo tra di loro ne caratterizzano l'azione. Comunque in una droga sono presenti anche numerose sostanze che pur non potendo essere considerate dei componenti attivi, perché presenti in tracce e perché prive di apprezzabile attività farmacologica, non sono affatto da trascurare in quanto la loro presenza dà a ciascuna droga una particolare fisionomia terapeutica che non è possibile riprodurre con il semplice principio attivo o con la mescolanza artificiosa dei singoli componenti. Trattasi di amidi, mucillagini, sostanze pectiche, che influenzano la diffusione e l'assorbimento di cristalloidi; di sali di acidi organici e di sostanze amare o aromatiche, che modificano la peristalsi e le secrezioni del tratto gastro-intestinale; di piccole quantità di saponine che promuovono l'assorbimento gastrico e di sostanze tanniche, che facilitano l'assorbimento intestinale.

La presenza di queste sostanze, e di altre ancora, condiziona talvolta l'azione della droga, attribuendo a questa ed alle sue preparazioni farmaceutiche delle precise indicazioni terapeutiche. Per questo l'industria farmaceutica in diversi casi continua ad utilizzare le droghe vegetali sotto forma di estratti, piuttosto che i principi attivi puri, per la preparazione di specialità medicinali (SM) e di farmaci preconfezionati (galenici). Qui di seguito ne riportiamo alcuni, facilmente disponibili in Italia ed in altri Paesi europei (Tab. E.1).

Tabella E.1 Droghe vegetali in medicinali preconfezionati

SM o galenici *Forma farmaceutica*	*Principio attivo*[a]	*Indicazione*[b]
Abiostil *pomata*	Pino	Affezioni rino-faringee
Agiolax° *granulato*	Psillio, Senna	Stitichezza
Alcodin forte *capsula*	Mirtillo e.s.	Stati di fragilità ed alterata permeabilità capillare, miopia
Amaro Medicinale Giuliani° *liquido*	Boldo t.a., Cascara e.f., Genziana t.a., Rabarbaro e.f.	Difficoltà digestive, stitichezza
Anevrasi° *capsula, sciroppo*	Biancospino e.s., Passiflora e.s., Valeriana e.s.	Blando sedativo
Antispasmina colica° *confetto*	Belladonna e.*	Manifestazioni spastico-dolorose apparato gastroenterico
Anusol *pomata, supposta*	Balsamo Perù*	Trattamento sintomatico delle emorroidi
Bianco-Val° *capsula*	Valeriana e.s., Biancospino e.s.	Insonnia di origine nervosa
Broncosedina° *pastiglia, sciroppo*	Cocillana e.f., Eriodicto e.f., Grindelia e.f., Menta o.e., Ginepro e.f., Marrubio e.f., Timo, Mugo o.e.	Affezioni albero respiratorio con tosse e catarro
Calyptol Inalante° *fiala*	Timo e., Pino e., Rosmarino e.*	Congestione prime vie respiratorie
Capsolin° *pomata*	Eucalipto o., Trementina o., Capsico o.e.	Dolori nevralgici ed articolari
Coladren° *confetto, sciroppo*	Boldo e.s., Cascara e.s.	Stitichezza
Colax° *capsula, sciroppo*	Senna e.s., Boldo e.s., Rabarbaro e.s., Carciofo e.s.	Stitichezza, lievi difficoltà digestive

→ *segue*

→ seguito

Tabella E.1 Droghe vegetali in medicinali preconfezionati

SM o galenici *Forma farmaceutica*	*Principio attivo*[a]	*Indicazione*[b]
Confetti Lassativi Giuliani° *confetto*	Boldo e.s., Senna e.s., Cascara e.s.	Stitichezza
Critichol° *confetto, sciroppo*	Boldo e.s., Cascara g.s., Rabarbaro e.s.	Stitichezza
Cura Arnaldi *confetto*	Liquirizia, Aloe, Senna, Altea, Melissa, Bergamotto*	Stitichezza Insufficienza venosa
Curaven *capsula*	Ippocastano e.s.	Insufficienza venosa cronica, varici
Cuscutine° *confetto*	Senna e.s.*	Stitichezza
Dis-cinil Complex° *perla, sciroppo*	Cascara e.s., Boldo e.s., Rabarbaro e.s.*	Stitichezza
Donalg° *peretta contagocce*	Camomilla t., Salvia t., Salice bianco t.*	Anestetico locale nelle forme algiche da carie dentaria
Eparema° *confetto, sciroppo*	Boldo e.f., Cascara e.f., Rabarbaro e.f.	Stitichezza
Eparina-Levul *confetto*	Cascara e.f., Boldo e.f., Rabarbaro e.f.	Stitichezza
Epar-euchessina *confetto, sciroppo*	Boldo, Cascara, Belladonna, Rabarbaro*	Stitichezza
Eucarbon *compressa*	Senna f., Rabarbaro e.s., Carbone vegetale*	Stitichezza, adsorbente intestinale
Euchessina	Psillo	Stitichezza
Eupatol° *capsula, sciroppo*	Boldo e.f., Cascara e.f., Rabarbaro e.f.	Stitichezza
Falquilax° *confetto*	Senna e.s.	Stitichezza
Fave di Fuca° *confetto*	Fuco e.s., Frangula e.s., Cascara e.s.	Stitichezza

→ segue

→ *seguito*

Tabella E.1 Droghe vegetali in medicinali preconfezionati

SM o galenici *Forma farmaceutica*	*Principio attivo*[a]	*Indicazione*[b]
Fibrolax Arancia° *bustina*	Ispagula	Stitichezza
Fibrolax Complex° *bustina*	Ispagula, Senna e.s.	Stitichezza
Fitodorf Alghe marine° *granulato, bustina*	Frangula e.s., Quercia marina e.s.	Stitichezza
Fitodorf Rabarbaro *granulato, bustina*	Boldo e.s., Rabarbaro e.f. Ippocastano e.s.	Digestioni lente, iposecrezione gastroduodenale, ipomotilità intestinale
Fitosonno *compressa*	Escolzia e.s., Passiflora e.s., Valeriana e.s.	Blando sedativo indicato anche per favorire il riposo notturno
Flebostasin R *capsula*	Ippocastano e.s.	Insufficienza venosa cronica, varici e sindromi varicose
Fomentil° *compressa*	Eucalipto e., Balsamo del Perù, Timo e., Benzoino	Anticatarrale, decongestionante, calmante e antisettico nelle riniti, faringiti, laringiti
Fosfoguaiacol° *sciroppo*	Eucalipto e.f.*	Affezioni catarrali vie respiratorie
Frangulina° *sciroppo*	Frangula e.s., Boldo e.m.	Stitichezza
Gengivario *soluzione*	Mirra, Ratania	Astrigente
Ginkobil *liquido, compressa*	Ginkgo e.	Vasculopatie
Glicerolax *microclisma*	Malva e. glic.	Stitichezza
Glicerolo Camomilla Malva *microclisma*	Camomilla e.f., Malva e.f.	Stitichezza

→ *segue*

→ seguito

Tabella E.1 Droghe vegetali in medicinali preconfezionati

SM o galenici *Forma farmaceutica*	*Principio attivo*[a]	*Indicazione*[b]
Glicerovalerovit *confetto, fiala, sciroppo*	Valeriana*	Stati di affaticamento fisico e mentale
Grani di Vals° *pillola*	Aloe e.s., Cascara e.s.	Stitichezza
Hederix Plan *gocce, supposta*	Edera t.i.*	Sedativo tosse
Hepar-SL forte *compressa*	Carciofo e.f.	Disturbi epatici, ipercolesterolemia
Hepasil Composto° *sciroppo*	Rabarbaro e.f., Frangula e.f., Cascara e.f., Boldo e.f.*	Stitichezza
Hepatos° *sciroppo*	Cascara e.f., Boldo e.f.	Stitichezza
Hepatos B12 *sciroppo, capsula*	Cascara e.f., Boldo e.f.*	Stitichezza
Helixor *liquido*	Vischio e.a.	Deficienza immunitaria, ipertensione
Ingro° *sciroppo*	Eucalipto e.f.*	Sedativo tosse
Inotyol *polvere, pomata*	Amamelide e.f.*	Arrossamenti ed irritazioni della pelle
Jarsin *compressa rivestita*	Iperico es.	Depressione
Kavasedon *compressa*	Kava kava es.	Ansia
Kwai *compressa rivestita*	Aglio e.	Disturbi pressori
Lactocol *sciroppo*	Aconito t.*	Sedativo tosse
Lassatina° *confetto*	Belladonna p., Senna p., Rabarbaro p., Cascara p., Noce vomica p.	Stitichezza

→ segue

→ *seguito*

Tabella E.1 Droghe vegetali in medicinali preconfezionati

SM o galenici *Forma farmaceutica*	*Principio attivo*[a]	*Indicazione*[b]
Lassativi vegetali° *compressa, confetto*	Aloe, Rabarbaro	Stitichezza
Legalon *sciroppo, compressa, granulato*	Cardo mariano e.	Intossicazioni da alcol etilico, psicofarmaci, antiblastici, paracetamolo
Lektinol *compressa*	Vischio	Deficienza immunitaria, ipertensione
Lenicalm° *compressa*	Biancospino e.s., Asperula e.s., Tiglio e.s.	Blando sedativo, insonnia
Lucisan° *gocce oftalmiche*	Amamelide a.d.*	Irritazioni oculari
Magisbile° *sciroppo*	Boldo e.f., Cascara e.f., Rabarbaro e.f.*	Stitichezza, dispepsia
Memovisus° *capsula*	Mirtillo e.s.*	Affaticamento fisico e mentale con stanchezza visiva
Mepalax° *confetto*	Cascara e.s., Boldo e.s., Rabarbaro e.s.	Stitichezza
Mepalax° *sciroppo*	Boldo e.m., Cascara e.s., Rabarbaro e.f.	Stitichezza
Mictasone *supposta*	Malva*	Affezioni genito-urinarie, emorroidi
Midro° *polvere, bustina*	Liquirizia, Menta, Senna, Carvi	Stitichezza
Miele rosato° *soluzione*	Rosa rossa*	Infiammazioni del cavo orale
Mirtilene e Mirtilene forte *capsula*	Mirtillo nero e.s.	Affaticamenti visivi, miopie gravi
Neo-heparbil° *sciroppo*	Frangula e.f., Rabarbaro e.f., Cascara e.f., Belladonna e.f.	Stitichezza

→ *segue*

→ *seguito*

Tabella E.1 Droghe vegetali in medicinali preconfezionati

SM o galenici *Forma farmaceutica*	*Principio attivo*[a]	*Indicazione*[b]
Neurobiol *sciroppo*	Biancospino e.s., Passiflora e.s.*	Insonnia, stati di irrequietezza
Nicoprive *confetto*	Biancospino e.*	Disassuefazione fumo
Noctis *confetto*	Biancospino e.s., Passiflora e.m.i., Valeriana e.s.	Blando sedativo
Olio gomenolato° *gocce*	Niaouli e.	Decongestionante nasale
Ondroly-A° *gocce*	Chiodi garofano o., Menta o., Benzoino t.*	Odontoiatrico
Optrex *gocce oculari, bagno oculare*	Amamelide a.d.	Decongestionante oculare
Ormobyl *confetto*	Rabarbaro p., Boldo e.s.	Stitichezza
Ozopulmin° *supposta*	Pino e.*	Affezioni apparato respiratorio con tosse e catarro
Ortisan° *cubetto*	Senna foglie e frutto, Tamarindo polpa	Stitichezza
Paidorinovit *gocce, pomata*	Niaouli e.	Decongestionante nasale
Parvisedil *sciroppo*	Valeriana e.f., Camomilla e.f., Passiflora e.f., Biancospino e.f.	Stati di irrequietezza
Passiflorine *sciroppo*	Biancospino e.s., Passiflora e.m., Salice e.m.	Blando sedativo
Pillole Fattori Lassative° e Pillole Fattori Purgative° *confetto*	Cascara, Aloe, Rabarbaro Cascara, Aloe, Rabarbaro	Stitichezza Stitichezza
Pinedrin° *sciroppo*	Pino e.f., Timo e.f.	Espettorante, affezioni catarrali vie respiratorie

→ *segue*

→ *seguito*

Tabella E.1 Droghe vegetali in medicinali preconfezionati

SM o galenici *Forma farmaceutica*	*Principio attivo*[a]	*Indicazione*[b]
Planten *bustina*	Psillio (mucillagine estratta da)	Stitichezza
Poligala/Narceina° *sciroppo*	Poligala	Espettorante
Pomata Midy HC°	Amamelide e.s., Ippocastano e.s.*	Emorroidi esterne
Prostagutt *capsula*	Serenoa e.	Ipertrofia prostatica
Prosteren *capsula*	Serenoa o.e.	Ipertrofia prostatica
Pulmarin *soluzione*	Pino e.f.*	Affezioni catarrali vie respiratorie
Pyralvex° *soluzione*	Rabarbaro e.gluc.	Gengiviti, stomatiti, orofaringiti
Quietan° *confetto*	Biancospino e.s., Valeriana e.s., Passiflora e.s.	Blando sedativo
Rabarbaroni° *elixir*	China e.f., Liquirizia sugo, Rabarbaro e.a., Arancia amara e.f.	Stitichezza
Raboldo° *sciroppo*	Cascara e.f., Boldo e.f., Rabarbaro e.f.*	Stitichezza
Rectomugolio *supposta*	Pino e.	Balsamico
Reolina° *confetto*	Cascara e., Rabarbaro p.	Stitichezza
Retinol° *capsula*	Mirtillo e.	Migliorare la visione crepuscolare e notturna
Reve *capsula*	Valeriana e.s., Passiflora e.s.	Blando sedativo anche per favorire il riposo notturno
Rilaprost *capsula*	Serenoa e.d.	Ipertrofia prostatica

→ *segue*

→ *seguito*

Tabella E.1 Droghe vegetali in medicinali preconfezionati

SM o galenici *Forma farmaceutica*	*Principio attivo*[a]	*Indicazione*[b]
Rinantipiol° *gocce, pomata*	Niaouli o.*	Raffreddore, riniti
Rinobalsamiche° *gocce nasali*	Niaouli e.	Decongestionante nasale
Rinopaidolo° *pomata*	Niaouli e., Eucalipto e.	Decongestionante mucosa nasale
Rinovit *gocce, pomata*	Niaouli e.*	Decongestionante mucosa nasale
Rokan *compressa*	Ginkgo es.	Vasculopatia
Sacnel° *lozione*	Amamelide e.	Dermatite seborroica, acne comedonica
Sambucol *soluzione*	Sambuco e.	Influenza
Schias-Amaro Medicinale° *soluzione*	Rabarbaro e.s., Boldo e.s., Cascara e.s.	Stitichezza
Schias-Confetti Lassativi *confetto*	Rabarbaro e.s., Boldo e.s., Cascara e.s*.	Stitichezza
Sciroppo Berta° *sciroppo*	Liquirizia e.f.*	Affezioni albero respiratorio
Sciroppo Merck all'Efetonina *sciroppo*	Timo e.f.*	Tosse, affezioni vie respiratorie
Sedatol° *capsula*	Valeriana e.s., Camomilla e.s., Biancospino e.s., Passiflora e.s., Piscidia e.s.	Blando sedativo
Sedatol° *sciroppo*	Passiflora e.f., Camomilla e.f., Biancospino e.f., Piscidia e.f.	Blando sedativo
Sedopuer F° *sciroppo*	Passiflora e.f., Valeriana e.f., Biancospino e.f.*	Blando sedativo

→ *segue*

→ *seguito*

Tabella E.1 Droghe vegetali in medicinali preconfezionati

SM o galenici *Forma farmaceutica*	*Principio attivo*[a]	*Indicazione*[b]
Sedobex° *sciroppo*	Grindelia e.f., Cardamomo e.f., Lattuca e.a.	Forme bronchiali, tosse
Sintobil° *capsula, sciroppo*	Boldo e.m., Cascara e.s., Frangula e.s.	Stitichezza
Sinupret *compressa rivestita*	Genziana p, Primula p, Sambuco p, Verbena p, Rumice p	Bronchite acuta
Sloan balsamo° *pomata*	Capsico o., Pino o., Eucalipto e.	Stati dolorosi di origine muscolare
Soluzione Schoum° *liquido*	Fumaria e.i., Ononide e.i., Piscidia e.i.	Stati spastici e dolorosi vie biliari
Solvobil° *pillola, sciroppo*	Cascara e., Boldo e.*	Stitichezza
Stenobronchial° *sciroppo*	Balsamo del Tolù e.f., Timo serpillo e.f.	Affezioni respiratorie
Tadenan *capsula*	Pruno africano e.c.	Ipertrofia prostatica
Tamarine° *marmellata, sciroppo*	Cassia e.s., Senna e.m.	Stitichezza
Tebonin *compressa rivestita, liquido*	Ginkgo es.	Vasculopatia
Tegens° *capsule, granulare*	Mirtillo complesso antocianosidico	Fragilità e alterata permeabilità capillare
Ticalma Bustine°	Valeriana	Sedativo
Ticalma Confetti°	Valeriana e.s.	Sedativo
Tisana Arnaldi° *bustina*	Boldo, Senna, Frangula, Liquirizia, Rabarbaro, Chelidonia, Gramigna, Saponaria, Dulcamara, Melissa, Angelica, Viola tricolor	Stitichezza
Tisana Kelemata° *bustina*	Senna, Gramigna, Issopo, Parietaria, Menta, Salsapariglia, Anice, Melissa	Stitichezza

→ *segue*

→ seguito

Tabella E.1 Droghe vegetali in medicinali preconfezionati

SM o galenici *Forma farmaceutica*	*Principio attivo*[a]	*Indicazione*[b]
Tisana Kelemata *confetto*	Senna e.s.	Stitichezza
Tussamag *sciroppo*	Castagno vesca e.f., Timo serpillo e. f.	Fluidificante ed espettorante
Tussamag Complex *sciroppo*	Timo serpillo e.f.	Sedativo della tosse
Vadolax° *confetto*	Cascara e.s., Carciofo e.s.	Stitichezza
Valeriana Alfa *compressa*	Valeriana e.s.	Blando sedativo
Valeriana Dispert° *confetto*	Valeriana e.s.	Blando sedativo
Valeriana Farmades° *confetto*	Valeriana e.s.	Blando sedativo
Valeriana Schiapparelli° *confetto*	Valeriana rossa e.s.	Blando sedativo
Valeriana (Specie Composta) *capsula*	Valeriana, Luppolo, Melissa, Menta	Blando sedativo
Valerocalma *capsula*	Valeriana rossa e.s.	Blando sedativo
Val-Plus° *capsula*	Passiflora e.m., Valeriana e.s.	Blando sedativo
Varicogel° *gel*	Amamelide e.s., Ippocastano e.s.	Piccoli disturbi da varici e da alterata permeabilità capillare
Vegebyl° *sciroppo*	Boldo e.f., Cascara e.f., Carciofo e.f., Rabarbaro e.f., Camomilla e.f.	Stitichezza, disturbi digestivi
Vegetallumina° *gel*	Timo o.e.*	Stati dolorosi di origine muscolare

→ segue

→ *seguito*

Tabella E.1 Droghe vegetali in medicinali preconfezionati

SM o galenici *Forma farmaceutica*	*Principio attivo*[a]	*Indicazione*[b]
Venoplant *confetto*	Cardo mariano, Ippocastano e., Amamelide e.	Varici
Venoplant *fiala*	Ippocastano	Varici
Venoplus *gocce*	Cardo mariano, Ippocastano e., Amamelide e.	Varici
Venotrauma° *pomata*	Amamelide e.s., Ippocastano e.*	Ematomi, ecchimosi, contusioni, distorsioni
Vicks Vaporub° *pomata*	Eucalipto o.e., Trementina o.e.*	Affezioni prime vie respiratorie
X-prep° *sciroppo*	Senna e.	Stitichezza
Zintona *compressa*	Zenzero	Vomito

SM = specialità medicinale
[a] droga che si comporta da principio attivo
[b] viene indicata la patologia o l'uso
* presenza anche di prodotti di sintesi; ° OTC o medicinali non soggetti a prescrizione medica
a.d. = acqua distillata; e. = essenza; es. = estratto; e.a. = estratto acquoso; e.c. = estratto cloroformico; e.d. = estratto depurato; e.f. = estratto fluido; e.glic. = estratto glicerico; e.gluc. = estratto glucosidico; e.m. = estratto molle; e.s. = estratto secco; e.t. = estratto totale; f. = foglie; g.l. = glucosidi selezionati; o. = olio; o.e. = olio essenziale; p. = polvere; t. = tintura; t.i. = tintura idroalcolica; t.a. = tintura acquosa; t.v. = tintura vinosa

Letture di approfondimento

Campbell JK, Canene-Adams K, Lindshield BL e coll. (2004) Tomato phytochemicals and prostate cancer risk. J Nutr 2004134(12 Suppl):3486S-3492S

Cos P, De Bruyne T, Hermans N e coll. (2004) Proanthocyanidins in health care: current and new trends. Curr Med Chem 11:1345-1359

Di Castelnuovo A, Rotondo S, Iacoviello L e coll (2002) Meta-analysis of wine and beer consumption in relation to vascular risk. Circulation 105:2836-2844

Dijsselbloem N, Vanden Berghe W, De Naeyer A, Haegeman G (2004) Soy isoflavone phyto-pharmaceuticals in interleukin-6 affections. Multi-purpose nutraceuticals at the crossroad of hormone replacement, anti-cancer and anti-inflammatory therapy. Biochem Pharmacol 68:1171-1185

Djavan B, Zlotta A, Schulman C e coll. (2004) Chemotherapeutic prevention studies of prostate cancer. J Urol 171:S10-S13

Dorai T, Aggarwal BB (2004) Role of chemopreventive agents in cancer therapy. Cancer Lett 215:129-140

Fedorak RN, Madsen KL (2004) Probiotics and prebiotics in gastrointestinal disorders. Curr Opin Gastroenterol 20:146-155

Furr HC (2004) Analysis of retinoids and carotenoids: problems resolved and unsolved. J Nutr 134:281S-285S

Gescher A (2004) Polyphenolic phytochemicals versus non-steroidal anti-inflammatory drugs: which are better cancer chemopreventive agents? J Chemother 16(Suppl 4):3-6

Goossens D, Jonkers D, Stobberingh E e coll. (2003) Probiotics in gastroenterology: indications and future perspectives. Scand J Gastroenterol 239 (Suppl 1):15-23

McCowen KC, Bistrian BR (2005) Essential fatty acids and their derivatives. Curr Opin Gastroenterol 21:207-215

Park D, Huang T, Frishman WH (2005) Phytoestrogens as cardioprotective agents. Cardiol Rev 13:13-17

Potter JD (2005) Vegatables, fruit, and cancer. Lancet 366:527-530

Rook GA, Brunet LR (2005) Microbes, immunoregulation, and the gut. Gut 54:317-320

Saper RB, Eisenberg DM, Phillips RS (2004) Common dietary supplements for weight loss. Am Fam Physician 70:1731-1738

Shanahan F (2005) Physiological basis for novel drug therapies used to treat the inflammatory bowel diseases I. Pathophysiological basis and prospects for probiotic therapy in inflammatory bowel disease. Am J Physiol Gastrointest Liver Physiol 288:G417-421

Stringham JM, Hammond BR Jr (2005) Dietary lutein and zeaxanthin: possible effects on visual function. Nutr Rev 63:59-64

Taylor PR, Greenwald P (2005) Nutritional interventions in cancer prevention. J Clin Oncol 23:333-345

Wijendran V, Hayes KC (2004) Dietary n-6 and n-3 fatty acid balance and cardiovascular health. Annu Rev Nutr 24:597-615

Tabelle riassuntive

Tabella A Riporta le droghe descritte nei capitoli della parte speciale di questo testo.

Le droghe sono elencate in ordine alfabetico; accanto ad ogni droga è riportato il nome della pianta e la parte usata, i principali componenti, i possibili usi in campo terapeutico ed infine l'efficacia e la sicurezza d'impiego. Queste due ultime indicazioni meritano particolare attenzione e riflessione. È ovvio che il giudizio di efficacia per ciascuna droga riflette tecnicamente i risultati degli studi clinici riportati in letteratura. Per quanto riguarda la sicurezza d'impiego, questa è riferita all'uso appropriato della droga (conoscenza esatta del disturbo che s'intende curare o lenire, trattamento limitato nel tempo, dosaggio appropriato). Nessun commento è riportato sull'uso di una piuttosto che di un'altra droga; per tali informazioni si consiglia il lettore di consultare attentamente il testo.

Tabella B Elenca i termini inglesi ed italiani delle principali droghe vegetali riportate nel testo. Le droghe in inglese sono riportate in ordine alfabetico.

Tabella C Riporta una prima lista di droghe impiegabili come ingredienti di integratori alimentari che è stata da tempo approvata dalla Commissione consultiva del Ministero della Salute per i prodotti destinati ad una alimentazione particolare e che comunque non include tutte le piante oggi ammesse. Il Ministero della Salute ha anche approvato una lista di piante non ammesse negli integratori alimentari (circolare del 25.11.2004, n. 2, consultabile sul sito web del Ministero della Salute "www.ministerosalute.it").

Tabella A Riassunto sull'efficacia e sulla sicurezza delle piante medicinali.
Efficacia: - - inefficace, -/ generalmente inefficace, - preliminarmente inefficace, / risultati incerti o poco affidabili, + preliminarmente efficace, +/ generalmente efficace, ++ efficace, +++ chiaramente efficace; NS = non studiata (studi clinici randomizzati assenti o poco affidabili).
L'asterisco sull'utilizzo della droga indica che è raccomandata dalla Commissione E tedesca
Sicurezza: - - effetti collaterali potenzialmente seri, - effetti collaterali, + può dare effetti collaterali, a dosi elevati e/o in particolari condizioni; ++ praticamente sicura; IF= sono state descritte interazioni farmacologiche

Nome comune della droga	*Nome latino della pianta, parte utilizzata*	*Principi attivi*	*Utilizzo*	*Efficacia*	*Sicurezza*
Abete	*Picea* spp o *Abies* spp (olio essenziale dalle foglie)	Acetato di bornile	Bronchite/catarro*	NS	-
Achillea iraniana	*Achillea wilhelmsii*, parti aeree	Olio essenziale	Ipertensione	+	++
Adonide	*Adonis vernalis*, parti aeree	Cardenolidi	Insufficienza cardiaca congestizia*	NS	+
Agar	*Gelidium, Gracilaria, Euchema* spp, tallo	Polisaccaridi	Costipazione	NS	++
Aglio	*Allium sativum* bulbo	Olio essenziale	Ipertensione lieve*	++	++IF
			Ipercolesterolemia*	++ (effetto modesto)	++IF
Aglio e cipolla	*Allium* spp, bulbo	Olio essenziale	Prevenzione tumori	/	++
Agnocasto	*Vitex agnus-castus*, frutti	Glicosidi iridoidi	Sindrome premestruale*	++	++
			Menopausa	NS	++
Agrimonio	*Agrimonia eupatoria*, pianta fiorita	Tannini	Diarrea*	NS	++
Alchemilla	*Alchemilla vulgaris*, parti aeree	Tannini	Diarrea*	NS	++

→ *segue*

→ *seguito*

Nome comune della droga	*Nome latino della pianta, parte utilizzata*	*Principi attivi*	*Utilizzo*	*Efficacia*	*Sicurezza*
Aloe vera (preparazione)	Aloe vera, foglie	Mucillagini, polisaccaridi	Infiammazione del cavo orale	NS	++
			Colite ulcerosa/ malattia di Crohn	+	++
			Psoriasi	/	++
			Lesioni ginecologiche, herpes genitale,	+	++
			dermatiti indotte dalla radioterapia	- -	++
Altea	*Althaea officinalis*, radici	Mucillagini	Infiammazione del cavo orale*	NS	++
Amamelide	*Hamamelis virginiana*, foglie corteccia	Tannini	Emorroidi*	NS	++
			Infiammazioni cutanee, ferite, bruciature*	NS	++
Andrografis	*Andrographis paniculata*, parti aeree	Andrografolidi	Raffreddore/influenza (trattamento)	++	+
Angelica cinese	*Angelica sinensis*, radici	Fitosteroli	Menopausa	-	+ (IF)
			Sindrome premestruale	NS	+ (IF)
Anice	*Pimpinella anisum*, frutti	Olio essenziale	Dispepsia*	NS	+
Arancia amara	*Citrus aurantium*, buccia del frutto	Principi amari	Dispepsia*	NS	+
Arancia amara	*Citrus aurantium*, frutto acerbo	Sinefrina	Soprappeso/obesità	NS	++
Arnica	*Arnica montana*, fiori	Lattoni sesquiterpenici (elenalina)	Condizioni post-traumatiche (ematomi, contusioni, lividi, edema)*	NS	++
Argentina	*Potentilla anserina*, foglie e fiori	Tannini	Diarrea*	NS	+
Artiglio del diavolo	*Harpagophytum procumbens*, radici	Arpagoside	Artirite /osteoartrite*	+++	++IF

→ *segue*

→ *seguito*

Nome comune della droga	*Nome latino della pianta, parte utilizzata*	*Principi attivi*	*Utilizzo*	*Efficacia*	*Sicurezza*
Assenzio	*Artemisia absinthium*, sommità fiorite	Absinitina	Dispepsia*	NS	+
Astragalo	*Astragalus* spp, radice	Polisaccaridi, saponine	Raffreddore/influenza	NS	++
Banana	*Musa paradisiaca sapientum*, frutto immaturo	Pectine	Diarrea	+	++
Barbaforte	*Armoracia rusticana*, radice	Glucosinolati	Infezioni urinarie*	NS	-
Basilico sacro	*Ocimum sanctum*, foglie	Olio essenziale	Diabete mellito	+	++
Biancospino	*Crataegus laevigata*, *C. monogyna*, foglie, sommità fiorite	Procianidine	Insufficienza cardiaca congestizia (stadio I-II)*	+++	++
			Angina	NS	++
Boldo	*Peumus boldus*, foglie	Boldina, olio essenziale	Dispepsia*	NS	++IF
			Spasmi intestinali e biliari	NS	++
Borragine	*Borago officinalis*, olio fisso dai semi	Acidi grassi essenziali	Artirite /osteoartrite	+	++
Boswellia	*Boswellia serrata*, gommoresina	Acidi boswellici	Artirite /osteoartrite	/	++
			Asma	+	++
			Colite ulcerosa/ malattia di Crohn	+	++
Brionia	*Bryonia alba*, radice	Cucurbitacine	Stress psicofisico, tendenza alle malattie	NS	+
Bucco	*Barosma* spp, foglie	Olio essenziale	Infezioni urinarie	NS	-
Butea superba	*Butea superba*, radici	Flavonoidi	Disfunzione erettile	+	++
Caffe (carbone)	*Coffea arabica*, semi	Derivati dell'emicellulosa, metilxantine	Diarrea	NS	++
Calendula	*Calendula officinalis*, fiori	Flavonoidi	Guarigione ferite*	+	++
Camomilla	*Matricaria recutita*, capolini	Olio essenziale, flavonoidi, mucillagini	Ansia/insonnia	NS	++
			Ulcere gastriche, spasmi gastrointestinali*	NS	++
			Infiammazioni cutanee*	+	++

→ *segue*

→ *seguito*

Nome comune della droga	*Nome latino della pianta, parte utilizzata*	*Principi attivi*	*Utilizzo*	*Efficacia*	*Sicurezza*
Carcadè	*Hibiscus sabdariffa*, calice	Acido ibiscico	Ipertensione	+	++
Carciofo	*Cynara scolymus*, foglie	Acidi caffeoilchinici, flavonoidi,	Ipercolesterolemia	+	++
		lattoni sesquiterpenici	Dispepsia*	+	++
Cardo mariano	*Silybum marianum*, frutti	Silimarina	Epatite/cirrosi*	-/	++
Cardo santo	*Cnicus benedictus*, seme	Cnicina	Dispepsia*	NS	+
Carruba	*Ceratonia siliqua*, frutto	Pectine	Diarrea	NS	++
Cascara	*Rhamnus purshiana*, corteccia	Antrachinoni	Costipazione*	NS	++
Centaurea	*Centaurium erythraea*, parti aeree	Monoterpeni iridoidi amari	Dispepsia*	NS	++
Centella	*Centella asiatica*, parti aeree	Asiacoside	Insufficienza venosa cronica	+++	++
			Guarigione delle ferite	+	++
Chelidonia	*Chelidonium majus*, parti aeree	Alcaloidi (chelidonina)	Dispepsia	+	+
			Spasmi intestinali e biliari	NS	+
Cimicifuga	*Cimicifuga racemosa*, radici e rizoma	Glicosidi triterpenici, resine	Menopausa*	++	++
			Sindrome premestruale*	NS	++
Coccinia	*Coccinia indica*, foglie	Carboidrati	Diabete mellito	+	++
Consolida maggiore	*Symphytum officinale*, parti aeree, foglie	Tannini, acido rosmarinico, allantoina	Contusioni, distorsioni*	+	+
Cumino	*Carum carvi*, frutti	Olio essenziale	Dispepsia*	NS	++
Curcuma	*Curcuma longa, C. aromatica*, rizoma	Olio essenziale, curcuminoidi	Dispepsia*	+	++
			Prevenzione tumori (cancro al polmone)	+	++
Echinacea	*Echinacea* spp, rizoma,	Polisaccaridi, flavonoidi,	Raffreddore/influenza* (prevenzione)	-/	++IF
	parti aeree	derivati dell'acido caffeico	Raffreddore/influenza* (trattamento)	/	++IF
			Guarigione delle ferite*	NS	++
Edera	*Hedera helix*, foglie	Saponine	Asma	+	++

→ *segue*

→ seguito

Nome comune della droga	*Nome latino della pianta, parte utilizzata*	*Principi attivi*	*Utilizzo*	*Efficacia*	*Sicurezza*
Efedra	*Ephedra sinica*, parti aeree	Efedrina	Soprappeso/obesità	NS	- -
			Asma*	NS	- -
Eleuterococco	*Eleutherococcus senticosus*, parti ipogeee	Eleuterosidi	Performance fisiche* e sindrome da affaticamento cronico	-	+
			Infezioni da *Herpes simplex*	+	+
Emblica	*Emblica officinalis*, frutti	Tannini, acido fillemblico, lipidi	Dispepsia	+	+
Enotera (olio fisso)	*Oenothera* spp, semi	Acidi grassi essenziali	Artrite /osteoartrite	-	++IF
			Dermatite atopica	-	++IF
			Neuropatia diabetica	/	++IF
			Sindrome premestruale	- -	++IF
			Menopausa	-	++IF
Epilobio	*Epilobium* spp, parti aeree	Steroli, acidi grassi, flavonoidi	Iperplasia prostatica benigna	NS	++
Equiseto	*Equisetum arvense*, parti aeree	Flavonoidi, acidi organici, potassio	Infezioni urinarie (terapia diluente)*	NS	++
Eucalipto	*Eucaliptus globulus*, foglie	Olio essenziale (eucaliptolo)	Bronchite/catarro*	NS	-
Farfaraccio	*Petasites hybridus*, parti ipogee	Petasine	Calcoli renali	NS	+
			Emicrania (prevenzione)	++	+
			Rinite	++	+
Fieno greco	*Trigonella foenum graecum*, semi	Mucillagini, saponine	Ipercolesterolemia	++	++IF
Finocchio	*Foeniculum vulgare*, frutti	Olio essenziale	Dispepsia*	NS	+
Frangola	*Rhamnus frangula*, corteccia	Antrachinoni	Costipazione*	NS	++
Fuco	*Fucus vesiculosus*, tallo	Iodio	Soprappeso/obesità	NS	+
Garcinia	*Garcinia cambogia*, frutto	Acido idrossicitrico	Soprappeso/obesità	/	++

→ segue

→ seguito

Nome comune della droga	*Nome latino della pianta, parte utilizzata*	*Principi attivi*	*Utilizzo*	*Efficacia*	*Sicurezza*
Genziana	*Genziana lutea*, radici	Glicosidi iridoidi amari	Dispepsia *	+	++
Gimnema	*Gymnema silvestre*, foglie	Acidi gimnemici	Diabete mellito	NS	++
Ginepro	*Juniperus communis*, frutti	Olio essenziale	Infezioni urinarie (terapia diluente)	NS	-
Ginkgo	*Ginkgo biloba*, foglie	Ginkgolidi, flavonoidi	Demenza (tipo Alzheimer)*	+ (effetto modesto)	++ IF
			Demenza (tutti i tipi)*	+/	++ IF
			Aiuto per la memoria (soggetti sani)*	- -	++ IF
			Tinnito*	-/	++ IF
			Claudicatio intermittens*	++ (effetto modesto)	++IF
			Asma	+	++ IF
			Sindrome premestruale	+	++IF
			Disfunzione erettile	-	++IF
			Glaucoma	+	++IF
			Degenerazione maculare	NS	++IF
Ginseng	*Panax ginseng*, radici	Ginsenosidi	Performance fisiche*	-/	+ IF
			Funzioni cognitive*	/	+ IF
			Qualità della vita	-/	+ IF
			Menopausa	/	+ IF
			Disfunzione erettile	+	+ IF
			Prevenzione tumori	/	+ IF
Ginseng americano	*Panax quinquefolius*, radici	Ginsenosidi	Diabete mellito	+	+IF
Gomma guar	*Cyamopsis tetragonolobus*, seme	Mucillagine	Soprappeso/obesità	- -	+IF
Gramigna	*Agropyron repens*, radici	Olio essenziale	Infezioni urinarie (terapia diluente)*	NS	++
Guaranà	*Paullinia cupana*, semi	Metilxantine	Soprappeso/obesità	NS	++
Guava	*Psidium guajava*, foglie	Pectine, quercetina	Diarrea	+	++
Guggulipide	*Commiphora mukul*, oleoresina	Guggulsteroni	Ipercolesterolemia	++	++

→ segue

→ *seguito*

Nome comune della droga	*Nome latino della pianta, parte utilizzata*	*Principi attivi*	*Utilizzo*	*Efficacia*	*Sicurezza*
Iberide bianca	*Iberis amara*, pianta intera	Polisaccaridi, grassi	Sindrome dell'intestino irritabile	-	+
Ipecacuana indiana	*Tylophora indica*, foglie	Tiloforina	Asma	/	+
Iperico	*Hypericum perforatum*, parti aeree	Iperforina, flavonoidi, ipericina	Depressione lieve o moderata*	+++	++ IF
			Depressione grave	-/	++ IF
			Sindrome premestruale	+	++ IF
Iperico (olio d'iperico)	*Hypericum perforatum*, parti aeree	Iperforina, flavonoidi, ipericina	Infiammazioni cutanee, ferite, bruciature*	+	++
Ippocastano	*Aesculus hippocastanum*, semi	Escina	Insufficienza venosa cronica*	+++	++
Kava	*Piper methysticum*, rizoma	Kavapironi	Ansia*	+++	- -IF
			Insonnia*	+	- -IF
			Menopausa	+	- -IF
Lavanda	*Lavandula angustifolia*, fiori	Olio essenziale	Ansia/insonnia*	NS	+
Levistico	*Levisticum officinale*, radici e rizoma	Olio essenziale	Infezioni urinarie (terapia diluente)*	NS	+
Ligustico	*Ligusticum wallichii*, radici	Tetrametilpirazina	Asma	NS	+
Liquirizia	*Glycirrhiza glabra*, radici	Acido glicirrizico	Bronchite/catarro*	NS	-IF
			Ulcere gastriche*	NS	-IF
Liquirizia (glicirrizina)	*Glycirrhiza glabra*, radici	Acido glicirrizico	Epatite B cronica	+/	-IF
Luppolo	*Humulus lupulus*, strobili	Olio essenziale	Ansia/insomnia*	NS	++
Maca	*Lepidium meyenii*, radici	Glucosinolati, steroli, acidi grassi	Disfunzione erettile	NS	++
Marrubio	*Marrubium vulgare*, fiori, foglie	Marrubina	Dispepsia*	NS	++

→ *segue*

→ seguito

Nome comune della droga	*Nome latino della pianta, parte utilizzata*	*Principi attivi*	*Utilizzo*	*Efficacia*	*Sicurezza*
Matè	*Ilex paraguariensis*, foglie	Metilxantine	Soprappeso, obesità	NS	++
Melaleuca (olio essenziale)	*Melaleuca alternifolia*, foglie	Terpinene, terpinen-4-olo	Infezioni cutanee (acne, tinea pedis, onicomicosi)	++	+
Meliloto	*Melilotus officinalis*, foglie, fiori	Cumarine	Insufficienza venosa cronica*	NS	++
Melanzana	*Solanum melongena*, frutti	Carboidrati, proteine, amine	Ipercolesterolemia	+	++
Melissa	*Melissa officinalis*, foglie	Acido rosmarinico	Demenza (tipo Alzheimer)	+	++
			Ansia/insonnia*	NS	++
			Infezioni da *Herpes simplex* o *H. labialis*	++	++
Melone amaro	*Momordica charantia*, frutto	Carantina, polipeptide P, momordina	Diabete mellito	NS	++
Menta (olio essenziale)	*Mentha piperita*, olio essenziale dalle foglie	Mentolo, mentone	Cefalea tensiva	+	++
			Sindrome dell'intestino irritabile*	+/	-IF
Mirra	*Commiphora molmol*, oleoresina	Sesquiterpeni, olio essenziale	Infiammazione del cavo orale*	NS	++
Mirtillo americano	*Vaccinium macrocarpon*, frutto	Proantocianidine	Infezioni urinarie (prevenzione)	+++	+IF
Mirtillo nero	*Vaccinium myrtillus*, frutto	Antocianidine	Insufficienza venosa cronica	+	++
			Cecità notturna	-/	++
Mora selvatica	*Rubus fruticosus*, foglie	Tannini	Diarrea*	NS	++
Mughetto	*Convallaria majalis*, parti aeree	Cardenolidi	Insufficienza cardiaca congestizia*	NS	-
Muira puama	*Ptychopetalum olacoides*, radici	Olio essenziale, esteri, sostanze amare	Disfunzione erettile	NS	+
Niaouli	*Melaleuca viridiflora*, olio dalle foglie	Cineolo	Bronchite/catarro*	NS	-
Noce	*Juglans regia*, foglie	Tannini	Infiammazioni cutanee*	NS	++

→ segue

→ *seguito*

Nome comune della droga	*Nome latino della pianta, parte utilizzata*	*Principi attivi*	*Utilizzo*	*Efficacia*	*Sicurezza*
Olivo	*Olea europea*, foglie	Oleuropeina	Ipertensione	NS	++
Opunzia	*Opuntia streptacantha*, cladodi	Polisaccaridi	Diabete mellito	+	++
Ortica (parti aeree)	*Urtica dioica*, parti aeree	Flavonoidi, acido silicico	Artrite/osteoartrite*	+	++
			Rinite	-	++
Ortica (radici)	*Urtica dioica*, radici	β-Sitosterolo, scopoletina	Iperplasia prostatica benigna (stadi I e II)*	++	+
Ortosifon	*Orthosiphon spicatus*, foglie	Olio essenziale	Infezioni urinarie (terapia diluente)*	NS	++
Panax notoginseng	*Panax notoginseng*, radici	Ginsenosidi	Angina	NS	+
Passiflora	*Passiflora incarnata*, parti aeree	Flavonoidi (vitexina)	Ansia/insonnia*	+	++
Pelargonium	*Pelargonium sidoides*, radici	Cumarine, tannini	Bronchite/tonsillofaringite	+	+
Peperoncino	*Capsicum frutescens*, frutti	Capsaicina	Dispepsia	+	+
Phyllantus	*Phyllantus* spp, pianta intera	Fillantina, isofillantina	Epatite B cronica	+	++
Picrorriza	*Picrorhiza kurroa*, rizoma	Glicosidi iridoidi (kutkina)	Malattie epatiche	NS	++
Pigeo africano	*Pygeum africanum*, corteccia	Steroli, acidi grassi	Iperplasia prostatica benigna (stadi I e II)	+++ (effetto modesto)	++
Pino	*Pinus* spp (olio essenziale dalle foglie)	Pinene, limonene	Bronchite/catarro*	NS	-
Pino marittimo francese	*Pinus marittima*, corteccia	Procianidine	Insufficienza venosa cronica	++	++
			Retinopatia diabetica	+	++
Podofillo	*Podophyllum peltatum*, radici e rizomi	Podofillotossina, peltatine	Condilomi acuminati	NS	+
Poligala	*Polygala senega*, radici e rizoma	Senegina	Bronchite/catarro*	NS	+
Pomodoro	*Lycopersicon esculentum*, frutto	Licopene	Prevenzione tumori	/	++

→ *segue*

→ *seguito*

Nome comune della droga	*Nome latino della pianta, parte utilizzata*	*Principi attivi*	*Utilizzo*	*Efficacia*	*Sicurezza*
Potentilla	*Potentilla tormentilla*, rizoma	Tannini	Diarrea*	+	+
Prezzemolo	*Petroselinum crispum*, parti aeree	Olio essenziale	Infezioni urinarie (terapia diluente)*	NS	+
Primula	*Primula veris*, rizoma	Acido primulico	Bronchite/catarro*	NS	+
Propoli		CAPE, galangina	Infiammazione del cavo orale	NS	++
Psillio	*Plantago* spp, seme	Mucillagini	Soprappeso/obesità	NS	++IF
			Costipazione*	++	++IF
			Colite ulcerosa/malattia di Crohn	+	++IF
Pungitopo	*Ruscus aculeatus*, rizoma	Saponine steroidee	Insufficienza venosa cronica*	+	++
Quassio	*Quassia amara*, legno	Quassinoidi (amari)	Dispepsia	NS	++
Quercia	*Quercus robur*, corteccia	Tannini	Diarrea*	NS	++
			Infiammazioni cutanee*	NS	++
Rabarbaro	*Rheum palmatum, R. officinale*, rizoma	Antrachinoni, tannini	Costipazione*	NS	++
Rauwolfia	*Rauvolfia serpentina*, radice	Reserpina	Ipertensione*	NS	- -
Ribes nero (olio fisso)	*Ribes nigrum*, semi	Acidi grassi essenziali	Artrite/osteoartrite	+	++
Riso rosso fermentato	*Oryza sativa*, seme	Monacoline	Ipercolesterolemia	++	+IF
Rodiola	*Rhodiola rosea*, radice	Salidroside, para-tirosolo	Stress psicofisico	++	++
Rosolida	*Drosera rotundifolia*, parti aeree	Derivati naftochinonici (juglone)	Asma	NS	++
Salice	*Salix* spp, corteccia	Salicilati	Artrite/osteoartrite *	+/	++
Salvia	*Salvia officinalis*, sommità fiorite	Olio essenziale	Demenza (tipo Alzheimer)	+	+
Salvia cinese	*Salvia miltiorrhiza*, radici	Tanshinoni	Angina	/	+ IF
			Glaucoma	+	+ IF

→ *segue*

→ *seguito*

Nome comune della droga	*Nome latino della pianta, parte utilizzata*	*Principi attivi*	*Utilizzo*	*Efficacia*	*Sicurezza*
Sambuco	*Sambucus nigra*, infiorescenze	Flavonoidi	Raffreddore/influenza*	NS	++
Schizandra	*Schizandra chinensis*, frutto	Lignani, olio essenziale	Stress psicofisico, tendenza alle malattie	NS	++
Senna	*Cassia acutifolia, C. angustifolia*, foglie e/o frutti	Antrachinoni	Costipazione*	+	++
Serenoa	*Serenoa repens*, frutti	Steroidi, acidi grassi	Iperplasia prostatica benigna (stadi I e II)*	+++	++
Sofora	*Sophora flavescens*, radici	Matrina, ossimatrina	Epatite B cronica	+	++
Soia	Glicine max, semi	Fitoestrogeni	Menopausa	/	++IF
			Prevenzione tumori	/	++
Solanum (piante del genere Solanum)	*Solanum* spp, pianta intera	Carpesterale, glucoalcaloidi	Asma	+	++
Spirea olmaria	*Filipendula ulmaria*, parti aeree	Salicilati	Raffreddore/influenza*	NS	++
Tanaceto	*Tanacetum parthenium*, parti aeree	Partenolide	Emicrania (prevenzione)	/	+
			Artrite/osteoartrite	-	+
Tarassaco	*Taraxacum officinale*, parti aeree	Flavonoidi, minerali, acidi fenolici	Dispepsia*	NS	++
Tè	*Thea sinensis* foglie	Metilxantine	Soprappeso/obesità	+	++
			Diarrea	NS	++
Tè verde	*Thea sinensis*, foglie	Polifenoli, metilxantine	Prevenzione tumori	/	++IF
Tiglio	*Tilia cordata, T. platyphyllos*, fiori	Flavonoidi, olio essenziale	Raffreddore/influenza*	NS	++
Timo	*Thymus vulgaris*, foglie e sommità fiorite	Olio essenziale (timolo)	Bronchite/catarro*	NS	+

→ *segue*

→ *seguito*

Nome comune della droga	*Nome latino della pianta, parte utilizzata*	*Principi attivi*	*Utilizzo*	*Efficacia*	*Sicurezza*
Tribulo terrestre	*Tribulus terrestris,* frutti	Saponine (protodioscina)	Disfunzione erettile	NS	++
Trifoglio rosso	*Trifolium pratense*, fiori	Fitoestrogeni	Menopausa	/	++
Uncaria	*Uncaria tomentosa*, corteccia	Alcaloidi ossindolici ed indolici	Stress psicofisico, tendenza alle malattie	NS	-
			Artrite reumatoide	+	-
Uva ursina	*Arctostaphylos uva ursi*, foglie	Arbutina	Infezioni urinarie*	NS	+
Uzara	*Xysmalobium undulatum*, parti ipogee	Glicosidi steroidei	Diarrea*	NS	+
Valeriana	*Valeriana officinalis*, radici e rizoma	Olio essenziale, valepotriati	Insonnia*	+/	++
			Ansia*	+	++
Verbasco	*Verbascum thapsus*, fiori	Saponine	Bronchite/catarro*	NS	++
Verga d'oro	*Solidago virgaurea*, sommità fiorite	Flavonoidi	Infezioni urinarie (terapia diluente)*	NS	++
Vischio	*Viscum album*, foglie, frutti, virgulti	Lectine, viscotossine	Cancro*	- -	- -
Vite	*Vitis vinifera,* foglie	Proantocianidine	Insufficienza venosa cronica	+	++
Witania	*Withania somnifera,* radice	Witanolidi	Stress psicofisico	NS	++
Yohimbe	*Pausinystalia yohimbe*, corteccia	Ioimbina	Soprappeso/obesità	NS	+
			Disfunzione erettile	NS	+
Zafferano	*Crocus sativus,* stimmi	Crocina, olio essenziale	Depressione lieve o moderata	+	+
Zenzero	*Zingiber officinale*, rizoma	Olio essenziale, gingeroli	Nausea e vomito da gravidanza	+++	++
			Nausea e vomito post-operatori	- -	++
			Cinetosi	-/	++
			Nausea e vomito da farmaci antitumorali	/	++
Zucca	*Cucurbita pepo,* semi	Steroli	Iperplasia prostatica benigna (stadi I e II)*	+	++

Tabella B Denominazione in inglese ed in italiano delle più comuni droghe vegetali e relativo nome della pianta

Nome inglese (sinonimi)	*Nome italiano*	*Nome latino (famiglia)*
Agnus castus (chasteberry, chaste tree, monk's pepper)	Agnocasto	*Vitex agnus-castus* (*Verbenaceae*)
Agrimony (agrimonia)	Agrimonio	*Agrimonia eupatoria* (*Rosaceae*)
Alfalfa (lucerne, medicago, purple medick)	Erba medica	*Medicago sativa* (*Fabaceae, Leguminosae*)
Aloe vera (aloe gel)	Aloe	*Aloe* spp (*Liliaceae*)
Aloes (aloe vera)	Aloe	*Aloe* spp (*Liliaceae*)
Angelica	Angelica	*Angelica archangelica* (*Apiaceae/Umbelliferae*)
Aniseed (anise, *anisi fructus, anisum*)	Anice	*Pimpinella anisum* (*Apiaceae/Umbelliferae*)
Arnica (leopard's bane, mountain tobacco, wolf's bane)	Arnica	*Arnica montana* (*Asteraceae/Compositae*)
Artichoke (globe artichoke)	Carciofo	*Cynara scolymus* (*Asteraceae/Compositae*)
Asafoetida (asafetida, asant, devil's dung, gum asafetida)	Assa fetida	*Ferula asa-foetida* (*Apiaceae/Umbelliferae*)
Ashwaganda	Witania	*Withania somnifera* (*Solanaceae*)
Astragalus	Astragalo	*Astragalus membranaceus* (*Leguminosae/Fabaceae*)
Avens (benedict'herb, colewort, geum, herb bennet)	Avena	*Geum urbanum* (*Rosaceae*)
Bayberry (candleberry bark, *myrica*, wax myrtle bark)	Albero della cera	*Myrica cerifera* (*Myricaceae*)
Bilberry (blueberry, bogberry, hunkleberry, myrtilus nigre, whortleberry)	Mirtillo	*Vaccinium myrtillus* (*Ericaceae*)
Black cohosh	Cimicifuga	*Cimicifuga racemosa* (*Ranuncolaceae*)
Black currant	Ribes nero	*Ribes nigrum* (*Saxifragaceae*)
Bloodroot (red indian paint, red root, sanguinaria, tetterwort)	Sanguinaria	*Sanguinaria canadensis* (*Papaveraceae*)

→ *segue*

→ *seguito*

Nome inglese (sinonimi)	*Nome italiano*	*Nome latino (famiglia)*
Blue flag	Giaggiolo	*Iris versicolor* (*Iridaceae*)
Bogbean (buckbean, marsh trefoil, menyanthes)	Trifoglio fibrino	*Menyanthes trifoliata* (*Menyanthaceae*)
Boldo (boldus)	Boldo	*Peumus boldus* (*Monimiaceae*)
Boneset (feverwort, thoroughtwort)	Eupatoria	*Eupatorium perfoliatum* (*Asteraceae/Compositae*)
Borage (beebread, bee plant, burrage, starflower)	Borragine	*Borago officinalis* (*Boraginaceae*)
Broom (hogweed, scoparius)	Ginestra	*Cytisus scoparius* (*Leguminosae/Papilionaceae*)
Buchu	Bucco	*Agathosma betulina* (*Rutaceae*)
Burdock	Bardana	*Arctium majus, A. lappa* (*Asteraceae/Compositae*)
Burnet (garden burnet, greater burnet, sanguisorba)	Salvastrella	*Sanguisorba officinalis* (*Rosaceae*)
Butcher's broom	Pungitopo	*Ruscus aculeatus* (*Liliaceae*)
Butterbur	Farfaraccio	*Petasites hybridus* (*Asteraceae*)
Calamus (sweet flag)	Calamo	*Acorus calamus* (*Araceae*)
Calendula (gold-bloom, marigold, pot marigold)	Calendula	*Calendula officinalis* (*Compositae*)
Capsicum (cayennepepper, chili chili pepper, hot pepper, red pepper, tabasco pepper, sweet pepper, bell pepper o paprika)	Peperoncino	*Capsicum* spp (*Solanaceae*)
Caraway	Cumino	*Carum carvi* (*Umbelliferae*)
Cascara (cascara sagrada)	Cascara	*Rhamnus purshiana* (*Rhamnaceae*)
Cassia (cassia bark, cassia lignea, chinese cinnamon)	Cassia	*Cinnamomum cassia* (*Lauraceae*)
Cat's claw (life-giving vine of Peru, savėntaro, uña de gato)	Uncaria	*Uncaria tomentosa, U. guianensis* (*Rubiaceae*)

→ *segue*

→ *seguito*

Nome inglese (sinonimi)	*Nome italiano*	*Nome latino (famiglia)*
Celery (apii fructus, celery seed, smallage)	Sedano	*Apium graveolens* (*Apiaceae/Umbelliferae*)
Centaury (minor centaury)	Centaurea minore	*Centaurium erythraea* (*Gentianaceae*)
Cereus	Cactus	*Selenicereus grandiflorus* (*Cactaceae*)
Chamomile, German (hungarian chamomile, matricaria flowers, sweet false chamomile, wild chamomile)	Camomilla comune	*Matricaria recutita* (*Asteraceae/Compositae*)
Chamomile, roman	Camomilla romana	*Chamaemelum nobile* (*Asteraceae/Compositae*)
Chaparral	Larrea	*Larrea tridentata* (*Zygophyllaceae*)
Cinchona	China	*Cinchona pubescens, C. succirubra, C. ledgeriana, C. calisaya* (*Rubiacee*)
Cinnamon (ceylon cinnamon, true cinnamon)	Cannella di Ceylon	*Cinnamomum zeylanicum* (*Lauraceae*)
Clave		*Syzygium aromaticum* (*Myrtaceae*)
Clivers (cleavers, galium, goosegrass)	Acchiappacani	*Galium aparine* (*Rubiaceae*)
Clove	Chiodi di garofano	*Syzygium aromaticum* (*Myrtaceae*)
Cohosh, Blue (*caulophyllum*, papoose root, squaw root)	Caulofillo	*Caulophyllum thalictroides* (*Berberidaceae*)
Cola (cola seed, guru nut, kola nut)	Cola	*Cola nitida, C. acuminata* (*Sterculiaceae*)
Coltsfoot (farfara)	Tussilago	*Tussilago farfara* (*Asteraceae/Compositae*)
Comfrey (boneset, blackwort, slippery root, gum plant)	Consolida maggiore	*Symphytum officinale* (*Boraginaceae*)
Corn silk (stigma maydis, zea)	Mais	*Zea mays* (*Gramineae*)
Couchgrass (agropyron, dogs grass, quackgrass, *triticum*, twitchgrass)	Gramigna	*Agropyron repens* (*Gramineae*)
Cowslip (paigle, peagle, primula)	Primula	*Primula veris, P. officinalis* (*Primulaceae*)

→ *segue*

→ *seguito*

Nome inglese (sinonimi)	*Nome italiano*	*Nome latino (famiglia)*
Cranberry (large cranberry, mossberry, small cramberry)	Mirtillo rosso	*Vaccinium macrocarpon* (*Ericaceae*)
Damiana (turnera)	Damiana	*Turnerae diffusa* (*Bignoniaceae/Turneraceae*)
Dandelion (lion's tooth, *taraxacum*)	Tarassaco	*Taraxacum officinale* (*Asteraceae/Compositae*)
Devil's claw (grapple plant, wood spider)	Artiglio del diavolo	*Harpagophytum procubens* (*Pedaliaceae*)
Dong quai	Angelica cinese	*Angelica sinensis* (*Apiaceae*)
Drosera (sundew)	Rosolida	*Drosera rotundifolia* (*Droserceae*)
Echinacea (black sampson, coneflower)	Echinacea	*Echinacea angustifolia, E. pallida, E. purpurea* (*Asteraceae/Compositae*)
Eleutherococcus (devil's shrub, eleuthero, touch-me-not, wild pepper)	Eleuterococco	*Eleutherococcus senticosus* (*Araliaceae*)
Elder (black elder, european elder, elderberry)	Sambuco	*Sambucus nigra* (*Caprifoliaceae*)
Elecampane (alant, horseheal, inula, scabwort, yellow starwort)	Inula	*Inula helenium* (*Asteraceae/Compositae*)
Ephedra (ma huang-chinese ephedra)	Efedra	*Ephedra* spp (*Ephedraceae*)
Eucalyptus (fevertree, gum tree, tasmanian bluegum)	Eucalipto	*Eucalyptus globulus* (*Myrtaceae*)
Euphorbia (pillbearing spurge, snakeweed)	Euforbio	*Euphorbia hirta* (*Euphorbiaceae*)
Evening primrose (king's cureall)	Rapunzia, enotera	*Oenothera* spp (*Onagraceae*)
Eyebright	Eufrasia	*Euphrasia officinalis* (*Scrofulariaceae*)
False unicorn	Elleboro	*Chamaelirium luteum* (*Liliaceae*)
Fennel	Finocchio	*Foeniculum vulgare* (*Umbelliferae*)
Fenugreek (bockshornsame)	Fieno greco	*Trigonella foenum-graecum* (Leguminosae)
Feverfew (altamisa)	Tanaceto	*Tanacetum parthenium* (*Asteraceae/Compositae*)

→ *segue*

→ *seguito*

Nome inglese (sinonimi)	*Nome italiano*	*Nome latino (famiglia)*
Figwort (common figwort, *scrophularia*)	Scrofularia nodosa	*Scrophularia nodosa* (*Scrophulariaceae*)
Foxglove	Digitale	*Digitalis purpurea, D. lanata* (*Scrophulariaceae*)
Frangula (alder buckthorn, *frangula alnus*)	Frangola	*Rhamnus frangula* (*Rhamnaceae*)
Fucus (black tang, bladderwrack, kelp, kelpware, rockweed, seawrack)	Fuco	*Fucus vesiculosus* (*Fucaceae*)
Fumitory	Fumaria	*Fumaria officinalis* (*Fumariaceae*)
Garlic (ajo, ramson, garlic chives, elephant garlic)	Aglio	*Allium sativum* (*Amaryllidaceaea/Liliaceae*)
Gentian (bitter root, gentiana, yellow gentian)	Genziana	*Gentiana lutea* (*Gentianaceae*)
Ginger	Zenzero	*Zingiber officinale* (*Zingiberaceae*)
Ginkgo (fossil tree, kew tree, maidenhair tree)	Ginkgo	*Ginkgo biloba* (*Ginkgoaceae*)
Ginseng (i) asiatic ginseng, chinese ginseng, korean ginseng, (ii) american ginseng, (iii) five-fingers, sang and western ginseng	Ginseng	(i) *Panax ginseng* (ii) *P. quinquefolius* (iii) *P. notoginseng*
Golden seal (yellow root, eye root)	Idraste	*Hydrastis canadensis* (*Ranunculaceae*)
Gravel root (joe, pye weed, kydney root, purple boneset, queen of the meadow)	Eupatoria	*Eupatorium purpureum* (*Asteraceae/Compositae*)
Ground ivy (glechoma *hederacea*)	Nepeta	*Nepeta hederacea* (*Labiatae*)
Guaiacum (guaiac, guajacum)	Guaiaco	*Guaiacum officinalis* (*Zygophyllaceae*)
Hawthorn (whitethorn)	Biancospino	*Crataegus laevigata, C. oxycantha* (*Rosaceae*)
Holy thistle (blessed thistle, carbenia benedicta, carduus benedictus, cnicus)	Cardo santo	*Cnicus Benedictus* (*Asteraceae/Compositae*)

→ *segue*

→ seguito

Nome inglese (sinonimi)	*Nome italiano*	*Nome latino (famiglia)*
Hops (*humulus*, *lupulus*)	Luppolo	*Humulus lupulus* (*Cannabinaceae/Moraceae*)
Horehound, white (common hoarhound, hoarhound, horehound, *marrubium*)	Marrubbio	*Marrubium vulgare* (*Labiatae*)
Horehound, black (ballota)	Marrubio nero	*Ballota nigra* (*Labiatae*)
Horse-chestnut (*aesculus*)	Ippocastano	*Aesculus hippocastanum* (*Hippocastanaceae*)
Horseradish	Barbaforte	*Armoracia rusticana* (*Brassicaceae/Cruciferae*)
Hydrangea (mountain *hydrangea*, seven barks, smooth *hydrangea*)	Ortensia	*Hydrangea arborescens (hortensis)* (*Saxifragaceae*)
Hydrocotyle (centella, gotu kola, indian pennywort, indian water navelwort)	Centella	*Centella asiatica* (*Umbelliferae*)
Ipecac	Ipecacuana	*Cephaelis ipecacuana, C. acuminata* (*Rubiacae*)
Ispaghula (blond *psyllium*, ispagol, pale *psyllium*, spogel)	Psillio biondo (ispagula)	*Plantago ovata* (*Plantaginaceae*)
Ivy (common or english ivy)	Edera	*Hedera helix* (*Araliaceae*)
Jamaica dogwood (fish poison, west indian wood)	Corniola	*Piscidia erythrina* (*Leguminosae*)
Java tea (kumis kucing)	Tè di Java, ortosifon	*Orthosiphon stamineus,* (*Lamiaceae*)
Juniper (*baccae juniperi*, geniévre, wacholderbeeren, zimbro)	Ginepro	*Juniperus communis* (*Pinaceae*)
Karela (bitter gourd, bitter melon)	Melone amaro	*Momordica charantia* (*Cucurbitaceae*)
Kava	Kava	*Piper methysticum* (*Piperaceae*)
Khella	Visnaga	*Ammi visnaga* (*Umbelliferae*)
Lady's slipper (american valerian, *cypripedium*, nerve root)	Lalceolo	*Cypripedium pubescens* (*Orchidaceae*)
Lapacho (taheebo)	Lapacho	*Tabebuia avellanedae* (*Bignoniaceae*)
Lemon balm (melissa)	Melissa	*Melissa officinalis* (*Labiatae*)

→ segue

→ *seguito*

Nome inglese (sinonimi)	*Nome italiano*	*Nome latino (famiglia)*
Lemon verbena	Cedronella	*Aloysia triphylla* (*Verbenaceae*)
Liferoot (golden ragwort, golden senecio, squaw weed)	Senecio	*Senecio aureus* (*Asteraceae/Compositae*)
Linden (lime flowers)	Tiglio	*Tilia platyphylla, T. cordata* (*Tiliaceae*)
Linseed	Lino	*Linum usitatissimum* (*Linacee*)
Liquorice (licorice)	Liquirizia	*Glycyrrhiza glabra* (*Leguminosae*)
Lobelia (indian tobacco, puka weed)	Lobelia	*Lobelia inflata* (*Campanulaceae*)
Mallow	Malva	*Malva silvestris* (*Malvaceae*)
Marshmallow (*althea*)	Altea	*Althea officinalis* (*Malvaceae*)
Matè (*ilex*, jesuit's brazil tea, parraguay tea, st. Barthlomew's tea, yerba matè)	Matè	*Ilex paraguariensis* (*Aquifoliaceae*)
Meadowsweet (dropwort, filipendula, queen of the meadow)	Spirea	*Spiraea ulmaria* (*Rosaceae*)
Milk thistle (lady's thistle, marian thistle, mediterranean milk thistle, St. Mary's thistle)	Cardo mariano	*Silybum marianum* (*Asteraceae/Compositae*)
Mint	Menta	*Mentha piperita* (*Lamiaceae*)
Mistletoe (*viscum*)	Vischio	*Viscum album* (*Loranthaceae*)
Motherwort (*leonurus*)	Cardiaca	*Leonurus cardiaca* (*Labiatae*)
Mullein (flannel flower, common mullein)	Verbasco	*Verbascum densiflorum* (*Scrophulariaceae*)
Myrrh	Mirra	*Commiphora molmol* (*Bursuraceae*)
Nettle (stinging nettle, urtica)	Ortica	*Urtica dioica* (*Urticaceae*)
Papaya (pawpaw, melon tree)	Papaia	*Carica papaya* (*Caricaceae*)

→ *segue*

→ *seguito*

Nome inglese (sinonimi)	*Nome italiano*	*Nome latino (famiglia)*
Parsley	Prezzemolo	*Petroselinum crispum* (*Apiaceae/Umbelliferae*)
Passionflower (apricot vine, grenadille, maypop, passiflora, passion vine)	Passiflora	*Passiflora incarnata* (*Passifloraceae*)
Pennyroyal pulegium (i) european pennyroyal (ii) american pennyroyal	Mentuccia	(i) *Mentha pulegium* (*Labiatae*) (ii) *Hedeoma pulegoides*
Pilewort (ficaria, lesser celandine, *ranunculus*)	Celidonia minore, favagallo	*Ranunculus ficaria*, (*Ranunculaceae*)
Plantain (common plantain, general plantain, greater plantain)	Piantaggine	*Plantago major* (*Plantaginaceae*)
Pleurisy root (*asclepias*)	Asclepiade	*Asclepias tuberosa* (*Asclepiadaceae*)
Pokeroot (pocan, pokeweed, red plant, pokeberry, inkberry, american nightshade)	Fitolacca	*Phytolacca americana* (*Phytolaccaceae*)
Poplar (*populus alba*, quaking aspen, white poplar)	Pioppo	*Populus tremula* (*Salicaceae*)
Prickly ash, southern (toothache bark, *xathoxylum*, zanthoxylum)	Frassino spinoso	*Zanthoxylum clava-herculis* (*Rutaceae*)
Psyllium (flea wort, black or dark *psyllium*, plantain)	Psillio (psillio nero)	*Plantago psyllium* (*Plantaginaceae*)
Pulsatilla (pasque flower)	Anemone	*Anemone pulsatilla* (*Ranunculaceae*)
Pygeum	Pruno africano	*Pygeum africanum* (*Rosaceae*)
Quarana	Guaranà	*Paullinia cupana* (*Sapindacee*)
Quassia (bitterwood picrasma) (i) jamaican quassia, (ii) surinam quassia	Quassio	(i) *Quassia excelsa* (*Simaroubaceae*) (ii) *Q. amara*
Queen's delight (queen's root, stillingia, yaw root)	Albero del sego, savo vegetale	*Stillingia sylvatica* (*Euphorbiaceae*)
Raspberry (*rubus*)	Lampone	*Rubus idaeus* (*Rosaceae*)

→ *segue*

→ *seguito*

Nome inglese (sinonimi)	*Nome italiano*	*Nome latino (famiglia)*
Red clover (cow clover, meadow clover, purple clover, trefoil)	Trifoglio	*Trifolium pratense* (*Leguminosae*)
Rhubarb (chinese rhubarb, indian rhubarb, garden rhubarb)	Rabarbaro	*Rheum officinale,R. palmatum* (*Polygonaceae*)
Rosemary	Rosmarino	*Rosmarinus officinalis* (*Labiatae*)
Sage (dalmatian sage, garden sage, true sage)	Salvia	*Salvia officinalis* (*Labiatae*) (i) Red Sage (*Salvia haematodes)* (ii) Greek sage (*S. triloba)* (iii) Spanish Sage (*S. lavundaefolia)*
Sarsaparilla (i) mexican sarsaparilla (ii) hondurian sarsaparilla (iii) jamaican sarsaparilla (iv) ecuadorian sarsaparilla	Salsapariglia	*Smilax* spp (i) *S. aristolochiifolia* (ii) *S. regelii* (iii) *S. ornata* (iv) *S. febrifuga* (*Liliaceae*)
Sassafras (ague tree, cinnamom wood, saloop, saxifrax)	Sassofrasso	*Sassafras albidum* (*Lauraceae*)
Saw palmetto (sabal, serenoa)	Serenoa	*Serenoa repens* (*Arecaceae/Palmae*)
Schisandra (magnolia vine, gomishi, wu-wai-zi)	Schizandra	*Schizandra chinensis* (*Schisandraceae*)
Scullcap (helmet flower, hoodwort, quarker bonnet, *scutellaria*, skullcap)	Scutellaria maggiore	*Scutellaria baicadensis* (*Labiatae*)
Senega (northern senega , polygala, rattlesnake root, snake root)	Poligala	*Polygala senega* (*Polygalaceae*) ed altre ristrette specie coltivate nell'ovest del Canada ed in Giappone
Senna (i) alexandrian senna, khartoum senna (ii) tinnevelly senna	Senna	(i) *Cassia senna* (ii) *C. acutifolia* (iii) *C. angustifolia* (*Leguminosae*)
Shepherd's purse (capsella)	Borsa del pastore	*Capsella bursa-pastoris* (Cruciferae)
Slippery elm (*ulmus rubra*)	Olmo	*Ulmus ulva* (*Ulmaceae*)
Squill (*scilla urginea, urginea scilla,* white squill)	Scilla	*Urginea maritima* (*Liliaceae*)

→ *segue*

→ seguito

Nome inglese (sinonimi)	*Nome italiano*	*Nome latino (famiglia)*
St. John's wort (*hipericum, millepertuis*)	Iperico	*Hypericun perforatum* (*Hypericaceae*)
Stone root (heal-all, knob root)		*Collinsonia canadensis* (*Labiatae*)
Tansy (*tanacetum*)	Tanaceto volgare	*Tanacetum vulgare* (*Asteraceae/Compositae*)
Tea tree (*melaleuca*)	Melaleuca	*Melaleuca alternifolia* (*Myrtaceae*)
Thyme (common thyme, french thyme, garden thyme, rubbed thyme)	Timo	*Thymus vulgaris* (*Labiatae*)
Turmeric (red valerian, haldi, jiang huang)	Curcuma	*Curcuma longa, C. domestica* (*Zinziberaceae*)
Uva- ursi (bearberry)	Uva ursina	*Arctostaphylos uva-ursi* (*Ericaceae*)
Valerian (all-heal, belgian valerian, common valerian, fragrant valerian, garden valerian)	Valeriana	*Valeriana officinalis* (*Valerianaceae*)
Vervain	Verbena	*Verbena officinalis* (*Verbenaceae*)
White poplar (verbena)	Pioppo bianco	*Populus alba* (*Salicaceae*)
Wild carrot (*daucus*, queen Anne's lace)	Carota	*Daucus carota* (*Umbelliferae*)
Wild lettuce (bitter lettuce, lettuce *opium*)	Lattuga	*Lactuca virosa* (*Asteraceae/Compositae*)
Willow (white willow, black willow, purple willow)	Salice	*Salix* spp (*Salicaceae*)
Wintergreen (oil)	Gaulteria	*Gaultheria procumbens* (*Erycaceae*)
Witch hazel (*hamamelis*, witchazel)	Amamelide	*Hamamelis virgiliana* (*Hamamelidaceae*)
Wormwood (common wormwood, chinese wormwood)	Assenzio	*Artemisia absinthium* (*Asteraceae*)
Yarrow (common yarrow, milfoil, millefolium)	Achillea	*Achillea millefolium* (*Asteraceae/Compositae*)
Yellow dock (curled dock)	Acetosa d'America, lapario	*Rumex crispus* (*Polygonaceae*)
Yohimbe	Yohimbe	*Pausinystalia yohimbe*
Yucca (spanish bayonet, joshua tree, Adam's needle, soapweed)	Yucca	*Yucca* spp (*Liliaceae/Asteraceae*)

Tabella C Lista delle droghe vegetali ammesse negli integratori alimentari. Questa rappresenta solo una lista parziale, in quanto non include tutte le droghe vegetali oggi ammesse (www.ministerosalute.it)

Nome comune	*Nome botanico*	*Parti utilizzate*	*Note*
Abete	*Abies alba*	Coni, corteccia, foglie, gemme, olio, resina	
Abete	*Abies balsamea*	Balsamo	
Abete	*Abies fraseri*	Balsamo	
Abete	*Abies sibirica*	Foglie	
Aglio	*Allium sativum*	Parte ipogea	
Agnocasto	*Vitex agnus castus*	Frutto	Controindicato in gravidanza e allattamento
Agrimonia	*Agrimonia eupatoria*	Foglie, parte aerea, sommità	
Agrimonia	*Agrimonia odorata*	Foglie, parte aerea, sommità	
Alchemilla	*Alchemilla vulgaris*	Foglie, parte aerea, radice	
Aloe	*Aloe vera*	Succo	
Altea	*Altheae officinalis*	Foglie, radice	
Altea	*Altheae rosea*	Foglie, radice	
Amamelide	*Hamamelis virginiana*	Corteccia, foglie	
Ananas	*Ananas comosus*	Gambo	
Angelica	*Angelica archangelica*	Foglie, frutto, olio, radice	
Angelica	*Angelica silvestris*	Frutto, parte aerea, radice, sommità	
Angostura	*Galipea cusparia*		
Anice stellato	*Illicium verum*	Frutti	
Anice verde	*Pimpinella anisum*	Frutto	
Antennaria	*Antennaria dioica*	Fiore, parte aerea	
Arancio amaro	*Citrus aurantium amara*	Scorza	Tenore di sinefrina: max 30 mg/die
Arancio dolce	*Citrus sinensis*	Scorza	
Argentina	*Potentilla anserina*	Sommità fiorite, rizoma	
Argentina	*Potentilla argentea*	Sommità fiorite, rizoma	
Argentina	*Potentilla reptans*	Rizoma	
Arnica	*Arnica montana*	Foglie, parte aerea, radice, sommità	
Aronga	*Harunganae madagascariensis*	Foglie, corteccia	

→ *segue*

→ *seguito*

Nome comune	*Nome botanico*	*Parti utilizzate*	*Note*
Arpagofito	*Harpagophytum procumbens*	Radice	
Asparago	*Asparagus officinalis*	Rizoma con radici	
Assa fetida	*Ferula asa-foetida*	Radice, gomma	
Avena	*Avena sativa*	Frutto, parte aerea	
Barba di bosco	*Usnea barbata*	Tallo	
Barba di bosco	*Usnea plicata*	Tallo	
Betulla	*Betula pendula*	Corteccia, foglie, gemme, resina	
Betulla	*Betula pubescens*	Foglie	
Biancospino	*Crataegus azarolus*	Foglie	
Biancospino	*Crataegus curvisepala*	Fiori, foglie	
Biancospino	*Crataegus laevigata*	Fiori, foglie	
Biancospino	*Crataegus monogyna*	Fiori, foglie	
Biancospino	*Crataegus nigra*	Fiori, foglie	
Biancospino	*Crataegus oxyacantha*	Fiori, foglie	
Biancospino	*Crataegus pentagyna*	Fiori, foglie	
Boldo	*Peumus boldus*	Foglie	
Borragine	*Borago officinalis*	Olio	
Borsa pastore	*Capsella bursa pastoris*	Parte aerea	
Cacao	*Theobroma cacao*	Semi	
Caglio odoroso	*Galium odoratum*	Parte aerea	
Calendula	*Calendula officinalis*	Fiore, parte aerea	
Camomilla romana	*Anthemis nobilis*	Fiore	
Camomilla volgare	*Matricaria chamomilla*	Fiore	
Cannella	*Cinnamomum ceylanicum*	Corteccia	
Capsico	*Capsicum annum*	Olio	
Capsico	*Capsicum frutescens*	Olio	
Carbone vegetale	*Carbo ligni*	Polvere	
Carcadè	*Hibiscus sabdariffa*	Fiori	
Carciofo	*Cynara scolymus*	Foglie	
Cardamomo	*Elettaria cardamomum*	Frutto	
Cardiaca	*Leonurus cardiaca*	Parte aerea	
Cardo benedetto	*Cnicus benedictus*	Foglie, sommità fiorite	
Cardo mariano	*Sylibum marianum*	Parte aerea, frutto	Tenore in silimarina
Carice	*Carex arenaria*	Rizoma	
Carruba	*Ceratonia siliqua*	Frutto?	
Carvi	*Carum carvi* essenza	Frutto	
Cascara	*Rhamnus purshiana*	Corteccia	
Cascarilla	*Croton eleuteria*	Corteccia, foglie	
Castagno	*Castanea vesca*	Foglie	
Centaurea minore	*Centaurium minus*	Parte aerea	
Centella	*Centella asiatica*	Foglie, parte aerea	
Chimafila	*Chimafila umbrellata*	Corteccia, foglie, parte aerea, radice, sommità	

→ *segue*

→ *seguito*

Nome comune	*Nome botanico*	*Parti utilizzate*	*Note*
Cicoria	*Cichorium intybus*	Parte aerea	
Cimicifuga(actea rac.)	*Cimicifuga racemosa*	Rizoma	
Cipolla	*Allium cepa*	Parte ipogea	
Citronella	*Cymbopogon nardus*	Parte aerea, olio, sommità	
Cola noci	*Kola acuminata*	Semi	
Condurango	*Marsdenia condurango*	Corteccia	
Coriandolo	*Coriandrum sativum*	Frutto	
Cumino	*Cuminum cyminum*	Semi	
Curcuma	*Curcuma longa*	Rizoma	
Damiana	*Turnera diffusa*	Fiori, foglie, sommità fiorite	
Drosera	*Drosera anglica*	Parte aerea	
Drosera	*Drosera intermedia*	Parte aerea	
Drosera	*Drosera peltata*	Parte aerea	
Drosera	*Drosera ramentacea*	Parte aerea	
Drosera	*Drosera rotundifolia*	Parte aerea	
Echinacea	*Echinacea angustifolia*	Parte aerea, radice	
Echinacea	*Echinacea pallida*	Radice	
Echinacea	*Echinacea purpurea*	Parte aerea, radice	
Edera	*Hedera helix*	Foglie	
Eleuterococco	*Eleutherococcus senticosus*	Radice	
Elicriso	*Helichrysum italicum*	Fiore, sommità	
Equiseto	*Equisetum arvense*	Parte aerea	
Equiseto	*Equisetum fluviatile*	Parte aerea	
Equiseto	*Equisetum hyemale*	Parte aerea	
Equiseto	*Equisetum telmateja*	Parte aerea	
Erniaria	*Herniaria glabra*	Parte aerea	
Erniaria	*Herniaria hirsuta*	Parte aerea	
Escolzia	*Eschscholtzia californica*	Parte aerea	
Eucalipto	*Eucalyptus globulus*	Foglie	
Fagiolo baccello	*Phaseolus vulgaris*	Baccello	
Fico	*Ficus carica*	Frutto, gemme, foglie	
Fieno greco	*Trigonella foenum grecum*	Semi	
Finocchio	*Foeniculum vulgare*	Frutto, essenza	
Fiordaliso	*Centaurea cyanus*	Fiore	
Frangola	*Rhamnus frangula*	Corteccia	
Frassino	*Fraxinus excelsior*	Corteccia, foglie	
Fumaria	*Fumaria officinalis*	Parte aerea	
Galanga	*Alpinia galanga*	Rizoma	
Galanga	*Alpinia officinarum*	Rizoma	
Galeopsis	*Galeopsis segetum*	Parte aerea	
Garofano	*Chiodi caryophyllus aromaticus*	Fiore	
Genziana	*Gentiana lutea*	Radice, rizoma	
Ginepro	*Juniperus communis*	Foglie, frutto, corteccia	

→ *segue*

→ *seguito*

Nome comune	*Nome botanico*	*Parti utilizzate*	*Note*
Ginkgo	*Ginkgo biloba*	Foglie	
Ginseng	*Panax ginseng*	Radice	
Gipsofila	*Gypsophila paniculata*	Radice	
Gramigna	*Agropyron repens*	Rizoma	
Grindelia	*Grindelia camporum*	Foglie, sommità fiorite	
Grindelia	*Grindelia humilis*	Foglie, sommità fiorite	
Grindelia	*Grindelia robusta*	Foglie, sommità fiorite	
Grindelia	*Grindelia squarrosa*	Foglie, sommità fiorite	
Guaiaco	*Guajacum officinalis*	Corteccia, resina	
Guaiaco	*Guajacum sanctum*	Corteccia, resina	
Iperico	*Hypericum perforatum*	Fiori, sommità, parte aerea	Max 7 mg (ipericina max 21 μg)
Ippocastano	*Aesculus hippocastanum*	Corteccia, fiori, foglie	
Ispagula	*Plantago ovata* (*P. ispagula*)	Semi, tegumento del seme	
Issopo	*Hyssopus officinalis*	Parte aerea	
Jambul	*Syzygium cumini*	Corteccia	
Laminaria	*Laminaria cloustoni*	Tallo	
Lampone	*Rubus fructicosus*	Foglie	
Lampone	*Rubus idaeus*	Foglie	
Lavanda	*Lavandula officinalis*	Fiori, olio, sommità	
Lichene d'Islanda	*Cetraria islandica*	Tallo	
Limone	*Citrus limon*	Scorza	
Lino	*Linum usitatissimum*	Olio, semi	
Liquirizia	*Glycyrrhiza glabra*	Radice	
Luppolo	*Humulus lupulus*	Frutto	
Maggiorana	*Majorana hortensis*	Foglie, parte aerea, olio	
Mais	*Zea mais*	Stigmi	
Malva	*Malva sylvestris*	Fiori, foglie	
Mandarino	*Citrus nobilis*	Scorza	
Mandorlo	*Amygdalus communis*	Seme	
Manna	*Fraxinus ornus*	Succo	
Marrubio	*Marrubium vulgare*	Foglie, sommità con fiori	
Mate	*Ilex paraguariensis*	Foglie	
Meliloto	*Melilotus officinalis*	Foglie, fiori	Tenore in cumarina
Melissa	*Melissa officinalis*	Foglie	
Melograno	*Punica granatum*	Corteccia, frutto, fiore	
Menta piperita	*Mentha piperita*	Foglie	
Mentzelia	*Mentzelia cordifolia*	Parte aerea, radice	

→ *segue*

→ *seguito*

Nome comune	*Nome botanico*	*Parti utilizzate*	*Note*
Millefoglio	*Achillea millefolium*	Fiori, parte aerea	
Mirtillo	*Vaccinum mirtillus*	Foglie, frutto	
Muira puama	*Tychopetalum olacoides*	Corteccia	
Noce	*Juglans regia*	Foglie, frutto	
Noce di cocco	*Cocos nucifera*	Frutto, olio	
Noce moscata	*Myristica fragrans*	Semi	
Olivo	*Olea europea*	Foglie	
Ononide	*Ononis spinosa*	Radice	
Origano	*Origanum vulgare*	Parte aerea	
Ortica	*Urtica dioica*	Foglie, parte aerea, radice	
Ortica	*Urtica urens*	Foglie, parte aerea, radice	
Ortica bianca	*Lamium album*	Parte aerea, fiori	
Ortosifon	*Ortosiphon stamineus*	Foglie, parte aerea	
Papaia	*Carica papaya*	Frutto	
Passiflora	*Passiflora edulis*	Parte aerea	
Passiflora	*Passiflora incarnata*	Parte aerea	
Pepe nero	*Piper nigrum*	Frutto	
Piantaggine	*Plantago arenaria*	Semi	
Piantaggine	*Plantago lanceolata*	Parte aerea	
Pino silvestre	*Pinus sylvestris*	Gemme	
Polmonaria	*Pulmonaria officinalis*	Parte aerea	
Prezzemolo	*Petroselinum crispum*	Parte aerea, radice, frutto	
Primula	*Primula elatior*	Fiori, radice	
Primula	*Primula officinalis*	Fiori, radice	
Primula	*Primula vulgaris*	Fiori, radice	
Primula	*Primula veris*	Fiori, radice	
Prugnolo	*Prunus spinosa*	Fiori, frutto, foglie	
Pruno virginiano	*Prunus serotina*	Corteccia, foglie	
Psillio	*Plantago psyllium* (*P. afra*)	Semi	
Pungitopo	*Ruscus aculeatus*	Rizoma	
Quercia	*Quercus petraea*	Corteccia	
Quercia	*Quercus robur*	Corteccia	
Quercia marina	*Ascophyllum nodosum*	Tallo	
Quercia marina	*Fucus vesicolosus*	Tallo	
Rabarbaro	*Rheum officinale*	Radice	
Rabarbaro	*Rheum palmatum*	Radice	
Rafano	*Raphanus sativus*	Radice	
Rosa	*Rosa centifolia*	Frutto, fiore	
Rosa	*Rosa gallica*	Frutto, fiore	
Rosmarino	*Rosmarinus officinale*	Olio, foglie	
Rosolaccio	*Papaver rhoeas*	Fiore	
Salice	*Salix purpurea*	Corteccia	Contiene salicilati

→ *segue*

→ *seguito*

Nome comune	*Nome botanico*	*Parti utilizzate*	*Note*
Salice bianco	*Salix alba*	Corteccia, foglie	Contiene salicilati
Salvia	*Salvia officinalis*	Foglie	
Sambuco	*Sambucus nigra*	Corteccia, fiori, foglie	
Sandalo bianco	*Santalum album*	Corteccia	
Sandalo rosso	*Pterocarpus santalinus*	Corteccia	
Sanicola	*Sanicula europea*	Parte aerea	
Saponaria	*Saponaria officinalis*	Parte aerea, radici	
Sedano	*Apium graveolens*	Parte aerea, radici, frutto	
Senna	*Cassia angustifolia*	Foglie, frutto	
Senna	*Cassia senna*	Foglie, frutto	
Sesamo	*Sesamum indicum*	Semi	
Sorbo degli uccellatori	*Sorbus aucuparia*	Frutto	
Spinacio	*Spinacia oleracea*	Foglie	
Spinocervino	*Rhamnus catharticus*	Frutti	
Tamarindo	*Tamarindus indica*		
Tarassaco	*Taraxacum officinalis*	Radici, parte aerea	
The	*Tea sinensis*	Foglie	
Tiglio	*Tilia* spp	Corteccia, foglie, fiori, gemme	
Timo serpillo	*Thymus serpillum*	Foglie, infiorescenze	
Timo volgare	*Thymus vulgaris*	Foglie, infiorescenze	
Tormentilla	*Potentilla erecta*	Rizoma	
Tragoselino comune	*Pimpinella saxifraga*	Parte aerea, radici	
Tragoselino maggiore	*Pimpinella major*	Parte aerea, radici	
Trifoglio fibrino	*Menyanthes trifoliata*	Foglie	
Ulmaria	*Filipendula ulmaria* (*Spirea u.*)	Parte aerea, radice	Contiene salicilati
Ulmaria	*Filipendula vulgaris* (*Spirea v.*)	Parte aerea, radice	Contiene salicilati
Uva ursina	*Arctostphylos uva ursi*	Foglie	Controindicato in gravidanza e allattamento
Valeriana	*Valeriana officinalis*	Radici	
Vaniglia	*Vanilla planifolia*		
Verbasco	*Verbascum densiflorum*	Fiore	
Verbena	*Verbena officinalis*	Parte aerea	
Verga d'oro	*Solidago virga aurea*	Parte aerea	
Veronica	*Veronica officinalis*	Parte aerea	
Viola mammola	*Viola odorata*	Fiori, foglie, rizoma	
Zafferano	*Crocus sativus*	Stimmi	
Zedoaria	*Curcuma zedoaria*	Rizoma	
Zenzero	*Zingiber officinale*	Rizoma	
Zucca	*Cucurbita pepo*	Semi	

Abbreviazioni

AC	Adenilato ciclasi
ACE	Enzima di conversione dell'angiotensina (dall'inglese *Angiotensin-converting enzyme*)
Acetil-CoA	Acetil-coenzima A
ACTH	Ormone adrenocorticotropo (dall'inglese *Adrenocorticotropic hormone*)
ADGL	Acido diomo-γ-linolenico
15-ADGL	Derivato 15-idrossilico dell'acido diomo-γ-linolenico
ADH	Alcol deidrogenasi (dall'inglese *Alcohol dehydrogenase*)
ADP	Adenosina difosfato
AGL	Acido γ-linolenico
AGP	Acidi grassi polinsaturi
A.I.C.	Autorizzazione all'immissione in commercio
AIDS	Sindrome da immunodeficienza acquisita (dall'inglese *Acquired immune deficiency sindrome*)
ALA	Acido α-linoleico
ALDH-2	Aldeide deidrogenasi 2 (dall'inglese *Aldehyde dehydrogenase 2*)
ALT	Alanino aminotrasferasi
APAF-1	Fattore di attivazione delle proteasi apoptotiche 1 (dall'inglese *Apoptotis protease-activating factor 1*)
APC	Cellule che presentano l'antigene (dall'inglese *Antigen presenting cells*)
ASL	Azienda Sanitaria Locale
ASS	Aldeide semisuccinica
AST	Aspartato aminotrasferasi
ATP	Adenosina trifosfato
CAPE	Estere feniletilico dell'acido caffeico
cAMP	Adenosina monofosfato (AMP) ciclico
CDK	Chinasi ciclino-dipendenti (dall'inglese *Cyclin-dependent kinases*)
CE	Comunità Europea
CFU	Unità formanti colonie (dall'inglese *Colony-forming units*)

cGMP	Guanosina 5' – monofosfato ciclico
CI_{50}	Concentrazione inibente 50
CM	Chilomicroni
CoA	Coenzima A
CONPTER	Conferenza dei Presidenti Corsi di Laurea in Tecniche Erboristiche
COX	Ciclossigenasi
COX-1	Ciclossigenasi 1
COX-2	Ciclossigenasi 2
C.P.	Codice penale
CRH	Ormone che rilascia la corticotropina (dall'inglese *Corticotropin-releasing hormone*)
CTF	Chimica e Tecnologia Farmaceutiche
CTZ	Area grilletto chemiosensibile (dall'inglese *Chemoreceptor trigger zone*)
CYP	Citocromo P450
DAD	Diallildisolfuro
DAS	Diallilsolfuro
DDL	Disegno di legge
DDT	Dicloro-difenil-tricloroetano
DE_{50}	Dose efficace 50
DGL	Liquirizia diglicirrizinata (dall'inglese *Deglycyrrhizinated liquorice*)
DHA	Acido decosaesaenoico
DHT	Diidrotestosterone
D.L.	Decreto Legge
DL_{50}	Dose letale 50
D.M.	Decreto Ministeriale
DMLE	Degenerazione maculare legata all'età
DNA	Acido desossiribonucleico
D.P.R.	Decreto del Presidente della Repubblica
DU	Diploma Universitario
ECG	Elettrocardiogramma
ECM	Educazione continua in medicina
EEG	Elettroencefalogramma
EFA	Acidi grassi essenziali (dall'inglese *Essential fatty acids*)
EGCG	Epigallocatechina-3-gallato
EGF	Fattore di crescita dell'epidermide (dall'inglese *Epidermal growth factor*)
EMEA	Azienda europea di valutazione dei medicinali (dall'inglese *European agency for evaluation of medicinal products*)
EPA	Acido eicosapentaenoico

ESCOP	*European Scientific Cooperative on Phytotherapy*
FANS	Farmaci antinfiammatori non steroidei
FDA	*Food and Drug Administration*
FEI	Federazione Erboristi Italiani
FEV_1	Volume espiratorio forzato al secondo (dall'inglese *Forced expiratory volume*)
FLD	Flusimetria laser doppler
FN	Formulario Nazionale
F.O.F.I.	Federazione degli Ordini dei Farmacisti Italiani
FOS	Frutto-oligo-saccaridi
FSH	Ormone follicolo stimolante (dall'inglese *Follicle stimulating hormone*)
FTTCA	Frazione triterpenica totale di *Centella asiatica*
FU	Farmacopea Ufficiale
GABA	Acido γ-aminobutirrico
GAD	Glutammato decarbossilasi
GH	Ormone della crescita (dall'inglese *Growth hormone*)
GI	Gastrointestinale
GJC	Porte di giunzione intercellulare (dall'inglese *Gap junctional intercellular communication*)
GM-CSF	Fattore di stimolazione delle colonie di granulociti e macrofagi (dall'inglese *Granulocyte macrophage colony stimulating factor*)
GMP	Guanosina 5' -monofosfato
GnRH	Ormone stimolante il rilascio delle gonadotropine (dall'inglese *Gonadotropin releasing hormone*)
GOS	Gluco-oligo-saccaridi
GRD	Ganglio della radice dorsale
GST-mu	Glutatione S-transferasi mu
GTP	Guanosin 5' -trifosfato
G.U.	Gazzetta Ufficiale
HBeAg	Antigene "e" del virus dell'epatite B (dall'inglese *Hepatitis B-e antigen*)
HBsAg	Antigene di superficie del virus dell'epatite B (dall'inglese *Hepatitis B surface antigen*)
HBV DNA	DNA del virus dell'epatite B (dall'inglese *Hepatitis B virus DNA*)
HBV	Virus dell'epatite B (dall'inglese *Hepatitis B virus*)
HDL	Lipoproteine ad alta densità (dall'inglese *High density lipoproteins*)
12-HETE	Acido 12-idrossi-eicosatetraenoico (dall'inglese 12-*Hydroxy-eicosatetraenoic acid*)

HIV	Virus dell'immunodeficienza umana (dall'inglese *Human immunodeficiency virus*)
HLE	Elastasi leucocitaria umana (dall'inglese *Human leucocyte elastase*)
HMG CoA	Idrossimetilglutaril coenzima A
HPLC	Cromatografia liquida ad alta efficienza (dall'inglese *High performance liquid chromatografy*)
11-HSD	11-idrossisteroide deidrogenasi (dall'inglese *11-Hydroxysteroid dehydrogenase*)
HSV	Herpes simplex virus
5-HT	5-idrossitriptamina
IBD	Malattie infiammatorie dell'intestino (dall'inglese *Inflammatory bowel diseases*)
ICC	Insufficienza cardiaca congestizia
ICV	Insufficienza venosa cronica
IDL	Lipoproteine a densità intermedia (dall'inglese *Intermediate density lipoproteins*)
IgA	Immunoglobulina A
IgE	Immunoglobulina E
IgM	Immunoglobulina M
IIEF	Indice internazionale per la funzione erettile (dall'inglese *International index erectile function*)
IL	Interleuchina
IL-1β	Interleuchina 1β
IL-4	Interleuchina 4
IMC	Indice di massa corporea
IPB	Iperplasia prostatica benigna
JNK	Chinasi N-terminale c-Jun (dall'inglese *Jun N-terminal kinase*)
LAB	Batteri acidi lattici (dall'inglese *Lactic acid bacteria*)
LCPUFA	Acidi grassi polinsaturi a lunga catena (dall'inglese *Long chain polyunsaturated fatty acids*)
LDL	Lipoproteine a bassa densità (dall'inglese *Low density lipoproteins*)
LGL	Grossi linfociti granulari (dall'inglese *Large granular lymphocytes*)
LH	Ormone luteinizzante (dall'inglese *Luteinizing hormone*)
LOX	Lipossigenasi (5-lipossigenasi)
L.R.	Legge Regionale
LSD	Dietilammide dell'acido lisergico (dall'inglese *Lysergic acid diethylamide*)
LT	Leucotrieni

LTB_4	Leucotriene B_4
LTB_5	Leucotriene B_5
MAO	Monoamino ossidasi
MDA	Malonildialdeide
MEOS	Sistema microsomiale di ossidazione dell'etanolo (dall'inglese *Microsomal ethanol oxidizing system*)
MMP-2	*Matrix metalloprotein* 2
MTC	Medicina Tradizionale Cinese
MTM	Medicina Tradizionale Messicana
NANC	Non adrenergici non colinergici
NBP	Norma di buona preparazione dei medicinali in Farmacia
NCCAM	Centro Nazionale per la Medicina Alternativa e Complementare (dall'inglese *National center for complementary and alternative medicine*)
NDP	Neuropatia diabetica periferica
NF-κB	Fattore nucleare κB (dall'inglese *Nuclear factor κB*)
NGF	Fattore di crescita dei neuroni (dall'inglese *Nerve growth factor*)
NK	*Natural killer*
NO	Ossido di azoto (monossido di azoto)
NOAEL	Dose che non provoca effetti avversi (dall'inglese *No observed adverse effect level*)
NREM	Movimenti oculari non rapidi (dall'inglese *Non-rapid eye movement*)
NTS	Nucleo del tratto solitario
NYHA	*New York Heart Association*
OMS	Organizzazione Mondiale della Sanità
OPC	Procianidine oligomeriche (dall'inglese *Oligomeric procyanidinis*)
OPCs	Proantocianidine oligomeriche (dall'inglese *Oligomeric proanthocyanidins*)
OS	Ormoni sessuali
OTC	Farmaci da banco o di automedicazione (dall'inglese *Over the counter*)
PA	Principio attivo
PAF	Fattore di attivazione piastrinica (dall'inglese *Platelet activating factor*)
PCO_2	Pressione transcutanea della CO_2
PCO_S	Oligomeri procianidolici (dall'inglese *Oligomeric procyanidolic complexes*)
PDE	Fosfodiesterasi
PDE3	Fosfodiesterasi (isoforma 3)

PDE5	Fosfodiesterasi (isoforma 5)
PDR	*Physician's Desk Reference*
PG	Prostaglandine
PGE_1	Prostaglandina E_1
PGE_2	Prostaglandina E_2
PGE_3	Prostaglandina E_3
PGI_2	Prostaciclina
PKC-α	Proteina chinasi C-α (dall'inglese *Protein kinase C-α*)
PO_2	Pressione transcutanea dell'ossigeno
PONV	Nausea e vomito post-operatorio (dall'inglese *Post operative nausea and vomiting*)
PSA	Antigene specifico prostatico (dall'inglese *Prostate-specific antigen*)
PTK	Proteina tirosina chinasi (dall'inglese *Protein tyrosine kinase*)
PYC	Picnogenolo (dall'inglese *Pycnogenol*)
RAS	Velocità di rigonfiamento della caviglia (dall'inglese *Rate of ankle swelling*)
RCT	Studio clinico randomizzato controllato (dall'inglese *Randomized controlled trial*)
R.D.	Regio Decreto
REM	Rapidi movimenti oculari (dall'inglese *Rapid eye movement*)
RL	Radicali liberi
RNA	Acido ribonucleico
ROS	Specie reattive dell'ossigeno (dall'inglese *Reactive oxygen species*)
RPA	Recettore postsinaptico adrenergico
SCFA	Acidi grassi a catena corta (dall'inglese *Short chain fatty acids*)
SHBG	Globulina legante gli ormoni sessuali (dall'inglese *Sex hormone binding globulin*)
SIFIT	Società Italiana di Fitoterapia
SII	Sindrome dell'intestino irritabile
SIPF	Sospensione integrale di pianta fresca
S.M.	Specialità medicinali
SNC	Sistema nervoso centrale
SOD	Superossido dismutasi
SOP	Senza obbligo di prescrizione
SOS	Soia-oligo-saccaridi
SP	Senza prescrizione
SPM	Sindrome premestruale

SSN	Servizio Sanitario Nazionale
TG	Trigliceridi
TGF	Fattore di crescita trasformante (dall'inglese *Transforming growth factor*)
TGF-β1	Fattore di crescita trasformante β1 (dall'inglese *Transforming growth factor β1*)
T_H	T helper
TM	Tintura Madre
TNF-α	Fattore di necrosi tumorale α (dall'inglese *Tumor necrosis factor α*)
TOS	Galatto-oligo-saccaridi
TRH	Ormone che rilascia la tireotropina (dall'inglese *Thyrotropin releasing hormone*)
T.U.	Testo Unico
T.U.LL.SS.	Testo Unico delle Leggi Sanitarie
TXA_3	Trombossano A_3
UE	Unione Europea
U.F.C.	Unità formanti colonie
uPA	Attivatore del plasminogeno di tipo urochinasi (dall'inglese *Urokinase plasminogen activator*)
USP	Farmacopea degli Stati Uniti (dall'inglese *United States Pharmacopeia*)
VAR	Risposta venoarteriolare (dall'inglese *Venoarteriolar response*)
VD	Volume di distribuzione
VEGF	Fattore di crescita dell'endotelio vascolare (dall'inglese *Vascular endothelial growth factor*)
VLDL	Lipoproteine a densità molto bassa (dall'inglese *Very low density lipoproteins*)
VR1	Recettore VR1 dei vanilloidi

Abbreviazioni degli Autori botanici

Ait.	Aiton William
Andr.	Andrews Henry o Andrews Henry Nathaniel Jr
Arn.	Arnold Ferdinand Christian Gustav
A.W.Hill	Arthur William Hill
Baill.	Baillon Henri Ernest
Bak.	Baker Charles Fuller, Baker Edmund Gilbert o Baker John Gilbert
Balf.	Balfour Isaac Bayley o B. John Hutton
Beauvis.	Beauverd Gustave o Beauverie Jean Jules
Benth.	Bentham George
Berg.	Bergeret Jean o Bergeret Jean Pierre
Bertl.	Bertoloni Antonio
Bge.	Bigelow Jacob
Bois.	Boissier Pierre Edmond
Brey.	Breyne Jacob
Briq.	Briquet John Isaac
Brot.	Brotero de Avelar Feliz o Brotherus Viktor Ferdinand
Burch.	Burchell William John
Burm.	Burman Joannes o Burman Nicolaas Laurens
Cav.	Cavanilles Antonio Josè, Cavara Fridiano, Cavillier François George o Cavolini Filippo
Carr.	Carradori Giovacchino, Carrière Élie Abel, Carrington Benjamin, Carroll Isaac, C. Costa Yçuxart o Antonio Cipriano
Colebr.	Colebrooke Henry Thomas
Collad.	Colladon Louis Théodore Frédéric
D.C.	De Candolle Alphonse Louis Pierre Pyramus, De Candolle Anne Casimir Pyramus – DC. Augustin Pyramus – DC. Richard Émile Augustin
Del.	Raffeneau-Delile Alire
Desf.	Desfontaines René Louiche
Desr.	Desportes Narcisse Henry François
Diels.	Diels Friedrich Ludwig Emil

Dum.	Du Martier Vel Dumartier
Eberm.	Ebermayer (Ebel Paul Wilhelm Sositheus Eugen)
Ehrh.	Ehrhart Jakob Friedrich
Endl.	Endlicher Stephan Ladislaus
Fisch.	Fischer Eduard, Friedrich Ernst Ludwig von F., F. George William, F. Jacob Benkamin, F. Coster Carl von, F. Ludwig, F. von Waldheim Alexander Alexandrovitch, F. von Waldheim Gotthelf o F. von Mueler
Franch.	Franchet Adrien René
Gaertn.	Gaertner Joseph, G. Carl Friedrich von o G. Philipp
Gray A.	Gray Asa
Harv.	Harvey William Henry, H. Gibson Robert John
H.B. et K.	Humboldt Bonpland et Kunth o Humboldt Friedrich Wilhem Heinrich Alexander
Herd.	Herder Ferdinand Gottfried Maximilian Theobald
Hill.	Hillebrand Wilhelm, Hillhouse Wlliam o Hillman Johannes
Hofm.	Hofman Bang Niels
Hook.	Hooker William Jarkson
Jacq.	Jacquin von Joseph-Franz
K.	Kunth Carl Sigismund
Kit.	Kitaibel Paul
Kochx.	Koch Wilheim Daniel Joseph
L.	Linnaeus Carl
Labill.	Labilladium (Labillardiére Jacques Julin Houttou de)
Lam. (Lamk)	De Lamark Lamarck JeanBaptiste Antoine Pierre Monnet de
Ledeb.	Ledebour Carl Friedrich von
Le Jol	Le Jolis Auguste François
Lem.	Lemaire Charles
Less.	Lessing Christian Friedrich, Lesson Adolphe Pierre o Lesson René Primevère
Lk.	Link Heinrich Friedrich
Loefl.	Loefling (Löfling) Pehr
Matt. Lieb.	Matuschka Lieblein o Mattuschka Heinrich Gottfried, Graf von
Maxim.	Maximowicz Karl Ivanovic
Merr.	Merrill Elmer Drew – M.George Knox
Mich.	Michaux André o M. François-André

Mill.	Miller Philip, M. Elihu Sanford – M. John Frederick – M. John – Miller Robert Barclay – M. Samuel A. o M. William
Miq.	Miquel Friedrich Anton Wilhelm
Moe.	Moens Moenchconrad o Moesz Gusztáv
Mol.	Molina Giovanni Ignazio
Nay.	Naygenf Nairne Alexander Kyd
Nec.	Necher Noel Joseph de
Nees	Nees Theodor Friedrich Ludwig
Nutt.	Nuttal Thomas
Oliv.	Olivier Joseph Ernest – O. Guillaume Antoine – O. Henri Jacques François
Pall.	Pallas Eduard, Pallas Johann – Dietrich Pallas Peter Simon
Pav.	Pavon y Jiménez José Antonio
Rafin.	Rafinasque Costantin Samuel
Rau.	Rauschel Rauscher Robert
R. Br.	Brown Robert
Reg.	Regel Albert von – R. Costantin von – R. Eduard August von
Rich. A.	Richard Achille
Ros.	Roscoe Margaret, R. William
Rothm.	Rothmauer Werner Hugo Paul – Rothman Georg – Rothman Johan Stensson – Rothmayr Julius
Roxb.	Roxburgh William
Rupr.	Ruprecht Franz Josef
Salisb.	Salisbury Richard Antoine
Sch.	Schkubr – Schkuhr Christian
Scherb.	Scerbius Johannes
Schrad.	Schrader Christian Friedrich – S. Frank Charles – S. Heinrich Adolph – S. Johann Christian Carl – S. Johann Eduard Julius – S. Wilhelm
Schult.	Schultes Josef August – S. Julius Hermann
Schum.	Schumann Julius – S. Karl Moritz
Scop.	Scopoli Giovanni Antonio
Sol.	Solander Daniele
Staft.	Staes Gustaaf
Stapf	Stapf Otto
Steinh.	Steinheil Adolph
Stok.	Stokes Alfred Cheatham – S. Jonathan – S. Susan Gabriella – S. Whitley

Sw.	Swarts Swartz Olof [Peter]
Taub.	Taubert Paul
Tausch.	Tauscher Gyulia
Thell.	Thellung Albert
Thunb.	Thunberg Carl Peter
Tures.	Turesson Göte Wilhelm
Urban.	Urban Ignatz – Urban Otto – Urbina y Altamirano Manuel
Val.	Valeton Theodoric
Waldst.	Waldstein-Wartenberg Waldstein Franz de Paula Adam
Wall.	Wallich Nathaniel
Wallr.	Wallroth Carl Friedrich Wilhelm
Wedd.	Weddell Hugh Algernon
Wendl.	Wendland Johann Christoph
Will.	Willars Wille Johan Nordal Fischer
Willd.	Willdenow Karl Ludwig

Glossario dei termini botanici

Acaule Privo di fusto o con fusto ridotto
Achenio Frutto secco indeiscente con un solo seme, con parete coriacea aderente al seme
Aciculare Che ha organi di forma sottile, aghiforme, rigida e acuminata
Acuminato Che termina restringendosi gradualmente in una punta sottile
Acuto Che termina a punta formando un angolo acuto
Aghiforme Che termina con un apice appuntito
Albume Parte del seme che contiene le sostanze di riserva
Alterne Non opposte
Amplessicaule Che avvolge il caule
Antera Parte del fiore che contiene il polline
Antofilli Appendici floreali sterili con funzione di protezione e richiamo
Arillo Tessuto carnoso che avvolge il seme
Avventizie Che si sviluppano sulla parte aerea dei vegetali, cosicché la pianta si arrampica (riferito alle radici)
Bacca Frutto carnoso con epicarpo generalmente sottile, mesocarpo ed endocarpo spesso e carnoso; i semi, sparsi nell'endocarpo, sono avvolti da tegumenti lignificati
Bipennata Che è composta da file opposte di foglioline pennate
Brattea Foglia modificata, talvolta anche colorata, posta vicino al fiore o ad un'infiorescenza
Caduco Che ha breve durata
Calice Parte verde del fiore formata da foglie dette sepali
Cambio (o cambio cribo-legnoso) Tessuto meristematico secondario che consente l'accrescimento secondario in spessore del fusto
Capolino Infiorescenza con fiori sessili formanti gruppo
Capsula Frutto secco deiscente pluricarpellare, contenente semi, che a maturità si apre secondo linee longitudinali, pori o attraverso il distacco di un opercolo
Cariosside Frutto secco indeiscente, con un solo seme il cui tegumento è strettamente aderente al pericarpio

Carpello Foglia profondamente trasformata, ripiegata e concresciuta lungo i margini in modo da formare una cavità chiusa chiamata ovario
Cassula Frutto secco deiscente suddiviso in carpelli contenenti i semi
Caule Fusto
Cirro Organo di attacco o di sostegno di piante rampicanti
Cladodio Ramo che in seguito a mancanza o insufficienza di foglie, inverdisce ed assume la funzione di queste ultime
Corolla Parte del fiore costituita dai petali
Corimbo Infiorescenza a forma di grappolo con fiori tutti alla stessa altezza, ma con peduncoli fiorali di lunghezza diversa
Cotiledone Foglia embrionale appiattita o più o meno espansa, presente nel seme in numero variabile e ricca di sostanze di riserva
Cremocarpo Poliachenio (frutto formato da due o più acheni)
Cribro (tubi cribrosi) Elementi del tessuto cribroso che nella pianta servono al trasporto, prevalentemente dalle foglie agli altri tessuti, di sostanze precedentemente elaborate
Deciduo Che si stacca spontaneamente (caduco)
Deiscente Frutto che lascia cadere i semi a maturità
Decussate Opposte
Diachenio Frutto secco indeiscente, schizocarpo, che a maturità si separa in due porzioni monocarpellari
Dioica Pianta con fiori o tutti maschili o tutti femminili
Drupa Frutto indeiscente carnoso: può essere fibroso e generalmente contiene un solo seme
Endocarpo Rappresenta il tessuto più interno del frutto. È generalmente legnoso e svolge una funzione protettiva del seme
Endosperma Parte interna del seme
Frutice Pianta legnosa ramificata fin dalla base che non supera i 5 metri di altezza
Galbuli Squame legnose disposte a forma di cono
Gineceo Parte femminile dei fiori costituita dai carpelli
Glabro Privo di peli
Guaina Parte del picciolo che avvolge parzialmente o totalmente il punto di attacco della foglia o che sostituisce il picciolo
Imbricate (o embricate) Disposte come le tegole
Indeiscente Frutto che non lascia cadere i semi spontaneamente a maturazione
Ipogeo Sotterraneo
Lanceolata Che è simile al profilo di una lancia, con la parte più stretta in alto
Latice Liquido secreto da alcune piante

Legno (o xilema) Tessuto adibito al trasporto di acqua e sali minerali dalle radici alle foglie
Libro (o floema) Tessuto adibito al trasporto di sostanze elaborate (linfa elaborata) dalle foglie a tutti gli organi di utilizzo e di accumulo della pianta
Ligulato Provvisto di ligula; il fiore ligulato è tipico delle *Compositae* (per es. i cosiddetti "petali" delle margherite sono in realtà fiori ligulati)
Lobato Che ha contorno con delle incisioni poco profonde, arrotondate che la suddividono in più parti
Meristematico Tessuto responsabile dell'accrescimento della pianta
Monocotiledone Riferito ad una pianta il cui embrione possiede un solo cotiledone
Oblunga Che è più lunga che larga
Obovata (ovata) Che ha una forma simile al profilo di un uovo
Palmata Che ha lembo fogliare suddiviso in più lobi disposti a ventaglio, come le dita di una mano
Pappo L'intero calice modificato in un ciuffo di peli per favorire la maturità del frutto
Parallelinervia Che ha le nervature parallele. Riferito alla foglia
Paripennata Che ha due o più paia di foglioline disposte a coppie ai lati della nervatura centrale che termina fino all'apice con le foglioline appaiate. Riferito ad una foglia composta
Pendulo Che pende
Penninervie Che dalla nervatura centrale si distaccano quelle laterali come le barbe di una penna. Riferito ad una foglia composta
Perenne Che ha un periodo vegetativo (ciclo biologico) che dura più di due anni
Pericarpo Rappresenta l'insieme di tessuti che derivano dalla parete dell'ovario e che si differenziano in epicarpo, mesocarpo ed endocarpo
Perianzio Parte del fiore costituita dagli antofilli
Petali Singoli elementi della corolla
Picciolato Dotato di picciolo
Picciolo Gambo della foglia
Pistillo Parte femminile del fiore costituita da ovario, stilo e stimma
Pluricarpellare Che è formato da più carpelli (riferito all'ovario)
Racemo Infiorescenza con asse allungato longitudinalmente che porta fiori peduncolati
Reniforme Che ha forma simile ad un rene (riferito generalmente alle foglie)
Ricettacolo Asse raccorciato del fiore sul quale s'inseriscono i vari elementi (petali e sepali)
Rizoma Fusto sotterraneo a crescita orizzontale

Sarmentoso Organo vegetale lungo e flessibile
Scapo Asse fiorale spesso privo di foglie ed allungato
Schizocarpo Categoria di frutti secchi indeiscenti pluricarpellari sincarpici che a maturità si suddividono, si frazionano in più unità monosperme unicarpellari indeiscenti
Sepali Elementi del perianzio formanti il calice
Sepalo Ciascuno dei pezzi che formano il calice di un fiore
Sericeo Rivestito di peli setosi
Sessile Che si inserisce direttamente sui rami, privo di picciolo; riferito alle foglie
Sincarpico Che ha i carpelli concresciuti a formare un unico pistillo
Spiga Tipo di infiorescenza racemosa o indefinita con asse principale allungato su cui si inseriscono fiori sessili
Sporangio Organo cavo che contiene le cellule riproduttive
Stame Organo riproduttore maschile
Stilo Parte del pistillo che, in forma di filamento sottile, sorregge lo stimma
Stimma Parte terminale del carpello leggermente più rigonfia che sormonta lo stilo
Stipolata Provvista di stipole
Stipole Appendici simili alle foglie poste alla base del picciolo delle foglie stesse
Stolone Ramo strisciante emettente radici avventizie
Strobilo (o cono) Frutto dei pini
Succulente Che sono ricche d'acqua
Suffrutice Che ha il fusto legnoso nella porzione basale e superiormente erbaceo
Supero Riferito alla posizione dell'ovario rispetto agli altri organi fiorali; si ha quando l'ovario è inserito sul ricettacolo convesso, più in alto rispetto agli altri verticilli
Tallo Apparato vegetativo caratteristico di organismi semplici (piante inferiori o Tallofite) come alghe, funghi e licheni
Talamo (o ricettacolo) Parte terminale dell'asse fiorale di forma svariata su cui si inseriscono i verticilli fiorali
Tomentoso Che è coperto da una morbida e fitta peluria corta ed esile
Trifogliata Foglia composta da tre foglioline
Tuberiforme Che svolge anche una funzione di riserva delle sostanze nutritive (riferito ad una radice ingrossata e carnosa)
Tubero Fusto sotterraneo che svolge funzioni di riserva delle sostanze nutritive
Uninervia Che ha una sola nervatura
Verticillo Insieme di elementi disposti tutti sullo stesso piano attorno ad un asse

Glossario dei termini medici

Acne Infezione della pelle legata ad un'affezione delle ghiandole sebacee

Agranulocitosi Condizione patologica del sangue caratterizzata da una grave riduzione dei granulociti; può causare febbre, prostrazione e processi ulcerativi

Albuminuria Presenza nell'urina di albumine e globuline

Allergene Sostanza che provoca uno stato di allergia

Allergia Esagerata reattività dell'organismo verso particolari sostanze (allergeni) che lo abbiano sensibilizzato in precedenza

Analettico Che stimola i centri nervosi che regolano la contrazione del cuore e la respirazione

Analgesico Che abolisce o mitiga il dolore

Antispasmodico Vedi spasmolitico

Apoptosi Processo cui vanno incontro tutte le cellule degli organismi pluricellulari (morte cellulare programmata)

Aterosclerosi Malattia degenerativa progressiva conseguente alla formazione di depositi di materiale lipidico (colesterolo, fosfolipidi, grassi neutri), proteico e fibroso sulle pareti dei grossi vasi; provoca un restringimento dei vasi sanguigni e una diminuzione del flusso sanguigno

Bechico Rimedio per la cura della tosse

Bradicardia Diminuzione della frequenza delle pulsazioni del cuore

Cachessia Estremo deperimento dell'organismo

Carminativo Che facilita la espulsione dei gas gastrici per via orale (eruttazioni) e di quelli intestinali (ventosità)

Comedone Rilievo cutaneo nero, puntiforme, dovuto ad accumulo di sebo nel follicolo pilosebaceo

Condiloma Sviluppo eccessivo delle papille dermiche della cute e delle mucose, con formazione di escrescenze

Congestione Aumento di afflusso di sangue arterioso in una parte del corpo o ristagno di sangue venoso

Crioterapia Cura col freddo mediante applicazione di ghiaccio

Demulciente Vedi emolliente

Diaforetico Che promuove un aumento della secrezione di sudore
Disfagia Difficoltà nella deglutizione
Disforia Stato depressivo associato a irritabilità, malumore ed aggressività
Dismenorrea Mestruazione dolorosa
Dispepsia Difficoltà di digestione
Dispnea Respiro frequente e affannoso
Dolore serotino Dolore che si manifesta nelle ore tarde del pomeriggio (o serali)
Ectasia Dilatazione patologica di organi cavi
Edema angioneurotico Edema acuto e indolore del derma, tessuto sottocutaneo o delle mucose; può essere provocato da reazione allergica verso farmaci o alimenti, stress emotivo o ereditarietà
Ematuria Emissione patologica di sangue con l'urina
Emmenagogo Che promuove la mestruazione
Emolliente Che attenua certe situazioni spiacevoli (per es. senso di bruciore, necessità di tossire e stati infiammatori)
Erisipela Malattia infettiva e contagiosa, caratterizzata dal colorito rosso a carico della pelle infiammata e gonfia
Escara Placca nera che si forma per necrosi e mummificazione dei tessuti
Espettorante Che promuove la fuoriuscita dell'espettorato (secreto presente nel tratto respiratorio)
Eupeptico Che facilita la digestione
Flatulenza Eccessiva formazione di gas nello stomaco o nell'intestino
Flebectomia Asportazione chirurgica di una vena o di una sua parte
Ginecomastia Eccessivo sviluppo delle mammelle nel maschio
Glicosuria Presenza nell'urina di glucosio in quantità rilevante
Ictus Sindrome neurologica dovuta ad un'alterazione cerebrale localizzata con sospensione delle funzioni dipendenti dalla zona encefalica lesa
Impetigine Infezione superficiale della pelle, costituita da piccoli elementi contenenti pus
Infarto Necrosi di una parte del miocardio dovuta ad un'interruzione della circolazione locale del sangue
Intertrigine Lesione cutanea che si verifica in corrispondenza delle pieghe naturali del corpo in cui vengono a contatto due superfici cutanee
Ipercapnia Condizione patologica che si ha quando i livelli di anidride carbonica nel sangue sono superiori alla norma
Iperopia Difetto visivo di rifrazione, in cui i raggi luminosi convergono su di un fuoco posto oltre la retina

Ipocondria Atteggiamento psichico caratterizzato da una costante apprensione per la salute e dalla ansiosa tendenza a sopravvalutare i minimi disturbi
Ipoema Accumulo di sangue nella camera anteriore dell'occhio
Ipogonadismo Insufficiente attività secretoria dell'ovaio o del testicolo
Ipokalemia Basso valore ematico di potassio
Ipossia Insufficienza di ossigeno a livello cellulare
Ischemia Deficiente afflusso di sangue ad un distretto dell'organismo con conseguente sofferenza dei tessuti
Ittero Sintomo di alcune malattie del fegato, delle vie biliari e del sangue; si manifesta con il colorito giallastro della cute e delle sclerotiche
Mastalgia Dolore alle ghiandole mammarie
Mesotelio Tessuto di rivestimento della cavità sierosa (pleura, pericardio, peritoneo, ecc.)
Meteorismo Distensione dell'addome per eccessivo sviluppo di gas nello stomaco e nell'intestino, dovuto ad ingestione di aria e a processi fermentativi o putrefattivi
Midriasi Dilatazione della pupilla
Mioglobinuria Presenza di mioglobina nelle urine
Nicturia Necessità di urinare più volte durante la notte
Oliguria Riduzione della eliminazione di urina a quantità inferiore ad un litro nelle 24 ore
Orticaria Manifestazione morbosa caratterizzata dall'eruzione cutanea di elementi a rilievo (pomfi), pruriginosi; è in genere una reazione cutanea di natura allergica
Otosclerosi Malattia dell'orecchio interno: è una forma di artrosi progressiva che colpisce alcune zone del labirinto osseo
Parestesia Alterazione qualitativa indolore della sensibilità (formicolio, intorpidimento, prurito)
Piodermite Malattia della pelle provocata da stafilococchi e streptococchi
Poliuria Aumento della quantità di urina emessa
Preeclampsia Condizione patologica della gravidanza caratterizzata da comparsa di ipertensione arteriosa acuta, proteinuria ed edema
Presbiacusia Diminuzione dell'udito nell'età senile
Priapismo Condizione patologica di erezione prolungata o permanente del pene, spesso dolorosa; può essere provocato da patologie o lesioni d'organo
Prognosi Previsione sul decorso e soprattutto sull'esito di un determinato quadro clinico
Rabdomiolisi Lisi del muscolo scheletrico

Revulsivo Che applicato sulla cute o sulle mucose provoca uno stato irritativo, infiammatorio locale
Rubefacente Che applicato sulla cute provoca un arrossamento, per aumento dell'afflusso sanguigno nella parte trattata
Scialagogo Che aumenta la secrezione salivare
Sindrome Complesso di sintomi caratteristici di una data malattia
Sindrome di Stevens-Johnson Malattia infiammatoria grave caratterizzata da febbre e lesioni bollose della cute e delle mucose; può essere dovuta a farmaci o a infezioni
Spasmolitico Che sopprime o previene la contrazione dei muscoli lisci
Steatorrea Feci ricche di grasso che, tipicamente, sono abbondanti, voluminose e di odore fetido; si manifesta in tutte le patologie in cui c'è un ridotto assorbimento dei grassi (es. morbo celiaco)
Stomachico Che ha azione benefica per lo stomaco
Stomatico Rimedio per le affezioni del cavo orale
Stranguria Difficoltà nella minzione
Tachicardia Aumento della frequenza delle pulsazioni cardiache oltre i limiti abituali
Telangectasia Dilatazione permanente di gruppi di capillari e venule superficiali; è provocata da lesioni da raggi o da diverse patologie (per es. le collagenopatie)
Tonico Che rinforza le funzioni dell'organismo
Trombocitopenia Carenza di piastrine
Tromboflebite Occlusione del lume di una vena a causa di un trombo

Indice delle Tavole

Indice analitico

GPSR Compliance

The European Union's (EU) General Product Safety Regulation (GPSR) is a set of rules that requires consumer products to be safe and our obligations to ensure this.

If you have any concerns about our products, you can contact us on ProductSafety@springernature.com

In case Publisher is established outside the EU, the EU authorized representative is:

Springer Nature Customer Service Center GmbH
Europaplatz 3
69115 Heidelberg, Germany

Batch number: 10852739

Printed by Printforce, the Netherlands